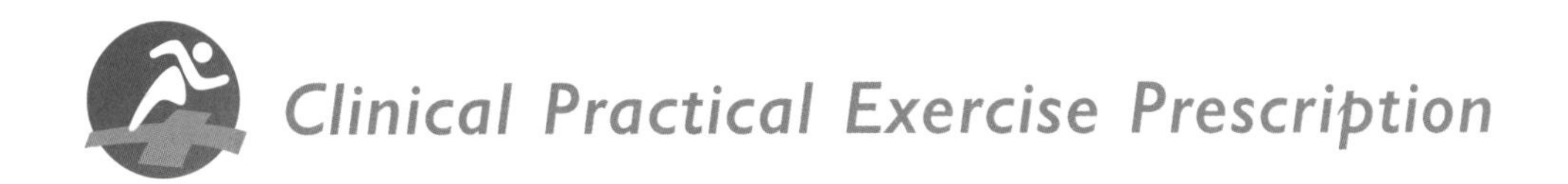

临床实用运动处方

主　　编　陈世益
副 主 编　李云霞
学术秘书　樊启为　张树蓉　冯　莹　陈家瑞

復旦大學出版社

感谢上海市卫生健康委员会健康上海行动计划
“医体融合，创建运动促进健康新模式”项目对本书出版的支持！

主编简介

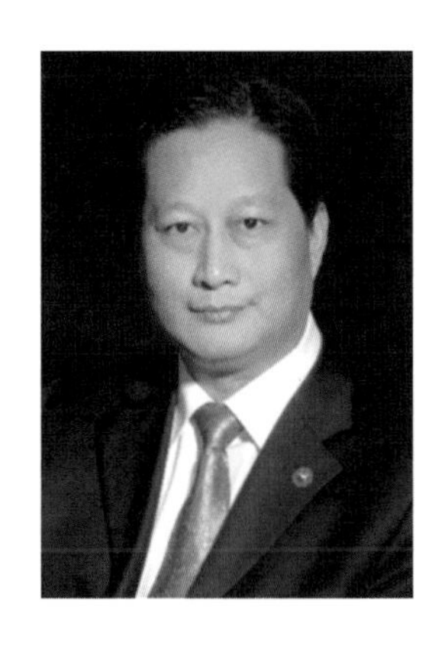

陈世益，医学博士、教授、主任医师、博士生导师，复旦大学运动医学研究所所长，复旦大学附属华山医院运动医学学科带头人。1982年毕业于浙江大学医学院医学系，2002年师从顾玉东院士，获复旦大学骨外科学博士学位。担任中华医学会运动医疗分会第四届主任委员、中国医师协会骨科医师分会运动医学专委会主任委员、亚太运动医学与关节镜学会主席、国际运动医学学会执行委员等国内外18个学术团体要职。上海市人民政府参事，2020年获聘中央保健办特聘会诊专家，2022年担任健康上海新三年行动计划运动促进健康首席专家。

长期投身于运动医学领域的医疗、科研与教学工作，作为中国运动医学学科建设的主要创建者与领导者，制定学科定义，引领中国运动医学学科快速发展，首先倡导运动医学“功能至上、早期康复和重返运动”的治疗宗旨，与时俱进地创建运动促进健康新模式。

被誉为“中国人工韧带之父”，在国内成功开展人工韧带重建，创建了中国人工韧带产学研与临床应用体系，使13项相关专利成功转化、16项器械产品获国家食品药品监督管理总局批准，自主研发的国产悬吊式高强人工韧带实现中国人工韧带产品零突破，其学术成果分别获“国家科学技术进步奖二等奖”“教育部科技成果奖”“中华医学科技奖二等奖”等奖项。在国际上率先提出“类等长重建前交叉韧带（ACL）”技术理论，第一次明确了类等长重建的定位区域。该成果一经发表即引起国际高度重视，受邀赴多国发表演讲30余次，是人工韧带领域国际公认的权威专家。

创造性地采用自体肱二头肌长头腱转位增强修复肩袖，因简单、有效被国际同道誉为“Chinese Way”（中国术式）并在世界广泛应用。提出“复旦肩关节评分标准”——一项以中国大学名称命名的国际标准。主导的手术技术与产品已推广至全国500多家三甲医院临床应用，社会效益与临床疗效突出。发明了人工韧带分段涂层优化升级方法，获得国家授权专利27项，在人工韧带方面发表81篇高水平研究论文，包括发表在《自然》（*Nature*）和《纳米技术》（*Nanotechnology*）等SCI收录顶级期刊上，确保了人工韧带使用的有效性和安全性。

创建国际骨科运动医学与关节镜外科论坛（IFOSMA）19年，为中国运动医学提供了对外学术交流的主要窗口和平台，因其卓越的领导力及眼界，2017年被授予国际运动医学关节镜的最高荣誉“高木-渡边奖”。担任国际汽车联合会F1赛车中国首席医务官17年，创建了中国赛车医疗救援体系，制定了国家赛车运动医疗保障规则与标准；担任中国汽车摩托车运动联合会医学委员会主席；担任2012年伦敦奥运会中国医务官；擅长关节镜微创技术、运动损伤的诊治及康复，是刘翔、邹市明、徐莉佳等世界冠军的诊治专家。

承担国家“863”、“973”及国家自然科学基金等10余项国家级科研基金资助项目，科研经费共计2 500万元，共培养108名硕士、博士研究生。发表论文349篇（SCI收录166篇）；主编、副主编专著共26本，其中主编的《现代骨科运动医学》获国家出版基金和上海市科技专著出版基金，并获得第十六届上海图书奖一等奖；牵头编写了《新一代人工韧带重建ACL的手术适应证选择》中国专家共识，这是国际上第一部有关人工韧带临床应用的规范指南。获得“第四届国之名医：卓越建树奖”“华山医院首届杰出贡献奖”。2021年被国家体育总局授予“全国群众体育先进个人”称号，上海体育总会唯一医生委员。

编委会

主 编

陈世益 复旦大学附属华山医院

副主编

李云霞 复旦大学附属华山医院

学术秘书

樊启为 北京大学深圳医院

张树蓉 复旦大学附属华山医院

冯 莹 复旦大学附属华山医院

陈家瑞 复旦大学附属华山医院

编写者（按姓氏拼音字母排序）

蔡 斌 上海交通大学医学院附属第九人民医院

陈 晨 上海交通大学医学院附属第六人民医院

陈 刚 浙江省嘉兴市第二医院

陈世益 复旦大学附属华山医院

程蜀琳 上海交通大学

丁荣晶 中国医学科学院北京协和医院

丁树哲 华东师范大学体育与健康学院

樊启为 北京大学深圳医院

方凡夫 海军军医大学第一附属医院（长海医院）

冯思嘉 复旦大学附属华山医院

戈允申 复旦大学附属华山医院

龚 迪 复旦大学附属中山医院

郭建军 首都体育学院

韩 睿 昆明医科大学第一附属医院

郝传明 复旦大学附属华山医院

郝跃峰 苏州市立医院

侯云飞 北京大学人民医院

胡 波 深圳职业病防治院

华英汇 复旦大学附属华山医院

黄铭汝 复旦大学附属华山医院

黄 兴 首都体育学院

黄延焱 复旦大学附属华山医院

贾 杰 复旦大学附属华山医院

江孙芳 复旦大学附属中山医院

乐生龙 上海交通大学

李 宏 复旦大学附属华山医院

李宏云 复旦大学附属华山医院

李华婷 上海交通大学医学院附属第六人民医院

李建军 中国康复研究中心

李 箭 四川大学华西医院

李文帅 复旦大学附属华山医院

李向哲 南京大学医学院附属苏州医院

李笑天 深圳市妇幼保健院

李彦林 昆明医科大学第一附属医院

李益明 复旦大学附属华山医院

李云霞 复旦大学附属华山医院

梁晓华 复旦大学附属华山医院

廖麟荣 广东医科大学附属东莞第一医院

林剑浩 北京大学人民医院

刘加鹏　复旦大学附属华山医院
刘　杰　复旦大学附属华山医院
刘　茹　复旦大学附属中山医院
刘　瑶　复旦大学附属华山医院
罗忠光　复旦大学附属华山医院
骆菲菲　复旦大学附属华山医院
牛伯尧　尚体健康科技（上海）有限公司
戚玮琳　复旦大学附属华山医院
漆正堂　华东师范大学体育与健康学院
钱菁华　北京体育大学
璩铮铮　上海歧愈健康管理咨询有限公司
沈玉芹　同济大学附属同济医院
宋元林　复旦大学附属中山医院
孙晓静　上海交通大学附属同仁医院
孙　扬　复旦大学附属华山医院
汪敏加　成都体育学院
王　晨　上海体育科学研究所（上海市反兴奋剂中心）
王海龙　尚体健康科技（上海）有限公司
王　彤　江苏省人民医院
王小钦　复旦大学附属华山医院
王晓平　上海交通大学医学院附属第一人民医院嘉定分院
王晓蕊　复旦大学附属华山医院
王　艳　北京体育大学运动医学与康复学院
王宜青　复旦大学附属华山医院
王正珍　北京体育大学运动医学与康复学院
吴　恒　海军军医大学第一附属医院（长海医院）
吴　毅　复旦大学附属华山医院
吴　忠　复旦大学附属华山医院
徐克拉　复旦大学附属华山医院
徐　敏　尚体健康科技（上海）有限公司
杨梦茹　昆明医科大学第一附属医院
杨贤光　昆明医科大学第一附属医院
杨　骁　昆明医科大学第一附属医院
于　欢　复旦大学附属华山医院
余　晨　同济大学附属同济医院
曾石秀　赣南医学院第一附属医院
张　昆　同济大学附属同济医院
张　强　张强医生集团
张树蓉　复旦大学附属华山医院
张晓颖　中国康复研究中心
张新涛　北京大学深圳医院
郑万威　复旦大学附属华山医院
郑　莹　复旦大学附属肿瘤医院
周昌明　复旦大学附属肿瘤医院
周　敬　复旦大学附属中山医院
周琼洁　复旦大学附属妇产科医院
周子健　复旦大学附属华山医院
朱玉连　复旦大学附属华山医院

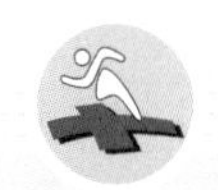

序 一

受上海市人民政府参事、中华医学会运动医疗分会主任委员、复旦大学运动医学研究所所长、复旦大学附属华山医院运动医学科主任陈世益教授之邀，为《临床实用运动处方》作序，倍感荣幸。

目前，我国成人2型糖尿病患病率达到11.2%，患病人数约1.25亿，65岁以上人群中更有近1/3的人患病。得了糖尿病若血糖得不到很好的控制，长此以往，可引起失明、肾衰竭、截肢及脑卒中，心肌梗死的发生风险也显著增加，甚至可致残、致死。因此，糖尿病的有效防控对改善人民身体健康、提高生活质量意义重大。糖尿病的发生与生活方式密切相关，通常“吃得多，运动少”造成能量摄入多于消耗时，过多的能量可引发肥胖及糖尿病。健康的生活方式是防治糖尿病的关键所在，然而培养健康的饮食习惯和掌握科学的运动要领却是一项复杂长期的系统管理工程。这不仅需要专业知识和技能的培训及普及，更有赖于全民主动健康意识的加强及科学素养的提升。

运动辅助治疗糖尿病，改善糖、脂代谢，提高生活质量的益处已得到公认。国内外的研究都证实了规律的有氧运动可以降低糖化血红蛋白0.5%～0.7%，餐后运动45 min可有效改善血糖水平。每周坚持150 min中等强度运动，可使糖尿病的发生率降低26%。运动对多种慢性疾病的治疗作用已得到大量循证医学证实，包括高血压病、冠心病、脑卒中、肺部疾病、癌症、运动损伤、骨关节炎、肌少症等至少27种慢性疾病。因此，科学运动改善糖尿病等多种慢性疾病的治疗方案已被世界卫生组织(World Health Organization，WHO)及各国指南推荐。

但是长期以来，运动的医疗作用在我国一直未得到广泛的关注，民众对运动促进健康、防治疾病的认识还较薄弱。作为医务工作者，鼓励、提倡并在临床工作中积极实践运动处方治疗，让患者及其家属切身体会到运动对疾病治疗的价值，不仅有益于临床治疗效果的提高，也有益于让更多人认识到运动促进健康的意义和价值，让更多人接受并参与运动、提高运动的积极性，同时也让更多专业人士加入运动促进健康的队伍，实现《中华人民共和国国民经济和社会发展第十四个五年规划和2035年远景目标纲要》（以下简称《“十四五”规划和2035年远景目标纲要》）、《“健康中国2030”规划纲要》及《“十四五”健康老龄化规划》的健康中国、主动健康的战略目标。

由陈世益教授牵头组织编写的《临床实用运动处方》，是国内首部由临床经验丰富的医学专家联合运动科学专家共同编写的运动指导书籍，具有科学性强、适用范围广的特点；各类运动处方实用易学，方便医务工作者快速掌握运动治疗各种慢性疾病的作用要点，也能普及患者及其家庭和广大群众，是增进自我健康管理技能的工具书。相信人们在学习和使用运动处方强身健体的过程中能逐渐体会到科学运动对加快疾病康复、提升生活质量、预防疾病发生的益处，真切感受到运动真美妙的意境。

我一定是《临床实用运动处方》的忠实读者和践行者。

贾伟平
教授、博士生导师
中国工程院院士
上海市糖尿病研究所所长
上海交通大学医学院附属第六人民医院原院长
上海市人民政府参事

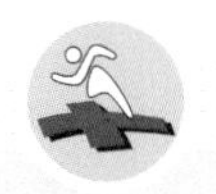

序　二

运动处方是20世纪50年代由美国专家最早提出，并用于冠心病的康复治疗。1969年世界卫生组织（WHO）正式采用“运动处方”术语，并在国际上逐步得到认可和推广。用医学的思维和知识体系将体力活动处方化，由临床医生开具运动处方，由治疗师指导执行运动处方，实现“未病促进健康，已病重塑健康”，已成为全世界健康专家的共同选择。美国运动医学学会（American College of Sports Medicine，ACSM）在2007年主导发起了“运动是良医（方）”（Exercise is Medicine，EIM）项目，倡导临床医生为患者提供运动处方，指导公众通过科学运动预防和治疗疾病，目前EIM已在40多个国家和地区推广。

自2016年《“健康中国2030”规划纲要》印发并实施以来，我国的医疗卫生路线就从“以治病为中心”向“以健康为中心”转变，并强调要加强体医融合，推动形成体医融合的疾病管理与健康服务模式。《“十四五”规划和2035年远景目标纲要》更是把“推动健康关口前移，深化体卫融合”放在了建设健康中国、体育强国的突出位置。在医学和运动双专业背景人员的指导下，运动处方以“恢复功能，提升功能”为导向，以“医嘱”形式，督促不同性别、不同年龄、不同身体状况的人群进行科学运动。大力开展运动处方工作，无疑将是落实“体医融合”“体卫融合”，构建运动促进健康新模式的重要抓手。

运动处方能减缓老年人因高龄导致的各种身体机能下降；能有效提高各类慢性疾病的预防与治疗效果；能规范术后运动康复，规避关节粘连、关节活动受限、肌肉萎缩等肢体功能障碍；并能减少因运动不足、不当或过量导致的健康问题。此外，运动处方工作的开展，更能培养大众科学运动、主动健康的素养与习惯，整体提高国民健康质量，为家庭、为国家节约医疗开支，是利国利民、多方共赢的举措。

同时我们也深知，虽然运动医学和其他领域的同道们这些年做了大量的运动处方推广工作，但依然还有很多不足之处，尤其是缺乏运动处方技术与实施相关的指南，缺乏对临床医生开具运动处方技能的规范培训和继续教育。复旦大学附属华山医院陈世益教授组织全国专家，牵头主编了这本《临床实用运动处方》，我由衷高兴并祝贺。这是国内首部由多学科医生共同编写的运动处方教材，详细阐述了运动处方的理论体系、实施规范和临床应用，内容全面、案例丰富。这对运动医学医生、康复医生、全科医生、社区医生，以及运动处方适用的更多专科医生，都将是一本非常好的简单、实用、安全的案头工具书。我真诚地希望，本书的出版能够帮助广大医务工作者掌握开具运动处方的基本技能，扎实做好运动处方的评估、执行和监督等各项工作。运动处方的实施将会惠及我们每一个人和每一位患者，为早日实现健康中国发挥其应有的作用！

李国平

教授、博士生导师

中华医学会运动医疗分会创始主任委员

中国体育科学学会运动医学分会主任委员

国际奥委会医学与科学委员会成员

国际运动医学联合会副主席

序　三

健康医学的必备工具

当今的中国进入了一个“大健康”时代。在2016年国务院印发的《“健康中国2030”规划纲要》中，明确提出其指导思想是：“把健康摆在优先发展的战略地位”“加快转变健康领域发展方式，全方位、全周期维护和保障人民健康。”“全周期”意味着要把维护健康和诊治疾病放在统一的“大健康”框架里，从而将传统的临床医学转变为预防与治疗疾病紧密整合的“健康医学”。

在健康医学中，运动干预扮演着重要的角色。一方面，运动干预被用于强身健体、预防疾病。例如，国家体育总局在2017年发布了《全民健身指南》；世界卫生组织(WHO)也发布了《2020年世界卫生组织运动和久坐行为指南》(*World Health Organization 2020 Guidelines on Physical Activity and Sedentary Behaviour*)，建议所有成人每周至少进行150 min以上有氧运动。另一方面，运动干预被用于临床治疗和机体康复。不久前，美国心脏协会(American Heart Association, AHA)发布了一个声明，建议把运动锻炼作为降低血压和血脂的首选干预措施；《中国2型糖尿病防治指南(2017年版)》也明确规定，运动等单纯生活方式干预是血糖控制的首选方法。

如何进行运动干预并非普通大众想象的那样简单，即使是走路健身这样最普通的锻炼活动，也需要考虑“走多远”“走多快”等各种运动参数。近年来的科学研究还揭示，同样的运动对不同的个体可能会产生不同的健身效果，如在同样的减重锻炼中肥胖者的效果不如正常体重者。显然，要用运动干预来进行疾病治疗或者功能康复，就更不是一件简单的事情，必须要有专业人士的“高技术”指导。

“运动处方”正是运动医学专家针对健康维护和疾病治疗制订的运动指导方案。它通常根据特定对象的健康信息和干预目的，规定了包括运动频率、运动强度、运动时间和运动形式等各种具体运动指标，从而能够用来指导特定对象完成预定的运动干预内容。美国科学家早在1954年就提出了“运动处方”的概念，我国体育医疗专家也在1960年提出了针对神经衰弱等疾病的运动处方。可以说，20世纪后期，运动处方在国内外卫生健康领域逐渐得到了认可，进入教育领域并成为众多高校的一门专业课程。

随着中国社会进入21世纪“大健康”时代，运动处方被赋予了超越以往的现实意义和更大的应用价值。为此，复旦大学附属华山医院陈世益教授组织国内有关专家编写了这本《临床实用运动处方》。该书系统地汇聚了针对众多慢性疾病的各种运动处方制订的流程规范和实践经验，并为建立新时代我国临床应用的运动处方体系提供了理论基础。

值得强调的是，该书编者主要来自临床一线，在运动处方的具体实践和风险防范等实际应用方面有着丰富的经验，而且在编写之前编者们就一致同意“科学实用、简单易学、安全有效”12字编写原则。显然，这些特点使得该书不仅适合用作我国运动医学相关专业医学生的教科书，而且适合作为临床医生和运动康复师等运动处方开具者之案头必备的工具书。

吴家睿
教授、博士生导师
中国科学院生物化学与细胞生物学研究所研究员
国科大杭州高等研究院生命与健康科学学院执行院长

前言

现代生活方式导致的体力活动减少、慢性疾病发生率居高不下及老龄化社会的加速对“健康中国”战略实施提出了新的挑战。2019年，国务院办公厅印发《关于促进全民健身和体育消费推动体育产业高质量发展的意见》，提出“推动体医融合发展”，鼓励医院培养和引进运动康复师，开展运动促进健康指导。2020年9月22日，习近平总书记在北京主持召开教育文化卫生体育领域专家代表“十四五”规划座谈会时强调，“推动健康关口前移，建立体育和卫生健康等部门协同、全社会共同参与的运动促进健康新模式”。2021年，《“十四五”规划和2035年远景目标纲要》指出要“推动健康关口前移，深化体卫融合”。2021年10月，上海市体育局、上海市卫生健康委员会（以下简称卫健委）、上海市民政局、上海市总工会联合印发《上海市运动促进健康三年行动计划（2021—2023年）》，成立了全国首个探索运动促进健康新模式的专项计划。

在我国，运动处方的发展已有多年积累。早在1955年，苏联专家为我国培养了第一批体育医疗（以下简称体疗）专业人才，这些先驱者对中国运动处方的早期发展做出了杰出贡献，将运动处方以医疗体育或体育疗法的形式应用于治疗肺结核、慢性支气管炎、支气管哮喘、高血压病、糖尿病、心力衰竭、冠心病、癌症、便秘、胃肠病、痔疮、前列腺炎、膀胱炎、肢体瘫痪、运动损伤和功能障碍等慢性疾病。改革开放后，我国运动处方发展加速，逐渐形成了中国自己的特色。1991年范振华教授主编的全国医学院校统编教材《运动医学》，首次对运动处方的理论和应用进行了系统归纳和统一；1993年运动医学专家刘纪清教授出版《实用运动处方》；1996年北京体育大学杨静宜教授在运动人体科学院开设“运动处方”课程并于2005年主编了体育学院《运动处方》教材。

运动的健康和医学价值在1969年已得到世界卫生组织（WHO）确认。2018年，WHO发布了《2018—2030年体力活动全球行动计划》（*Global Action Plan on Physical Activity 2018–2030*），并于2020年更新了体力活动指南《2020年世界卫生组织运动和久坐行为指南》，提倡5岁以上的所有人群，无论性别、年龄、身体健康水平、文化背景、社会经济地位等，以及是否为慢性疾病患者、孕妇、产妇或者残疾人等群体，均需积极参与运动。

美国运动医学学会(ACSM)及美国医学会(American Medical Association, AMA)在推动运动处方的理论发展和体系规范方面做出了重要贡献。ACSM于1975年开始组织编写专门针对运动处方理论和实践应用的指导书籍《ACSM运动测试与运动处方指南》(*ACSM's Guidelines for Exercise Testing and Prescription*),是国际上实施和应用运动处方的重要标准,目前已出版了第十一版。2007年,由ACSM和AMA共同发起了"运动是良医(方)"(EIM)项目,该项目进一步明确了运动处方的医学和社会价值,同时将运动处方推向全世界。现有ACSM指南书籍的评价体系以"体适能"为主,通过心肺运动试验评价运动强度、运动风险,更适合于向体育爱好者和健康人群开展,对临床虽有参考价值,但大多数患者不能或者没有测量体适能和心肺运动试验的需求。建立以临床疾病为基础的运动干预体系还需要更深入的基于执行的处方和规范的个体化方案的研究。中国疾病预防控制中心也于2012年6月加入了该项目,组建了由公共卫生、临床医学、运动医学等学科专业人员共同参与的"EIM中国工作组"。运动处方作为继药物、手术之后的第三大健康促进与医疗手段,在医学方面的临床价值正在得到全世界重视,并被赋予了新的历史使命。

然而,在我国目前还没有可供临床医生使用的、针对慢性疾病的运动处方专业书籍。在新时代的要求下,从测量、评估、检查到临床实践,亟须建立一套适合中国人生理特征、运动习惯和疾病特点的医学运动处方,建立和完善针对我国实际情况的运动处方的理论和实践体系。在此背景下,我们邀请了临床医学专家、运动生理学家、体育科学家,从医学和科学角度,以临床实践案例为基础,共同编写了《临床实用运动处方》,为制定我国临床应用的运动处方奠定基础。本书首次系统撰写了运动处方的发展史、理论基础、风险与防范、临床实施流程和规范,以"科学实用、简单易学、安全有效"12字为编写原则,读者主要为临床医生、医学生、运动康复师和健康师等。

作为我国第一本由政府支持、临床医生为主导编写、专门针对慢性疾病运动处方的医师继续教育参考书,本书的出版得到"上海市运动促进健康三年行动计划(2021—2023年)"项目资助,获得上海市健康促进委员会、上海市卫健委、上海市体育局、上海市医师协会、上海市医学会、上海市医药卫生发展基金会及中华医学会运动医疗分会等机构的大力支持。本书的出版将为探索和推动我国运动处方的进一步深化发展奠定基础。

感谢参与本书撰写的所有编者,特别感谢本书副主编李云霞教授、学术秘书樊启为和张树蓉博士,感谢责任编辑肖芬老师,感谢各位编委和审阅专家的无私奉献,以及所有参与本书出版的专家朋友们、领导们和学生们!

陈世益

教授、博士生导师

复旦大学运动医学研究所所长、复旦大学附属华山医院运动医学科主任

中华医学会运动医疗分会主任委员

上海市人民政府参事

目　录

第一篇

运动处方概论

第二篇

运动处方的临床实施与基本配置

第三篇

临床疾病的运动处方

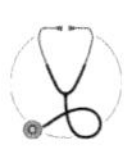

第一篇

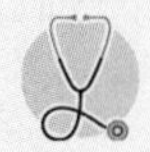

运动处方概论

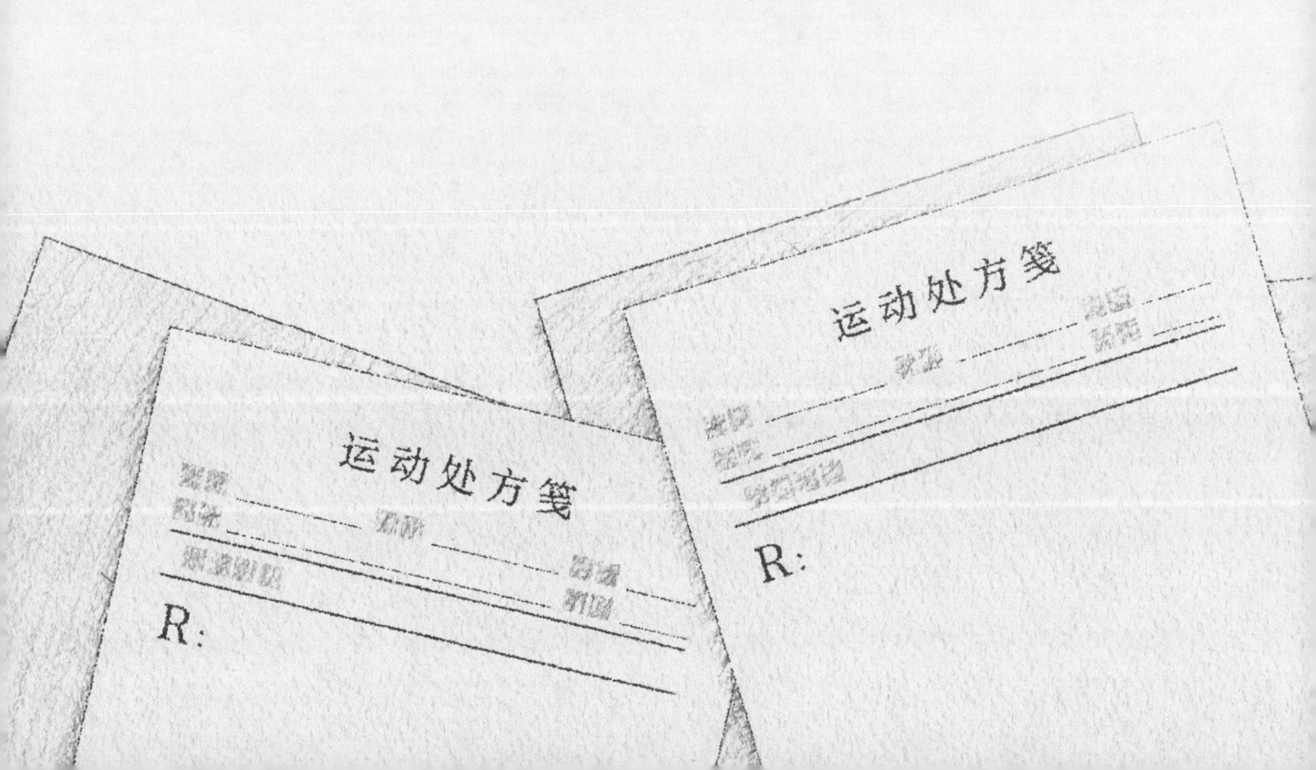

第一章　运动处方概述

第一节

运动处方的起源与发展

运动处方(exercise prescription)是由运动处方师(instructor of exercise prescription)依据运动处方对象的健康信息、医学检查、运动风险筛查、体质测试结果及疾病所处阶段,为达到一定目标,以安全、合适为前提,用处方的形式,规定运动频率、运动强度、运动时间、运动方式、运动总量和运动进程,让运动处方对象完成一定量的运动内容,形成目的明确、系统性、个体化的健康促进及疾病防治的运动指导方案。

运动处方由美国生理学家彼得・卡波维奇(Peter V. Karpovich, 1896—1975)于1954年首次提出,世界卫生组织(WHO)于1969年正式采用。

运动处方师可以是医生、运动康复师或运动健康师,以及经过运动处方专门培训、具有运动生理学知识、能开具运动处方并指导执行的专门人员。

一、运动处方的萌芽

在古代人们就已经认识到运动对健康的意义和价值。我国最早的医学典籍《黄帝内经》中强调"上医治未病"的学术思想,倡导"恒动观"和"适度观",对维护我国古代劳动人民的健康发挥了积极的作用。例如,《素问・宣明五气篇》中记载"久视伤血,久卧伤气,久坐伤肉,久立伤骨,久行伤筋",与现代运动医学理论中强调的减少久坐不动、运动方式和运动量要适度等观点一致。另外,《黄帝内经》中"不妄作劳""形劳而不倦"即强调运动/劳动需适度,提倡动静结合、养生防病,还介绍了大量"导引""按摩"等强身、祛病的方法。公元前239年,《吕氏春秋》提出了"动以养生"的理念。其中,《吕氏春秋・古乐篇》记载"昔陶唐氏之始,阴多滞伏而湛积,水道壅塞,不行其原,民气郁阏而滞著,筋骨瑟缩不达,故作为舞以宣导之",指出通过舞蹈可以行气、通利关节。春秋战国及秦汉时期出现了各种导引术，针对身体的病痛和疾病设计不同的动作，达到治病目的。长沙马王堆 3 号汉墓出土的西汉帛画《导引图》中描绘了各种不同的动作，这些动作都具有针对性治疗身体疾病的功能。汉末名医华佗提出“运动可以排出体内废气，促进循环，预防疾病”，并创编了五禽戏，通过模仿动物姿势练习，达到调养精神和气血、补益脏腑、通经活络等效果。魏晋南北朝时期的药王孙思邈指出：老年人应该通过散步、导引、行气等活动来预防疾病。隋朝大业时期的太医巢元方在《诸病源候论》中收录了 213 种“养生方导引法”。宋金元时期有更多养生学说和养生方法盛行，记录在《分行外功诀》《圣济总录》《内功静坐气功图说》《易筋经》等典籍中，其中以八段锦和易筋经为代表的保健气功流传至今。明清时期，各种养生著作和功法进一步发展，如胡文焕的《养生导引法》、王祖源的《内功学说》等。1988 年，受《医学和体育科学》(*Medicine and Sport Science*)杂志主编邀请，瑞典 Karger 出版社出版了一本介绍中国运动医学发展的专著《中国运动医学》(*China's Sports Medicine*)，正式向世界介绍了中国从 20 世纪 50 年代到 1988 年的运动医学发展脉络，介绍了太极拳、五禽戏、八段锦、气功、针灸在现代运动医学中的生理和医疗作用，中国运动医学前辈曲绵域、范振华、许胜文等参编。

“西方医学之父”希波克拉底(Hippocrates，公元前 460—公元前 370)和罗马帝国时期的著名内科医生克劳迪亚斯·盖伦(Claudius Galenus，129—199)对促进运动在医学中的作用做出了重要贡献。希波克拉底认为，运动是促进健康不可缺少的元素，指出“不运动或过度运动都会导致疾病”；通过运动训练可以增强骨骼和肌肉，提高耐力，改善消化功能，调节情绪，抵抗疲劳，并为自己的患者开具运动处方。盖伦提出了影响健康的六大非遗传要素理论，六大非遗传要素包括空气、饮食、睡眠、运动和休息、排泄和滞留、情绪。

二、运动处方的产生

美国生理学教授彼得·卡波维奇在 1950 年前后已开始运动处方的相关研究。他曾在 1947 年指出运动对呼吸、循环、代谢等全身多个系统均有益处，提出运动测试的重要性，需要根据年龄、性别及不同身体条件和状态来制订个性化的运动种类和运动量。同时期，美国和英国的流行病学调查也陆续揭示运动不足是导致各种慢性疾病发生率和死亡率增加的独立危险因素。

哈佛大学人类进化生物学家丹尼尔·利伯曼(Daniel E. Lieberman)教授经过多年研究，在他 2004 年发表在《自然》(*Nature*)杂志的“耐力跑与人的进化”(*Endurance Running and the Evolution of Homo*)论文中指出，在古人类漫长的进化过程中，通过身体活动获取自然资源是人类生存的基本技能，人体的运动能力，尤其是长距离耐力跑，在人类身体结构和大脑进化、提升生存竞争力方面起到了关键作用。他提出了“基因失配”学说，指出从工业革命以来，现代文明生活方式在显著减少日常身体活动需求的同时，也对人体各器官重新适应新的生活环境提出了挑战，因而导致肥胖症、糖尿病、癌症、抑郁症、焦虑症等现代文明病的发病率越来越高。

利伯曼教授的研究成果解释了从 19 世纪初期工业革命后，美国、英国陆续开展运动对心血管疾病医学作用研究的原因。据资料记载，1802年，有医生发现并提出运动对治疗心脏疾病有益。在19世纪晚期，运动对心脏疾病的诊疗作用被更多医生认识并在临床中实施，运动是一种非常有效的治疗方法得到认可，打破了当时认为心脏疾病患者应该静养的传统观念。随后，运动对神经系统疾病（如脑卒中）、支气管炎、术后治疗、精神疾病等患者，以及对围生期妇女、儿童、残疾人的治疗和保健作用也被相继报道。1950年后，运动在慢性疾病方面的医学治疗作用逐渐被大量流行病学调查和临床研究证实。中国、苏联及欧美国家的学者陆续发现并报道了由职业习惯引起的体力活动减少与冠心病之间的关联，研究显示脑力劳动者冠心病的发病率和死亡率显著高于体力劳动者。

三、运动处方的发展

（一）运动处方在中国的发展

从中华人民共和国成立后到改革开放期间，在毛主席"发展体育运动，增强人民体质"的政策指导下，运动处方被当作医疗体育，作为运动医学的分支，在医疗体系逐步展开和发展。随着我国"全民健身计划""健康中国"国家战略的推进，运动处方的发展进入新的发展阶段。

1. 中华人民共和国成立后的运动处方工作　中华人民共和国成立后，我国运动处方的开展主要学习苏联医疗体育模式，医疗体育当时也称为体育疗法，简称体疗。1955年苏联专家编著了《医疗体育》（图1-1-1），并为我国培养了首批医疗体育专业人才，包括范振华、屠丹云（上海第一医学院，现为复旦大学上海医学院），刘纪清（哈尔滨医科大学），周士枋（南京医学院，现为南京医科大学），卓大宏（中山医学院，现为中山大学附属第一医院），浦钧宗（北京医科大学，现为北京大学医学部）等先驱者，他们对我国早期运动处方的发展做出了重要贡献。范振华教授于1958年编著了我国第一本针对患者的医疗体育图书《医疗体育常识》（图1-1-2），书中介绍了医疗体育既能治疗疾病，也能强身健体、预防疾病。当时，周士枋教授开始使用医疗体育给硅沉着病（曾称矽肺）患者治疗，获得了很好的效果。从图1-1-3可以看出，当时的医疗体育已经体现出了当代运动处方中的运动方式、运动时间、运动周期、运动时的注意事项等特征。1958年，在刘纪清教授的指导下哈尔滨医科大学附属一院体疗科还调研了当时湖北、广东、浙江、黑龙江的医院开展医疗体育的情况（图1-1-4）。

1959年，上海第一医学院华山体疗室屠丹云教授编著并出版了《平脚的医疗体育》，指出医疗体育可以预防和治疗平脚，并可在1个月左右缓解平脚症状。1960年，范振华教授编著并出版了《神经衰弱的医疗体育》（图1-1-5），论述了医疗体育对预防和治疗神经衰弱的作用，并为该类患者制订了相应的运动处方。1964年，范振华教授编著的《运动医学讲义》（图1-1-6）指出医疗体育是患者综合治疗的一部分，书中包含了针对心脏病术后、心力衰竭、高血压、肺结核、肺气肿、胸膜炎、胃炎、胃溃疡、糖尿病、肥胖症、慢性盆腔炎、关节炎等疾病的医疗体育。

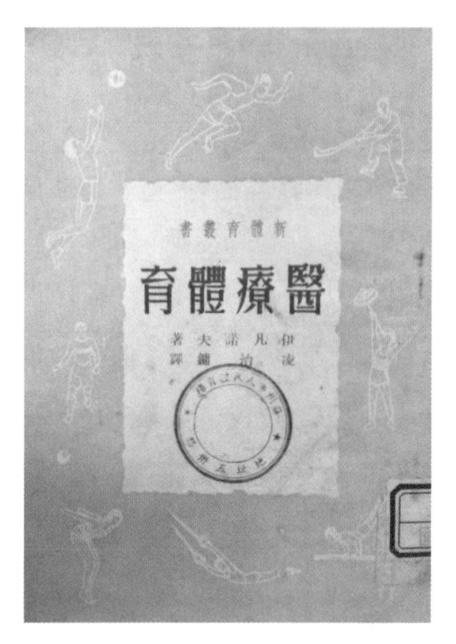

图 1－1－1　苏联专家编著的《医疗体育》

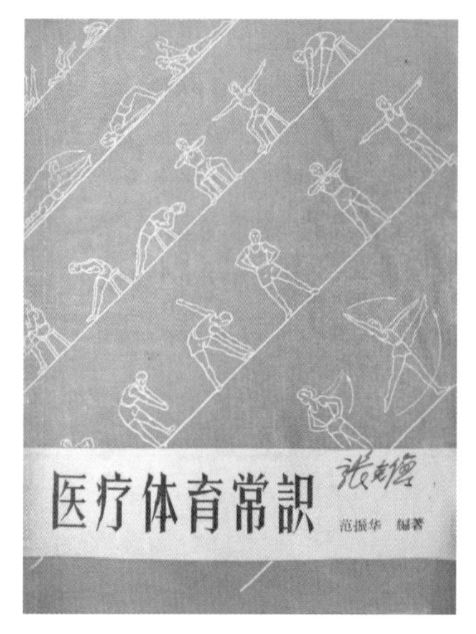

图 1－1－2　范振华教授编著的《医疗体育常识》

治疗方法

根据患者的病情具体休养条件訂出下述的治疗方案和生活制度：

1.医疗体育：

(1)保健操 9 节，（从簡）。

(2)呼吸体操 8 节（从簡），以延长呼气并以发展腹式呼吸或腹部加压式呼吸为主，以达到充分运动横膈，减輕肺气肿的程度。(1)(2)(3)(4)

(3)第三套广播操（从簡）。

(4)簡化太极拳　6～8 分鈡。（从簡）

(5)球类活动　10～15分鈡。

(6)集体游戏　15～30分鈡。

(7)自我訓練吹瓶子。

第一月：保健操(1)＋呼吸体操(2)＋簡化太极拳(4)＋自我訓練(7)

第二月：保健操(1)＋呼吸体操(2)＋簡化太极拳(4)＋集体游戏(6)＋球类活动(5)＋自我訓練(7)

第三月：除上述七項均进行外增加活动的强度和难度，并要求动作准确(1)。

2.氣　功：

主要采用内养功，自卧式至坐式，呼吸方法为：吸、停、呼，最初阶段以放松功（自由呼吸）为主，以后功重点要求呼吸，以达到深长为目的。(5)

图 1－1－3　周士枋教授给矽肺患者开具的运动处方

表 1　醫療体育在臨床各科的有效率

单　　位	病历数	外科（%）	神經科（%）	内科（%）	其他（儿科）（%）
湖北医学院附屬一院 *（1956.9～57.12）	173	97.5	82.1	97.2	—
中山医学院附屬一院 *（1956.10～1957.6）	203	92.1	81.4	92.3	—
浙江医学院附屬二院 **（1956.10～1957.12）	344	82.9	85.0	78.0	—
本文（哈医大一院）（1956.9～1958.12）	404	84.9	86.1	80.4	94.1 ***

* 这 2 份材料系内部交流资料。

** 浙医学报，58 年，一卷二期，141 頁。

*** 小儿麻痺后遺症占91.2%。

图 1－1－4　1958 年哈尔滨医科大学附属一院体疗科调研医疗体育在不同省份的医院临床各科的有效率

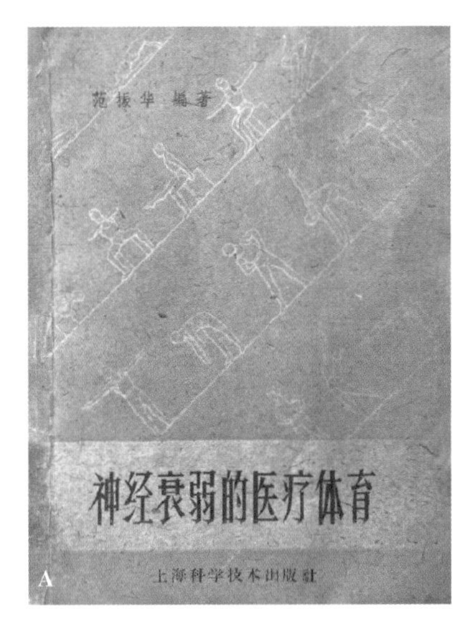

医疗体育日記

日期		×月×日
运动情况		早上做保健操1次，10分鐘 上午做生产体操1次，8分鐘 下午医疗体操1次，35分鐘
运动后感觉		感觉輕松愉快，医疗体操后有輕微疲劳，約15分鐘恢复
症状		睡眠7小时，很好，胃口中等，头昏較昨日好些
脉（每15搏秒）	睡醒时	16次
	运动时	18次
	运动后	25次
	运动后10分鐘	19次
自檢我查	体重	54公斤
	肺活量	3200毫升
	握力	38公斤
其他事项		昨晚沒有吃安眠药

B

图 1-1-5　范振华教授编著的《神经衰弱的医疗体育》

A. 图书封面；B. 图书中展示的医疗体育日记。

1975 年，中山医学院卓大宏教授编著了《医疗体育常识》（图 1-1-7），书中记录了开展医疗体育的方式，包括医疗体操、医疗运动、器械治疗、气功、劳动治疗等；当时，医疗体育已被用于治疗肺结核、慢性支气管炎、支气管哮喘、高血压、糖尿病、心力衰竭、冠心病、便秘、胃肠病、痔疮、前列腺炎、膀胱炎、肢体瘫痪、运动损伤和功能障碍、姿态异常等慢性疾病。

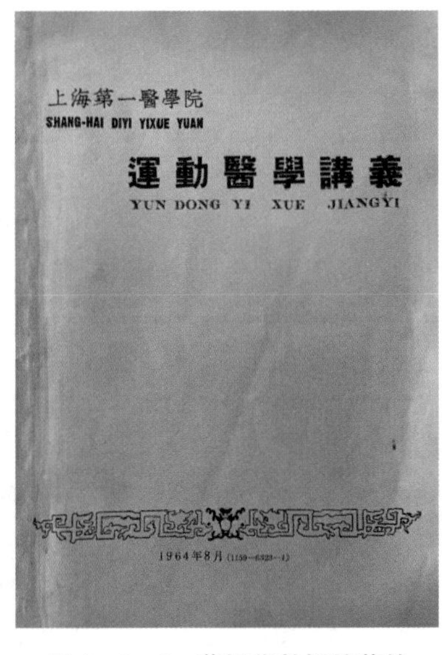

图 1-1-6　范振华教授编著的《运动医学讲义》

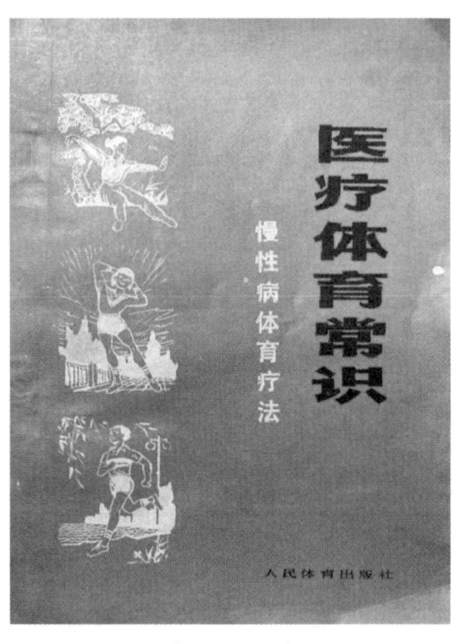

图 1-1-7　卓大宏教授编著的《医疗体育常识》

2. *改革开放后的运动处方研究*　20 世纪 80 年代前后，运动处方在医学中的作用逐渐受到重视，其应用也开始规范、统一，并开始与国际接轨。1981 年，周士枋教授查询了当时美国对冠心病患者的康复研究，总结出冠心病患者的运动方式、运动时间、运动强度、运动次数、运动注意事项，以及冠心病后运动介入的时间和持续周期(图 1－1－8)。浦钧宗教授陆续报道了运动对心肌梗死、癌症患者影响的研究结果。刘纪清教授以自己患癌后的亲身经历，探索出适合癌症患者的运动处方(图 1－1－9)。

1991 年，由范振华教授主编的《运动医学》(图 1－1－10)教材中，将运动处方的理论、应用和规范首次做了系统的归纳总结和统一，书中首次明确了运动处方的定义：运动处方是由医生为从事体育锻炼的人，根据体检结果，按照健康、体力情况和心血管功能状态，结合个人实际情况，用处方的形式，规定适当的运动种类、时间、强度及频率，并指出运动中的注意事项，通过有计划的规律锻炼，达到健身或防治疾病的目的。书中还详细编写了多种常见病的运动处方和临床实施规范。

表 1　心肌梗塞早期体疗方案

分期	时间	活动内容	禁忌	注意	评价
Ⅰ	发病	规则不用力地活动肩带、下肢和呼吸，一天2次	休克、心力衰竭 室性心律不齐	防止闭气 防止过度活动	心电监护
Ⅱ	第三天	起床吃饭	"	软食	"
Ⅲ	第五天	起床 2 小时	"	软食	"
Ⅳ	第十天	走廊散步一天 2 次	"	按每小时 1～2 哩速度进行	"
Ⅴ	28 天	在家或室外每 2 小时散步一次	呼吸困难， 胸痛、头昏	慢速、防止心绞痛	主观

图 1－1－8　周士枋教授根据美国对冠心病患者康复研究所做的总结

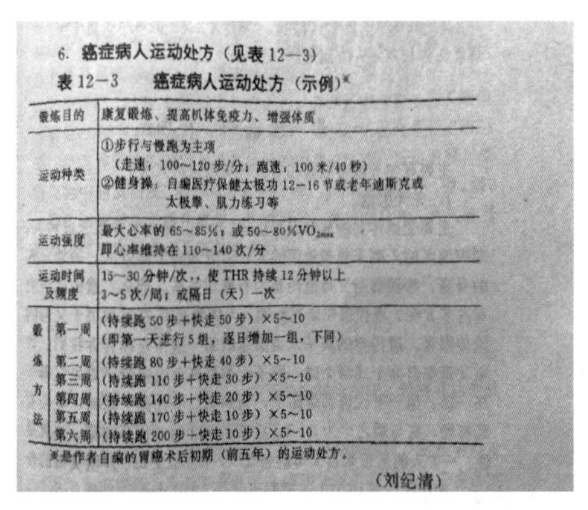

6. 癌症病人运动处方（见表 12—3）

表 12—3　癌症病人运动处方（示例）*

锻炼目的		康复锻炼、提高机体免疫力、增强体质
运动种类		①步行与慢跑为主项 （走速：100～120 步/分；跑速：100 米/40 秒） ②健身操：自编医疗保健太极功 12—16 节或老年迪斯克或太极拳、肌力练习等
运动强度		最大心率的 65～85%；或 50～80% VO_{2max} 即心率维持在 110～140 次/分
运动时间及频度		15～30 分钟/次，，使 THR 持续 12 分钟以上 3～5 次/周；或隔日（天）一次
锻炼方法	第一周	（持续跑 50 步＋快走 50 步）×5～10 （即第一天走行 5 组，逐日增加一组，下同）
	第二周	（持续跑 80 步＋快走 40 步）×5～10
	第三周	（持续跑 110 步＋快走 30 步）×5～10
	第四周	（持续跑 140 步＋快走 20 步）×5～10
	第五周	（持续跑 170 步＋快走 10 步）×5～10
	第六周	（持续跑 200 步＋快走 10 步）×5～10

*是作者自编的胃癌术后初期（前五年）的运动处方。

（刘纪清）

图 1－1－9　刘纪清教授给癌症患者的运动处方

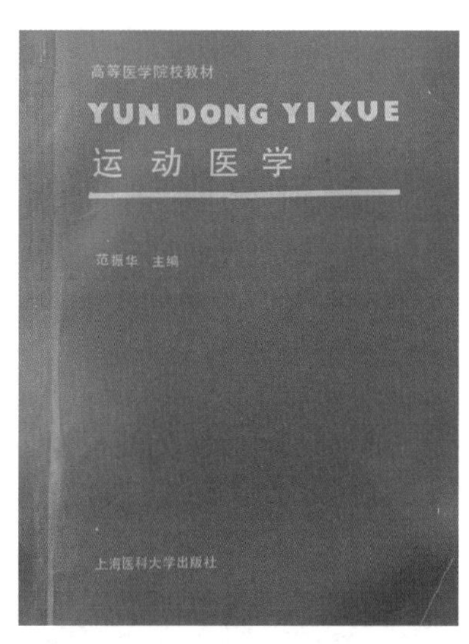

图 1－1－10　范振华教授主编的《运动医学》(1991 年版)

80 年代以后，运动处方在体育院校也快速发展。1996 年，北京体育大学杨静宜教授在该校的运动人体科学系开设“体疗康复”“运动处方”课程，为运动处方的开展奠定了基础，并于 2005 年主编由高等教育出版社出版发行的《运动处方》教材（图 1－1－11）。北京体育大学团队分别于 2018 和 2020 再版了《运动处方》并于 2012 年在运动人体科学和运动康复专业开设了“运动处方理论与应用”“慢性疾病运动干预”等课程。目前全国已有近 200 所高校开设了运动处方课程。

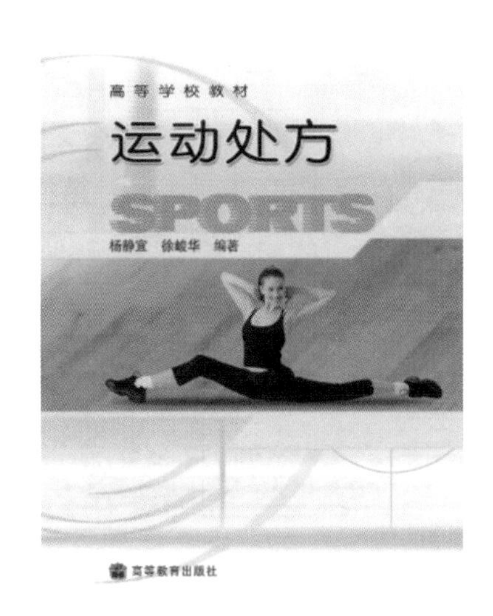

图 1－1－11　杨静宜教授主编的《运动处方》(2005 年版）

3. 运动处方发展的新阶段　运动处方步入新的发展阶段与社会主动应对老龄化、慢性疾病发生率不断攀升及“健康中国”国家战略密切相关。2008 年，卫生部（现为国家卫生健康委员会，简称国家卫健委）首次提出并启动了“健康中国 2020”战略计划，科学提升全民健康水平、预防疾病，建设“人人健康”的“健康强国”成为我国公共卫生事业面临的重要任务。2016 年，国务院正式提出“体医融合”政策，鼓励“体医结合的疾病管理与健康服务模式”。2020 年 9 月，习近平总书记提议“推动健康关口前移，建立体育和卫生健康等部门协同、全社会共同参与的运动促进健康新模式”。到 2021 年“体医融合”已写入国家“十四五”规划“全面推进健康中国建设”战略部署中。

在政策指引和推动下，运动处方在慢性疾病的理论研究、实施和应用等各方面都获得了新的发展。近些年，针对运动处方与慢性疾病的研究和应用在数量和质量上不断突破，我国学者在《柳叶刀》(*Lancet*)、《自然》(*Nature*)、《英国运动医学杂志》(*British Journal of Sports Medicine*)等 SCI 收录期刊发表相关研究成果；以《北京体育大学学报》为代表的体育类核心期刊有关运动处方的研究报道也逐渐增多。北京体育大学王正珍教授团队自 2010 年起翻译并出版了《ACSM 运动测试与运动处方指南》(第八、九、十版）和《运动处方》教材（图 1－1－12）。天津体育学院刘洵教授团队 2015 年翻译并出版了《慢性疾病运动康复》。2016 年 3 月开始，时任国家运动医学研究所所长的李国平教授大力推进运动处方工作。国家体育总局牵头建立国家“运动处方库”，库中囊括了从理论标准建设、运动处方师的培训和认证体系，到运动处方相关数据的采集设备和智能化体系平台，为运动处方的体系发展树立了标杆。2017 年“体医融合促进创新研究中心”在国家体育总局体育科学研究所成立。北京、上海、江苏、山东、广东、云南、贵州等全国不同省（市）在不同程度地探索“医体”或“体医”融合的实施路径、模式，从城市到乡村，从三甲医院到社区卫生服务中心，建立类似“运动康复门诊部”“慢性疾病运动康复门诊”“运动康复指导中心”“体医融合服务中心”等示范点，以不同形式呈现运动处方在不同地区的应用。2020 年，以培训运动处方师、面向高等学校运动处方课程为目标，中国体育科学学会组织编写、国家体育总局体育科学研究所冯连世教授主编《运动处方》(图 1－1－13）。以上这些工作都为在我国推广和应用运动处方做出了重要贡献。

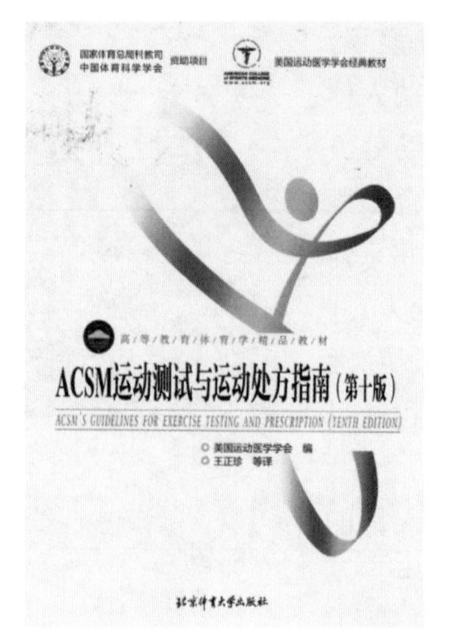

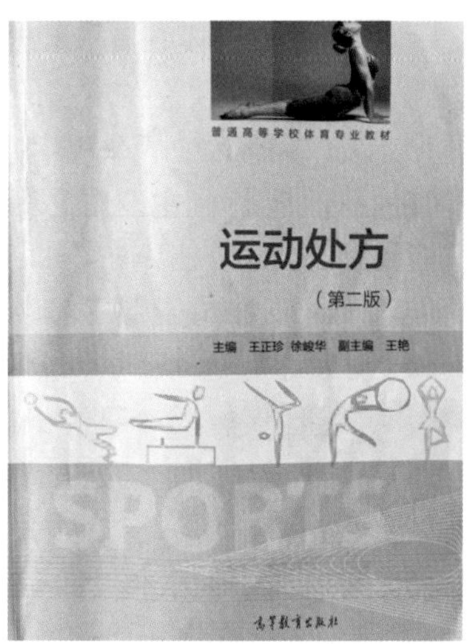

图 1-1-12 王正珍教授主译的《ACSM 运动测试与运动处方指南》(第十版)和主编的《运动处方》(第二版)

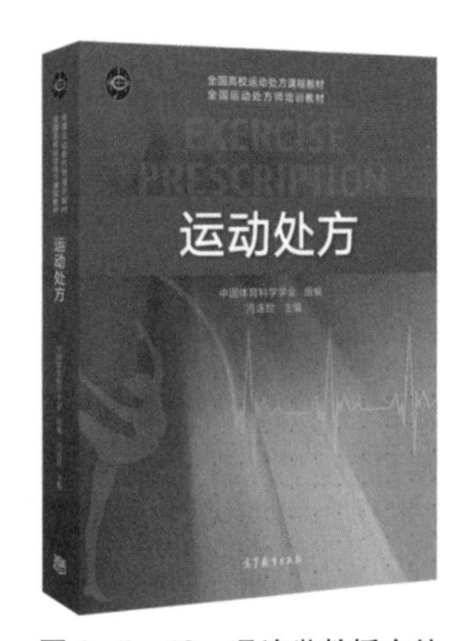

图 1-1-13 冯连世教授主编的《运动处方》

2021 年是"十四五"规划开局之年,陈世益教授作为上海市政府参事连续 2 年积极谏言上海市政府立项,将运动处方防治慢性疾病列入上海市"十四五"规划"大健康"和"应对老龄化社会"两大板块。同年 10 月,上海市体育局、上海市卫健委、上海市民政局、上海市总工会联合印发《上海市运动促进健康三年行动计划(2021—2023 年)》,支持设立全国首个探索运动促进健康新模式的专项计划,特别指出"支持复旦大学附属华山医院创建运动促进健康高水平研究基地与平台";经上海市健康促进委员会和上海市卫健委批准,复旦大学附属华山医院运动医学研究所成为上海市"医体融合,创建运动促进健康新模式"项目领头单位。

针对运动处方在健康和慢性疾病中的应用和实践,目前的指导书籍主要由体育和运动科学专家团队编写、以高校体育院系的学生为主要读者群体,还没有一本专门针对医疗卫生体系的运动处方医学指导书籍。在"医体融合"政策下,迫切需要在已有基础上,发展适合我国医疗卫生体系的运动处方实施标准和相应理论体系建设,本书即在此背景下应运而生。

(二) 运动处方在美国的发展

运动处方在美国的兴起主要从 20 世纪 50 年代开始。当时,大量流行病学和临床研究显示,体力活动减少、心肺耐力下降导致冠心病的发病率和死亡率增加,而增加体力活动量可以预防和延迟冠心病的发生。通过运动处方的实施,可以降低心绞痛程度和减少发作频率,提升心肺功能、心脏射血分数,增强内皮血管功能和改善血管硬化程度,长期规

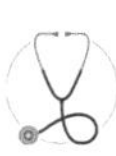

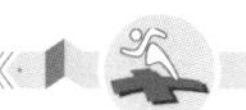

律运动甚至可以逆转冠状动脉粥样硬化。医生们也提出，在实施运动前，需要明确运动对心脏疾病的风险，以及运动处方的具体方式、方法、强度等内容。因此，产生了以哈佛台阶测试(Harvard step test)、Bruce 跑台测试(Bruce treadmill test)等为代表的一系列心肺运动测试、体适能测试方法，通过评估运动时的血流动力学反应、运动能力、能量消耗，为给心脏疾病患者开具运动处方提供量化标准。在运动的作用被循证医学不断证实的过程中，推动运动处方评估和量化标准的哈佛疲劳实验室(Harvard Fatigue Laboratory)建成。ACSM 针对体力活动不足、体适能低对心血管疾病影响的早期流行病学研究和促进运动处方规范化使用方面起到了重要的引领作用，推动了美国运动处方的发展。

1. 哈佛疲劳实验室的运动测试　随着工业文明的兴起，工厂需要大量工人投入更多的劳动时间、高效产出劳动成果，由此产生了对人体生理、心理疲劳的界定及原因的探索。哈佛疲劳实验室于 1927 年正式成立，由物理化学家劳伦斯·亨德森(Lawrence Henderson)领导的多学科团队组成，研究人体在工作压力等应激下的全身系统反应，并根据相应的评估和测量方法，解释和追溯各种生理现象及其原理。该实验室的突出贡献之一，是研究出对健康或者疾病状态下的运动员和普通人群，在运动期间及经过长期运动后，人体内部尤其是肌肉发生的一系列生理和生物化学方面的变化及评估测试的方法。他们使用并改良跑台和功率自行车，测试运动时呼出的气体二氧化碳(CO_2)和氧气(O_2)，评定人体能量的消耗(图 1-1-14)。此外，他们长期跟踪评估波士顿马拉松运动员，评估受测试人体在长时间运动状态下的生理和生物化学变化，指出人体能够承受长时间的剧烈运动，在长时间运动中身体能重新达到稳态，而能量消耗并非导致运动疲劳的真正原因。这些研究为后期了解运动对疾病的各种影响奠定了基础。

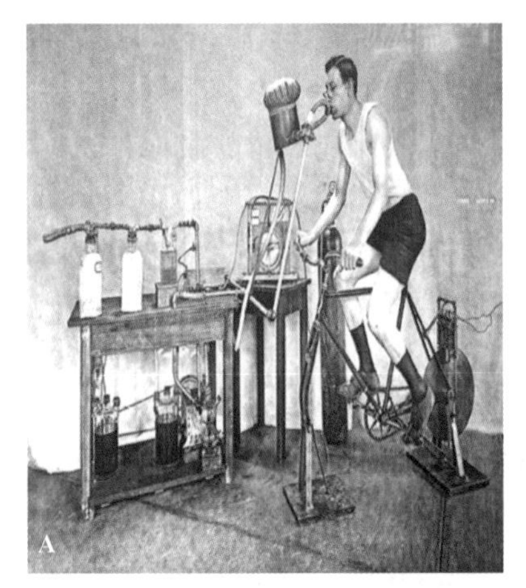

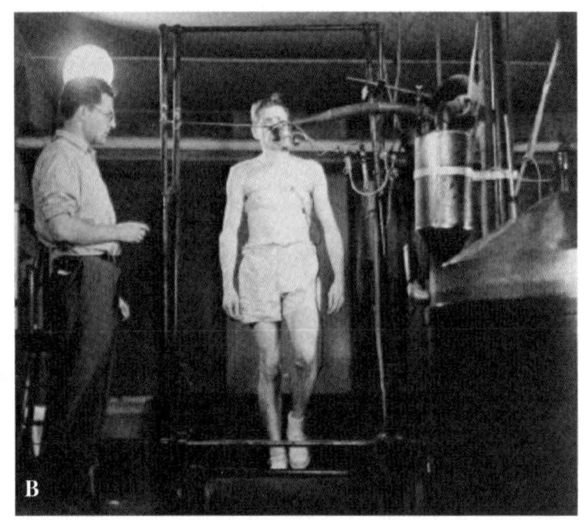

图 1-1-14　哈佛疲劳实验室的功率自行车运动和跑台运动测试

A. 功率自行车运动测试；B. 跑台运动测试。

2. 体力活动和体适能对慢性疾病影响的流行病学研究　1930—1970 年，临床医生和公共卫生流行病学专家在发现和探索运动对心血管疾病的发病率和死亡率的影响方面做出了重要贡献。其中的典型代表为来自哈佛大学公共卫生学院流行病学研究部主任

Ralph S. Paffenbarger 博士。他对哈佛大学 1921—1950 年和宾夕法尼亚大学 1931—1940 年毕业学生多年的跟踪调查发现，体力活动越少，冠心病的发病率和死亡率越高，并指出进行规律的大强度运动可以预防冠心病。1970 年，某研究在对 3 263 名码头工人进行为期 16 年的跟踪随访后，也同样发现工作种类对冠心病死亡率的直接影响：卸货工人的死亡率比从事久坐办公职员的死亡率低至少 25%。

同时期做出重要贡献的还有伦敦医学院社会医学部的 Jeremy N. Morris 博士。1953 年前后，他通过大量观察发现，从事体力工作的人员（如搬运工、邮递员）比从事非体力工作的人员（如汽车司机、接线员），在中年时患冠心病的概率更低、严重程度更轻、死亡率更低，指出体力活动与冠心病有直接关联。他的研究发表在当年的《柳叶刀》上。1958 年，Morris 博士又综合调查了英国 1954—1956 年男性的工作性质（体力活动比例）与冠心病的关系，进一步验证了之前发现的“从事体力活动越少工作的人，冠心病的发病率和死亡率越高”的现象。

与此同时，针对健康人群和冠心病患者心肺耐力的研究也发现，心肺耐力基础水平越低，冠心病的发病率和全因死亡率越高。1988 年，《新英格兰杂志》（*The New England Journal of Medicine*，*NEJM*）报道了通过标准心肺运动试验测得的心肺耐力对无症状健康人群心血管疾病死亡率的独立影响。1989 年，另一项发表在《美国医学会杂志》（*Journal of the American Medical Association*，*JAMA*）的来自库博有氧研究中心的流行病学研究，对 13 344 名健康中年人群进行了为期 8 年的跟踪随访，指出：心肺耐力低是全因死亡率的独立危险因素，心肺耐力低于 6 代谢当量[metabolic equivalent，MET（梅脱）]，全因死亡率大幅度上升。对已经被诊断为冠心病的患者，也发现同样的趋势。其中，最具代表性的是 2002 年发表在 *NEJM* 的一项研究，该研究针对 6 213 名中年男性进行平均 6.2 年的跟踪随访，发现心肺耐力每升高 1 MET，全因死亡率下降 12%。这些结果提示，不仅要增加健康人群和患病人群的体力活动水平，更要提升其心肺耐力，改善整体体适能水平，以预防疾病和促进康复。

时至今日，体力活动和体适能对慢性疾病的独立影响已经被大量循证医学证据证实。WHO 已认定体力活动不足是导致死亡率增加的第四大危险因素，而无论何种形式的运动，只要达到每周 150 min 的运动量就可以减少 20%～50%的慢性疾病发病率。

3. ACSM 与《ACSM 运动测试与运动处方指南》　1954 年成立的美国运动医学学会（ACSM）在推动运动处方的标准化和发展进程方面发挥了至关重要的作用。ACSM 根据运动医学的循证研究，不定期地制订并更新运动与健康和运动与慢性疾病的指南或声明，同时修订和出版《ACSM 运动测试与运动处方指南》，以及配套的运动测试、评估及相关的指导和培训书籍，为运动处方在临床及健康领域的规范化应用打下基础。

（1）ACSM 运动与健康和疾病的指南及声明：以最新循证医学为基础，ACSM 联合专科疾病的专家和研究者，更新和发布运动与健康和疾病的指南和声明。从 1975 年开始到目前，已经发布了《体力活动、体适能对儿童认知和学习成绩影响系统回顾》《健康成年人群如何维持和改善心血管呼吸系统、肌肉骨骼系统、神经运动系统健康的运动处方指南》《运动与糖尿病：美国运动医学学会与美国糖尿病协会联合声明》《老年人的运动和身体活

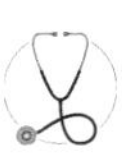

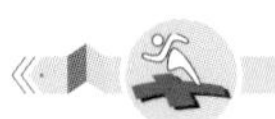

动指南》《健康成人的力量运动进展模式》《运动与急性心血管事件：正确看待风险》《体力活动与骨骼健康》《运动与高血压》《冠心病患者的运动》等指南和声明，这些成果推进了运动处方在临床中的应用和发展。

(2) ACSM 与运动处方指导书籍：1975 年，ACSM 首次编写了针对慢性疾病预防和治疗的运动处方评估测试标准书籍《ACSM 运动测试与运动处方指南》。该书涵盖了运动对慢性疾病的影响、制订运动处方前的筛查和评估内容、临床运动测试的标准，以及如何根据测试结果制订针对性的运动处方，并根据不同慢性疾病群体制订了运动处方的实施流程和规范。目前，该书已经更新至第十一版，涵盖了成人和儿童青少年、老年人、孕妇、残疾人等特殊群体；包含心血管系统疾病、神经系统疾病、内分泌系统疾病、肌肉骨骼系统疾病、呼吸系统疾病、免疫系统疾病等常见慢性疾病，以及精神和心理健康相关的自闭症、焦虑、抑郁的运动处方。该书为国际公认的运动处方实施“金标准”。

此外，ACSM 也出版了《ACSM 临床运动生理学》《ACSM 慢性疾病与残疾人运动管理》《ACSM 健身与健康完整指南》《ACSM 身体成分评估》等一系列相关图书。这些书籍为运动处方的推广和临床应用奠定了理论和实践操作的基础。

四、“运动是良医(方)”行动

由美国发起的“运动是良医(方)”(EIM)行动将全世界不同国家对运动处方的认识和发展推向了新的阶段。当今，美国仍然是运动处方科学研究在科研方面投入和产出最高的国家，但俄罗斯、澳大利亚、加拿大、英国、德国、芬兰、荷兰、丹麦、日本等国也已经不同程度地开展运动处方的研究和应用。

2007 年 11 月 5 日，ACSM 和 AMA 共同发起了 EIM 健康促进项目，时任美国卫生部长的 Steven Galson 博士亲临现场，极力支持该项目的开展。该项目以流行病学和临床研究的循证医学证据为基础，秉承“运动促进健康，运动是众多疾病的预防和治疗不可或缺的一部分”，确立了运动处方的主要目标和宗旨，指出“让体力活动的评估和运动处方成为疾病预防和所有患者治疗范式的标准部分”，鼓励医生和医疗卫生保健人员在制订治疗计划时纳入运动处方，并将患者推荐给合格的运动专业人员。2008 年 5 月，ACSM 举办了 EIM 世界大会，正式向全世界宣布了该项目的实施。中国疾病预防控制中心也于 2012 年 6 月加入了该项目，组建了由公共卫生、临床医学、运动医学学科的专业人员共同参与的“EIM 中国工作组”。来自北美洲、拉丁美洲、欧洲、亚洲、澳洲、非洲等的 40 多个国家已经加入该组织。

随着 EIM 行动的开展，世界各国针对运动与健康及疾病的研究也在不断深入和发展。如今，研究已经证实了运动对至少 27 种慢性疾病的发生、发展有独立影响。根据最新数据，无论种族、年龄、性别、健康水平、教育程度、经济条件，每周保持 10～60 min 的中等强度运动量可以降低约 18%的全因死亡率；每周增加运动量，适度增加大强度运动，可以持续让身体获益，预防慢性疾病。运动对肥胖、糖尿病、高血压、血脂异常、心脏疾病、外周动脉疾病、癌症、脑卒中、帕金森病、痴呆、骨质疏松症、运动损伤、骨关节炎、肌少症、睡眠障碍、抑郁症等疾病发生、发展的影响已经写入相关医学指南中。这些指南也提出，在疾病发生后应尽早开始运动处方治疗，以减少并发症，加快康复，减少住院时间。越来越多的证据显示，运动是继药物、手术治疗手段之后的第三大临床治疗方法。其中，在2018年，来自伦敦政治经济学院的Huseyin Naci博士等研究者在《英国运动医学杂志》发表了针对运动对高血压影响的荟萃分析，综合分析了391个随机对照实验后，发现对高血压人群，运动的降压作用几乎等同于降压药物。

五、运动处方的新发展方向

现代生活改变了人们的日常行为方式，使得体力活动减少、体适能下降、慢性疾病的流行从青少年人群就已开始；同时，我们也面临人口老龄化程度加速的现实。因此，运动处方不仅是医体融合政策下健康服务模式的探索，更要肩负起“促进全民健康行为改善，提升体质水平，预防和治疗慢性疾病”等历史使命。在新的历史阶段，要加大运动的科学价值及其社会意义的宣传，加强运动处方在临床实践中的应用，丰富和深化运动处方的理论体系建设，倡导健康生活方式，提升全民身体素质。

（一）发展运动处方体系

运动处方的实施需要建立从测量、评估、检查到临床实践，以及基于基础和临床研究的完整理论体系。建立适合我国人群的运动处方评估与测试标准体系是运动处方深入开展的基础。2020年中南大学湘雅医院对该院964名健康人群心肺耐力的测试结果显示，我国成人的心肺耐力低于欧美同年龄段人群。这一结果提示，在我国，为了更好地开展运动处方，亟须建立并完善针对运动处方的基础评估、测试体系和跟踪管理体系。

运动处方的实施效果受遗传、生理条件、经济水平、文化水平的影响，运动处方的要素（频率、强度、时间、周期、总量及进程）也会对不同疾病在不同阶段产生差异性影响。WHO目前设定了每周150 min的中等及以上强度的运动标准，需要在此基础上进一步开展针对我国人民生活习惯、身体健康水平的运动处方的量化标准研究，完善适合我国人民群众的运动处方知识和理论体系。

（二）宣传运动处方理念

运动对健康的作用已被大众接受，然而，运动处方的功能还需要被更多人了解。运动处方的执行需要因地制宜地规模化实施，让运动渗透到人民群众的生活中，让更多人获得运动处方带来的益处。

（三）倡导运动促进健康的生活方式

运动处方是预防和治疗慢性疾病不可缺少的重要内容。ACSM、AHA、欧洲心脏病学会（European Society of Cardiology，ESC）等医学组织认为运动处方应被当作药物，由医生向患者实施，患者需要按照医生的要求执行运动处方，将运动习惯、运动能力作为常规筛查和评估内容，督促、鼓励患者及其家属实践健康生活方式。

（四）提升全民体质水平

2012年，《柳叶刀》成立了“柳叶刀体力活动系列工作组”（the Lancet Physical Activity Series Working Group），号召全球各国政府和相应组织积极行动，减少因体力活动不足导致的公共卫生健康问题。这一行动表明通过专业组织推进和实施运动处方、提升健康行为的紧迫性和必要性。除了医疗卫生体系、体育和运动科学体系等，要鼓励更多的队伍加入“健康中国”“全民健身”行动，通过科学运动方案的实施，提升民众身体素质，预防慢性疾病，减轻疾病负担，促进人民群众整体健康水平的提高，共同推进全民体质水平的提升。

回顾运动处方的发展历史，人类在很早时期就已经认识到运动作为人生命活动本能的必要性和科学价值。从古至今，人类在环境不断发生变化的情况下，共同探索生命运动的规律和价值，探索如何发挥人的潜能，战胜自我、战胜疾病。运动处方就是揭示生命的运动规律及运动所产生的健康和医学价值的一门科学，它的发展需要多学科团队及所有人的共同努力、持续探索，更需要政府相关部门的支持与推动。

（陈世益　樊启为　李云霞　李　前）

第二节

运动处方的组成要素

规律运动有益健康的科学证据是无可争辩的，然而要想获得更好的运动促进健康的效果和增加运动中的安全性，应该采用运动处方的形式，特别是对于老年人、体弱者、疾病风险人群和慢性疾病患者等人群来说。

一、运动处方的概念

运动处方是由运动处方师依据运动处方对象的健康信息、医学检查、运动风险筛查、体质测试结果，以规定的运动频率、运动强度、运动时间、运动方式、运动总量及进阶速度，形成目的明确、系统性、个体化健康促进及疾病防治的运动指导方案。

运动处方类似于医生开出的药物处方，是先获取运动处方对象的基本信息、医学检查结果，再进行健康评价和体质测试，然后制订运动处方或药物处方。运动处方与药物处方的区别见表1-1-1。

表 1-1-1　运动处方与药物处方的区别

项目	运动处方	药物处方
类型	运动方式	药物名称
剂量	运动时间、强度、频率(次/周)	每次的剂量及次数(次/天)
总剂量	每周总运动量或能量消耗	某一疗程药物总量
干预/治疗周期	运动处方实施进度	药物使用进度
注意事项	运动的注意事项	药物使用的注意事项

二、运动处方的特点

运动处方的特点主要表现在以下 3 个方面。

(一) 个体化

在制订运动处方之前应首先了解运动处方对象的年龄、性别、个人健康信息、体力活动的经历、医学检查，以及心肺耐力、身体成分、肌肉力量、肌肉耐力、柔韧性等体质测试结果，综合判断运动处方对象的健康状态、体力活动现状、有无疾病或危险因素等具体情况之后，有针对性地制订运动处方。

(二) 系统化

运动处方的基本内容包括运动频率、运动强度、运动时间、运动方式、运动总量和运动处方实施进程 6 项，以及运动中的注意事项和运动中医务监督的力度。

(三) 安全有效

按照运动处方有计划地进行健身锻炼，能够以较短时间、适宜的运动负荷，获得较大锻炼效果，有效地提高身体机能，达到预防和治疗某些慢性疾病的目的。同时显著减少运动伤病的发生率，达到事半功倍的效果。

三、运动处方的分类

随着运动处方应用的不断扩大，运动处方分类的方法也在不断改进，采用不同的方法，可将运动处方分为不同的种类：根据锻炼人群可将运动处方分为健身性运动处方、慢性疾病医疗性运动处方和康复性运动处方；根据锻炼目的可以分为心肺耐力运动处方、抗阻练习运动处方和柔韧性运动处方等。在运动疗法领域，使用辅助用具、穿戴假肢、步态训练、操纵轮椅训练等也都有相应的运动处方。

（一）根据锻炼人群分类

1. 健身性运动处方　为了促进身体健康，WHO 大力提倡“每个成人应每周至少完成 150～300 min 中等强度有氧运动，或 75～150 min 较大强度运动，每周至少进行 2 次抗阻练习”。在普惠性指导的基础上，针对不同年龄段、不同性别、不同体力活动水平、不同功能状态和不同运动环境制订运动处方是有必要的。运动处方的主要目的是指导运动处方对象根据自己的实际情况，采取适当的体育活动进行科学锻炼，以便安全有效地提高健康水平和功能状态，达到“健康体适能”（health related physical fitness），预防心血管疾病危险因素（如高血压、血脂异常、高血糖、肥胖等），实现零级预防的目的。健身性运动处方可广泛应用于学校、社区、健身机构、疗养院、科研机构等。健身性运动处方主要由体育教师、社会体育健身指导员、私人健身教练和运动处方师等专业人士来制订。

2. 慢性疾病医疗性运动处方　针对有不同心血管疾病危险因素的锻炼者，如高血压前期或早期、血脂异常、糖尿病前期或早期、轻度肥胖者，制订个体化运动处方的主要目的是逆转心血管疾病危险因素或延缓其发展，预防心血管疾病的发生，实现一级预防的目的。慢性疾病医疗性运动处方适用于医疗机构、社区、健身机构、健康管理机构、疗养院、科研机构等。慢性疾病医疗性运动处方主要由接受过运动人体科学培训的医生或护士、运动康复专业培训后的体育教师、运动健康指导员、社会体育健身指导员、私人健身教练和运动处方师等来制订。

3. 康复性运动处方　康复性运动处方对象是因疾病导致不同程度身体机能下降或功能障碍的患者，如冠心病、脑卒中和手术后患者，以及已经得到一定控制的慢性疾病患者等。这类运动处方的目的是，通过运动疗法帮助患者提高身体机能，缓解症状，减轻或消除功能障碍，预防疾病加重或者出现并发症，减少疾病的危害；通过运动处方的实施可以防止伤残和促进功能恢复，尽量提高患者的生活自理和工作能力，提高生命质量，延长寿命，降低病死率，实现二级和三级预防的目的。康复性运动处方主要适用于综合性医院的运动医学科、骨科、心血管内科、神经内科、内分泌科、康复科、康复医疗机构、健康管理机构，也适用于社区康复工作。康复性运动处方主要由运动生理师、临床运动生理师、运动康复师、康复治疗师（士）、运动处方师来制订。

（二）根据锻炼目的分类

1. 心肺耐力（心肺功能型）运动处方　心肺耐力运动处方以提高心肺耐力为主要目标，早期用于发展心肺耐力以提高运动员的训练水平。20 世纪 60 年代，心肺耐力运动处方在急性心肌梗死患者被抢救成功后或心脏搭桥术后患者的康复锻炼中发挥了重要作用。这类患者按照运动处方进行系统锻炼，可以缩短住院时间，更快地恢复工作能力，故又被称为心脏康复运动处方。60 年代以后，心肺耐力运动处方除了用于急性心肌梗死患者的康复治疗外，已经被广泛用于心肺耐力低下（如久坐少动人群）及慢性心血管疾病（如冠心病、高血压）、代谢性疾病（如糖尿病、肥胖症）、长期卧床引起心肺功能下降等的疾病预防、治疗和康复中。

大量研究证实，心肺耐力是体质健康的核心要素，提高心肺耐力可以减缓心血管疾病等多种疾病的发病率和死亡率。在全民健身计划实行的过程中，心肺耐力运动处方被用于科学健身的指导，以提高锻炼者的心肺耐力、维持合理的身体成分、改善代谢状态，缓解或配合药物治疗高血压、血脂异常、糖尿病等疾病，预防动脉粥样硬化性疾病的发生。

2. 抗阻练习（力量增强型）运动处方　抗阻练习运动处方的主要作用是提高肌肉力量、耐力、爆发力和增加肌肉体积。肌肉力量的增加可以降低心血管疾病的危险因素、全因死亡率和心脏病发作的概率。通过规律的抗阻练习，锻炼者不仅可以提高肌肉力量，同时机体中与健康相关的生物标志物也会发生一系列明显变化，包括改善身体成分、血糖水平、胰岛素敏感性及高血压前期到早期患者的血压。锻炼者借助抗阻练习不仅可以改善肌肉的生理功能，同时还可以有效地增加骨密度和骨矿物质含量，从而预防、减缓甚至逆转骨质疏松症患者的骨质流失。

由于具有改善肌肉生理功能的作用，抗阻练习运动处方是适当运动的组成部分，可以用于普通健身者增强肌肉力量和耐力的训练，也可以用于增肌者（如健美者）、需要进行体重管理者（如肥胖者）和老年人（特别是老年性肌少症患者），以及因伤病导致的肢体长期制动、长期卧床等引起的失用性肌萎缩后、身体畸形患者的矫正治疗等。

抗阻练习运动处方的出现晚于心肺耐力运动处方。20 世纪 80 年代后逐步明确了骨骼肌对抗阻训练的适应性结果和对抗阻训练的神经和心血管适应性、内分泌反应、代谢变化及因抗阻训练造成的结缔组织和骨骼改变的意义等，进一步明确了抗阻训练利用阻力对抗肌肉的活动，可以增强肌肉力量、爆发力、耐力和增加骨骼肌体积。

3. 柔韧性（关节活动型）运动处方　柔韧性运动处方的作用是根据个体化的训练目标来提高关节活动度（range of motion，ROM）。柔韧性练习还可提高韧带的稳定性和平衡性，特别是与抗阻练习结合时。规律的柔韧性练习可能会减少锻炼者的肌肉韧带损伤、预防腰痛及缓解肌肉酸痛。柔韧性练习是适当运动的组成成分，在全民健身运动中，可用于提高身体的柔韧性，预防随年龄增长而导致的关节 ROM 下降。在康复医学中，通过各种主动、被动的柔韧性练习，可以使因伤病而受影响的关节 ROM 得以维持、增加或恢复到正常的范围，同时起到改善肢体运动功能的作用。

四、运动处方的基本内容

一个完整的运动处方应包括运动处方对象的基本信息、医学检查、健康评价、体质测试结果及评定、锻炼目的、处方基本要素和注意事项等内容。

（一）运动处方对象的基本信息

运动处方对象的基本信息包括姓名、性别、年龄、运动史、体力活动水平、疾病史及有无运动损伤等。

(二) 医学检查、体质测试及评定

在医学检查结果中应明确有无代谢异常及其程度、有无心血管疾病的症状及体征、有无肢体畸形与缺陷、有无已经明确诊断的疾病，以确定是否需要进一步的医学检查及运动中医务监督的力度。体质测试结果应明确心肺耐力的等级、体重指数(body mass index，BMI)或体脂率、主要肌群的力量及等级，以及身体柔韧性测试结果及评价。

(三) 锻炼目的及目标

制订运动处方前首先应当明确锻炼的目的和近期、远期目标。

心肺耐力运动处方的锻炼目的是提高心肺耐力、减脂、降血脂、减少冠心病危险因素、防治高血压和糖尿病等。锻炼的目标可以体现在具体指标上，如以减脂为目的者经过3个月的锻炼实现体脂率下降5%的目标。

抗阻练习运动处方和柔韧性运动处方的目标应当具体到将要进行锻炼的部位，如加大某关节的ROM、增强某肌群的力量等。抗阻练习运动处方中还需要确定增强何种力量，如向心力量还是离心力量，以便采用不同的练习方法。

在康复性运动处方中，首先需要考虑康复锻炼的最终目标，或称远期目标，如达到可使用轮椅进行活动、使用拐杖行走、恢复正常步态、恢复正常生活能力和劳动能力、恢复参加运动训练及比赛等。在近期目标中，应规定当前康复锻炼的具体目标，如提高某个或某些关节的ROM，增强某个或某些肌群的力量，增强某韧带的柔韧性等。

(四) 运动处方的6个要素

运动处方的基本要素是运动方式的选择：为提高心肺耐力，多选择有氧运动；提升肌肉力量、耐力、爆发力和肌肉体积，多选择抗阻练习；肢体功能的锻炼，可采用抗阻练习、柔韧性练习、医疗体操和功能练习、水中运动等；偏瘫、截瘫和脑瘫患者需按神经发育原则采用相应治疗方法，并且常需要采用肢体伤残代偿功能训练、生物反馈训练等。

运动处方的基本组成采用ACSM提出的FITT-VP原则。

1. 频率(frequency，F)　即每周锻炼的次数。通常每周进行3～5次有氧运动。运动频率与运动强度有关，采用中等强度运动时，每周应运动5次；采用较大强度运动时，每周至少运动3次，并且比较均匀地分布运动频率。可以将频率、时间和强度进行多种组合，从而达到WHO的推荐量。每周至少进行2次抗阻练习，2次练习间隔48 h。

2. 强度(intensity，I)　即费力程度。在有氧运动中，运动强度决定于走或跑的速度、蹬车的功率、爬山时的坡度等。在抗阻和柔韧性练习中，运动强度取决于给予助力或阻力的负荷重量。运动强度制订得是否恰当，关系到锻炼的效果及锻炼者的安全，增加运动强度会带来健康或体适能益处的积极剂量反应。应按照个人特点，规定锻炼时应达到的有效强度，以及不宜超过的安全界限。确定有氧运动强度分级的方法见表1-1-2所示。

表 1-1-2　确定有氧运动强度分级的方法

有氧运动的相对强度					不同年龄段的绝对强度(METs)		
强度分级	%HRR 或 %VO_2R	%HRmax	%VO_2max	RPE (6～20)	青年人 (20～39 岁)	中年人 (40～64 岁)	老年人 (≥65 岁)
低	<30	<57	<37	很轻松(RPE<9)	<2.4	<2.0	<1.6
较低	30～39	57～63	37～45	很轻松到轻松 (RPE 9～11)	2.4～4.7	2.0～3.9	1.6～3.1
中等	40～59	64～76	46～63	轻松到有些吃力 (RPE 12～13)	4.8～7.1	4.0～5.9	3.2～4.7
较大	60～89	77～95	64～90	有些吃力到很吃力 (RPE 14～17)	7.2～10.1	6.0～8.4	4.8～6.7
次最大到最大	≥90	≥96	≥91	很吃力(RPE ≥ 18)	≥10.2	≥8.5	≥6.8

HRR:心率储备;VO_2R:摄氧量储备;HRmax:最高心率;VO_2max:最大摄氧量;RPE:主观疲劳程度;METs:代谢当量。

抗阻练习的强度是指抗阻训练中的负荷量(即举起的重量)。1 次最大重复次数(1 repetitive maximum, 1 RM)是测量肌肉力量的常用指标,指 1 次全关节活动度运动过程中所抵抗的最大阻力值。其中,<30% 1 RM 为低强度,30%～49% 1 RM 为较低强度,50%～69% 1 RM 为中等强度,70%～84% 1 RM 为较大强度,≥85% 1 RM 为次最大到最大强度。对于一般的肌肉适能目标,一组抗阻练习重复 8～12 次对应的负荷是有效负荷。

3. 时间(time, T)　即每天持续运动的时间或累计运动的时间。在心肺耐力运动处方中,主要采取"持续训练法",应规定有氧运动持续的时间。WHO 和 ACSM 推荐大多数成人每天进行至少 30～60 min 中等强度运动,或至少进行 20～60 min 的较大强度运动,或中等和较大强度运动相结合的等效运动。有氧运动处方中的一般准则是 2 min 中等强度有氧运动相当于 1 min 较大强度有氧运动。抗阻练习运动处方和柔韧性运动处方中,则需要规定完成每个动作的重复次数(repetition, rep)、组数(set)及间隔时间(rest interval),不同的锻炼方案会有不同的锻炼效果。

4. 方式(type, T)　即形式或类型。在选择运动方式时,应遵循训练的特异性原则。通常根据运动的性质,包括动用的主要身体部位、所需的技能水平等将运动方式或类型分为 A、B、C、D 型(表 1-1-3)。此外,还包括对身体施加不同冲击应力的各种运动模式(如跑步、骑自行车),或使用不同肌肉群(如游泳、跑步),这也是制订运动处方时需要考虑的问题。明确采用快走、慢跑、有氧健身操、舞蹈、游泳等有氧运动的形式,或者抗阻练习和柔韧性练习的形式。

表 1-1-3　有氧运动类型

运动分组	运动类型	推荐人群	运动举例
A	需要最少技能或体适能的耐力活动	所有成人	步行、休闲自行车、水中有氧运动、慢舞
B	需要最少技能的大强度耐力运动	有规律锻炼的成人和(或)至少中等体适能水平者	慢跑、划船、有氧健身操、动感单车、椭圆机锻炼、上下台阶、快舞
C	需要技能的耐力运动	有技能的成人和(或)至少中等体适能水平者	游泳、越野滑雪、滑冰
D	休闲运动	有规律锻炼的成人和(或)至少中等体适能水平者	网球、羽毛球、篮球、英式足球、高山速降滑雪、徒步旅行

很多抗阻练习工具都可以用来有效地提高肌肉适能，包括自由负重(如杠铃、哑铃、壶铃)、自重/悬吊训练设备、器械(如配重片、挂片式、气动阻力)以及弹力带/绳。

5. 总运动量(volume，V)　运动量是运动的频率、强度和时间的乘积。运动量在实现运动促进健康/体适能效应中有明确的剂量-效应关系。为了获得更多和更广泛的健康益处，成人应该将有氧运动增加到每周 300 min 中等强度有氧运动，或 150 min 较大强度有氧运动，或中等强度和较大强度有氧运动相结合的等效组合。运动量也可用来估算个体运动处方的总能量消耗，总能量每周 500～1 000 MET - min 与较低的心血管疾病发病率和死亡率密切相关。对于大多数成人来说，每周 500～1 000 MET - min 是一个合理的运动处方目标运动量。

抗阻练习量可以用特定肌群/动作模式的每周重复组数来量化。对于无训练经验的人来说，每次训练课对每个肌群只需要训练 1 组就可以改善肌肉适能。

6. 进阶(progression，P)　运动处方的实施过程可以分为适应期、提高期和稳定期。运动处方的进阶速度取决于个体的健康状况、体适能、训练反应和运动计划目标。可以通过调整个人所能耐受的运动处方的 FITT 要素中任何组成部分来明确进阶速度。在运动处方的适应阶段，采取“低起点，缓慢加”的策略，可降低运动中心血管事件的发生风险，以及增加个体对运动的适应性和依从性。对于体力活动不足的人来说，建议从低到中等强度开始运动，然后根据个体的适应情况，逐渐延长运动时间/持续时间，最后调整运动强度。任何进阶都应循序渐进，避免大幅度增加 FITT 中的任何一项，这样可以将肌肉酸痛、损伤、过度疲劳和劳损的风险降到最低。

对于抗阻练习来说，渐进超负荷是指施加在机体上的压力逐渐增加。随着机体对抗阻练习计划的适应，对肌肉施加更大刺激，从而持续提高肌肉适能。

(五) 注意事项

为保证安全，根据运动处方对象的具体情况，运动处方师要提出运动时应当注意的事项，如运动时要做好准备活动和整理活动、肢体残疾或缺陷情况下的运动方式选择、运动中不要超过既定的运动强度、抗阻练习时不要憋气等。

五、运动处方的制订步骤及实施原则

制订运动处方一般应当按照以下步骤及实施原则逐步进行。

（一）全面了解运动处方对象的健康状况和体适能水平

在制订运动处方之前，一定要通过口头询问、问卷调查、医学检查、体质测试等途径，了解运动处方对象的健康状况和体适能水平。需要了解的内容包括体力活动水平、运动史、家族史、疾病史、运动伤病情况和治疗情况、近期身体健康检查结果、体质测试结果等。

全面了解运动处方对象的体质和健康状况的目的：①确定运动处方目的，通过对运动处方对象的全面了解，有助于确定运动处方的目的；②明确有无运动禁忌证，明确是否需要进一步的医学检查，确定心肺耐力及其他运动功能的测试方案，以及测试和运动中医务监督的力度，以增加在心肺耐力测试和锻炼过程中的安全性。

（二）明确运动处方的目的

明确处方的目的：①预防疾病、增强体质，如确定运动的目的是为了提高心肺耐力，增强肌肉力量，提高身体柔韧性；②消除疾病危险因素，如减少多余的脂肪，控制血压、血糖、血脂，消除或减轻功能障碍等；③疾病或功能障碍的康复治疗。运动处方的目的不同，采用的运动功能评定方法也不同，应按照不同的原则制订运动处方。

（三）健康体适能的测试与评定

健康体适能测试与评定是制订运动处方的依据。重点检查心肺耐力及相关器官的功能状况。如运动处方目的为提高心肺耐力，或控制体重、血压、血糖、血脂等，应做心肺耐力测试与评定；如运动处方目的是增强肌肉力量和耐力，需要做肌力的测定；如运动处方目的是提高柔韧性，应做关节 ROM 的测定；如运动处方目的是肢体功能障碍康复，需做临床医学检查、关节 ROM 评定、肌肉力量评定和步态分析等。

（四）制订运动处方

功能检查的结果是制订运动处方的依据。制订运动处方时要充分体现个体化特点。除了功能评定结果外，还需考虑运动处方对象的性别、年龄、健康状况、锻炼基础、客观条件、兴趣爱好等，安排适当的运动内容。

（五）指导实施运动处方

在按照运动处方开始锻炼之前，应帮助运动处方对象了解运动处方中各项指标的含义，对如何实施运动处方提出要求。第一次按照运动处方锻炼时，应当在运动处方制订者的监督和指导下进行，让运动处方对象通过实践了解如何实施处方；有时需要根据运动处方对象的身体情况，对处方进行适当的调整。进行慢性疾病、肢体功能康复锻炼时，最好在专业人员的指导下进行，根据运动处方对象锻炼后的反应，及时调整运动处方。

（六）监督运动处方的执行情况

通过检查运动日记、定期到运动现场观察，或定期（每周 1 次或每 2 周 1 次）到实验室在监测下进行运动，对运动处方的执行情况进行监督。有研究表明，在监督下进行运动，不仅可取得较好的运动效果，还可以根据运动处方对象能力的提高，及时调整运动处方。

（七）定期调整运动处方

按照运动处方进行锻炼，一般在 6～8 周后可以取得明显效果。此时需要再次进行功能评定，检查锻炼效果，调整运动处方，以保证取得更好的锻炼效果。

（王正珍　陈世益　陈　刚）

第三节

运动处方在临床中的特点和作用

一、运动在临床中的循证研究

（一）运动在医学中的作用简要回顾

据记载，希波克拉底是第一位为患者开具运动处方的医生。近代，运动对慢性疾病的循证研究主要从 20 世纪 50 年代开始。研究发现，从事体力工作的人比体力活动少的人在中年时患冠心病的概率更低，并且所患冠心病的严重程度也更轻、死亡率更低，说明体力活动少与冠心病有直接关联。随后越来越多的研究发现，运动在慢性疾病的预防与治疗中有相当大的作用，著名医学杂志如《新英格兰医学》《柳叶刀》《循环》也分别报道了相关研究结果。作为反映运动能力的重要指标，综合研究显示，最大耗氧量（即心肺耐力）每增加 1 MET，全因死亡率降低 13%。2016 年，美国心脏协会（AHA）正式提出将心肺耐力作为第五生命体征，推荐在临床中使用。研究发现，肌肉力量和耐力、步行能力、平衡能力等体适能指标也同等重要。2017 年，AHA 指出，体适能指标应作为心脏疾病老年患者的主要监测指标之一。

大量流行病学和高水平临床研究已经证实运动的医学价值：①运动对心血管系统、神经系统、呼吸系统、代谢系统、肌肉骨骼系统、泌尿生殖系统、免疫系统等几乎全身所有系统和重要器官都有重要影响；②运动可以降低血压，提高胰岛素敏感性，降低胆固醇，改善血脂异常，提高心脏的射血功能，调节肾小球滤过率，增加肺通气能力和肺活量，改善大脑容积和脑血管收缩反应；③运动可以降低慢性炎症，提高免疫功能，降低血小板黏滞性；④运动可以改善神经内分泌功能，降低安静时交感神经活性，增强迷走神经兴奋性，改善血管内皮功能；⑤运动可以提高身体机能，减少跌倒机会和减轻摔倒损伤程度等；⑥运动对冠心病、心力衰竭、高血压、糖尿病、血脂异常、脑卒中、痴呆、阿尔茨海默病、帕金森病、多发性硬化、骨关节炎、骨质疏松、癌症、抑郁症、焦虑症等至少27种慢性疾病有预防和治疗作用。

（二）主要医学指南的说明

运动具有预防和治疗慢性疾病的作用已成为众多世界主要卫生机构的共识，包括WHO和美国疾病控制与预防中心、AHA、肺与呼吸协会、心血管和肺康复协会、糖尿病协会、脑卒中协会、运动医学会、癌症研究所等组织，以及欧洲和英国、澳大利亚等国运动相关的医学协会。在针对心血管系统疾病、肺部疾病、脑血管疾病、神经退行性疾病、代谢性疾病、肌肉骨关节疾病、癌症等慢性疾病方面，各机构的指南已经将运动作为一级预防和二级预防的重要内容之一。

运动作为心脏康复的必要治疗手段，美国心血管和肺康复协会、欧洲心脏病学会（ESC）、英国心血管协会都将运动干预列为心脏康复的核心内容之一。全世界不同地区共113个国家参与的心脏康复项目调查显示，目前已有包括中国、美国、日本、新西兰、澳大利亚、德国、意大利、丹麦、葡萄牙、西班牙、英国、加拿大、墨西哥等国制定相应的心脏康复指南，运动治疗是绝大多数国家指定实施的项目。在我国，《心脏康复与预防二级指南》《中国脑卒中康复治疗指南》《中国高血压防治指南》《中国2型糖尿病防治指南》都已将运动治疗列为干预项目之一。

《中国脑卒中康复治疗指南》指出，在脑卒中患者的康复治疗中，从发病后的急性期到慢性期的长期康复都需要进行运动康复治疗。运动治疗对减少并发症、改善步行能力、增强身体机能，以及提升心肺耐力和肌肉功能都必不可少。并且，运动对癌症有治疗作用也已得到广泛认同。

2019年，美国疾病控制与预防中心、美国癌症协会、德国健康与运动疗法联盟、皇家荷兰物理治疗协会等国际组织的专家共识指出，运动可以改善焦虑、抑郁、睡眠障碍、骨骼疾病、心脏疾病、淋巴疾病、认知障碍、疼痛、疲劳和提高对癌症治疗的耐受性。2021年，针对老年人的运动处方，国际专家共识指出，运动是老年人群必不可少的良方，运动可以提高身体机能、减少摔倒、延缓衰老，减少多病共存带来的用药及药物不良反应，提高认知功能和改善痴呆等。

不同疾病的指南说明在此不一一详述。为了促进运动在临床中的实施，让更多患者参与运动，很多国家的相应组织提倡医生有义务在临床中实施体力活动水平、体适能评估，向患者推荐运动处方，鼓励患者积极参与运动。

（三）世界卫生组织体力活动指南

为了呼吁全球卫生组织采取行动，促进运动健康行为，减少因体力活动不足导致的慢性疾病在全球蔓延，WHO 在 2010 年制定和启动了《体力活动全球计划》(*Global Action Plan on Physical Activity*)。2018 年，WHO 发布了《2018—2030 年体力活动全球行动计划》，希望到 2030 年将全球体力活动不足的行为减少 15%。为了达到该目标，2020 年 WHO 更新了《身体活动和久坐行为指南》。该指南提出了 5 岁以上所有人群的运动处方总原则和运动目标(表 1-1-4)。总原则包括：①参与运动比没有运动好；②确保儿童青少年安全平等地参与多种形式的运动；③老年人要保持积极运动的习惯，根据自身健康水平量力而行；④如果之前没有运动习惯，可以从少量运动开始，循序渐进地增加运动时间、强度和总量；⑤如果没有禁忌证，低到中等强度的运动不需要进行医学筛查和评估；⑥对有慢性疾病的成人，应尽量达到指南规定的标准，在运动前可以咨询医生、卫生健康从业人员及运动处方师的意见。

表 1-1-4　WHO 推荐不同人群的运动目标

人群	运动目标
儿童青少年(5～17 岁)	运动频率：每天 运动时间：≥60 min 运动强度：中到大强度 运动形式：多种运动方式(有氧、抗阻、组合运动)，建议每周 3 次以上抗阻运动，两次抗阻运动隔日进行
成人 (18～64 岁)	运动频率：建议规律运动 运动时间：每周 150～300 min 中等强度有氧运动，或者 75～150 min 较大强度有氧运动，或者中到较大强度的等效组合运动 运动强度：中到较大强度 运动形式：有氧运动之外，建议每周 2 次以上中高强度力量运动。此外，中等强度 300 min 以上或者大强度 150 min 以上的运动可以带来更多的益处，可以根据实际情况增减、调节
老年人(65 岁及以上)	运动频率、时间、强度、形式同成人。老年人群防摔倒为重要运动目标之一，要增加平衡和抗阻锻炼，建议中到较大强度锻炼每周 3 次以上
孕妇和产后妇女	运动频率：鼓励在妊娠期间及产后每天适当运动 运动时间：每周至少 150 min 中等强度有氧运动 运动强度：中等强度 运动形式：有氧、抗阻及其他形式的运动 注意事项：在怀孕前经常运动或者经常进行较大强度有氧运动的孕妇，可以在怀孕期间继续同样形式的运动

作为对 WHO 体力活动全球行动计划的响应，美国、英国也出台了相关政策。美国于 2010 年提出了“国家体力活动计划”(National Physical Activity Plan, NPAP)，由美国疾病控制与预防中心联合卫生保健部，商务产业部，教育部，公共卫生部，大众传媒、娱乐、健康和运动部，交通、土地使用、社区设计部，志愿者和非营利组织等社会部门共同成立体力活动联盟，共同推动计划的实施。NPAP、AHA 共同制定的行动目标：①促进本科医疗服务提供者教学课程的发展和提高，让他们具备更好的理论基础，从而能更好地向患者传授运动健康的知识和技能，促进更多患者改善生活方式；②鼓励将体力活动、体适能作为

生命体征进行日常评估；③促进门诊提供运动健康咨询服务；④提供更多的“运动是良医(方)”(EIM)的医学循证证据；⑤制定更多的指南，促进将体力活动及体适能的评估融入一级和二级预防。

英国体育与运动科学学会在2010年起草了“有益健康的体力活动ABC专家共识”，针对所有健康成人(A类人群)、初学者(B类人群)和已经接受运动训练的个人(C类人群)提供运动建议。该共识指出：①所有健康成人都应该参加每周至少150 min中等强度有氧运动，或者等量的75 min较大强度有氧运动，或者等量的中到较大强度结合的组合运动；②每周应进行2次以上的抗组练习；③对于初学者，可以从每次运动10 min开始，逐渐增加量，训练的重点应放在增加活动的样式、培养运动兴趣、建立自信上；④对于在过去6个月内有运动习惯、已经达到150 min运动量的C类人群，可以将运动时间增加至每周300 min中等强度，或者150 min大强度运动，以及等量的150 min中到较大强度结合的训练，每周1～2次较大强度抗阻训练。

(四) 运动对健康的益处

1. 运动对健康的主要益处　长期规律运动可以带来以下主要益处：①降低全因死亡率；②促进健康水平的提高，改善身体机能、心肺耐力和肌肉力量；③降低心血管疾病风险；④促进脑健康和精神心理健康；⑤预防和治疗各种慢性疾病。

截至目前，研究已发现运动可以预防和辅助治疗以下慢性疾病。

(1) 肌肉骨骼系统：腰痛、风湿性关节炎、骨质疏松、骨关节炎、类风湿关节炎等。

(2) 心血管系统：冠心病、心力衰竭、高血压等。

(3) 呼吸系统：慢性阻塞性肺疾病、哮喘、囊性纤维症等。

(4) 神经系统：脑卒中、帕金森病、痴呆症、多发性硬化、睡眠障碍等。

(5) 内分泌系统：肥胖、糖尿病、血脂异常、代谢综合征、多囊卵巢综合征等。

(6) 泌尿生殖系统：慢性肾脏疾病等。

(7) 消化系统：脂肪肝、便秘等。

(8) 免疫系统与肿瘤：肺癌、乳腺癌、前列腺癌、直肠癌、胃癌、肾癌、膀胱癌、子宫内膜癌等。

(9) 精神心理疾病：焦虑症、抑郁症、精神分裂症等。

2. 运动对常见慢性疾病的主要益处　由于对不同疾病运动干预的临床研究发展不一致，表1-1-5列举了长期规律运动对常见慢性疾病的主要影响。

表1-1-5　规律运动对常见慢性疾病的主要影响

慢性疾病	主要益处
冠心病	改善心肺耐力 降低心血管疾病的死亡率 提高生活质量
心力衰竭	改善心肺耐力 提高生活质量

（续表）

慢性疾病	主要益处
高血压	降低心血管疾病死亡率 降低收缩压
脑卒中	改善步行能力，提高身体机能 改善心肺耐力
痴呆	改善认知功能
帕金森病	改善心肺耐力、平衡能力
2 型糖尿病	降低心血管疾病风险 降低并发症风险 降低糖化血红蛋白 提高心肺耐力
慢性阻塞性肺疾病	改善心肺耐力 改善呼吸用力程度 降低住院率和住院时间 提高生存率和生活质量 减少焦虑和抑郁症状
癌症	对于不同的癌症，运动可以降低 10%～20%的患癌风险 改善抑郁、焦虑、疼痛、疲劳症状 改善睡眠 改善身体对治疗的耐受性，提高治疗效果 提高生活质量
肥胖	改善身体成分 减少心血管疾病危险因素 改善心肺耐力

3. *运动的受益人群*　不同年龄段人群都能从运动中获益。以儿童青少年为例，2020 年 WHO《身体活动和久坐行为指南》《2018 年美国身体活动指南》及 ACSM 针对该群体运动的指南指出，运动是儿童青少年健康成长所必需的，运动可以增强心肺耐力、骨骼和肌肉力量和质量，改善身体成分，降低抑郁症风险。运动有益于成人及老年人群的整体健康水平，延缓衰老，降低全因死亡率。大量流行病学研究显示，经常性体力活动可以使心血管疾病的死亡率降低 35%，全因死亡率降低 33%。不同年龄段人群从运动中的获益总结如下。

（1）儿童青少年人群：①促进身体健康发育、成长，促进骨骼健康，减少脂肪；②提高体适能；③减少、降低心血管疾病危险因素；④有助于改善、促进认知功能，提高学习成绩和大脑执行能力；⑤有助于精神心理健康，减少抑郁症风险，治疗自闭症。

（2）成年人群：①降低全因死亡率；②降低心血管疾病的死亡率；③降低心血管疾病的发病率，包括冠心病、心力衰竭、脑卒中、高血压等；④降低内分泌、代谢性疾病风险，包括 2 型糖尿病、代谢综合征、肥胖；⑤降低癌症风险，包括肺癌、乳腺癌、前列腺癌、直肠癌、胃癌、肾癌、膀胱癌、子宫内膜癌；⑥有助于改善、提高体适能，维持正常体重或减轻体重；⑦有助于改善肌肉骨骼系统健康；⑧提高脑健康水平，促进精神、心理健康，改善认知功能和抑郁、焦虑症状；⑨提高生活质量。

(3) 老年人群：可以获得以上成年人群获得的益处。此外，运动可以改善老年人的平衡能力，降低摔倒风险和损伤程度，并可以治疗肌少症。

(五) 小结

越来越多的循证医学证据证明，运动在预防和治疗慢性疾病、降低全因死亡率方面的作用。人们从运动中获益需要政府和卫生部门的大力支持，医疗机构从传统的疾病救治工作转变为以患者为中心的"预防为主，医防结合"持续性医疗服务模式。运动在临床治疗中的研究还在不断发展，对不同疾病、疾病不同阶段、不同年龄段人群的运动干预，如何形成结构化、标准化的干预方案，如何将运动治疗与其他治疗结合，提高治疗效果，还需要进一步探索，为患者提供更好的综合性服务。

二、运动处方在临床治疗中的作用和特点

(一) 作用

1. *二级预防* 运动是慢性疾病二级预防的基石。坚持运动可以从根源上改善组织和器官的结构和功能，祛除病因。规律运动可以改善胰岛素敏感性，降低糖化血红蛋白，改善心脑血管的血流动力学反应，提高血管内皮功能，降低安静时的血压，降低系统性炎症反应水平。长期规律运动可以预防和治疗动脉粥样硬化，降低心血管疾病风险，从根源上减少心血管疾病的发生。每周坚持中等强度运动 150 min 可以使心血管疾病的发病率降低 17%和死亡率降低 23%，糖尿病发病率降低 26%，全因死亡率降低 22%。

2. *改善预后* 规律运动可以保持和提高体适能，使疾病发生后的严重性降低、住院时间缩短、康复效果更好、生存率更高，患者生活质量得到显著提高。这些效果在不同慢性疾病患者身上都已经得到证实。以癌症为例，非小细胞肺癌患者术前进行运动治疗可以显著降低术后并发症的风险（降低 67%），缩短住院时间。癌症患者在化学治疗（以下简称化疗）、放射疗法（以下简称放疗）、免疫治疗期间接受运动治疗，可以提高身体的耐受力，增强治疗效果。对于冠心病患者，参与以运动为主的心脏康复治疗可以显著降低再入院率，降低心血管疾病死亡风险，提升患者的生活质量。

3. *提高身体机能、生活自理能力及生活质量* 规律运动可以降低心血管疾病风险，增强心肺耐力、肌肉力量和耐力，以及提高生活自理能力，也能改善抑郁、焦虑症状，提高生活质量。运动对慢性疾病老年患者尤其重要。运动是改善神经衰弱的良方。与药物干预不同，运动可以系统性改善心血管疾病危险因素，减少用药，改善骨关节功能，降低摔倒风险。因此，运动是老年人群提高生活自理能力和独立性的必不可少的良方。

(二) 特点

1. *服务于临床治疗* 慢性疾病的管理是一项综合服务，运动处方是慢性疾病综合治

疗方法中的一种。在临床治疗过程中，运动处方师需要结合患者疾病的阶段、身体状况，在医生的指导下，与治疗师、护士、营养师、心理治疗师等人员合作，明确运动处方的内容、治疗时间、治疗剂量和频率，以及相关责任人，共同管理患者。

2. *促进全周期疾病的预防、治疗和康复*　运动对疾病的预防、治疗和康复的作用表现为以下3个层面。

(1) 疾病预防、治疗和康复的全周期：运动是一、二和三级预防的基石。无论是慢性疾病前期还是疾病发生后，规律运动都可以降低心血管疾病的发病率，减少并发症，改善心肺耐力和身体机能，提高生活质量。

(2) 生命全周期：儿童青少年、成人、老年人、残疾人群、特殊人群(孕妇、产妇等)，无论其性别、教育和文化程度、经济条件，都可以从运动中受益。

(3) 运动处方干预的全周期：是指运动干预需要持续不间断、长期坚持。运动停止后，短期内获得的益处会逐渐消失，持续、规律的运动才是获得益处的保证。目前，研究支持对癌症患者实施从治疗前、治疗中、患者回家康复的全周期运动治疗，有助于提高治疗效果、促进康复。运动处方需要阶段性评估疗效，保证运动处方的实施效果。

三、运动处方在临床治疗中的使用原则

(一) 安全至上

1. *运动干预前全面了解患者信息*　运动处方是针对患者的个性化运动方案，需要全面了解患者的健康水平、疾病症状和运动能力，也需要了解患者的运动习惯，提高其对运动处方的依从性。在制订运动处方前，需要完成以下信息收集和评估：①收集患者的疾病史；②了解患者的运动习惯；③患者体格检查；④患者运动风险评估(包括心血管事件和肌肉骨骼系统损伤的风险评估)；⑤患者体适能测评。

2. *运动中的安全监督*　为确保运动过程中的安全，需要在运动前、运动进行中、运动结束后进行运动相关指标的监测。心率、血压和主观疲劳程度(rating of perceived exertion, RPE)是简单、方便的监测指标。医生需根据患者的情况决定是否需要更加严格的监测手段和工具(如心电图、动态血压监测等)。

(1) 心率、血压和RPE的测定：在运动开始前，需测量安静心率、血压和RPE，确保安静心率和血压在正常值范围。在运动开始后，心率和血压会随着运动强度和时间的积累而增加。如果运动中心率和收缩压不升高，甚至下降，则需要停止运动，查找原因。RPE量表是用于判断运动强度和用力程度的测量工具，使用简单、方便。在进行心率、血压测量的同时评估RPE，可以更准确地进行安全监测。

(2) 运动过程的安全：为确保安全，运动过程需要按照准备阶段、运动阶段和整理阶段实施。

1) 准备阶段：目的是让身体从安静状态逐渐进入运动状态，让心血管系统和肌肉骨骼系统适应逐渐增加的运动负荷，减少心血管事件的发生，避免关节、肌肉、韧带的损伤。

通常，准备活动的时间为5～15 min，根据个人情况可以适当调整。

2) 运动阶段：根据制订的运动方案，进行一定时间、强度、运动方式(有氧、力量、平衡或者混合运动等)的训练，达到预期的效果。

3) 整理阶段：在运动结束后，进行拉伸与放松等活动，让身体逐渐恢复到安静状态，避免因突然停止运动对心血管系统和肌肉骨骼系统产生影响，造成如恶心、头晕、休克、肌肉拉伤等。该阶段一般持续5 min左右，根据个体情况可以适当调整。

为了预防和减少运动过程中意外事件的发生，医生、治疗师都需经过运动安全系统培训，也需对患者及其家属进行相应的健康教育或培训。

(二) 科学合理

在临床中实施运动干预，要遵循科学训练、合理运动的原则。

1. 因人而异、区别对待　内容包括：①根据个人情况，采取有针对性的运动干预措施。运动处方的安排需考虑患者年龄、性别、运动习惯、运动水平等客观因素，也需要考虑患者对运动的认知和生活习惯，提升其对运动处方的接受度和依从性。②根据疾病的特征、性质和发展阶段制订运动干预方案。在疾病发生后的急性期，以及住院期间，疾病的严重程度和性质会影响运动处方方案。例如，脑卒中、神经退行性疾病往往影响患者的肢体功能状态，但是该人群往往更需要运动干预；癌症患者虽然没有肢体功能障碍，但常表现出疲劳、肌无力等状态；老年病患者常存在关节疼痛问题，限制了运动处方的实施。

2. 适宜负荷　适宜负荷是指在安全的前提下，给予适当的运动强度、总量，使身体各个器官和系统获得一定的刺激，以达到干预效果。当患者对一定的运动强度和总量适应后，应适当增加；反之，如果运动的安排让身体出现不适应，则需适当调整运动强度和总量。

3. 周期性、系统性安排运动干预　周期性是指运动训练往往需要一定的时间周期才能达到效果。以心脏康复为例，一般36周运动干预才能有效提高康复效果。对于脑卒中患者，需要3周以上并保持运动干预，才能维持、提高步行能力和心肺耐力。癌症患者在治疗期间和结束后，都需要运动锻炼。系统性是指运动训练需要有规律，循序渐进，符合个体在不同阶段的需求，必须持续不断地给予干预和方案调整，才能达到理想的效果。

4. 全面性与专项性结合

(1) 全面性：是指全面发展体适能，促进整体健康水平。体适能的各个要素相互影响，全面提高各项身体素质是提高整体健康水平的基础。

(2) 专项性：首先，针对薄弱环节和需要解决的问题给予专项运动治疗。例如，冠心病患者需要提高心肺耐力，因此需要给予有氧耐力运动为主的训练，提高运动耐受性；代谢性疾病患者往往需要控制体重、改善身体成分，因此规律运动及合理增加运动量和运动强度更重要；老年患者需要提高平衡能力，防止及减少摔倒，因此要给予神经肌肉训练和平衡训练。其次，根据运动项目的特征给予专项性治疗。根据患者的疾病和身体状况，以及个人需求，可以发展专项能力如心肺耐力、肌肉力量和耐力、平衡与协调能力、上肢或下肢力量等，也可以根据患者的兴趣和爱好进行球类运动、水上运动、中国传统体育运动项目等。

(三) 临床有效

运动治疗与疾病的整体医疗保持一致，根据疾病的发生、发展程度，提供有次序、有内容、有目标的干预方案。目前，根据疾病种类和严重程度不同，一般分为术前(院前)、急性诊疗期、住院期、家庭和社区的运动干预，每个时期干预的内容和重点不同。以脑卒中为例，运动干预分为急性期、住院期和居家运动康复。在发病48h后，如果患者病情稳定，可以开始实施运动干预。在接下来的治疗期间，根据患者的身体活动能力，提供卧床、坐位、站立位等不同的肢体运动干预方式，每天的干预内容需根据患者当天的恢复情况进行调整。在住院期间，根据患者的严重程度和康复需求，给予全方位和有针对性的运动治疗，提高其步行能力和生活自理能力等。患者离院回家后，需继续运动治疗，减少心血管疾病危险因素，防止复发。患者长期坚持运动，有助于提高身体机能、心肺耐力，以及偏瘫肢体的肌肉质量、力量和耐力。

(四) 尽早干预

在临床工作中，要发挥运动干预的基础作用，提高患者的身体机能、运动能力，让患者尽快回归工作和生活。事实证明，疾病发生后尽早、及时进行运动干预，可以减少并发症，促进、改善康复效果，缩短住院时间，提高生存率。例如，对经皮冠状动脉介入或冠状动脉搭桥患者，术前进行运动干预可以提高术后的预后效果，减少并发症；术后在患者病情稳定后，实施运动干预，可减少其卧床时间，提高心肺耐力，加速康复。在膝关节术后，尽早实施下肢肌肉力量训练、本体感觉训练、关节活动度训练的患者康复效果更好。

(陈世益　樊启为　陈　晨　张新涛)

第四节

运动处方的营养学基础

随着社会物质文明的进步和生活条件的不断提高，人们的生活逐渐变得更加便捷和舒适，因而为生存所必须付出的体力消耗越来越少。体力活动不足和久坐少动的生活方式是导致当今慢性非传染性疾病发生的最主要独立危险因素，是21世纪最大的公共卫生问题，已经成为全球范围内导致死亡的第四大危险因素。目前认为影响人们健康的因素主要有3个，即遗传因素、环境因素和行为方式。由于遗传因素具有不易改变的特性，人们主要通过改变环境和行为方式来促进健康。行为方式的主要内容包括运动和膳食。运动是指在运动处方的指导下进行合理的运动，膳食是指依据运动处方制订特定的食谱。大量研究表明：采用规范合理的运动处方和正确的膳食营养是预防慢性非传染性疾病的有效策略。毫无疑问，适当的运动和合理选择膳食对维持和促进人体健康有着至关重要的作用。

一、合理营养在运动处方中的作用

合理营养与适度运动是促进人体健康的两大基本途径，合理地进行营养补充在运动处方中发挥着不可替代的作用，对增进人体健康、提高运动能力具有重要的意义。

1. 合理营养可为机体提供适宜的能源物质　任何形式的运动都是以消耗能量为基础，但人体的能源储备有限。在运动前、运动中和运动后适时补充营养可保证在运动过程中能源物质的相对充足，维持人体运动的需要。

2. 合理营养保证运动中机体代谢平衡　能源物质在人体内合成或分解需要一系列酶的催化，维生素和微量元素多数是辅酶的组成成分或激活剂。充足的维生素和微量元素可促进机体的新陈代谢，提高机体抗氧化能力，改善运动能力。

3. 合理营养可延缓运动性疲劳的产生和加快人体功能恢复　人体在长时间的运动后，都会经历疲劳与恢复的过程。发生运动性疲劳时不仅使运动能力下降，可能还会出现运动损伤。长期给予合理的营养，如在运动前、运动中和运动后补充营养物质，有助于延缓疲劳的发生或减轻疲劳的程度。同时，运动后合理营养还可大大加快机体代谢能力和功能的恢复。

4. 合理营养促进运动处方在疾病治疗中的效果　有关数据表明，我国慢性疾病的发病不仅人数激增，还呈现出年轻化趋势，如糖尿病、肥胖和高血压等。这些慢性疾病病程长、病因复杂，严重危害人体健康。引起慢性疾病的因素有年龄、长期过量饮食、运动量不足、营养失衡、吸烟与饮酒、病毒感染等，而慢性疾病用常规药物治疗效果有限，所以最好的预防和治疗方法是依靠运动和合理的营养。通过运动可以提高人体自身的免疫力，合理营养更可以补充在运动时消耗的各种营养素，进一步增强身体素质。

二、营养与营养学

1. 营养　营养(nutrition)是指机体摄取、消化、吸收和利用食物中的营养物质以满足机体生理需要的生物过程。食物中含有的能被人体消化吸收，并且具有一定生理功能的成分称为营养素(nutrient)。营养素参与组织器官的构成，提供能量，调节生理功能，是人类赖以生存的物质基础。人体生命活动所必需的营养素有 40 多种，按照结构和功能可分为七大类，即蛋白质、脂类、碳水化合物、维生素、矿物质、水和膳食纤维。其中蛋白质、脂类和碳水化合物需求量较大，称为宏量元素；维生素和矿物质需求量较少，称为微量元素。

2. 营养学　营养学(nutriology)是研究合理利用食物增强人体健康的学科，即研究膳食、营养与人体健康关系的学科。它与人体的生长发育、生理功能、工作效率、生活质量和健康长寿有着密切的关系。

3. 营养学特点

(1) 具有较强的应用性和针对性：营养学的理论知识具体体现在人们的日常饮食过

程中。通过营养学的知识，可以了解某个人或者某人群能量的消耗与补充，碳水化合物、脂肪、蛋白质等营养素是否缺乏，从而评价某个人或者某人群的膳食是否合理，进而有针对性地制订膳食计划，对个人、家庭或集体的饮食安排进行指导。

(2) 具有较强的社会性：营养学与一个国家的经济发展和人民生活水平有着密切的关系，不仅影响一个国家的综合国力和人民的生活质量，还直接影响不同农产品的生产和加工。同样，国家和社会的发展程度以及人民受教育的程度反过来又深深地影响着每个人、每个家庭和每个集体的营养状态和健康水平。

三、运动中能量的来源

能量(energy)是维持一切生命活动的基础。人体在运动过程中需要不断地消耗能量，并且随着运动强度、运动量的增加，能量的消耗也相应增加。不同的运动处方所制订的运动强度和运动量是不同的，运动强度和运动量需要的供能系统也不同，学习并了解三大供能系统是学习运动处方中膳食营养的重要基础。

人体运动时能量的直接来源是三磷酸腺苷(adenosine triphosphate, ATP)，人体内有三大能源系统来保障 ATP 的供应，分别是磷酸原系统、糖酵解系统和有氧氧化系统。运动处方中的运动强度和运动时间决定了身体如何利用这些供能系统。学习并了解各供能系统的特点将为运动处方中食物的选择提供依据。

(一) 磷酸原系统

磷酸原系统(ATP－CP 系统)是一个无氧系统。当人体的肌肉细胞内高能量化合物——磷酸肌酸(creatine phosphate, CP)被分解时，就会释放出能量，而这些能量就可以用来合成 ATP。CP 在人体内的储存量极为有限，仅维持不到 10 s 的尽全力活动。由此可见，它的重要性并不在于所能够提供能量的多寡，而在于能够提供实时的能量作为肌肉活动之用。ATP－CP 系统是人体内最迅速的能量来源。因此，对于那些强度大、速度快且只需在数秒间完成的爆发性活动，如起跑、跳跃、投掷、举重等，ATP－CP 系统供能起到主要作用；对于其他的项目，如长跑等耐力项目，动作启动阶段的能量供应也主要是 ATP－CP 系统。

1. 能源物质　ATP－CP 系统的能源物质是 ATP 和 CP，它们是细胞的直接能量来源。当肌肉收缩时，ATP 迅速分解释放能量，与此相偶联的 CP 也分解产生能量，在极短时间内产生大量能量供机体需要。

2. 储备量　ATP、CP 在体内的储备非常有限，只能为机体提供 6～8 s 的能量需要。

3. 供能特点　ATP－CP 系统具有快速提供能量的特点，不需要氧的参与，是 6～8 s 内大强度运动的主要供能系统。虽然人体内 ATP 的储备非常有限，但它可以在机体内不断被合成和重新利用。在进行剧烈运动时，直接供能的是 ATP(维持 3 s)，然后是 CP(维持 3～4 s)。合成 CP 的肌酸存在于肉、蛋、奶食物中。

（二）糖酵解系统

糖酵解系统是指在运动过程中骨骼肌糖原在氧气供应不足的情况下进行无氧酵解，生成乳酸并释放能量供肌肉需要的无氧供能系统。

1. 能源物质　当肌肉内 ATP 和 CP 消耗到一定程度以及运动强度超过有氧供能的能力，机体必须利用糖酵解进行供能，能源物质包括体内的肌糖原和血糖。

2. 储备量　肌肉和肝脏是糖原的主要贮存部位，分别贮存肌糖原和肝糖原。肌糖原含量占肌肉总重量的 1%～2%，肝糖原含量占肝脏总重量的 6%～8%。

3. 供能特点　糖酵解系统供能效率高，当 ATP 和 CP 消耗殆尽时可快速为机体提供能量，供能时间约为 60 s。糖酵解系统的缺点是在高强度运动中，葡萄糖酵解生成 ATP、丙酮酸和氢，伴随着高强度活动的持续进行，氢与丙酮酸相结合会产生乳酸，随着乳酸的大量堆积，进一步抑制糖酵解系统，从而导致机体疲劳。碳水化合物的摄入是保证肌糖原储备量恢复的物质来源，膳食中碳水化合物的摄入量不足将影响运动后糖原储备的恢复，从而影响身体机能。

（三）有氧氧化系统

有氧氧化系统是指碳水化合物、脂肪、蛋白质在氧气供应充足的情况下，彻底氧化成水和二氧化碳的过程中再合成 ATP 的供能系统。该系统是机体大多数细胞主要的能量获取方式。

1. 能源物质　有氧氧化系统的能源物质主要是碳水化合物、脂肪和蛋白质。

2. 储备量　有氧氧化系统的能源储备量非常充足，是运动时主要的能量来源。

3. 供能特点　有氧氧化系统的碳水化合物在氧气充足的情况下，有氧氧化生成 ATP、二氧化碳和水，不产生导致体内内环境紊乱的乳酸等酸性物质，并且产生能量的总量最多。

在氧气供应充足的情况下，机体还可以分解脂肪和脂肪酸为机体供能，是长时间运动的主要供能系统。如果体内肌糖原水平降低，机体可以通过血糖进行合成，这时主要通过胰高血糖素分泌增加使肝糖原分解，并释放入血。

总的来说，运动消耗和能量摄入之间存在一个平衡。运动处方的制订必须要考虑膳食的能量供应，保证膳食中所提供的能量与将要进行的运动相匹配。例如，在制订运动减重的运动处方时，因主要采用长时间的有氧运动达到减轻体重，机体在长时间的运动中主要靠有氧氧化系统供能，身体所利用的能源物质需要通过食物补充，所以要想达到健康减重的目的，在运动后也应补充碳水化合物、蛋白质和少量的脂肪，以保证能量的平衡。

四、营养素

碳水化合物、蛋白质和脂类被称为三大供能营养素，具有储存和供给能量的功能。另外 4 种营养素包括维生素、矿物质、水和膳食纤维。

(一) 碳水化合物

碳水化合物是由碳、氢、氧组成的化合物。碳水化合物的产生是由于植物进行光合作用将大自然中的水、空气和二氧化碳进行浓缩合成。人和动物体内不能制造碳水化合物,所以必须从食物中获得并加以利用。

1. 碳水化合物的分类　联合国粮农组织(Food and Agriculture Organization of the United Nations,FAO)和世界卫生组织(WHO)将碳水化合物按照聚合程度分为3类:单糖(每分子可水解成1～2个单糖分子)、低聚糖(每分子可水解成3～9个单糖分子)和多糖(每分子可水解成10个以上单糖分子)。

2. 碳水化合物在运动处方中的营养学意义

(1) 为机体提供和储存能量:碳水化合物是人类获取能量的最主要、最经济的来源。人体在进行运动训练时,碳水化合物在体内可以被消耗,迅速为机体提供能量。碳水化合物被消化吸收后除了为人体供能外,还会以糖原的形式储存于肌肉(肌糖原)和肝脏(肝糖原)中,随时满足人体对能量的需要。人体内肌糖原有300～400 g,肝糖原有80～100 g。

碳水化合物是人类生存的最基本能源物质和最重要的能量来源,是大脑、肌肉等全身器官活动的主要能量来源。

(2) 构成机体成分:碳水化合物是人体重要的组成成分之一,其与脂类结合会产生糖脂,糖脂是构成细胞膜与神经组织的结构成分之一,能够维持神经细胞的功能活动。碳水化合物与蛋白质结合产生的糖蛋白也是构成细胞膜的重要成分之一,而且这些糖蛋白具有重要的生理功能。

(3) 节约蛋白质:运动训练过程中随着运动强度和运动量的增加,碳水化合物的消耗量也逐渐增加,当碳水化合物摄入不足,能量供给满足不了机体对能量的需求时,膳食中摄取的蛋白质中会有一部分通过糖异生分解成葡萄糖以满足机体对能量的需要。摄入足够的碳水化合物可以节约这一部分蛋白质的消耗,减少蛋白质分解。

(4) 抗生酮作用:脂肪在体内被分解代谢时会产生乙酰辅酶A,乙酰辅酶A必须和碳水化合物在体内分解代谢产生的草酰乙酸结合,进行三羧酸循环,才能被彻底氧化。因此,体内碳水化合物充足时可以起到抗生酮的作用。

3. 碳水化合物的食物来源　食物中的碳水化合物主要来源于谷类、薯类、水果和蔬菜类。

(1) 淀粉:主要来源于谷类、豆类和根茎类食物。

(2) 蔗糖:主要来源于甘蔗、甜菜、蜂蜜。

(3) 果糖:主要来源于水果、玉米糖浆。

(4) 乳糖:主要来源于奶类。

(5) 海藻糖:主要来源于蘑菇。

(二) 蛋白质

蛋白质是由氨基酸(amino acid)构成的化学结构复杂的一大类有机化合物。蛋白质是生命的物质基础，没有蛋白质就没有生命。蛋白质由碳、氢、氧、氮、硫等元素组成。由于碳水化合物和脂肪中不含氮，所以蛋白质是人体内氮的唯一来源。

1. 氨基酸的分类　氨基酸是组成蛋白质的基本单位，依靠其多种多样的链接方式构成了蛋白质不同的结构和功能。氨基酸可以分为 3 类：第一类是体内不能合成的，必须从食物中获取，称为必需氨基酸(essential amino acid, EAA)，成人体内有 8 种 EAA，新生儿体内有 9 种 EAA；第二类为非必需氨基酸(non-essential amino acid, NEAA)，NEAA 并非是人体不需要，而是人体可以利用一些物质进行合成；第三类为条件必需氨基酸(conditionally essential amino acid, CEAA)，是以其他氨基酸为前提、限于某些特定器官、最大合成速度有限的氨基酸。

2. 蛋白质在运动处方中的营养学意义

(1) 构成和修复机体组织：蛋白质是构成人体生命的重要物质基础，人体内所有的细胞、组织产生的蛋白质都参与其中。蛋白质占成人体重的 16%～19%，在运动过程中，这些蛋白质处于不断分解和合成的动态变化中。蛋白质在体内分解时释放出的氨基酸大部分可以被机体再利用，但一部分氨基酸也会随着汗液、尿液排出体外，因此人体需要摄入一定量的蛋白质用于补充由于运动所导致的蛋白质流失。

(2) 调节生理功能：人体在运动过程中会产生一系列生理反应，如酸碱平衡失调、体液失衡、缺氧等，这些反应会导致运动疲劳的出现，从而影响身体机能。人体中存在许多功能性蛋白质，这些功能性蛋白质是调节人体生理功能的重要物质，如具有重要调节作用的激素类，运输氧气的血红蛋白，调节酸碱平衡、维持体液平衡及运送营养物质的各种血浆蛋白，具有免疫功能的抗体等。这些蛋白质是维持生命活动正常进行的基础。

(3) 供给能量：供给能量不是蛋白质的主要功能，但是在长时间的运动过程中，如长达 1 h 的有氧运动，由于长时间的运动，体内碳水化合物的储存量下降，此时蛋白质会发生糖异生，为机体提供能量。除此之外，有一部分氨基酸因没有重新合成新的蛋白质而分解产热。

3. 蛋白质的食物来源　蛋白质的食物来源可分为植物性蛋白质和动物性蛋白质两类。

(1) 植物性蛋白质

1) 谷类食物：如面粉、玉米、大米等，蛋白质含量为 10%左右。虽然蛋白质含量较低，但由于饮食习惯，是我国居民蛋白质的主要来源。

2) 豆类食物：如大豆、红豆、黄豆等，蛋白质含量为 36%～40%。豆类食物的蛋白质是植物性食物中的优质蛋白质，主要由于豆类食物的氨基酸组成合理，人体利用率高，并且营养价值高于谷类蛋白质。

3) 其他植物性食物：如薯类、水果、蔬菜等，蛋白质含量相对较低。

(2) 动物性蛋白质

1) 肉类食物：如畜、禽、鱼类，蛋白质含量为 15%～22%。由于肉类食物中蛋白质的结构与人体的较为相似，吸收利用率较高，营养价值高于植物性蛋白质，是人体蛋白质的重要来源。

2）奶类食物：如牛奶、羊奶，蛋白质含量为3%～3.5%。

3）蛋类食物：如鸡蛋、鸭蛋等，蛋白质含量为11%～14%。此类是婴幼儿蛋白质的良好来源。

（三）脂类

脂类是人体必需营养素之一，在供给能量方面起重要作用。

1. 脂类的分类　脂类由脂肪和类脂构成，它们的共同特点是难溶于水，易溶于有机溶液。脂肪又称为甘油三酯（triglyceride，TG），是由1分子甘油和3分子脂肪酸通过酯键结合而成，主要作用是为机体提供能量。类脂主要包括磷脂和固醇类，主要参与机体构成。

2. 脂肪在运动处方中的营养学意义

（1）1 g脂肪供能9 kcal（1 kcal＝4.18 kJ），是三大供能物质中产生能量最多的营养素。在长时间运动时，脂肪在为机体提供能量的同时，还可以促进碳水化合物的分解供能。

（2）当人体在运动发生碰撞等风险时，内脏脂肪可以缓冲受到的冲击，保护内脏。皮下脂肪可以防止体温过多向外流失，具有保温作用。

（3）脂肪是脂溶性维生素的重要食物来源，能促进脂溶性维生素的吸收。

3. 脂肪的食物来源　膳食脂肪主要来源于两类：动物性食物和植物性食物。

（1）动物性食物：包括动物油（如猪油、牛油、羊油、奶油等）、骨髓、肉类和蛋黄等。

（2）植物性食物：包括植物油（如豆油、花生油、芝麻油、菜籽油等）、坚果和种子等。

（四）维生素

维生素（vitamin）又称为维他命，在人体中的含量极低，但是在生长、代谢、发育过程中发挥着重要的作用。

1. 维生素的分类及特点　根据维生素的溶解性，分为两类：①脂溶性维生素，不溶于水，易溶于脂肪，主要有维生素A、维生素D、维生素E和维生素K；②水溶性维生素，可溶于水，包括B族维生素和维生素C。

维生素的特点：①存在于天然食物中；②大部分维生素无法在体内合成和大量储存，必须经常由食物供给；③不参与构成组织，也不供给能量；④每日生理需要量很少，参与调节物质代谢；⑤常以辅酶或辅基形式影响酶的功能；⑥许多维生素具有几种结构相近、生物活性相同的化合物。

2. 维生素在运动处方中的营养学意义

（1）抗氧化功能：运动后，机体耗氧量增加，产生自由基，进而生成戊二醛，引起机体细胞的过氧化损伤。研究表明，维生素具有较强的抗氧化功能，可及时清除机体所产生的自由基，避免机体因自由基的积累而导致损伤。目前，普遍认为具有抗氧化功能的维生素主要是维生素C、维生素A、维生素E等。

（2）促进能量代谢：机体在运动时需要消耗大量的能量，维生素本身不提供能量，但参与能量的代谢调节，主要包括 B 族维生素、维生素 C 等。维生素促进能量代谢的机制主要包括：①维生素是人体重要的辅酶，参与碳水化合物代谢、脂肪酸氧化等重要代谢过程；②维生素可作为酶的辅基，促进人体组织的呼吸、新陈代谢等过程，为人体运动提供能量；③维生素能促进血红蛋白的生成，有利于细胞的呼吸作用。

(3) 维持骨骼与肌肉的健康：在长期运动训练过程中，如果不注意并补充钙，特别是老年人，会导致体内钙流失严重，易造成肌肉拉伤、骨质变脆易骨折等问题。维生素作为人体必需营养素，能促进人体对钙的吸收，提高肌肉的韧性和骨密度。维生素 D 能通过对体内钙、磷稳态的调节，使钙、磷达到正常水平，进而保持骨骼和肌肉处于健康状态。

3. 维生素的食物来源　维生素的食物来源较多，如各种动物肝脏、鱼肝油、鱼卵、全奶、奶酪、深色蔬菜和水果等。其中深色蔬菜包括菠菜、芹菜叶、空心菜、莴笋叶、胡萝卜、红心红薯、南瓜、辣椒等；水果包括杏、柠果、苹果等。

(五) 矿物质

人体中含有各种元素，其种类和含量都与地球表面元素的种类和数量密切相关。已发现人体内约有 20 余种元素是构成人体组织、机体代谢、维持生理功能所必需的。在这些元素中，除碳、氢、氧、氮构成有机化合物(如碳水化合物、蛋白质和脂肪等)，其余的元素都以无机物的形式存在，称为矿物质(mineral)，亦称为无机盐。

1. 矿物质的分类及特点　人体内的矿物质根据人体中的含量和日需要量可分为宏量元素和微量元素。总量超过体重 0.01%、日需要量>100 mg 的元素为宏量元素，如钠、钾、钙、镁、氯、磷、硫；总量低于体重 0.01%、日需要量<100 mg 的元素为微量元素。目前认为人体必需微量元素有 8 种，包括铁、锌、硒、铜、铬、钼、钴、碘。

矿物质的特点：①在人体内不能合成，必须从食物和饮水中摄取；②在体内分布极不均匀，如铁主要存在于红细胞，钙、磷集中在骨骼和牙齿，锌主要分布在肌肉组织；③相互之间存在协同或拮抗作用，如过量的锌影响铜的代谢，过量的铜抑制铁的吸收等；④年龄增长对体内元素间比例变动影响不大。

2. 矿物质在运动处方营养学中的意义　针对素食、偏食这类易患骨质疏松症的患者，服用钙补充品有助于维持骨量和控制身体成分。有缺铁或贫血倾向的患者服用铁补充剂能提高运动能力。补充磷酸钠能提高最大摄氧能力、无氧阈，并增加 8%～10%的运动耐力。在热环境中训练的最初几天增加盐(氯化钠)的摄入有助于维持体内液体平衡并预防脱水。

3. 矿物质的食物来源　矿物质在食物中广泛存在，如注意膳食平衡一般能满足需要。根据我国人民的饮食结构，容易缺乏的矿物质是钙、铁和锌，在某些地区还容易缺碘等。含钙的食物主要是奶和奶制品，不仅含量丰富，而且吸收率高；铁存在于各类食物中，一般动物性食物中铁的含量和吸收率均较高，是铁的良好来源，主要有动物全血、肝脏及畜、禽肉类；锌的食物来源广泛，普遍存在于各种食物中，贝壳类海产品、红色肉类、动物内脏均为锌的良好来源，植物性食物如谷类、豆类、蔬菜和水果含锌量较低；海产品的含碘量丰富，如海带、紫菜、干贝、海参、海蜇等。

（六）水

水是人体中含量最多的成分，是维持人体正常生理活动的重要营养素。

1. 水的存在形式及特点　人体内水的存在形式可分为结合水和自由水。结合水是指水与蛋白质、多糖等结合在一起，均匀分布在体液中。自由水是以自由状态存在的水。在人体各种组织器官中结合水和自由水所占的比例不尽相同，如血液的含水量约83%，主要是自由水形式，故可进行循环流动；心脏的含水量约79%，主要是结合水形式，所以形态坚实。

水的特点：①水是人体中含量最多的营养物质。②人体中水的含量随着年龄的增长而逐渐减少。新生儿体内水的含量为75%～80%，成人为55%～60%，老年人为50%左右。③人体中水的含量在性别上存在差异。成年男性体内水的含量约60%，成年女性约55%。④人体中不同组织器官的含水量也不同。血液的含水最多，约占血液总量的83%；肌肉、肝、脑、肾等含水量为70%～80%；皮肤含水量为60%～70%；骨骼含水量为12%～15%；脂肪含水量最少，约10%。

2. 水在运动处方营养学中的意义

（1）调节体温：人体在运动时，体温会逐渐升高，体温过高会对人体产生不良影响，为了使体温保持在正常范围，人体会进行体温调节，在体温调节时水发挥着重要的作用。主要原因是：首先，水的比热值较大，可以吸收较多的能量，水的蒸发热大，少量的汗就可以散发大量的热量；其次，水的流动性大，可以随血液循环在体内快速流动，分布全身；最后，水的导热性强，在运动时产生的热量能在体内迅速均匀分布。所以，水是良好的体温调节剂，可维持人体体温的恒定。

（2）润滑作用：水是一种天然的润滑剂，可以滋养各种组织器官。如在运动时关节为了更好地活动，关节腔不断产生滑液，滋养关节；胸、腹腔内的液体可以减少摩擦，起到良好的润滑作用。

（3）参与物质代谢和运输：水是良好的溶剂，能使营养物质溶解，加速体内一系列生理反应，有利于营养物质的消化、吸收、运输和代谢产物的排泄。

3. 水的来源

（1）饮用水：摄入量随运动强度、运动量、天气等情况的不同而不同。如高强度训练大量出汗和天气较为炎热，饮用水的摄入量就会增加。

（2）食物水：各种食物中都含有水分，但含水量不同，因此食物水的量因所摄入食物种类的不同而不同。

（3）代谢水：碳水化合物、脂肪和蛋白质等营养物质在体内氧化时产生的水称为代谢水。

（七）膳食纤维

膳食纤维是指不能被人体小肠消化吸收，但能被大肠内的某些微生物部分或全部发酵的可食用糖的总称。

1. 膳食纤维的分类　根据膳食纤维在水中溶解性质不同，可分为两类：①可溶性膳食纤维，是指既可溶解于水，又可以吸水膨胀，能够被大肠中的微生物酵解的膳食纤维，如果胶、树胶、海藻多糖；②不可溶性膳食纤维，是指不溶于水的膳食纤维，一般不能被肠内微生物分解，也不能被人体胃肠道内的酶消化，如植物的根、茎和叶。

2. 膳食纤维在运动处方营养学中的意义

(1) 维持肠道功能，有利于排便：膳食纤维无法被人体消化和吸收，通过消化道时可以吸水膨胀，刺激和促进肠蠕动，使粪便易于排出体外，有助于预防便秘、痔等直肠肛管疾病。

(2) 降低胆固醇，预防心血管疾病：研究表明，大部分可溶性膳食纤维有助于降低人体血浆胆固醇水平，促进肠道中胆固醇和胆酸的排出。

(3) 控制体重，预防肥胖：膳食纤维在胃里一方面可以减缓食物从胃进入肠道的速度，另一方面可以在胃里吸水膨胀，增加胃内容物的容积，使人产生饱腹感，从而减少能量的摄入，进而控制体重，预防肥胖。

3. 膳食纤维的来源　膳食纤维来源于谷类、薯类、豆类及蔬菜、水果等植物性食物。膳食纤维的主要来源是谷物，谷类加工越精细，所含膳食纤维就越少。

五、不同人群运动处方中的营养需求

不同人群运动处方的营养需求存在差异，一份最佳的膳食计划在满足运动人群特殊营养需求的同时，还需兼顾基本的健康需求。

(一) 儿童青少年运动处方中的运动营养

1. 能量　人体的能量消耗主要包括基础代谢率、日常活动、运动训练和食物的特殊动力效应。由于儿童青少年正处于生长发育期，能量的补充应大于能量的消耗，以保证机体的正常生长发育。

2. 三大能源物质　蛋白质、碳水化合物和脂肪是构成机体组织细胞的基本成分，骨骼、肌肉和内脏等组织器官的生长需要大量的上述物质。同时，蛋白质、碳水化合物和脂肪也是人体主要的供能物质，在运动处方中的营养补充应提高蛋白质和碳水化合物的补充量，使蛋白质和碳水化合物能够满足儿童青少年运动和生长发育的需要。适当补充脂肪，减少高脂肪食物的摄入，如炸薯条、甜品等，防止脂肪堆积。

3. 维生素和矿物质　由于儿童青少年易偏食、挑食、零食无节制，使营养素的摄入比例失调，再加上长时间的运动易造成维生素 A、维生素 B、钙、锌、铁和季节性维生素 C 不足，因此，应给予充分重视，供给合理平衡的膳食，避免营养不足或营养过剩。在每天的膳食中应加入水果、蔬菜等富含维生素和矿物质的食物。

4. 水和膳食纤维　儿童青少年新陈代谢旺盛，活动量大，水分需要量相对较多，每日总需水量为 1 300～1 600 ml，建议每日饮水 600～800 ml，以白开水为主，少量多次饮用。每周要保持水果和蔬菜的合理搭配，保证摄入充足的膳食纤维。

(二) 女性运动处方中的运动营养

1. 能量 女性能量的摄入量和消耗量应保持动态平衡,过多摄入能量会导致体重的增加,造成脂肪大量堆积,尤其是腹部脂肪堆积;但是,长期低能量摄入也会导致女性运动能力下降,从而出现运动损伤等不良反应,危害健康。

2. 三大能源物质 与男性相比,女性运动时蛋白质的需求量低于男性,每日补充50~80 g,但女性对蛋白质的种类有特别的需求,植物性蛋白质更加适合女性,其中大豆蛋白有特殊功效。这是由于植物性蛋白质中的异黄酮具有类雌激素的作用,能够抑制骨的退化,促进骨骼的钙化,对防治女性绝经期的骨质疏松有很好的作用。碳水化合物是女性运动时主要消耗的能源物质。研究表明,大部分女性碳水化合物的摄入量相对较低,所以,在运动处方的膳食中应补充富含碳水化合物的食物,如水果、全麦面包等。女性本身脂肪的含量要高于男性,高脂饮食更易引起肥胖、糖尿病等慢性疾病。但是女性在运动健身过程中脂肪摄入量过少,易出现能量摄入不足、月经紊乱和营养素缺乏等许多问题,所以在女性运动处方的膳食计划中应合理安排脂肪的摄入量。

3. 维生素和矿物质 女性的衰老速度比男性快,通过适度的运动和合理补充营养物质可以减缓衰老的速度。女性在膳食中应补充维生素 E、维生素 C 等抗氧化营养素。这些维生素可以延缓由运动引起的脂质过氧化,对抗氧化损伤具有重要作用。在矿物质中,铁是女性普遍缺少的,女性由于自身的生理特点和运动后铁会大量丢失,导致铁储备较低,从而引发贫血。所以,在运动处方的膳食计划中应补充富含铁的食物。

4. 水和膳食纤维 女性的散热能力低于男性,为了减少在运动时出现热疾病的风险,女性在运动过程中应饮用充足的水分。为了延缓运动疲劳的发生,加快运动后体力的恢复和疲劳消除,减轻肌肉酸痛,也可适量饮用碱性饮料。女性应每天合理摄入膳食纤维,促进体内毒素的排出。

(三) 老年人运动处方中的运动营养

1. 能量 老年人由于年龄的不断增长,身体成分会发生一系列改变,如去脂体重(即瘦体重)下降、脂肪含量增加、水分减少、骨含量降低,所以,老年人的运动强度较小和运动形式较为简单。由于老年人基础代谢率较低,运动强度较低,运动形式较为简单,与成人相比所需能量亦相应减少,因此,能量的摄入也需相应减少。老年人应该适度限制膳食中能量的摄入,不要吃得太饱,更不能暴饮暴食。

2. 三大能源物质 老年人蛋白质的分解代谢大于合成,再加上运动,蛋白质的消耗量进一步加大,另外老年人蛋白质的利用率相对较低,因此老年人运动处方中膳食方面需要丰富且高质量的蛋白质,补充蛋白质的消耗。人到老年时,胰岛功能下降,调节血糖的作用减弱,如果摄入过多的甜食易使血糖过度升高,引起心脑血管疾病等慢性疾病。果糖易被吸收和利用,不易转化为脂肪,所以老年人宜适量吃水果等富含果糖的食物。

3. 维生素和矿物质 老年人由于体内代谢和免疫功能降低,需要充足的各种维生素以促进代谢、延缓衰老及增强抵抗力。老年人对钙的吸收率和利用率下降,易出现缺钙,引起骨质疏松等症状，尤其是老年女性，绝经后骨质丢失增加，对钙的需要量也相应增加。

4. 水和膳食纤维　老年人机体中含水量减少，失水和脱水反应相比儿童青少年更为迟钝，血液黏稠度高，对水分的需求高于年轻人，故适当饮水可保持正常的代谢功能和良好的肾脏排泄功能，并可以预防血栓及其他心脑血管疾病的发生。老年人在运动过程中应保持良好的饮水习惯，做到主动规律饮水，最好选择白开水或者淡茶。老年人每日饮水量应不少于 1 500 ml。蔬菜富含膳食纤维，能增强肠蠕动，防止便秘，还有降低血脂水平、稀释肠内有毒物质、预防结肠癌的作用，老年人应适当多食用。老年人对脂肪的吸收和利用率下降，因此脂肪的摄入量不宜过多，要控制饱和脂肪酸和胆固醇的摄入量。

(四) 慢性疾病人群运动处方中的运动营养

慢性疾病又称为非传染性疾病，是以心脑血管疾病、糖尿病、恶性肿瘤等为代表的一组疾病，对人体健康危害极大。通过制订合理的运动处方以及进行营养控制和补充可以有效预防和缓解慢性疾病。

1. 心血管疾病运动处方中的运动营养　根据 WHO 的统计，全球非传染性疾病死亡人数占全球总死亡人数的一半以上，其中居于首位的是心血管疾病。随着我国经济不断增长，生活水平也得到提高，随之而来的是人们的膳食结构发生了巨大变化，粗粮的摄入量不断减少，精细化食物、动物性食物和食盐摄入量增加。这些变化导致我国慢性非传染性疾病的发病率和死亡率都有显著增加。心血管疾病的主要危险因素都与营养有关，所以在运动处方中合理的营养膳食计划对心血管疾病患者具有十分重要的意义。在膳食中应限制高脂和高胆固醇食物的摄入；增加水果、蔬菜和粗粮的摄入，因为它们富含维生素、膳食纤维、钾和天然抗氧化物，有助于预防和缓解心血管疾病。

2. 糖尿病运动处方中的运动营养　在当今时代，糖尿病的发病率越来越高，发病率的不断增高与人们的日常运动和饮食习惯有显著关系，如运动量少，吃主食较多而吃水果、蔬菜较少。糖尿病患者的膳食应该做到：首先，控制总能量，合理控制能量摄入是糖尿病的基础治疗。能量的摄入应依据糖尿病患者的体重、运动强度和运动量来确定。其次，应选择豆类和蔬菜类食物，豆类和蔬菜所含的血糖指数较低、膳食纤维多，可以预防血糖的升高。最后，为防止糖尿病引发心脑血管并发症，必须限制脂肪的摄入，同时增加维生素的摄入。

3. 肥胖运动处方中的运动营养　调查显示，超重和肥胖已经成为全球性问题。超重和肥胖本身就属于营养失衡，更应该通过合理的运动和健康的饮食进行预防和控制。在运动的同时，坚持正确、科学且全面的营养膳食，改变不良的生活方式与生活习惯；控制能量的摄入，因人而异地制订科学合理的能量摄入量；摄入适量的碳水化合物，碳水化合物的饱食感低，易引起食欲增加，使人体碳水化合物负荷增加，从而体重增加；选用优质的蛋白质；严格控制脂肪摄入，尤其要注意控制饱和脂肪酸的摄入。

（郭建军　黄　兴）

本章主要参考文献

[1] 陈世益,冯华主编. 现代骨科运动医学[M]. 上海:复旦大学出版社,2020.
[2] 陈世益,李国平,敖英芳,等. 功能至上、早期康复与重返运动是骨科运动医学的灵魂[J]. 中国运动医学杂志,2020,39(5):201-215.
[3] 邓树勋,王健,乔德才,等. 运动生理学[M]. 3版. 北京:高等教育出版社,2015.
[4] 范振华,神经衰弱的医疗体育[M]. 上海:上海科学技术出版社,1960.
[5] 范振华,运动医学[M]. 上海:上海科学技术出版社,1991.
[6] 冯连世主编. 运动处方[M]. 北京:高等教育出版社,2020.
[7] 黄亚茹,梅涛,郭静. 医体结合,强化运动促进健康的指导——基于对美国运动促进健康指导服务平台的考察[J]. 中国体育科技,2015,51(6):3-9.
[8] 贾冕,王正珍,李博文. 中医运动处方的起源和发展[J]. 体育科学,2017,37(10):65-72.
[9] 刘纪清,姜秀英. 老年人运动处方[J]. 老年运动医学,1989,9(S1):89.
[10] 刘纪清,李国兰. 实用运动处方[M]. 哈尔滨:黑龙江科学技术出版社,1993.
[11] 美国心脏康复协会. 美国心肺康复和二级预防指南[M]. 周明成,洪怡,主译. 5版. 上海:上海科学技术出版社,2017.
[12] 美国运动医学学会. ACSM运动测试与运动处方指南[M]. 王正珍,主译. 10版. 北京:北京体育大学出版社,2019.
[13] 谭华,刘春燕主编. 体育史[M]. 北京:高等教育出版社,2017.
[14] 田麦久主编. 运动训练学[M]. 2版. 北京:高等教育出版社,2017.
[15] 屠丹云. 平脚的医疗体育[M]. 上海:上海科学技术出版社,1959.
[16] 王琳,方子龙主编. 运动膳食与营养[M]. 北京:北京体育大学出版社,2016.
[17] 王正珍,徐骏华主编. 运动处方[M]. 2版. 北京:高等教育出版社,2018.
[18] 王正珍. 运动处方[M]. 北京:高等教育出版社,2021.
[19] 王正珍. 运动处方的研究和应用进展[J]. 体育学研究,2021,35(3):40-49.
[20] 王正珍主编. 运动处方概要[M]. 北京:北京体育大学出版社,2018.
[21] 杨静宜. 中老年体育工作者心脏康复运动处方[J]. 中国康复医学杂志,1988,3(06):245-248.
[22] 伊凡诺夫. 医疗体育[M]. 北京:青年出版社,1951.
[23] 曾果主编. 营养与疾病[M]. 成都:四川大学出版社,2017.
[24] 周石. 运动是良医:临床运动生理学的发展和循证实践[J]. 生理科学进展,2014,45(4):247-250.
[25] 朱磊主编. 运动营养学[M]. 北京:科学出版社,2020.
[26] 祝莉,王正珍,朱为模. 健康中国视域中的运动处方库构建[J]. 体育科学,2020,40(1):4-15.
[27] 卓大宏. 医疗体育常识:慢性病体育疗法[M]. 北京:人民体育出版社,1979.
[28] BRAMBLE D M, LIEBERMAN D E. Endurance running and the evolution of Homo [J]. Nature, 2004,432(7015):345-352.
[29] BULL F C, AL-ANSARI S S, BIDDLE S, et al. World Health Organization 2020 guidelines on physical activity and sedentary behaviour [J]. Br J Sports Med, 2020,54(24):1451-1462.
[30] DUN Y, OLSON T P, LI C, et al. Characteristics and reference values for cardiopulmonary exercise testing in the adult Chinese population — the Xiangya hospital exercise testing project (the X-ET project) [J]. Int J Cardiol, 2021,332:15-21.
[31] LEE I M, SHIROMA E J, LOBELO F, et al. Lancet Physical Activity Series Working Group. Effect of physical inactivity on major non-communicable diseases worldwide: an analysis of burden of disease and life expectancy [J]. Lancet, 2012,380(9838):219-229.
[32] NACI H, IOANNIDIS J P A. Comparative effectiveness of exercise and drug interventions on

mortality outcomes: meta-epidemiological study [J]. BMJ, 2013,347:f5577.

[33] PESCATELLO L S, RIEBE D, ARENA R, et al. ACSM's guidelines for exercise testing and prescription [M]. 9th ed. Baltimore (MD): Lippincott Williams & Wilkins, 2014.

[34] SALLIS R E, MATUSZAK J M, BAGGISH A L, et al. Call to action onmaking physical activity assessment and prescription a medical standard of care [J]. Curr Sports Med Rep, 2016,15(3): 207 - 214.

[35] SALLIS R. Exercise is medicine: a call to action for physicians to assess and prescribe exercise [J]. Phys Sportsmed, 2015,43(1):22 - 26.

[36] SCHEFFLER R W. The power of exercise and the exercise of power: the Harvard fatigue laboratory, distance running, and the disappearance of work, 1919 - 1947 [J]. J Hist Biol, 2015, 48(3):391 - 423.

[37] THORNTON J S, FRÉMONT P, KHAN K, et al. Physical activity prescription: a critical opportunity to address a modifiable risk factor for the prevention and management of chronic disease: a position statement by the Canadian academy of sports and exercise medicine [J]. Clin J Sport Med, 2016,26(4):259 - 265.

第二章　运动对人体各系统的影响

第一节

肌肉骨骼系统

一、肌肉骨骼系统概述

（一）肌肉骨骼系统的组成

肌肉骨骼系统也称为运动系统，由肌肉、肌腱、韧带、骨骼、关节、软骨和其他结缔组织组成。肌肉骨骼系统占据人体大部分质量，其中，肌肉组织占人体总重的30%～40%；成人有206块骨骼，约占人体总重的14%。

（二）肌肉骨骼系统的功能

肌肉骨骼系统是维持人体日常生理活动的物质基础，具有维持身体姿态、运动、呼吸、咀嚼与吞咽、消化及保护器官等功能。骨骼是人体矿物质的主要储备库，骨骼中的骨髓参与人体造血。近些年的研究发现，肌肉骨骼系统也是人体重要的内分泌与代谢器官，对维持人体正常生理功能至关重要。

（三）常见的肌肉骨骼系统疾病

肌肉骨骼系统疾病主要因关节、骨骼、肌肉由于反复使用、年龄增长、基因等因素导致的关节疾病（骨关节炎、痛风、风湿性关节炎等）、骨骼疾病（骨质疏松症、骨折等）、肌肉疾病（肌腱病、肌少症、纤维肌痛症、肌病、渐冻症等），以及由运动造成的肌肉骨骼系统的急性和慢性损伤。

根据世界卫生组织（WHO）的报道，全球约有17.1亿人患有不同形式的肌肉骨骼系统疾病。由于人口的加速老龄化，骨关节炎、肌少症、骨质疏松症等肌肉骨骼系统疾病的患病人数还在持续上升，成为影响老年人群运动能力、生活质量的重要因素。科学运动是促进肌肉骨骼系统健康的良方，运动能增强肌肉力量与质量、改善肌肉形态结构、促进骨生长、保护关节软骨、改善肌腱韧带功能以及保护和提升关节功能。运动处方是防治肌肉骨骼系统疾病、减少运动损伤风险和降低损伤严重程度的基础。

二、运动对肌肉骨骼系统的影响

（一）运动对肌肉骨骼系统的促进作用

1. 运动促进骨骼生长和重塑　机械应力是维持骨骼系统稳定的重要因素。长期缺乏适度机械应力会引起骨骼微结构及其周围组织的变化，导致骨质疏松、关节炎等问题。合理运动产生的机械应力刺激能促进间充质干细胞的成骨分化，增加成骨细胞和骨细胞的新陈代谢，促进骨组织形成、发育和重塑，预防关节损伤、骨质疏松、骨折等问题。相反，体力活动不足、长期卧床往往会加速骨密度丢失。

2. 运动改善骨骼代谢　规律运动能促进骨代谢、提升骨密度并降低发生骨质疏松症的风险。其机制在于运动加速机体血液循环，促进新骨形成；运动促进内分泌代谢，有效调节骨代谢。一直以来，抗阻运动被认为能促进生长激素、胰岛素样生长因子(insulin-like growth factor, IGF)的分泌，促进成骨细胞增殖。

3. 运动保护关节软骨　运动通过机械应力、抗炎、减缓疼痛和增加肌肉力量等方式促进损伤软骨修复。适宜的运动可维持软骨组织正常形态，延缓软骨组织退行性改变。运动增加关节腔内部和周围的抗炎因子白细胞介素(inter leukin, IL)水平，抑制促炎因子的分泌，减轻其对关节软骨的破坏。运动增强骨髓间充质干细胞的募集，促进软骨形成。运动改善循环，促进关节内的新陈代谢，加速局部炎症物质吸收，从而缓解关节肿胀，促进关节结构的修复。

4. 运动对肌腱、韧带作用的相关机制

(1) 运动促进肌腱、韧带修复：肌腱、韧带相关疾病由损伤或退行性疾病引起。运动在肌腱末端病的治疗与康复中有一定疗效。运动改善肌腱局部血液循环，松解关节周围软组织的挛缩和粘连。运动促进生长因子的生成，促使肌腱外围胶原蛋白合成的增加。力量运动可显著改善肌腱的刚度和模量，降低肌腱损伤风险。

(2) 运动改善生物力学：运动可以改善肌腱、韧带周围肌肉的微环境，减轻组织水肿与炎症细胞浸润，降低损伤区域的细胞应激反应，促进肌腱、韧带组织的修复及愈合。同时，运动能够帮助松解肌腱、韧带周围软组织的挛缩和粘连，提高肌腱、韧带的生物力学性能。此外，运动还可以通过增强肌力，重建肌肉-肌腱单位以及相关神经组织，纠正损伤骨骼肌的排列，缓解肌肉疲劳，从而提高肌群的协调性与平衡性，增加关节的稳定性。

（二）运动对肌肉骨骼系统疾病的影响

1. 运动对骨骼疾病的影响　合理运动可以防治骨质疏松症，加速骨折后的愈合，促进机体功能恢复。50 岁以后，骨质疏松症的发生率显著增加，女性高于男性。骨质疏松症是老年人群骨折的主要诱因。英国、澳大利亚、加拿大等国家的指南指出，成人通过每周至少 2 次力量运动、负重练习、平衡练习可以促进骨健康。50 岁以后应加强力量运动，延缓骨密度丢失，减少骨质疏松症的发生，降低摔倒和骨折风险。

对年龄超过 40 岁人群的跟踪调查显示，规律运动可以降低 1%～40%的骨折风险。多年来，美国运动医学学会（ACSM）鼓励从儿童青少年开始，通过运动促进骨健康，预防和减少骨质疏松症的发生。研究证实，对儿童青少年通过体育课的形式即可促进骨密度的增加。对 35～45 岁健康女性进行 18 个月（每周 3 次）的抗阻训练，骨密度平均增加 1%～3%。对 50～70 岁停经后的妇女进行为期 1 年的大强度抗阻训练（每周 2 次）可以显著提升骨密度，而未经运动干预的对照组则出现骨密度下降，显示出运动干预对风险人群骨密度的治疗价值。

2. 运动对关节软骨疾病的影响　运动不仅能防止骨关节炎的发生，还有助于半月板损伤后的修复。

（1）骨关节炎：骨关节炎是一种由关节软骨及周围组织损伤引起的慢性退行性疾病，发病群体主要为中老年人群，其典型症状包括关节疼痛、僵硬、活动受限和功能下降等。骨关节炎的发病机制涉及力学、炎症和代谢等多方面因素，目前没有统一的治疗方法。研究证实，运动对治疗骨关节炎有积极作用：①运动延缓软骨组织的退行性改变。②运动提高身体本体感受性和协调控制能力。研究表明，股四头肌力量下降与膝关节炎的发生存在相关性，通过力量运动改善肌肉力量可以缓解膝关节炎症状。近些年的研究认为，通过神经肌肉运动提高肌肉力量和控制能力，改善关节稳定性，可以有效预防和治疗骨关节炎。多项调查研究显示，运动员进行神经肌肉训练，可显著减少前交叉韧带的损伤。③运动降低炎症水平。运动可以降低促炎因子 IL－1、IL－15、肿瘤坏死因子（tumor necrosis factor，TNF）等多种炎症因子的水平。由于炎症因子会抑制软骨细胞增殖，破坏软骨细胞外基质，因此减少炎症因子能够延缓软骨的退行性改变，有效改善骨关节炎症状。有研究显示，运动可以通过降低炎症水平而缓解疼痛症状。④运动通过作用于神经系统缓解疼痛。研究报道，运动时背外侧前额叶通过痛觉下行抑制通路降低机体的疼痛感。也有研究发现，运动干预后患者出现运动性痛觉减退。

（2）半月板损伤：半月板作为股骨髁与胫骨平台之间起缓冲作用的纤维软骨，对维持膝关节稳定性、传导应力及保护关节软骨至关重要。半月板损伤是膝关节最常见的运动损伤之一，治疗手段以手术成形和修补为主。运动疗法对于半月板损伤的治疗作用主要体现在能够通过增强肌力、缓解疼痛和消除炎症，明显改善患者的膝关节功能。

半月板损伤后，多数患者因疼痛、活动受限等原因减少了膝关节负重和下肢肌力训练，股四头肌、髋外展肌和腘绳肌等肌肉发生失用性萎缩，导致肌力下降，严重影响膝关节的稳定性和应力分布，进一步加重了半月板的劳损，最终形成“疼痛-关节不稳-半月板损伤”的恶性循环。运动疗法主要通过牵拉作用刺激肌肉、增强肌力、缓解疼痛、促进炎症吸收等提高膝关节稳定性，打破上述恶性循环，不但为半月板修复提供稳定的微环境，还能预防半月板损伤后的退行性改变。

3. 运动对肌腱、韧带疾病的影响　肌腱病是指受损和患病肌腱的微观结构组成异常，引起患处疼痛和相应功能下降，常见如肩袖腱病、肱骨外上髁炎（网球肘）、髌腱腱病和跟腱腱病。运动对治疗肌腱病疼痛、改善局部功能有一定疗效。研究发现，手球运动员和足球运动员肩部和髋部的肌腱病患病率均降低了30%～40%。对不同部位的肌腱病，针对局部的专项训练结合整体训练往往能产生不错的疗效。以网球肘为例，等速离心训练与网球肘的治疗疗效具有相关性。通过力量训练可以减轻网球肘症状，其短期镇痛作用允许患者更好地进行拉伸和强化运动，有效减轻慢性网球肘疼痛的同时增加肌肉力量，加速肌腱更好、更快地恢复功能。研究运动治疗网球肘的荟萃分析显示，离心运动结合辅助治疗对减轻疼痛和改善肌肉力量具有显著效果。另有研究显示，通过专项训练可以提高肩部和臀部区域肌肉-肌腱单位的力量和协调性，缓解肌腱病带来的肩部和腹股沟疼痛；通过结合力量训练、功能训练可以治疗肩袖腱病，改善肩部疼痛和增强功能。

跟腱断裂和肩袖撕裂是常见的运动损伤，通常康复时间较长，并发症较多，功能恢复较慢。合理运动是提升肌腱生物力学性能的有效途径之一。在肌腱愈合过程中，早期给予动态应力刺激对促进组织愈合、减少并发症有一定帮助。在肌腱手术后，待肿胀消退且纤维化形成后进行早期运动，可降低再次手术风险，缩短康复过程。在术后康复过程中，运动时给修复的肌腱施以应力，能增加肌腱的强度和滑动性，还可使肌腱粘连最小化，进一步促进肌腱的愈合。

对于膝关节相关韧带如髌韧带，前、后交叉韧带及内、外侧副韧带等损伤，运动疗法通常作为术后康复的重要手段之一，辅助手术治疗来加速受损韧带的组织学修复及功能重建。通过采取不同运动方式及运动强度的下肢肌肉训练，恢复膝关节力量平衡，缓解肌肉异常紧张，增加肌肉力量，减轻韧带的过度负荷，纠正错误发力方式和异常运动模式，从而帮助韧带恢复正常功能。

4. 运动对骨骼肌疾病的影响

(1) 肌少症：肌少症表现为肌肉力量下降、肌肉质量减少，其发病机制复杂，主要影响人群为老年人，目前临床上没有有效的防治方案，运动是该类患者提高肌肉质量、增强肌肉力量、改善身体机能的有效干预方法。研究认为，仅给予营养不能显著改善肌少症症状，而力量运动对治疗肌少症必不可少。力量运动不仅促进生长因子的释放，增加肌肉质量，改善肌肉代谢，降低体脂含量，还能促进肌肉力量和功能的改善，且不同年龄段的老年人均可从力量运动中获益。伴随肌肉质量减少，肌肉的神经控制单元也在同步下降，对肌少症患者，神经肌肉运动也同样必不可少。多关节的协调运动、不同组合形式的运动是改善肌少症人群肌肉质量和功能的良方。

(2) 纤维肌痛症：纤维肌痛症又称为纤维肌痛综合征，是中枢神经感觉传入功能失调引起的慢性弥漫性疼痛综合征，主要症状包括多部位疼痛、重度疲乏、僵硬感、睡眠障碍、认知障碍及心理问题等，常用治疗方法包括运动治疗、药物治疗和认知行为教育等。研究显示，有氧运动、抗阻运动和拉伸运动的疗效超过药物治疗。有氧运动能有效减轻肌痛症状，并对患者心理有一定帮助。跟踪调查显示，保持运动习惯让纤维肌痛症患者疼痛和抑郁倾向显著减少。中高强度的抗阻训练对具有纤维肌痛症女性患者的症状改善具有积极影响。

（3）肌病：肌病是一类由遗传缺陷、代谢障碍、免疫损伤及炎症等因素造成的，以肌肉收缩力量减退或消失、肌肉萎缩为主要表现的肌肉疾病的总称。早期的观点认为肌病患者应减少运动以避免体力消耗，但现在的研究支持该类患者应将运动作为基础治疗。研究显示，对于肌营养不良患者及皮肌炎、多发性肌炎和强直性肌营养不良患者，适度力量训练不会造成伤害，反而能促进康复。有氧运动结合力量运动可以有效提高线粒体肌病患者的运动耐受力。研究证实，有氧运动结合力量运动能减轻炎症，改善肌肉的代谢状态，对特发性炎症性肌病患者具有较好的安全性和有效性。然而，如何根据症状采取最有效的运动方式、运动剂量仍有待研究。

（4）渐冻症：肌萎缩侧索硬化（amyotrophic lateral sclerosis，ALS）简称渐冻症，是一种影响机体肌肉功能的中枢神经系统疾病，表现为大脑皮质中上运动神经元的进行性退行性改变，机体四肢、躯干肌肉逐渐出现萎缩和无力。ALS 的治疗包括对症治疗、药物治疗及神经康复治疗等。运动对 ALS 有一定辅助治疗作用，可以改善 ALS 患者的肢体功能、疲劳评分及步态速度、距离和步幅，减缓 ALS 患者肌肉组织的退行性改变，改善生活质量。研究支持对早期 ALS 患者应积极实施运动干预，改善身体机能，延缓症状恶化。

三、小结与展望

作为人体的运动动力器官，肌肉骨骼系统对健康的意义不言而喻。肌肉骨骼系统功能往往在 30 岁之前达到峰值，而后随年龄的增长呈现下降趋势。随着老龄化人口的增加，骨关节炎、骨质疏松症、肌少症正成为影响老年人群生活质量的流行病。运动是维护、促进肌肉骨骼系统健康的良方，一项多中心针对老年人群的运动干预研究显示，平均持续 2.6 年的综合运动项目（每周 3 次以上力量、耐力或柔韧性运动）可以显著改善老年人的步行能力，减少肢体功能残疾风险。如何应用好运动促进健康、防治慢性疾病这一良方，研究提示今后还需要考虑以下几方面。

1. 重视力量训练以提升肌肉适能和骨密度基础水平　年龄是影响肌肉骨骼健康水平的重要因素。研究提示，60 岁后骨关节炎、骨质疏松症的患病率显著增加。肌肉萎缩、肌肉力量和控制能力下降、骨密度下降与骨关节炎、骨质疏松症、肌少症互为影响。对儿童青少年群体的跟踪调查显示，综合体适能的改善影响骨密度健康；对运动员的研究显示，保持终身运动习惯可以预防和延缓肌肉骨骼的退行性改变。从小培养运动健康行为是维护肌肉骨骼系统终身健康、防治肌肉骨骼系统慢性疾病的基础。

2. 重视肌肉骨骼系统的局部和整体均衡发展　肌肉、肌腱、关节软骨等组织互为影响，它们均衡协调地发展、提升整体功能水平有助于维持并改善身体姿态、降低运动损伤发生率、减少运动所致肌肉关节损伤导致的骨关节炎的发生等。

运动损伤发生后，需要积极、及早实施合理的运动与康复治疗，改善功能，尽早重返运动。在运动损伤的治疗过程中，不能因局部损伤忽视身体整体运动与康复。

3. 运动处方对症下药 肌肉、肌腱、骨骼等部位的损伤，以及骨关节炎、骨质疏松症、肌少症、肌病的发病机制不一样，低风险、高风险人群对运动处方的需求不同，因此运动的方式、强度、持续时间也不同。例如，膝关节骨关节炎的运动疗程需 12 周以上，骨密度改善的运动疗程需要偏重大强度的抗阻运动、持续 8～12 个月；而 70 岁以上的老年人往往同时存在肌少症、骨关节炎、骨质疏松症。此外，不同年龄段人群的运动损伤、健康与慢性疾病人群的运动损伤，对运动处方的要求不一。针对以上情况，如何让运动处方发挥更好的治疗效果，需要更多的研究和关注。

4. 运动结合医学治疗增加康复效果 骨关节炎、肌少症等退行性疾病影响的人群主要为老年人群，因这些疾病发病机制复杂，而该群体又往往伴随其他慢性疾病，因此运动治疗固然重要，其他治疗也不可缺少，要更好地提升运动结合其他治疗的疗效。

（陈世益 李云霞 陈 晨 冯思嘉）

第二节

心血管系统

一、心血管系统概述

心血管系统是指由心脏和血管构成的血液运输网络，推动血液在人体内按一定方向、周而复始地循环流动，形成血液循环，完成物质的运输。

（一）心脏

1. 心脏的形态与结构 心脏是由心肌构成的具有瓣膜结构的空腔器官，呈圆锥形，位于胸腔内、膈肌上方、两肺之间，约 2/3 在身体中线左侧。心脏有左心房、左心室、右心房和右心室 4 个腔室。同侧心房和心室由房室口相通，口上有房室瓣。房室瓣开口向心室，其边缘为纤细坚韧的结缔组织腱索。腱索另一端附着于心室内壁的乳头肌上。心壁由心内膜、心肌层和心外膜 3 层组成。心内膜是衬在心腔内面的一层极光滑的薄膜结构，表面为单层扁平上皮（内皮）。心肌层是心壁的主体，主要由心肌细胞构成。心外膜是心壁最外一层，表面为单层扁平上皮（间皮）。

心脏的传导系统是由特殊分化的心肌细胞构成，包括窦房结、房室结、房室束和蒲肯野纤维，主要功能是传导兴奋和调节心脏节律。其中，窦房结是主导整个心脏兴奋和跳动的部位，是心脏的正常起搏点。

心脏的冠状血管系统是由冠状动脉、毛细血管和冠状静脉所组成，负责供应心脏血液。

2. 心肌的生理特点　心肌细胞的生理特点决定了心脏能够持续有序且协调地收缩与舒张，从而实现泵血功能。心脏具有自动节律性、兴奋性、传导性和收缩性。自动节律性是指在没有外来刺激的情况下，细胞能够自动发生节律性兴奋。心脏传导系统中特殊分化的自律心肌细胞具有自动节律性。兴奋性是指心肌细胞能够对刺激产生兴奋的特性。心肌细胞在受到一个有效刺激作用后会产生动作电位。同时，心肌细胞兴奋后的有效不应期特别长，使得心脏不会产生强直收缩，能够保持收缩与舒张交替进行。传导性是指心肌细胞能够传导兴奋的特性。心脏的传导系统由心肌内能产生和传导冲动的特殊的心肌细胞构成。收缩性是指心肌细胞能够产生收缩的特性。心肌细胞收缩的特点是“全或无”方式收缩、不发生强直收缩和有代偿间歇。

3. 心动周期与心率　心动周期是指心脏一次收缩和舒张构成的一个机械活动周期。正常情况下，一个心动周期中，心房和心室各自按照一定的过程和次序收缩和舒张，且左右两侧心房或心室同步活动。假设心动周期为 0.8 s，两侧心房先收缩，持续约 0.1 s；继而心房舒张，持续约 0.7 s；心房开始舒张时，心室开始收缩，持续约 0.3 s；随后心室进入舒张期，持续约 0.5 s；在心室舒张的最后 0.1 s，心房又开始收缩，如此往复。心室舒张的前 0.4 s，心房同样处于舒张状态，称为全心舒张期。

心率是指单位时间内（每分钟）心脏搏动的次数。健康成人的安静心率范围一般为 60～100 次/分。年龄、性别、体位、进食、体温、情绪、运动等都会影响心率。新生儿心率可达 130 次/分，之后，随年龄增长而逐渐减慢，到青春期时接近成人水平。成年女性的安静心率比男性快 3～5 次/分。经常体育锻炼或体力劳动者的安静心率较低。

4. 泵血

（1）泵血过程：持续的心动周期串联形成心脏不间断泵血，因此，心动周期是分析心脏泵血过程的基本单元。根据心脏舒缩和血流情况，心脏泵血过程分为心房收缩期、等容收缩期、快速射血期、减慢射血期、等容舒张期、快速充盈期和减慢充盈期。

（2）泵血功能评价：心脏的主要功能是在单位时间内泵出足够的血液以适应机体各器官组织新陈代谢的需要。一般常用于心脏泵血功能的评价指标有：每搏输出量、每分输出量、射血分数、心指数、搏功和分功。每搏输出量（搏出量）是指一侧心室一次收缩射出的血量，约 70 ml。每分输出量（心输出量）指每分钟由一侧心室收缩射出的血液量，约 5 000 ml。射血分数指搏出量占心室舒张末期容积的百分比，为 55%～65%。心指数是指安静空腹时每平方米体表面积的每分输出量，一般为 3.0～3.5 L/(min·m^2)。搏功（每搏功）是指左心室一次收缩所做的功，等于（射血期左心室内压—左心室舒张末期压）乘以搏出量。分功（每分功）是指心室每分钟做的功，等于搏功乘以心率。

（3）泵血功能调节：心脏能够适应机体活动需要而调节泵血功能。静息状态下，心脏的搏出量仅为 4～6 L/min；剧烈运动时，心脏的搏出量可能达到静息值的 4～7 倍。心输出量是搏出量与心率的乘积。当心率不变时，心输出量与搏出量呈正相关关系。搏出量的主要影响因素是心脏前负荷（心室舒张末期充盈量）、心肌收缩力和心脏后负荷（大动脉血压）。在适宜范围内，当心率增加时，心输出量增加。但是，当心率>180 次/分时，由于心室充盈时间缩短，导致心室充盈量明显减少，使搏出量大幅度减少，心率增加无法补偿搏出量下降，引起心输出量下降。

心脏泵血功能贮备是心输出量随机体代谢需要而增加的能力，又称心力贮备。人的心力贮备是最大心输出量与静息心输出量之间的差值。一般情况下，健康成人的心力贮备可达 25 L/min，高水平运动员则可能达到 35 L/min 以上。

（二）血管

1. *血管的结构与功能*　人体血管由动脉、毛细血管和静脉三大类血管串联组成，因为所处部位和中膜结构的不同，它们的生理功能存在很大差异。根据生理功能不同，血管可以分为弹性血管、分配血管、阻力血管、交换血管和容量血管。

弹性血管是指主动脉、肺动脉主干及其发出的最大分支，其特点是管壁坚厚，含弹性纤维多，可扩张性和弹性较大。分配血管是指弹性血管以后到分支为小动脉前的动脉。阻力血管是指小动脉及微动脉，其特点是管径小，管壁富含平滑肌，对血流阻力大，且可通过平滑肌舒缩调节管径。交换血管是指真毛细血管，其特点是管壁极薄且通透性好。容量血管是指静脉，其特点是数量多、口径大、管壁薄、易扩张。

2. *动脉血压*　动脉血压是指血液在动脉内流动时对动脉管壁的侧压强。心动周期中，动脉血压随心室舒缩而发生规律性高低波动，其最高值称为收缩压，最低值称为舒张压，二者之差称为脉压，平均值称为平均动脉压。一般临床上，测量上臂肱动脉血压代表主动脉血压。健康成人安静时，收缩压为 100～120 mmHg，舒张压为 60～80 mmHg，脉压为 30～40 mmHg，平均动脉压约为 100 mmHg。

动脉血压随年龄、性别、情绪、运动、体位等不同而不同。随着年龄增长，收缩压和舒张压均有逐渐增高趋势。男性血压略高于女性。情绪激动可使血压升高。剧烈运动可使收缩压显著升高。舒张压在站立位时高于坐位，坐位时又高于卧位。

（三）心血管活动的调节

1. *神经调节*　在不同的生理状态下，机体内的神经和体液机制可对心脏和血管的活动进行调节，以适应各器官和组织对血液的需要，协调各器官之间的血流分配。心脏受心交感神经和心迷走神经的双重支配。心交感神经节后纤维末梢能释放去甲肾上腺素，作用于心肌，使心跳加快、加强，心输出量增加。心迷走神经属于副交感神经，其节后纤维末梢能释放乙酰胆碱，可减慢心率及减弱心肌收缩力，使心输出量减少。

心血管中枢是由中枢神经系统与调控心血管活动有关的神经元组成。一般认为，心血管中枢位于延髓，分为心交感中枢、心迷走中枢和缩血管中枢。心交感中枢兴奋，可引起心率加快、血管收缩、动脉血压升高；心迷走中枢兴奋，可引起心率减慢、血管舒张、动脉血压下降。

当机体处于不同的生理状态或者体内、外环境发生变化时，机体会产生引起各种导致心率、心肌收缩力和血管舒缩改变的心血管反射。

2. *体液调节*　体液调节是指血液和组织液中存在的一些化学物质在心脏和血管舒缩活动过程中起调节作用，包括肾上腺素、血管紧张素、激肽、前列腺素、心钠素、组胺等。

肾上腺素对心脏的作用较强，能使心肌收缩力加强，心率变快，心输出量增大，血压升高，还能使内脏和皮肤血管收缩，心脏和骨骼肌血管扩张。去甲肾上腺素对心脏的作用较弱，但能使全身除冠状动脉外的其他血管广泛收缩，显著增大外周阻力，升高血压。血管紧张素具有强烈的缩血管作用，尤其是对内脏和皮肤的血管，使外周阻力增大，血压升高。另外，它能直接加强心肌收缩力，并增加交感神经对心血管的作用。激肽、前列腺素、心钠素、组胺、血管内皮生成的血管活性物质等对心血管活动均具有调节作用。另外，组织细胞代谢产生多种代谢产物（如 CO_2、H^+、K^+ 等）积聚，能引起局部微动脉和毛细血管前括约肌舒张。

二、运动对心血管系统的影响

（一）运动时心血管系统的变化

1. 心输出量的变化　运动时，肌肉组织的代谢活动增加，需要获取足够的代谢原料（特别是 O_2），并移除代谢产物。心血管系统发生一系列适应性变化来满足物质运输的需求。而心输出量增加是主要变化之一，且与运动方式、运动强度、持续时间有关。

当中低到中高强度有氧运动时，心输出量在最初快速升高，然后达到稳定平台。心输出量增加是心率升高和搏出量增加的共同结果。随着中高强度有氧运动持续＞30 min，搏出量开始下降，心率则进一步升高。这主要是因为体温调节引起血管舒张、血浆减少、皮肤血管中的血液增加，从而导致静脉回心血量下降，搏出量下降。为保证稳定的心输出量，心率出现代偿性升高。

在递增负荷最大运动测试时，较低负荷下，心率和搏出量增加共同引起心输出量增加。当负荷达一定程度后，主要是心率增加引起输出量增加。心率一般情况下随负荷增加不断升高，直到最大负荷时达到峰值。

静力性运动时，由于心率上升，心输出量增加，其增加幅度取决于运动负荷和运动速度。低负荷时，搏出量维持不变或稍有下降；高负荷时，搏出量显著下降，但在运动结束时立即显著上升。高负荷下，搏出量下降可能是因为胸腔压力升高，挤压腔静脉，导致静脉回心血量减少及动脉血压上升，导致心脏射血量减少。

2. 动脉血压的变化　动脉血压的影响因素包括搏出量、心率、外周阻力等。运动时，搏出量和心率增加，外周阻力下降，引起动脉血压的变化。动脉血压的变化与运动方式、运动强度、持续时间有关。

当中低到中高强度有氧运动时，收缩压在最初数分钟内升高，然后达到稳定平台。当递增负荷最大运动测试时，收缩压随负荷增加逐渐升高，到最大负荷时达峰值平台；舒张压则基本保持不变或稍有下降。在较高温度环境下，为了散热，皮肤血管舒张会引起舒张压下降。总外周阻力随着运动负荷增加而不断下降，到最大负荷时达到最低。总外周阻力下降说明为了满足运动中对血液的需求，各活动组织血管舒张。同时，外周阻力下降能够避免平均动脉压上升过高。

当静力性运动时，收缩压和舒张压都快速上升，称为血管收缩反应。平均动脉压同样快速上升。肌肉持续收缩，导致血管收缩，从而降低肌肉中的血液流动。静力性运动的血压升高幅度高于有氧运动，且负荷越大，幅度越大。静力性运动时，总外周阻力下降，但下降幅度低于有氧运动。

当动力性抗阻运动时，收缩压升高，舒张压可能不变或升高。动作重复同等次数情况下，负荷越大，收缩压升高幅度越大。由于血管收缩反应，动力性抗阻运动时，总外周阻力略有增加。

3. *心肌耗氧量的变化*　运动时，为了保证活动肌肉的物质需求，心输出量增加，心脏做功增加，导致心肌耗氧量升高。一般用心率与收缩压的乘积来评价心肌耗氧情况。

当中低到中高强度有氧运动时，心率与收缩压乘积在运动早期迅速增加，然后达到稳定平台。随着运动时间延长，中高强度有氧运动下，心率与收缩压乘积会进一步缓慢增加。在递增负荷最大运动测试时，心率与收缩压乘积随着负荷增加而逐渐增加，到最大负荷时达到峰值后稳定。在静力性运动时，心率与收缩压乘积稳定增加。在动力性抗阻运动时，心率与收缩压乘积随着动作重复次数增加而逐渐增加。

4. *血流量的重新分配*　人体会根据全身各器官的生理状态不同而分配血流量。为满足运动时各器官和组织的物质代谢需要，在增加心输出量的同时，心血管系统会改变血流分配到各器官的比例，即心输出量的重新分配。

对于健康成人而言，安静时心输出量为 4～6 L/min，其中，内脏血流量占 24%，皮肤血流量占 9%，冠状动脉血流量占 4%，肌肉血流量占 21%。

在低强度有氧运动时，心输出量约增加 1 倍，其中肌肉血流量占比提高到约 50%；皮肤血流量占比提高到 15%以上；内脏血流量占比则下降到 10%左右。在高强度有氧运动时，心输出量约增加 2 倍，其中肌肉血流量占比达到 70%以上；皮肤血流量占比为 10%左右；同时，冠状动脉血流量约达到安静时的 3 倍。在最大负荷有氧运动时，心输出量增加 3 倍以上，肌肉血流量占比高达 90%左右；冠状动脉血流量约增加到安静时的 5 倍；而皮肤血流量则出现下降。

当静力性运动时，由于肌肉持续收缩导致血管收缩，活动肌肉的血流量增加较少，并且负荷越大，增加越少。当静力性运动结束时，活动肌肉的血流量显著增加，并且负荷越大，增加幅度越大。

（二）长期运动对心血管系统的影响

1. *对心脏结构的影响*　长期的耐力训练能够增加心脏的体积和重量。有氧运动时，心室充盈量增加，心室充盈量长期维持较高水平，使得心脏容量负荷过度，引起左心室质量和舒张期末期内径增大。研究发现，长期耐力训练的运动员左、右心室重量和舒张期末期容积都大于普通人。而长期的大运动量抗阻训练时动脉血压升高导致心脏负荷增加，从而引起左心室室壁和室间隔厚度增加，且其增加幅度与训练强度和运动量有关。

2. *对血管结构与功能的影响*　长期耐力训练能够引起安静时动脉血管直径增大，提高动脉血管的舒张能力。研究发现，优秀赛艇运动员的安静肱动脉直径明显超过普

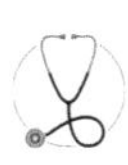

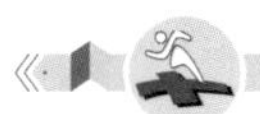

通人；马拉松运动员的动脉大小达普通人的 2～3 倍；长期耐力训练的运动员冠状动脉直径增大。研究发现，运动时超级马拉松运动员的冠状动脉扩张能力是不运动人群的 2 倍。

3. 对血容量的影响　有氧运动训练能够提高血容量。耐力运动员的血容量比普通人高 20%～25%。血容量的增加主要是血浆量增加，且与性别和年龄无关。有氧运动训练 1 周后，血容量增加 8%～10%，之后达到一个相对稳定的平台。大约 1 个月有氧运动训练后，血浆量和红细胞质量均会增加。停止运动训练后不久，血容量和血浆量会逐渐恢复到训练前水平。

4. 对心脏泵血功能的影响　长期耐力训练能够增加安静、次极量运动、最大负荷运动时的搏出量。这是因为血浆量增加、心脏大小增加、静脉回流增加、心室扩张和容纳静脉回流的能力增强。其中不少因素是结构性变化，无论是安静还是运动时都能产生影响。一般情况下，在递增负荷运动中，搏出量在约 50%最大摄氧量的运动强度下达到峰值。但有研究发现优秀耐力运动员的搏出量不会出现平台期。

长期耐力训练能够增加最大心输出量，其增加的幅度取决于训练的水平。优秀的耐力运动员最大心输出量可＞35 L/min。动力性抗阻训练对于搏出量和心率的影响尚不明确。

5. 对动脉血压的影响　长期耐力训练不会对血压正常个体的安静血压和运动时血压产生影响。但是，长期耐力训练后，一方面由于个体能够进行更高强度的运动，最大负荷下收缩压可能更高；另一方面由于个体骨骼肌毛细血管增加，最大负荷下总外周阻力下降，舒张压可能下降。

长期抗阻训练个体的安静血压不会出现升高，甚至略低于平均水平。同等负荷下，长期动力性抗阻训练的个体比未训练的个体表现出更低抗阻运动的血压反应。

（三）运动引起的心血管系统适应性变化

1. 运动性心脏肥大　运动性心脏肥大是指长期规律的运动训练使运动员的心脏发生明显增大，又称为运动员心脏或运动心脏。普通人心脏重量为 200～300 g。运动心脏通常明显更重，甚至超重 1 倍以上。耐力运动员和力量运动员心脏肥大的程度较高，速度运动员则较小。研究发现，耐力运动员的心脏肥大以心室腔内径增大为主，心室肌肥厚为辅；力量运动员的心脏肥大则以心肌肥厚为主，心腔改变较小或无变化。

运动性心脏肥大是心肌对长期运动刺激的一种良好的适应性反应，不同于临床上的病理性心脏肥大。在运动性心脏肥大情况下，心肌收缩功能增强，搏出量增大，泵血效率显著提高；而病理性心脏肥大情况下，心肌收缩功能减弱，搏出量减少，心脏余血量增加。另外，运动性心肌肥大在停止运动一段时间后会逐步恢复到正常。而病理性心脏肥大一经出现便不可逆转。

2. 运动性心动过缓　运动性心动过缓是指长期规律的运动训练使个体出现安静心率明显低于正常值的现象。优秀耐力运动员的安静心率一般可以下降到 40～50 次/分，甚至达到 21 次/分。运动性心动过缓出现的原因是安静状态下迷走神经紧张性增高，长期的运动训练下心脏产生的适应性变化，可增加心力储备，使得在同等运动负荷下，心率增加幅度降低。

（程蜀琳　乐生龙）

第三节
呼吸系统

一、呼吸系统概述

（一）呼吸系统的组成

呼吸系统是人体与外界空气进行气体交换的一系列器官的总称，由呼吸道（鼻、咽、喉、气管、支气管）、肺及胸廓组成。

（二）呼吸系统的功能

呼吸系统与体外相通，成人在静息状态下每天约有 10 000 L 气体进出呼吸道。在呼吸过程中，富含 O_2 的外界气体经由呼吸道进入肺。因肺具有巨大的肺泡表面和丰富的肺毛细血管网，机体能够充分完成血液与外界之间的 O_2 和 CO_2 的气体交换。随后，氧合血去往全身，为身体各处提供 O_2，完成各项生命活动。同时，富含 CO_2 的气体经由呼吸道排出体外。

（三）常见呼吸系统疾病及其危害

呼吸系统疾病主要分为 3 类：气流受限性肺疾病、限制性通气功能障碍性肺疾病、肺血管疾病。气流受限性肺疾病包括支气管哮喘（bronchial asthma）、慢性阻塞性肺疾病（chronic obstructive pulmonary disease，COPD）等；限制性通气功能障碍性肺疾病包括间质性肺疾病（interstitial lung disease，IDL）等；肺血管疾病包括肺栓塞、肺动脉高压等。呼吸系统疾病的局部症状主要有咳嗽、咳痰、咯血、呼吸困难及胸痛等，在不同疾病中特点各不相同；重症患者的其他症状还包括乏力、体重下降和食欲减退并常伴有焦虑、抑郁等。

虽然这些疾病的发病机制和病理表现各不相同，但都会导致肺功能的退行性改变。疾病的每一次急性加重都会导致肺功能下降，而随着病情加重，急性加重的次数也会增加，疾病发展过程中往往会出现严重并发症。对 COPD 患者若不加以及时救治，会因肺血管床的减少及严重缺氧致肺动脉收缩和血管重塑，导致肺动脉高压，右心室肥厚扩大，最终发生慢性肺源性心脏病，对心血管系统造成严重损害。持续的呼吸系统感染引发的

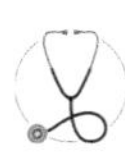

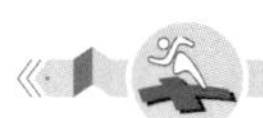

高热不退还会对神经系统造成损伤，诱发癫痫等症状。随着疾病进展，患者的体力活动会逐渐减少，生活质量下降，住院率增加，形成恶性循环并最终导致死亡率增加。

2017 年，全球有近 5.45 亿人患慢性呼吸系统疾病，约占世界人口的 7.4%，COPD 和哮喘的患病率分别为 3.9%和 3.6%。2018 年中国肺健康研究结果显示，我国 20 岁以上人群 COPD 的总发病率为 8.9%，全国患者人数已近 1 亿。2019 年，我国人群哮喘总发病率为 4.2%，患者人数达 4570 万。2020 年，肺癌是导致我国癌症患者死亡的主要原因，死亡比例为 30/10 万。综上所述，呼吸系统疾病的发病率、患病率、死亡率和疾病负担巨大，慢性呼吸系统疾病患者的基数不断增加，对人民健康和社会经济发展产生极大危害。

二、运动对呼吸系统的影响

运动不足是身体机能下降的重要原因，影响了儿童青少年的健康成长、成人的生活与工作，也会导致慢性呼吸系统疾病的发病率上升。

在健康人群中，有证据表明运动会对呼吸系统功能产生积极影响。长期从事体育运动的人，其呼吸肌尤其是膈肌会更为发达，表现为呼吸幅度加深、肺通气量增大。相较于体力活动少的普通人，运动人群肺功能的各个指标均有所提升。安静状态下运动员的肺活量明显高于普通人，一般人安静时的呼吸频率为 12～18 次/分，呼吸深度约为 500 ml，而运动员可降至 8～12 次/分，甚至更少，呼吸深度可达 1000～1500 ml。适量运动可以提高健康人群及亚健康人群的呼吸功能水平。同样，对于患有呼吸系统疾病或其他系统疾病导致呼吸功能下降的人群，运动对其呼吸功能也有促进作用。

（一）运动对呼吸系统功能的影响

运动过程中，呼吸系统会发生一系列生理反应以满足机体的需求，呼吸的深度和频率随着机体代谢水平而改变，通气功能和换气功能均发生适应性变化。肺通气量的变化是多因素共同调节的结果，以神经调节为主，体液调节和其他因素为辅。

1. 呼吸系统的变化　神经调节是呼吸过程中肺通气量变化的主要调节方式。反射是神经调节的基本形式，包括与生俱来的非条件反射和后天形成的条件反射，可以迅速做出反应使效应器精确应答，在解剖生理学上被称前馈控制系统。人体在运动时，条件反射和非条件反射均有发生。例如，人体在运动开始前，已经出现肺通气量增加的现象，这就是经常运动所形成的条件反射，这种变化会使身体提前做好运动准备，提高运动表现。条件反射常发生在运动过程中，大脑皮质运动区向位于脑干的呼吸中枢发送神经冲动，同时，肌肉和关节的运动使其中的本体感受器受到牵拉刺激，神经冲动发放至呼吸中枢并使之兴奋，引起肺通气量的增加。

体液调节包括内分泌系统的激素调节和血液中化学成分 H^+、CO_2、O_2 等物质的调节。运动时机体也可通过体液调节使呼吸系统产生反应性变化。在一次运动过程中，应激激素水平会升高，且升高幅度与运动负荷强度、运动持续时间相关；长期运动训练后，激素水平会发生某种程度的“去补偿”现象，使反应幅度更精确，功能更节能化，更有利于运动表现和健康。如血管升压素作为中枢神经系统的神经递质，能支配参与控制呼吸的脑干核团，通过调节呼吸系统，改善通气功能。运动时尚未观察到血液产生了明显的可以对呼吸系统产生刺激的 PCO_2、PO_2 变化；剧烈运动中，血液中的碱性物质被供能，糖酵解产生的乳酸消耗殆尽后，血液中 H^+ 累积，刺激外周化学感受器，引起呼吸加快加强。

运动时呼吸加深加快，肺通气量增加，每分通气量（minute ventilation，VE）可增大10～12 倍，从安静时的 6～8 L 增加到 80～150 L。氧通气当量是指 VE 与摄氧量（VO_2）的比值，正常人安静时约为 24。氧通气当量越小，机体摄取 O_2 的效率越高。安静时的氧通气当量几乎不因训练而改变，但在相同运动强度时，优秀耐力运动员的氧通气当量较一般人更低，呼吸效率更高。普通人在氧通气当量增大时，无法完成长时间的运动，而高训练水平运动员则可在高氧通气当量时也能进行大强度运动。耐力运动员的氧通气当量较非耐力运动员更小。这提示有氧训练提高运动时机体的摄氧率，使人体在大运动强度时的运动时长和运动表现有所提高。

长期进行运动锻炼对健康人群和亚健康人群均可产生持续性收益。有研究探究了长期运动与呼吸系统功能之间的关系。在持续 16 周的中等强度有氧运动计划后（每周 5 次 20 min 慢跑、5 min 热身和 5 min 整理活动），运动训练组在用力肺活量（forced vital capacity，FVC）和第 1 秒用力呼气量（forced expiratory volume in one second，FEV1）以及最大呼气流量（peak expiratory flow，PEF）均有显著提升。在对无恶性疾病史且缺少运动的老年人分别进行 12 周的有氧运动、抗阻训练、神经肌肉训练后，使用 6 min 步行测试（6 minute walking test，6 MWT）测得 3 组在有氧能力和耐力方面均有提高。

2. 呼吸肌训练与全身训练

（1）呼吸肌包括膈肌、肋间内肌、肋间外肌及腹壁肌群，其中膈肌是最主要的呼吸肌。呼吸肌的肌力减退取决于疾病的病理机制和严重程度，缺氧、慢性炎症等因素改变肌肉的功能形态，使肌肉的收缩能力下降。在大多数呼吸系统疾病中会发生继发性呼吸肌功能障碍，如 COPD、哮喘等，并最终进展为呼吸衰竭。对于没有条件进行全身训练的患者，呼吸肌训练可提高肌肉耐力和收缩能力。阈值负荷吸气肌训练等方法在增强膈肌、肋间外肌等肌肉肌力的同时，改善了肺功能，FVC 等均有提高。

（2）全身训练常用有氧运动、抗阻训练、神经肌肉训练、柔韧性训练和以上训练形式的组合训练。不同运动形式改变呼吸系统的机制不同，应根据疾病发病机制不同，选择适合的运动形式。如呼吸道内迁延不愈的炎症是 COPD、哮喘和肺纤维化等许多慢性肺部疾病的发病机制，炎症发作由遗传因素和环境因素共同决定，有氧运动可有助于清除老年人血液中的肿瘤坏死因子 α（TNF－α）、白细胞介素－6（IL－6）和 C 反应蛋白（C-reactive protein，CRP）等，提高 IL－10 等标志物，降低炎症水平。然而，长时间高强度的有氧运动使血浆中血糖和氨基酸的浓度显著下降，可能导致免疫抑制，诱发呼吸系统疾病。抗阻训练可以通过增强机体的心脏泵血功能和外周组织对血氧的利用率，从而提高最大摄氧量（VO_2max），VO_2max 水平的高低决定了耐力运动的持续时间和完成度，是反映有氧运动能力的客观指标；还决定了个体心肺功能可达到的极限水平，用于客观评价心肺功能。抗阻训练能增加肌肉的力量和质量，从而降低中老年 COPD 患者因骨质疏松导致的骨折风险。

呼吸肌训练、有氧运动、抗阻训练对所有呼吸系统疾病均适用。对于由炎症反应引发的呼吸系统疾病，可进行中等强度适量的有氧运动以降低体内炎症水平，减缓疾病发作。抗阻训练可作为有氧运动的补充，增强患者肌力，提高运动能力，改善患者的心肺功能。呼吸肌训练可作为患者开始全身运动前提高呼吸功能的替代性治疗，但其作为全身运动的辅助训练效果并不明显。

（二）运动对呼吸系统疾病的影响

1. COPD　COPD 是以持续气流受限为特征的可以预防和治疗的疾病，气流受限进行性发展并最终导致呼吸困难，患者在肌力下降和体力活动减少、身体机能下降之间形成恶性循环，运动是打破循环的最好方式。目前 COPD 患者的最佳运动处方仍不确定，但对于症状稳定的重度 COPD 患者，每周 3～5 次，训练强度 42%～90%的为期 4～52 周不等的有氧运动，可以对患者产生积极影响，6 MWT 平均增益为 67 m。峰值摄氧量（VO_2peak）和氧脉搏（oxygen pulse）显著提升，呼吸困难程度下降。包括锻炼时间和项目持续时间在内的总锻炼量较大的训练效果更为明显。在对老年 COPD 患者进行规律的神经肌肉训练（如太极拳、八段锦等传统功法）后，其肺通气量评价指标（FVC）、FVC_1 和 FEV_1/FVC 均有显著提高。有氧运动、神经肌肉训练、抗阻训练均可预防肺疾病，改善患者肺功能及运动耐力，增加功能性步行能力，提高患者的生存质量。

2. 支气管哮喘　支气管哮喘（以下简称哮喘）是一种慢性炎症性疾病，过敏是哮喘症状的主要原因。通过彻底热身及使用抗哮喘药物，可以减少在体育运动中的支气管收缩。对于哮喘患者，进行体育锻炼可以使患者的 VO_2max 有所增加。持续 3 个月、每周 2 次、每次 30 min 的有氧训练计划，可使成年中重度哮喘患者痰液中的嗜酸性粒细胞和总细胞计数有所下降。通过降低中重度哮喘患者的呼吸道慢性炎症水平，运动后 30 d 内哮喘发作的次数大幅下降，VO_2max 也有显著改善。与陆上运动相比，水中运动对成年哮喘患者肺功能的影响不大；但与无运动相比，患者肺功能参数 FEV_1、FVC、PEF 均有明显改善。游泳作为水中运动项目中的一种，对哮喘儿童肺功能（主要为 FEV_1 和 VO_2max）有显著的促进作用，且这种改变在哮喘儿童身上比非哮喘儿童更为明显。水中运动与陆上运动相比，减少了与空气中粉尘等刺激物的接触，对哮喘患者可能更安全。在进行高强度间歇训练（high-intensity intervals training，HIIT）和中等强度持续训练（moderate intensity continuous training，MICT）后，患者的 VO_2max 和最大有氧功率表现出了同样好的提升。在以上运动过程中，患者耐受良好，并未出现症状恶化的现象。因此，应鼓励哮喘稳定期患者定期参加运动训练。

3. IDL　IDL 是一类可导致肺扩张和回缩受限，从而引起通气功能障碍的疾病。特发性肺纤维化是特发性间质性肺炎最常见且死亡率最高的一种疾病，是一种病因尚未明确的慢性疾病。包括有氧训练、抗阻训练等在内的为期 8～12 周、每周 2～3 次的康复计划，对特发性肺纤维化患者的 6 MWT 有显著提升作用。另一项研究表明，基于运动的肺部康复干预将患者的 FVC 增加了 5.5%，6 MWT 提高了 44.55 m，健康相关生命质量提高了3.9%。同时，在提升运动能力、减少呼吸困难发生次数及改善生活质量等方面，运动还可能带来持续性作用。这种变化可能与运动期间呼吸加快加深，引起胸部扩张和胸肌拉伸，使覆盖肺表面的脏胸膜弹性增加，肺部顺应性提高有关。

居家模式和远程医疗下的运动也显示出较大的益处。在进行基于家庭的维持性运动锻炼后，患者在6 MWT、FEV_1及慢性呼吸衰竭问卷评分方面有明显的提升。

运动在某些情况下也会对呼吸系统产生不利的影响。有研究指出，在不良环境中（冷空气、潮湿、污染、过敏原）进行高强度锻炼可能会增加急性支气管收缩和哮喘发作的风险。因此，在运动场地的选择上，应尽量选择干净、患者舒适度高的场地。

（三）运动对呼吸系统的间接影响

运动除了可以直接影响呼吸系统疾病患者的呼吸功能外，还可以通过改善其他系统的原发性疾病，减轻其对呼吸系统产生的负担，间接对呼吸系统产生影响。

人体内脂肪过多会对自身的心脏和肺产生一定的负担，造成心肺功能下降，增加心血管和呼吸系统疾病的发病率。有证据表明，肥胖可能通过免疫调节通路加重哮喘，通过运动的方式减轻体重，可以使哮喘的症状显著改善，如使VO_2max增加13%，6 MWT增加52 m。使用基于互联网的自我管理支持计划可以让患者得到持续性收益，包括使其体重和心肺耐力长时间维持在健康水平。

行动受限是中老年糖尿病患者肺功能降低的主要原因。有研究表明，在进行为期8周的HIIT和MICT后，患者VO_2max分别提高了10%和8%，极大地改善了患者的呼吸功能。这可能是运动改变了糖尿病患者因行动受限造成肺功能下降的生活模式而产生的积极影响。

三、小结

运动是慢性呼吸系统疾病重要的干预措施之一，能有效改善患者的呼吸功能及整体身体机能等。

通过运动，患者在安静状态下呼吸频率减慢，呼吸深度增大，肺通气量各指标（如FVC、FEV_1、PEF等）均有增加；氧通气当量变小，O_2利用率提高；整体身体机能提高，VO_2max、最大有氧功率和健康相关生命质量指数（health regulated quality of life，HRQoL）显著增加。运动还可降低患者体内炎症水平、减少代谢性疾病危险因素，间接改善患者的呼吸功能。

目前，一些运动方式对呼吸系统的作用机制仍不明确，各类呼吸系统疾病的运动处方也并不统一，运动锻炼的内容和组成各不相同。但无论是健康人还是呼吸系统疾病患者，尽早实施适宜的运动干预方案都能在促进身体健康和提高生活质量上产生巨大收益。

（钱菁华）

第四节
内分泌系统

一、内分泌系统概述

（一）内分泌系统的组成

内分泌系统主要由内分泌腺和分布在心血管、胃肠道、肾、脂肪组织、脑（下丘脑）的内分泌组织和细胞组成。

（二）内分泌系统的功能

内分泌系统主要通过它所分泌的激素在局部、邻近组织、体腔或经血液循环到达远处靶器官，对人体生长、发育、生殖、代谢、运动、脏器功能、衰老等生命现象进行调节，以维持人体内环境的相对平衡和稳定。

（三）常见内分泌系统疾病及其危害

内分泌系统疾病是内分泌腺或内分泌组织的分泌功能和（或）结构异常时发生的症候群，可分为激素产生过多相关疾病、激素产生减少相关疾病和靶组织对激素产生抵抗所致疾病。激素产生过多相关疾病常由腺体增生、腺瘤（癌）分泌激素过多所致，如原发性醛固酮增多症、甲状旁腺功能亢进及内分泌肿瘤等；激素产生减少相关疾病包括内分泌腺被破坏所致疾病，如 1 型糖尿病、桥本甲状腺炎等；靶组织对激素产生抵抗所致疾病主要包括 2 型糖尿病、甲状腺激素抵抗综合征等。内分泌系统疾病常伴有独特的临床表现和体征，如垂体侏儒症的身材矮小、Graves 眼病的浸润性突眼、2 型糖尿病典型的“三多一少”症状等。

肥胖和 2 型糖尿病均伴有胰岛素抵抗，是代谢综合征的重要组成部分，也是心血管疾病发病的高危因素。肥胖是人体过多的脂肪组织堆积所产生的状态，是 2 型糖尿病发病的重要危险因素之一。肥胖患者体内堆积过多的脂肪组织通过释放游离脂肪酸、甘油三酯、激素、炎症因子等，参与胰岛素抵抗的发生、发展。同时，这些内分泌因子可导致胰岛 β 细胞的分泌功能异常，β 细胞分泌的胰岛素不足以控制血糖达到正常水平，最终导致糖尿病的发生。糖尿病患者如果长期血糖控制不佳，可造成全身多器官慢性损伤，导致多种慢性并发症的发生，如糖尿病肾病、糖尿病视网膜病变、糖尿病心肌病等，对糖尿病患者的生活质量和预期寿命造成严重影响。

现代社会的不良生活方式使得肥胖、代谢综合征和糖尿病的发病率显著升高。2020 年中国居民营养与慢性疾病状况报告显示，城乡各年龄组居民超重/肥胖率持续上升，有超过50%的成年居民超重或肥胖，6～17岁儿童青少年和6岁以下婴幼儿超重/肥胖率分别达到19%和10.4%。代谢综合征人群的发病率也在以惊人的速度上升，中国人群代谢综合征的患病率超过14%，且腹型肥胖及脂肪分布异常更常见。糖尿病是威胁人类健康的三大慢性非传染性疾病之一，是严重威胁人类健康的世界性公共卫生问题。据国际糖尿病联盟统计，2021年全球糖尿病患病人数已经达到5.37亿。我国糖尿病患病率也呈快速增长趋势，从1980年的0.67%快速增长到2020年的12.8%。内分泌系统疾病由于其不断扩大的患者基数和严重的并发症，对医疗卫生体系和社会经济发展造成沉重负担。

二、运动与内分泌系统

现代人缺乏体力活动，长期久坐的状态会导致内分泌代谢性疾病的发病率上升，严重威胁儿童青少年的健康成长和成人的生活与工作。研究发现，在内分泌系统功能正常的机体，血液中激素对运动应激的反应可表现为升高、降低和不确定。大多数激素对运动的反应表现为升高，如生长激素、促甲状腺激素、促肾上腺皮质激素、甲状腺素、甲状旁腺素、雌激素、睾酮等。在各种形式的运动中，胰岛素水平几乎都表现为降低。黄体生成素(luteinizing hormone，LH)、卵泡刺激素(follicle-stimulating hormone，FSH)等激素的变化不确定。虽然运动对激素水平的影响不同，但是适度、规律的运动所带来的激素节律性变化有益于维持机体内环境的稳态。同样，对于患有内分泌系统疾病和其他代谢性疾病的患者而言，运动对激素的分泌和代谢功能起到积极的改善作用。

(一) 运动对内分泌系统功能的影响

1. 抗阻运动增加去甲肾上腺素和肾上腺素分泌　抗阻运动开始时血浆中去甲肾上腺素升高，继而肾上腺素也会升高，其升高幅度与运动强度相关，运动强度越大，血氧饱和度越低，激素水平越高。肾上腺素水平的变化主要与血糖浓度相关，当运动使血糖降低至3.9～4.5 mmol/L时即可导致血浆肾上腺素升高。

2. 运动减少胰岛素分泌并升高胰高血糖素水平　运动时血糖降低会反馈性刺激胰高血糖素释放增多和胰岛素释放减少。胰岛素释放减少使得肝糖原、脂肪和蛋白质等的合成受到抑制，而胰高血糖素释放增多则有利于肝糖原分解为葡萄糖入血，维持运动时的血糖水平，同时促进脂肪分解，释放的非酯化脂肪酸有利于运动供能。综上所述，运动时胰岛素水平下降和胰高血糖素水平上升将促进脂肪分解、肝糖原的利用，有利于患者降糖减脂。

3. 运动增加促肾上腺皮质激素和皮质醇分泌　运动时，下丘脑-腺垂体、下丘脑-交感-肾上腺髓质以及下丘脑视上核、室旁核等神经内分泌系统兴奋，促进多种激素释放，其中以促肾上腺皮质激素和皮质醇的释放增加为主。人在亚极量运动(65%～80% VO_2max)后，血中肾上腺皮质激素较运动前上升50%～200%；在极量运动(100% VO_2max)后，则为运动前的5倍。血浆皮质醇在低强度运动(VO_2max<50%)时降低。

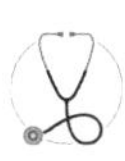

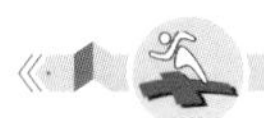

从中等强度至高强度运动时，血浆皮质醇水平则随运动负荷的加大而上升。

4. *运动抑制促性腺激素和性腺类固醇激素分泌*　运动对性激素的影响主要体现为升高雄激素。对雄激素的影响主要取决于运动强度、运动持续时间等。雄激素增高具有以下意义：对抗运动时糖皮质激素增高所致的促蛋白质分解作用，有利于体内蛋白质的保存；促使肌肉蛋白质合成，使肌肉发生适应性变化；有利于运动后代谢及器官功能的恢复。但是长时间剧烈运动（如跑马拉松等）或短时间剧烈运动时，血浆中睾酮降低，而中等强度且连续时间不太长的体育锻炼及运动训练使血中睾酮升高，因此个性化适度运动显得尤其重要。

（二）运动对内分泌系统疾病的影响

1. *肥胖症*　肥胖症是一种以体内脂肪过度储积和体重超常为特征，由遗传因素、环境等多种因素相互作用所引起的慢性代谢性疾病，主要由遗传、营养过剩等多种因素引起，康复运动在肥胖治疗中具有不可替代的作用。肥胖常与高胰岛素血症相伴，主要表现为胰岛素抵抗，同时也是导致糖尿病发生的主要原因。相关研究已经发现，急、慢性有氧运动均能改善胰岛素抵抗状态。在能量代谢方面，有氧运动可以促进棕色脂肪产热，影响全身能量代谢，从而减轻体重。在血脂代谢方面，运动可以降低脂蛋白、脂肪酶、肝酯酶等，从而改善血脂代谢。肥胖最主要的原因是摄入量和消耗量失衡。当机体运动时需要消耗大量的能量，主要参与供能的物质为糖类和脂肪，而不同的运动形式、运动强度以及持续时间等都会影响其供能的比例。如短距离的赛跑冲刺，主要以糖酵解供能为主；长时间的马拉松运动，主要以糖类和脂肪供能，因此运动可以有效改善患者的能量代谢。

2. *代谢综合征*　代谢综合征又被称为胰岛素抵抗综合征，是指在同一患者身上出现多种代谢紊乱的现象。其发病原因主要是超重或肥胖、体力活动不足、胰岛素抵抗和遗传因素。代谢综合征广泛存在于肥胖、2 型糖尿病、脂代谢紊乱、高尿酸血症、高血压、冠心病等患者身上，对患者的多个器官造成损害。代谢综合征中的每一项都会增加心脑血管疾病的风险，导致致残率及死亡率显著升高。代谢综合征患者的运动处方原则与健康成人的大体类似，推荐每周运动 150 min 以上或每周大多数天里进行每天 30 min 以上中等强度运动。研究发现，从中等运动强度开始[如 40%～59% VO_2R 或心率储备（heart rate reserve，HRR）]每周至少 150 min 或每周大多数天里每天运动 30 min，可以显著降低代谢综合征的危害，减轻脑血管疾病和糖尿病的风险。降低体重对于代谢综合征患者来说是一个重要目标，针对超重或肥胖人群逐步增加运动量至每次 60～90 min，可降低或保持体重。相关研究显示，每周≥2 d 的肌肉力量训练可减少血脂异常、空腹血糖高、高血压前期和腰围增加等代谢综合征的风险，因此抗阻运动与有氧训练相结合比单一的有氧运动更有益。

3. *糖尿病*　糖尿病是一组以血浆葡萄糖水平增高为特征的慢性代谢性内分泌系统疾病，由胰岛素抵抗和胰岛素分泌不足引起，伴有糖、脂肪及蛋白代谢紊乱。研究发现，规律运动可使糖化血红蛋白（HbA1c）水平下降 1.18%。HbA1c 水平下降 1%可使心血管事件的发生率降低15%～20%，微血管病变危险降低37%，糖尿病导致的死亡风险降低21%。由于有氧运动一直被2型糖尿病指南所提倡，可提高胰岛素敏感性、抗炎和抗氧化应激水平等。抗阻运动在改善肌肉组织的代谢方面有着不可替代的优势。运动被认为是糖尿病治疗的有效方式。糖尿病运动处方包括运动频率、运动强度、运动时间和运动类型4个要素，即FITT原则。合理的运动处方应个性化设计，遵循由少至多、由轻至重、由简至繁、有周期性的原则。运动频率方面，研究发现运动间歇超过72 h，已经改善的胰岛素敏感性会降低，因此运动频率达到每周3～7 d将使患者持续受益。运动强度方面，多项研究表明低、中、高强度运动均能提高胰岛素敏感性，降低血糖。但是对于肥胖的糖尿病患者而言，以低强度运动为宜，有利于体内脂肪的利用和消耗；而对于体型正常的糖尿病患者而言，以中等强度运动为宜，有利于血糖改善。有关抗阻运动的研究发现，加大抗阻运动量可能会产生更大的益处，骨骼肌含量的增长能够增加胰岛素受体并改善胰岛素敏感性，显著改善胰岛素抵抗。运动时间方面，研究发现对于糖尿病患者而言，每周至少需要150 min中等强度运动，每次运动时间持续10 min以上，多次累计150 min以上可以达到降血糖作用。而对于肥胖的糖尿病患者而言，每周累计运动时间建议达到250 min以上才能达到减脂降糖的作用。运动类型方面，有氧运动能提高患者有氧适应能力，抗阻运动则能改善肌肉力量，由于二者对代谢、身体成分构成和体适能作用的互补效益，联合运动更适用于2型糖尿病患者。此外，有氧运动联合抗阻训练不仅可增强运动效果，而且避免了运动的单一枯燥。在实际运动过程中，首先要了解病情，判断有无运动禁忌，使用个性化运动处方，遵循循序渐进的原则，保证运动的安全性、可行性、有效性和持续性。

4. 骨质疏松症　骨质疏松症是一种以低骨密度和骨超微结构发生改变而致骨折为特征的隐匿性疾病，主要分为绝经后骨质疏松、老年性骨质疏松、特发性骨质疏松和继发性骨质疏松。其中老年性骨质疏松和绝经后骨质疏松与增龄引发的代谢、激素改变相关。近年来的研究发现，氧化应激与增龄性骨质丢失密切相关，其最突出特点是骨细胞和成骨细胞的数目减少和功能下降。在老年群体中，由于老龄性肥胖、2型糖尿病、代谢综合征、动脉粥样硬化等发病率显著升高，患者长期处于氧化应激状态，骨质疏松症的发病率显著升高。研究发现，每周3～5次负重有氧运动，2～3次抗阻力量训练对老年骨质疏松症患者的骨密度有明显改善作用。另一项研究表明，相对于低强度运动，中等强度（8～12 RM）到高强度（5～6 RM）力量训练，中强度（40%～60%靶心率）有氧运动锻炼对骨质疏松症患者的骨峰值具有更明显的改善效果。相关运动指南指出骨质疏松症患者应避免单独高强度抗阻运动，每天30～60 min负重有氧运动和抗阻力量训练相结合更加合理。

三、小结

内分泌系统的营养代谢紊乱性疾病因其患病率高、临床并发症多等原因引起越来越广泛的关注，运动作为简单有效的生活干预方式能够有效阻止代谢病的进展，改善肥胖等患病人群的心肺与代谢功能。

虽然运动是代谢异常人群生活方式干预的优选，但是各类代谢性疾病患者在运动过程中具体方法、运动内容、运动强度等还需要进一步细化，尽早实施具体化、个性化的运动处方将对患者身心健康和提高生活质量产生巨大益处。

（李华婷）

第五节
神经系统

一、神经系统概述

神经系统包括中枢神经系统（central nervous system）和周围神经系统（peripheral nervous system）两部分。

（一）中枢神经系统

中枢神经系统包括脑和脊髓。脑分大脑半球、间脑、脑干和小脑等，脊髓由含有神经细胞的灰质和含上、下行传导束的白质组成。

1. 大脑半球（cerebral hemisphere）　大脑皮质是神经系统中最高级的神经中枢，包括躯体运动中枢、躯体感觉中枢等。联系大脑皮质与脊髓的上、下行神经纤维在大脑皮质下方集中成纵行的纤维束，形成内囊（internal capsule）。内囊后肢是运动、感觉传导纤维高度集中的部位。基底核是锥体外系统的中继站，接收几乎所有大脑皮质的纤维投射，与大脑皮质及小脑协同调节随意运动、肌张力和姿势反射，也参与复杂行为的调节。通过各级结构的调节，人的运动才能顺利、协调地完成。

2. 间脑（diencephalon）　位于两侧大脑半球之间，是脑干与大脑半球连接的中继站。间脑各部分都有其特殊功能，但主要功能为对躯体性与内脏性感觉（嗅觉除外）冲动的接收和初步整合，中继给大脑皮质特定感觉区，也是大脑皮质下自主神经和内分泌的调节中枢。

3. 脑干（brain stem）　脑干上方与间脑、下方与脊髓相连，包括中脑、脑桥和延髓。内部结构主要有神经核，上、下行传导束和网状结构。其中在脑干网状结构中有许多神经调节中枢，如心血管运动中枢、血压反射中枢、呼吸中枢及呕吐中枢等，这些中枢在维持机体正常生理活动方面起着重要的作用。网状结构的一些核团接受各种信息，又传至丘脑，再经丘脑非特异性核团中继后传至大脑皮质的广泛区域，以维持人的意识清醒，因此被称为上行网状激活系统。脑干在运动控制中主要起承上启下的作用。

4. 小脑（cerebellum）　小脑位于颅后窝，在小脑幕下方，脑桥及延髓的背侧。小脑通过脑干前庭通路参与控制运动平衡，调整姿势；通过红核脊髓及网状结构参与对牵张反射的调节，影响肌张力，纠正运动偏差，使运动精确完善。

5. 脊髓(spinal cord)　脊髓由含有神经细胞的灰质和含上、下行传导束的白质组成。脊髓发出31对脊神经分布到四肢和躯干；同时也是神经系统的初级反射中枢。脊髓中的大量神经细胞是各种感觉和运动的中继站，上、下行传导束在各种感觉及运动冲动的传导中起重要作用。脊髓是最低层次的运动中枢，也是完成躯体运动最基本的反射中枢。

(二) 周围神经系统

周围神经系统是指脊髓及脑干软脑膜以外的所有神经结构，即除嗅、视神经以外的所有脑神经和脊神经。在脑神经、脊神经和内脏神经中，各自都含有感觉和运动成分。感觉传入神经将皮肤、关节、肌腱和内脏神经的冲动由感受器传向中枢神经系统；运动传出神经将神经冲动由中枢神经系统传出到周围效应器。

(三) 常见的神经系统疾病及其危害

神经系统疾病可以分成两类：中枢神经系统疾病和周围神经系统疾病。中枢神经系统疾病包括中枢神经系统退行性疾病(如阿尔茨海默病、帕金森病、多发性硬化等)和脑血管疾病(如缺血性脑卒中、出血性脑卒中等)；周围神经系统疾病主要包括外伤、卡压、代谢、中毒、感染等引起的疾病。不同疾病所对应的表现不同，如阿尔茨海默病的临床表现主要有记忆障碍、失语、失用等；脑卒中的常见症状为单侧肢体无力、运动障碍，其他症状还包括口眼歪斜，大、小便障碍，肌张力增高等。

一般情况下，各种疾病都可诱发神经系统疾病。目前许多神经系统疾病的发病机制尚未十分清楚，若不加以及时干预治疗，会引发各种其他系统间的并发症，极大地影响患者的生活质量。例如，脑卒中是一种突发且进展迅速的疾病，可伴有各种躯体功能障碍，部分还可伴随认知功能损害或痴呆，最终导致患者出现抑郁、焦虑等情感障碍，严重影响患者的日常生活，使其幸福感降低。由于成人大脑神经元不能再生，中枢神经系统疾病难以治愈。慢性神经系统疾病已经严重影响人类健康和社会发展，成为严重的公共卫生问题。

二、中枢神经系统对运动的调节

(一) 上、下运动神经元

上运动神经元包括额叶中央前回运动区的大锥体细胞(Betz细胞)及其轴突组成的皮质脊髓束(从大脑皮质至脊髓前角的纤维束)和皮质脑干束(从大脑皮质至脑干神经运动核的纤维束)。上运动神经元的功能是将随意运动冲动发放和传递至下运动神经元，并控制和支配其活动。

下运动神经元包括脊髓前角细胞、脑神经运动核及其发出的神经轴突。它是接收锥体系统、锥体外系统和小脑系统各方面冲动的最后通路，是冲动到达骨骼肌的唯一通路，其功能是将这些冲动组合起来，通过周围神经传至运动终板，引起肌肉的收缩。由脑神经运动核发出的轴突组成的脑神经直接到达它们所支配的肌肉。由脊髓前角运动神经元发出的轴突经前根、神经丛、周围神经到达所支配的肌肉。每个前角细胞支配 50～200 根肌纤维，每个运动神经元及其所支配的一组肌纤维称为一个运动单位，这是执行运动功能的基本单元。

（二）中枢神经系统运动调节过程

任何随意肌的收缩运动都受中枢神经系统调控。大脑辅助运动区负责随意运动的计划和启动，中央前回则负责运动具体执行以及运动速度和力量大小的调节，辅助运动区和中央前回通过皮质脊髓束将运动冲动下传至脊髓的前角运动神经元，然后再经过脊髓的前根及外周的运动神经，通过神经肌肉接头传至外周骨骼肌，从而通过兴奋收缩偶联来完成肌肉收缩。

在此过程中，大脑感觉中枢不断接受来自外周感觉器官感受到的信息，如视觉、前庭位置觉、皮肤触觉及关节囊、韧带和肌腱的本体感觉，并对这些信息进行整合，然后通过对中央前回和辅助运动区进行调制，从而产生协调、精准的运动。另外，小脑、基底节也在中枢神经系统对外周运动神经控制过程发挥重要作用。

三、运动对神经系统的影响

（一）保持中枢神经系统的紧张度和兴奋性

运动可以向中枢神经系统提供感觉、运动和反射性传入，在大脑疲劳时使大脑皮质运动区的神经细胞兴奋，加强已疲劳神经细胞的抑制活动，使疲劳尽快解除，从而保持中枢神经系统的紧张度和兴奋性。

（二）促使条件反射建立

多次重复的训练活动可以提高神经活动的兴奋性、灵活性和反应性。有研究显示，长期的慢速运动、迷宫训练能促进神经元的侧支抽芽和新突触联系的建立，伴随着新突触的形成突触囊泡和囊泡蛋白质的含量也发生相应变化，进而促进神经活动的发生。

（三）对脑的功能重组和代偿起关键作用

1. 运动对大脑皮质的影响　实验动物小鼠在各种形式的运动训练下，自丘脑皮质纤维进入躯体感觉区皮质的传入信息会增多，进而大脑皮质Ⅵ层锥体细胞作为皮质传出神经元的一部分，接收的信息量也相应增多。在此作用下会形成新的树突棘，所以认为多种形式的运动会对大脑皮质产生影响，使得大脑皮质内众多锥体细胞树突棘的数量增多，因此改善大脑皮质功能。

2. 运动对小脑皮质的影响 运动不仅能促使大脑皮质神经元树突棘数量增多,同时对于小脑皮质神经元也有一定作用。研究表明,技巧运动可使小脑浦肯野(Purkinje)细胞线粒体的体积增大,这可能与小脑的主要功能为维持身体平衡、调节肌张力和协调行动有关。线粒体超微结构发生的明显变化提示线粒体合成ATP的功能增强,使得神经细胞获得更充足的能量供应。

3. 运动对脊髓前角细胞的影响 研究表明,运动不能延长实验动物小鼠的寿命,但可以使脊髓前角运动神经元在衰老过程中的丢失程度减轻,主要是小神经元减少,大、中神经元并没有减少,并且神经元的胞体、胞核、核仁显著增大。这可能是神经细胞接收和输出信息量增加诱导的结果,与前角运动神经元蛋白质合成能力增强有关。

4. 运动对脑抗氧化能力的影响 脑是生物体的中枢,其自身的高代谢速率、高脂质含量和相对较低的过氧化氢酶、谷胱甘肽过氧化物酶水平使其容易遭受氧化损伤。研究发现,脑组织在运动过程中氧自由基(oxygen free radical, OFR)信号强度逐渐增强,并呈现出对运动强度依赖的阶段性改变。因此认为,长期适度的运动训练可引起脑抗氧化能力的变化,起到延缓神经系统衰老的作用。

四、神经运动训练的循证医学推荐

神经运动训练(neuromotor fitness)包括平衡、协调、步态、灵敏性和本体感觉等控制技能的练习,也被认为是功能性体适能练习。有时也将神经运动训练与抗阻、柔韧性练习相结合的涉及面较广的锻炼活动看作为神经运动训练,如太极拳、气功和瑜伽等。神经运动训练对老年人身体健康的好处显而易见,这类练习不仅可以提高老年人的平衡性、灵敏性和肌肉力量,还可以降低他们发生跌倒的风险和对跌倒的恐惧感。然而,尽管有研究显示运动员进行平衡和灵敏性练习可以在一定程度上减少运动训练时受到损伤,但有关中青年人通过进行神经动作练习进而获益的研究仍然很少。由于对中青年人研究资料的缺乏,因此无法向这一年龄段人群明确推荐神经动作练习,只能说这种练习可能对参加需要灵敏、平衡和其他控制技能的竞技运动人群有益。

目前还没有适用于所有成人的、最有效的神经运动训练方案。多数研究中采用的可以提高控制能力的方案,通常每周至少2～3 d,每次至少20～30 min,每周累计不少于60 min。目前有关练习的重复次数、强度或最佳进展计划的数据尚缺如。表1-2-1总结了神经运动训练运动处方的FITT-VP原则。

表1-2-1 神经动作练习循证推荐

FITT-VP	循证推荐
频率(F)	• 建议每周至少2～3次
强度(I)	• 有效的神经运动训练强度尚不清楚
时间(T)	• 可能需要每天至少练习20～30 min

（续表）

FITT - VP	循证推荐
类型(T)	• 建议老年人通过适当的训练和多种体力活动(如太极拳、瑜伽)来提高控制技能(如平衡性、灵活性、协调性和步态),这样可以保持身体机能状态,并且降低跌倒的风险 • 中青年人进行神经运动训练的效果并不十分明确,但可能也会为运动者带来益处
量(V)	• 最佳的运动量(如重复次数、强度)尚不清楚
方式(P)	• 最好的运动方式尚不清楚
进程(P)	• 最适合的进展计划尚不明确

［改编自：GARBER CE, BLISSMER B, DESCHENES MR, et al. American College of Sports Medicine Position Stand. The quantity and quality of exercise for developing and maintaining cardiorespiratory, musculo-skeletal, and neuromotor fitness in apparently healthy adults: guidance for prescribing exercise［J］. Med Sci Sports Exerc, 2011,43(7):1334 - 1359.］

（吴　毅）

第六节

泌尿生殖系统

一、泌尿生殖系统概述

（一）泌尿系统

泌尿系统由肾脏、输尿管、膀胱、尿道及相关血管、神经等组成。肾脏是人体的主要排泄器官,通过形成尿液排出体内代谢废物、多余水分、无机盐及有害物质,参与调节体内水和电解质平衡。肾脏主要功能包括:①滤过功能(生成和排出尿液,排出人体多余水分和代谢废物);②重吸收和排泌功能(调节机体内环境稳态,保持水、电解质及酸碱平衡);③内分泌功能(调节血压、红细胞生成和骨骼生长等)。排尿管道包括输尿管、膀胱和尿道,输尿管是输送尿液入膀胱的管道,膀胱是暂时储存尿液的器官,尿道是尿液排出体外的管道。输尿管的起始膨大处为肾盂,肾盏收集来自乳头管的尿液,经肾盂、输尿管进入膀胱,暂时贮存后由尿道排出。

（二）女性生殖系统

1. 女性生殖系统解剖　女性生殖系统分为外生殖器和内生殖器。女性外生殖器由阴阜、大阴唇、小阴唇、阴蒂、阴道前庭组成。女性内生殖器包括阴道、子宫、输卵管及卵巢，后二者称为附件。卵巢为一对扁椭圆形的性腺，具有生殖和内分泌功能，产生和排出卵细胞，以及分泌性激素。

2. *女性生殖系统内分泌激素*　月经周期是一种生理现象，从女性初潮后开始，每月(约 28 d)发生 1 次，由下丘脑-垂体-卵巢轴协调该周期。下丘脑神经血管终末端释放促性腺激素释放激素，后者通过下丘脑-垂体门脉微循环系统转运到垂体，垂体脉冲式分泌 LH 和 FSH。FSH 可促进卵泡发育，而 LH 对排卵、卵泡膜细胞来源雄激素[雌二醇(estradiol，E_2)前体]的刺激与黄体的维护至关重要。

(三) 男性生殖系统

1. *男性生殖系统解剖*　男性生殖系统分为外生殖器和内生殖器。男性外生殖器包括阴囊和阴茎。男性内生殖器由睾丸、输精管和附属腺组成，附属腺包括精囊腺、前列腺和尿道球腺。

2. *男性生殖系统内分泌激素*　下丘脑-垂体-睾丸轴由经典的反馈回路控制。睾丸的主要内分泌刺激因子是由垂体合成并分泌到体循环中的 LH 和 FSH。LH 刺激睾丸合成睾酮及其两大活性代谢产物，即 E_2 和 5α-二氢睾酮。而 FSH 与睾丸中的高浓度睾酮结合，共同刺激曲细精管产生精子。

二、运动对肾脏功能的影响

(一) 运动对滤过功能的影响

肾脏接收的血流灌注约占全心输出量的 25%。滤过功能是肾脏最重要的生理功能，也是临床最常用的评估肾功能的参数。肾小球滤过率(glomerular filtration rate，GFR)在静息状态下成年男性约为 120 ml/(min·1.73 m^2)，女性约低 10%。GFR 主要取决于肾小球血流量、有效滤过压、滤过膜面积和毛细血管通透性等因素。研究表明，健康人群中缺乏运动者的 GFR 更低。一般来说轻度和中度运动对 GFR 无明显影响；剧烈运动时 GFR 可减少一半，运动后即刻 GRF 降至最低，运动后 1 h 才恢复到运动前水平。许多学者报道了当轻度和中度运动时，滤过分数(filtration fraction，FF)增加。FF 是指滤过液量与血浆流量之比，安静时为 20%。低强度运动时 FF 可达 35%，高强度运动时可达 67%。梁丰等的研究表明，中等强度有氧运动及有氧运动联合抗阻训练可以显著改善慢性肾脏病(chronic kidney disease，CKD)患者的 GFR，这可能与运动能改善肾脏血液循环、减轻氧化应激水平、缓解肾动脉硬化等有关。

(二) 运动对重吸收和排泄功能的影响

肾小球每天滤过生成 180 L 原尿，其中电解质成分与血浆相同。原尿中 99%的水、全部的葡萄糖和氨基酸、大部分电解质及碳酸氢根等被肾小管和集合管重吸收回血液，形成终尿(约 1.5 L)。近端肾小管是重吸收的主要部位，滤过的葡萄糖、氨基酸全部被重吸收；

尿酸可从肾小球滤过，但多数在肾小管重吸收，继而再分泌到肾小管腔中；部分药物，特别是一些抗生素和造影剂，也以此方式排出体外。髓袢在髓质渗透压梯度形成中起重要作用，对尿液的浓缩功能至关重要。远端肾小管，特别是集合管，是调节尿液最终成分的主要场所。短时间大强度的一次性运动后，肾小管上皮顶浆小泡增多，从而提高肾小管对低分子蛋白质的重吸收功能。长时间大强度的一次性运动后，肾小管上皮细胞的部分线粒体变得凝聚、肿胀和空泡化，部分内质网扩张，次级溶酶体增多，从而降低肾小管重吸收功能，导致蛋白尿排出率增加。

（三）运动对肾脏内分泌的影响

肾脏具有重要的内分泌功能，能够参与合成和分泌肾素、促红细胞生成素（erythropoietin，EPO）、1,25-二羟维生素 D_3、前列腺素和激肽类物质，参与人体的血流动力学调节、红细胞生成、钙磷代谢及骨代谢等。肾脏产生 EPO 受肾脏皮质和外髓局部组织氧含量调节，EPO 从肾脏分泌，经血液循环作用于骨髓的红系祖细胞，主要作用是促进红细胞增生。实验证实，机体组织处于缺氧时可促进 EPO 的释放。运动导致机体相对缺血缺氧，从而使血中 EPO 浓度增高。研究表明，高原训练初期游泳运动员 EPO 出现明显增多，1 周后恢复正常，随着训练强度的提高，EPO 又出现增多，到机体适应后又恢复正常。此外，耐力运动员在安静状态下的血浆 EPO 显著高于非运动员，提示运动对机体 EPO 的生成有良性促进作用。运动也会通过减少促炎因子的释放，减少氧化应激，增加超氧化物歧化酶（superoxide dismutase，SOD），改善肾素-血管紧张素系统，保护肾脏结构与功能。

（四）运动对尿量及尿成分的影响

及时观察尿量和尿成分，可掌握运动对肾功能的影响规律，从而为客观评定运动时肾脏功能和身体机能状况提供依据。

1. *尿量*　正常人每昼夜排出的尿量为 1～2 L，一般约为 1.5 L。尿量多少主要取决于每天的摄水量和排水量，摄水量多则尿量多。运动后尿量主要受气温、运动强度、运动持续时间、泌汗和饮水量等因素影响。如果在夏季进行强度较大、持续时间较长的运动，或强度虽不大但时间长的运动，由于大量泌汗，尿量会减少。短时间运动后，尿量不会发生明显变化。此外，运动时由于血液重新分配，肾脏血流量减少，故运动后一段时间内尿量减少。高强度、大运动量比赛后，因尿量减少而影响尿检的结果，因此，通常在有监督的情况下，运动员会饮用一定的水或常规的等渗液，以增加尿量。剧烈运动后尿量减少，尿液浓缩。在观察运动过程中尿中某一成分的变化时，用收集的总尿量来计算该成分总含量，比用浓度来计算该成分总含量更能反映其变化的规律。

2. *尿乳酸*　正常人尿中乳酸为微量，约为 0.5 mg/L。运动后尿中乳酸增多，其含量与糖酵解供能有关。中长跑的运动强度较大，以产生乳酸为主，运动中体内缺氧，此时糖酵解产生大量乳酸，进入血液后，血乳酸含量增高，可达 1.4～2.8 g/L，尿乳酸随之增高，可达 2.3 g/L 左右。尿乳酸随血乳酸含量的变化而变化，因此，尿乳酸能衡量运动强度，可作为反映体内糖酵解程度的生理指标。

3. *尿蛋白*　长时间大强度的运动后，肾小球毛细血管会出现扩张和充血，内皮细胞吞饮小泡增多，呈蜂窝状，内皮小孔间距和孔径大小不等，基膜总厚度减少，足细胞的突起增多，从而导致肾小体滤过膜的通透性提高，在原尿中出现尿蛋白，称为运动性尿蛋白。运动性尿蛋白与运动强度、运动项目、训练手段、年龄及环境因素等有关，可以作为评定运动员身体机能状态、运动负荷强度和量度的指标。但不同于病理性蛋白尿，运动性尿蛋白一般在运动后 24 h 内能迅速自行恢复。研究表明，大强度运动对小鼠肾脏的影响是一种与运动时间相关的可逆性病理变化，是肾功能增强的一种暂时的适应性反应。然而，大强度运动对肾结构带来的不同程度影响在短期内不可能完全恢复，这为运动后产生运动性蛋白尿等尿异常提供了一定的理论依据。

三、运动对女性生殖系统的影响

运动可改善心血管疾病危险因素、激素状况和生殖功能，包括减少腹部脂肪，降低血糖、血脂和胰岛素抵抗，改善月经周期、排卵和生育能力，降低睾酮和游离雄激素水平，增加性激素结合球蛋白等。但过度运动训练可能对女运动员身体产生负面影响，闭经、骨质疏松和饮食失调被称为“女运动员三联征”。女运动员三联征可能对运动员身体造成短期和长期的严重健康风险。

（一）女性激素与运动

运动对女性的影响与女性生殖系统的下丘脑-垂体-卵巢轴以及该系统分泌的激素（LH、FSH、雌激素、孕激素）有关。雌激素和孕激素通过多种机制对运动能力和运动表现有潜在影响，如底物代谢、心肺功能、体温调节和心理因素。雌激素影响心血管系统和骨骼，孕激素主要影响体温调节和通气，研究已证明这两种激素都作用于底物代谢。运动与促性腺激素释放激素的分泌有关。研究显示，黄体中期 VO_2max 比卵泡早期低 2%。有报道，口服避孕药 4 个月后 VO_2max 降低 13%，而生活在高海拔地区者其黄体期 VO_2max 高于卵泡期，这主要是由于黄体期呼吸驱动增加，导致氧饱和度增加。黄体期较高的呼吸驱动会削弱非运动员的最大运动表现，因为它会导致呼吸困难。事实上，哮喘运动员在黄体中期运动时发生的支气管收缩比随后的卵泡中期更为严重。

雌激素导致游离脂肪酸氧化增加和碳水化合物氧化减少。增加雌激素剂量导致脂质氧化而不是碳水化合物的增加。雌激素剂量和运动时间之间的正相关关系也曾被报道。雌激素的作用是与雌激素受体结合而产生的。在雌激素受体敲除小鼠中，脂肪细胞体积增大并且数量增加，推测雌激素受体参与脂肪调节，因为雌激素受体抑制会增加脂肪储存和脂肪分解抑制。已证明切除卵巢的大鼠会产生肥胖，但经雌激素治疗后可改善。雌激素可减少脂肪组织、骨骼肌和肝脏中脂肪基因的表达。此外，雌激素还能增强脂质分解活性，从而增加脂质作为底物的利用，刺激骨骼肌脂肪代谢途径，减少脂肪组织和肝脏及肌肉的脂肪生成。

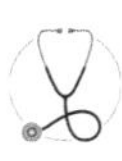

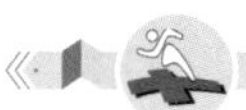

（二）运动对女性的益处

规律运动有助于实现减重和保持健康体重，并可能有助于饮食干预的成功。规律运动对2型糖尿病患者产生长期有益影响，可以减少内脏脂肪量、增加葡萄糖摄取和降低肌肉内脂质浓度，提高骨骼肌的胰岛素敏感性，改善胰岛素抵抗、控制血糖和血脂。

规律运动的其他积极影响包括增加力量和耐力，改善认知功能，增强神经肌肉协调，改善身体外观，并有可能提高幸福感。运动降低了经期前不适的整体症状评分和月经周期黄体晚期激素水平，经常运动锻炼的女性在月经周期前和期间可以避免情绪低落。规律运动是绝经后妇女的生活良方，通过防止超重和减少腹部肥胖，可以直接或间接地减少终身暴露于内源性雌激素的机会。大量研究证实，规律运动是降低乳腺癌风险、辅助治疗乳腺癌、改善乳腺癌预后的良方。

（三）过度训练对女性的不利影响

持续高强度运动对女性生殖系统的影响也受到很多研究者的关注，因为它诱发了下丘脑-垂体-卵巢轴内分泌功能的病理改变。众所周知，女性的生殖系统对生理压力和剧烈运动一样敏感。持续超负荷运动存在风险，尤其是对女运动员而言，这些风险可导致女运动员三联征，其指可利用能量、月经功能和骨密度之间相互关联的一种疾病，并有很大可能出现原发性或继发性闭经和月经少的生殖系统病理变化，临床表现为饮食失调、功能性下丘脑闭经和骨质疏松。患女运动员三联征的青少年和年轻女性的体重可能正常或偏低。

女运动员三联征的后果包括短期（不孕）和长期（骨质疏松）影响。在女运动员中，促性腺激素释放激素分泌减少，限制了垂体LH和FSH的分泌，从而解除了对卵巢的刺激，停止了E_2的产生。在芭蕾、长跑、体操、花样滑冰等需要低体重的女运动员中，上述激素水平变化的特征得到了体现。过度运动锻炼对身体也可能是一种应激状态，并影响神经内分泌调节物的分泌，对许多因子的释放产生重要影响，导致促性腺功能减退症。事实上，雌激素水平低的运动员更易患骨质疏松症和骨质减少症，并增加脊柱侧弯和骨折的风险。

四、运动对男性生殖系统的影响

身体活动不足是影响男性性行为和导致性功能下降的危险因素。运动、运动表现与睾酮水平相互影响，积极规律的运动改善睾酮水平，进一步促进体适能的提升，能够延缓或阻止年龄对睾酮水平的不利影响。勃起功能障碍的男性需要接受运动功能筛查和运动处方治疗。

（一）男性性行为与运动

运动可以高度促进社会关系和两性关系，具有很大的临床意义及社会意义。运动与两性关系涉及两个主要问题：运动是否及如何影响性健康和性行为，以及性行为是否及如何影响随后的运动表现。运动本身可积极或消极地影响下丘脑-垂体-睾丸轴的功能，从而影响个人的生殖和（或）性健康。影响程度取决于个体因素，如遗传和表观遗传因素，也取决于运动实践中的不同变量（如运动类型、训练强度和持续时间、兴奋剂和药物的使用或滥用、营养补充、心理压力、适应负荷等）。如果管理得当，运动可以对男性性健康产生有益影响。

适当的身体活动、积极和规律的运动可能是保护一般健康和性健康的一个关键因素。长期以来，无论是动物还是人类，身体活动本身都与更好的男性性功能有关。充分的运动锻炼与更好的性活动（如勃起功能、性冲动、性高潮和性交满意度）相关。在急性运动中观察到与运动相关的血浆睾酮的急性升高，在理论上可以使男性在没有与运动相关的性腺功能低下的情况下更喜欢性活动。

事实上，久坐行为是许多疾病（如肥胖、糖尿病、代谢综合征、心血管疾病、炎症状态和性腺功能减退）发生和（或）加重的原因，而这些疾病往往也与性功能障碍有关。运动训练可以积极影响男性性腺功能减退症的一些常见临床表现，并可能是活跃个体早期怀疑睾酮缺乏的一个混杂因素。

（二）男性睾丸功能与运动

在所有与运动相关的研究中，目前认为运动对睾酮（主要的男性性激素）的产生和分泌尤其相关。睾酮是一种类固醇激素，由胆固醇产生，具有重要的合成代谢和雄激素功能。规律运动可以显著改善睾酮水平；一次有氧或力量运动可使睾酮水平急性上升，持续30 min左右后恢复；中到高强度、大肌肉群参与的抗阻运动是提升睾酮水平、促进合成代谢的良方，老年人群、肌少症人群可以从中获益。

基于人群的研究证实了有氧运动及力量训练与睾丸功能参数（如精子浓度和激素血清水平）之间的正相关性，获益程度与年龄无关。对平均年龄69岁的老年人实施中等强度力量训练，与年轻对照组一起，均可观察到运动结束后15 min内，睾酮水平显著上升。研究显示，只要5周力量训练即可以显著提升受试者的基础睾酮水平；对没有运动训练经历的年轻健康受试者（平均23岁），5周中等强度有氧训练（每周4次，每次40 min功率自行车）也可显著提升基础睾酮水平。经过长期运动训练的受试者，其血清总睾酮和游离睾酮水平、精子数量、活力和形态都有所增加。但也有研究观察到了相反的结果：中等强度训练男性的血清游离睾酮、总睾酮、LH和FSH水平较低，表明睾丸功能下降。这些差异可能源于受试者的基础睾酮水平、运动水平、运动量、饮食、测试时间及受试者对运动的适应性等影响。

目前普遍认为过度训练对睾丸功能有害。在一项随机对照研究中观察到男性运动员参加了60周的跑步计划后，血清总睾酮和游离睾酮水平降低，性激素结合球蛋白水平升高，精子数量、活力和形态等精液参数降低，这些激素和生理变化提示睾丸功能受损。

（三）男性性腺功能减退与运动

从20世纪80年代开始，研究人员开始研究运动训练（主要是耐力训练）如何影响男性的生殖神经内分泌系统。研究表明，经过长期耐力训练后，运动男性的生殖激素水平发生显著变化，出现基础静息睾酮浓度持续较低。具体来说，这些男性中的大多数表现出临床“正常”的睾酮浓度，但其浓度处于正常范围的低值，在某些情况下确实会达到亚临床状态。这种激素变化的主要后果是增加了异常精子基因、男性不育问题和骨质矿化受损的风险。目前关于这一状况及其后果的调查研究很少，缺乏关于低睾酮水平对健康影响的全面大规模流行病学调查。2005年，有专家提出使用“运动-性腺功能减退男性”作为这种情况的标签，并探讨耐力运动如何影响男性生殖系统神经内分泌调节，诱发性腺功能减退，从而抑制血液循环中的睾酮浓度，以及可能导致这种情况的机制。机制研究集中于观察到的垂体泌乳素和FSH的改变。垂体泌乳素和FSH产生-分泌的这种改变已经成为运动女性发生生殖功能障碍（即闭经）的研究领域热点，因此，在很大程度上，男性研究调查是模仿多年来对女性所做的研究。运动-性腺功能减退男性在受到外源性促性腺激素释放激素刺激后FSH分泌减少，这表明可能存在某种类型的促性腺激素释放激素抵抗（如受体敏感性降低）或在垂体前叶产生LH的能力受损。

迄今为止，对运动-性腺功能减退男性的睾丸产生和分泌睾酮能力的评估一直是矛盾的。

（张　昆　余　晨　吴　忠）

第七节
消 化 系 统

一、消化系统概述

（一）消化系统的组成

消化系统（digestive system）是人体实现对营养物质的消化和吸收的一系列器官的总称，由消化管（口腔、咽、食管、胃、小肠和大肠）和消化腺（分布在消化道黏膜的腺体、唾液腺、胰腺和肝脏）两大部分组成。

（二）消化系统的功能

消化系统的基本功能是摄取、转运和消化吸收食物，摄取营养，排泄废物。消化道通过肌肉收缩和舒张，将食物研磨，并使之与消化液充分混合。通过把食物不断向消化道远端推送，达到机械性消化；并通过消化腺分泌消化液，由消化液中的酶分别把蛋白质、脂肪和淀粉分解为可吸收的小分子物质，实现化学性消化。经消化后的营养成分通过消化道黏膜进入血液或淋巴管，营养物质被吸收。未被消化吸收的食物残渣，最后以粪便的形式排出体外。

消化系统是机体内、外环境的重要屏障。胃肠道黏膜屏障的建立与维护，对于人体内稳态的形成具有重要价值。肠黏膜屏障是人体接触外源性物质的第一道防线，由机械屏障、化学屏障、免疫屏障和肠道内微生物构成的生物屏障组成。肠免疫系统可能在系统性自身免疫性疾病和免疫耐受的发展中起重要作用。正常的肠道屏障可有效阻挡肠道内寄生菌及其毒素向肠腔外的身体组织、器官转移，防止机体受内源性微生物及其毒素的侵害。肝脏是内脏血流的过滤器，是肠道免疫系统的第二道防线，具备生物过滤作用，防止有害物质从肠道入肝从而波及全身。

消化系统具备两大实质性脏器：肝脏和胰腺。肝脏是体内碳水化合物、蛋白质、脂质、维生素合成代谢的重要器官，也是主要的解毒器官和免疫器官。肝脏-胆囊-胆道组成的胆汁排泄系统，对消化道的生理功能、毒素排泄有重要作用。胰腺为一种兼具内分泌和外分泌功能的腺体，外分泌结构占据胰腺的绝大部分，为浆液性复管泡状腺结构，其内含有腺泡与导管，腺细胞合成蛋白质，通过顶浆分泌的方式分泌消化酶的前体生成胰液。胰液内含有丰富的消化酶，如胰蛋白酶、胰脂肪酶、胰淀粉酶，可以参与蛋白质、脂质以及淀粉的水解消化。同时胰腺内分泌产生的胰岛素和胰高血糖素在糖代谢中发挥重要作用。

（三）常见的消化系统疾病及其危害

据统计，胃肠病和肝病产生的疾病负担几乎占所有疾病的 1/10。食管癌、胃癌、肝癌、结直肠癌等消化系统恶性肿瘤，以及肝硬化等慢性肝病在如今仍位于我国前 20 位死亡病因之列。消化系统疾病对人民健康带来重大危害，增加社会经济负担。

消化系统疾病主要分为以下类型：消化吸收功能障碍、分泌异常（如萎缩性胃炎、胃泌素瘤、胰腺炎）、胃肠道转运异常（如肠梗阻、贲门失弛缓）、免疫调节异常（如炎症性肠病、自身免疫性疾病）、炎症（如病毒性肝炎、炎症性肠病）、代谢性异常（如非酒精性脂肪肝、药物性肝病）、肠道血供障碍（如缺血性肠病）、肿瘤、功能性疾病（如肠易激综合征）及遗传因素引起的疾病。

消化道的活动受自主神经支配，交感兴奋或抑制可导致胃肠动力变化。迷走神经受损可引起胃十二指肠对扩张的异常敏感性。消化道具有肠神经系统（enteric nervous system，ENS），可以不依赖中枢神经系统独立行使功能，称为“肠之脑”。ENS 可直接接受胃肠道腔内各种信号，被激活后分泌的神经递质为多肽分子，通过血脑屏障作用于下丘脑-垂体-肾上腺皮质轴，多种胃肠内分泌激素通过脑-肠轴调控应激反应强度。各种精神因素，尤其是长期精神高度紧张可造成应激-神经-内分泌调控紊乱，影响胃肠道的运动、分泌和感觉功能，引起功能性胃肠病。功能性胃肠病十分常见，可占消化道门诊就诊量的50%～70%，给患者带来较大生活影响，造成医疗经济负担。

各种疾病（消化道内、外）只要引起消化道结构异常（如糜烂、溃疡、穿孔、狭窄和癌变）、出血、营养及电解质吸收分泌异常等均可改变消化道的正常功能而致病。如消化道肿瘤引起的梗阻导致食物转运障碍，造成水、电解质的丢失及肠道屏障的破坏，引起感染和毒血症；肠道炎症性疾病（如克罗恩病）可引起贫血、营养不良等症状。这些疾病极大地影响患者的生存质量，危及生命健康。

肝脏通过各种酶促反应运转，一旦肝细胞受损停止工作或酶的缺乏均可引起疾病。比如肝脏是合成白蛋白和某些凝血因子的唯一场所，肝细胞坏死或肝脏储备能力下降时，将引起低蛋白血症及凝血功能障碍。肝脏作为主要解毒器官，当出现功能障碍时将导致相关毒素储积引起的疾病。如肝脏通过尿素代谢将肠道含氮物转换后从肾脏排出，该代谢障碍可导致肝性脑病。肝脏是胆汁生成的场所，各种原因引起胆汁酸合成、转运、分泌和排泄障碍均可引起胆汁淤积性肝病及脂溶性维生素缺乏。药物通过肝脏内的药酶进行代谢，因此肝脏在药代动力学中起到重要作用，而药物及其代谢产物也可引起肝脏损害，导致药物性肝病。

当各种原因导致胰腺内、外分泌功能异常时，将导致相关疾病。如急性胰腺炎发生时，在胰腺消化酶被激活的情况下，将发生消化酶对自身组织的消化及剧烈的炎症反应，造成临床急症。而在慢性胰腺炎中，胰腺内、外分泌功能损害，可引起糖尿病及营养的消化吸收功能障碍。

二、运动与消化系统

运动对临床医学的积极介入，是依托于生命科学、运动生理学、临床医学等基本理论，以运动的方式防治人类疾病，增进人类健康的积极有效的手段，临床疾病的预防和治疗是运动处方研究和实施的具体内容；基于个人健康、体力和心血管功能状态，使用处方的形式规定运动类型、运动强度、运动时间和运动频率，提出运动的预防措施。

随着社会的发展，消化系统疾病的防治不仅重视引起疾病的生物学因素，同时，对相关的社会因素、心理因素也逐渐重视；不仅使用药物等临床手段，同时也注重对人群的健康监护。作为防治疾病、促进健康的有效手段，运动处方在消化系统疾病防治中的作用得到学术界和大众的普遍认可，并得以广泛实施。例如，多项研究显示，运动处方能促进消化系统的功能，加强营养素的吸收和利用，增进食欲，促进胆汁合成和排出，减少胆石症的发生，促进胃肠蠕动，防治便秘等疾病。此外，一项针对癌症患者预后的前瞻性研究发现，与缺少体力活动的癌症患者相比，积极体力活动的癌症患者的全因死亡风险可降低66%；相对于每天久坐时间＜6 h 的癌症患者，每天久坐时间＞8 h 的全因死亡风险增加81%；每天久坐＞8 h 并且缺少体力活动的癌症患者死亡风险最高。还有研究对比不同运动量的肿瘤患者发现，积极运动的患者不仅寿命更长，保持无瘤状态的概率也更高。

近年来，随着对健身运动处方和康复运动处方研究的不断深入，运动对临床科学积极干预的良好效果已得到公认，科学运动成为健康保健和消化系统常见疾病预防和康复的主要手段之一。

（一）运动对胃肠道疾病的影响

运动对胃肠道的作用机制主要在于：①运动增加机体消耗，通过反射可刺激和提高消化能力，增进食欲。②进行康复运动时，情绪的改善和呼吸的锻炼可使下丘脑外侧的饮食中枢兴奋，改善消化功能。同时，焦虑、抑郁、紧张、激动和恐惧等情绪的缓解能够改善患者自主神经功能调节紊乱引起的胃肠运动及分泌功能障碍。③腹式呼吸时，膈肌活动幅度增加和有节律地上下活动可引起腹腔内压力改变，既改善了腹腔内血液循环，包括影响直肠静脉丛循环，消除淤血状态，防治内、外痔，又可促进胃肠道蠕动，从而调整整个胃肠道功能。④运动可影响肠道微生态，运动员肠道微生态多样性比普通人群高出 1 倍。肠道微生态多样性有助于益生菌平衡，减少外来有害菌群的定植，改善便秘和腹泻等消化系统症状。

对于消化性溃疡、慢性胃炎、胃食管反流病等慢性胃肠病患者，运动处方能够有效改善大脑皮质对胃肠的调节功能，促进胃肠蠕动、分泌和吸收，与中枢神经系统高级部分的调节作用密切相关。此外，运动还能改善腹腔内的血液供给，增强免疫功能，从而提高胃肠黏膜的抵抗力，促进溃疡愈合。

对于胃肠手术患者，术后由于麻醉、手术刺激及消化道重建等原因，会导致肠道蠕动缓慢、肠壁水肿、肠腔扩张等并发症。例如，术后 12～24 h 内患者肠蠕动可完全消失，若超过 72 h 患者不能自主肛门排气，会引起腹腔内压力升高，导致腹胀，严重时可发生腹腔间隙综合征，致多脏器功能障碍，以及伤口裂开、再次手术等。而且，胃肠道术后长期禁食导致体力不佳，长期卧床还易形成血管内血栓。由于认知缺乏、害怕疼痛等原因，许多患者在术后不能进行有效活动，因此，如何正确指导并帮助患者进行有效运动尤为重要。胃肠疾病患者术后体质较差，且个体身体状况差异大，个性化制订运动处方，指导腓肠肌运动（如散步）、教授腹式呼吸、指导有效咳嗽对患者功能恢复意义重大。如早期下床活动有利于胃肠道功能的恢复，防止肠粘连。同时，适当运动能增加肌肉和内脏血液供应，促进肌纤维粗大。

很多研究表明，体力活动能够在确诊肿瘤后通过 3 种途径提高癌症患者的生存率：一是对肿瘤的生长和转移有直接影响；二是提高治疗完成率；三是提高治疗效果。同时，90％以上的恶性肿瘤患者在某些阶段将经历肿瘤相关的疲劳。恶性肿瘤的治疗方法有外科手术、放疗、化疗和免疫疗法，在消灭肿瘤的过程中，也会破坏健康组织，造成限制患者运动能力的副作用，称之为肿瘤相关性疲劳。研究表明，运动处方对部分消化系统肿瘤患者的癌因性疲乏进行干预，能够显著改善患者的疲乏症状。

（二）运动对肝脏疾病的影响

运动时内环境发生改变，刺激肝脏更多地参与血糖、血脂的调节。运动时体内的肌糖原被快速消耗产生乳酸，生成的乳酸可以被转运至肝脏，经由糖异生途径转变为葡萄糖，同时肝糖原可以被分解为葡萄糖，维持内环境的稳定。短期运动对肝脏脂肪含量的影响较为局限，长期运动被证明可以降低血液中甘油三酯的含量，降低极低密度脂蛋白分泌。运动可以改善肝脏的脂质代谢水平，提高肝脏内脂肪代谢相关蛋白的表达，有利于脂肪酸的氧化代谢。因此，运动对肝脏疾病有一定程度的改善作用。

研究表明，运动可以改善肝脏的炎症水平。短时间剧烈运动可以刺激组织产生类似于炎症的急性期反应，剧烈运动诱导肝细胞因子受体信号转导、趋化因子配体、IL-11受体和 *IL-1* 上调，IL-11可以激活JAK/STAT信号通路的传导及上调 *SOCS-3*，*SOCS-3* 可通过激活NF-kB参与肝脏的炎症反应。正常强度的定期运动可以起到抗炎的作用，运动可以降低肝脏中TNF-α、IL-10、IL-1β、CCL2、IL-6等炎症因子的含量，合理强度的规律运动可以降低肝病导致的血清天冬氨酸氨基转移酶(aspartate aminotransferase, AST)和丙氨酸氨基转移酶(alanine aminotransferase, ALT)水平升高。然而，剧烈运动会导致肝酶的升高，例如竞技比赛后运动员的AST和ALT水平会升高。因此，倡导合理运动，最好遵循医生的运动处方。

合理的运动可以产生适宜的氧化应激水平并提高肝脏的抗氧化能力，促进肝细胞的再生。运动时交感神经兴奋，收缩外周血管，内脏血流供应减少。合理运动可以产生少量的活性氧(reactive oxygen species, ROS)，ROS可促进蛋白质活化，调节离子通道，参与细胞能量代谢、信号传导，并促进肝细胞的分裂和增殖。但是，剧烈运动时体内处于重度氧化应激的状态，重要的抗氧化酶如超氧化物歧化酶(SOD)、过氧化氢酶(catalase, CAT)和谷胱甘肽过氧化物酶(glutathione peroxidase, GPx)的活性降低，机体的抗氧化能力下降，ROS急剧增加，破坏线粒体DNA及线粒体氧化磷酸化的过程，导致肝细胞凋亡。因此，合理运动可以增强机体防御自由基损害人体脏器的能力。

此外，运动可以影响肝癌的发生、发展。一项前瞻性队列研究表明，运动人群较不运动人群的肝癌发病率降低27%，运动可以有效控制体重、体脂。原发性肝癌患者中超重患者较体重正常患者的死亡风险高1.49倍，肥胖患者较体重正常患者的死亡风险高1.86倍。运动还可以减少肝癌的手术风险，4周的术前有氧运动显著减轻了小鼠缺血和再灌注引起的肝损伤和炎症，这一保护效应可以持续至术后7d以上。运动可以选择性地诱导肝脏库普弗(Kupffer)细胞的抗炎表型，还可诱导巨噬细胞的免疫表型从促炎 M_1 状态转变为抗炎 M_2 状态，从而抑制小鼠术后肝脏炎症水平；运动还可以作用于肝窦内皮细胞，减少 *ICAM-1*、*ICAM-2* 和 *VCAM-1* 的表达，减少中性粒细胞和其他促炎免疫细胞的浸润。由于操作原因，肝脏手术容易使肿瘤细胞脱落入血，造成术后肝内转移，运动可以减少肿瘤手术播散的程度，减少肿瘤/肝脏体重比和肿瘤肝脏置换面积。运动还可以激活AMPK，进一步抑制mTOR通路的信号传导，抑制肝脏特异性PTEN缺陷小鼠的肿瘤进展，减少肿瘤的数目及大小。

非酒精性脂肪性肝病(non-alcoholic fatty liver disease, NAFLD)作为我国常见的肝脏疾病，现患率约为30%，运动对其的治疗作用不容小觑。NAFLD是指除外酒精和其他明确的损肝因素所致的肝细胞内脂肪过度沉积为主要特征的临床病理综合征，可以分为两种类型：单纯性脂肪肝和非酒精性脂肪性肝炎。脂质沉积、炎症、纤维化为 NAFLD 的发病基础。能量摄入过多导致骨骼肌中的脂质沉积以及骨骼肌胰岛素抵抗的发生，体内的葡萄糖无法转换为肌糖原而转运至肝脏，导致招募了一些转录因子（如 ChREBP、PPARγ），激活肝脏脂肪生成，脂质刺激肝细胞导致 ROS 的释放，ROS 刺激星状细胞纤维化，进而诱导 NAFLD。而运动可以改善身体对胰岛素的外周敏感性，减少肝脏新生脂肪生成，减少脂肪细胞分解，并减少游离脂肪酸输送到肝脏。美国胃肠病学会（American Gastroenterological Association，AGA）推荐 NAFLD 患者进行每周 150～300 min 的中等强度运动（3～6 METs）或 75～150 min 的剧烈运动（>6 METs）。荟萃分析表明每周 3 次、每次 40 min、强度为 4.8 METs 的有氧运动以及每次 45 min、强度为 3.5 METs 的无氧运动可以改善 NAFLD。

（三）运动对胰腺疾病的影响

胰腺的分泌受神经及体液调节，交感神经与副交感神经的末端分布于腺泡细胞上。研究发现，运动时交感神经兴奋会抑制腺泡细胞合成胰酶，从而促进胰液分泌。内分泌部又称为胰岛，为胰腺中散在分布的球形细胞团，其主要成分 β 细胞可以释放胰岛素参与体内的血糖调节。β 细胞中的信号因子（ERK1/2、CREB）可调节与 β 细胞生长、功能和存活相关的转录因子的活性。*ERK1/2* 和 *CREB* 在体育锻炼后表达升高，刺激 β 细胞增殖，减少 β 细胞死亡，胰岛中的 β 细胞质量因此增加，从而有效调节血糖。

胰腺癌恶性程度极高，5 年生存率不到 10%，目前主要的治疗方式包括手术治疗和全身化疗。临床回顾性分析表明，运动可以降低 15%的胰腺癌发病风险。每周 2 次、每次 60 min 的力量训练可以帮助胰腺癌患者改善身体机能、提高生存质量，有氧运动和力量运动相结合可以提高胰腺癌相关恶病质患者的肌肉含量、体重，改善患者的疲劳程度等，但并未观察到运动改善胰腺癌预后的相关证据。

（四）运动对胆囊疾病的影响

胆囊结石是临床常见的一种疾病，会引起急、慢性胆囊炎，引发患者不适。胆结石主要由胆固醇结石构成，胆固醇不溶于水而溶解于胆汁，其形成的一个关键原因是胆囊动力减退，胆囊内容物的不完全和不频繁排空使胆汁淤滞和晶体形成。缺乏运动容易导致血清胆固醇增高，这是胆囊结石的危险因素之一。多项随机对照临床研究提示，身体活动可以降低胆囊的发病率。荟萃分析提示，每周 5 次 30 min 的运动可以降低 34%的胆结石发病风险。运动可能通过促进胆汁的排泄来减少胆囊结石的发生，体力活动可以增加迷走神经和交感神经的活动；运动可促进胃泌素、胆囊收缩素及促胰液素的分泌，抑制生长抑素、胰多肽的分泌；此外，运动后胆囊射血分数增加、胆囊排空增加，因此，运动可作为胆囊结石的辅助治疗。

（李文帅　罗忠光　刘　杰）

第八节

免疫系统

一、免疫系统概述

免疫系统由免疫器官(脾脏、骨髓、胸腺、淋巴结、扁桃体等)、免疫细胞(淋巴细胞、巨噬细胞等)和免疫分子(淋巴因子、免疫球蛋白、溶菌酶等)组成,具有识别和排除抗原性异物、与机体其他系统相互协调、共同维持机体内环境稳定和生理平衡的功能。免疫系统紊乱可导致肿瘤、自身免疫性疾病、感染性疾病等多种疾病。规律运动作为一种积极健康的生活方式,不仅可以降低人体罹患癌症的风险,还可降低包括病毒和细菌感染在内的一系列传染病的感染风险,其中关键的机制是运动对免疫系统的调控。研究发现,规律运动可以促进免疫系统的免疫防御、免疫监视、免疫自稳等功能,让免疫系统在识别和清除外来入侵抗原、体内突变或衰老细胞并维持机体内环境稳态等方面发挥更大的作用。

二、运动对免疫系统的影响

(一) 运动对免疫系统的促进作用

1. 运动增强免疫防御　免疫防御是指免疫系统能够识别并清除体内出现的外来物,如抗原、微生物、细菌、病毒等。

运动可以增强固有免疫与适应性免疫,促进机体的免疫防御功能。在健康人群中,运动可使血液循环中的免疫细胞,如淋巴细胞、单核细胞、巨噬细胞、中性粒细胞、自然杀伤细胞(natural killer cell, NK 细胞)数量增加。这与运动时循环肾上腺素水平升高有关。肾上腺素作用于免疫细胞表面的肾上腺素能 β_2 受体,促使免疫细胞离开组织和器官,进入血液循环。短期而稳定的高强度运动可以使运动时人体血液循环中的免疫细胞数达到静息状态下的 2.5 倍。

除了引起免疫细胞数量的增加,运动还能增强人体对疫苗的免疫反应。疫苗接种是一种人工主动免疫手段,可以使人体主动产生适应性免疫应答,从而预防或治疗疾病。研究发现,与不运动的对照组人群相比,定期进行中等或高强度运动训练的人群在接种流感疫苗后表现出更高的抗体反应。运动增强了疫苗的免疫反应,说明运动可以增强适应性免疫,强化人体的免疫防御作用。

2. 运动强化免疫监视　免疫监视是指免疫系统识别、杀伤并及时清除体内突变细胞的过程,机体正常的免疫监视功能可有效防止肿瘤的发生。

运动强化免疫监视的作用体现在运动结束后免疫细胞的再分布。血液循环中的淋巴细胞数量在运动时可明显增多，停止运动 1～2 h 后，血液中的免疫细胞数量会显著减少。此时，血液中减少的淋巴细胞重新进入身体各部位的免疫与非免疫组织器官，如骨髓、肺及消化系统等，增强免疫监视功能，对损伤细胞与恶性细胞进行清除。

运动强化免疫监视的作用还体现在运动通过增强 NK 细胞功能来强化抗肿瘤效果。运动引起骨骼肌肉收缩，产生 IL-6 并释放入血液循环。运动也会引起肾上腺素水平升高。研究发现，IL-6 与肾上腺素可以使活化的 NK 细胞与 $CD8^+$ T 细胞趋化至肿瘤病灶，形成一个以 NK 细胞激活为主导的抗肿瘤微环境，起到抑制肿瘤生长、消灭肿瘤细胞的作用。通过检测 NK 细胞的亚群发现，运动使得具有杀伤能力的 NK 细胞转移到非免疫器官组织中，而幼稚的调节性 NK 细胞则在淋巴结等二级淋巴器官中滞留，让具有杀伤功能的 NK 细胞发挥免疫监视作用。可见，运动是调节和强化免疫监视功能的重要因素。

3. 运动调节免疫自稳　免疫自稳是指免疫系统通过自身免疫耐受和免疫调节两种主要机制来维持机体内环境的稳定。

一般情况下，免疫系统对自身组织细胞不产生免疫应答，称为免疫耐受。一旦免疫耐受被打破，免疫调节功能紊乱，会导致自身免疫性疾病和过敏性疾病的发生。而运动可以调节免疫稳态，改善免疫耐受。研究发现，规律运动可以缓解大多数自身免疫性疾病的症状，并减轻炎症反应，如系统性红斑狼疮（systemic lupus erythematosus，SLE）、类风湿关节炎（rheumatoid arthritis，RA）、多发性硬化（multiple sclerosis，MS）、炎症性肠病（inflammatory bowel disease，IBD）等。

运动调节免疫自稳的机制可能与运动激活调节性 T 细胞（regulatory T cell，Treg 细胞）有关。Treg 细胞是辅助性 T 细胞的一种，可以抑制自身反应性 T 细胞的活化与增殖，调节机体免疫力，从而抑制自身免疫性疾病的发生。运动除了诱导 Treg 细胞增加外，还能引起转化生长因子 β（transforming growth factor-β，TGF-β）水平的升高，TGF-β 是一种抗炎细胞因子，有助于增强 Treg 细胞的免疫抑制作用。

（二）运动延缓免疫系统衰老

1. 免疫系统衰老　免疫系统衰老是指在衰老过程中免疫系统功能下降，免疫系统失去有效清除病原体和癌细胞的能力。免疫系统衰老具体可以表现为固有免疫和适应性免疫细胞的数量、表型和功能的显著变化。

从固有免疫细胞的变化来看，随着年龄的增长，中性粒细胞的吞噬作用减弱，趋化作用受损；调节性 NK 细胞比例减少。衰老导致非经典的单核细胞比例增加，同时单核细胞产生细胞因子的能力受损；另外，促炎表型的 M_1 型巨噬细胞比例下降，抗炎表型的 M_2 型巨噬细胞激活并积累；皮肤和黏膜中树突状细胞的数量减少和功能下降；髓源性抑制细胞（myeloid-derived suppressor cell，MDSC）的数量也增加。

在适应性免疫方面，随着衰老的进展，T 细胞群体中 Th_1 细胞比例下降，Th_2 细胞比例增加。此外，γδ T 细胞增殖反应随着衰老而受损；自然调节性 T 细胞随着衰老而增加，而诱导性调节性 T 细胞减少。对 B 细胞而言，衰老导致幼稚 B 细胞数量和比例下降，记忆 B 细胞积累，浆细胞抗体产生受损。

随着年龄的增长，机体固有免疫细胞和适应性免疫细胞的构成和功能均会发生较大的变化，这些变化造成免疫系统功能下降，使得机体对外界的病原体和自身恶变的肿瘤细胞的清除能力下降，从而导致老年人易发生感染和肿瘤等疾病。

2. *运动与免疫系统衰老的关系*　研究表明，记忆 T 细胞的比例和数量增加、幼稚 T 细胞比例和数量降低是免疫衰老的有效指标。多项研究借此指标评估运动对人体免疫系统衰老的影响。定期适度运动在延缓免疫系统衰老方面的益处已经在中青年群体和老年群体中被验证。

一项在中青年群体中开展的研究表明，与每周运动<3 h 的个体相比，每周运动>7 h 的个体表现出更低比例的记忆 $CD8^+$ T 细胞，以及更高比例的幼稚 $CD8^+$ T 细胞，这提示运动可以延缓免疫系统的衰老。另有研究发现，久坐不动的人 $CD4^+$ 记忆 T 细胞比例更高，且 T 细胞程序性死亡蛋白 1(programmed death protein 1, PD－1)受体的表达量更高。该研究发现，相比运动人群，久坐不活动的中青年群体可能会更早出现免疫系统衰老。但值得注意的是，如果中青年人群运动量非常大，超过每周推荐量(12～25 h)的 5～10 倍，也会出现近似免疫衰老的表型。进一步的研究表明，这些近似免疫衰老的表型可能与运动训练负荷有关，是由于运动诱导的肾上腺素、氧化应激和炎症细胞因子驱动所致，并非免疫系统的真正衰老。总体而言，适度的运动在中青年群体具有延缓免疫系统衰老的重要价值，而高强度长时间的运动对免疫系统的影响还需进一步研究。

运动对老年群体免疫系统的益处与中青年人群相似。在一项针对 65～85 岁老年人群的研究中，运动组的 $CD4^+$ 和 $CD8^+$ 记忆 T 细胞比例更低。值得注意的是，运动组男性 T 细胞端粒最长。端粒的长度反映了细胞复制历史及复制潜能，被称作细胞寿命的“有丝分裂钟”，端粒越长提示细胞的寿命越长。这表明积极的生活方式对延缓老年人的免疫系统衰老有益，进而可以延缓老年人整体的衰老进程，因此，鼓励老年人定期开展力所能及的运动与锻炼。

总之，在不同年龄段的人群中，运动通常与记忆 T 细胞的数量和比例较低以及幼稚 T 细胞的数量和比例较高有关，可以通过体育锻炼或有规律的结构化锻炼来延缓免疫系统的衰老。

3. *运动延缓免疫衰老的机制*　一系列研究揭示了运动延缓免疫衰老的内在机制：①规律运动可能通过限制记忆 T 细胞的积累来延缓免疫衰老，从而使循环中幼稚 T 细胞增加；②幼稚细胞和记忆细胞之间存在负反馈调节，运动促进幼稚 T 细胞的增加，从而抑制记忆 T 细胞的生成；③运动可产生 ROS、糖皮质激素等凋亡诱导剂，表达 CD57 和 KLRG1 等衰老标记的记忆 T 细胞比幼稚 T 细胞更容易受诱导剂作用而发生凋亡；④收缩骨骼肌产生 IL－6 可能增加胸腺质量和促进其功能，从而为运动刺激产生幼稚 T 细胞提供额外的支持。另外，运动也以间接的形式对抗免疫衰老。例如，既往研究已表明肥胖会导致淋巴细胞增殖受损、白细胞端粒长度缩短以及 T 细胞倾向 Th_2 表型分化等一系列免疫衰老的表现。运动还可能通过减少内脏脂肪和皮下脂肪含量，改善人体肥胖状态，从而间接延缓免疫衰老。尽管已经知道了以上诸多机制，但运动延缓免疫衰老的机制仍存在许多不明之处，亟待探索。

（三）急性剧烈运动对免疫系统的抑制作用存在争议

近30年来，开放窗口(open window)假说一直是运动免疫学学科的重要内容，提供了一套理论框架来解释运动对免疫系统的作用，并改变人体对疾病的易感性。开放窗口假说包括三大内容：一是长时间的剧烈有氧运动后感染风险增加；二是急性剧烈运动可能使唾液分泌型免疫球蛋白A(secretory immunoglobulin A，sIgA)水平暂时降低，从而导致机会性感染的风险增加；三是剧烈运动后数小时内，外周血中免疫细胞数量的一过性下降，代表了一段免疫抑制时期。然而，近年来越来越多的研究结果开始质疑开放窗口假说，认为支持该假说的证据不充分。开放窗口假说的三大内容逐一受到了挑战。

第一点是关于"长时间剧烈有氧运动后是否使感染风险增加"。既往多项观察性研究报告上呼吸道感染(upper respiratory tract infections，URTI)的症状在参与长时间剧烈运动项目(如马拉松等)的参赛者中更为常见。然而，这些研究缺乏实验室对病原体的检测来证实感染的存在。有研究显示，在运动结束5个月内报告URTI症状的运动员中，只有1/3存在真正的感染。相当多的URTI症状是由过敏、哮喘或非特异性黏膜炎症等因素引起的，而不是由于运动诱导的免疫抑制引起的感染。

第二点是关于"唾液sIgA水平是否能评估免疫能力的改变"。既往的研究常用唾液sIgA来评估运动对体液免疫的影响。一些研究报道了运动后唾液sIgA水平下降，然而其他研究并没有显示这种影响。导致研究结果不一致的原因可能是，sIgA水平存在较大的时间波动性，这种个体内部的差异可能是睡眠和昼夜节律、心理压力、饮食和口腔健康等多种因素造成的。在运动后数小时和数天内使用唾液sIgA作为免疫能力的单一指标有一定的局限性。

第三点是关于"剧烈运动后外周血中白细胞数量和功能的改变是否会导致免疫功能下降"。既往认为运动会引起双相反应，即运动时血液中免疫细胞的数量增加，运动停止后免疫细胞的数量降至静息水平以下，1～2 h后降到最低点。伴随着细胞数量的变化，细胞功能也发生变化，在运动时增强，运动结束后又下降，导致免疫功能受损。但已有文献表明，运动后外周血中细胞数量的下降并不意味着大量细胞凋亡，而是细胞从血流中重新分布到组织和器官中。因此，外周血中白细胞数量和功能的一过性下降并不意味着免疫功能的下降，只是白细胞的再分布。

急性剧烈运动是否可以抑制免疫功能并降低人体对感染的抵抗力，仍然是一个有争议的话题，缺乏级别更高的循证医学证据来支持。这是因为，各项研究难以严格控制变量，除运动量之外，免疫系统还受到各类生活事件、个人卫生、睡眠、精神疲劳、营养等因素的影响，因此目前的研究证据尚不足以得出结论。

三、小结与展望

流行病学研究表明，保持定期体育锻炼的良好生活方式可以降低传染性疾病(如细菌和病毒感染)和非传染性疾病(如癌症)的发病率，这意味着运动可以增强免疫功能，定期体育锻炼对免疫健康甚至人体健康都大有裨益，而且可以延缓免疫系统的衰老，进而延缓老年人的整体衰老。另外，曾经被广为接受的开窗理论也受到了质疑，急性剧烈运动是否可以抑制免疫功能并降低人体对感染的抵抗力，仍然是一个有争议的话题。

总之，运动对免疫系统的益处远大于弊端，我们需要认识到运动作为一种疾病防治手段的重要价值，在疾病预防和治疗阶段均能使人体获益。结合个体差异和个体特质，设计合理的运动处方能使运动对人体的益处最大化。

（郑万威　骆菲菲　刘　杰）

第九节

血液系统

一、血液系统概述

血液是一种由血浆和血细胞组成的液态组织，在心血管系统内循环流动。血细胞可分为红细胞、白细胞和血小板3类。血浆是一种晶体物质溶液，包括水、多种电解质、小分子有机化合物和一些气体。血液主要具有维持内环境的相对稳定、运输、调节、防御和保护等功能。

（一）红细胞

红细胞是血液中数量最多的血细胞，我国正常成年男性红细胞的数量为(4.0～5.5)$\times 10^{12}$/L，女性为(3.5～5.0)$\times 10^{12}$/L。正常的成熟红细胞无核、无线粒体，呈双凹圆碟形，糖酵解是其获得能量的唯一途径。红细胞具有可塑变形性、悬浮稳定性和渗透脆性等生理特征，主要功能是运输氧(O_2)和二氧化碳(CO_2)。骨髓是成人生成红细胞的唯一场所。在红细胞生成的过程中，需要有足够的蛋白质、铁、叶酸和维生素B_{12}的供应，受促红细胞生成素(EPO)、甲状腺激素、肿瘤坏死因子(TNF)等的调节。正常人红细胞的平均寿命为120 d。每天约有0.8%的衰老红细胞被破坏。90%的衰老红细胞被巨噬细胞吞噬，称为血管外破坏；另外10%在血管中受机械冲击而破损，称为血管内破坏。

（二）白细胞

白细胞为无色、有核细胞，一般呈球形，可分为中性粒细胞、嗜酸性粒细胞、嗜碱性粒细胞、单核细胞和淋巴细胞5类。正常成人血液中白细胞数为(4.0～10.0)$\times 10^9$/L。白细胞所具有的变形、游走、趋化、吞噬和分泌等特性，是执行防御功能的生理基础。除淋巴细胞外，所有的白细胞都能伸出伪足做变形运动，穿过毛细血管壁在组织内游走，在某些趋化因子吸引下，可迁移到炎症区域，将细菌等异物吞噬、消化和杀灭。白细胞还可分泌多种细胞因子参与炎症和免疫反应的调控。白细胞也来源于骨髓造血干细胞，其生成受多种集落刺激因子和抑制因子的共同调节。白细胞的寿命较难准确判断，一般为 100～300 d。

（三）血小板

血小板的体积小，无细胞核，呈双面微凸的圆盘状。正常成人血液中血小板数量为 $(100 \sim 300) \times 10^9/L$。血小板不仅有助于维持血管壁的完整性，还可释放具有稳定内皮屏障的物质和生长因子，有利于受损血管的修复，在生理止血过程中起黏附、释放、聚集、收缩和吸附作用。血小板是从骨髓成熟的巨核细胞胞质裂解脱落下来的具有生物活性的小块胞质。血小板生成素（thrombopoietin，TPO）是体内血小板生成调节最重要的生理性调节因子。在 TPO 的刺激下，血小板的生成可增加 10 倍。血液中，血小板的寿命为 7～14 d。血小板除衰老破坏外，还会在发挥其生理功能时被消耗。

二、运动对血液系统的影响

（一）运动对红细胞的影响

1. *运动对红细胞形态和数量的影响*　红细胞的形态和数量因运动而发生变化，这与运动的类型、强度和时间（急性或长期）等有关。一般认为，进行短时间大强度运动比进行长时间小强度运动，红细胞数增加更明显。在同样时间的运动中，运动强度越大，红细胞数增加越多。运动后即刻观察到红细胞数增多，主要是由于血液重新分布的变化所引起。一次性大强度运动也会使红细胞滤过指数下降、悬浮黏度增加、红细胞变形性降低，并且这种变化可持续 1 h 以上。研究表明，一次 75% VO_2max 强度有氧运动可使血管内红细胞聚集性增大，压积增高，红细胞失去正常形态，由双凹圆盘状变为单侧凹陷、边缘肿胀的Ⅰ型口形红细胞，或凹陷加深、另一侧隆起似礼帽状的Ⅱ型口形红细胞，变形能力下降。另外，运动后低氧暴露不利于血液流变学及红细胞形态的恢复。补充电解质饮料使运动后血液黏度增加程度减少，有助于维持红细胞的正常形态，减轻低氧和运动双重刺激对红细胞变形能力的影响。

经过长时间系统训练的运动员在安静时，其红细胞数并不比一般人高，有的甚至低于正常值，被诊断为运动性贫血。安静时运动员的红细胞浓度下降和血细胞比容下降，降低了血黏度，减少血液循环的阻力，减轻了心脏负荷。而在肌肉运动时，血浆的水分丧失使血液比安静时相对浓缩，保证血红蛋白含量的相应提高，但又不至于明显影响血液的流变性，所以优秀的运动员在运动中血黏度、血细胞比容等没有明显变化。另外，经过系统训练的运动员在安静时红细胞变形能力增强。有人认为，这是因为运动加快了对衰老红细胞的淘汰，代替以年轻的红细胞，降低了红细胞膜的刚性，增加了红细胞膜的弹性。

2. *运动对红细胞免疫功能的影响*　红细胞不仅具有识别、储存、杀伤抗原，清除循环

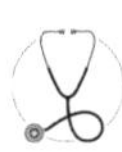

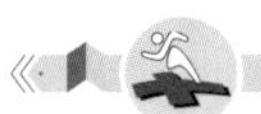

免疫复合物的功能，而且还参与机体的免疫调控，其本身也存在完整的自我调控系统。红细胞 C_{3b} 受体花环率（RBC - C_{3b}RR）反映红细胞膜上 C_{3b} 受体（RBC - C_{3b}R）的活性。RBC - C_{3b}R 是红细胞免疫功能的中心环节，它不仅能够黏附抗原-抗体-补体形成的免疫复合物（IC）以及抗原补体复合物，而且可将之携带至肝、脾，被其吞噬细胞吞噬清除。红细胞免疫复合物花环率（RBC - ICR）直接反映红细胞表面 CR_1（即 C_{3b} 受体）被 IC 所遮盖的情况，并间接反映出红细胞的免疫能力。

（1）运动强度对红细胞免疫功能的影响：研究发现，随着运动强度的增加，RBC - C_{3b}RR 与 RBC - ICR 均呈现先上升后下降的趋势。这是由于中等强度运动后 CR_1 的活性升高，刺激了补体激活途径，从而导致 C_{3b} 含量升高，使原本在血液中处于游离状态的 IC 更多地黏附于红细胞上，导致 RBC - ICR 升高，表明红细胞免疫功能增强。高强度运动后，红细胞上 CR_1 的活性和含量减少，同时血红蛋白含量减少，红细胞数量减少，与 IC 的结合降低，RBC - ICR 水平降低，红细胞免疫功能被抑制。也有研究表明，在低强度运动训练时，红细胞循环 IC 无明显变化，提示低强度运动可能对红细胞的免疫功能影响不大。总之，红细胞免疫黏附可对不同运动应激产生不同应答，基本规律是：低强度短时间运动后红细胞免疫功能提高；较大运动量后即刻红细胞免疫功能下降，但恢复较快；高强度长时间运动或力竭运动后可造成红细胞免疫功能下降，并且较长时间难以恢复。

（2）运动持续时间对红细胞免疫功能的影响：研究发现，在恒定运动强度下不同运动时间（15 min，30 min，45 min）运动后即刻的 RBC - C_{3b}RR 均显著性降低，其下降的程度与运动时间呈正相关；而 RBC - ICR 在 15 min 和 30 min 组有增高的趋势，但与安静时相比无显著差异，在 45 min 组则呈显著升高。这种 RBC - C_{3b}RR 降低的同时，RBC - ICR 增高的现象可判定为继发性红细胞免疫功能下降。

（3）长期运动对红细胞免疫功能的影响：研究发现，高强度运动（85％VO_2max）引起 RBC - C_{3b}RR 和 RBC - ICR 下降时，无运动经验者下降更显著。中等强度运动可引起机体红细胞免疫能力提高，并且有运动经验者可维持较长时间，长期训练者对运动应激有良好的适应性。还有研究发现，亚健康人群长期有氧运动后血液中的 RBC - C_{3b}RR 和 RBC - ICR 比例升高，表明红细胞的免疫功能增强，并且可以更好地改善心血管功能和肺功能。

3. *运动与 EPO*　EPO 主要由肾脏产生，是机体在生理条件下及失血后调控红细胞生成的主要生长刺激因子，在机体红细胞生成中有重要作用，可明显提高人体的红细胞数量及血红蛋白的含量，从而提高人体运输 O_2 的能力和 VO_2max。EPO 与运动的关系十分密切。

（1）一次急性运动对 EPO 的影响：多数研究发现，一次急性运动前后血浆 EPO 没有明显变化，但也有少数研究表示一次剧烈运动后血浆 EPO 明显上升。Gareau（1991）、Weight（1992）、Klausen 等（1993）证实，采用 60％～80％VO_2max 强度急性运动后数小时，EPO 没有增加或增加不明显。而 Schwandt 等（1991）研究发现，受试者进行 38 km 的跑步运动后血浆 EPO 显著增加。原因可能是长时间运动后一方面水分大量丢失，血液浓缩；另一方面，部分红细胞破裂，数量减少，肾血流量大量减少引起肾脏缺氧，刺激 EPO 生成增加，所以运动后血浆 EPO 明显升高。

(2) 长期运动对 EPO 的影响:研究表明,中长跑和马拉松运动员静息时血清 EPO 水平明显高于非运动员。原因可能是长期的耐力运动导致血容量增加,包括血浆容量和红细胞数量增加,但是由于血浆容量增加相对红细胞数量增加更显著,所以单位容积中红细胞数量和血红蛋白含量减少,血液相对稀释,刺激机体产生 EPO 的量增加。

(3) 低氧训练对 EPO 的影响:缺氧是刺激 EPO 生成的主要因素。高原训练对人体的影响最主要是通过高原低氧和运动缺氧双重刺激促进体内 EPO 分泌。高住低训(Hilo 训练法)是在低氧训练的基础上产生的,是指让运动员居住在高原或人工低氧环境下,训练在平原或较低高度的地方。在高住低训中,运动员血清 EPO 水平显著增加,且增加的幅度与缺氧的程度有关,即具有海拔依赖性。

(二) 运动对白细胞的影响

1. 运动对白细胞分类和数量的影响

(1) 运动对淋巴细胞(lymphocyte)的影响:淋巴细胞是体积最小的白细胞,由淋巴器官产生,主要存在于淋巴管循环的淋巴液中,是机体免疫应答功能的重要细胞成分。淋巴细胞是一类具有免疫识别功能的细胞系,按其发生迁移、表面分子和功能的不同,可分为 T 淋巴细胞(简称 T 细胞)、B 淋巴细胞(简称 B 细胞)和 NK 细胞。研究表明,中小强度运动能引起淋巴细胞数量的增多,而长时间高强度运动会使淋巴细胞数量减少。帆板运动员一次长时间剧烈运动后淋巴细胞百分比和绝对值均明显下降,而外周白细胞数量显著上升,这可能与儿茶酚胺、糖皮质激素水平升高等有关。

(2) 运动对中性粒细胞(neutrophil)的影响:中性粒细胞具有趋化、吞噬和杀菌作用,来源于骨髓,核分叶状或杆状,胞质内含有大量既不嗜碱也不嗜酸的中性细颗粒。这些颗粒多是溶酶体,内含过氧化酶、溶菌酶、碱性磷酸酶和酸性水解酶等丰富的酶类,与细胞的吞噬和消化功能有关。一次急性运动能增加血液中的中性粒细胞数量,这是因为运动动员了边缘池中的中性粒细胞进入血液循环。Suzuki(1996)在研究中让 10 名健康青年男性进行 1.5 h 70% VO_2max 强度的运动,发现运动后即刻、运动后 1 h 外周血中性粒细胞数量均显著增多。Saygin 等(2006)研究表示,与非运动员相比,长期训练的运动员中性粒细胞数量显著增多。

(3) 运动对单核细胞(monocyte)的影响:单核细胞是体积最大的白细胞,来源于骨髓造血干细胞,并在骨髓中发育,当它们从骨髓进入血液时仍然是尚未成熟的细胞。单核细胞是巨噬细胞和树突状细胞的前身,具有明显的变形运动,能吞噬、清除受伤和衰老的细胞及其碎片。单核细胞还参与免疫反应,在吞噬抗原后将所携带的抗原决定簇转交给淋巴细胞,诱导淋巴细胞的特异性免疫性反应。Nieman(1989)报道,马拉松运动员跑步 3 h 后休息 5 min 和 1.5 h 血中单核细胞分别增加 67% 和 79%。动物研究表明,6 周递增负荷的高强度运动会使大鼠白细胞计数显著减少,免疫力降低,以及间歇低氧暴露对大鼠单核细胞的影响较大,使其计数明显下降。低氧可激活下丘脑-垂体-肾上腺轴,释放激素抑制单核细胞的生成。

2. 运动与白细胞介素 白细胞介素(IL)简称白介素,是指在白细胞或免疫细胞间相互作用的淋巴因子,它和血细胞生长因子同属细胞因子,两者共同完成造血和免疫调节功能。IL 主要来源于单核-巨噬细胞、辅助性 T 细胞、NK 细胞及成纤维细胞,化学本质属蛋白质或多肽。IL 在传递信息,激活与调节免疫细胞,介导 T、B 细胞活化、增殖与分化及炎症反应中起重要作用。

(1) 急性运动对 IL 的影响:IL 种类繁多,新的 IL 仍在不断发现中,从分子结构来看,IL 都是小分子多肽,多数由 100 个左右氨基酸组成。IL 都是通过与靶细胞表面的细胞因子受体特异性结合来发挥其生物学效应。研究表明,一次性运动可促进 IL-1 的生成,运动后 3～6 h 达高峰,之后逐渐恢复到基值。陈秀英(2000)的研究表明,一次急性负重游泳运动会引起大鼠血浆 IL-1 和 IL-6 浓度明显升高,IL-2 下降,但无显著性,而 IL-1 和 IL-6 的增加可能是大鼠对游泳运动产生应激反应,刺激单核/巨噬细胞对其的分泌。中小强度运动有助于 IL-2 活性提高,高强度运动则抑制其活性。Espersen 等(1990)报道,长跑运动员在 5 km 比赛后即刻血浆 IL-2 浓度下降为安静值的 50%。

IL-6 是一种多功能细胞因子,对表达 IL-6 受体的细胞起调节作用。然而,IL-6 与可溶性 IL-6 受体的复合物可以与任何表达糖蛋白 130(gp130)的细胞结合。因此,所有细胞类型都能对 IL-6 的促炎和抗炎特性产生反应。急性运动诱发血浆 IL-6 升高,运动强度和持续时间、肌肉收缩形式(如偏心或同心)和损伤都影响 IL-6 对急性运动的反应。IL-6 是一种“能量传感器”,可能由骨骼肌分泌,激活肝脏中的糖原分解和脂肪组织中的脂肪分解,以便在运动中为肌肉提供不断增长的能量需求。

(2) 长期运动对 IL 的影响:Cannon 等(1991)发现,长跑运动员在安静状态下血浆 IL-1 的活性明显高于非运动员。长时间中等或高强度运动、离心运动、力竭运动均可引起血浆 IL-6 水平的大幅度升高,而且离心运动后的升高要大于向心运动。不同于 IL-1 和 IL-6,长期的过度训练往往可以诱使血浆 IL-2 含量下降。

癌症恶病质是一种进行性骨骼肌萎缩的复杂疾病,由代谢改变和全身性炎症引起。系统性炎症促进了恶病质,表明细胞因子与骨骼肌的损失有关。IL-6 通常被认为在恶性肿瘤微环境的发展中起关键作用,它充当慢性炎症和癌组织之间的桥梁,促进肿瘤生长和转移,还会导致骨骼肌萎缩和蛋白质分解。然而,骨骼肌是运动训练者血浆 IL-6 增加的重要来源。IL-6 作为一种抗炎的肌肉因子,通过抑制 TNF-α 和通过刺激 AMPK 信号促进葡萄糖摄取。

(三) 运动对血小板的影响

血小板富含一氧化氮合酶(nitric oxide synthase, NOS),并催化 L-精氨酸(L-Arg)合成一氧化氮(NO)。L-Arg 主要来源于血液,通过转运体跨膜进入细胞内。急性有氧运动与间歇性无氧运动对机体 NO 合成和活性、NOS 活性都起抑制作用,影响血小板的功能,诱导血小板聚集,而长期规律的有氧低强度运动能增强血小板内 NOS 活性,使 NO 含量和活性提高。也有研究发现,中低强度规律性运动能加快 L-Arg 的载体转运速率,并使血小板内 NOS 活性和血浆 NO 含量均明显升高,产生的 NO 以一种负反馈调节机制在抑制血小板黏附和聚集、抗血栓形成方面起重要作用;而高强度规则运动后血小板

GPb/a 分子表达略增加，GPb/a 亲和性和血小板聚集性明显增高，血小板的反应性增强。

前列环素 I_2（prostacyclin，PGI_2）是血栓素 B_2（thromboxane，TXB_2）的对抗剂，具有抗血小板聚集和舒血管作用，故可防止血栓形成。高血压患者血小板 L－Arg/NO 系统受到损伤，PGI_2/TXB_2 系统平衡遭破坏，体内血小板源 NO 和 PGI_2 含量下降，进而引起血小板聚集性增加，这是导致高血压患者血栓形成的原因。研究表明，进行长期中等强度运动能提高自发性高血压大鼠血小板内 NOS 活性，增加 NO 的合成和释放，升高血小板内环磷酸鸟苷水平，改善血小板 L－Arg/NO 系统功能和维持 PGI_2/TXB_2 系统平衡，降低血小板聚集，对防治高血压患者血栓性疾病有重要作用。

血浆 C 反应蛋白（CRP）是一种非特异性急性期反应蛋白，可在感染、应激等情况下升高，反映患者全身性炎症反应的程度。血小板的活化是血小板发挥聚集和黏附功能的关键。血小板膜糖蛋白（$CD_{62}P$、CD_{61}）及血小板聚集率（PAR）可用来反映血小板的活化程度。研究表明，老年稳定性心绞痛患者有氧运动后 CRP、$CD_{62}P$、CD_{61} 及 PAR 均显著下降，血小板功能及全身性低度炎症反应有所改善。也有研究发现，冠心病支架植入术后患者进行运动康复训练后血小板计数、平均血小板体积、血小板压积均显著低于对照组，血凝块形成率与血栓最大程度明显小于对照组，凝血反应时间、血凝块形成时间显著长于对照组。原因在于运动康复训练能降低交感神经和肾素-血管紧张素-醛固酮系统活性，改善血管内皮功能、冠状动脉血流量和血管储备能力，增加冠状动脉侧支循环，稳定冠状动脉斑块，减少血小板聚集、血栓形成和外周血管阻力，协调心脏收缩，改善心功能，显著改善症状，防治冠心病危险因素，提高运动耐量，减少血管重建的发生率及相关功能障碍等。

（四）运动性贫血及循证医学证据

红细胞在运动中的主要功能是将 O_2 从肺部输送到组织，并将代谢产生的 CO_2 输送到肺部以排出体外。血红蛋白也有助于血液的缓冲能力，从血红细胞释放 ATP 和 NO 有助于血管舒张和增加血流到工作的肌肉。这些功能需要血液循环中有足够数量的红细胞。受过训练的运动员，特别是耐力运动员，血细胞比容降低，有时被称为“运动性贫血”。这并不是临床意义上的贫血，而是由于剧烈运动引起外周血中单位容积内血红蛋白浓度、红细胞计数及血细胞比容显著下降，甚至低于相同年龄、性别和地区正常标准的现象。事实上，与久坐不动的人相比，运动员在血液循环中的红细胞和血红蛋白总量有所增加。训练引起的血细胞比容的轻微下降是由于血浆体积的增加。通过训练增加红细胞总量的机制尚不完全清楚。尽管运动刺激红细胞生成，但红细胞的数量减少，主要是由于衰老的红细胞在血管内溶血，这是由于红细胞通过收缩肌肉的毛细血管时被挤压而发生破裂，如跑步时的足底、举重时的手掌，都会对红细胞构成损伤。总之，这些机械损伤导致训练有素运动员的血液循环中红细胞的平均寿命下降。这些年轻红细胞的特征是对氧的释放增加和变形能力增强，也改善了运动时的组织供氧。

剧烈运动引起红细胞的结构与功能的改变是运动性贫血发生的重要因素，发生机制包括以下方面。

（1）红细胞膜上的自由基和丙二醛（malondialdehyde，MDA）含量增加。研究发现，运动性贫血时红细胞膜上的自由基生成明显增加，而当自由基生成增加超出清除能力时便会引发膜脂质过氧化反应，破坏红细胞膜。MDA 为膜上不饱和脂肪酸受自由基攻击产生的对人体有毒性的脂质过氧化物，使膜的流动性降低。研究表明，长时间耐力运动后 MDA 含量显著升高，提示自由基的生成超出清除能力，脂质过氧化水平升高，使红细胞膜损伤。

(2) 红细胞膜上 ATP 酶含量和活性下降。Na^+，K^+-ATP 酶和 Ca^{2+}-ATP 酶对维持细胞内外离子平衡起重要作用。研究发现，大鼠力竭性游泳后红细胞膜上 Ca^{2+}-ATP 酶的活性及含量均显著下降，从而引起膜功能的改变。一次急性运动后红细胞膜上 Na^+，K^+-ATP 酶含量下降，引起离子的跨膜梯度改变，削弱了红细胞的正常功能，并有可能引起红细胞溶血。

(3) 红细胞膜流动性和变形性降低。运动引起红细胞的氧化损伤，致使膜流动性降低，影响细胞膜上蛋白质的功能，如 Na^+，K^+-ATP 酶的活性，使红细胞膜变硬，脆性增加，变形能力下降。红细胞变形能力的降低一方面可导致血流动力学的改变，全血黏度增高，血流阻力加大；另一方面使得红细胞通过毛细血管的能力下降，影响红细胞与微组织的物质交换，导致微循环障碍、供血供氧不足，同时变形性低下的细胞还易被网状内皮系统清除，致使红细胞寿命缩短，从而引发运动性贫血。研究表明，在大强度的力竭运动后可出现全血黏度、血浆黏度和渗透压升高，红细胞脆性增加、变形能力下降，乃至红细胞溶血等对血流动力学不利的影响。另外，红细胞能够自身合成有生物活性的内皮型 NOS 和 NO，后者在维持红细胞变形能力上扮演重要角色。运动性贫血大鼠的红细胞最大变形指数及 NO 含量显著降低，且二者之间存在显著的正相关，表明 NO 含量降低引起的红细胞变形能力降低可能是运动性贫血发生的机制之一。

运动性贫血可以通过营养干预得到改善。研究发现，与同年龄和同性别对照组运动员相比，贫血组运动员的血红蛋白、红细胞数量、血细胞比容、平均血红蛋白浓度指标显著降低，红细胞异常率显著增加；而当补充抗运动性贫血剂后各指标均出现相反的变化，并且与对照组相比无明显差异，说明抗运动性贫血剂可以通过改善红细胞的流变性和变形性，有效地保护红细胞膜，使红细胞的生理功能得到维持和恢复，从而达到治疗运动性贫血的目的。还有研究表明，9 周递增负荷跑台训练后，大鼠的血红蛋白、红细胞计数、血细胞比容指标明显低于安静对照组，引起运动性贫血，而在此基础上补充 4 周复方阿胶中药制剂或铁制剂，大鼠的血红蛋白、血细胞比容指标显著提高，运动性贫血状况改善。

此外，桂枝甘草汤可以明显改善运动性贫血所致的红细胞减少，缓解运动性贫血大鼠的血浆总 SOD 活性代偿性增高及降低血清铁浓度，说明桂枝甘草汤可以通过提高血红蛋白携氧能力和抗氧化保护红细胞来改善运动性贫血大鼠的健康状况。

（漆正堂　丁树哲）

第十节

精神与心理健康

随着现代社会的不断高速发展，人们所面临的社会竞争日益激烈。面对高效率、快节奏的生产、生活，以及应对纷繁复杂的社会环境等问题，人们的精神情绪或心理状态的自我调适能力常受到较大挑战。当部分群体在面临压力调试失衡，继而出现意志行为活动紊乱时，就会导致精神障碍(mental illness)或严重的心理障碍(psychological disorder)。因此，精神障碍和心理障碍的高发已成为一个社会普遍关注的焦点。运动作为一种有益于身心的体育锻炼方式，近年来越来越被卫生健康领域所推崇。研究表明，运动可以减少抑郁、焦虑、情感性疾病等精神症状，改善人的情绪，缓解压力，并对减缓精神心理疾病症状的发作产生深远而积极的影响。

一、精神与心理健康概述

(一) 精神障碍

1. 概念　精神障碍，也称为精神疾病或精神失常，其基本症状是精神活动紊乱，导致认知、情感、意志、行为等方面的异常，患者极度痛苦或患有功能障碍，以致不能维持正常生活，甚至做出危害自身和社会、集体的行为。这些精神障碍可以是单次发作，也可以是持续、复发或缓解。

美国精神病学协会(American Psychiatric Association, APA)在《精神障碍诊断与统计手册》(*Diagnostic and Statistical Manual of Mental Disorders*, DSM－5)中，以及WHO在《国际疾病分类》(*International Classification of Diseases*, ICD－10)中均提出精神障碍的定义是“一种以个体认知、情绪调节或行为的临床显著障碍为特征的综合征，反映了心理、生物或发展过程中潜在的精神功能障碍”。精神障碍的分类包括抑郁障碍(重度抑郁障碍和心境恶劣)、焦虑障碍、双相情感障碍、精神分裂症、自闭症谱系障碍、品行障碍、注意缺陷多动障碍、进食障碍(神经性厌食症和神经性贪食症)、特发性发育性智能障碍，以及其他精神障碍的残留类别(人格障碍的综合类别)。

2. 精神障碍的致病因素及流行病学调查　现代西方精神病学认为精神障碍的致病因素是生物-心理-社会因素；生物精神病学领域认为是由脑回路障碍所引起；遗传学领域认为，与家族史有关(包括抑郁、自恋型人格障碍和焦虑)，有些具有很高的遗传性(尤其是自闭症和精神分裂症)。遗传、心理和环境因素均影响、推动着精神障碍的发展。

根据最新的WHO流行病学统计数据显示，全球抑郁症、焦虑症等常见精神障碍疾病的发病率达18.4%，其中女性患病率高于男性，在地区之间存在差异。生活水平处于中低水平的人群中，精神障碍的患病率最高；环太平洋地区的男性患病率较女性患病率处于较低水平。流行病学的患病率随着年龄增长而变化，55～74岁女性患病率(7.5%)明显高于男性(5.5%)。儿童青少年也屡有精神障碍发生，但患病率低于老年群体。全球精神障碍患者高达3.22亿，其中近一半居住在东南亚地区和西太平洋地区(包括印度和中国)。全球范围内，精神障碍所导致的伤残相关寿命损失年(years lived with disability, YLD)为1340万。而相关精神障碍疾病负担的主要年龄为30～40岁，男性与女性无显著差异。中低收入国家的精神障碍相关疾病负担约为发达国家的4倍。

2019年中国进行了一项精神卫生疾病的横断面流行病学调查，发现包括心境障碍、焦虑障碍、酒精/药物使用障碍、精神分裂症及相关精神病性障碍等的患病率为9.3%，终身患病率为16.6%。尤其是在2020年全球新型冠状病毒肺炎疫情暴发之后，精神障碍的患病率呈急剧上升趋势。据不完全统计，全球约有10亿人受到了因疫情引起的精神障碍的困扰。

因此，鉴于精神障碍的高发病率，以及近年来比例的不断攀升，预防精神疾病的发生刻不容缓。WHO早在2004年的精神病学报告中就指出，精神疾病的预防是减少疾病负担的最有效方法之一。欧洲精神病学协会(European Psychiatric Association, EPA)关于预防精神障碍的指南也指出，通过实施有效的循证干预措施，可以预防各类精神疾病。其中预防的措施包括心理治疗、药物治疗及生活方式调整策略(运动、饮食调整及改变不良生活习惯)等。

(二) 心理健康

WHO定义心理健康是“一种幸福状态，在这种状态下，个体具备相应的能力去应对日常生活压力，高效工作，并为社会做出贡献”。因此，心理健康也可以被解释为在尊重个人、社会和文化界限的同时，以提高生活质量的方式进行感受、思考和行动的能力。良好的心理调适能力，既是心理健康的组成部分，也是防止精神障碍发生的预防因素。心理健康包括主观幸福感、自我效能感、自主性、胜任力、代际依赖、智力和情感潜能的自我实现，以及享受生活、在生活与心理弹性之间创造平衡的能力。

心理健康状态与许多生活方式因素有关，如饮食、锻炼、压力调适、社会互动；它是一种连续的状态，从高功能状态到精神病状态等。如少量的压力为人们带来的动机性获益，但当压力变得难以承受且持续时间过长时，心理会出现健康问题等风险因素。WHO的数据表明，世界上近一半的人口受到长期心理压力引起的精神症状的影响，对他们的自尊、人际关系和日常生活能力均产生了相关影响。根据不同标准或严重程度可分为感觉障碍、知觉障碍、注意障碍、记忆障碍、思维障碍、情感障碍、意志障碍、行为障碍、意识障碍、智力障碍、人格障碍等。

有效改善情绪和心理健康的方法包括药物治疗、心理治疗、体育运动、艺术治疗、自我关怀、社会情感学习、冥想、催眠、正念、瑜伽等。精神科医生、心理治疗师、社会工作者、执业护士或家庭医生可以通过多种治疗方法或药物等方式对精神疾病患者进行干预。

二、运动对精神及心理健康的作用

运动对机体可以产生非常有益的积极作用，其中包括降低总死亡率，改善肌肉骨骼健康和压力调节，降低心血管疾病、肥胖症、脑卒中和癌症的风险。证据表明，在预防重度精神障碍患者出现因心血管合并症死亡方面，运动与一线药物干预和使用受体阻滞剂同样有效；同时，运动可以减少如CRP的炎性参数，这在重度精神症患者中是普遍升高的。有氧运动可以有效改善普通人群的认知功能，包括可能增加海马体积。一项全球荟萃分析表明，规律运动提升心肺耐力，可以保护患者免受抑郁症状和重度抑郁障碍的困扰。

根据精神障碍和心理亚健康状态的不同疾病亚型，依据运动的分型和作用，运动在精神和心理健康领域的作用归纳如下。

（一）运动与抑郁症

抑郁症是一个长久以来一直受到关注的公共卫生问题，其症状包括经常经历的抑郁情绪、失去兴趣或快乐、精力减退、内疚感或低自我价值感、睡眠或食欲障碍及注意力不集中等。抑郁症还会增加身体上的痛苦，最终损害健康功能和生活质量。据统计，全世界大约有15％的人有患抑郁症的风险。同时青少年心理健康障碍（包括抑郁和焦虑）的负担也在不断增加。

持续的有氧运动可以通过增加至少3种令人愉悦的神经化学物质的生物合成而引起一种短暂的欣快状态，通俗地说，在长跑者中称为“跑步者的兴奋”，在赛艇队员中称为“划船者的兴奋”。这3种物质分别是大麻素（anandamide，一种内源性大麻素），β内啡肽（β-endorphin，一种内源性阿片类物质）和苯乙胺（phenethylamine，一种微量胺和安非他命类似物）。因此，有氧运动通过促进积极情感，抑制消极情感，降低急性心理应激的生物反应，从而对情绪和情绪状态产生短期和长期的积极影响。在短期内，有氧运动具有抗抑郁剂和发挥欣快剂的作用，而长期持续的运动则能普遍改善不良情绪状态和低自尊。有明确的证据表明，运动治疗对重度抑郁症和注意缺陷多动障碍有疗效。

许多医学综述表明，运动对人类具有显著和持久的抗抑郁作用，这种作用被认为是通过增强大脑中的脑源性神经营养因子信号来介导的。一些系统的综述分析了运动在抑郁症治疗中的潜力。2013年Cochrane的综述中指出，基于有限的证据，与对照组相比，运动可以有效减轻抑郁症状，并可与心理或抗抑郁药物治疗相媲美，或减少抗抑郁药物的使用。2014年，Josefsson与Rosenbaum等学者依据运动具有显著抗抑郁作用，建议将其作为轻、中度抑郁障碍和精神疾病的辅助治疗方法；同时也是治疗老年抑郁症的有效方法。2016年的一项荟萃分析得出结论，与对照组相比，运动提高了抑郁症患者的整体生活质量。2018年的一项荟萃分析得出运动与高危人群抑郁症状的减轻相关。前瞻性研究也已证明，高水平的运动与后期抑郁风险的降低之间存在关联。一项大样本量（n = 1 237 194）的横向研究得出结论，运动可以减少抑郁症患者1个月内的心理负担天数。失眠是抑郁障碍患者的典型症状之一。Buman等的一项系统性回顾表明，运动通常可以改善大多数人的睡眠,并可能有助于缓解失眠,但没有足够的证据得出关于运动和睡眠之间关系的详细结论。Yang 等的一项综述初步证据表明,长达 4 个月的体育锻炼可以提高 40 岁以上成人的睡眠质量。Banno 等的荟萃分析表明,运动可以改善失眠症患者的睡眠质量。

目前,世界上绝大多数国家的卫生政策文件和临床准则已经开始探讨特定生活方式因素在预防和治疗精神疾病方面的作用。《欧洲精神病学协会指南》(*European Psychiatric Association's Guidelines*)关于精神疾病中的体育运动的指导方针提出,有足够的证据建议将结构化运动训练作为治疗中度抑郁症的首要治疗选择,并作为改善重度精神疾病症状恢复的辅助干预措施。

在 3 项荟萃分析中,Wang、Liu 和 Zhai 等进行了久坐行为与抑郁症之间的前瞻性研究。研究发现,久坐不动的人随着时间的推移(通过诊断记录或临床访谈确定)患抑郁症的风险显著增高。Krogh 等进行了一项研究,显示骑自行车或游泳可能会降低抑郁症发作的风险,尽管这只是在名义上的显著性水平(没有经过多重测试的校正)。其他有关特定类型体育运动的自我报告变量(如健身房或俱乐部活动、愉快散步或做家务)与抑郁症没有因果关系的证据。

(二) 运动与焦虑障碍

通过运动对焦虑障碍进行干预的研究数量较少,有限的文献报道以独立样本进行的、非连续性的体育运动可以缓解焦虑情绪;持续稳定的体育训练可以缓解患者人格焦虑;中等适度的体育运动可以降低焦虑的生理-心理指标,降低瞬时生理反应强度,使其从生理应激状态中恢复。

在一项包含 11 个队列研究的大样本量($n=69\,037$)荟萃分析中,在 3.5 年的平均随访期内,得出进行较高水平的体育运动可以显著降低突发性焦虑,同时对广场恐惧症和创伤后应激障碍也具有保护作用(但这些亚组的分析,只有小样本)。也有研究显示,体育运动可以预防焦虑症状。

(三) 运动与精神分裂症和双相情感障碍

运动可以改善精神分裂症患者的精神症状、生活质量和社会功能,所有这些都与神经认知有关。

持续的有氧运动(如每天 30 min,慢跑、快走、游泳或骑自行车等)可以持续改善某些认知功能,改变大脑的基因表达,促进神经可塑性和行为可塑性。在神经心理功能和某些认知功能(如注意力控制、抑制控制、认知灵活性、工作记忆更新和容量、问题解决和决策)的表现上得分更高。这些长期影响包括:增加神经元生长,增加神经因子[如 c-Fos 和脑源性神经营养因子(brain derived neurotrophic factor, BDNF)]活动信号,改善应对压力的能力,增强对行为的认知控制,提高对信息处理的速度,改善陈述性、空间性和工作记忆,以及大脑中与认知控制和记忆相关路径的结构和功能。其中,BDNF 是人类大脑中最丰富的生长因子,在有氧运动时上调,它能穿过血脑屏障直接作用于脑结构活动,也可能通过内啡肽机制影响心理健康。有一些初步的证据支持 BDNF 作为一种中介因子在精神分裂症患者运动后，对其认知功能有改善作用。但由于缺乏研究其他潜在机制的可用数据，运动对精神分裂症患者的益处不能单独归因于 BDNF。

在精神分裂症的整个病程中，社会认知障碍从发病开始就一直存在，它们与就业和独立生活负担相关，而运动对认知功能的积极影响可以普遍改善精神分裂症患者的心理社会功能。另外，只有由教练或专业运动人员监督的运动干预才能显著提高整体认知能力，这可能与运动的参与度提升相关；同时，运动剂量也是实现认知增强的一个重要因素。

另外两项对运动反应有显著变化的因素是注意力和工作记忆，这两项是精神分裂症首发后功能恢复强有力的预测因素，因此从疾病早期阶段开始实施的运动干预可能有助于精神分裂症患者功能的恢复。事实上，运动可能对早期精神病患者带来更大的好处，因为此时的认知增强干预比疾病后期更有效。

Brokmeier 等的荟萃分析研究了体育运动与精神分裂症及相关精神疾病的前瞻性关联。在 5 项前瞻性比较中，随访 4～32 年，得出较高水平的体育运动显著降低了精神分裂症的风险。还有研究显示，每周至少进行 90 min 中至高强度的运动，与对照组相比，可以显著降低精神分裂症的症状；同时还可以显著改善整体认知能力。

Sun 等的孟德尔随机化研究提供了遗传证据，表明运动是双相情感障碍的有效预防因素，但对精神分裂症不是。这一发现，为有双相情感障碍风险的个体保持运动提供了进一步的理由。另外，对于双向情感障碍、物质滥用障碍和频繁精神失调的人来说，运动强度较大的体操和骑马两项运动是有效的，但仍需要更多研究来支持这一发现。

（四）运动内容与评估方式的匹配性

在当下众多研究中，所涉及的运动形式非常丰富，包含有氧运动（跑步、骑自行车、健身操、游泳等）、无氧运动、器械训练、力量训练、抗阻训练、散步、瑜伽、正念、居家体育运动等；运动强度也因群体而异，分为低、中、高 3 类；运动时间每次 45～90 min；运动频率从 1 次/周到 2～3 次/周或 4～5 次/周。在目前查阅到的相关文献中，均呈现了运动对精神与心理健康的积极作用，但研究重点主要侧重于大规模人群的筛查性、问卷式研究，研究内容、测评方法表现出粗放型特点。大多数研究均依赖于运动内容的自我报告方法，这可能会受到参与者情绪、记忆、社会可取性偏见、认知偏差等方面的影响，从而干扰报告的客观性和准确性。虽然这并不会使自我报告测量的效用失效，但依然有必要使用更丰富、准确、客观的测量方法来验证结论。

另外，在大量相关研究中，大样本居多，样本量的可信度较高，受试群体也易获得，但对于所有的群体性实验，目前仍停留在大规模流行病学调查的水平，并未发现有靶向性的运动行为和运动剂量的处方制订。如情感类精神疾病群体中，有些研究采用高强度运动，有些研究采用中高强度有氧运动，有些研究采用低强度运动（如居家类体育运动）。需要关注，情感类精神疾病如抑郁症、焦虑症具有病症的不同时期、不同严重程度、不同症状表现等特点，但在干预过程中并未采用十分精确、针对性强的干预方式，如依据病症的不同时期或严重程度应进行哪种强度、类型的运动。同样，对于精神分裂症患者，急性发病期、维持期、稳定期等不同时期所使用的运动处方一定是不同的，对于这方面目前尚缺乏指南性方针。未来根据不同情感类精神疾病、精神分裂症、双相情感障碍等精神障碍人群制订出针对性强、运动剂量固定、运动处方明确且高效的相应方案或指南，以便将来大规模推广运动处方，尤其针对精神、心理类疾病人群，是非常必要且十分可行的。

在现有的研究中，极少发现有运动治疗师具体参与治疗干预的过程，在没有有效监督的条件下，仅让患者自行运动，会难以控制运动质量的精细化程度。如果能够培养大量专业的运动治疗师参与运动处方的制订及执行的过程中，对受试者进行有效监督与指导，无论进行哪类运动形式，对于患者都会起到积极的促进作用，并能够帮助患者从人与人相互影响的社会效应中获益极大，最终达到更佳的治疗效果。

另外，很少有研究和文献关注到运动带来的不良反应。未来的研究应仔细评估任何不良事件，特别要考虑到心血管风险因素，这涉及心血管风险筛查和精确的运动处方制订，而且运动处方也应具有预防精神障碍和促进心理健康的作用。

三、小结

WHO 在 2018 年依据全球人群的年龄分布特点、运动时间及运动频率给出如下运动建议：5～17 岁儿童青少年应每天进行 60 min 中至高强度运动，每次超过 60 min 可以带来更多益处。18～64 岁成人应每周进行 150 min 中等强度有氧运动，或每周 75 min 高强度有氧运动，或中强度和高强度运动的等效组合；有氧运动至少每次持续 10 min；为了获得更多的健康益处，应将中等强度有氧运动增加至每周 300 min，或每周 150 min 的高强度有氧运动，或中等强度和高强度运动的等效组合；每周应该有 2d 或以上进行主要肌肉群的强化训练。65 岁以上老年人与 18～64 岁人群的运动建议相同，另外建议每周应进行 3 d 或更多时间的体育运动，锻炼平衡能力，防止跌倒等意外发生；同时，当此年龄组的老年人由于身体情况不能进行推荐的体育运动时，可以在其能力和条件允许的范围内进行体育运动。

在未来需要继续开展大量大样本研究，来确定运动与精神疾病关联的特异性，包括运动的不同形式、强度、时间、频率等对更多类型精神疾病的多个角度、层面的作用，从而探索和制订出可复制、推广、针对性强的精确运动方案。

（张晓颖）

本章主要参考文献

[1] 包大鹏，胡扬，田野，等. 运动后低氧暴露对血液流变学及红细胞形态的影响[J]. 体育科学，2005，4：28－31.

[2] 毕华，张素芬，何瑾. 个体化运动处方在胃肠功能恢复中的应用[J]. 齐鲁护理杂志，2012，18(02)：39－40.

[3] 陈世益，冯华主编. 现代骨科运动医学[M]. 上海：复旦大学出版社，2020.

[4] 陈世益，李国平，敖英芳，等. 功能至上、早期康复与重返运动是骨科运动医学的灵魂[J]. 中国运动医学杂志，2020，39(5)：201－215.

[5] 陈秀英. 一次急性运动对大鼠血浆白细胞介素的影响[J]. 北京体育大学学报，2000(03)：347－348.

[6] 程芳洲，刘翔宇. 量化运动对代谢综合征干预疗效的影响[J]. 检验医学与临床，2013，10(01)：6－8.

[7] 段永昌，姜娜. 运动干预改善慢性肾病的研究进展[J]. 福建体育科技，2013，32(06)：39－41.

[8] 冯连世主编. 运动处方[M]. 北京：高等教育出版社，2020.

[9] 葛均波，徐永健，王辰主编. 内科学[M]. 9 版. 北京：人民卫生出版社，2018.

[10] 韩梦杰. 高强度间歇训练对慢性病作用效果研究进展[J]. 运动，2019，6：153－154.

[11] 何伟，高强. 运动与白细胞介素[J]. 中国运动医学杂志，1995(04)：233－237.

[12] 贾建平，陈生弟主编. 神经病学[M]. 8 版. 北京：人民卫生出版社，2018.

[13] 金丽，田野，赵杰修，等. 抗运动性贫血剂对运动员红细胞形态的影响[J]. 武汉体育学院学报，2009(08)：46－50.

[14] 李嘉，汪兴桥，蓝军，等. 高强度间歇运动具有与中等强度持续运动相同的哮喘患儿临床症状、运动能力和生活质量改善作用[J]. 天津体育学院学报，2015，30(05)：448－453.

[15] 李璟，刘舒，卫雍绩，等. 我国优秀青少年女运动员三联征与运动损伤的相关性初步研究[J]. 中国运动医学杂志，2020(07)：503－511.

[16] 李世昌. 运动解剖学[M]. 3 版. 北京：高等教育出版社，2015.

[17] 李为民，罗汶鑫. 我国慢性呼吸系统疾病的防治现状[J]. 西部医学，2020，32(01)：1－4.

[18] 李勇珍，吴智芬，江秀英，等. 食疗联合运动疗法在消化性溃疡患者护理中的应用效果观察[J]. 中国实用医药，2015，10(20)：250－251.

[19] 梁丰，霍文璟，欧阳刚，等. 不同运动方式训练对慢性肾脏病患者运动功能的影响[J]. 中国康复理论与实践，2018，24(02)：208－213.

[20] 林果为，王吉耀，葛均波主编. 实用内科学[M]. 15 版. 北京：人民卫生出版社，2017.

[21] 林宇峰，韦军，何建伟. 运动性贫血发生中红细胞变形能力与一氧化氮的关系[J]. 中国运动医学杂志，2014(07)：682－686.

[22] 刘萍，孙静. 治疗型生活方式对中老年人代谢综合征的影响[J]. 中国临床保健杂志，2009，12(04)：408－409.

[23] 罗军，魏燕璇，王毅，等. 有氧运动对老年稳定性心绞痛患者血浆炎症指标及血小板功能的影响[J]. 中国老年学杂志，2015(03)：577－579.

[24] 美国运动医学学会. ACSM 运动测试与运动处方指南[M]. 王正珍，主译. 10 版. 北京：北京体育大学出版社，2019.

[25] 孟林盛，乔恩东，李逸君，等. 不同方式运动对慢性阻塞性肺疾病患者肺功能及生存质量影响的 Meta 分析[J]. 中国体育科技，2020，56(05)：21－34.

[26] 倪朝民主编. 神经康复学[M]. 3 版. 北京：人民卫生出版社，2018.

[27] 浦钧宗. 运动与肾(文献综述)[J]. 中国运动医学杂志，1986(02)：103－109.

[28] 孙旭. 运动康复训练对冠心病支架术后患者生活质量以及血小板的影响分析[J]. 中国现代药物应用，2021(21)：234－236.

[29] 王安利. 运动医学[M]. 北京：人民体育出版社，2007.

[30] 王继红，刘晓丹，胡军，等. 太极拳对老年慢性阻塞性肺疾病患者肺功能和运动耐力影响的 Meta 分析[J]. 中国组织工程研究，2015，19(05)：815－820.

[31] 王丽平，余群，翁锡全，等. 间歇低氧暴露对逐步递增负荷运动大鼠白细胞及其分类计数的影响[J]. 南京师大学报(自然科学版)，2018(01)：116－120.

[32] 王瑞元，苏全生. 运动生理学[M]. 北京：人民体育出版社，2012.

[33] 王玺，高炳宏. 低氧环境、运动训练对红细胞免疫功能影响的研究进展[J]. 体育科研，2019(03)：93－98.

[34] 王岩，吴任宏，陶洪涛. 过度运动与肾脏损伤的机制探讨[J]. 现代预防医学，2013，40(17)：3303－3306.

[35] 王正珍，徐峻华主编. 运动处方[M]. 2 版. 北京：高等教育出版社，2018.

[36] 翁桂珍，黄志清，许少媛，等. 运动处方对胃癌患者癌因性疲乏干预效果研究[J]. 实用肿瘤杂志，2016，31(02)：135－140.

[37] 巫丽丽，李必迅，邱晔，等. 生活方式干预对代谢综合征患者影响 10 年随访研究[J]. 内科，2018，13(06)：823－826.

[38] 伊默，贾元敏，赵宝生，等. 阈值压力负荷吸气肌训练对哮喘患者肺康复及生活质量影响的 Meta 分析[J]. 中华护理杂志，2021，56(07)：1001－1007.

[39] 中华医学会糖尿病学分会. 中国 2 型糖尿病防治指南(2017 年版)[J]. 中华糖尿病杂志，2018，10(01)：4－67.

[40] 朱琳，刘景新，于洋，等. 高强度间歇训练对超重和肥胖青少年减脂效应的研究：Meta 分析[J]. 广州体育学院学报，2020，40(01)：96－101.

[41] AFSHIN A, FOROUZANFAR M H, REITSMA M B, et al. Health effects of overweight and obesity in 195 countries over 25 years [J]. N Engl J Med, 2017，377(1)：13－27.

[42] BANTULÀ M, ROCA-FERRER J, ARISMENDI E, et al. Asthma and obesity: two diseases on the rise and bridged by inflammation [J]. J Clin Med, 2021，10(2)：169.

[43] BAY M L. Human immune cell mobilization during exercise: effect of IL－6 receptor blockade [J]. Exp Physiol, 2020，105(12)：2086－2098.

[44] BEGGS S, FOONG Y C, LE H C T, et al. Swimming training for asthma in children and adolescents aged 18 years and under [J]. Paediatr Respir Rev, 2013，14(2)：96－97.

[45] BERGE J, HJELMESAETH J, HERTEL J K, et al. Effect of aerobic exercise intensity on energy expenditure and weight loss in severe obesity—a randomized controlled trial [J]. Obesity (Silver Spring), 2021，29(2)：359－369.

[46] CAO C, FRIEDENREICH C M, YANG L. Association of daily sitting time and leisure-time physical activity with survival among US cancer survivors [J]. JAMA Oncol, 2022：e216590.

[47] CARSON K V, CHANDRATILLEKE M G, PICOT J, et al. Physical training for asthma [J]. Cochrane Database Syst Rev, 2013, (9)：CD001116.

[48] CICCHELLA A, STEFANELLI C, MASSARO M. Upper respiratory tract infections in sport and the immune system response. A review [J]. Biology (Basel), 2021，23；10(5)：362.

[49] COX N S, DAL CORSO S, HANSEN H, et al. Telerehabilitation for chronic respiratory disease [J]. Cochrane Database Syst Rev, 2021，1(1)：CD013040.

[50] CURRAN M, DRAYSON M T, ANDREWS R C, et al. The benefits of physical exercise for the health of the pancreatic β-cell: a review of the evidence [J]. Exp Physiol, 2020，105(4)：579－589.

[51] DAOU H N. Exercise as an anti-inflammatory therapy for cancer cachexia: a focus on interleukin-6 regulation [J]. Am J Physiol Regul Integr Comp Physiol, 2020，318(2)：R296－R310.

[52] DOWMAN L, HILL C J, MAY A, et al. Pulmonary rehabilitation for interstitial lung disease

[J]. Cochrane Database Syst Rev, 2021,2(2):CD006322.

[53] EKBLOM B, ASTRAND P O, SALTIN B, et al. Effect of training on circulatory response to exercise [J]. J Appl Physiol, 1968,24(4):518 - 528.

[54] EKELUND L G, HOLMGREN A. Central hemodynamics during exercise [J]. Circul Res, 1967: 33 - 43.

[55] FRANZ M J, BOUCHER J L, RUTTEN-RAMOS S, et al, Lifestyle weight-loss intervention outcomes in overweight and obese adults with type 2 diabetes: a systematic review and meta-analysis of randomized clinical trials [J]. J Acad Nutr Diet, 2015,115(9):1447 - 1463.

[56] GAWLIK R, KUROWSKI M, KOWALSKI M, et al. Asthma and exercise-induced respiratory disorders in athletes. The position paper of the polish society of allergology and polish society of sports medicine [J]. Postepy Dermatol Alergol, 2019,36(1):1 - 10.

[57] GBD 2019 MENTAL DISORDERS COLLABORATORS. Global, regional, and national burden of 12 mental disorders in 204 countries and territories, 1990 - 2019: a systematic analysis for the Global Burden of Disease Study 2019 [J]. Lancet Psych, 9(2):137 - 150.

[58] GBD CHRONIC RESPIRATORY DISEASE COLLABORATORS. Prevalencc and attributable health burden of chronic respiratory diseases, 1990 - 2017: a systematic analysis for the Global Burden of Disease Study 2017 [J]. Lancet Respir Med, 2020,8(6):585 - 596.

[59] GELINAS J C, LEWIS N C, HARPER M I, et al. Aerobic exercise training does not alter vascular structure and function in chronic obstructive pulmonary disease [J]. Exp Physiol, 2017, 102(11):1548 - 1560.

[60] GELTSER B I, KURPATOV I G, DEJ A A, et al. Respiratory muscles dysfunction and respiratory diseases [J]. Ter Arkh, 2019,91(3):93 - 100.

[61] GEROW M, BRUNER P J. Exercise induced asthma [M]. Treasure Island (FL): StatPearls Publishing, 2022.

[62] GONZALO-ENCABO P, MALDONADO G, VALADÉS D, et al. The role of exercise training on low-grade systemic inflammation in adults with overweight and obesity: a systematic review [J]. Int J Environ Res Public Health, 2021,18(24):13258.

[63] GUSTAFSON M P. A systems biology approach to investigating the influence of exercise and fitness on the composition of leukocytes in peripheral blood [J]. J Immunother Cancer, 2017,5:30.

[64] GÓMEZ-BRUTON A, MARÍN-PUYALTO J, MUÑIZ-PARDOS B, et al. Association between physical fitness and bone strength and structure in 3- to 5-year-old children [J]. Sports Health, 2020,12:431 - 440.

[65] HANADA M, KASAWARA K T, MATHUR S, et al. Aerobic and breathing exercises improve dyspnea, exercise capacity and quality of life in idiopathic pulmonary fibrosis patients: systematic review and meta-analysis [J]. J Thorac Dis, 2020,12(3):1041 - 1055.

[66] HASKELL W L, SIMS C, MYLL J, et al. Coronary artery size and dilating capacity in ultradistance runners [J]. Circulation, 1993,87(4):1076 - 1082.

[67] HOJMAN P. Exercise protects from cancer through regulation of immune function and inflammation [J]. Biochem Soc Trans, 2017,45(4):905 - 911.

[68] HUNTER G R, FISHER G, NEUMEIER W H, et al. Exercise training and energy expenditure following weight loss [J]. Med Sci Sports Exerc, 2015,47(9):1950 - 1957.

[69] HWANG C L, LIM J, YOO J K, et al. Effect of all-extremity high-intensity interval training vs. moderate-intensity continuous training on aerobic fitness in middle-aged and older adults with type 2 diabetes: a randomized controlled trial [J]. Exp Gerontol, 2019,116:46 - 53.

[70] KOLA L, KOHRT B A, ACHARYA B, et al. The path to global equity in mental health care in

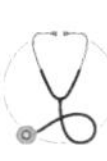

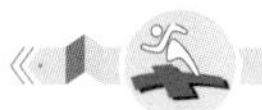

the context of COVID-19 [J]. Lancet, 2021,398(10312):1670-1672.

[71] KURL S, JAE S Y, VOUTILAINEN A, et al. Cardiorespiratory fitness as a predictor of intestinal microbial diversity and distinct metagenomic functions [J]. Microbiome, 2016,4(1):42-46.

[72] LAUBY-SECRETAN B, SCOCCIANTI C, LOOMIS D, et al. Body fatness and cancer — viewpoint of the IARC Working Group [J]. N Engl J Med, 2016,375(8):794-798.

[73] LE Q Q, WANG C Y, SHI Q. Meta-analysis on the improvement of symptoms and prognosis of gastrointestinal tumors based on medical care and exercise intervention [J]. J Healthc Eng, 2021, 12:5407664.

[74] LIAO C D, TSAUO J Y, HUANG S W, et al. Effects of elastic band exercise on lean mass and physical capacity in older women with sarcopenic obesity: a randomized controlled trial [J]. Sci Rep, 2018. 8(1):2317.

[75] MATOS B, HOWL J, FERREIRA R, et al. Exploring the effect of exercise training on testicular function [J]. Eur J Appl Physiol, 2019,119(1):1-8.

[76] MOORE S C, LEE I, WEIDERPASS E, et al. Association of leisure-time physical activity with risk of 26 types of cancer in 1.44 million adults [J]. JAMA Inter Med, 2016,176(6):816.

[77] NERY C, MORAES S R A, NOVAES K A, et al. Effectiveness of resistance exercise compared to aerobic exercise without insulin therapy in patients with type 2 diabetes mellitus: a meta-analysis [J]. Braz J Phys Ther, 2017,21(6):400-415.

[78] PAHOR M, GURALNIK J M, AMBROSIUS W T, et al. LIFE study investigators. Effect of structured physical activity on prevention of major mobility disability in older adults: the LIFE study randomized clinical trial [J]. JAMA, 2014,311(23):2387-2396.

[79] PANERONI M, SIMONELLI C, VITACCA M, et al. Aerobic exercise training in very severe chronic obstructive pulmonary disease: a systematic review and meta-analysis [J]. Am J Phys Med Rehabil, 2017,96(8):541-548.

[80] PEDERSEN L, IDORN M, OLOFSSON G H, et al. Voluntary running suppresses tumor growth through epinephrine- and IL-6-dependent NK cell mobilization and redistribution [J]. Cell Metab, 2016. 23(3):554-562.

[81] PETRIDOU A, SIOPI A, MOUGIOS V. Exercise in the management of obesity [J]. Metabolism, 2019,92:163-169.

[82] PROCZKA M, PRZYBYLSKI J, CUDNOCH-JĘDRZEJEWSKA A, et al. Vasopressin and breathing: review of evidence for respiratory effects of the antidiuretic hormone [J]. Front Physiol, 2021,12:744177.

[83] QIU H, CAO S, XU R. Cancer incidence, mortality, and burden in China: a time-trend analysis and comparison with the United States and United Kingdom based on the global epidemiological data released in 2020 [J]. Cancer Commun, 2021,41(10):1037-1048.

[84] RACANELLI A C, KIKKERS S A, CHOI A M K, et al. Autophagy and inflammation in chronic respiratory disease [J]. Autophagy, 2018,14(2):221-232.

[85] REINA-GUTIÉRREZ S, TORRES-COSTOSO A, MARTÍNEZ-VIZCAÍNO V, et al. Effectiveness of pulmonary rehabilitation in interstitial lung disease, including coronavirus diseases: a systematic review and meta-analysis [J]. Arch Phys Med Rehabil, 2021,102(10):1989-1997.

[86] RIEBE D, FRANKLIN B A, THOMPSON P D, et al. Updating ACSM's recommendations for exercise pre-participation health screening [J]. Med Sci Sports Exerc, 2015,47:2473-2479.

[87] RIKKI A C, ALAN H, SHRUTI D, et al. Physical activity before, during, and after chemotherapy for high-risk breast cancer: relationships with survival [J]. J Natl Cancer Inst, 2021,113(1):54-63.

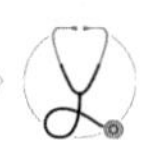

[88] ROSS A G, DONALDSON A, POULOS R G. Nationwide sports injury prevention strategies: a scoping review [J]. Scand J Med Sci Sports, 2021,31(2):246 - 264.

[89] SGRÒ P, DI LUIGI L. Sport and male sexuality [J]. J Endocrinol Invest, 2017, 40 (9): 911 - 923.

[90] SHORTER E, SANNICANDRO A J, POULET B, et al. Skeletal muscle wasting and its relationship with osteoarthritis: a mini-review of mechanisms and current interventions [J]. Curr Rheumatol Rep, 2019,21(8):40.

[91] SIMPSON R J, CAMPBELL J P, GLEESON M, et al. Can exercise affect immune function to increase susceptibility to infection? [J] Exerc Immunol Rev, 2020,26: 8 - 22.

[92] SIU P M, YU A P, CHIN E C, et al. Effects of Tai Chi or conventional exercise on central obesity in middle-aged and older adults : a three-group randomized controlled trial [J]. Ann Intern Med, 2021. 174(8):1050 - 1057.

[93] STINKENS R, BROUWERS B, JOCKEN J W, et al. Exercise training-induced effects on the abdominal subcutaneous adipose tissue phenotype in humans with obesity [J]. J Appl Physiol (1985), 2018,125(5):1585 - 1593.

[94] SWIFT D L, MCGEE J E, EARNEST C P, et al. The effects of exercise and physical activity on weight loss and maintenance [J]. Prog Cardiovasc Dis, 2018,61(2):206 - 213.

[95] TEMPLEMAN L, ROBERTS F. Effectiveness of expiratory muscle strength training on expiratory strength, pulmonary function and cough in the adult population: a systematic review [J]. Physiotherapy, 2020,106:43 - 51.

[96] TÜRK Y, THEEL W, VAN HUISSTEDE A, et al. Short-term and long-term effect of a high-intensity pulmonary rehabilitation programme in obese patients with asthma: a randomised controlled trial [J]. Eur Respir J, 2020,56(1):1901820.

[97] VALTONEN M, WARIS M, VUORINEN T, et al. Common cold in Team Finland during 2018 Winter Olympic Games (Pyeongchang): epidemiology, diagnosis including molecular point-of-care testing (POCT) and treatment [J]. Br J Sports Med, 2019,53(17):1093 - 1098.

[98] WARBURTON D E R, BREDIN S S D. Health benefits of physical activity: a systematic review of current systematic reviews [J]. Curr Opin Cardiol, 2017,32(5):541 - 556.

[99] WEWEGE M, VAN DEN BERG R, WARD R E, et al. The effects of high-intensity interval training vs. moderate-intensity continuous training on body composition in overweight and obese adults: a systematic review and meta-analysis [J]. Obes Rev, 2017,18(6):635 - 646.

[100] WOJTYS E M. Sports injury prevention [J]. Sports Health, 2017,9(2):106 - 107.

[101] XIE F, YOU Y, HUANG J, et al. Association between physical activity and digestive-system cancer: an updated systematic review and meta-analysis [J]. J Sport Health Sci, 2021,10(1): 4 - 13.

[102] YAZDANI H O, KALTENMEIER C, MORDER K, et al. Exercise training decreases hepatic injury and metastases through changes in immune response to liver ischemia/reperfusion in mice [J]. Hepatology, 2021,73(6):2494 - 2509.

[103] ZHANG H, CHEN T, REN J, et al. Pre-operative exercise therapy triggers anti-inflammatory trained immunity of Kupffer cells through metabolic reprogramming [J]. Nat Metab, 2021,3(6): 843 - 858.

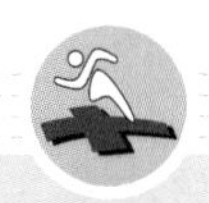

第三章 运动风险评估与防范

规律运动能够减少久坐少动给机体带来的不良影响，起到积极的健康促进作用。然而不科学的运动可能带来身体的伤害，如肌肉韧带拉伤、皮肤擦伤、骨折、关节脱位、运动性腹痛、晕厥、头晕、胸痛，甚至诱发急性心肌梗死、心源性猝死等一系列严重的运动风险。

第一节 概 述

运动风险是指由于运动方式、运动强度、运动时间和运动频率的累积效应或运动环境不当引起机体在身体形态、生理功能上发生异常，出现危害健康的肌肉骨骼损伤、内脏疾病，甚至发生死亡的风险。《2018 年美国身体活动指南》指出，运动风险发生的因素主要有运动量、运动项目类型(接触性和非接触性)、运动者基础健康状况及运动时运动强度增加的速度等。运动风险的发生具有客观性、可预测性和不确定性的特征。对运动风险的管理主要包括风险预测、风险识别、风险评估和风险防范 4 个部分。

一、运动风险发生概况

运动风险的发生率具有随着年龄增长而增加的趋势，且男性的运动风险发生率明显高于女性。各年龄段人群中的运动风险事件多以运动性损伤为主，中老年人群是运动性心血管事件的高发人群。

大量研究表明，在运动引起的各种非创伤性意外死亡中，心血管意外占 80%以上。心血管意外事件受运动强度(高强度＞中等强度＞低强度)和心血管疾病危险因素的直接影响。虽然运动相关的心血管事件发生率很低，但是对健康乃至生命的危害最严重，因此，运动性心血管事件备受公众和科研人员的关注。

久坐少动的生活方式容易诱发心血管疾病。研究表明，成年女性的心血管疾病死亡风险与致命性心肌梗死风险随着久坐时间的增加而增加。由于长期久坐不动带来的心肺耐力下降，使机体很难再承受高强度运动带来的强烈刺激，机体应激调节功能紊乱，所以大多数久坐少动个体参加不常进行的运动或强度较大的运动时，心源性猝死和急性心肌梗死的发生率也相应增加。调查显示，发生运动性心血管意外的健身者基本都有运动不足的背景。低体力活动水平也是运动性心血管事件的诱发因素之一。

目前运动损伤的发生率为10%～20%，并有逐年增多的趋势。相关资料显示，大学生运动损伤的发生率高达75.27%～77.63%，其中关节、韧带损伤最常见（占37%），其次是皮肤擦伤（占33.9%）和肌肉损伤（占22.9%）。损伤部位以膝关节和踝关节最为多见。

根据专家、学者对大学生在校期间进行运动的调查结果显示，发生运动性疾病的比例大约是36.6%，其中运动性腹痛最常见（占34%），其次是运动性低血糖（占12%）。

运动风险的诱发与运动人体的主观因素和运动环境的客观因素有关，包括运动者的年龄、健康状况、运动技能、认知水平，以及环境温度、气候、防护装备、运动时间等。调查发现，单次运动时间30 min内，风险事件发生率在20%以下；单次运动时间30～60 min，风险事件发生率38%；单次运动时间60～90 min，风险发生率49%；单次运动时间90～120 min，风险事件发生率63%；而进行120 min以上的运动时，风险发生率则高达77%。由于健身运动很难衡量不同个体运动时的强度，以运动时间为统计指标呈现出运动量越大风险发生率越高的趋势。

二、正确认识运动性风险

由于运动带来的健康收益显著高于运动导致的风险，因此运动人群、医生及专业健康管理人员等都不应该过度夸大运动风险带来的不利后果，应该科学、理性地认识运动性风险：①心血管系统健康的个体，规律运动不会引起心血管事件的发生；②中等强度运动/体力活动诱发心血管意外的风险很低；③对于具有已诊断或隐匿性心血管疾病的个体，在较高强度运动/体力活动时发生心源性猝死或心肌梗死的风险会短暂性快速上升；④美国运动医学学会（ACSM）和美国心脏协会（AHA）已经发出声明：内科医生不应过度评价运动风险，因为规律性体力活动的收益显著高于运动风险；⑤体力活动活跃或健康的成人与体力活动不足者相比，发生心血管疾病的风险会低30%～40%；⑥偶尔参加较高强度或大运动量的人，发生猝死的危险性会增加7.4倍；⑦在湿热环境、寒冷环境中运动时诱发心血管疾病的风险增加；⑧尽管运动性风险的发生率很低，但仍需加以防范。

三、运动风险的类型

根据运动风险事件所造成的机体损害部位、程度不同，可将运动风险分为3类：运动性心血管疾病风险、运动性损伤风险、运动性病症风险。

（一）运动性心血管疾病风险

运动导致的心血管事件主要包括急性心肌梗死和心源性猝死等。发生心血管事件的风险主要与运动人群的身体是否患有心血管疾病有很大关系。调查发现，年轻运动员发生运动相关猝死的原因主要是患有先天性心血管疾病，如肥厚型心肌病、冠状动脉异常和主动脉狭窄等。一般而言，心血管系统正常的健康个体进行运动不会引起心血管事件的发生，健康个体进行中等强度运动引起心搏骤停或心肌梗死的风险很低。对于具有已经确诊或隐匿性心血管疾病的个体，在进行较大强度运动时发生心源性猝死和（或）心肌梗死的风险会上升。其原因在于，运动时机体代谢加强，氧气需要量急剧增加，为满足机体代谢的需要，心血管系统负荷加重。而心血管系统功能较弱的个体，在心血管系统负荷加重的情况下，可能出现急性心肌供血不足、冠状动脉栓塞（阻塞）、心脏传导系统紊乱等问题，进而诱发心律失常、心肌梗死，甚至心源性猝死等风险事件。

40 岁以下的年轻个体发生心源性猝死的风险极低，原因是此类人群中心血管疾病的发生率很低。2007 年 AHA 发布了一项“运动与急性心血管事件：正确看待风险”的科学声明，此声明指出了年轻运动员发生运动相关猝死的心血管因素。研究发现，引起年轻人运动性猝死的常见原因是患有先天性遗传缺陷，包括肥厚型心肌病、冠状动脉异常和主动脉狭窄。有研究指出，超过 90％的运动员发生非创伤猝死与已存在的心脏病变有关；＜35 岁的年轻运动员多数存在遗传性心脏结构或功能异常，有器质性心脏病者占 85％～97％；而≥35 岁的运动员，发生运动性猝死的高峰年龄为 40～50 岁，以冠心病、心律失常为常见原因，其他原因有心肌炎、心肌病、瓣膜病等。

与年轻人相比，中老年人参加较大强度运动时，心源性猝死和急性心肌梗死的发生率增加。研究表明，发生心源性猝死的绝对风险是每年 1.5 万～1.8 万人中会发生 1 例死亡；久坐少动的个体参加较大强度的运动或不经常参加的运动，心源性猝死和急性心肌梗死的发生率也异常增加。体力活动活跃的成人比体力活动不足者发生心血管疾病的风险会降低 30％～40％。

在运动测试中发生心血管事件的风险也会随着人群心血管疾病的流行情况发生变化。研究表明，每进行 10 000 次运动测试，约发生 6 次心血管事件。

（二）运动性损伤风险

运动性损伤是指在运动过程中由于过度使用造成的各种损伤，它的发生与运动训练安排、运动项目及技术、训练水平、训练环境及条件等多个因素有关。引起运动性损伤的原因很多，是内、外因素的相互影响。内因主要包括年龄、性别、机体的解剖结构（如肌肉、骨骼、关节）异常、健康体适能水平（如肌肉力量、耐力和柔韧性）较低、运动技术缺陷、准备活动不足等；外因主要包括运动场地、设施条件、运动时间段、气温、气压等。根据发生运动性损伤的组织进行分类，主要包括皮肤损伤、肌肉损伤、肌腱和韧带损伤、关节损伤、软骨损伤、骨损伤、神经损伤、血管损伤和内脏损伤等。

（三）运动性病症风险

运动性病症是指由于运动训练或比赛安排不当表现出来的疾病、综合征或异常，严重程度与运动量密切相关，大多数会随着运动的减量或停止而逐渐好转。

常见的有运动性腹痛、运动性低血糖、肌肉痉挛、晕厥、过度训练、过度紧张、心律失常、运动性尿液异常（如蛋白尿、血尿、血红蛋白尿、肌红蛋白尿）、运动性贫血、运动性高血压、运动性中暑及停训综合征等，多发生在专业运动员中。在一般健身人群中出现运动性病症的概率并不高，但是如果没有相应监控和营养保障，在运动中也会出现影响健康的病症。

第二节

运动风险评估

运动是把“双刃剑”，科学运动具有增强体质、促进健康的效益，而不合理运动会则对健康产生不利影响，造成健康隐患。进行运动风险的评估，可以将运动给机体带来的益处最大化，弊端最小化。

AHA 在 2020 年发表的声明中提出，在健康水平较低下的易感人群中，剧烈体力活动会显著增加心源性猝死与急性心肌梗死的风险；较高的运动量和运动强度都与潜在的心脏适应不良有关，包括加速冠状动脉钙化、运动诱导的心脏生物标志物释放、心肌纤维化和心房颤动等。这些不良反应与体力活动水平的关系往往形成“U”形或反向“J”形的剂量-效应曲线。因此，在进行运动处方制订时应根据人群特点，对运动风险进行合理评估，防止意外情况的发生。

一、概述

运动风险评估是指对运动风险事件出现的概率及其后果，采用定性与定量相结合的方式，预估风险大小、识别风险因素、实施风险管控。运动风险形成的过程是内因积累、外因诱发、从量变到质变的过程，并以一定形式的风险结果表现出来。因此，运动风险评价的内容可分为：①内因评估，即不同年龄、性别、身体健康状况、体力活动水平等在风险形成过程中所起的作用，以及可能造成的风险大小；②外因评估，即探讨不同运动方式、运动强度、运动频率、运动时间和运动环境的固有风险发生规律，以及它们在运动风险形成过程中的导向作用（图 1－3－1）。

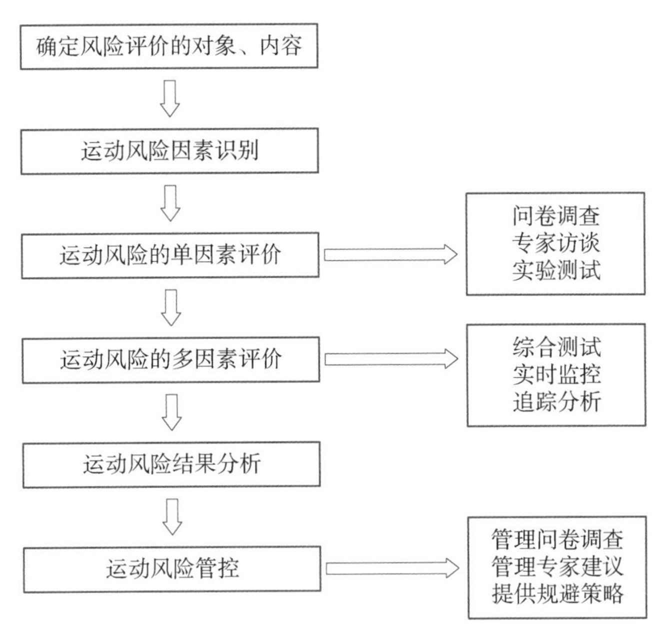

图 1-3-1　运动风险评估程序

二、运动性心血管疾病风险的评估

由于运动性心血管事件对健康乃至生命的危害最严重，运动性心血管疾病风险评估已成为运动性风险评估的主要内容。评估的核心内容是运动前的健康筛查和运动测试，即根据运动个体在运动前的健康筛查和运动测试的结果，评估其在运动过程中可能存在的风险因素及风险等级。

（一）运动前健康筛查

1. ACSM 推荐的健康筛查

由于已知的心血管疾病及体力活动水平是诱发运动性心血管疾病风险的主要原因，根据 ACSM 的推荐，在风险评估的健康筛查阶段，首先应对拟运动人群的体力活动水平、相关疾病的症状和(或)体征、心血管疾病危险因素进行调查。ACSM 推荐的运动前健康筛查如下。

(1) 所有要参加运动的人都应该通过自述病史或健康风险评估问卷进行健康筛查，通过自我筛查确定后面的评估方案。

(2) 有 2 个或更多心血管疾病危险因素的中危人群应在进行较大强度运动前咨询内科医生。虽然可以进行医学评价，但是大多数人在进行低到中等强度运动时，不需要咨询内科医生。

(3) 有已确诊疾病或症状的高危人群应该在开始运动前咨询内科医生。

(4) 仅推荐高危人群进行常规运动测试，高危人群包括确诊心血管疾病、有症状提示发生新的心血管疾病或心血管疾病变化、糖尿病、其他心血管疾病危险因素、晚期肾脏疾病和特定肺部疾病患者。

(5) 如果健康管理专业人士在运动处方方面接受过专业训练，并且内科医生可以在需要时立即赶到现场，中、高危人群的运动测试可以在内科医生以外的健康管理专业人士的监督下进行。

2. 健康筛查的主要内容

(1) 体力活动水平：通过问卷或当面咨询了解受试者日常生活中的体力活动水平、有无规律运动的习惯，为制订运动处方中的运动强度和运动时间提供重要依据。对运动习惯情况的了解应包括：①参加运动的方式、运动频率、每次运动的时间、运动中的主观感觉、有无运动强度的控制和监测，以及有无运动性伤病的发生；②是否进行过运动测试和相关测试的结果与评价。如果受试者近 3 个月来没有坚持每周至少 3 d、每天至少 30 min 及以上的中等强度有氧运动，此受试者就有久坐少动的生活方式，应纳入无规律运动的人群。

(2) 病史：询问目前有无已经确诊的心血管、代谢性疾病和肾脏疾病等，如冠心病(心绞痛、心肌梗死)、末梢动脉疾病、脑血管病或一过性脑缺血、冠状动脉支架植入、冠状动脉搭桥、高血压病、高血压性心脏病、风湿性心脏病、慢性心瓣膜病、瓣膜置换术、心脏起搏器和(或)去纤颤器置入等。

询问目前有无心脏病、代谢性疾病、脑血管疾病和猝死的家族史；有无新的医学诊断或外科手术的现病史；有无关节炎、关节肿胀或者其他引起行走或测试中移动困难的问题；有无吸烟、饮酒或其他特殊嗜好。

(3) 症状和(或)体征：主要询问安静状态下、运动中相关的症状和(或)体征。包括：因心肌缺血引起的胸颈部疼痛或不适；休息或中等体力活动时呼吸困难；头晕或晕厥；端坐呼吸或夜间阵发性呼吸困难；足踝水肿；心悸或心动过速；间歇性跛行；已知的心脏杂音；身体异常疲劳等。

(二) 运动性心血管疾病风险评估流程

对受试者进行心血管疾病风险评估的流程是：①确定受试者目前的体力活动水平是否属于有规律运动；②确定受试者是否有心血管、代谢和肾脏疾病相关的症状和(或)体征；③判断受试者是否患有已经确诊的心血管、代谢和肾脏疾病；④根据上述情况和受试者拟进行的运动强度，确定受试者是否需要进一步医学检查。具体风险评估实施流程见图 1-3-2。

(三) 心血管疾病的危险因素

心血管疾病的危险因素包括年龄、家族史、吸烟、肥胖、糖尿病、高血压、脂质代谢紊乱、久坐少动的生活方式，对心血管疾病的发生有抑制作用的因素是高密度脂蛋白(HDL-C)处于较高水平。每个危险因素及评价标准详见表 1-3-1。

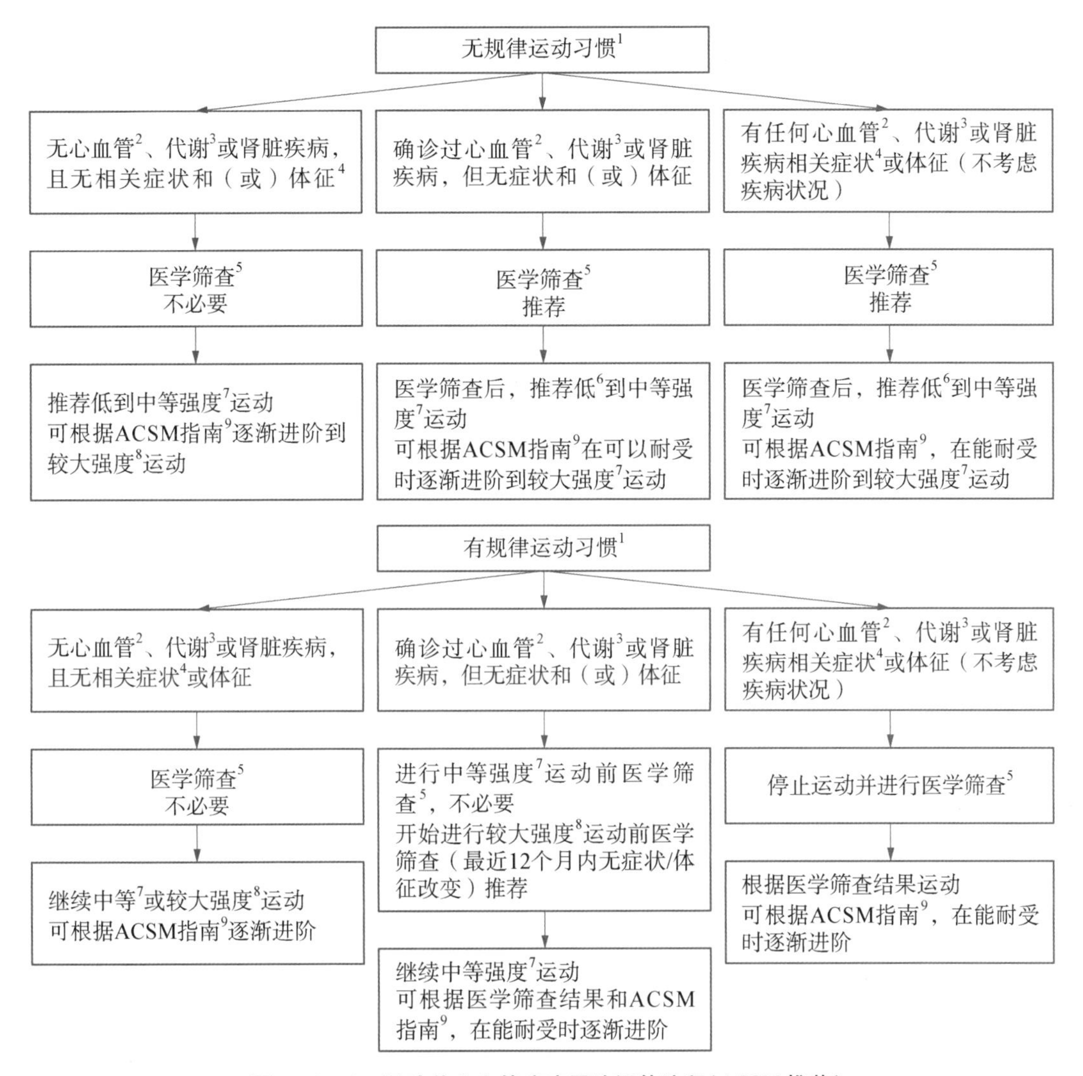

图 1－3－2 运动前心血管疾病风险评估流程(ACSM 推荐)

[1]运动习惯：进行至少每周 3 d、30 min/d 中等强度有计划、系统性体力活动，持续至少 3 个月。

[2]心血管疾病：心脏、外周血管或脑血管疾病。

[3]代谢性疾病：1 型和 2 型糖尿病。

[4]症状和(或)体征：安静或活动时。包括：疼痛，可能由缺血引起的胸、颈、下颌、手臂或其他部位不适，安静或轻度用力时呼吸困难、眩晕或晕厥，端坐呼吸或夜间阵发性呼吸困难，足踝水肿，心悸或心动过速，间歇性跛行，确诊的心脏杂音，常规运动时出现异常疲劳或呼吸困难。

[5]医学筛查：健康管理专业机构提供运动许可证明。

[6]低强度运动：30%～39% HRR 或 VO_2R；2～2.9 METs，RPE 9～11，心率和呼吸略加快。

[7]中等强度运动：40%～59% HRR 或 VO_2R；3～5.9 METs，RPE 12～13，心率和呼吸明显加快。

[8]较高强度运动：≥60% HRR 或 VO_2R；≥6 METs，RPE≥14，心率和呼吸显著加快。

[9]ACSM 指南：美国运动医学学会. ACSM 运动测试与运动处方指南[M]. 王正珍，主译. 10 版. 北京：北京体育大学出版社，2018.

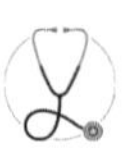

表1-3-1 心血管疾病的危险因素及评价标准

危险因素		评价标准
正性因素	年龄	男性≥45岁,女性≥55岁
	家族史	在一级亲属(父母、兄弟姐妹及子女)中,男性亲属在55岁之前、女性亲属在65岁之前发生心血管事件或心源性猝死
	吸烟	现吸烟、戒烟不足6个月或吸二手烟
	高血压	SBP≥140 mmHg和(或)DBP≥90 mmHg,至少在两个不同时间测量后确定,或正在服用降压药
	糖尿病	空腹血糖≥7.0 mmol/L,或口服葡萄糖耐量试验(OGTT)2 h血糖≥11.1 mmol/L,或HbA1c≥6.5%
	脂代谢紊乱	LDL-C>3.37 mmol/L或HDL-C<1.04 mmol/L、TC>5.18 mmol/L,或者正在服用降血脂药物者
	肥胖	BMI≥28 kg/m^2,或腰围:女性≥80 cm,男性≥85 cm
	久坐少动的生活方式	至少3个月,每周参加中等强度体力活动(40%~60% VO_2R)时间<3 d,每天<30 min(或累计<30 min)
负性因素	高HDL-C	≥1.55 mmol/L

SBP:收缩压;DBP:舒张压;LDL-C:低密度脂蛋白胆固醇;HDL-C:高密度脂蛋白胆固醇;TC:总胆固醇;HbA1c:糖化血红蛋白;BMI:体重指数;VO_2R:储备摄氧量。

(四)运动负荷测试

已明确诊断患有冠状动脉疾病的人在运动中发生心血管事件的风险最高。在缺乏有效心搏骤停处理措施的情况下进行运动时,其死亡率将增加6倍。因此,在对人群进行体力活动水平和(或)心血管疾病危险分层后,根据ACSM的建议,需对心血管疾病高危人群进行运动前的运动测试。通过运动测试,一方面可以评价运动个体在运动中可能存在的心血管风险;另一方面也可以为运动个体提供运动负荷的安全阈值。

运动测试后,至少在恢复期的6 min内或者在心电图改变回到基线水平且明显的症状和体征消失之前,都需要持续监测。目前认为,仅发生于运动测试后恢复期的ST段改变是运动测试的一个重要诊断信息。在停止监测前心率和血压也应该恢复到接近基线水平。

与运动风险有关的心血管功能评价指标可分为三大类,在运动负荷试验中,要密切观察相关医学指标的变化:①形态学指标,体重指数(body mass index, BMI)、腰围、腰臀比;②生理学指标,心率、血压、脉压、臂踝脉搏波传播速度(baPWV);③生化指标,血糖、总胆固醇(total cholesterol, TC)、甘油三酯(triglyceride, TG)、低密度脂蛋白胆固醇(low density lipoprotein-cholesterol, LDL-C)、高密度脂蛋白胆固醇(HDL-C)。

对于安静时baPWV≥1 400 cm/s的受试者,运动中应严密观察血压的变化,以免在运动测试中发生心血管事件。运动持续时间是独立于年龄、性别、已知或未知心血管疾病的预测心血管事件发生的最重要危险因素之一，其与心血管风险指标的相关性最密切。BMI是影响心血管功能的主要形态学指标，可作为评价运动中发生心血管事件的敏感因素指标，而且可以使其他风险因素发生聚集。

原发性高血压患者大多没有任何症状，但是在运动过程中，其血压的反应较无潜在高血压人群要明显，称为运动性高血压（运动中的最高收缩压≥200 mmHg）。运动性高血压与静息血压相关，静息收缩压＞160 mmHg者占运动性高血压的53％。对于高血压人群，安静时收缩压和（或）舒张压控制不佳是其参加运动发生风险的一个主要因素。此外，运动中ST段下降＞1 mm，可以提示心脏供血不足、心肌缺血甚至心肌梗死的发生。因此，运动中的最大收缩压、最大脉压及恢复期收缩压的变化可以作为评价高血压人群心肌缺血的指标，对高血压人群运动风险的发生起到一定的预警作用。

并不是所有人都适合做运动测试。为避免运动测试中出现心血管事件，在决定是否进行运动测试前，应该认真评价运动测试的风险和益处，判断是否存在运动测试的禁忌证（包括绝对和相对禁忌证）。

1. 运动测试的禁忌证

（1）绝对禁忌证：①近期安静状态下心电图显示有严重心肌缺血、急性心肌梗死（2 d内）或其他急性心脏病发作；②可引起症状或血流动力学改变的未控制的心律失常；③严重、有症状的主动脉狭窄；④未控制、有症状的心力衰竭；⑤急性肺栓塞或肺梗死；⑥急性心肌炎或心包炎；⑦可疑或确诊的动脉瘤破裂；⑧急性全身感染，伴有发热、全身疼痛或淋巴结肿大。

（2）相对禁忌证：①冠状动脉左支狭窄；②中度狭窄性心瓣膜病；③电解质紊乱（低钾血症、低镁血症）；④心动过速或心动过缓；⑤肥厚型心肌病或其他形式的流出道狭窄；⑥重度房室传导阻滞；⑦室壁瘤；⑧运动中加重的神经肌肉、肌肉骨骼疾病和风湿性疾病；⑨未控制的代谢性疾病（如糖尿病、甲状腺功能亢进症或黏液性水肿）；⑩精神或躯体障碍导致的运动能力显著降低。

在相对禁忌证中，如果运动的益处大于风险、安静时无症状，暂时不考虑作为运动禁忌证，可以在医务监督下运动或采取较低强度的运动。

2. 知情同意书　运动测试前，向受试者介绍、签署知情同意书是重要的伦理道德和法律问题。知情同意书的内容、形式可以有所不同，但必须包含详细信息，确保受试者理解运动测试的目的及可能带来的风险等。制订、使用知情同意书时需注意以下几方面：①必须对知情同意书给予语言上的解释，并说明参与者可以对运动过程提出问题；②在知情同意书的相应位置上应注明参与者的特殊问题和相关责任，并注明参与者可以随时退出测试；③如果参与者是未成年人，需要其父母或监护人签署知情同意书；④需要通过权威机构（如医院的风险管理机构、伦理委员会或法律顾问）确认知情同意书的内容是否合适；⑤知情同意书应包含急救过程和急救设备，确保急救人员受过相关急救培训和具有允许使用相关急救设备的权利。

3. 运动测试说明书　在运动测试前对参与者进行相关指导、说明，可以提高运动测试的有效性和数据的准确性。根据测试的类型和目的不同，说明书的内容有所不同，但主要包括以下内容：①在测试前 1 h 内，受试者应禁食，不吸烟、不饮酒、不饮咖啡。②测试前一天，注意休息，避免从事大强度体力活动或运动。③穿着宽松、舒适的衣裤，适合走路或跑步的鞋袜。女性受试者不宜穿紧身内衣。④如果测试是为了诊断疾病，受试者最好停服心血管药物，但必须征得心血管内科医生的同意。服用中等或大剂量 β 受体阻滞剂的受试者，应该在测试前 2～4 d 内逐渐减量，以减少肾上腺功能亢进的反跳现象。⑤测试前 24 h，应摄入充足的水分，确保测试前的水平衡。⑥如果测试是为了评价心肺耐力或制订运动处方，则不必停药。在运动测试中应着重观察主观疲劳程度(RPE)。受试者应提供服用药物的名称、剂量和服用次数，尤其是最后一次实际服药量。受试者可以把药带在身边，以便测试人员记录。

对于运动前的运动测试，ACSM 的重点建议是：①尽管运动测试并不完全适用于大多数即将运动的个体，但这项测试得到的信息所具有的价值是无可争议的；②有氧能力可能是针对所有个体(无论其健康状况如何)最好的独立预测因子之一；③用标准的运动测试评估有心血管疾病症状和(或)体征的个体已被广泛接受；④心肺运动测试，即在标准运动测试的同时进行气体分析，在有慢性心力衰竭和无法解释的劳力型呼吸困难患者中已得到广泛应用。

三、运动性损伤风险评估

运动性损伤风险评估是对运动中人体的皮肤、肌肉、骨骼、韧带、肌腱和关节等多种组织结构可能遭受伤害风险的影响因素进行全方位评估。通过对潜在风险发生的概率、可能带来的运动性损伤程度进行评估，才能科学有效地降低或避免运动性损伤的发生。

运动性损伤的风险评估应从内部因素和外部因素综合评估。两种因素相互影响，当超过机体所能承受的阈值时就会发生运动损伤。

(一) 内部因素评估

内部因素包括年龄、身体健康状况、体适能水平、运动技术水平及心理状态等。

1. *年龄* 在大众健身的人群中，随着年龄的增长，老年人心肺功能、肌肉力量下降，平衡和协调能力也随之降低，在进行运动时容易因跌倒引起损伤的风险较大。

2. *身体健康状况* 主要评估运动者既往有无肌肉、骨骼、关节、韧带的损伤史，有无导致运动障碍的运动系统疾病，对目前的身体活动有无影响；近 1 周有无身体过度疲劳的现象。

3. *体适能水平* 评估运动者目前的心肺耐力、肌肉力量和耐力、全身不同部位关节的柔韧性、平衡协调能力等方面。

4. *运动技术水平* 评估运动者对所进行的专项运动训练水平、动作要领掌握程度等情况。

5. 心理状态　评估运动者的情绪、注意力集中度和精神紧张程度3个方面。

（二）外部因素评估

外部因素包括运动量、运动设备、运动场地、天气因素等各种主、客观因素。

1. 运动量　评估为运动者制订的运动处方（包括运动强度、运动频率和运动持续时间）是否能够满足运动者目前的健康体适能水平所能耐受的运动负荷。

2. 运动设备　评估运动设备是否安全，是否定期进行了检查和修理。

3. 运动场地　评估运动场地的地面安全情况、运动器材布置是否得当、室内温度及相对湿度、通风换气等方面是否调整合适。

4. 天气因素　评估运动当天的气温、相对湿度及有无雾霾，是否有雨后路面湿滑的情况，运动时的光线是否充足等。

5. 其他因素　评估运动者的运动服装是否吸汗、透气，运动前的生活作息是否规律，有无过度疲劳的情况。

四、运动性病症风险评估

根据引起运动性病症的主要原因，可以从以下几个方面进行风险评估。

1. 运动量是否过大　无论是竞技比赛运动员，还是普通健身大众，运动量过大是引起运动性低血糖、运动性血尿和蛋白尿、过度训练综合征的主要原因。运动强度、运动时间和运动频率是决定运动量的因素。

2. 比赛时间安排是否合理　对于竞技比赛运动员，需要评估最近一段时间比赛安排是否过于紧密，有无疲劳发生的可能等。

3. 膳食营养的摄入是否合理　在运动中水分、碳水化合物、蛋白质等摄入是否合理，有无长期缺乏微量元素的情况。

4. 心理或精神压力是否存在　是否存在比赛前压力过大，精神过于紧张，工作、生活压力大，有过度熬夜、加班、频繁出差等情况。

第三节
运动风险防范

运动风险防范的主要目的是保障、提高参与运动人群的安全性和运动的有效性。防范措施主要包括对自我身体健康状况的认识，确保运动环境安全，能够具备识别运动中异常症状和（或）体征的能力。

一、运动性心血管疾病风险的防范

心血管系统正常的健康个体进行运动一般不会诱发心脏病，健康个体进行中等强度体力活动引起心搏骤停或心肌梗死的风险极低。但是，对于已经诊断或有隐匿性心血管疾病的人来说，在较大强度体力活动或运动时发生心源性猝死和（或）心肌梗死的风险会短暂快速上升。因此，运动中心血管事件的风险取决于人群中心血管疾病的发生状况。

为避免运动相关心血管事件的发生，防范策略有以下几点：①运动者在运动前需要在专业人员的指导下进行健康筛查；②运动者应了解心脏病的前驱症状，并在类似症状出现或加重时尽早就医，以获取医学诊断和相关治疗；③专业运动指导人员应事先了解运动者的心血管疾病家族史，并对其进行运动前的医学检查；④专业运动指导人员应了解运动相关事件的病理基础，接受心脏急救处理的培训，并有专门的急救方案及相关急救设备；⑤专业运动指导人员应根据运动者的运动能力、日常体力活动水平和运动环境来制订、实施和调整运动处方；⑥对患有确诊或可疑的心血管疾病、代谢性疾病或肾脏疾病的个体，应在参加较大强度运动之前获得专业医生的允许。

二、运动性损伤风险的防范

运动性损伤会对机体造成严重伤害，从而导致个体的体力活动水平大幅减少，长期影响生活质量。考虑到全球范围内参与体育活动者的数量、管理运动损伤直接和间接消耗的医疗保健成本，对运动性损伤风险进行防范干预措施是许多国家优先考虑的公共卫生问题。

运动性损伤的防范可分为：①一级预防，提高健康水平，防止损伤发生；②二级预防，早诊断、早期正确治疗，阻止功能障碍或丧失；③三级预防，减少或纠正存在的功能障碍，尽可能恢复到伤前功能状态。

1. 风险因素防范

（1）做好准备活动：准备活动一般包括跳、慢跑、牵拉、抗阻运动等。准备活动的时间可设置为5～10 min。由于准备活动的效果仅持续30 min，所以准备活动的时间不应过早进行。

（2）重视拉伸运动：伸展运动可以提高关节的活动范围，减少肌肉的酸痛和肌肉、韧带的损伤。拉伸运动一般可分为静态牵拉、动态牵拉和神经肌肉本体感觉促进法（proprioceptive neuromuscular facilitation，PNF）。拉伸运动可在准备活动后、正式运动后进行，拉伸时动作要缓慢，拉伸到紧张但不感觉到疼痛为宜。

（3）加强功能性锻炼。

（4）合理安排运动方案。

（5）注意运动场地、器材的安全：不在坚硬、有障碍物的场地运动。

（6）必要时使用运动保护器具。

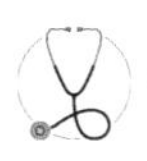

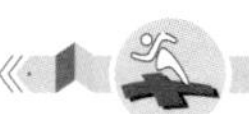

2. 风险动作防范

(1) 避免过度弯曲膝部和颈部。

(2) 避免过度拉伸膝部、颈部和腰背部。

(3) 避免膝关节的过度扭曲或侧弯。

(4) 避免运动时过度憋气。

三、运动性病症风险的防范

由于运动性病症种类较多，引起的原因也不尽相同，以下仅选取几种常见的运动性病症进行风险防范的介绍。

1. 运动性晕厥

(1) 长时间站立时，应该经常变换身体姿势或位置，保证下肢静脉回流通畅。

(2) 剧烈运动后不能立刻停止运动，也不能立刻坐下休息，而是需要一段距离的慢跑，保持下肢静脉的回流，以免运动后突然站立使下肢静脉血流回流不畅而导致脑部供血不足。

(3) 在进行肌肉力量训练时，避免长时间做憋气动作。

2. 运动性低血糖

(1) 避免空腹运动。

(2) 避免运动增加胰岛素吸收的速度，宜将四肢皮下注射胰岛素改为腹壁皮下注射。

(3) 糖尿病患者应根据病情确定并固定饮食的热量摄入。

(4) 充分了解运动当天的身体状况(如睡眠、疲劳、疾病等)，如身体不舒服可暂停。炎热天气要带足水，冬天要注意保暖。

(5) 户外运动可携带一些糖类食品、饮料以备急需。

3. 运动性腹痛

(1) 注意加强准备活动，尤其注意在冬季运动前的保暖。

(2) 开始运动时速度和强度不宜增加过快、过大。

(3) 运动前不要吃得过饱，不要吃平时很少吃的食物种类。

(4) 不要空腹运动，也不要在餐后立刻运动，至少保证餐后 1 h 的间隔才能参加较剧烈的运动。

(5) 运动中注意呼吸方式、深度和频率，不要张口呼吸，避免冷空气进入胃内。

4. 运动性肌肉痉挛

(1) 加强准备活动，对肌肉进行充分拉伸。

(2) 运动中合理补充电解质和水分，使肌肉的兴奋性维持在合理的水平。

(3) 运动后注意肌肉的充分放松，做好整理活动和拉伸运动。

(王　艳)

本章主要参考文献

[1] 冯连世主编. 运动处方[M]. 北京:高等教育出版社,2020.

[2] 刘晓军. 运动风险评价理论体系的构建[D]. 北京:北京体育大学,2010.

[3] 罗曦娟,王正珍,李新,等. 美国运动医学学会运动风险筛查的演变和发展[J]. 中国运动医学杂志,2020,39(5):413-418.

[4] 美国运动医学学会. ACSM 运动测试与运动处方指南[M]. 王正珍,主译. 10 版. 北京:北京体育大学出版社,2019.

[5] 运动医学编写组. 运动医学[M]. 北京:北京体育大学出版社,2016.

[6] U.S. PREVENTIVE SERVICES TASK FORCE. Screening for coronary heart disease: recommendation state-ment[J]. Ann Intern Med, 2004,140(7):569-572.

第二篇

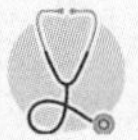

运动处方的临床实施与基本配置

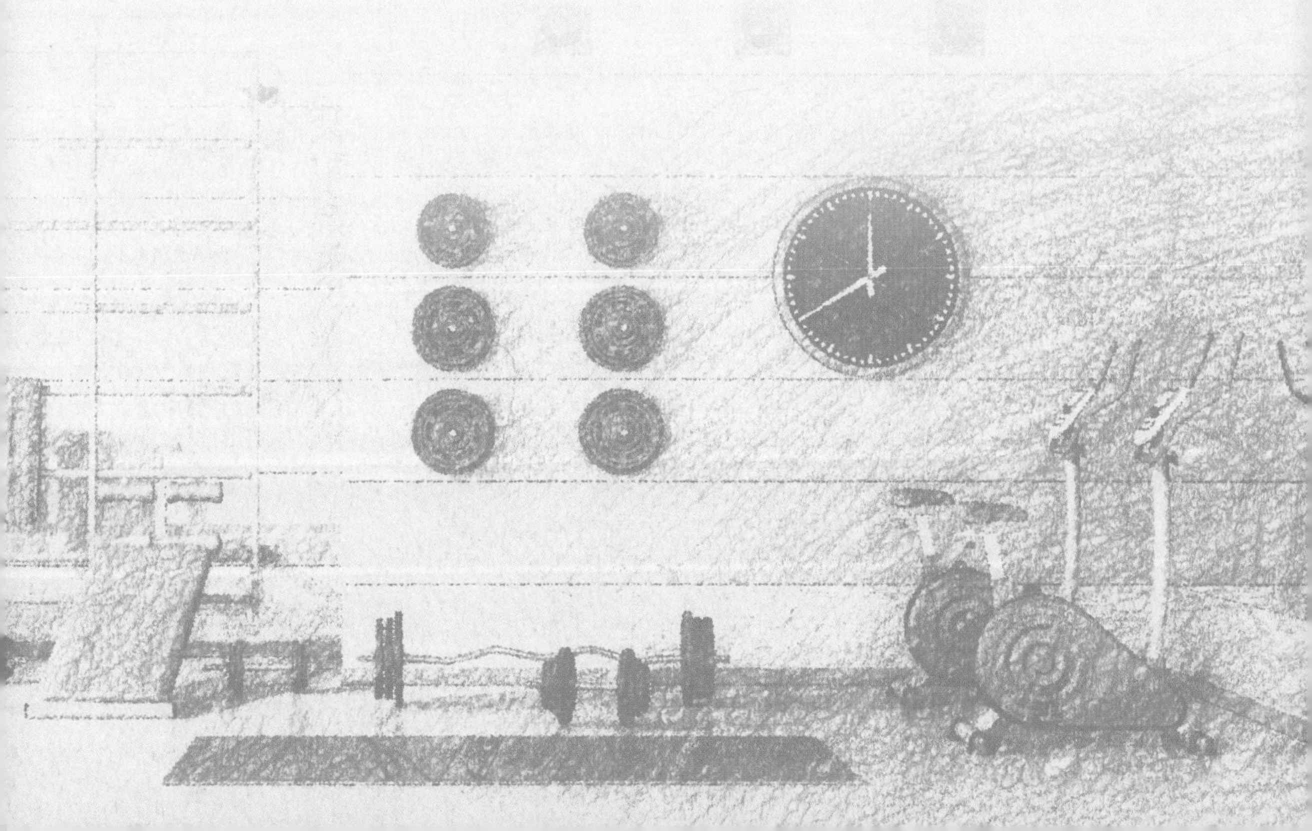

第一章　运动处方的临床实施

第一节

运动处方的实施要求

自20世纪50年代“运动处方”问世以来，一些发达国家已开展了相关基础研究和临床应用，根据目的、应用范围和服务对象，运动处方可以概括为以下3类：①健身性运动处方，以强身健体为主要目的，通过科学运动促进人体健康，以健康人群为服务对象；②慢性疾病预防性运动处方，以防病治病为目的，针对慢性疾病或亚健康人群，以及肌骨运动系统损伤人群；③康复性运动处方，是以医疗为目的运动处方，达到对慢性疾病防治和运动损伤的康复治疗目的。第二和第三类运动处方很难绝对区分，常合称为“医疗康复性运动处方”。由于运动处方的目标人群和作用不同，运动处方对象的个体状态千差万别，以医疗为目的运动处方通常体现出个性化特点。为方便和规范运动处方的实施，制定相对统一的医疗康复性运动处方的制订与实施流程非常必要。

一、医疗康复性运动处方的制订与实施流程

目前，世界各国在制订医疗性运动处方时尚缺乏共识，为了便于运动处方在我国的推广与实施，我们参考了美国运动医学学会（ACSM），德国、澳大利亚和日本等国的运动测试、运动处方指南与运动处方实践，结合我国医学院在医疗体育方面发展的实际情况，做了有益的探索，希望为制定中国版实施流程奠定基础。根据临床实际操作情况，我们把医疗康复性运动处方的制订按流程分为测试、评价、检验（测-评-检）3个环节，依次为：①医学指标和运动能力测试；②运动处方的开具和评价；③运动促进健康的执行和效果评价。这3个环节紧密相连（图2-1-1）。

其中，医学指标和运动能力测试整合了ACSM推荐的运动前健康筛查、健康相关的体适能测试；运动评估包括运动处方开具、运动评价与指导；运动处方执行与疗效分析等。

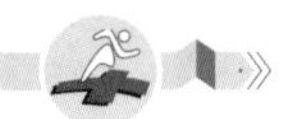

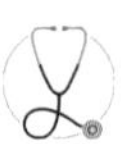

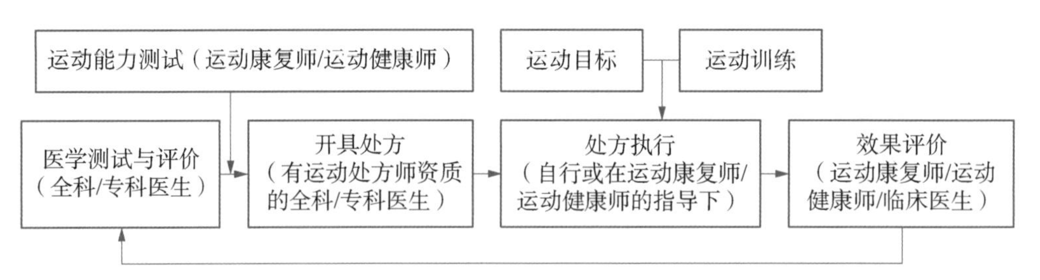

图 2-1-1　医疗康复性运动处方制订和实施的流程

运动处方制订者必须了解运动处方对象的运动习惯，判断是否存在运动风险，确定运动目标，制订运动处方，鼓励和指导运动处方对象训练，监控运动计划的执行，评估训练效果；收集同类目标人群的反馈并比较，预防可能发生的运动损伤。虽然采用不同运动处方类型都要进行医学评估和运动能力评估这两个环节，但具体方式有所侧重，我们将在下一节详细描述。

二、医疗康复性运动处方实施人员的要求

医疗康复性运动处方的实施需要 3 方面人员共同参与并完成：首先，以临床医学专业人员（全科或专科医生）为主体，他们必须经过运动处方专门培训，有运动生理学基础，负责运动处方的制订、监督和实施；其次，需要运动康复师/运动健康师积极配合与执行，指导合理运动方式；最后，需要运动处方对象或患者的主动参与，完成运动处方内容，医、康、患三方协同配合，最终完成运动处方的实施与评价。

医疗康复性运动处方执行前的医学指标和运动能力测试由临床医生和运动康复师/运动健康师来完成，优点是能既能充分发挥临床医生和运动康复师/运动健康师各自特长，又能保证运动的安全和有效，确保方案执行的正确性；但是医生必须经过运动处方培训，同时由有资质的运动康复师/运动健康师来指导执行。运动处方的实施是团队合作的过程，彼此紧密沟通，更有利于医患关系和谐。

三、医疗康复性运动处方场地及设备要求

医疗康复性运动处方的场地分为医学测试场地和康复训练场地。医学测试通常在医疗机构的诊室和实验室实施。运动能力测试和康复训练场地除了需具备运动训练的基本要求外，可分为无需医疗监督和需要医疗监督两种场地。有医疗监督的场地需配备专业医务人员在场指导运动处方的实施。运动处方的实施设备要求具备运动功能测试、监测和运动训练 3 种功能，具体将在本篇第二章中详述。

四、医疗康复性运动处方制订的原则

医疗康复性运动处方的实施既要规范统一，又要体现出不同运动处方对象的个性化，

尤其是在运动处方的执行过程中，其训练方法的选择、训练强度的安排及训练进程的把握都应遵循个性化、渐进性原则。

五、医疗康复性运动处方实施注意事项

运动处方在执行过程中发生心源性猝死或急性心肌梗死的风险很低，大多数与较大强度运动有关的风险通过逐渐增加运动时间、运动强度的循序渐进及过渡阶段(2～3个月)的适应都可以降低。这个循序渐进的过渡阶段可以最大限度地帮助降低肌肉、骨骼和关节、韧带的损伤风险，同时也让久坐少动的个体提高心肺耐力，从而避免较大强度运动带来心血管相关风险。

本章并不能完全囊括所有运动处方实施方法和内容，仅为运动处方的制订提供一个简明指南，对评估和干预的方法做简要介绍。

第二节

医疗康复性运动处方的实施流程

一、医学测试与评估

医学测试与评估是对运动处方对象目前的身体健康状况、疾病程度及运动习惯进行初步评估，从而判断其是否适合进行运动、采用何种运动方式和运动强度。医学测试与评估的方法包括健康筛查、收集医疗史、体格检查、实验室检查、心血管风险评估和肺功能测试。医学评估是由取得开具运动处方资格的临床医生(专科或全科医生)操作完成。

(一) 健康筛查

健康筛查可使用最新版的ACSM筛查流程，确认运动处方对象目前是否有规律的运动习惯，是否有心脑血管、代谢或肾脏疾病病史及相关症状或体征。目的是更好地确定这些运动处方对象是否已经适应了规律运动的用力程度，对于还没有适应者，运动可能会对其心脑血管系统产生过度的负荷并增加心脑血管并发症的风险。据此对运动处方对象进行筛选，判断其是否需要进一步进行有针对性的医学评估，以及预期的运动强度是否合适。

有运动习惯的参与者是指参与者具备有计划、系统性运动习惯，并在过去的3个月内进行至少每周3 d、每天至少30 min中等强度的运动。刚开始运动的个体，可选择使用ACSM推荐的最新版体力活动准备问卷2014(PAR－Q＋)(图2－1－2)进行自我运动前的健康筛查。

2014 PAR-Q+
全人群体力活动准备问卷

规律的体力活动带来的健康益处已得到公认，应鼓励更多人每天进行体力活动。体力活动对大多数人来说是非常安全的，此问卷会告诉你是否有必要在开始进一步的运动前向医生或注册运动专家进行咨询。

常规健康问题

请认真阅读以下 7 个问题并根据真实情况选择"是"或"否"。	是	否
(1) 是否曾经听医生说过你有心脏病□或高血压□?	□	□
(2) 在日常生活中或进行体力活动时是否出现过胸痛?	□	□
(3) 在过去的 12 个月中，是否因头晕而失去平衡或失去知觉? 如果你的头晕与过度通气(包括进行较高强度运动)有关，请回答"否"。	□	□
(4) 是否确诊患有其他慢性疾病(除心脏病或高血压外)? 请填写疾病名称：________________	□	□
(5) 是否正在服用治疗慢性疾病的药物? 请填写药物名称及其治疗的疾病：________________	□	□
(6) 目前(或在过去的 12 个月内)是否存在运动时加重的骨、关节或软组织(肌肉、韧带或肌腱)问题? 如果你过去有问题，但现在并不影响你开始进一步的运动，请回答"否"。 请填写存在的问题：________________	□	□
(7) 是否曾经听医生说过你只能在医务监督(有专业人士监督或仪器监测)下进行体力活动?	□	□

☑如果以上问题你的回答都为"否"，说明你可以安全地参加进一步的体力活动。你也可以跳过"疾病补充问题"，直接在最后的"参与者声明"中签名。

- 应循序渐进地开始进一步的运动。
- 根据国际体力活动指南对应年龄的推荐(www. who. int/dietphysicdlactivity/en/)进行运动。
- 可以进行健康和体适能评估。
- 如果你的年龄>45 岁且没有规律的较大强度到最大强度运动的习惯，请在参加这类强度较大的运动前咨询注册运动专家。
- 如果你有其他问题，请联系注册运动专家。

◇ 如果以上问题你有 1 个或多个回答为"是"，请继续填写"疾病补充问题"。

- 如果有以下任何情形，请暂缓开始进一步的运动：
- 急性疾病期间，如严重感冒或发热，请在病情缓解后再开始运动。
- 早期妊娠期，请在开始进一步的运动前咨询医生、注册运动专家，并填写 ePARmed - X + 问卷(www. eparmedx. com)
- 如果你的健康状况发生改变，请在开始任何一种体力活动前填写此问卷的"疾病补充问题"，并咨询医生或注册运动专家。

疾病补充问题

1. 是否有关节炎、骨质疏松症或腰背问题？ 如果回答为“是”，继续回答问题 la－lc；如果回答为“否”，跳到问题 2		
1a. 是否在药物或其他医学治疗后仍然无法很好地控制病情？ （如果你目前并没有服用药物或进行其他治疗，请回答“否”）	是□	否□
1b. 是否有引起疼痛的关节问题、近期骨折或由骨质疏松症或癌症引起的骨折、椎体移位 （如滑脱）和（或）峡部裂/峡部缺陷（脊柱背侧的椎骨弓裂纹）？	是□	否□
1c. 是否定期注射或服用类固醇药物＞3 个月？	是□	否□
2. 是否患有癌症？ 如果回答为“是”，继续回答问题 2a－2b；如果回答为“否”，跳到问题 3	是□	否□
2a. 是否有已确诊的肺部/支气管癌症、多发性骨髓瘤（血癌）、头颈部癌症？	是□	否□
2b. 目前是否正在接受癌症治疗（如化疗或放疗）？	是□	否□
3. 是否有心脏或心血管疾病？包括冠状动脉疾病、心力衰竭、确诊的心律失常。 如果回答为“是”，继续回答问题 3a－3d；如果回答为“否”，跳到问题 4	是□	否□
3a. 是否在药物或其他医学治疗后仍然无法很好地控制病情？ （如果你目前并没有服用药物或进行其他治疗，请回答“否”）	是□	否□
3b. 是否存在需要治疗的心律失常？（如心房颤动、室性期前收缩）	是□	否□
3c. 是否有慢性心力衰竭？	是□	否□
3d. 是否有确诊的冠状动脉（心血管）疾病，且在最近 2 个月中没有参加规律的体力活动？	是□	否□
4. 是否有高血压？ 如果回答为“是”，继续回答问题 4a－4b；如果回答为“否”，跳到问题 5	是□	否□
4a. 是否在药物或其他医学治疗后仍然无法很好地控制血压？ （如果你目前并没有服用药物或进行其他治疗，请回答“否”）	是□	否□
4b. 无论服药与否，安静血压是否都＞160/90 mmHg？ （如果不知道安静血压是多少，请回答“是”）	是□	否□
5. 是否患有代谢性疾病？包括 1 型和 2 型糖尿病、糖尿病前期。 如果回答为“是”，继续回答问题 5a－5e；如果回答为“否”，跳到问题 6	是□	否□
5a. 是否在饮食控制、药物治疗或其他医学治疗后仍然经常无法很好地控制血糖水平？	是□	否□
5b. 是否经常在运动和（或）日常活动后出现低血糖的症状和体征？低血糖的症状包括颤抖、紧张、异常烦躁、异常出汗、眩晕或轻度头晕、精神错乱、说话困难、虚弱或嗜睡。	是□	否□
5c. 是否有糖尿病并发症的症状或体征？如心脏或心血管疾病和（或）眼部、肾脏并发症，或足部感觉障碍？	是□	否□
5d. 是否有其他代谢性疾病（如当前存在的妊娠糖尿病、慢性肾脏或肝脏疾病）？	是□	否□
5e. 近期是否打算参加对你来说强度非常高（或较大强度）的运动？	是□	否□
6. 是否有精神问题或学习障碍？包括老年痴呆症、痴呆、抑郁症、焦虑症、饮食紊乱、精神异常、智力残疾、唐氏综合征。 如果回答为“是”，继续回答问题 6a－6b；如果回答为“否”，跳到问题 7	是□	否□
6a. 是否在药物或其他医学治疗后仍然无法很好地控制病情？ （如果你目前并没有服用药物或进行其他治疗，请回答“否”）	是□	否□
6b. 你有唐氏综合征或影响背部的神经、肌肉问题吗？	是□	否□

（续表）

7. 你有呼吸道疾病吗？包括慢性阻塞性肺疾病、哮喘、肺动脉高压。 如果回答为“是”，继续回答问题7a－7d；如果回答为“否”，跳到问题8	是□ 否□
7a. 是否在药物或其他医学治疗后病情仍然无法控制？ （如果你目前并没有服用药物或进行其他治疗，请回答“否”）	是□ 否□
7b. 是否曾经听医生说过你的血氧水平在休息或运动时偏低？你需要进行支持性吸氧治疗？	是□ 否□
7c. 如果你有哮喘，现在是否有胸闷、喘息、呼吸困难、持续咳嗽（>2天/周）的症状，或者你在最近的1周是否用过2次以上的抢救药物？	是□ 否□
7d. 是否曾经听医生说过你有肺动脉高压？	是□ 否□
8. 你是否有脊髓损伤？包括四肢瘫和截瘫。 如果回答为“是”，继续回答问题8a－8c；如果回答为“否”，跳到问题9	是□ 否□
8a. 是否在药物或其他医学治疗后仍然无法很好地控制病情？ （如果你目前并没有服用药物或进行其他治疗，请回答“否”）	是□ 否□
8b. 是否经常出现安静血压偏低并引起头晕、眩晕或晕厥的情况？	是□ 否□
8c. 是否曾经听医生说过你有突发性高血压（自主神经功能紊乱）？	是□ 否□
9. 是否发生过脑卒中？包括短暂性脑缺血发作（TIA）或脑血管事件。 如果回答为“是”，继续回答问题9a－9c；如果回答为“否”，跳到问题10	是□ 否□
9a. 是否在药物或其他医学治疗后仍然无法很好地控制病情？ （如果你目前并没有服用药物或进行其他治疗，请回答“否”）	是□ 否□
9b. 是否有步行或活动障碍？	是□ 否□
9c. 在过去6个月内是否有过脑卒中或神经/肌肉损害？	是□ 否□
10. 是否有以上未列出的其他疾病，或是否有2个或以上疾病？ 如果回答为“是”，继续回答问题10a－10c；如果回答为“否”，直接阅读下页“基于你的健康状况的推荐”	是□ 否□
10a. 在过去12个月内，是否发生过由头部受伤导致的晕厥、晕倒或失去知觉的情况？或最近12个月内是否曾经确诊过脑震荡？	是□ 否□
10b. 是否有未列出的疾病（如癫痫、神经系统疾病、肾脏问题）？	是□ 否□
10c. 目前是否同时存在2个或以上的疾病？ 请填写疾病及治疗药物的名称：	是□ 否□

请阅读下页：基于你的健康状况的推荐，并在“参与者声明”中签字。

☑如果所有的疾病补充问题你的回答都为“否”，说明你可以安全地参加进一步的体力活动，请在下面的“参与者声明”中签字。

- 咨询注册运动专家，请他（她）帮你制订一个安全、有效的体力活动计划以达到锻炼目的。
- 循序渐进：从每周3～5次、每次20～60 min低到中等强度的有氧运动和力量训练开始。
- 逐步增加到每周150 min或更长时间的中等强度运动。
- 如果你的年龄>45岁，且没有规律的较大强度到最大强度运动的习惯，请在参加这类强度较大的运动前咨询注册运动专家。

- 如果疾病补充问题中你有 1 个或多个回答为“是”
  在参加进一步的体力活动或体适能评估之前咨询专家。填写专门设计的筛查问卷并进行运动咨询：如填写 www.eparmedx.com 上的 ePARmed－X+ 问卷，和(或)在注册运动专家的帮助下填写该问卷并获得更多的帮助。

◇ 如果有以下任何情形，请暂缓开始进一步的运动：
√ 急性疾病期间，如患重感冒或发热，请在病情缓解后再开始运动。
√ 妊娠期：在开始运动前咨询医生、注册运动专家，并填写 ePARmed－X+ 问卷。
√ 如果你的健康状况改变，请在开始任何体力活动前咨询医生或注册运动专家。

- 使用该问卷时应完全遵照完整的原文，不允许进行任何改变。
- 问卷作者和合作方、合作组织及其代理机构不承担体力活动者和(或)使用 PAR－Q+ 和 ePARmed－X+ 问卷者的责任。如果对问卷填写有疑问，请在开始体力活动前咨询医生。

参与者声明

- 完成 PAR－Q+ 问卷者，请阅读下面的声明并签字确认。
- 未达到法定年龄者需要进行咨询或得到医生许可，请父母、监护人和医生同时在下方签字。

本人已经阅读、完全理解并认真填写此问卷，认可此声明自签署之日起 12 个月内有效，当本人健康状况改变时失效。本人知晓委托人(如雇主、社团/体适能中心、医生或其他签名者)可同时得到该问卷的复印件存档。因此，委托人必须遵守地方、国家的个人健康信息存储法规，确保委托人对私人信息进行保密，并不会滥用或错误公开此信息。

姓名：______________　　日期：______________

签名：______________　　证明人：______________

父母/监护人/医生签名：______________________________

图 2－1－2　体力活动准备问卷 2014(PAR－Q+)

(二) 收集医疗史

医疗史包括疾病诊断和治疗经过、既往的仪器及实验室检查结果、既往疾病或外伤手术史、家族史等，以及生活习惯、运动爱好、职业等。

(三) 体格检查

体格检查包括：脉率和心率、安静时血压、心脏听诊、肺部听诊、腹部检查、四肢骨关节及脊柱等运动系统检查(针对特定人群，如骨关节损伤，足部、肢体与脊柱畸形，过度肥胖和超重人群)、神经功能检查(针对特定人群，如平衡失调、偏瘫患者)、皮肤检查(针对糖尿病患者)。对一些有身体缺陷不适合运动的个体进行评估与排除。

(四) 实验室检查

实验室检查包括：空腹血糖、空腹血清总胆固醇、高密度脂蛋白胆固醇、低密度脂蛋白胆固醇和甘油三酯，以及其他血液成分检查。

(五) 心血管风险评估

可通过回顾以前的检查结果，如冠状动脉、心肌灌注显像、超声心动图、冠状动脉钙化得分、踝臂指数及超敏C反应蛋白(CRP)等，可以更容易地判断心血管疾病相关高危人群。其他检查包括动态心电图或Holter心电记录仪监测和药物负荷试验，它们能够进一步明确干预的必要性和范围、评价疗效及决定是否进行其他评估。

(六) 肺功能测试

肺功能测试主要是通过肺活量测定法测试肺功能，常用的包括用力肺活量(FVC)、第1秒最大呼气量(FEV_1)、FEV_1/FVC和呼吸流速峰值(PEF)。

对于经过健康筛查无需进一步医学评估的运动处方对象，可立即开始进行下一步的运动能力评估，并根据运动处方对象需求开具运动健身类运动处方。慢性疾病管理类和损伤康复类运动处方对象的医学评估应各有侧重：慢性疾病管理类运动处方对象需要更严格的体格检查，更有针对性的实验室检查和心血管风险评估；损伤康复类运动处方对象的医学评估相对简单，更多是以肌肉力量、平衡稳定和运动技能评估为主。

二、体适能评估

运动前的体适能评估是对运动处方对象身体的运动能力进行进一步掌握。体适能通常包括：心肺耐力、力量、协调平衡和柔韧性。评估目的是为制订个性化运动处方提供定量依据，帮助建立运动功能的训练目标，激励参与者主动运动，收集干预后数据，进行前后比对，评价干预效果。

体适能评估由运动康复师/运动健康师完成。主要包括以下内容。

(一) 身体成分

身体成分虽然与运动能力不直接相关，但可以反映身体平时的运动状态和健康状态。身体成分测量包括：身高、体重、BMI、腹围、皮褶等。

(二) 心肺耐力

心肺耐力也称为有氧耐力，与全身大肌肉群参与的动力性中等到较大强度的长时间运动能力相关。其能力有赖于呼吸系统、心血管系统和骨骼肌系统的生理及功能状态。心肺耐力的评估方式也是运动能力评估方法里最多、最复杂的。下面介绍几种常用的与心肺耐力相关的评估方法。

1. 最大摄氧量(VO_2max) VO_2max是心肺耐力的标准评价指标，是指人体在进行大肌肉群参加的长时间剧烈运动过程中，心肺功能和肌肉的氧利用能力达到个人极限水平时，单位时间内所能摄入氧气的最大体积，临床上用这一变量的相对值[ml/(kg·min)]和绝对值(ml/min)表示。VO_2max由最大心输出量和最大动静脉氧差决定，其在不同人群中的差异较大,主要与体适能水平和心输出量相关,因此与心脏功能密切相关。常用的运动测试方式包括跑台、功率车、台阶和场地测试。VO_2max 的测试通常用于心肺功能的评价和运动效果的评判。

2. *身体工作能力测试*　身体工作能力(physical working capacity, PWC)是人体在运动过程中所表现出来的综合功能(心血管、呼吸功能、机体耐受疲劳等能力)的反映。PWC 测试可作为间接测定人体 VO_2max 的评估手段,且所需仪器设备和程序更简便易行,适于在大范围人群测试中使用。PWC 评定便于随时掌握运动者的功能状态、训练监控,以及对运动员选材都具有非常重要意义。

3. *心率*　心率可以反映一个人的运动能力,同时可以作为指导训练的重要参考指标。在运动评估和训练中我们需要了解几个关于心率的概念:静息心率、最大心率和训练心率。

(1) 静息心率:又称为安静心率,是指在清醒、不活动的安静状态下,每分钟心跳的次数。通常在清晨醒来后安静状态时测量。可用于判断心脏功能状态、对比计算训练心率。

(2) 最大心率:是指进行运动负荷时,随着运动量的增加,耗氧量和心率也增加,在最大负荷强度时耗氧量和心率不能继续增加时心率达到的最高水平。最方便实用的最大心率计算公式为:最大心率 = 220 − 实际年龄。

(3) 训练心率:也称为靶心率,是指训练时应该达到的目标心率。为了有效提高心血管系统的有氧耐力水平,运动时心率必须保持在一个正常的范围内。有氧运动中合理心率范围为[(最大心率 − 安静心率)×0.6 + 安静心率]~[(最大心率 − 安静心率)×0.8 + 安静心率]。

4. *Borg 主观疲劳程度(RPE)*　RPE 分级量表(表 2 - 1 - 1)又称为运动自觉量表,反映参与者对该运动强度的反应,可作为监测参与者运动耐受程度的一个指标。通常应用在运动时或运动后的评价。

表 2 - 1 - 1　Borg 主观疲劳程度分级量表(Borg 6 - 20)

分值	分级	分值	分级
6	一点也不费力	14	困难
7	极度轻松	15	
8	很轻松	16	很困难
9		17	
10	轻松	18	极度困难
11		19	
12	有点困难	20	已尽最大努力
13			

（三）肌肉力量

肌肉力量是指人的机体或机体的某一部分肌肉工作时克服外来阻力的能力。拥有较好的肌肉力量水平的人可以在日常生活和工作中有更好运动表现能力和较小的损伤概率。肌肉力量又分为最大力量、肌肉耐力、快速力量和反应性力量。不同的肌肉力量产生不同的表现能力，其评估测试方法也各不相同。肌力的评估用来判断参与者的力量水平，并作为力量训练和效果评价的参考数据。

（四）神经肌肉控制能力

神经肌肉控制能力是维持机体骨关节稳定、保持静态姿态和控制动态动作的重要功能，包括平衡、协调、本体感觉、灵敏性等能力。随着年龄增长，机体功能退化，或当中枢神经或肌肉骨骼关节组织损伤后，神经肌肉控制能力受损，反映平衡协调性的神经肌肉控制能力（如姿势控制能力）减弱。

（五）柔韧性

柔韧性是关节达到最大关节活动幅度（ROM）的能力，是日常生活和运动中的重要能力。柔韧性过高有导致组织损伤的风险，但柔韧性过低不仅会使动作不舒展，还会增加关节的压力，容易导致关节结构的损伤。柔韧性评估可以判断关节活动是否在合理范围，对判断运动功能、了解肌肉骨骼病症和预判进一步损伤的风险均有较大作用。

三、运动处方的内容与制订

医疗康复性运动处方的制订是在医学测试和运动能力测试后，根据运动处方对象的测试结果进行评估，结合运动干预的目标，由具备运动处方师资格的专科或全科医生开具运动处方。运动处方的制订需要注意统一性和个性化。

每个国家或机构都有相对统一的运动处方模板，主要包括：参与者基本信息、疾病诊断和注意事项、基于 FITT－VP 的运动处方结构、运动处方目标、运动处方执行机构的信息、处方师署名等。

FITT－VP 分别指运动频率（F）、运动强度（I）、运动方式（T）、运动时间（T）、运动周期（V）和运动进程（P）。

运动频率（F）：是指每周运动的次数，通常的运动频率建议每周 3～5 次。运动康复处方可以根据患者病情进行酌情增减。

运动强度（I）：通常分为低、中、高 3 种强度（见表 1－1－2），根据运动处方对象的情况灵活推荐。

运动方式（T）：通常包括有氧运动、力量/抗阻运动、平衡协调和柔韧性这 4 种模式，不同参与者在不同时间可有针对性选择。

运动时间（T）：是指每次运动的时长。通常也是根据运动处方对象的情况，运动方式

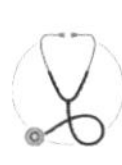

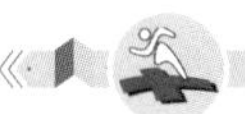

和内容、运动间隔休息时间要求不同而有所不同，为了方便管理，可以规定总时长。

运动周期（V）：是指运动处方的总时间，3～6 周或 3～6 个月不等。

运动进程（P）：是指运动进展的情况，通常原则是由低强度到高强度，循序渐进。

四、运动处方的执行

运动处方的执行是由运动处方对象自行或在运动康复师/运动健康师的监护指导下完成。

运动处方的实施首先应制订运动目标，应由运动康复师/运动健康师结合运动处方对象的自身目标和身体情况（医学评估和运动能力评估的结果），共同制订出一个切实可行的目标，目标制订得过高，超越运动处方对象实际能力而导致无法完成或效果不理想；目标制定得过低则影响运动处方的效果。目标可分为近期、中期和远期目标。近期可以是 1 周的运动目标，中期通常是 1～3 个月的目标，远期是整个运动处方周期的最终目标。目标的建立可以提升运动效率、评价运动的效果，所以我们提出"无目标不干预"，每一位运动处方对象都必须设定运动目标。

运动训练要掌握基本生理调节的原则，包括超量恢复原则、特异性原则、响应能力差异原则和可逆性原则。运动训练包括热身、训练和放松 3 个阶段，过程中还要注意心率、血压、RPE 等指标的监测和运动动作质量的监督指导。作用是保障运动安全、提高运动效果和减少运动损伤。

五、运动处方效果评价

运动干预结束后，运动康复师/运动健康师和临床医生分别要对运动处方对象重新进行运动能力和医学评估，评估方式与之前的方法相同。作用是对运动处方的执行效果进行评价，同时也为开具下一阶段运动处方做参考。

（胡　波　陈世益）

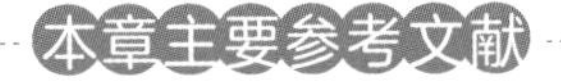

[1] 陈锐，汤长发. 普通大学生最大摄氧量间接测试法的比较研究[J]. 北京体育大学学报，2010(3)：58－61.

[2] 李洁. 运动人体科学实验原理与方法[M]. 北京：人民体育出版社，2009.

[3] 美国运动医学学会. ACSM运动测试与运动处方指南[M]. 王正珍,主译. 10版. 北京:北京体育大学出版社,2019.

[4] 杨桦主编. 运动生理学[M]. 北京:北京体育大学出版社,2013.

[5] JAMNIK V K, WARBURTON D E R, MAKARSKI J, et al. Enhancing the effectiveness of clearance for physical activity participation: background and overall process[J]. APNM, 2011,36(81):S3 - S13.

[6] WARBURTON D E, GLEDHILL N, JAMNIK V K. Evidence-based risk assessment and recommendations for physical activity clearance: consensus document 2011 [J]. APNM, 2011,36(S1):S266 - S298.

第二章　运动处方实施中的基本配置

运动处方实施中的基本配置通常分为两大类：①基本评估设备与器械，分为健康筛查(以评估表为主)、体格检查、医学测试和体适能评估4类；②运动训练设备与器械，分为有氧运动、力量运动、柔韧性运动和平衡协调运动4类。

由于设备种类和品牌型号繁多，本章仅就设备和器械的作用及特点进行介绍，具体使用方法不在此赘述。

第一节　运动处方实施中基本评估设备与器械

一、运动前的健康筛查

1. *全人群体力活动准备问卷*　全人群体力活动准备问卷见图2-1-2。用于运动前的自我筛选，可以在一定程度上减少运动障碍和筛查的假阳性率，使用的附加问题可以更好地完善基于近期医学史和症状的运动前推荐。

2. *运动前健康筛查问卷(专家版)*　用于评估运动开始或恢复运动时是否需要进行医学筛查，运动时运动强度的选择，以及是否需要医疗监督。

3. *心脏康复和医疗体适能机构的患者危险程度分层*　通过在运动中出现的症状对参与运动者的危险程度进行分层，可以更好地进行医疗监督和运动监测。

二、体格检查

(一) 心率

测量心率使用心率测量设备。心率遥测仪见图2-2-1。

1. 作用　用于心率的测量。心率可反映运动参与者的潜在运动能力、运动强度，以及对训练负荷的适应水平或身体机能状态。实时监测心率，反映运动强度的动态变化，避免意外发生。

2. 特点　通常分为安静心率、运动时心率和运动后心率，可通过桡动脉、颈动脉搏动触诊，听诊器听诊，心率表及心电监护仪进行测量。

3. 注意事项　佩戴胸部电极的心率遥测仪测量数据相对准确，但容易受外界电场干扰，贴电极处的皮肤可先用乙醇擦拭干净后再粘贴。

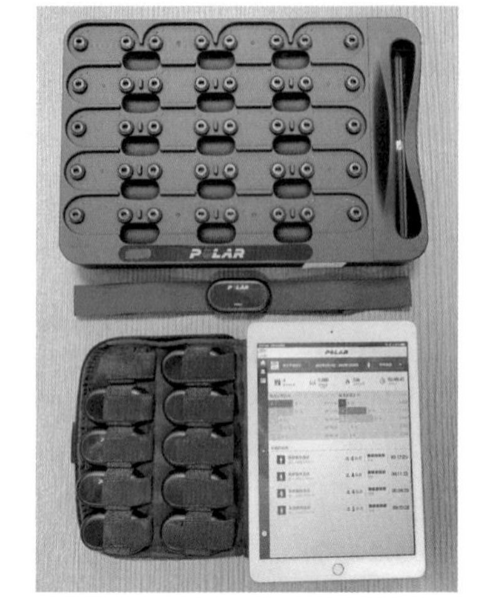

图 2-2-1　心率遥测仪

（二）血压

测量血压使用血压计。

1. 作用　测量并监控安静血压及运动时血压。运动后血压变化与运动强度有关，高强度运动后收缩压上升和舒张压下降明显。血压恢复的快慢可以反映身体机能状态和疲劳程度。

2. 特点　主要分为水银血压计和电子血压计，前者测量结果可靠但携带不方便，后者操作简单，适合家庭使用，但偶有误差。

3. 注意事项　测量前调零；应在一天之中多次测量、记录；血压过高时，应及时停止运动。

（三）血糖

测量血糖使用血糖仪。

1. 作用　监测运动前后及运动时血糖，可评价运动时和运动持续时的效果；是预防和发现低血糖的关键，也能根据血糖的变化调整饮食和药物剂量以保持血糖的相对稳定。

2. 特点　成本低，操作简单；运用电子生物传感技术，测量结果准确可靠；测量用血量少；可储存多个测量数据。

3. 注意事项　血糖仪须配合使用同一品牌试纸；采血量必须足以完全覆盖试纸测试区，取血时发现血液量少不可挤压手指，避免混入组织液。

（四）听诊

听诊时使用听诊器。

1. 作用　具有集音及滤波作用，可根据声音的特性与变化（如声音的频率高低、强弱、间隔时间、杂音等）来诊断相关脏器有无病变，通常用于心脏、肺部及腹部的听诊。

2. 特点　体积小，重量轻，携带方便，操作简单。

3. 注意事项　使用前，保持听诊头膜片完整、稳固并注意消毒；使听诊器耳管倾斜角度与人体外耳道方向一致，利于声音的传递；应将听诊头与皮肤紧密贴合，保证声音的良好传导，避免听诊头与皮肤摩擦产生声音。

（五）身高

测量身高使用身高测量仪。

1. 作用　身高测量分为站高和坐高，是反映骨骼发育情况的重要指标，并可利用其计算体重指数(BMI)、衡量人体胖瘦程度及健康水平。

2. 注意事项　选择平坦靠墙的地方放置仪器；测量时女性头顶的发辫、发卡要放开，饰物要取下。

（六）体重

测量体重使用体重秤。

1. 作用　可了解身体营养状况和肌肉发育程度，定期检测可用于了解运动训练对人体的影响和对运动的适应情况。

2. 特点　采用高精度称重传感器，测量精度高；功耗低，普通电池供能即可。

3. 注意事项　保持干燥，勿用水冲洗；测量时不要晃动身体，勿用力重击秤体；长期不使用时切断电源，不要在秤面上堆压物品；每测量 100 人次需重新校准一次。

（七）BMI

1. 计算方法　体重(kg)除以身高(m)的平方得出的数值。利用体脂成分测量仪，可快速自动换算出 BMI。

2. 作用　常用于成人超重和肥胖的诊断和评估。

（八）皮脂

测量皮脂使用皮脂厚度计。

1. 作用　测量皮下脂肪厚度，计算体脂率，可用于运动前后体脂率的对比。

2. 特点　操作简单，实用性强，是直接检查判断身体成分的有效方法。

3. 注意事项　使用前调零；读数前等待 1～2 s，每个部位测量 2 次。如差值＞2 mm，应重新测量。

（九）围度

测量围度使用带橡皮绳的卷尺(如 Gulick 卷尺)。

1. 作用　用于身体四肢围度的测量，通过肢体围度的测量可以反映整体脂肪分布及肌肉状态。

2. 特点　操作方便，易携带，成本低，不受场地限制。

3. 注意事项　测量尺应置于皮肤表面，勿压迫皮下脂肪组织；同一部位应测量 2 次。如差值＞5 mm，应重新测量。

三、医学测试

（一）心电图

心电图机是专门用于测试心电的仪器。

（1）作用：从体表记录心脏每个心动周期所产生的电活动变化图形，检查心脏电活动，帮助诊断心脏疾病、心脏功能评定和指导训练。

（2）注意事项：心电图检查前一天，停用影响心功能检查的药物；严格按照各肢夹所标符号和各胸电极连接的位置进行对应连接测量；在测量时使用导电液或乙醇，胸电极在擦拭导电液或乙醇时应注意要各自分开。

（二）实验室检查

1. 血液分析仪

（1）作用：常通过检查白细胞、血红蛋白等了解身体健康情况和运动后反应。

（2）特点：可测量的血液参数多、准确、可靠；仪器具有自检和维护功能，开、关机时自动清洗取样器和管路。

（3）注意事项：仪器安装台面要牢固、平稳；熟悉仪器操作流程，及时发现和修正可能影响检测结果的操作步骤；注意仪器的日常维护。

2. 尿液分析仪

（1）作用：通常测量尿蛋白、尿糖、尿潜血等指标。了解身体健康状况和机体对运动强度的反应。

（2）特点：操作简单快速；在计算机的控制下通过收集、分析试带上各种试剂块的颜色信息，精准输出测定的尿液中化学成分的含量。

（3）注意事项：同“血液分析仪”。

3. 血液生化分析仪

（1）作用：可检测肝功能、肾功能、血脂及血糖等指标，为疾病的诊断、治疗和预后及健康状态提供依据。

（2）特点：测量速度快、准确性高、消耗试剂量小。

（3）注意事项：同“血液分析仪”。

4. 血乳酸测量仪

（1）作用：训练时测量血乳酸峰值变化，掌握运动强度及代谢能力的变化；测量运动后的血乳酸浓度变化，可用于评定受试者的训练水平和选材；测定运动后血乳酸的消除速率，评定受试者的身体机能。

（2）特点：携带方便且成本低；操作简单且准确性高。

（3）注意事项：测量时，需佩戴手套，取血部位应消毒；避免将仪器放在高温、潮湿或强光直接照射的环境；不可将不同瓶装的试剂条混合；及时更换电池，且更换电池时必须关闭仪器电源；不要随意按或转动仪器上的转轮、按钮。

（三）心肺功能

1. 肺活量计

（1）作用：测量肺活量、最大通气量等了解肺功能状态。

（2）特点：测定方法简单，重复性较好，可直接在显示屏上读取数值。

（3）注意事项：须将显示器向上，不可倒置，不可堵住管的出气口；测量过程中保持管的畅通；吹气嘴不能重复使用。

2. 秒表、椅子、平坦的硬地面

（1）作用：用于 6 min 步行试验（6 MWT）以评估心肺功能。

（2）特点：简便易行，易被接受。

（3）注意事项：选择舒适宽敞的环境；受试者尽自己所能往返行走，医务人员不能伴随行走；测试前不应进行“热身”运动；行走折返处不能犹豫，监测人员每分钟报时 1 次；必要时允许放慢速度，停下休息，但监测人员要鼓励其尽量行走。

四、体适能评估

（一）心肺耐力

1. 最大摄氧量（VO_2max）　可通过气体分析仪、心率检测仪、跑台或功率自行车（图 2－2－2）、40 cm 台阶及秒表测量。

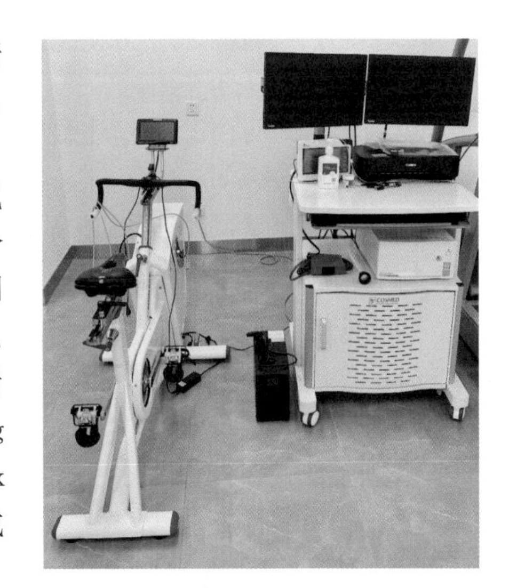

图 2－2－2　心肺运动功率自行车

（1）测试方法：直接测量法是在运动时通过气体分析仪收集受试者的呼出气体，分析和计算每分通气量、氧气、二氧化碳浓度等指标，力竭时直接测出 VO_2max；间接测量法利用跑台（或功率自行车、40 cm 台阶）进行次极限运动或台阶实验，测定最后 2 min 的平均心率及脉搏，根据 Astrand-Ryhming 计算图推测 VO_2max；在运动场间接测定 VO_2max 时，受试者匀速尽力跑完 12 min 的距离，将运动成绩代入公式计算 VO_2max。

（2）作用：反映人体运输氧和利用氧的能力，评价有氧能力。

（3）特点：跑台可用于次大强度和最大强度运动测试，但其设备较昂贵，不易运输，对身体运动功能要求较高；功率自行车成本相对较低，测试过程中易于监测血压和心电图，是一种非负重测试；台阶实验设备简单，测试时间短，适用于群体测试。

2. PWC170 试验　可通过功率自行车或台阶、体重计、秒表、节拍器测量。其为人体机能状态评定中常用的次极限负荷实验，测定在定量负荷运动中，心率处于170次/分的稳定状态下，单位时间内所做的功，然后根据功率的大小来评定受试者的身体机能和状态。

(1) 测试方法：测受试者的体重，并让其静坐休息15 min，运动试验采取2次负荷，第一次负荷受试者以20次/分频率上、下40 cm高的台阶(女性用30 cm高的台阶)，共运动5 min，运动后即刻测1 min的心率。中间休息3 min。第二次负荷受试者以30次/分频率上、下台阶，其余测试同第一次负荷试验。利用公式计算PWC170。

(2) 注意事项：PWC170试验适用于运动员和健康青年人；测试前不可进食过饱，测试前1 h内禁止吸烟；第一次负荷的心率必须>100次/分。

3. Borg主观疲劳程度(RPE)分级表

(1) 作用：利用主观疲劳程度来推算运动负荷强度，以制订更加合理、高效的运动计划。

(2) 特点：由受试者本人根据自身感受进行评分，更能反映出真实情况；量表简单易懂，适用性广。

(二) 肌肉力量

1. 握力计(图2-2-3)

(1) 作用：测量手臂肌肉的最大抓握能力。

(2) 特点：小而轻、携带方便、耐久性好且不受时间和空间的限制；可根据手掌大小调节手柄，满足不同人群使用。

(3) 注意事项：校正零点，注意观察分度值和量程。

2. 背力计(图2-2-4)

(1) 作用：测量背部肌肉和腿部伸膝肌肉的最大力量。

(2) 注意事项：测试前仪器调零，受试者应做好准备活动；测试时，受试者不能屈肘、屈膝。

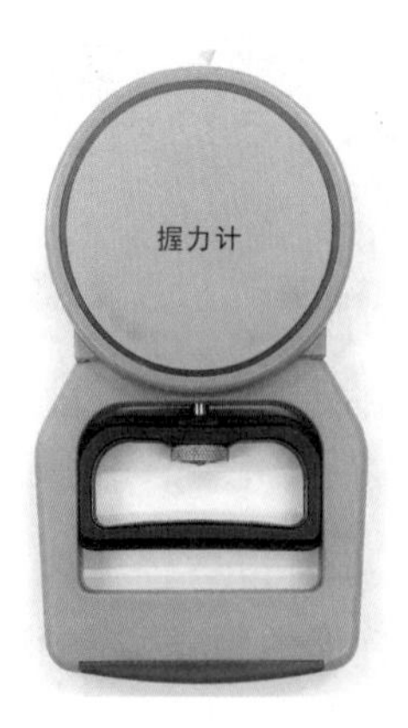

图2-2-3　握力计

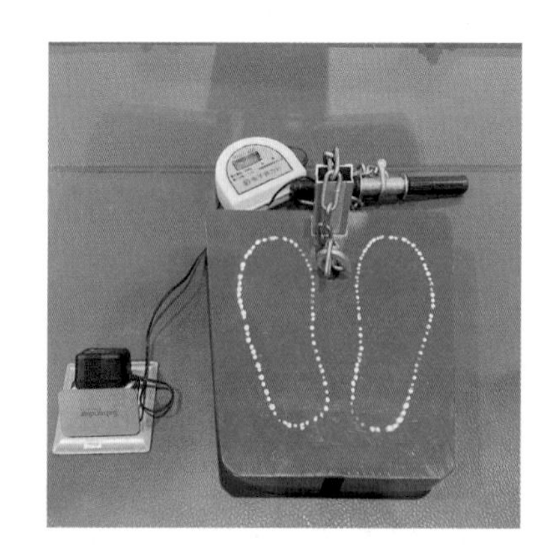

图2-2-4　背力计

3. 多关节等速测试及训练仪(图 2-2-5)

(1) 作用:用等速运动的方法对肌肉力量进行评估。

(2) 特点:满足各种测试训练体位,对多关节肌肉群进行力量测试及训练;评估、训练方案标准化、多样化;输出数据丰富,报告详细。

(3) 注意事项:使用前需先安装好相应的训练器械;体位摆放好后,应对受试者进行良好的固定;测试过程中鼓励受试者用力。

4. 电子纵跳仪(图 2-2-6)

(1) 作用:评估下肢肌肉的爆发力。

(2) 特点:自动测试出受试者的纵跳能力;测试效率高,数据准确;测试垫安全性高。

(3) 注意事项:起跳时,双足不能移动或有垫足动作;落地时要落回原地,禁止有意收腹屈膝;仪器应注意防水、防潮、防暴晒,定时清洁。

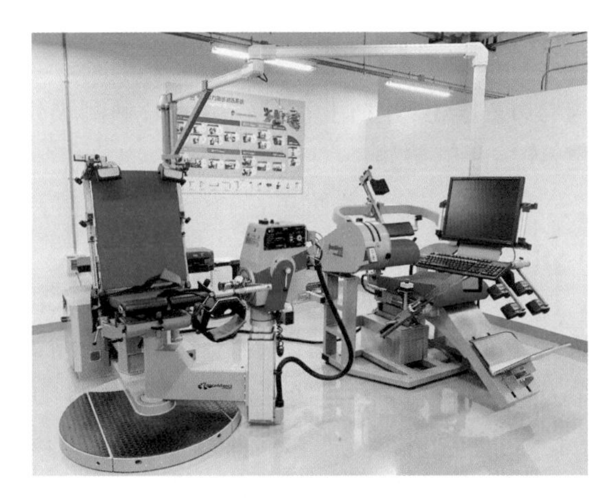

图 2-2-5　多关节等速测试及训练仪

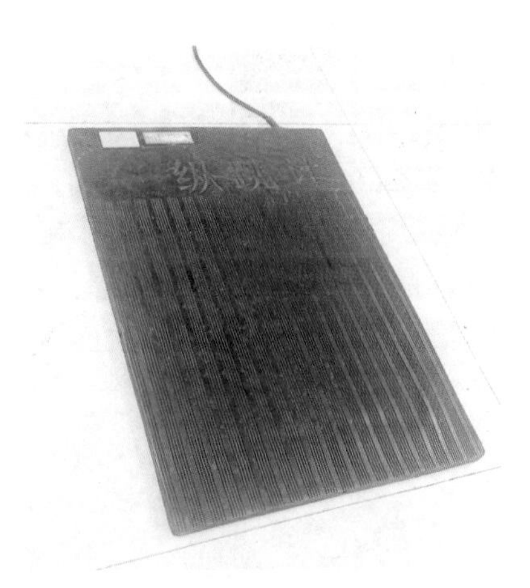

图 2-2-6　电子纵跳仪

(三) 柔韧性

1. 关节量角器(图 2-2-7)

(1) 作用:测量各关节活动度及变化,评估身体柔韧性。

(2) 注意事项:须保持正确体位并给予有效的固定;准确操作固定臂、移动臂及运动轴心。

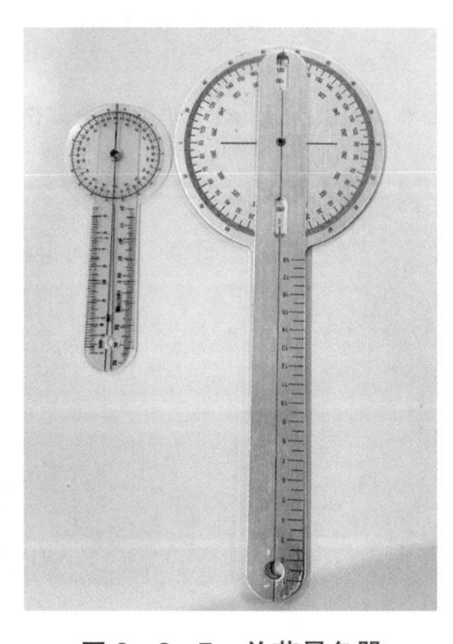

图 2-2-7　关节量角器

2. 坐位体前屈计(图 2-2-8)

(1) 作用:测量髋关节、腰椎关节和肩关节的柔韧性。

(2) 特点:外设推板具有自动复位功能;设备简单,易操作。

(3) 注意事项：测试前，受试者应做好准备活动，以防拉伤；身体前屈两臂向前推游标时两腿不能弯曲。

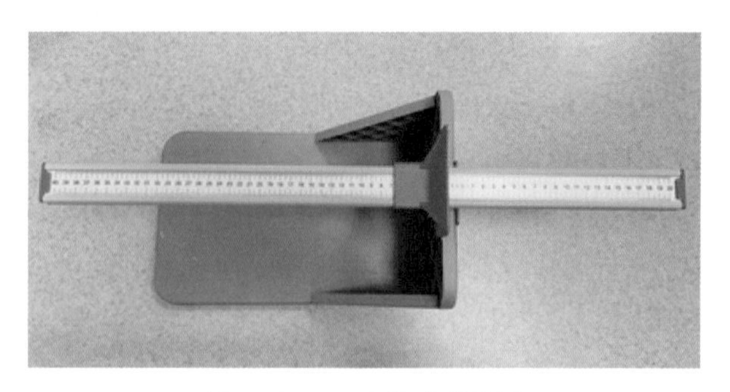

图 2-2-8　坐位体前屈计

(四) 协调性

1. "Y"形人体动态平衡测试仪（图 2-2-9）

(1) 作用：评估上、下肢稳定性；预测损伤风险；评估两侧差异。

(2) 特点：设备简单，易操作，可同时用于上、下肢协调性的评估。

(3) 注意事项：不能猛推记录板，每次推动后能够回到起始位，中途不能碰地；如果测试一个方向失败>4 次则记录为 0。

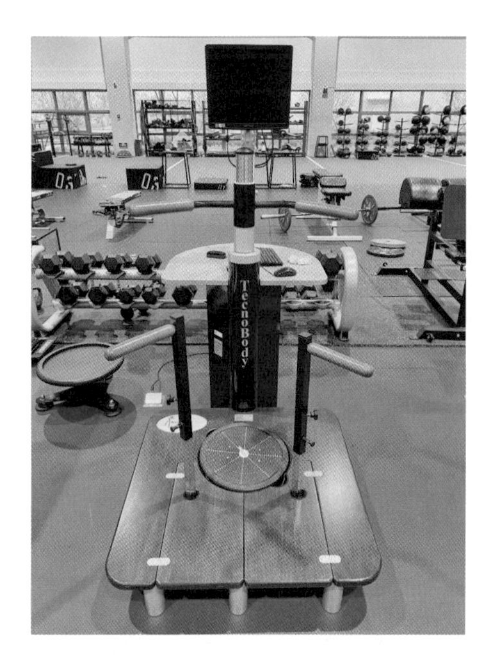

图 2-2-9　动态平衡测试仪

2. 平衡垫（图 2-2-10）

(1) 作用：用于改善身体平衡、协调能力的训练，增强本体感觉和神经肌肉控制能力；用于平衡误差筛查测试等。

(2) 特点：轻巧方便，构造简单，成本低，适用范围广；表面分平滑和颗粒两种，主要形状有圆形、椭圆形、半圆形及矩形等；可以作为单独训练的器械，也可以和其他器材进行组合训练。

(3) 注意事项：平衡垫上训练动作要从低难度开始，循序渐进；注意平衡垫与地面之间的防滑；放置平衡垫的环境应通风干燥，避免潮湿。

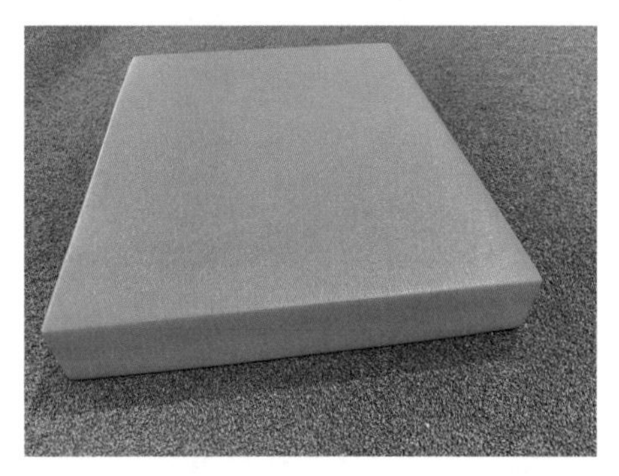

图 2-2-10　平衡垫

3. 硬地面、秒表（图 2-2-11）

(1) 作用：用于单足站立平衡的测试。

(2) 特点：对场地没有特殊要求，测试成本低，耗费时间少。

(3) 注意事项:应选择坚硬的地面,在测试时注意保护受试者;秒表计时应与受试者动作同步,以保证测试的准确性。

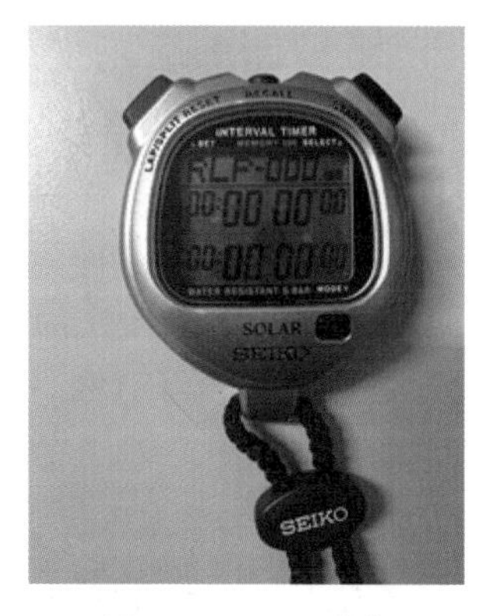

图 2-2-11　秒表

(五) 功能性动作筛查

功能性动作筛查(functional movement screen, FMS)用于检测运动员整体的动作控制稳定性、柔韧性及本体感觉等动作能力,包括 7 项基本动作模式(深蹲、上跨步、直线弓箭步、肩部灵活性、直腿主动上抬、躯干稳定性俯卧撑和旋转稳定性测试)。通过 FMS 可简易地找到个体动作模式中的薄弱环节和功能障碍。

FMS 套件包括 1 根 4 英尺(约 1.2 m)长杆、2 根短杆、1 块 2 英尺(约 0.6 m)×6 英尺(约 1.8 m)测试板和 1 根弹力绳。

(1) 作用:通过测试功能性动作、肌肉控制、神经系统稳定性等方面的表现来发现受试者身体灵活性与稳定性方面的不足。

(2) 特点:设备简单,易操作。

(3) 注意事项:每个动作可以进行 3 次测试,测试过程中如出现动作错误,不得纠正其动作或说明评分标准,只允许进行简单的语言提示。

第二节

运动处方实施中常用运动训练设备与器械

一、有氧运动设备

(一) 跑台(图 2-2-12)

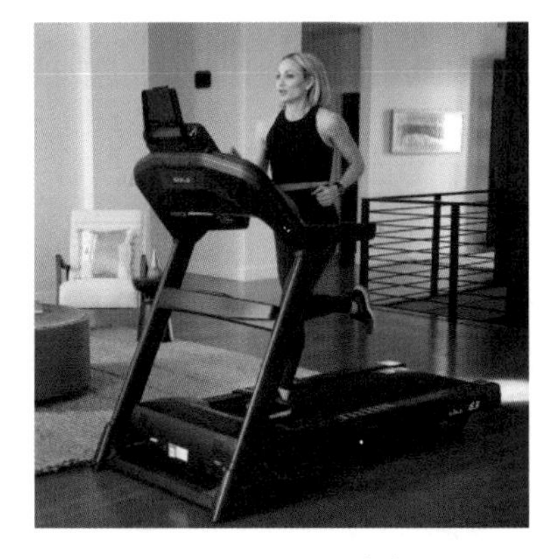

图 2-2-12　跑台

1. 作用　通过跑台运动方案进行有氧能力评估和训练;可集步态监控分析和实时反馈训练为一体,用于步态分析和步态训练。

2. 特点　按键控制,易于学习和使用,提供户外跑步及步行的替代方案;有效记录运动数据和给予反馈,提供个性化的步行、跑步参数调整。

3. 注意事项　使用前先检查跑台的放置是否稳定,台面是否干燥;当所有参数都调试完毕,启动后再踏上跑台;下跑台时要等台面完全停稳;如果跑台出现故障,应立即拔下安全锁,强制关机。

（二）功率自行车

1. 作用　可通过功率自行车运动方案进行有氧能力等评估和训练；作为康复训练设备，可锻炼患者的肢体关节活动度，改善肌力和协调性。

2. 特点　安全性高，有直立、卧式、四肢联动等不同类型（图 2－2－13～图 2－2－15），适用性广，舒适性高；为下肢不能抵抗过多冲击力的人群提供有氧训练条件。

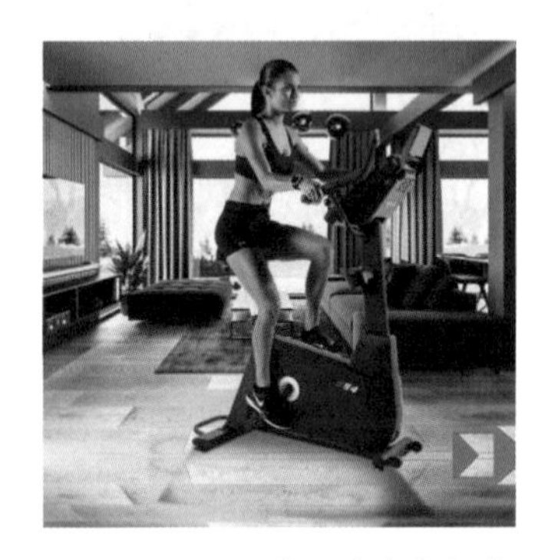
图 2－2－13　直立功率自行车

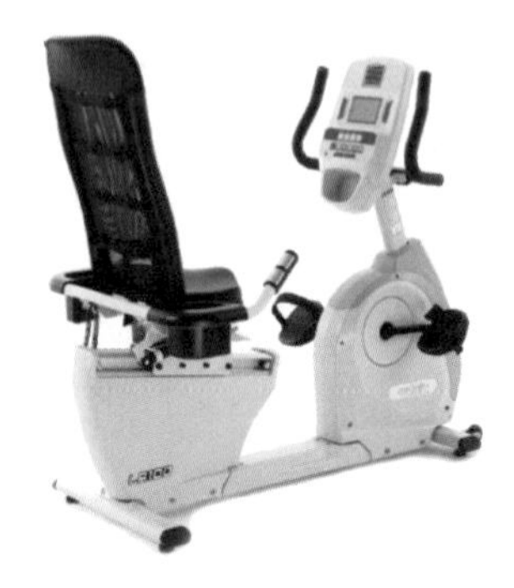
图 2－2－14　卧式健身车

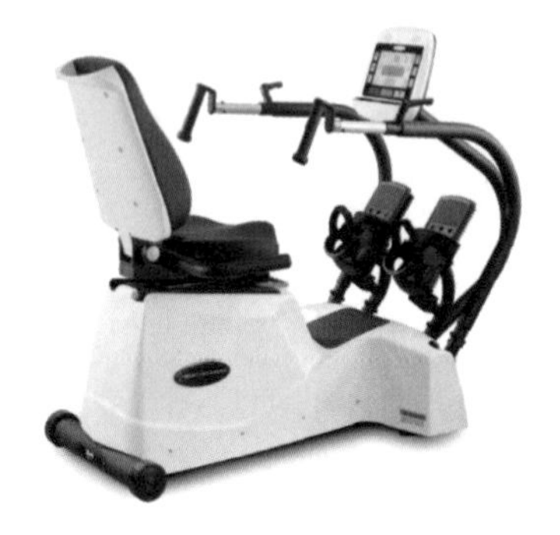
图 2－2－15　四肢联动运动车

3. 注意事项　使用前先检查自行车的放置是否稳定，车座是否干燥，调整好车座或把手；采取合理的骑行姿势，骑车时间较长时要注意变换姿势。

（三）椭圆机（图 2－2－16）

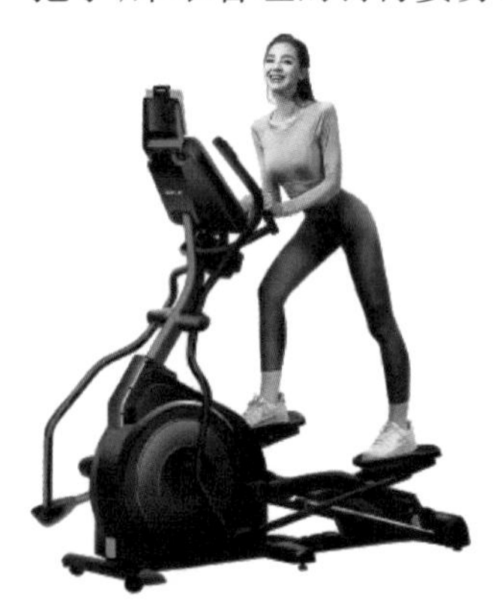
图 2－2－16　椭圆机

1. 作用　可用于机体有氧能力的训练，发展全身耐力；椭圆机康复训练可用于骨折、神经损伤等疾病后关节活动度训练和肌力训练，改善肢体协调性。

2. 特点　对下肢冲击力小，安全、舒适且适用性广；把上肢与下肢的运动有机结合，增强四肢协调性。

3. 注意事项　使用前先熟悉椭圆机操作方法；采取正确运动姿势，手脚配合发力；不要无阻力蹬踏，结束运动时应放缓运动频率等机器慢慢停下来。

（四）划船机（图 2－2－17）

1. 作用　作为锻炼机体有氧能力和肌肉力量的运动设备；通过类似划船的动作，可以锻炼身体各关节活动幅度及关节周围组织的弹性和伸展能力。

2. 特点　空间利用率高；对下肢承重能力要求低，提供可替代性有氧运动，为身体的大肌肉群提供全面的肌肉耐力效益。

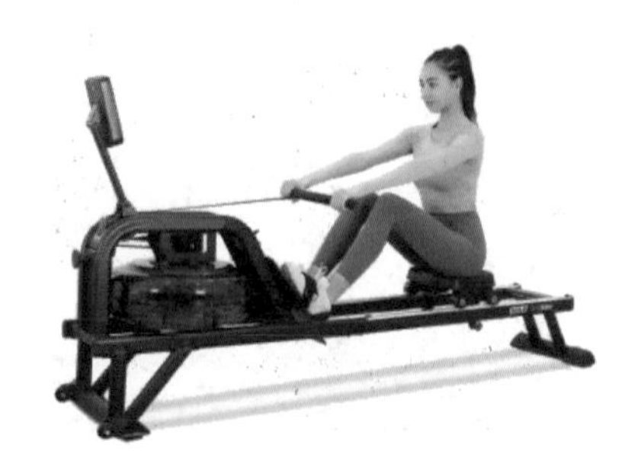
图 2－2－17　划船机

3. 注意事项　使用前熟悉划船机操作方法，检查设置的阻力挡位；划船机运动动作较为复杂，需保持正确的姿势和发力顺序。

（五）台阶器

1. 作用　作为锻炼机体有氧能力和下肢肌肉力量的运动设备；上台阶动作训练可增加下肢各关节的协调运动，提高下肢运动协调性。

2. 特点　空间利用率高；可以有效记录运动数据、提供反馈和及时调节运动变量。

3. 注意事项　身体不要过分前倾，不要左右摆动过大，避免过度伸膝或屈膝；可能不适合有平衡或协调问题的老年人群。

二、力量运动设备

（一）固定器械（图 2－2－18）

1. 作用　用于各肌肉或肌肉群力量的增强训练（包括肌肉肥大、肌肉耐力及爆发力等）；提供训练计划前后的定量对比，方便运动处方的执行和修改。

2. 特点　安全性高，动作轨迹固定，易于建立发力感；对目标肌群的训练针对性强；成本较高，需要更多维护。

3. 注意事项　训练前熟悉每个器械的使用说明及可能出现的故障，检查设备的安全情况；根据力量训练目标和身体实际能力，选择合适的重量负荷。

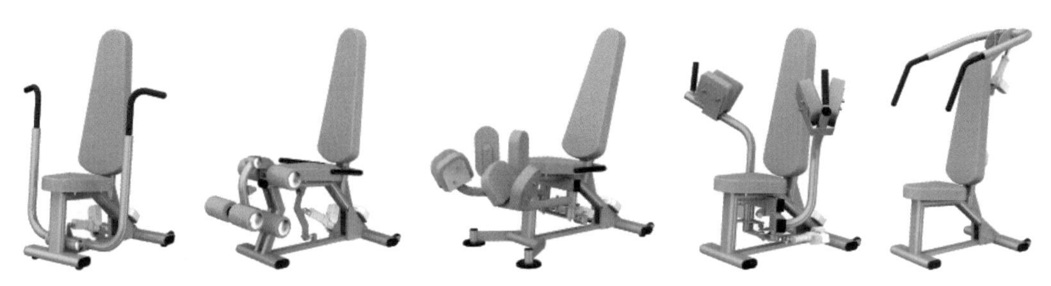

图 2－2－18　力量训练设备固定器械

（二）自由重量

1. 哑铃（图 2－2－19）

（1）作用：增强肌肉（多用于局部肌肉）力量，提升肌肉控制能力。

（2）特点：占用空间小，安全性高，有多种重量规格可供选择；进行力量训练时可以提供较高的肌肉协同激活，运动轨迹可灵活改变，动作相对更自由。

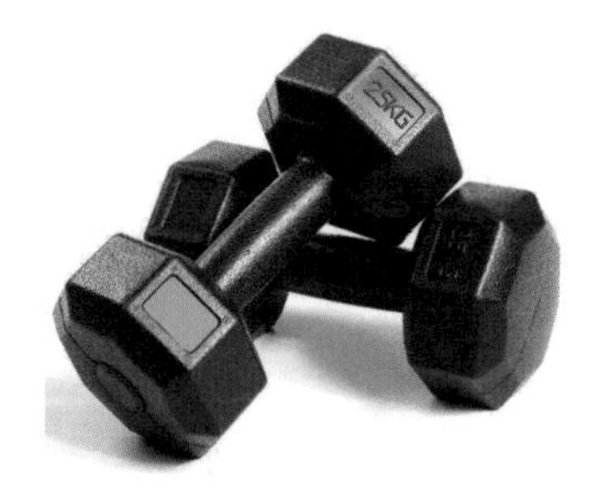

图 2－2－19　哑铃

（3）注意事项：使用前要掌握正确的哑铃抓握方式和训练动作要领；选用合适的重量，根据不同的力量训练目标选取不同重量的哑铃。

2. 杠铃

（1）作用：结合举重、硬拉、卧推、深蹲等动作提升全身最大力量，增强肌肉功能，美化身体线条，提高身体协调性。

（2）特点：体积较大，重量更大；有多种重量规格可供选择；稳定强，容易冲击大重量，适合大重量多关节的力量训练动作。

（3）注意事项：使用前要掌握正确的杠铃抓握方式和训练动作要领；选用合适的重量，动作过程中控制杠铃在稳定状态，适当采取一些保护措施。

三、柔韧性运动设备

（一）泡沫轴（图 2-2-20）

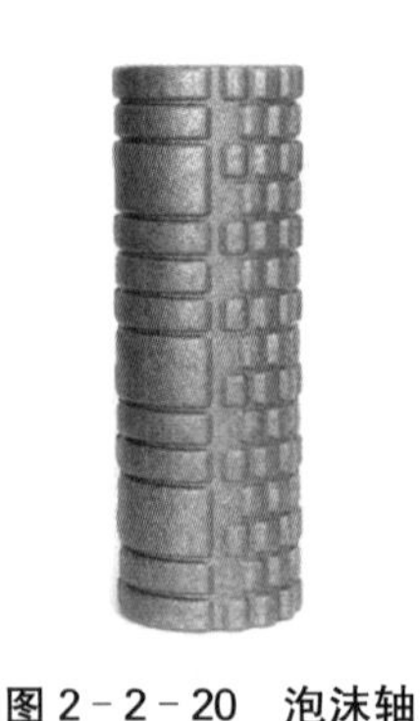

图 2-2-20　泡沫轴

1. 作用　提高关节灵活度、软组织的伸展性和弹性；运动前预激活肌肉，运动后加速恢复；放松肌肉，减轻关节压力，缓解关节积累性疼痛。

2. 特点　轻巧方便，构造简单，成本低；规格多样，可有不同材质、长度、密度颗粒和凸起等，适用范围广。

3. 注意事项　根据自身耐受度、训练部位等选择合适的规格；注意滚动的时间与强度。

（二）牵伸架（图 2-2-21）

1. 作用　提高关节灵活度、软组织的伸展性和弹性；有效放松肌肉，消除肌肉紧张和痉挛状态，加速运动后恢复。

2. 特点　各架杆之间距离符合人体力学，适合不同体型的使用者，满足绝大多数人的柔韧性练习需求；稳定性好，各架杆在拉伸不同部位时便于提供辅助，安全性高。

3. 注意事项　使用前做好适当的防滑，保证架杆和地面的干燥；充分掌握肢体拉伸、摆放要领，选择合适的架杆进行抓握或辅助。

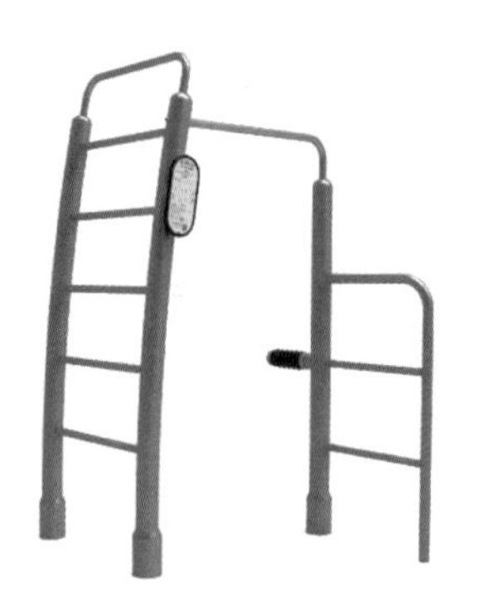

图 2-2-21　牵伸架

四、平衡协调性运动设备

（一）平衡垫

同本章第一节中“平衡垫”内容。

(二) BOSU球(图 2-2-22)

1. 作用　用于改善身体平衡、协调能力，增强本体感觉和神经肌肉控制能力；可用于四肢力量和核心稳定性训练。

2. 特点　轻巧方便，适用范围广；球面朝上、朝下都可用作训练，趣味性强；可作为单独训练的器械，也可和其他器材进行组合训练。

3. 注意事项　避免跌倒；定时清洁，放置环境通风干燥。

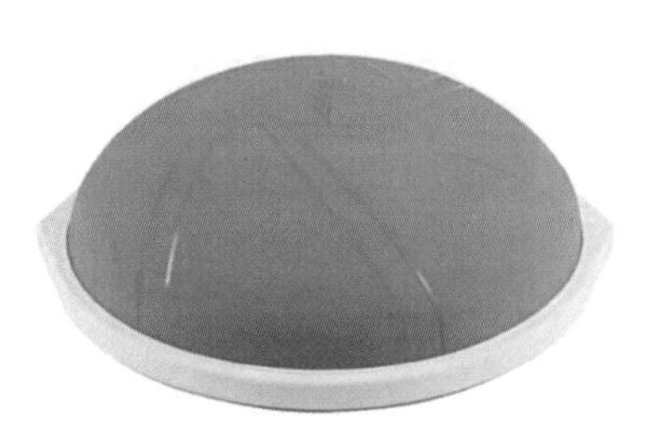

图 2-2-22　BOSU球

(三) 平衡仪(图 2-2-23)

1. 作用　对人体平衡、协调功能进行定量评估和训练；为临床研究提供高质量指标数据。

2. 特点　分析精度高，能够准确、快速地分析平衡功能相关参数，并进行针对性训练；设备多具有训练保护装置，安全性高；价格较昂贵，同时需要较多维护。

3. 注意事项　确保仪器放置的地面平稳光滑，使用前检查外部装置及评估软件的可用性；注意及时记录、储存运动数据。

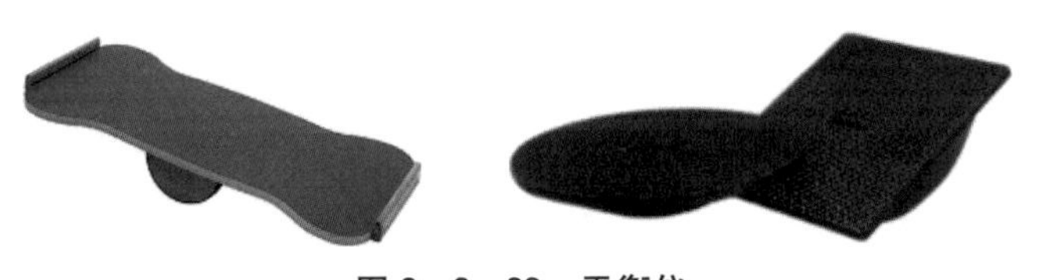

图 2-2-23　平衡仪

(胡　波　陈世益)

本章主要参考文献

[1] 陈嵘，王健，杨红春. 四种运动负荷试验评价运动心肺功能比较研究[J]. 中国运动医学杂志，2014，33(09)：917-920.

[2] 崔玉洁，储文彬，安改红，等. 三种 VO_2max 间接测评结果对比分析[J]. 中国应用生理学杂志，2020，36(01)：59-61.

[3] 胡安·卡洛斯·桑塔纳. 功能性训练[M]. 北京：人民邮电出版社，2017.

[4] 罗曦娟，王正珍，李新，等. 美国运动医学学会运动风险筛查的演变和发展[J]. 中国运动医学杂志，

2020,39(05):413-418.

[5] 汤宇锟,张雁航,魏梦娴,等.泡沫轴滚动速度对成年男性下肢柔韧性和运动能力的影响[J].中国体育科技,2021,57(07):40-45.

[6] 王正珍.运动处方的研究与应用进展[J].体育学研究,2021,35(03):40-49.

[7] DEKA P, POZEHL B J, PATHAK D, et al. Predicting maximal oxygen uptake from the 6 min walk test in patients with heart failure [J]. ESC Heart Fail, 2021,8(1):47-54.

[8] POWDEN C J, DODDS T K, GABRIEL E H. The reliability of the star excursion balance test and lower quarter Y-balance test in healthy adults: a systematic review [J]. Int J Sports Phys Ther, 2019,14(5):683-694.

第三章　常见运动项目及其生理作用

身体活动不足和久坐的生活方式是当今慢性非传染性疾病发生的最重要危险因素，已成为全球范围内死亡的第四大危险因素，约6%的死亡由身体活动不足引起。积极和充足的身体活动是保证全生命周期健康的一个非常重要的基石。

身体活动及运动的定义：身体活动是指通过骨骼肌收缩引起机体能量消耗增加，有助于增进健康的任何身体活动；运动是指有计划、有组织、可重复的身体活动，其目的是改善或维持体适能水平以达到健康促进作用。与职业活动、家务劳动、交通出行活动等身体活动相比，运动更强调主动性、科学性，有目标、有计划、有方法，可以更有效地给身体带来更大的健康益处，尤其是规律、科学的运动在增强体质、防治慢性疾病、延缓衰老等方面均能起到积极的作用，同时可最大限度地减少运动损伤风险。为促进身体健康，每个成人每周应至少完成150 min中等强度有氧运动或75 min较大强度运动、2～3次中等及以上强度涉及主要肌群的力量运动，以及2～3次柔韧性运动。

人类的运动类型多种多样，根据研究目的不同，划分方法也各异。常用的划分方法有以下3种：按能量代谢分类、按肌肉收缩形式分类、按生理功能和运动目的分类。了解运动的类型及其生理作用，可以帮助我们更好地理解运动的原理，选择合适的运动方式，更好地促进身体健康。

一、按能量代谢分类

按能量代谢方式，运动可分为有氧运动和无氧运动(表2-3-1)。

表2-3-1　按能量代谢分类的不同运动类型特点

运动类型	供能系统	底物	供能时间	供能特点	运动项目
无氧运动	磷酸原供能系统	ATP、CP	6～8 s(或<10 s)	储量少、供能快、输出功率大	速度、爆发力项目，如短跑、投掷、举重等
	糖酵解供能系统	碳水化合物	1～1.5 min	供能速率仅次于磷酸原系统，ATP生成有限	运动时间在2 min左右的速度/力量耐力项目，如200～1 500 m跑、100～200 m游泳、柔道等

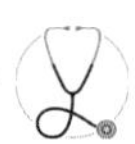

（续表）

运动类型	供能系统	底物	供能时间	供能特点	运动项目
有氧运动	有氧氧化供能系统	碳水化合物、脂肪	碳水化合物：1～2 h；脂肪：更长时间	供能速率低，但供能时间长，ATP 生成多	长时间耐力性运动，如马拉松、健步走、骑车、划船、高尔夫等

运动的本质是肌肉收缩做功，肌肉收缩需要能量，人体通过摄入营养物质为身体活动提供能量。肌肉收缩的直接能量来源是三磷酸腺苷（ATP），ATP 的供应途径来自 3 种不同的能源系统，即磷酸原供能系统、糖酵解供能系统和有氧氧化供能系统。磷酸原供能系统由 ATP、磷酸肌酸（CP）构成，作为极量运动的来源，可供最大强度运动 6～8 s，最多不超过 10 s。糖酵解供能系统由肌糖原或葡萄糖无氧条件下酵解，在大强度运动的开始阶段就参与供能，30 s 左右供能效率达最大，维持运动时间 1～1.5 min。有氧氧化供能系统是以碳水化合物和脂肪供能为主，其供能的最大输出功率仅为糖酵解供能系统的一半，但维持运动的时间较长，碳水化合物可达 1～2 h，脂肪可达更长时间。

实际上任何运动的能量供应都是 3 种供能系统共同参与，只不过依据运动强度和运动持续时间的不同，3 种供能系统所占的比重有所不同，只有主次之分而没有绝对的界限（图 2-3-1）。

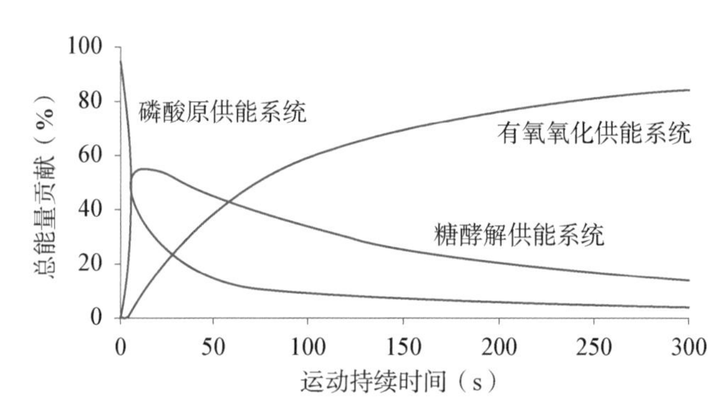

图 2-3-1　最大运动中各能量系统随时间的变化情况

引自：GASTIN P B. Energy system interaction and relative contribution during maximal exercise [J]. Sports Med, 2001, 31(10): 725-41.

以磷酸原和糖酵解作为主要供能系统的运动称为无氧运动。以碳水化合物和脂肪有氧氧化作为主要供能系统的运动称为有氧运动。

二、按肌肉收缩形式分类

按肌肉收缩形式，运动分为向心收缩运动、离心收缩运动、等长收缩运动及超等长收缩运动（表 2-3-2）。

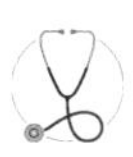

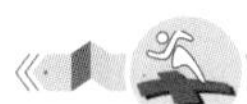

表 2-3-2 按照肌肉收缩形式分类的不同运动类型特点

运动类型	特点	缺点	运动形式举例
向心收缩运动			
等张收缩运动	肌肉收缩时张力不变	只有在肌肉最大用力点才能产生最大肌张力	举杠铃、举哑铃、奔跑、跳跃等
等动收缩运动	肌肉收缩时产生的力量始终相等	训练设备比较昂贵	在专用设备上进行
离心收缩运动	肌肉在收缩产生张力的同时被拉长	容易引起肌肉酸痛和损伤	搬重物时将重物放下、下楼梯、下山跑等
等长收缩运动	肌肉收缩时的长度保持不变	只增加肌肉在某一角度时的收缩力量	平板支撑、十字支撑、站桩等
超等长收缩运动	肌肉在最短时间内发挥最大收缩力	要有一定训练基础	跳伸练习、反向纵跳等

1. *向心收缩运动* 向心收缩运动是指肌肉收缩时，起、止点相互靠近，长度缩短的运动。向心收缩是骨骼肌主动用力收缩的方式。向心收缩运动包括等张收缩运动和等动收缩运动。

（1）等张收缩运动：肌肉收缩时张力不变，长度改变，一般可见有明显的肌肉伸缩变化和相关关节的运动。有时也被称为动力性收缩运动。

（2）等动收缩运动：在整个关节运动范围内肌肉以恒定的速度收缩，且外界的阻力与肌肉收缩时肌肉产生的力量始终相等的运动。由于在整个收缩过程中收缩速度是恒定的，等动收缩有时也被称为等速收缩。

等动收缩和等张收缩具有本质上的不同。肌肉进行等动收缩时在整个运动范围内都能产生最大的肌张力，而等张收缩则不能，只有在肌肉最大用力点才能产生最大肌张力。此外，等动收缩的速度可以根据需要进行调节，但通常要让肌肉做等动收缩必须有专门的仪器设备(图 2-3-2)。等动收缩运动特别适合有运动损伤的人群进行训练。

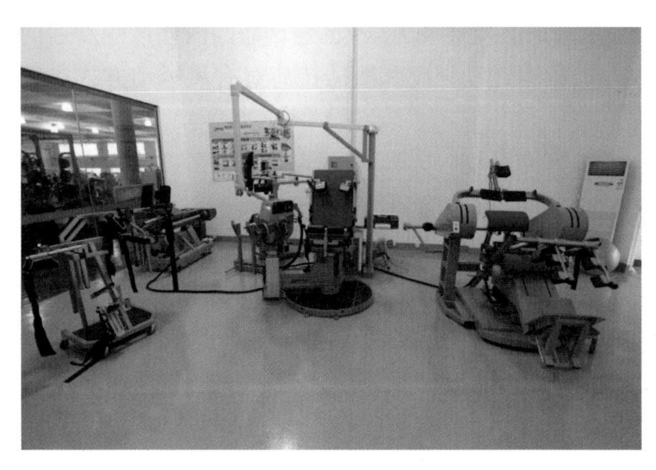

图 2-3-2 等动训练仪

2. *离心收缩运动*　运动时肌肉在收缩产生张力的同时被拉长的收缩运动称为离心收缩运动。例如引体向上，当躯体向上引时，上臂肱二头肌就是向心收缩，而当躯体向下降时，肱二头肌则做离心收缩。再比如，日常生活中下山或下楼梯、跑步的急停等动作时都需要腘绳肌的离心收缩，肌肉的离心收缩起到了制动作用。相较于向心和等长收缩运动，大负荷离心收缩运动由于在完成同样的工作时参与的运动单位数量较少，每条肌纤维所承受的负荷较大，引起肌肉酸痛、肌纤维超微结构改变及（或）收缩蛋白代谢的变化更显著，因而更容易引起肌纤维损伤。

3. *等长收缩运动*　肌肉收缩时张力改变，长度不变，一般不伴有关节活动的运动。静力性力量训练属于等长收缩运动，所以又称静力收缩运动。等长收缩运动对提高肌肉力量十分有效，但由于神经的兴奋和抑制没有交替，容易产生疲劳；并且它只能发展肌肉在某个特定关节角度，最多也只能影响到 ± 15°范围内的肌肉力量。

4. *超等长收缩运动*　肌肉先被迫迅速进行离心收缩，紧接着瞬间转为向心收缩的运动称为超等长收缩运动，可让肌肉在最短的时间内发挥最大的收缩力。其最大特点是利用神经肌肉的牵张反射，引起神经系统反射性产生更强烈的兴奋冲动，从而动员更多的运动单位参加收缩，以产生更大的肌肉收缩力。该方法利用了肌肉的弹性、伸展性及牵张反射性来提高力量素质。超等长收缩运动负荷很大，没有一定训练基础的人群不建议进行此类练习。

三、按生理功能和运动目的分类

按生理功能和运动目的，运动分为心肺耐力运动、力量运动、柔韧性运动和神经肌肉运动。制订运动处方时，运动类型一般采用该分类方式。

1. *心肺耐力运动*

（1）定义：心肺耐力是评价人体健康水平或体质强弱的重要指标，是与健康相关的身体素质的核心要素。有氧运动是提高心肺耐力的主要运动形式，是指人体在氧气充足的条件下，全身主要肌肉群参与的节律性周期运动，可全面提升身体机能，是我们保证有足够精力学习、工作、生活的最主要运动方式，也是目前国内外最受欢迎的体育活动方式。

（2）常见运动方式：根据运动强度和所需技巧对有氧运动方式进行分类（见表 1 - 1 - 3）。

（3）生理作用：心肺耐力是反映人群体力活动水平的一个客观生理指标。2016 年美国心脏协会（AHA）发表声明，将心肺耐力列为继呼吸、脉搏、体温、血压之后的第五大临床生命体征。声明指出，增加心肺耐力可有效提高生存率，并可以延缓或预防糖尿病、心血管疾病、消化系统肿瘤、老年痴呆等多种疾病的发生。

1）提高心肺功能：心肺功能综合反映人体摄取、转运和利用氧的能力，与心脏泵血功能、肺部摄氧及交换气体能力、血液循环系统携带氧气至全身各部位的效率，以及肌肉等组织利用氧气的功能有关。心肺功能不仅与疾病的发生密切相关，也与各人群全因死亡率及心血管疾病死亡率高度相关，心肺功能良好是身体机能健康的重要保证。长期适宜的有氧运动有助于改善心肺功能：①心肌变强，长期坚持有氧运动使心肌变得更加有力，心脏收缩力量的增强使得每搏输出量和心输出量都增加，心脏不需要更多次数的搏动即可满足机体氧气的需要，心脏工作效率提高；②血容量增加，长期有氧运动可以增加人体的血容量，同时提高血液中红细胞的数量和血红蛋白的浓度，有利于更多氧气输送到人体各个部位；③最大摄氧量（VO_2max）增加，长期有氧运动可以通过提高膈肌、肋间肌等呼吸肌的力量，使肺活量、最大通气量、VO_2max 明显提高，从而进一步提升心肺功能；④肌肉利用氧气的能力增加，长期有氧运动可以增加肌肉毛细血管的数量、肌细胞内线粒体体积和数量以及有氧氧化酶的活性，使肌肉利用氧的能力增加，供能效率提高，肌肉耐力得以增强。

2）降低全因死亡率（尤其是心血管疾病的发病率和死亡率）：长期有氧运动能够改善心血管自主神经系统功能和平衡状态，增强副交感神经活动和降低交感神经活动，增加心率变异性，发挥心血管保护效应。有氧能力每提高 1 代谢当量（MET），全因死亡率和心血管疾病死亡率分别下降 13%和 15%。

3）改善身体成分：过多的身体脂肪，尤其是腹部脂肪可诱发心血管疾病、代谢性疾病等。以有氧运动为主的体育活动可增加脂肪消耗，降低身体脂肪含量，改善身体成分，从而降低相关疾病发生的风险。

4）提升大脑功能：体育运动尤其是有氧运动可显著提升大脑的血液循环速度和供氧能力；随着年龄的增长，背外侧前额叶皮质、海马等脑组织出现脑细胞凋亡速度加快的现象，经常参加体育运动，尤其是有氧运动可减缓与增龄相关的额叶、顶叶和颞叶皮质密度的下降趋势及延缓海马体积的萎缩；有氧运动能促进脑源性神经营养因子（BDNF）的合成与释放，BDNF 能通过影响神经胶质细胞的激活程度促进神经元的功能，进而提高中枢神经系统执行功能、记忆和学习的能力。

5）延缓衰老：有氧运动可以帮助人类提高端粒酶活性，延长端粒长度，从而减缓细胞水平的衰老。在研究观察的参数中，在延年益寿的效果上，有氧运动明显领先于力量运动。

6）调节情绪：有氧运动过程中产生的内源性大麻素和内啡肽，能改变神经递质的释放（尤其是多巴胺），影响它们在中枢和外周血液中的水平，起到镇静、镇痛、产生欣快感和奖赏感的效果，以缓解抑郁和焦虑状态。

2. 力量运动

（1）定义：肌肉力量是指人的身体或身体的某一部分肌肉工作（收缩和舒张）时克服阻力的能力。任何身体活动都是骨骼肌收缩的结果。力量运动是指人体克服阻力，提高肌肉力量的运动方式，又称为抗阻运动。

（2）常见运动方式

1）静力性力量训练：可提高关节的稳定性，对运动损伤的预防有独到之处；是受伤后恢复阶段早期重要的康复手段，有改善神经肌肉控制、提高募集能力、抑制肌肉萎缩的作用。由于训练所获得的力量只在某一特定的关节角度起作用，对改善神经肌肉的协调性效果不明显。大负荷静力性力量训练易使肌肉产生疲劳，且易因憋气导致血压急剧升高，儿童青少年和心血管疾病患者要谨慎采用，同时在进行这类运动时要注意呼吸调整。

2）动力性力量训练：是最常见的力量训练方法，可以增强肌肉力量、增大肌肉体积、改善神经支配能力及肌肉爆发力等，一般认为多关节复合训练的效果优于单关节训练，但对体弱者或受伤后的恢复性训练宜采用单关节训练。

(3) 生理作用：力量是一切身体素质的基础。人的肌肉质量、力量及肌肉持续工作能力可以在一定程度上反映人的体适能、素质、形态及健康水平。

1）增加肌肉力量和体积：通过规律的力量运动不仅可以增加肌肉力量和体积，还可以提高肌肉抗疲劳能力，延缓由于年龄导致的肌肉质量和力量的下降，预防躯体功能限制，提高身体平衡能力，防止老年人跌倒，提高生活质量。

2）维持骨骼健康：骨骼的密度与形态取决于施加在骨骼上的力(Walff 定律)。力量训练过程中，肌肉对骨骼的附着点牵拉及相应骨骼负重增加，成骨细胞和破骨细胞形成新的平衡，增加骨骼内的钙质沉积和骨密度，并降低由于肌肉力量薄弱引发的肌肉骨骼疾病的发生率。

3）改善与健康相关的生物标志物水平：力量运动可增加肌肉的含量，提高基础代谢率，降低体脂水平；骨骼肌除维持机体运动功能之外，还是参与维持血糖稳态的主要器官之一，骨骼肌量减少可导致葡萄糖代谢及糖耐量降低，而力量运动的增肌效应不仅有助于改善机体胰岛素敏感性，还可促进肌肉对葡萄糖的摄取，改善葡萄糖代谢和糖耐量。力量运动对于轻中度高血压病患者的血压水平及超重/肥胖者的血脂水平也有改善作用。

4）降低全因死亡率(尤其是心血管疾病的发病风险和死亡风险)：骨骼肌除了是最主要的运动器官以外，还是蛋白质储存和葡萄糖代谢的主要场所，因此可能是维持人一生最佳健康状态的重要影响因素。骨骼肌同时也是机体最大的内分泌器官，运动时或运动后可分泌多种具有生物活性的细胞因子，如胰岛素样生长因子(IGF)、白介素(IL)-6、IL-8、鸢尾素、卵泡抑素样因子等；刺激骨骼肌肥大，改善骨骼肌萎缩，促进葡萄糖和脂肪酸代谢，促进心肌再生、血管新生，改善内皮依赖性和非内皮依赖性血管舒张和降低心肌纤维化等，从而有利于心血管健康。大量研究已证实，骨骼肌量和力量的降低与全因死亡率及心血管疾病发生率升高有关，而维持和提高骨骼肌量和力量的最有效方法就是力量训练。

3. 柔韧性运动

(1) 定义：柔韧性是指人体各关节活动度(ROM)及跨过关节的肌肉、肌腱、韧带等软组织的弹性和伸展能力。可用 ROM 来表示躯体的柔韧性。ROM 是保证人体进行有效运动的前提，是人体体适能的一个重要组成部分。

(2) 常用运动方式

1）静力性拉伸：是指当运动者拉伸部位拉伸到最大限度时，依靠自我控制或外力保持静止姿势，即运动者在牵拉韧带、肌肉、肌腱时迫使被牵拉的部位达到最大限度，有酸、胀等感觉时，停留一段时间(30～60 s)。一般在运动后进行静力性拉伸练习以促进肌肉恢复，对于减轻延迟性肌肉酸痛和缓解肌肉僵硬的效果较好。

2）动力性拉伸：是一种有节奏地多次重复同一动作的拉伸练习。拉伸练习部位每次拉到有疼痛感时放松，并逐渐加大振动的力度和幅度来拉长肌腱、韧带、肌肉等组织。一般在运动前进行动力性拉伸，可增加肌肉的弹性、灵活性、协调性，改善肌肉的黏滞性，起到很好的热身效果，并可有效防止运动中损伤的发生。

3）神经肌肉本体感觉促进法（PNF）拉伸：是一种利用运动觉、姿势觉等刺激，增强神经肌肉反应，促进相应肌肉收缩的锻炼方法。其方法常是运动者在同伴的协助下，积极主动地放松肌肉。例如，用 PNF 收缩-放松技术拉伸大腿后侧肌群，首先运动者仰卧伸直抬起一条腿，在同伴的助力下把腿伸展至大腿后侧肌群和韧带有轻微酸痛感，使髋关节活动到最大被动关节活动范围，保持静力性拉伸，然后运动者进行拮抗肌的收缩，试图把抬起的大腿压向地面，而同伴施加一个向上的阻力，这样练习者保持在等长收缩状态，并维持肌肉收缩一定时间（一般 5～8 s），接着运动者和同伴都放松，随后运动者在新获得的受限位置上进一步重复以上动作，直到不能获得更大的活动范围为止。

PNF 拉伸法不仅是发展柔韧性最有效的方法，也是及时放松肌肉、消除疲劳的有效手段。其牵拉的幅度缓慢增加，能避免运动损伤，通过对抗练习，可使肌肉变得更强壮，既改善肌肉的伸展能力，又增加肌肉力量。

（3）生理作用

1）提高柔韧性：柔韧性既是一种重要的运动技能，也是日常生活中重要的活动能力。柔韧性降低会使关节活动受限、肌肉僵硬，影响正常的生活质量，比如肩关节的柔韧性下降，会导致梳头、摸背等动作困难。有规律的柔韧性运动可提高身体素质，改善肌肉组织和神经系统的协调性。

2）减少运动损伤、促进身体恢复：有规律的柔韧性运动可以起到很好的运动前热身和运动后身体恢复的作用。柔韧性运动有助于保持肌肉、韧带弹性，预防僵硬和劳损，减少运动损伤的发生，使动作的随意支配能力更加精准。在运动中，良好的柔韧性不仅可加大动作幅度，增加动作美感，还有利于技术水平的提高。

3）改善血管功能：柔韧性运动对中老年人动脉僵硬度影响的荟萃分析结果显示，柔韧性运动能显著降低动脉僵硬度，改善血管内皮功能。静息心率和舒张压在柔韧性运动干预后显著降低。

4. 神经肌肉运动

（1）定义：在改善身体灵活性的基础上，尝试以协调的多平面运动模式训练肌肉，并结合多个关节、动态任务和支撑面的变化，旨在提高本体感觉、局部稳定性、神经肌肉控制能力，以满足个体特定需求的运动方式。有时也被称为功能性体适能训练。

（2）常用运动方式：包括平衡、协调、步态、灵活性和本体感觉等控制技能的训练。如平衡能力训练是由易到难，支撑面（身体与地面接触的面积）由大到小、由平坦坚硬到柔软不平，先练习静态平衡，后练习动态平衡的一种训练方式。某些将神经肌肉训练与力量、柔韧性相结合的综合性身体活动有时也被看作是神经肌肉运动，如太极拳、气功和瑜伽等。

（3）生理作用：神经肌肉运动特别有益于老年人的健康，可提高其日常生活活动能力及功能独立性。随着年龄的增长，尤其是参与平衡功能的各项感觉逐渐下降，神经肌肉运动通过各种手段激发姿势反射，帮助纠正和控制体态，加强神经对肌肉的精准控制，提高动作的协调性，增强前庭器官功能，从而提高老年人的平衡能力，降低跌倒的风险和对跌倒的恐惧感。

（王　晨　陈世益）

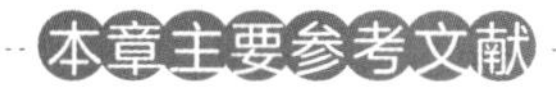

[1] 冯连世主编. 运动处方[M]. 北京:高等教育出版社,2020.

[2] 美国运动医学学会. ACSM 运动测试与运动处方指南[M]. 王正珍,主译. 10 版. 北京:北京体育大学出版社,2018.

[3] 杨桦主编. 运动生理学[M]. 北京:北京体育大学出版社,2013.

[4] CHRISTIAN M W, ANNE H, ARNE M, et al. Differential effects of endurance, interval, and resistance training on telomerase activity and telomere length in a randomized, controlled study [J]. Eur Heart J, 2019,40(1):34 - 46.

[5] KATO M, NIHEI GREEN F, HOTTA K, et al. The efficacy of stretching exercises on arterial stiffness in middle-aged and older adults: a meta-analysis of randomized and non-randomized controlled trials [J]. Int J Environ Res Public Health, 2020,17(16):5643.

[6] ROSS R, BLAIR S N, ARENA R, et al. Importance of assessing cardiorespiratory fitness in clinical practice: a case for fitness as a clinical vital sign: a scientific statement from the American Heart Association [J]. Circulation, 2016,134(24):e653 - e699.

第三篇

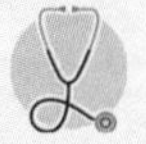

临床疾病的运动处方

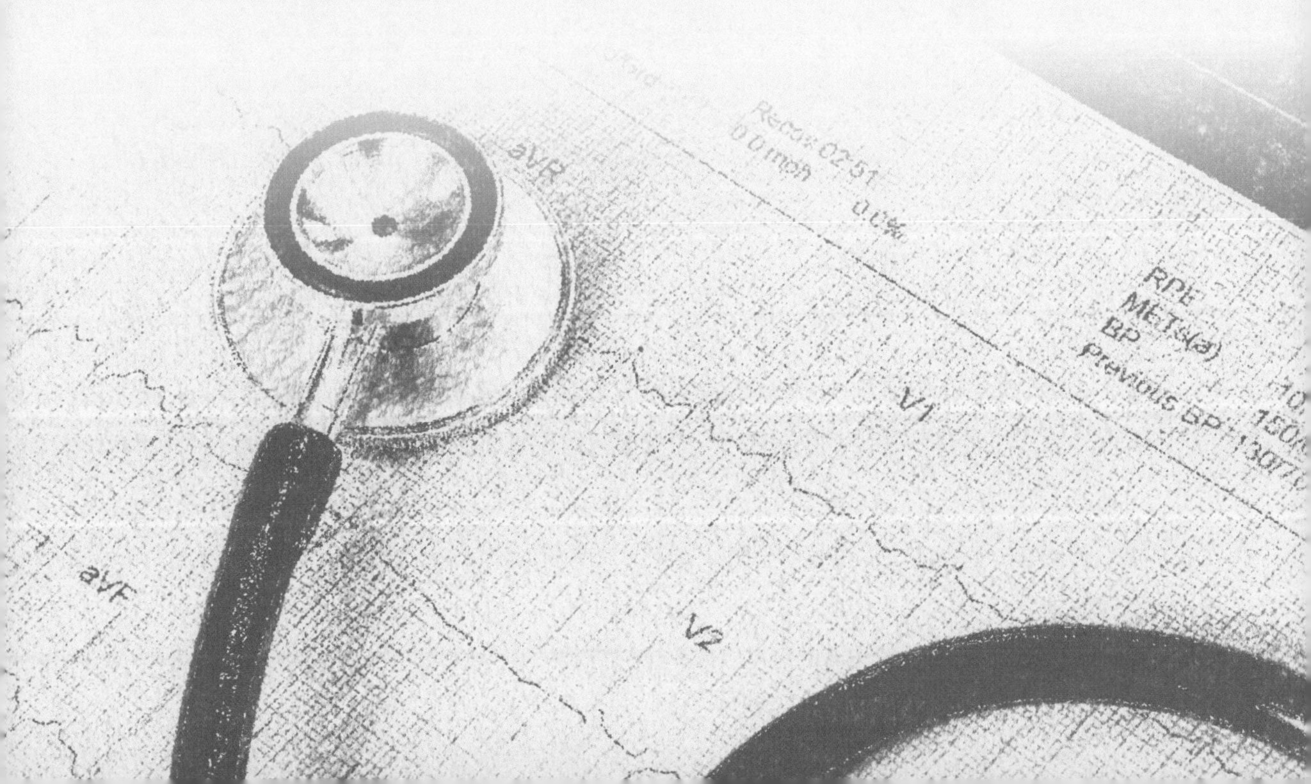

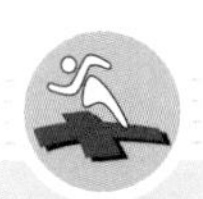

第一章　肌肉骨骼系统疾病的运动处方

第一节

骨质疏松症

一、骨质疏松症概述

骨质疏松症是一种以骨量低、骨组织微结构损坏、骨脆性增加和易发生骨折为特征的全身性骨病。分为原发性(绝经后骨质疏松症、老年性骨质疏松症或特发性骨质疏松症)和继发性(任何影响骨代谢的疾病、药物及其他明确病因导致的骨质疏松症)两大类。

原发性骨质疏松症是随着年龄增长必然发生的一种生理退行性病变,可分为绝经后骨质疏松症(Ⅰ型)和老年性骨质疏松症(Ⅱ型)(表3-1-1)。Ⅰ型骨质疏松症发病机制推测为雌激素缺乏,破骨细胞的活力增加而骨质吸收速度增快。年龄<70岁的男性很少出现有临床意义的骨质丢失,但是多种疾病和药物治疗(如长期接受糖皮质激素治疗)或生活方式因素(如酗酒)会使骨质丢失较早发生。Ⅱ型骨质疏松症与维生素D缺乏、继发性甲状旁腺功能亢进有关,此类人群骨质丢失严重,易发生髋部骨折,很难安全地进行常规运动训练。

表3-1-1　原发性骨质疏松症分型

项目	Ⅰ型骨质疏松症	Ⅱ型骨质疏松症
发病年龄	50～75岁	70岁以上
骨质丢失类型	骨小梁	骨小梁和骨皮质
典型骨折部位	脊椎、腕关节	脊椎、髋关节

【流行病学】

在我国，50岁以上人群骨质疏松症患病率女性为20.7%，男性为14.4%；60岁以上人群骨质疏松症患病率明显增高，女性尤为突出。初次骨折后，在接下来的6～12个月内，再次发生骨折的风险增加1倍以上，并持续10年。此外，大约1/3的患者会在髋部骨折后的12个月内死亡，40%的患者会住院治疗或无法独立行走。当前预防骨质疏松症要依据运动指南的训练原则和负荷特征，以及运动训练的类型和频率，减少骨折的风险。

【临床表现和体征】

骨质疏松症患者常伴随身体和心理等多方面的健康问题，导致心理异常和生活自理能力下降。因此正确认识此类患者的临床表现和体征有利于我们正确评估和制订治疗计划。骨质疏松症患者的临床表现和体征主要体现在以下4个方面。

1. *脆性骨折*　骨质疏松症是最常见的骨骼疾病，初期通常没有明显的临床表现，但随着病情进展，患者会出现骨痛、脊柱变形等，甚至发生骨质疏松性骨折等严重后果。

2. *不明原因的慢性腰背疼痛*　脊柱骨质疏松症的体征可表现为椎骨塌陷，可感觉到或表现为严重的腰背部疼痛、身高降低或脊柱畸形。

3. *心理异常和低生活质量*　功能障碍和慢性疼痛造成患者紧张和焦虑，部分患者对治疗感到困惑，妨碍社会活动的开展。因不能参加社会活动，患者往往会有挫败感，由于外形的改变导致心理受挫。

4. *呼吸功能下降*　胸、腰椎压缩性骨折，脊椎后弯，胸廓畸形，可使肺活量和最大换气量显著减少，患者可出现胸闷、气短、呼吸困难等症状。

【诊断标准和鉴别诊断】

1. *骨质疏松症高危人群的诊断*　需具备以下任何一条。

（1）具有不明原因慢性腰背疼痛的50岁以上女性和65岁以上男性。

（2）45岁之前自然停经或双侧卵巢切除术后女性。

（3）各种原因引起的性激素水平低下的成人。

（4）有脆性骨折家族史的成人。

（5）存在多种骨质疏松症危险因素者，如高龄、吸烟、制动、长期卧床等。

（6）有以下病史者：①影响骨代谢的疾病，包括性腺功能减退症等多种内分泌系统疾病、风湿免疫性疾病、胃肠道疾病、血液系统疾病、神经肌肉疾病、慢性肾病及心肺疾病等；②服用影响骨代谢的药物，包括糖皮质激素、抗癫痫药物、芳香化酶抑制剂、促性腺激素释放激素类似物、抗病毒药物、噻唑烷二酮类药物、质子泵抑制剂和过量甲状腺激素等。

（7）采用国际骨质疏松基金会（International Osteoporosis Foundation，IOF）1 min测试题（表3-1-2），只要其中有一题回答为“是”，即为骨质疏松症高危人群。

（8）亚洲人骨质疏松自我筛查工具（osteoporosis self-asses sment tool for Asians，OSTA）指数≤-4者。

表 3-1-2　IOF 骨质疏松风险 1 min 测试题

不可控因素：
1. 父母曾被诊断有骨质疏松症或曾在跌倒后骨折 2. 父母中一人有驼背 3. 实际年龄＞40 岁 4. 是否成年后因为跌倒后发生骨折 5. 是否经常摔倒(去年＞1 次)，或因为身体较虚弱而担心摔倒 6. 40 岁后的身高是否减少＞3 cm 以上 7. 是否体质量过轻(BMI＜19) 8. 是否曾服用糖皮质激素(如可的松、泼尼松)连续＞3 个月 9. 是否患有类风湿关节炎 10. 是否被诊断有甲状腺功能亢进症或甲状旁腺功能亢进症、1 型糖尿病，以及克罗恩病或乳糜泻等胃肠道疾病或营养不良
女士回答：
11. 是否在 45 岁或以前停经 12. 除了怀孕、绝经或子宫切除外，是否曾停经＞12 个月 13. 是否在 50 岁前切除卵巢又没有服用雌/孕激素补充剂
男士回答：
14. 是否出现过阳痿、性欲减退或其他雄激素过低的相关症状
生活方式(可控因素)：
15. 是否经常大量饮酒(每天饮用＞2 单位的酒精，相当于啤酒 500 g、葡萄酒 150 g 或烈性酒 50 g) 16. 目前习惯性吸烟或曾经吸烟 17. 每天运动量＜30 min(包括做家务、走路和跑步等) 18. 是否不能食用乳制品，又没有服用钙片 19. 每天从事户外活动的时间是否＜10 min，又没有服用维生素 D
上述问题，只要其中有一题回答结果为“是”，即为阳性，提示存在发生骨质疏松的风险，并建议进行骨密度检查或用骨折风险评价工具(fracture risk assessment tool，FRAX)进行风险评估

2. 鉴别诊断　详细了解病史，分析病因，重视和排除其他影响骨代谢的疾病。需鉴别的疾病主要包括：①内分泌系统疾病，如甲状旁腺疾病、性腺疾病、肾上腺疾病、甲状腺疾病等；②免疫性疾病，如类风湿关节炎等；③其他，如神经肌肉疾病、多种先天性或获得性骨代谢异常疾病、多发性骨髓瘤等。

》【实验室及辅助检查】

1. 双能 X 线吸收法检测骨密度　评估结果：①T 值≥－1，骨量正常；②－2.5＜T 值＜－1，骨量减少；③T 值≤－2.5，骨质疏松症；④T 值＜－2.5＋，脆性骨折，严重骨质疏松症。

2. 定量 CT 检测骨密度　取 2 个腰椎松质骨骨密度平均值，采用腰椎定量 CT 骨密度绝对值进行诊断：①骨密度绝对值＞120 mg/cm^3 为骨密度正常；②骨密度绝对值 80～120 mg/cm^3 为低骨量；③骨密度绝对值＜80 mg/cm^3 为骨质疏松。

3. X 线摄片法　需骨量丢失达＞30％才能诊断。

4. *骨定量超声检测* 通常测量部位为跟骨、桡骨远端，可用于基层医院骨质疏松筛查和脆性骨折的风险预测。

5. *骨转换标志物* 骨转换标志物简称骨标志物，是骨组织本身的代谢产物，可分为骨形成标志物和骨吸收标志物。在正常人不同年龄段和不同疾病状态时，全身骨骼代谢的动态状况可通过血液或尿液中的这些标志物水平的变化体现。在诸多标志物中，空腹血清Ⅰ型前胶原N末端前肽(P1NP)和空腹血清Ⅰ型胶原C末端肽(S－CTX)是分别反映骨形成和骨吸收的灵敏度较高的标志物。

二、运动与骨质疏松症

运动是骨质疏松症患者综合管理的一部分，与生活质量的提高和降低未来骨折的风险有关。运动处方需符合患者的需求，如果不适当地锻炼，可能会有负面后果。一般来说，无论运动锻炼计划是治疗性的还是娱乐性的，都需要解决身体灵活性、肌肉力量、核心稳定性、心血管健康和步态稳定性等问题。为了预防跌倒和骨折，运动锻炼计划还应包括平衡训练和下肢力量训练。骨质疏松症患者骨折风险升高，运动过程中不小心跌倒会导致骨折。长期不运动，人体的体适能和平衡功能下降、肌肉萎缩和关节无力。运动是骨质矿化和骨形成的条件，能调节全身代谢，改善神经肌肉功能，增强骨强度和肌肉强度，从而减少骨量丢失，达到防治骨质疏松的目的。同时适当的运动可以减少焦虑和抑郁，促进心理健康，让生活更有质量。

》【运动改善骨质疏松症的机制】

1. *运动的应力效应* 运动防治骨质疏松的机制在于它对骨的应力效应和对神经肌肉代谢的良好影响等。具体表现在：①运动产生的肌肉张力和机械应力作用于骨骼，使骨组织特异性变形，改变骨内的压电位，进而刺激成骨细胞生成，促进骨形成和重建，以维持骨量或增加骨密度，并使骨的弹性增加，抗弯曲、抗挤压和抗扭转的能力增强。相关研究已证明，在绝经后的妇女和老年人中，运动在一定程度上弥补了骨量的大量丢失，从而起到了维持骨质水平的作用。②动态运动和静态运动产生的肌肉收缩可以使神经细胞保持较长时间的兴奋，提高神经细胞的工作能力，使神经冲动发放增强，并可增加肌红蛋白的含量及使肌纤维增粗，增大肌强度。

2. *运动的激素效应* 内分泌在维持骨骼正常代谢方面起着十分重要的作用，主要是可以促进骨的蛋白质合成，使骨基质总量增加，以及有利于骨的钙化，尤其是睾酮和雌二醇(E_2)可促进骨骼的生长、发育，使骨皮质增厚和骨密度增加。运动能通过调节内分泌功能来促进骨形成，并可增加睾酮和雌激素的分泌，促进骨代谢。

3. *运动的补钙效应* 运动的补钙效应表现在：①运动可提高需钙阈值，促进钙的吸收。运动在增加骨质的同时，也增加对钙的需求量，即提高了需钙阈值。相反，当长期不运动如卧床或肢体制动固定时，骨钙的需求量减少，大量钙从尿中排出，从而降低了骨密度。②在进行室外活动时，可接受充足的阳光照射，使非活性状态的维生素D转化为活性状态的量增加，从而促进钙的吸收。③适当运动可改善骨组织的血液供给，从而促进钙的吸收。

4. *运动的肌力效应* 运动在增强肌肉力量的同时，也增加骨质的水平。Frost 等学者的研究表明，在骨质疏松症发病机制中，神经系统调控下的肌质量(包括肌质量和肌力)是决定骨强度(包括骨量和骨结构)的重要因素。研究还发现，人体内肌力对应骨量是一个大致不变的比例关系，在女性中，与年龄相关的骨丢失往往会伴随着相应的肌力下降。因可使肌肉的体积增大、肌力增强，所以运动在增加肌力的同时，也维持或增加了相应的骨量。

》【运动方式对骨质疏松症的主要影响】

1. *有氧运动* 有氧运动是指以糖和脂肪有氧代谢供能为主的运动，能够促进心肺功能、预防心血管疾病等。在一定的负荷范围内，有氧运动预防骨质疏松症的效果与其运动强度及运动量成正比。总的来说，有氧运动适合所有骨质疏松症患者，但一定要根据自身的身体状况和场地条件，决定运动方式和强度，每周 3 次、持续 12 周的中等强度有氧训练能够提高 30～60 岁受试者的骨密度，增强骨钙素、碱性磷酸酶等骨形成标志物的分泌，促进骨形成，有效缓解骨质流失。

2. *抗阻运动* 渐进抗阻运动能够增加肌肉的横截面积、肌纤维数量，从而提高肌肉力量。大量研究表明，抗阻运动能够提高机体的骨密度，防止骨质流失，从而起到预防骨质疏松的作用。这是因为在进行抗阻力量训练时，肌肉的牵拉力及重力通过器械传递到骨骼的力量能对骨骼产生一定的刺激，促进骨形成。

3. *冲击性运动* 冲击性运动是指在运动过程中受力瞬间受力点对机体产生冲击性反作用力的运动，如跳跃后落地瞬间地面的反作用力等。这些反作用力的冲击能刺激骨骼，防止骨质流失。冲击性运动能够提高绝经前期和绝经后女性髋部、股骨、股骨颈、大转子、胫骨等部位的骨密度，防止骨质流失，从而达到预防及治疗骨质疏松症的效果。

》【运动适应证与禁忌证】

1. *适应证* 包括：①轻度骨质疏松症患者，适用于骨质疏松症、骨不连及骨质疏松性骨折后的运动康复，促进骨折愈合等；②绝经后骨质疏松症患者，且不影响功能活动，体力活动不受限；③骨质疏松导致的肌力下降、心肺功能降低等。

2. *禁忌证* 包括：①已被确诊为骨质疏松症患者，进行常规的屈曲训练会增加脊椎骨折的危险；②严重骨质疏松症患者且伴有血压升高、心肌病、瓣膜病、复杂心室异位和不可控的转移性疾病；③有心电图改变者或心肌梗死、不稳定型心绞痛、不可控心律失常、Ⅲ度房室传导阻滞和急性充血性心力衰竭患者等。

》【骨质疏松症的运动危险因素】

骨密度和跌倒是骨折风险的两个主要决定因素。人的骨量在青少年晚期和 20 多岁时达到峰值，其中 60%是在青春期获得的。无论男女，大约 40 岁后开始出现缓慢的骨质流失，再加上女性在更年期时雌激素分泌停止，骨质流失加速。人的峰值骨量比随着年龄增长而流失的骨量更能预测晚年患骨质疏松症的风险。因此，除了尽量减少骨质流失外，骨质疏松症的预防策略主要集中在最大化峰值骨量。60%～80%的峰值骨量是由基因决定的；其他决定因素包括使用激素、机械负荷、营养、身体组成和生活方式（如吸烟和饮酒）等。需了解骨质疏松症的危险因素，以及可能导致继发性骨质疏松症的医疗条件和药理学因素。

骨质疏松症的运动危险因素包括：①有骨质疏松/髋部骨折家族史；②绝经后无激素替代治疗；③久坐的生活方式；④钙和维生素D摄入不足；⑤吸烟；⑥过度的酒精摄入；⑦高咖啡因摄入；⑧闭经或月经周期的缩短；⑨瘦体型。

需进行完整的主观和身体评估，但问题和程序的选择取决于几个因素，包括患者的年龄、病情的严重程度、双能X线吸收法骨密度检测结果、共存的病理、功能状态和就诊原因。有许多可靠和标准化的测量工具可以用来获得对患者需求的更准确评估。骨质疏松症风险和存在的评估可以通过各种实验室和辅助检查来完成。血液或尿液中的骨密度测量和（或）骨转换生化标志物可作为参考指标。

三、骨质疏松症运动处方的制订及实施

【运动处方的评估】

有骨质疏松症风险的个体在运动评估中没有禁忌。任何运动处方的制订都包括运动前评价，如基本的体格检查；健康相关体适能测试和分析，如心肺耐力、柔韧性和肌肉力量等。

但是，骨质疏松症患者在进行运动评估时应注意以下问题。

(1) 走路会引起疼痛的严重椎骨骨质疏松症患者，在做心肺耐力评估时最好选用功率自行车而不是跑台。

(2) 椎骨压缩性骨折使脊柱缩短，脊柱变形可影响通气量，导致身体重心的前移。后者可能会影响在跑台步行运动中的平衡，需要提供扶手支撑或改进运动评估方案。

(3) 虽然目前没有关于最大肌力测试禁忌证的运动指南，但对严重骨质疏松症患者来说，可能不适宜进行最大肌力评估。

(4) 对于严重脊柱后凸患者，如果前方视线受限或病变累及颈部，那么他们进行运动平板试验可能是不安全的，因为重心的转移会影响平衡。功率自行车测试法在不加重脊柱前倾的情况下是安全的选择。除了分级运动试验之外的附加测试对这类人群尤其有益。肌力测试用来确定特别虚弱的肌群，对运动处方的制订也有帮助。

(5) 用骨强度来量化运动强度很困难，但在传统的一些方法中（如最大心率百分比或最大力量百分比），骨强度的增加通常与运动强度的增加成正比。目前还没有关于骨质疏松症患者的运动禁忌证指南。一般会给出不引起或加重疼痛的中等强度运动处方。应避免爆发性和高冲击性运动，还应避免扭曲、弯曲和挤压脊柱的运动。老年女性和男性跌倒

的风险都会增加，运动处方中应包括提高平衡能力的训练。

【运动处方的制订原则】

对于儿童和青少年，运动目标是最大限度地增加骨量峰值。应鼓励在学校体育课程和课外体育活动中开展各种负重、高强度的活动。绝经前女性的运动，重点是规律的运动锻炼来适当增加骨骼负荷，可能包括高强度的活动和举重训练。提倡健康的生活方式，女性应维持正常的月经周期。在老年人中，需针对临床相关的髋关节、脊柱和前臂部位进行多种运动模式。考虑到高冲击性负荷可能会造成伤害，渐进式负荷训练和低冲击性运动是合适的。

1. 特异性原则　骨骼对负荷的适应是特异性的，而不是系统的。因此，运动处方必须包括已知的直接（通过重力负荷）或间接（通过肌肉对骨骼的牵拉）负荷骨骼部位的有针对性活动，特别是髋关节、脊柱、腕关节及手部，这些部位是最常见的骨折部位。针对绝经后妇女，使用一个负重背包（10 次，每周 5 d），可以改善脊柱伸肌强度。同样，在绝经后妇女中，每周进行 2～3 次高冲击性跳跃运动干预，可改善股骨近端骨密度。

2. 渐进式负荷原则　通过重力或肌肉力传递给骨骼的负荷或张力必须超过日常活动中遇到的典型负荷模式，并且随着骨骼的适应，负荷刺激必须逐渐增加。骨骼有一个设定点或阈值水平适应，称为最低有效应变，负荷高于（或低于）该“设定点”将刺激骨形成（或吸收），使骨强度增加（或减少）。虽然给予骨骼的负荷大小是这一理论的核心，但负荷的模式（分布）、速率、数量和频率也是超负荷训练的关键特征，在设计运动锻炼计划以改善骨骼健康时需考虑。

3. 可逆性原则　由于运动锻炼而产生的任何积极的骨骼适应将会在项目或刺激停止后逐渐消失。一个需进一步研究的重要问题是，是否需要一个最小的运动量来保持任何最初运动引起的骨量增加。每周至少进行 2 次运动锻炼、每次 30～60 min，是长期对骨质产生积极影响的最小有效剂量。然而，这些结果可能无法推广应用到其他人群、运动模式或方案，因此需要进一步的研究来评估是否存在一个最小的运动量来维持老年人任何最初运动诱发的骨骼适应性改变。

【运动处方要素】

1. 有氧运动

运动频率：每周 4～5 d。

运动强度：中等强度（40%～59%最大心率/运动时可讲话）。

运动时间：每次 30～60 min。

运动方式：健步走、游泳、太极拳、骑自行车、俯卧开合跳、波比跳等。

总运动量：每次选择其一，每周 150～300 min。

2. 抗阻运动

运动频率：每周 2～3 d(非连续训练日）。

运动强度：中等强度（60%～79%最大心率/运动时讲话有些许困难）。

运动时间：15～20 次/组，2 组。

运动方式：扶墙俯卧撑、仰卧直腿抬高、单足站立提踵、臀桥、过头推举、深蹲起等。

总运动量：双侧交替，组间可分时段进行。

3. 柔韧性训练

运动频率：每周 5～7 d。

运动强度：自觉肌肉紧绷或轻微不适。

运动时间：静态拉伸维持 10～30 s，3 组。

运动方式：伸肘爬墙（正侧位）、坐位体前屈、侧步压腿。

总运动量：双侧交替，组间可分时段进行。

4. 冲击性运动

运动频率：每周 2～3 d。

运动强度：低、中等强度，控制好应力。

运动时间：维持 10～30 s，3 组。

运动方式：踏板操、负重跳跃、击球、跳绳、滑雪、骑马等。

总运动量：双侧交替，组间可分时段进行。

实施进展包括适应期、提高期和稳定期。可从低强度开始逐渐增加，临床症状较重或 65 岁以上者先从抗阻及柔韧性训练开始。其他平衡、姿势和有氧健身活动包括快走、骑自行车、游泳和特定的锻炼等。老年人每周应至少进行 150～300 min 中等强度的身体活动，或相当量（75～150 min）的高强度活动。也可结合中等强度和高强度活动来完成相当的活动量，在 1 周内贯穿进行。每周至少 3 d 的身体活动有助于降低受伤风险，防止过度疲劳。根据个人喜好，可以在 1 d 或 1 周内分几次完成。

》【骨质疏松症相关表现的运动干预】

1. 疼痛　研究证实，运动可以减轻因骨质减少而引起的绝经后妇女腰背痛和改善心理健康及已确诊的骨质疏松症。对于脊柱压缩性骨折和背部疼痛患者，10 周的物理治疗项目组成的平衡训练、强化肌肉和腰椎稳定性训练，可有效减少镇痛药的使用和缓解腰背部疼痛，提高患者生活质量和日常功能。

2. 心肺耐力和肌肉力量　有氧运动是提高心肺耐力的理想运动方式。陆地或水中运动可以设计成鼓励膈肌呼吸，加强髋部、背部和颈部伸肌和肩胛骨稳定性，伸展主要的上肢和下肢肌肉。对于骨质减少或骨质疏松症患者，治疗目标应尽量减少脊柱的屈曲负荷，促进伸展体位和改善胸部扩张。

3. 跌倒恐惧感　对于老年人或已确定有跌倒风险因素的人群，治疗的方向应是预防跌倒及减轻其后果。对于部分患者，应考虑步态辅助和外部髋关节保护的运动处方。髋关节保护器已被证明可以减轻坠落冲击，并将住院老年人髋骨骨折的发生率降低 50%。踝关节背屈活动范围的限制，可以通过治疗技巧或自我伸展来提高。各种形式的陆地和水中运动对老年人的平衡和力量不足有积极作用。然而，有足够的证据表明应推荐患者一个广泛的运动计划，包括平衡性训练、抗阻运动、步行和重心转移，作为多面干预的一部分，以解决所有跌倒的风险因素。

【运动训练效应】

影响骨质疏松症训练效果的因素主要有两个：①大部分骨质疏松症患者比普通人更不能适应训练，因为他们的活动能力普遍较低，开始运动时只能承受低强度的项目；②畸形程度会影响病程，要求行走时使用支具。目前并没有文献证据证明，骨质疏松症患者可以通过长期运动达到通常所认为的改善心血管和骨骼系统功能的目的。有一个例外是，严重脊柱后凸造成的呼吸肌功能受限可能通过运动来改善。有较好的证据显示，定期训练可以减缓或停止骨量衰减，延迟骨质疏松症发生的时间。但目前还没有相关依据可以证明，在治疗绝经期骨质丢失问题上运动训练比激素代替疗法更有效。

【运动与药物配合的原则】

治疗和预防骨质疏松症的处方药有很多种。这些药物可能包括选择性雌激素受体调节剂和降钙素，这是预防和治疗骨质疏松症的主要选择。治疗骨质疏松症的处方药物包括雌激素、双磷酸盐、维生素 D 和甲状旁腺激素。然而，药物治疗正在不断地进步和发展，运动医学从业者应该意识到这些治疗方法的变化，特别是当它们影响患者进行运动的能力时。钙剂和维生素 D 常作为治疗骨质疏松症的基础用药来补充饮食中摄入的不足。

1. 降钙素　降钙素是药理学中常见的抑制骨松质中骨吸收的药物，但不确定它对骨皮质有无影响，临床骨牵引必须进行皮下注射降钙素。期待降钙素缓解疼痛及提高生活质量，它是骨质疏松性骨折后和椎体伴随的骨骼变形症状患者的第一选择。降钙素的作用机制为通过调节中枢神经递质 5-羟色胺的水平发挥镇痛作用，同时可以通过直接与破骨细胞的受体结合，从而发挥抑制骨吸收的作用。不良反应偶见过敏症状，如皮肤红斑、丘疹等，严重者休克也有报道。

2. 磷酸盐　与补钙剂交替间歇使用，抑制骨吸收，对脊椎部位骨松质代谢有影响，会出现恶心、腹泻的不良反应。一种特殊类型的二磷酸盐——阿仑膦酸钠，可用于临床治疗骨质疏松症。依替膦酸二钠发挥骨形成和骨抑制作用的用量差别不大，为了防止骨石灰化，可采用周期性间歇给药方式。其他药物（阿仑膦酸钠、利塞膦酸钠、米诺膦酸水合物）发挥骨形成抑制和骨吸收抑制作用的用量差别很大，患者可以根据生活方式进行调整和选择剂型。

3. 甲状旁腺激素　持续的甲状旁腺激素（parathyroid hormone，PTH）过剩状态使骨代谢亢进引起骨量减少。另一方面，每天 1 次或者每周 1 次间歇性皮下注射，可诱导骨细胞分化和抑制骨细胞凋亡，促进骨形成和骨量增加，但该作用机制尚不明确。

适当剂量的氟化钠、维生素 D 和 PTH 均促进骨形成，在一些病例中可以促进骨质增多，但还没有被美国食品药品监督管理局（Food and Drug Administration，FDA）批准使用。也有报道称，使用氟化物后会增加骨折发生率，因为可能促进了机械强度弱的骨质在某些部位的快速增长。

【运动安全教育】

骨质疏松症患者应避免下列运动：①高强度的冲击性运动，如快跑，这类运动会增加脊柱和下肢末端的压力，使骨折风险增加。②需前后弯腰的运动，如仰卧起坐、划船等。需特别注意的是，运动康复师必须让骨质疏松症患者训练时保持警惕，以防止患者跌倒。小心训练环境中的危险因素，如不固定的地板或地毯、突出地面的训练器械等。训练区域需安装扶手，有利于站立训练，尤其是平衡训练时（如倒退行走、单足站立平衡）对防止训练过程中的意外损伤有帮助。

运动干预前，患者应进行全面体检以了解身体的健康水平；在运动处方执行的过程中应定期进行专业指导及效果评估，根据患者实际情况及时调整方案。在许多情况下，患者可能会感到焦虑，需给予安慰和提供关于安全活动的建议。适当的治疗目标可以在完整评估之后确定，由于目标是最大限度地提高患者的骨量峰值，在条件允许下应鼓励其参加各种活动。

【运动处方案例】

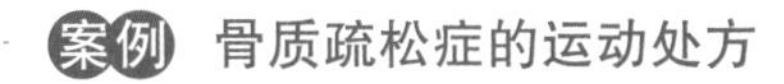

案例 骨质疏松症的运动处方

刘某某，女，62岁。诊断为骨质疏松症。目前服用药物治疗及卧床控制。体适能测试：心肺耐力、下肢肌肉耐力、肌肉力量及柔韧性均差。

运动处方目标：①培养运动习惯，增加日常运动时间；②提高心肺耐力和综合身体素质；③改善骨质疏松。

注意事项：从低运动强度开始，根据身体适应情况逐步增加到中等运动强度，调整运动方式。每4周重新评估运动处方的执行情况，定期评估骨密度变化。

运动处方			
基本信息			
姓名：刘某某	性别：女	年龄：62岁	电话：×××-××××-××××
临床诊断：骨质疏松症			
临床用药：骨化三醇，0.25 μg，2次/天，口服			
运动前健康筛查			
体力活动水平	□规律运动（每周>3次或≥150 min、连续≥3个月的体育运动） ☑体力活动不足		
临床情况	身高：176 cm 体重：65 kg BMI：20.98 kg/m^2 体脂率：23.1%		
	血液指标：正常		
	血压：130/87 mmHg 心率：73次/分		
	吸烟：□是 ☑否 □已经戒烟		

（续表）

体适能测试	
最大摄氧量	20.65 mL/(kg·min)，5.9 METs
6 min 步行距离	510 m
肌肉力量	握力:3 分
柔韧性	坐位体前屈:2 分
平衡能力	闭眼单足站立:4 s
运动方案	
有氧运动	方式:健步走、游泳、太极拳等
	频率:每周≥3 次
	强度:中等强度
	时间:每次 30～60 min
	每周运动量:150～300 min
	注意事项:下午、餐后进行运动训练
力量运动	方式:扶墙俯卧撑、仰卧直腿抬高、单足站立提踵等
	频率:每周 2～3 次
	强度:中等强度
	时间:每周 2～3 d(非连续训练日)
	每周运动量:60～90 min
	注意事项:运动时不要屏息,餐后及下午进行运动
柔韧性运动	方式:伸肘爬墙(正侧位)、坐位体前屈、侧步压腿
	频率:每周 5～7 d
	强度:低
	时间:静态拉伸维持 10～30 s，3 组
	每周运动量:15～25 min
	注意事项:每次适度拉伸,逐渐延长每个动作保持静止的时间;在上述运动前后或其他时间完成
医生	签字:
日期	年　月　日

（廖麟荣）

第二节

颈　肩　痛

一、颈肩痛概述

》【流行病学】

颈肩痛的平均年患病率和终身患病率分别为37.2%和48.5%，近20%的人患有持续性或复发性疼痛。颈肩痛在东亚地区的发病率在世界上最高，为1 029/10万。颈肩痛影响患者的工作和生活能力，对个人和家庭造成一定的经济负担。

》【临床表现和体征】

颈肩痛可由多种因素引起，使临床情况相对复杂。一种较为合理的分类可以指导诊断评估和治疗，分为神经性疼痛和非神经性疼痛。非神经性疼痛主要表现为单纯颈部和肩部疼痛，伴有僵硬和肌痉挛。症状呈间歇性，有固定压痛点，通常在症状来源的关节或软组织区域。触诊可及皮下僵硬的条索，系局部肌肉痉挛所致，也可触及颈部小关节压痛。神经性疼痛最常见的原因是颈椎间盘组织退行性改变和周围组织（神经根、脊髓、椎动脉、交感神经等）的继发性病变，并出现相应的临床症状。

颈椎病分为神经根型、脊髓型、交感神经型、椎动脉型和其他类型（主要是食管压迫型）。所有颈椎病患者都可出现颈肩部疼痛，不同类型有不同的伴随症状。神经根型颈椎病占颈椎病的60%～70%，主要表现为上肢的放射痛或麻木感，椎间孔挤压试验阳性，臂神经牵引试验阳性。脊髓型颈椎病占颈椎病的12%～30%，四肢的症状和体征通常更明显，下肢沉重，上肢精细动作完成困难。体征：四肢肌张力增加；腱反射活跃或亢进，病理征为阳性。交感神经型颈椎病的特点是头、眼和耳部症状，胃肠道和心血管症状往往与姿势或活动有关。在椎动脉型颈椎病中，可能存在因椎基底动脉供血不足引起的临床表现。

》【诊断标准和鉴别诊断】

应详细分析患者颈肩痛的原因。确定疼痛是由于局部软组织损伤还是脊神经根受刺激所引起。一些内脏器官疾病也会引起肩痛，如心肌缺血、肝胆疾病和肺部肿瘤。一般来说，中青年患者的颈肩痛多是由肌肉拉伤或劳损引起的，如颈肌筋膜炎，大多是伏案工作者，很少有合并症状；而中老年患者的颈肩痛通常由各种类型的颈椎病引起，多有四肢的合并症状。

》【实验室检查和影像学检查】

肌筋膜炎患者的影像学检查可显示无明显异常或仅有轻微退行性改变。CT扫描可显示椎管形状和细微骨结构的变化，也可发现后部早期或细微的退行性改变。MRI可显示椎管和脊髓的变化、脊髓受压和形态的变化等。当CT和MRI扫描显示病变与患者的症状、体征相对应时，就可以诊断为颈椎病；如果未对应，应注意其他引起颈肩痛疾病的可能。

》【治疗和管理目标】

颈椎病是颈肩痛最常见的原因，治疗的目的不是治疗颈椎的退行性改变，而是治疗退行性改变、增生、继发性炎症-水肿病变及功能不良（如关节活动度不足、颈椎周围软组织僵硬、颈部姿态异常、颈椎周围力量不足等）引起的临床症状。颈椎病治疗的总原则是采用经济可靠的方法，在较短的时间内有效缓解疼痛和改善功能。应明确病因、临床分类、程度和预后，以及不同治疗方法的适应证、局限性和潜在危害，以便为患者选择最合适的治疗方法。大多数颈肩痛通过运动康复可有效缓解疼痛并改善功能。

二、运动与颈肩痛

》【运动缓解颈肩痛的机制】

当颈肩部肌肉平衡性缺失，即某些肌肉无力而某些肌肉紧张，会造成头颈部牵伸、圆肩驼背等不良姿态，称为“上交叉综合征”。这种不良姿势反过来又增加了对颈椎小关节、椎间盘、肌肉和韧带的压力，很容易导致颈肩部疼痛反复发作。不同方式的运动干预对颈肩部有不同的治疗效果。有氧训练可改善局部血流，放松肌肉并增加运动范围。在超过30 min的有氧运动后，身体可能会释放内啡肽，帮助缓解疼痛；抗阻训练可增强肌力，提高颈椎的稳定性，改善姿势，减少或消除疼痛；拉伸和活动范围练习可提高肌肉的灵活性并缓解僵硬。

》【运动适应证和禁忌证】

1. 适应证　颈椎小关节紊乱、神经根型颈椎病、颈源性疼痛、因姿势异常或外伤导致的颈部疼痛等均可通过运动康复的方法获得良好的临床治疗效果。

2. 禁忌证　颈部严重的外伤、颈脊髓损伤或其他疾病等也可在症状上表现出颈肩痛或头痛问题，这类问题需尽快进行医学干预，它们属于运动康复的禁忌证。在对患者开展运动康复之前，应小心鉴别患者是单纯肌肉骨骼系统问题所致颈肩痛，还是因严重创伤或其他系统疾病所致的颈肩痛。具体内容可参考表3-1-3。

表 3-1-3　头颈肩部症状的运动康复禁忌证

禁忌证	对应的主诉信息	对应的症状和体征
椎基底动脉供血不足	眩晕、头痛、恶心、丧失意识	眩晕通常持续数分钟(而非数秒)、复视、恐惧将颈部转动到末端、单侧听力丧失、前庭功能异常
颈椎骨折或颈椎韧带损伤所致椎体不稳	患者主诉车祸史，或从高处跌落后即刻出现颈部疼痛；其他疾病史，如有风湿性关节炎或唐氏综合征	颈椎中线触诊疼痛；上颈椎韧带完整性检查阳性：Sharp-Purser 试验、翼状韧带完整性试验；转头有恐惧感或不能主动转头<45°。
颈椎中央型脊髓损伤	年龄较大，有创伤史(如挥鞭伤或跌倒)，小便失禁等	上运动神经元损伤导致的下肢反射亢进，可造成步态异常等运动功能异常表现；上肢(尤其是手部)感觉和运动损伤及功能障碍，可能伴随有肌肉萎缩
肺上沟瘤	男性较多见，>50 岁，且有吸烟史；存在肩关节和肩胛骨内侧缘的持续性疼痛，通常进阶为沿着手臂向下的烧灼痛，区域多为尺神经支配区	肿瘤阻塞支气管时进行听诊可发现喘息；可能有霍纳综合征，表现为上眼睑下垂、瞳孔收缩、出汗障碍
轻度脑损伤/脑震荡后综合征	头痛、恶心/呕吐、对光线或声音敏感、有脑震荡的损伤机制(此时应同时小心排查是否有颈椎骨折或颈椎不稳等问题)	有意识丧失史，格拉斯哥昏迷量表评分13～15 分(轻度昏迷)；可能存在短期记忆障碍；可能伴随有其他颈部创伤与损害表现；严重者可能出现癫痫

三、颈肩痛运动处方的制订及实施

》【运动处方的评估与测试】

所有参加运动康复的患者都应根据自己的病史或健康风险进行问卷评估[如 ACSM 推荐的最新版体力活动准备问卷 2014(PAR-Q+)(见图 2-1-2)]。老年患者或心血管和(或)其他疾病患者在进行剧烈的体育活动之前应咨询专科医生，还应进行常规的运动风险测试。具体方法在本书第一篇第三章有详细描述。

》【运动处方的原则】

颈肩痛运动康复的目的是恢复颈肩部关节的运动功能和肌肉力量。在制订运动处方时，应遵守以下原则。

1. 安全性　活动性颈椎病患者可以制动，佩戴颈托，以减少颈椎的负荷；同时使用适当的药物来缓解症状。在症状缓解后开始运动康复，可确保安全、接受度和依从性。要避免由于不适当的训练形式或强度造成的运动伤害。

2. 个性化　个性化的第一原则是根据颈椎病的不同原因，进行合理的治疗性运动处方设计，例如颈椎小关节紊乱造成的疼痛应在运动处方中专门开展可提升颈椎关节灵活性及软组织柔韧性的练习；因外伤因素造成的颈椎挥鞭伤，则应注重颈椎的稳定性练习及本体感觉练习。第二原则是，大部分非特异性颈椎病患者的疼痛原因多因不良身体姿势和生活习惯造成颈肩部关节僵硬、软组织紧张，这些问题都可通过规律的体育运动缓解症状，促进姿态改善。因此，个性化的第二原则应考虑患者个人的健康状况、平时的体育活动习惯和喜好，选择适当的体育活动形式。

3. 改变生活方式　日常生活和工作中的不良姿势是导致颈肩痛的主要原因。日常生活活动的指导是预防和治疗颈肩痛不可缺少的部分。电脑和电视应放置在与眼睛平齐的位置。纠正不良的颈部姿势，经常改变头部和颈部的位置，避免在同一位置或体态停留过长时间。

4. 循序渐进　刚开始训练的患者不要为了追求效果而盲目增加训练量。应有计划、循序渐进地增加运动量。

5. 结合使用其他方法　运动疗法是非手术治疗的一个重要组成部分，但它不是唯一的治疗方式。运动康复的干预手段还包括手法治疗、理疗与患者教育等多种手段。因此应根据患者的情况，综合选用。

》【运动处方要素】

运动处方的实施应遵循 FITT－VP 原则，即应考虑运动的频率、强度、持续时间、类型、运动总量和进阶，并应定期进行干预和监测。

与颈部损伤及疼痛相关的治疗性运动处方主要分以下几个大类：①颈部灵活性促进训练，包括关节灵活性促进及软组织灵活性促进；②颈部稳定性与力量促进训练，主要包括颈椎深层稳定肌激活与耐力练习；③神经松动训练，主要针对神经根型颈椎病；④与姿态纠正有关的邻近环节训练，主要包括胸椎灵活性、肩胛带稳定性、躯干肌肉灵活性等相关练习；⑤整体健康促进运动训练，如心肺耐力训练等。

1. 颈椎灵活性促进训练　颈椎灵活性促进训练可从两个方面入手：首先，通过颈椎关节触诊、肌肉长度检查等临床评估后，确认导致患者颈椎活动度受限而致痛的因素是关节活动度不足所致，还是颈椎周围软组织僵硬所致；进而，可针对性地开展关节及软组织灵活性促进训练。

(1) 关节活动度促进训练：适用于上颈椎（C_1 及 C_2）活动度不佳导致的颈源性头痛，以及下颈椎（C_3～C_7）活动度不佳导致的颈痛。最简便易行的运动方法为 Mulligan 动态关节松动术中自我进行的持续小关节滑动技术（self-sustained natural apophyseal glide，SNAG）。练习方法：患者取端坐位，使用毛巾或枕套环绕颈部，高度为关节受限的颈椎节段。双手交叉，于胸前抓住毛巾两端。下方的手稳定住毛巾，上方的手将毛巾的一端拉向眼睛方向（该方向为颈椎小关节面方向）（图 3－1－1）。在颈椎主动旋转的过程中，通过毛巾的辅助可促进小关节的灵活性。在颈部转动过程中，患者应能感受到疼痛的减轻及

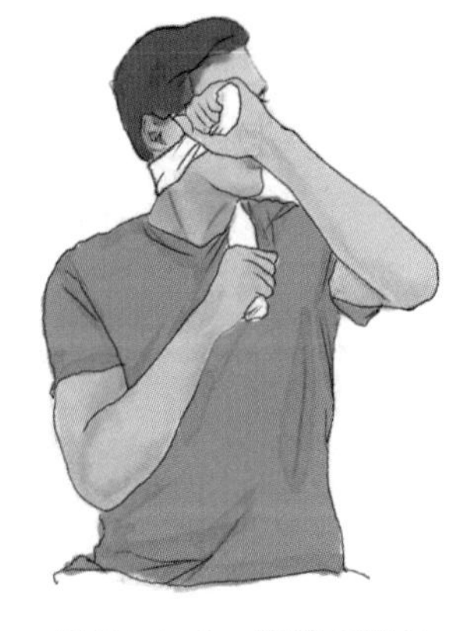
图 3－1－1　颈椎 SNAG

活动范围增加；否则可能需改变毛巾放置的位置，再进行尝试。如果有效，可指导患者完成10次/组，2～3组的练习。每天可根据需要重复多次。

(2) 软组织灵活性促进训练：大部分颈痛患者可由于长期的姿势不良而导致颈肩局部软组织劳损及短缩，或由于急性疼痛而导致局部软组织痉挛，都会对颈部的灵活性造成影响，成为疼痛的来源。因此，临床工作者在进行了评估后，可指导患者对紧张的软组织通过被动牵拉或神经肌肉本体感觉促进法(PNF)牵拉等运动治疗技术，来促进软组织的灵活性，缓解疼痛。通常容易僵硬的软组织有肩胛提肌、斜方肌上束、斜角肌、枕骨下肌等。所有针对软组织的被动拉伸技术应注意牵拉范围，仅感受轻微不适即可，而不应感受到不可忍受的疼痛。在紧张位置上可保持15～30 s，并注意轻柔呼吸，将会有更好的放松效果。

1) 肩胛提肌牵拉方法：患者取端坐位或站立位，将牵拉侧上肢背于身后，固定肩胛骨(图3-1-2A)；将头颈部屈曲、对侧屈、对侧旋转，形象地记忆如用“鼻子找腋下”动作，同时用对侧上肢压住头部后方，加压以促进牵拉感(图3-1-2B)。

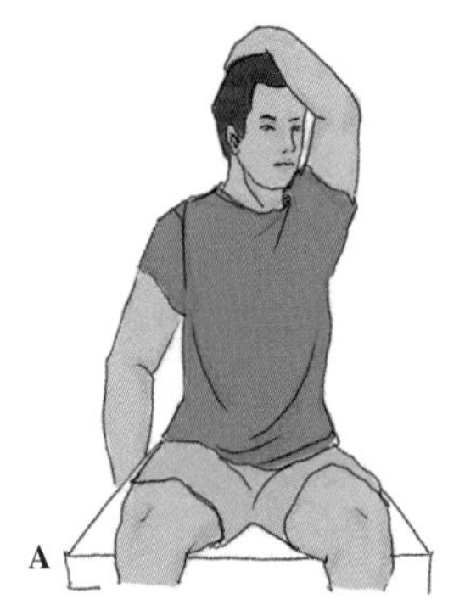

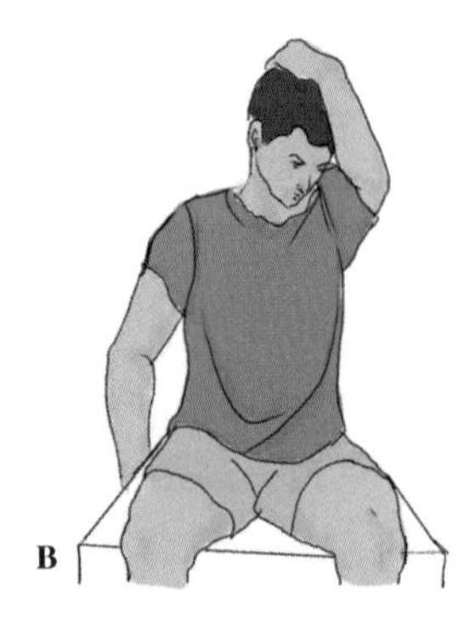

图3-1-2　肩胛提肌牵拉方法

2) 斜方肌上束牵拉方法：患者取端坐位或站立位，将牵拉侧上肢背于身后，固定肩胛骨。将头颈部屈曲、对侧屈、同侧旋转(图3-1-3)，形象地记忆如用“耳朵找腋下”动作，同时用对侧上肢压住头部侧后方，加压以促进牵拉感。

3) 斜角肌前束牵拉方法：患者取端坐位或站立位，将牵拉侧上肢背于身后，固定肩胛骨。将头颈部对侧屈(图3-1-4)，形象地记忆如用“耳朵找肩膀”动作，同时用对侧上肢压住头部侧方，加压以促进牵拉感。

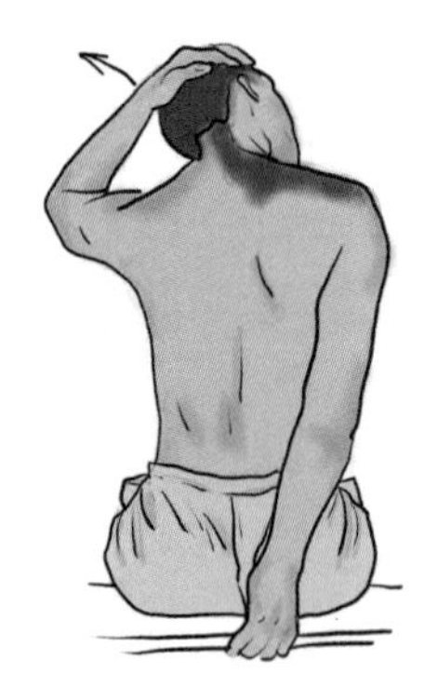

图3-1-3　斜方肌上束牵拉方法

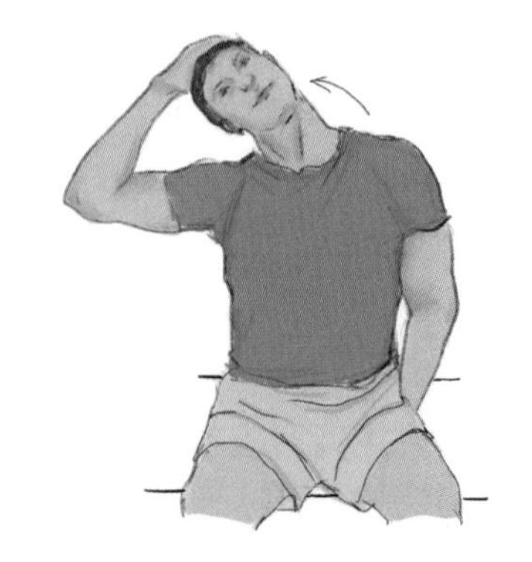

图3-1-4　斜角肌前束牵拉方法

2. 颈部稳定性与力量促进训练　颈部稳定性与力量练习可用于治疗多种不同的颈痛问题，尤其对于颈椎姿势不良所致疼痛的患者，应着重进行颈部关键姿势稳定肌群，即颈深屈肌（颈长肌、头长肌、头前直肌和头外侧直肌）的激活及耐力练习。长期姿态不良患者或发生颈椎挥鞭伤患者都可能因该组肌群紧张无力而导致颈部姿势异常或稳定性不足，从而继发其他表层肌肉的过度使用和紧张，或导致颈部前侧或周围交感神经异常，出现眩晕、恶心等临床症状。

颈部力量及训练方法：颈部的稳定性及力量训练通常最开始使用抗自重等长收缩的方式开始，保持用力姿势 10 s，10 次/组，2～3 组/天。确保在练习中不会过度动员颈部表层肌肉，且头部不向任何方向偏转。以下训练方法都能同时改善颈部控制和颈部稳定性。

（1）颈深伸肌训练：患者俯卧，胸部靠在床边，头颈部抗重力抬平，保持头颈与身体呈一直线，可以用双手放在头后部，以增加难度，保持这个姿势，直到力竭。

（2）颈深屈肌训练：患者仰卧，背部靠在床边，收下颌，头颈部离开床面 3～5 cm，保持头颈与身体呈一直线（图 3－1－5）。切勿在练习过程中打开下颌使头部过度前伸。

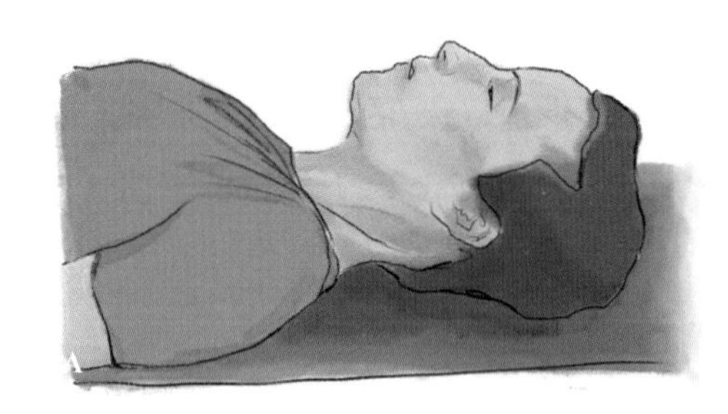

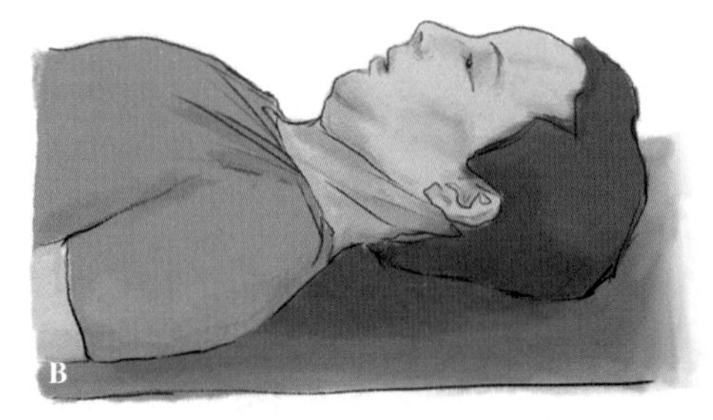

图 3－1－5　颈深屈肌训练

（3）颈侧屈抗阻训练：患者侧卧，肩膀靠在床边，头颈离开床面，保持头颈与身体呈一直线。这个练习可加强颈部侧屈肌耐力。

（4）靠墙夹球训练：患者背靠墙站立，头后夹一个小弹性球，保持正确的头颈姿势，用颈部的力量夹住球，并慢慢地将头向左和向右转动。此练习可锻炼在颈部多个方向稳定肌协同发力时颈椎的旋转稳定性。

3. 自我神经松动训练　对于神经根型颈椎病患者，除了通过颈椎牵引、局部柔和的关节松动等方式缓解神经根局部卡压，促进修复与神经症状缓解外，还可配合神经松动训练，来促进神经组织的愈合及症状管理。神经松动训练通常有两种技术：一种技术叫“张力技术”，外周神经的两端均受牵拉，神经组织张力升高，对于急性期、炎症期的神经组织，可能导致过度刺激，因此多用于激惹度较低的慢性期；另一种技术叫“滑动技术”，外周神经在某一环节受到牵拉时，在另一环节被释放，神经组织整体张力无明显变化，适用于急性期及亚急性期神经组织对机械力较为敏感的阶段。当然，在早期阶段，医务人员可以通过手法治疗。

（1）正中神经松动技术：患者可在坐位或仰卧位下完成该练习。在症状早期，滑动技术应该首先被使用。患者将肩关节外展外旋，肘关节伸展，前臂旋后，腕关节伸展尺偏。在面对神经根炎症水肿较为严重患者时，头颈部的侧屈有可能导致症状加重，因此可在进行滑动技术（图 3－1－6A）时保持头部不动，而选择在伸肘时使腕关节屈曲。张力技术（图 3－1－6B）则为神经组织两端同时拉紧，即伸肘时伸腕，或头部向对侧屈。神经松动训练应严格控制强度，因神经组织在炎症反应中对机械应力非常敏感，过度的应力刺激可能导致神经症状增加。因此，要求患者的动作范围为仅感觉到紧绷感即可。在医务人员的监督下完成10次/组，2～3组练习后，如无症状加重，则可作为家庭练习进行自我症状管理。每天可根据症状，完成10次/组，8～10组练习。

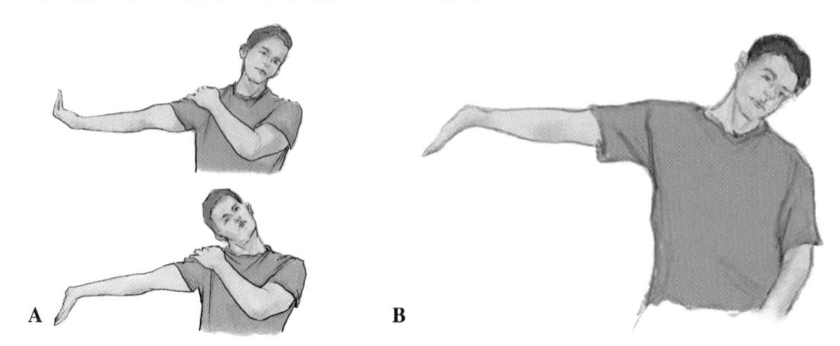

图3-1-6　正中神经滑动技术(A)和张力技术(B)

(2) 尺神经松动技术：患者可在坐位或仰卧位下完成该练习。肩关节外展外旋，肘关节屈曲，前臂旋前，手腕伸展桡偏(图3-1-7)。其他原则与正中神经松动技术相同。

(3) 桡神经松动技术：患者可在坐位或仰卧位下完成该练习。肩关节后伸内旋，肘关节伸展，前臂旋前，手腕屈曲尺偏(图3-1-8，图3-1-9)。其他原则与正中神经松动技术相同。

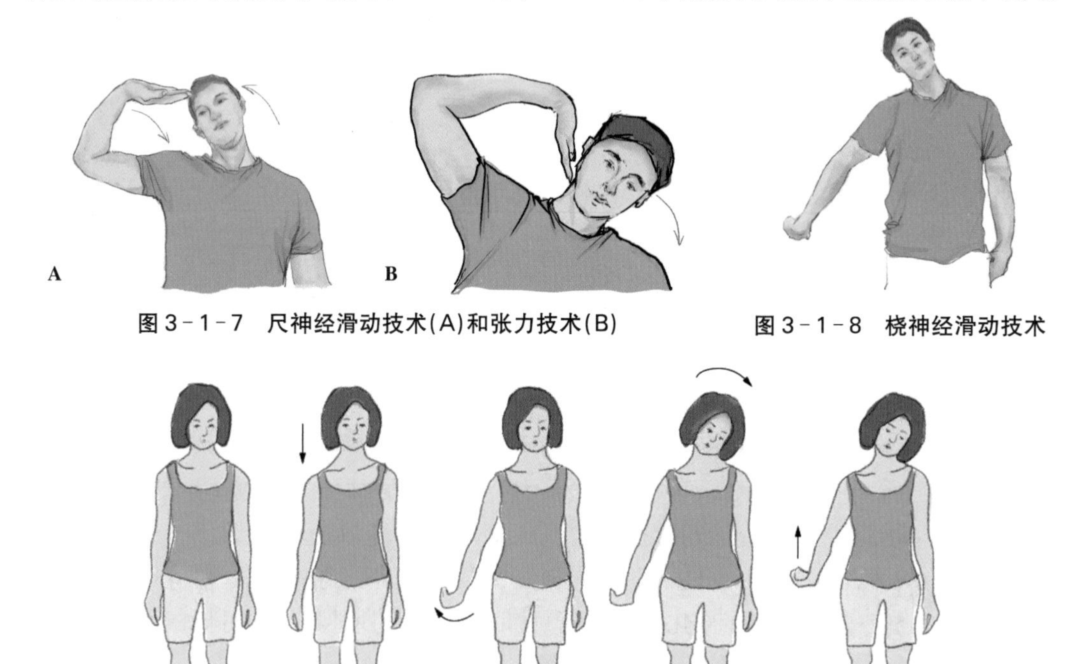

图3-1-7　尺神经滑动技术(A)和张力技术(B)

图3-1-8　桡神经滑动技术

图3-1-9　桡神经张力技术

4. *与姿态纠正有关的邻近环节训练*　良好的姿态可以减轻颈椎关节间压力，平衡颈椎周围软组织紧张度。因此，姿势调整与纠正是在运动疗法中的关键环节。与姿态异常相关的邻近环节有胸椎伸展灵活性；胸大肌、胸小肌、背阔肌等使肩关节内旋，肩胛前伸肌肉的长度；以及斜方肌中下束、菱形肌等使肩胛骨回缩及稳定的肌肉力量与耐力。因本书其他章节会阐述相关环节的运动练习方法，本节不再赘述。需特别提醒的是，运动调整肌肉骨骼健康的理念中，应将人视为一个整体，从多角度、多环节来促进肌肉骨骼系统的健康与平衡。

5. 整体健康促进运动训练　美国运动医学学会（ACSM）建议成人每周至少进行150 min 中等强度有氧运动或至少 75 min 较高强度有氧运动，或两者的组合。频率、强度、持续时间和类型等参数可通过参考本书的其他章节来确定。有氧训练通常每周至少3～4 d，每天 30～60 min，可以一次完成，也可分次进行，每次至少 10 min。选择患者喜欢的活动并定期进行。根据一天中的不同时间或季节来改变运动类型，以保持运动趣味性。若患者长期不运动，可从短时间的运动开始（10～15 min）。每隔 2～4 周在每次运动中增加 5 min，并逐渐增加到在一周的大多数日子里每天至少运动 30 min。游泳、羽毛球、乒乓球、篮球、瑜伽和太极拳等运动可舒展挛缩的关节，保持颈部肌肉张力、韧带弹性和关节活动度，并预防和（或）缓解颈肩痛。

》【运动注意事项】

（1）运动过程应是缓慢、协调和渐进的，而非冒进的。

（2）控制体力活动水平，特别是合并心肺疾病、高血压和严重骨质疏松症等的患者，不要过度劳累。

（3）对于有眩晕症状者，应查明原因，排除禁忌证后再进行针对性的运动指导。

（4）对于椎动脉型颈椎病患者，应注意颈部旋转或后伸可能会加重症状，所以最好减少、放慢或取消相关动作。在神经根型颈椎病患者中，若头部同侧屈、同侧旋转或伸展等可能造成椎间孔闭合的动作，均有可能造成症状加重，因此在神经根炎症及水肿过于严重的情况下，应避免此类可能造成神经根挤压的动作。

（5）若运动后感到头晕或疼痛加重，说明运动范围过大或速度过快，可降低速度或减小运动范围，甚至停止运动。

（6）抗阻训练时不要屏住呼吸，屏气会导致血压的显著变化，可能会增加晕倒或心律不齐的风险。

》【运动处方的效果评估】

颈椎退行性病变是一种与人体生理老化有关的病理变化，是不可逆的；同时，颈椎退行性改变不一定导致颈椎病的症状。颈椎退行性病变程度的影像学检查与临床症状不一定平行。从这个意义上讲，颈椎病治疗的目标是解决颈椎退行性改变的复杂临床表现，而不是治疗颈椎退行性改变本身。治疗的有效性也应根据临床症状的变化而非影像学变化来评估。可定期进行体适能测试，以评估症状（包括颈肩痛、僵硬和神经系统症状）和体征（感觉异常、肌力异常、深层反射、浅层反射和病理体征等）的改善程度。体适能测试可以按照相关章节中的描述进行。一些量表也可以用来定期和定量评估患者的情况，例如，日本骨科协会 JOA 17 分量表、McGill 疼痛量表、颈部功能障碍指数（neck disability index，NDI）等。

【运动与药物配合的原则】

运动康复可减轻患者的症状，如疼痛和僵硬。应定期评估症状的变化。若症状严重，可使用局部非甾体抗炎药；也可使用解痉药物如乙哌立松，以减轻痉挛所致疼痛。若患者的疼痛和僵硬在经过一段时间的运动治疗后有所改善，可减少药物的使用，以降低不良反应的可能。若患者有神经症状，如四肢麻木和无力，建议使用甲钴胺和腺苷钴胺等药物来促进神经的修复。用药方面，可根据患者症状改善情况做出相应调整。

【运动处方案例】

案例1 颈肌筋膜炎的运动处方

张某某，男，32岁，伏案工作者。诊断为颈肌筋膜炎。工作压力较大及长期伏案导致症状加重，使用止痛药有一定帮助，但停药后颈肩痛复发。无上肢或下肢不适症状。

运动处方目标：①提高颈肩部因长期伏案造成的关节或软组织僵硬，同时提升颈肩部肌肉稳定性及肌肉耐力，提升工作持久度；②改善日常伏案工作姿势；③培养运动习惯，增加日常运动时间，提升整体健康水平。

运动处方			
基本信息			
姓名：张某某	性别：男	年龄：32岁	电话：×××-××××-××××
临床诊断：颈肌筋膜炎			
临床用药：偶尔应用非甾体抗炎药外用贴剂			
运动前健康筛查			
体力活动水平	□规律运动（每周>3次或≥150 min、连续≥3个月的体育运动） ☑体力活动不足		
临床情况	身高：173 cm　体重：75 kg　BMI：25.1 kg/m²　体脂率：28.1%		
	慢性疾病史：无		
	血液指标：正常		
	血压：128/85 mmHg　心率：70次/分		
	吸烟：□是　☑否　□已经戒烟		
体适能测试			
最大摄氧量	40 mL/(kg·min)，8 METs		
6 min步行距离	610 m		
肌肉力量	握力：5分 肩胛稳定肌耐力：斜方肌中束双侧4/5级，斜方肌下束双侧4/5级 颈深屈肌耐力：减弱，10 s（正常成人标准为30 s）		

（续表）

柔韧性	坐位体前屈：3 分 与姿态相关的肌肉长度检查：斜方肌上束、肩胛提肌、胸小肌、斜角肌紧张
平衡能力	闭眼单足站立：15 s
运动方案	
有氧运动	方式：快走、慢跑、踏车、游泳等
	频率：每周≥5 次
	强度：中等强度（HR 140 次/分）
	时间：每次 30 min
	每周运动量：≥150 min
	注意事项：下午、餐后进行运动训练
力量运动	方式：颈肩部肌群锻炼，12～15 RM。根据患者的运动能力，可完成 2～3 组/天，组间休息 2～3 min
	频率：每周 2～3 次
	强度：从低强度开始，逐渐增加到中等强度
	时间：每次 30 min
	每周运动量：60～90 min
	注意事项：运动时不要憋气，餐后及下午进行运动
柔韧性运动	方式：颈椎周围僵硬软组织拉伸
	频率：每周 5 次
	强度：低
	时间：每次 5～6 min
	每周运动量：25～30 min
	注意事项：每次适度拉伸，逐渐延长每个动作保持静止的时间。可在上述运动前后或其他时间完成
医生	签字：
日期	年　　月　　日

案例2　神经根型颈椎病运动处方

李某某，男，65 岁。诊断为神经根型颈椎病。用药时颈肩痛及上肢放射性疼痛减轻，但停药后症状复发。体适能测试：心肺耐力、上肢肌肉耐力、肌肉力量及柔韧性均差。

运动处方目标：①提高颈肩部肌肉力量及稳定性；②改善症状，减少复发；③培养运动习惯，增加日常运动时间。

<table>
<tr><th colspan="4">运动处方</th></tr>
<tr><th colspan="4">基本信息</th></tr>
<tr><td>姓名：李某某</td><td>性别：男</td><td>年龄：65 岁</td><td>电话：×××-××××-××××</td></tr>
<tr><td colspan="4">临床诊断：神经根型颈椎病，轻度原发性高血压</td></tr>
<tr><td colspan="4">临床用药：偶尔应用非甾体抗炎药外用贴剂；甲钴胺，15 mg，1 次/天，口服</td></tr>
<tr><th colspan="4">运动前健康筛查</th></tr>
<tr><td>体力活动水平</td><td colspan="3">□规律运动（每周>3 次或≥150 min、连续≥3 个月的体育运动）
☑体力活动不足</td></tr>
<tr><td rowspan="5">临床情况</td><td colspan="3">身高：170 cm　体重：70 kg　BMI：24.2 kg/m²　体脂率：27.6%</td></tr>
<tr><td colspan="3">慢性疾病史：原发性高血压 5 年</td></tr>
<tr><td colspan="3">血液指标：正常</td></tr>
<tr><td colspan="3">血压：132/87 mmHg　心率：72 次/分</td></tr>
<tr><td colspan="3">吸烟：□是　☑否　□已经戒烟</td></tr>
<tr><th colspan="4">体适能测试</th></tr>
<tr><td>最大摄氧量</td><td colspan="3">25.5 ml/(kg·min)，7.2 METs</td></tr>
<tr><td>6 min 步行距离</td><td colspan="3">505 m</td></tr>
<tr><td>肌肉力量</td><td colspan="3">握力：3 分
颈深屈肌耐力：减弱，10 s（正常成人为 30 s）
肩胛稳定肌耐力：斜方肌中束双侧 4/5 级，斜方肌下束双侧 4/5 级</td></tr>
<tr><td>柔韧性</td><td colspan="3">坐位体前屈：15 分
与姿态相关的肌肉长度检查：斜方肌上束、肩胛提肌、胸小肌、斜角肌紧张</td></tr>
<tr><td>平衡能力</td><td colspan="3">闭眼单足站立：7 s</td></tr>
<tr><td>神经张力测试</td><td colspan="3">正中神经张力（+）</td></tr>
<tr><th colspan="4">运动方案</th></tr>
<tr><td rowspan="6">有氧运动</td><td colspan="3">方式：快走、慢跑、骑车、游泳等</td></tr>
<tr><td colspan="3">频率：每周≥5 次</td></tr>
<tr><td colspan="3">强度：低到中等强度</td></tr>
<tr><td colspan="3">时间：每次 30 min</td></tr>
<tr><td colspan="3">每周运动量：>150 min</td></tr>
<tr><td colspan="3">注意事项：下午、餐后进行运动训练</td></tr>
<tr><td rowspan="3">力量运动</td><td colspan="3">方式：颈肩部肌群锻炼，8～15 RM，1～3 组，组间休息 2～3 min</td></tr>
<tr><td colspan="3">频率：每周 2～3 次</td></tr>
<tr><td colspan="3">强度：从低强度开始，逐渐增加到中等强度</td></tr>
</table>

（续表）

	时间：每次 30 min
	每周运动量：60～90 min
	注意事项：运动时不要憋气，餐后及下午进行运动
柔韧性运动	方式：颈肩部及上肢静力拉伸
	频率：每周 5 次
	强度：低强度
	时间：每次 5 min
	每周运动量：25 min
	注意事项：每次适度拉伸，逐渐延长每个动作保持静止的时间。可在上述运动前后或其他时间完成
神经松动训练	方式：正中神经自我松动术
	频率：每天进行
	强度：低强度
	时间：每组 10～15 次，每天 8～10 组，总用时约 15 min
	注意事项：神经松动应严格根据患者的激惹度选择合适的技术，激惹度高的患者可选择滑动术
医生	签字：
日期	年　　月　　日

（侯云飞　林剑浩　孙　扬）

第三节

腰　背　痛

一、腰背痛概述

腰背痛是临床最常见的慢性脊柱疾病之一，是影响人们工作、学习和生活，导致运动损伤和功能障碍、丧失生活自理能力的主要原因。

腰背痛通常是指出现在肋骨以下至臀下皱褶之间的急性或慢性疼痛。腰背痛的分类方法有很多种，根据病程进展快慢分为急性和慢性。约 7％急性腰背痛患者遗留慢性症状，其中病程＞3 个月者即为慢性腰背痛。

根据腰背痛是否有明确的病理组织形态变化分为两类：特异性腰背痛和非特异性腰

背痛。引起腰背痛的原因和发病机制复杂多样，常继发于脊柱疾病与肌肉筋膜疾病。

近年来腰痛发病率居高不下，据报道80%以上处在不同年龄段的成人都会经历腰痛。统计学资料显示，腰痛发生率在轻度劳动者中占53%，在重度劳动者中占64%。因腰痛而丧失工作能力的人数比例持续上升，医疗费用亦逐步增加。

》【临床表现和体征】

大多数腰背痛患者临床就诊时以强烈且明显的腰背部疼痛、腰椎活动度差及运动障碍为主诉。需要接诊医生根据丰富的临床经验谨慎鉴别。临床上患者的特殊体征主要包括：直腿抬高试验、直腿抬高加强试验、克尼格征（Kernig 征）、鞠躬试验、屈颈试验、股神经牵拉试验、梨状肌试验、髋外展外旋试验、盖斯兰试验（Gaenslen 试验）、跟臀试验（Ely 试验）、拉格尔试验（Laguere 试验）、髋关节象限试验阳性。临床检查非常重要，特别需关注疼痛部位和疼痛性质，注意鉴别诊断。部分患者常伴有下肢麻木与放射样疼痛，这与临床常见的椎间盘突出症或坐骨神经疾病存在相似症状及体征，极易误诊、漏诊。

怀疑椎管内脊髓病变时应直接转入其他流程或找专科医生进行针对性检查和治疗；有马尾综合征或脊髓感染临床特征的患者分别需要紧急转诊给脊柱外科医生或传染病专科医生；强烈怀疑脊柱关节炎时，需转诊风湿科进一步明确诊断。

》【实验室及辅助检查】

1. X线　腰椎间盘包括髓核、纤维环和软骨板，在X线下密度相对较低。需要通过病史、体征和X线平片检查做出初步的诊断。

2. CT　腰椎CT检查能够清楚地显示突出的部位、大小、形态和神经根、硬脊膜受压的情况。

3. MRI　MRI可以多方位成像且没有辐射，对于腰椎解剖的细节显示较好，对组织结构的细微病理变化的显示较CT更为清晰。

4. 脊髓造影　CT和MRI在临床上广泛应用，具有无创且诊断率高的优点，但由于脊髓造影在临床上不良反应较大，甚至导致瘫痪，目前主张慎重选用。

5. 肌电图　对于脊神经根和马尾神经受压患者，肌电图阳性率达80%以上，但肌电图检查并不是腰痛的首选诊断方法，临床常用于辅助判断神经根受压和恢复情况。

》【诊断】

目前腰背痛的诊断主要依据疾病的严重程度与危险因素、发病情况、临床表现、体格检查、相应的影像学成像诊断五大方面。大多数指南（78%）支持神经学检查以确定神经根受压的患者，对于腰椎管狭窄症患者可能增加血管相关检查以区分血管和神经源性跛行。超过一半的指南建议，对具有所谓危险信号的患者进行进一步的影像学检查。临床诊断时需要密切关注“红色预警”的出现，红色预警提示了一些严重的脊柱疼痛，这主要是从病史和体格检查中筛查得来。比如，年龄＜20岁或＞50岁、创伤、癌症病史、夜间痛、发热、体重减轻、静息痛、免疫抑制、近期感染、糖尿病、经过4周非手术治疗无效，以及查体有马尾综合征、鞍区感觉丧失、括约肌功能障碍、下肢无力等。红色预警确认后需进行特殊检查，如CT或MRI检查，并由脊柱神经专科医生进行相应处理。

》【鉴别诊断】

1. 腰椎骨折及脱位　有明显外伤史，如高空坠落或打击伤等。X线或CT检查可进行明确诊断，当高度怀疑腰椎骨折时需要进行CT检查以明确诊断。常见于绝经期妇女、骨质疏松症或肿瘤病理性骨折患者。

2. 软组织扭伤　相应部位查体时出现压痛点。常见于搬重物后、腰椎棘间韧带拉伤、腰肌扭伤等，该疾病偶伴有臀部及下肢的放射痛。

3. 慢性损伤性疾病　主要包括小关节紊乱症、腰肌劳损、腰椎横突综合征。腰肌劳损往往没有明显的外伤史，与长期超负荷劳作、姿势不良相关，患者运动时加剧、休息可缓解且无固定压痛点时可考虑诊断为该类疾病。

4. 无菌性炎症性疾病　主要包括类风湿关节炎、肌筋膜炎、强直性脊柱炎。该类疾病主要与环境因素（季节、气候、环境潮湿等）相关，需要结合类风湿因子、红细胞沉降率等实验室检查及X线检查结果再做出诊断。

5. 腰椎退行性改变　主要指腰椎骨关节炎，如增生性脊柱炎、腰椎骨质增生。该类疾病主要临床症状为晨起腰痛加剧并僵硬，活动后稍缓解，久动加重或夜间症状加重，常不伴有明显压痛点。X线检查可见骨质增生。

6. 腰椎间盘突出症　主要是由于椎间盘变性、纤维环破裂髓核脱出，压迫神经根而出现的一系列表现，以$L_{4\sim5}$和$L_5\sim S_1$椎间盘突出发生率最高。该类疾病是腰背部疼痛最常见的类型。

7. 腰椎管狭窄　除腰痛症状外，尤以间歇性跛行最为显著。该类疾病为先天性或继发性。临床诊断以患者症状为主（自诉疼痛不适感强烈，但直腿抬高试验及椎间盘突出体征轻），需要借助CT和MRI检查进行鉴别。

8. 梨状肌综合征　腰部不适症状不明显，梨状肌处压痛明显，髋关节屈曲内旋状态时可诱发疼痛，影像学诊断为阴性。

9. 其他　如腰椎滑脱、腰椎结核、腰骶管肿瘤、马尾神经肿瘤、脊柱椎体转移瘤等。该类疾病患者往往有发热、腰椎畸形等临床表现，需结合相关病史、家族史及实验室检查结果、影像学诊断结果综合判断。

二、运动与腰背痛

》【运动缓解腰背痛的机制】

腰背痛绝大部分是来自肌肉与筋膜的紧张性疼痛。当脊柱关节不稳定时，异常的微小运动都会刺激肌肉筋膜而产生疼痛。通过运动训练可以放松肌肉，强化脊柱的韧性，减少异常活动。明确组织卡压疼痛的患者可以通过特定的运动和手法来减轻压力及疼痛。

持续的软组织刺激会导致疼痛点的敏感性提高，因此对于肌纤维损伤导致背部疼痛的患者，应进行一些无痛的运动。当某些活动所需要使用的腰背部组织过于弱化时也会出现疼痛。因此，运动训练可以强化肌肉筋膜组织，从而减轻疼痛。

疼痛的神经生理学机制也受运动调节。研究显示，运动可以增加神经营养因子3的产生，它在表皮和深部组织中都具有镇痛作用。局部炎症可能导致神经粘连，运动可以增加神经的滑动，从而缓解由神经粘连导致的疼痛。Wahl等的研究表明，运动可以促进血管增生，改善疼痛部位缺血。也有研究表明，运动疗法可以通过改善脊柱的柔韧性，提高脊柱周围肌群的力量，增强肌群之间的平衡、灵敏和协调性，从而达到保护脊柱、缓解慢性腰背痛的目的。

实施运动处方可通过提高运动能力，重建腰部静态与动态稳定系统，纠正脊柱的力学改变，提高脊柱系统的协调稳定性，同时借助组织纤维蛋白溶酶原激活物提高机体清除瘢痕组织的能力，打破这种恶性循环，有效减轻疼痛。通过运动训练改善腰背部疼痛的目的和优势在于：①激活核心肌群；②增强核心肌群力量与耐力，减轻腰部疼痛；③改善软组织弹性；④扩大关节活动度；⑤降低功能障碍。缓解腰背部疼痛的运动训练主要包括以下几种。

1. 核心稳定训练　核心肌力不足致腰椎稳定性下降是引发腰背痛的重要原因之一，核心肌群包括多裂肌和腹横肌等，需要在躯干运动之前及时有效地收缩，从而在脊柱运动中产生保护性前馈机制。核心稳定训练(core stability training，CST)可以通过提高腰椎稳定性，发展核心肌力、肌耐力、柔韧性，增强神经肌肉控制，改善血液循环，减少背部肌肉的伤害性刺激来缓解腰痛。

目前使用最多的是悬吊疗法(sling exercise therapy，SET)。SET让患者在稳定平面的基础上，有效减少或去除局部负荷，使表面肌群放松，激活局部稳定肌，在无痛前提下加强腰椎局部稳定肌训练，提高腰椎稳定性，恢复腰椎承受负荷功能，从而达到长期缓解疼痛的作用。研究结果证实，SET可显著激活躯干肌肉，减轻腰痛患者的疼痛程度和改善腰部功能障碍。

2. 中国传统保健体操训练　中医传统保健强身的训练方法(如八段锦、五禽戏、易筋经、太极拳等)的治疗功效已被证实，这几种中医传统医疗体操目前使用较多。研究显示，通过八段锦锻炼可较大范围地扭转和屈伸脊柱，让脊柱处于静力拉伸状态，改善脊椎的生理弧度。长期反复进行八段锦锻炼可提升肌肉力量，如腰背肌和腹肌力量，通过有效控制脊柱和骨盆的运动，维持其稳定性，从而有效缓解腰背痛症状，提高腰部后伸、侧屈活动度。五禽戏通过牵伸脊柱的各方向运动，能有效锻炼多裂肌，强化多裂肌功能，增强脊柱稳定性，从而缓解腰背痛症状。太极拳练习在增加脊柱灵活度、提升脊柱稳定性、矫正脊柱形态和柔韧性等方面效果明显，还能增强下肢、髋部及躯干肌肉力量，从而减轻腰部疼痛感，达到身体和心理的双重统一，帮助患者回归健康生活，提高生活质量。

3. 普拉提　普拉提(Pilates)是一项由德国人约瑟夫·皮拉提斯在20世纪创建并发展起来的体适能运动。他强调在呼吸的配合下，通过积极地锻炼加强人体对核心肌群的控制，改善人脑对肌肉骨骼组织的神经感应及支配。近几年，普拉提已经广泛应用于腰背痛的治疗中，可以有效缓解腰背痛。研究结果显示，与仅做常规护理的对照组相比，普拉提组每周进行2次训练并持续8周后，能够显著减轻腰背痛患者的疼痛评分、改善睡眠质量、增强腰椎稳定性。因此，普拉提可以作为一种安全有效的锻炼方式来改善腰椎功能，缓解腰痛症状。

4. 瑜伽　瑜伽(Yoga)起源于古印度，其姿势技巧易于掌握，作为一种既古老又年轻的健身方式，对人们的身心健康有积极的作用；包括调身的体位法、调息的呼吸法、调心的冥想法等，可以达到身体、心理和精神的和谐统一。国际上众多研究表明，瑜伽对腰背痛有积极治疗作用。

5. 联合运动疗法　目前临床上治疗腰背痛最为经典的运动方式是SET，有研究认为单一、枯燥的治疗形式及局限的动作体位是其不足之处，由于并未涉及腰部关节活动度的相关训练，对器械的依赖性也大。所以很多学者建议联合2种或以上运动方式来治疗腰背痛。有学者使用SET联合普拉提运动训练治疗腰背痛时发现，联合治疗能更好地改善患者腰背痛失能的具体维度指标，对腰椎功能的影响也优于单纯SET。也有学者使用八段锦联合SET治疗，发现不仅改善腰背痛患者症状，且长期疗效稳定。这两种运动方式的联合治疗不仅可以提高患者腰肌力量，激活腰椎局部稳定肌，还可改善患者情志，促进患者建立积极心理状态，从而达到长期减轻患者疼痛的目的。这些均体现了联合运动的优势和作用，可以广泛应用于临床，显著提高患者生活质量。

》【运动适应证和禁忌证】

1. 适应证

(1) 对于轻中度的腰肌劳损、腰背肌筋膜炎，运动可以加强腰背肌的功能锻炼。

(2) 由腰椎间盘退行性改变、腰椎间盘突出等椎间盘因素引起的腰痛，除了需要锻炼腰背肌外，还应避免久坐、负重、弯腰等动作。

(3) 无严重脊柱疾病，且全身情况良好、无严重慢性疾病的患者。

2. 禁忌证

(1) 患者全身情况不允许，存在严重的慢性疾病，如心脏病、高血压病等。

(2) 患者局部病情不允许，如由于腰部存在骨折或者腰椎椎间隙感染，以及强直性脊柱炎、风湿或类风湿脊柱炎累及腰椎，都不能锻炼。因为这些疾病会造成骨骼椎体与小关节融合，在锻炼时也不会起到锻炼肌肉组织的作用，相反会造成骨折或者一些并发症。当出现骨折或椎间隙感染时，要以休息为主，等骨折愈合或椎间隙感染控制之后再加强功能锻炼。此情况是最主要的禁忌证。如果患者平时锻炼比较多，没讲究方式、方法，突然出现腰背部剧烈疼痛，可能是由于肌肉损伤造成，这时要停止锻炼、多休息，待症状消失后再逐渐加强锻炼。

(3) 当机体抵抗力比较低，出现疲劳、四肢酸软等情况时，也可以适当暂停运动。

》【运动风险评估】

1. 疼痛视觉模拟量表(visual analogue scale, VAS)　VAS将疼痛的程度用0～10共11个数字表示，0表示无痛，10表示最痛，患者根据自身的疼痛情况在这11个数字中挑选出符合自己疼痛情况的数字来代表其疼痛程度(图3-1-10)。

0 分：无疼痛。

1～3 分：轻度疼痛，患者能忍受，睡眠不受影响。

4～6 分：中度疼痛，影响睡眠，尚能容忍，应给予临床处置。

7～10 分：重度疼痛，疼痛难忍，影响食欲和睡眠。

当 VAS 评分属于重度时，可能需要先对症治疗减轻疼痛，然后再进行运动锻炼。

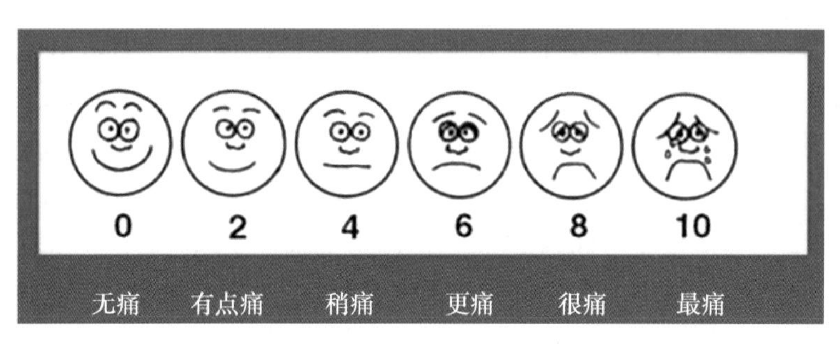

图 3-1-10　VAS

2. 日本骨科协会评分（Japanese orthopaedic association scores, JOA 评分）　腰椎评分量表常采用 JOA 评分，总评分最高为 29 分，最低为 0 分。分数越低表明腰椎存在的功能障碍越明显，进行运动疗法的风险越大；评分较高时，进行运动疗法的风险则较小（表 3-1-4）。

表 3-1-4　腰椎 JOA 评分

项　　目	评分
主观症状（最高 9 分）	
下腰痛	
无	3
偶尔轻微疼痛	2
经常轻微疼痛或偶尔严重疼痛	1
经常或持续性严重疼痛	0
腰痛和（或）麻刺感	
无	3
偶尔轻微症状	2
经常轻微疼痛或偶尔严重疼痛	1
经常或持续性严重症状	0
步态	
正常	3
尽管能引起疼痛、麻刺感，但仍能步行>500 m	2
由于疼痛、麻刺感和（或）肌肉无力，行走不能超过 500 m	1
由于疼痛、麻刺感和（或）肌肉无力，行走不能超过 100 m	0

（续表）

项　　目	评分		
临床体征（最高 6 分）			
直腿抬高试验			
正常	2		
30°～70°	1		
<30°	0		
感觉障碍			
无	2		
轻微	1		
明显	0		
肌力下降（MRC 分级）			
正常（5 级）	2		
轻微无力（4 级）	1		
明显无力（3～0 级）	0		
日常活动（最高 14 分）			
受限制	严重	中度	无
卧位时转身	0	1	2
站立	0	1	2
洗衣服	0	1	2
向前俯身	0	1	2
坐（约 1 h）	0	1	2
举或手持重物	0	1	2
步行	0	1	2
膀胱功能			
正常	0		
轻度排尿困难	-3		
严重排尿困难（尿失禁、尿潴留）	-6		
总分	29		

3. Oswestry 功能障碍指数（the Oswestry disability index，ODI）量表　腰痛功能障碍评分常采用 ODI 量表（表 3-1-5）。0%～20%：轻度功能障碍；21%～40%：中度功能障碍；41%～60%：重度功能障碍；61%～80%：严重腰背痛；81%～100%：患者需要卧床休息或者症状非常严重。

根据评分评估患者的腰痛严重程度，轻中度功能障碍可以进行运动治疗缓解腰痛，重度以上功能障碍可能需要结合手术或其他治疗。

表 3-1-5　腰痛 ODI 量表

项目顺序	观察项目	项目名称(下方的数字即为该项评分)						得分
		0	1	2	3	4	5	
1	腰痛、腿痛程度	无任何疼痛	轻微疼痛	中等疼痛	严重疼痛	疼痛非常严重	疼痛异常严重	
2	个人生活料理情况	正常料理个人生活,不会增加任何疼痛	能够正常料理个人生活,但非常疼痛	料理个人生活时疼痛,动作缓慢且小心	需要一些帮助,但可完成绝大部分个人料理	绝大部分个人料理都需要帮助才能完成	不能穿衣,洗漱有困难,需要卧床	
3	提举重物情况	提举重物时不会增加疼痛	能够提举重物,但疼痛增加	由于疼痛,不能将重物从地上提起,但如位置合适,可提起放在桌上的重物	由于疼痛,不能将重物从地上提起,但如位置合适,可提起较轻物品	能提举起较轻物品	不能提举或携带任何物品	
4	行走情况	疼痛不影响行走	由于疼痛,行走不能超过 2 km	由于疼痛,行走不能超过 1 km	由于疼痛,行走不能超过 100 m	只能借助拐杖或腋杖行走	大多数时间卧床,只能爬行去厕所	
5	坐立情况	可以坐在任何座椅上,时间不受限制	能够坐在合适的座椅上,时间不受限制	由于疼痛,坐立不能超过 1 h	由于疼痛,坐立不能超过 0.5 h	由于疼痛,坐立不能超过 10 min	由于疼痛,根本不能坐立	
6	站立情况	能长时间站立,不会增加疼痛	能长时间站立,但会增加疼痛	由于疼痛,站立不能超过 1 h	由于疼痛,站立不能超过 0.5 h	由于疼痛,站立不能超过 10 min	由于疼痛,根本不能站立	
7	睡眠情况	睡眠从来不受疼痛困扰	偶尔会因疼痛影响睡眠	因疼痛,每天睡眠<6 h	因疼痛,每天睡眠<4 h	因疼痛,每天睡眠<2 h	因疼痛,根本无法入睡	
8	性生活情况	性生活完全正常,疼痛不会增加	性生活正常,但疼痛有所增加	性生活基本正常,但会引起严重疼痛	疼痛严重影响性生活	由于疼痛,几乎没有性生活	由于疼痛,完全没有性生活	
9	社会生活情况	社会生活完全正常,不会增加疼痛	社会生活正常,但疼痛有所加重	疼痛对社会生活的影响不大,但会限制重体力运动	疼痛对社会生活有影响,基本不出家门	由于疼痛,只能在家中进行社会生活	由于疼痛,没有任何社会生活	
10	出行情况	可以自由出行,无疼痛	可到任何地方出行,但会有些疼痛	疼痛较重,但可应付 2 h 以上出行	由于疼痛,出行不能超过 1 h	由于疼痛,出行不能超过 0.5 h	由于疼痛,不能出行	
总分 = (所得分数/5×回答的问题数)×100%								

三、腰背痛运动处方的制订及实施

【运动处方的评估】

对于大多数非特异性腰背痛患者，首次出现症状后不需要干预就可以改善，如果存在反复发作或者转为慢性则需要进行干预治疗，目前主要推荐保守治疗方法，可以在有效治疗的同时保证患者的创伤最小化，且可以实现相对来说性价比较高的治疗方式。

1. 主观评估　对腰背痛的性质评价，包括疼痛的部位和范围、持续时间、严重程度及对日常生活的影响进行全面评估。通过 VAS、McGill 疼痛问卷等方式可对疼痛严重程度及性质进行快速评估。基于世界卫生组织(WHO)报告的"国际功能、残疾和健康分类"(international classification of functioning, disability, and health, ICF)理念的结构-功能-参与 3 个维度分析，能够明确腰背痛的结构基础及其对活动、参与的受限程度，也有助于明确首要解决的问题以及疗效判定。

2. 量表评定　对于腰背痛，有一些残疾问卷调查表或量表可以帮助评估，如 ODI 和罗兰残疾问卷(Roland disability questionnaire, RDQ)。ODI 更适合用于较严重残疾人群，而 RDQ 更适用于腰痛及较轻残疾者。肌肉骨骼疼痛筛选问卷可用于预测长期疼痛、功能障碍，使用这些预后筛查工具，可帮助医生确定需要转入其他治疗流程的患者，并指导医生确定推荐的运动强度和类型。这些量表不仅可以作为运动处方制订与评估的标准，还可以作为运动疗法实施过程中风险评估的手段之一。

3. 实验室检查　一些由现代化设备完成的定量测定，为腰背痛的评估提供了更可靠的指标，包括一些客观检查方法，如 CT、X 线、电生理、骨扫描、穿刺、MRI 等。实验室检查结果将会为运动处方的制订提供强有力的理论依据，有助于运动处方的个性化制订。

4. 肌平衡评估　对于慢性腰背痛患者，往往伴有局部肌群肌力下降、肌力失衡、肌耐力下降等问题，因此需对相关肌群进行全面评定以指导针对性运动处方的制订。具体评估手段包括：①肌张力评估，使用改良 Ashworth 评分；②徒手肌力评估；③立位姿势评估；④步态分析等。

通过上述 4 个方面的评估，能够对腰背痛进行较为全面的判定，医生、康复医师、治疗师可综合评估结果以及现有条件，为患者制订个性化的康复方案，并开具适宜的运动处方，评估将贯穿治疗前、中、后全程。通过多次评估可以明确康复效果并对康复方案进行修改，使康复效果实现最大化。

【运动处方要素】

1. 运动形式　躯干协调性、力量和耐力训练及神经肌肉控制训练，具体包括普拉提、负重训练、稳定/运动控制和有氧运动训练等运动形式被证明对治疗腰背痛有显著疗效。

2. 运动强度　根据疼痛程度循序渐进增加训练强度，有利于实现最佳康复效果。

3. 运动频率　主张每周训练 3～5 次，可最大限度增强慢性下背痛患者的核心稳定性。缺乏锻炼和过度锻炼都可能增加腰背痛风险。

4. 持续时间 有中等质量的证据表明，非特异性慢性下背痛患者持续训练 20～30 min 可以更大限度改善疼痛，增加核心稳定性。

5. 运动处方总量 根据腰背痛的病程与严重程度，以每周至少 150 min 的运动量，4～6 周为 1 个治疗疗程，持续 3～6 个月，合理安排运动处方总量。

6. 运动处方进阶 运动难易程度、运动强度应根据患者的适应情况逐步加大，逐步增加针对腰部、躯干及下肢的运动训练。

》【运动注意事项】

在制订腰背痛康复运动处方时需注意以下几点原则：①健康宣教，鼓励患者进行适量运动，了解运动处方对腰背痛治疗的作用。②矫正身体躯干姿态，使患者自觉保持正确姿势，避免产生姿势性疼痛。③在选择锻炼方式时，应考虑患者的具体需求、偏好和能力。制订多种运动形式结合的运动处方有助于改善康复效果。④不推荐特异性运动治疗，如伸展运动、屈曲运动等，用于急性腰背痛治疗。

》【运动处方的分期干预】

根据最权威的循证医学组织——考克兰协作组织——发表的系统评价，实施运动治疗在腰背痛的急性期、亚急性期和慢性期治疗中均具有积极作用。

1. 急性期(初始 4～6 周) 急性期尽早干预可以减轻腰背痛患者的痛苦。急性期以肢体适度运动、改善关节活动度为主。

2. 亚急性期(6～12 周) 亚急性期被认为是主动训练和治疗较为理想的时期，且多学科的综合治疗可以有效促进患者的康复和功能恢复。在此阶段对患者实施有针对性的运动干预被证明可以减少疼痛，改善肢体功能。力量训练、有氧训练、普拉提，以及如反射刺激法、瑜伽为基础的脊柱稳定性训练、脊柱节段间稳定性训练、功能稳定性训练、整体肌肉稳定性训练、腰背部稳定性的负重训练等多种训练方式均是有效的。

3. 慢性期(12 周后) 在慢性康复期，除了继续进行针对腰部和上、下肢的运动训练，患者也需要积极进行有氧运动、柔韧和平衡性运动，改善心肺功能、关节功能，增强平衡能力。研究认为在慢性期，普拉提、瑜伽等运动方式有助于疼痛治疗和功能提升。

》【运动处方案例】

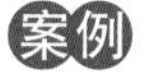 腰背痛的运动处方

陈某，女，45 岁。$L_{4\sim5}$ 腰椎间盘突出导致腰背痛 5 年，目前通过针灸治疗缓解疼痛。体适能测试结果：心肺耐力、肌肉力量、柔韧性和平衡性均较差。

运动处方目标：①增加身体活动量，降低体重，减少腰椎间盘的过度负荷；②进行有针对性的运动训练，增强心肺耐力、肌肉力量；③结合用药和牵引等其他治疗手段，控制疼痛。

注意事项：实施针对性力量训练，增强躯干肌肉力量，改善稳定性。每 4 周重新评估运动处方的执行情况，评估肌肉力量、身体稳定性的变化。

<table>
<tr><th colspan="4">运动处方</th></tr>
<tr><th colspan="4">基本信息</th></tr>
<tr><td>姓名:陈某</td><td>性别:女</td><td>年龄:45 岁</td><td>电话:×××-××××-××××</td></tr>
<tr><td colspan="4">临床诊断:$L_{4\sim5}$腰椎间盘突出</td></tr>
<tr><td colspan="4">临床用药:不详</td></tr>
<tr><th colspan="4">运动前健康筛查</th></tr>
<tr><td>体力活动水平</td><td colspan="3">□规律运动(每周>3 次或≥150 min、连续≥3 个月的体育运动)
☑体力活动不足</td></tr>
<tr><td rowspan="4">临床情况</td><td colspan="3">身高:165 cm　体重:61 kg　BMI:22.41 kg/m²　体脂率:22.3%
慢性疾病史:无</td></tr>
<tr><td colspan="3">血液指标:正常</td></tr>
<tr><td colspan="3">血压:128/84 mmHg　心率:72 次/分</td></tr>
<tr><td colspan="3">吸烟:□是　☑否　□已经戒烟</td></tr>
<tr><th colspan="4">体适能测试</th></tr>
<tr><td>最大摄氧量</td><td colspan="3">24.3 mL/(kg · min),6.9 METs</td></tr>
<tr><td>6 min 步行距离</td><td colspan="3">495 m</td></tr>
<tr><td>肌肉力量</td><td colspan="3">握力:3 分</td></tr>
<tr><td>柔韧性</td><td colspan="3">坐位体前屈:3 分</td></tr>
<tr><td>平衡能力</td><td colspan="3">闭眼单足站立:5 s</td></tr>
<tr><th colspan="4">运动方案</th></tr>
<tr><td rowspan="6">有氧运动</td><td colspan="3">方式:骑车、游泳等</td></tr>
<tr><td colspan="3">频率:每周≥3 次</td></tr>
<tr><td colspan="3">强度:低至中等</td></tr>
<tr><td colspan="3">时间:每次>30 min</td></tr>
<tr><td colspan="3">每周运动量:>90 min</td></tr>
<tr><td colspan="3">注意事项:根据自身情况在能耐受的情况下运动,避免运动后的过度劳累和疼痛</td></tr>
<tr><td rowspan="6">力量运动</td><td colspan="3">方式:腰部、躯干和下肢力量训练,按照规定动作进行训练,每次 2 组</td></tr>
<tr><td colspan="3">频率:每周 2 次</td></tr>
<tr><td colspan="3">强度:低至中等</td></tr>
<tr><td colspan="3">时间:每次 15 min</td></tr>
<tr><td colspan="3">每周运动量:30 min</td></tr>
<tr><td colspan="3">注意事项:加强腰腹部核心肌群的力量</td></tr>
</table>

（续表）

普拉提	方式：从简单动作开始练习
	频率：每周 1 次
	强度：低强度
	时间：每次 20～30 min
	每周运动量：20～30 min
	注意事项：在指导下完成规定动作
医生	签字：
日期	年　　月　　日

（李建军）

第四节

髋关节骨关节炎

一、髋关节骨关节炎概述

【流行病学】

髋关节骨关节炎(hip osteoarthritis，HOA)是一种由多种因素引起的慢性退行性骨关节疾病，是骨科常见疾病之一，可分为原发性和继发性。原发性 HOA 的发病原因不明，无遗传缺陷、代谢内分泌异常，无创伤、感染、先天畸形等病史，多见于 50 岁以上肥胖患者，随着人口老龄化和肥胖问题的加剧，患病率明显增加。临床上多见于男性，单侧患病较多。在我国原发性 HOA 患者较少，继发性 HOA 多见于：①先天性髋关节脱位；②髋臼发育不良；③股骨头缺血性坏死；④创伤和炎症之后。其病理改变复杂，涉及关节组织代谢异常，具有以软骨退化、骨重塑、骨赘形成、关节炎症、正常关节功能丧失为特征的解剖异常和生理紊乱等。

【临床表现和体征】

1. *疼痛*　在活动或承重时引起步态改变和髋部疼痛，休息后好转，常伴有跛行，也有部分患者出现夜间痛。疼痛部位可在髋关节前面、侧方或大腿内侧，可经闭孔神经放射至腹股沟、大腿和膝关节。臀部周围及股骨大转子处可有酸胀感，并向大腿后外侧放射。

2. *僵硬*　骨关节炎僵硬感常出现在清晨起床后或白天在一段时间关节不活动之后，而活动后关节疼痛减轻，活动度增加，持续时间短，一般不超过 15 min。

3. *功能障碍*　首先出现的活动障碍多为内旋和外展功能受限，严重 HOA 可出现关节屈曲、外旋和内收畸形。此外，患者常感行走、上楼梯和由坐位站起困难。

》【实验室及辅助检查】

1. 实验室检查　HOA 没有特异性实验室检查。除全身性原发性骨关节炎及创伤性滑膜炎外，红细胞沉降率在大多数病例中正常。白细胞计数、血细胞比容、血清蛋白电泳均属正常。

2. 影像学检查

(1) X 线：是骨关节炎诊断及观察病情进展的主要手段。早期可无明显变化，随着病程进展，可出现关节间隙不对称狭窄、关节间隙减小，特征性分布于承受最大压力区域，与软骨丢失相关。关节面下骨硬化和囊性变也是常见表现，骨硬化与新生骨及骨小梁沉积有关。囊性变是骨关节炎的一大特征，通常为多发，不规则，大小各异，在囊性变边缘可见特征性骨硬化缘。骨赘形成也是主要特征之一，表现为包绕关节边缘、长短不一的新生骨。严重时可发生关节变形或关节半脱位。

(2) MRI：对早期软组织病变进行观察诊断，可观察到关节软骨丢失、软骨下囊性变和反应性骨髓水肿等。

》【诊断标准】

1. 临床标准　包括：①前 1 个月大多数时间有髋关节痛；②内旋＜15°；③红细胞沉降率＜45 mm/h；④屈曲＜115°；⑤内旋＞15°；⑥晨僵时间＜60 min；⑦年龄＞50 岁；⑧内旋时疼痛。满足①＋②＋③条或①＋②＋④条或①＋⑤＋⑥＋⑦＋⑧条者可诊断 HOA。

2. 临床＋实验室＋放射学标准　包括：①前 1 个月大多数时间有髋关节痛；②红细胞沉降率＜20 mm/h；③X 线检查有骨赘形成；④X 线检查有髋关节间隙狭窄。满足①＋②＋③条或①＋②＋④条或①＋③＋④条者可诊断 HOA。

二、运动与髋关节骨关节炎

》【运动影响 HOA 的机制】

1. 运动减轻 HOA 疼痛　由于体力活动减少和疾病本身的进展，关节炎患者比同年龄、同性别的人群更容易出现肌肉萎缩和超重，以及产生一系列并发症。正确运动不仅不会加重关节损伤，还可以改善疼痛、疲劳、炎症和疾病进展。研究表明，抗阻训练除可提高肌肉力量和耐力外，还可以改善身体机能，并且可能通过增强动力稳定性，减弱关节过度代偿，进而减轻慢性疼痛。运动前后的热身和放松时间(5～10 min)对减少疼痛也起到重要作用，应该包括全关节活动度范围内的活动，并配合低强度的有氧训练，充分活动关节。疼痛和功能受限明显患者可以从完成一切能够完成的体力活动开始。

2. 运动改善 HOA 功能障碍　柔韧性训练对 HOA 患者提高活动范围和抵消关节炎对关节活动度的负面影响起重要作用，并可以缩短患者晨僵时间。平衡训练对 HOA 患者也非常重要，因为疼痛、协调能力受损、保护性反射和本体感觉下降会使他们面临更大的摔倒风险。进行静态（如前后脚站立或单足站立）和动态（如行走、改变方向、越过障碍物）平衡训练，结合功能锻炼（如坐站转换、台阶运动、爬楼梯）改善神经肌肉控制能力，可提高平衡能力和灵活性，完成日常生活活动，降低摔倒发生率。

3. 运动预防 HOA 相关并发症　在不引起疼痛和关节损害的前提下，进行有氧运动可以提高 HOA 患者的心肺耐力，改善肌肉力量，获得功能改善，从而减少运动功能下降引起的疼痛和关节僵硬，帮助控制体重，降低并发症（如心血管疾病、代谢综合征和骨质疏松症等）的发生与加重。

4. 不当运动加重 HOA　髋关节作为负重关节，不适当的运动方式增加髋关节负重及引起关节疼痛，会增加其发生软骨退化、骨重塑、骨赘形成、关节炎症、正常关节功能丧失等情况。

【运动适应证和禁忌证】

1. 适应证　包括：①HOA 高风险人群，如先天性髋关节发育不良、髋关节创伤、肥胖人群、老年人群等；②无手术指征的 HOA 人群。

2. 禁忌证　包括：①在急性炎症反应阶段，避免剧烈运动；②运动负荷试验中出现严重心律不齐、心电图 ST 段异常、心绞痛发作及血压急剧升高，以及符合运动负荷禁忌证的患者。

三、髋关节骨关节炎运动处方的制订及实施

运动和健康教育等干预手段是 HOA 的最佳基础治疗方案，建议贯穿患者诊疗全程，并对高风险因素人群尽早实施。尽管疼痛和功能限制可能对该患者人群运动产生影响、形成挑战，但规律运动对管理病情是必要的。运动能保持并改善力量和有氧能力，从而减少运动功能下降，继而减轻疼痛和关节僵硬，避免肌肉萎缩和超重，降低并发症（如心血管疾病、糖尿病、代谢综合征和骨质疏松症等）发病率，促进心理健康，提高生活质量。HOA 运动处方的制订应该从预防和治疗两个维度进行。预防主要是基础层面的运动，治疗是关注去除病因的运动。可参考各国际指南对 HOA 关于运动方式的推荐（表 3-1-6）。

表 3-1-6　HOA 国际治疗指南运动相关推荐

项目	ACR 指南	EULAR 指南	OARSI 指南
减重（超重或肥胖人群）	强烈推荐	强烈推荐	相对推荐
自我管理与教育（如设定目标、运动和药物教育等）	强烈推荐	强烈推荐	强烈推荐
运动（如有氧训练、力量、神经肌肉训练等）	强烈推荐	强烈推荐	强烈推荐
平衡训练	相对推荐		强烈推荐
瑜伽	相对推荐		强烈推荐
太极拳	强烈推荐		强烈推荐

ACR：美国风湿病学会（American College of Rheumatology）；EULAR：欧洲风湿病联盟（European League Against Rheumatism）；OARSI：国际骨关节炎研究学会（Osteoarthrosis Research Society International）。

》【运动处方的评估与测试】

1. 疾病史 了解患者 HOA 先天疾病因素和(或)后天受伤机制，是否伴有运动禁忌证及相关合并症(如心血管疾病、代谢性疾病、骨质疏松症等)。

2. 运动史、运动习惯 评估患者的体力活动水平，根据原有运动习惯进行调整，可以增加依从性。

3. 体格检查 要进行全面的体格检查，人体活动是各关节协调联动的结果。检查记录髋关节关节功能限制程度，引起关节疼痛的角度，作为运动处方开具评估的依据；检查膝踝关节和脊柱是否存在畸形和活动受限；还要检查肌力的对称性和耐力。

4. 体适能测评 包括测评心肺耐力、身体成分、肌肉力量、肌肉耐力和柔韧性。在急性炎症反应阶段，不宜采用大强度运动测试，可在急性炎症反应消退后再进行运动测试；选择运动测试方式时，尽量选择疼痛最轻的方式，在运动测试过程中监测疼痛程度，如上肢功率车等；同时应评估测试时影响受损关节的疼痛因素，在进行递增负荷运动试验之前，给予患者充足的时间进行低强度热身。

》【不同阶段的运动处方】

HOA 常见于 50 岁以上的肥胖人群，美国骨科医师学会(American Academy of Orthopaedic Surgeons, AAOS)在 HOA 临床指南中指出，有中等程度证据支持：与正常体重患者相比，有症状的肥胖患者临床结果评分较低。因此，无论是高风险人群、有无手术指征、原发还是继发，运动结合规律饮食减轻体重、降低髋关节负重都是运动处方中的一个重要组成部分。

1. 高风险人群 年龄>50 岁、BMI>30、髋关节发育不良、髋臼撞击征、股骨头坏死和髋关节急、慢性损伤都是 HOA 发病的风险因素。年龄>50 岁、BMI>30、股骨头坏死和髋关节急、慢性损伤主要是继发性改变，可通过保持并改善力量、有氧能力和活动度，从而减少运动功能下降，减轻疼痛和关节僵硬，降低并发症发生率，促进心理健康，提高生活质量，控制疾病的进展。而髋关节发育不良和髋臼撞击征主要是由于先天股骨头形态异常造成，可通过增强髋关节周围肌肉力量来减少机械接触，增强髋关节稳定性，改善髂腰肌、髂胫束、臀大肌等过度代偿。

对于高风险人群运动处方开具与确诊 HOA 患者运动处方基本一致，但高风险人群关节疼痛与功能受限程度较轻，起始强度可较 HOA 患者稍增加，具体仍需根据临床情况、耐受程度进行个性化处理。

2. 急性期患者 急性期患者应避免剧烈运动，但是可以在全关节范围内轻轻移动关节，患肢也可适度进行静力性肌力训练。

(1) 鼓励双侧踝泵练习：用力、缓慢、全范围屈伸踝关节、背伸踝关节到末端，持续 5 s 后换到跖屈踝关节动作，到末端也持续 5 s。每组 10 个，每小时 2～3 组。

(2) 腹式呼吸训练：经鼻吸气，从口呼气。吸气时上腹鼓起，呼气时腹部内收。呼吸要缓、细、匀，每次 15～30 min，每天 2 次。

(3) 双上肢训练：双手握 1.5～2 kg 哑铃做上举运动；双手握 10～15 磅(4.5～6.8 kg)弹力带做扩胸运动，每次 20～30 min，每天 2～3 次。

(4) 健侧下肢空中踩车训练：卧位将腿抬起，缓慢进行蹬自行车的动作。每次 20～30 min，每周 3～5 次。

(5) 患肢股四头肌(大腿前侧肌群)静力性收缩练习：主动收缩股四头肌，持续 5～10 s 后放松，每组 10 个，每次 2～3 组，每天 2 次。

(6) 避免引起疼痛加重的动作。

3. 已确诊 HOA(暂无手术指征)患者

(1) 有氧运动：在不引起疼痛和关节损害的前提下提高心肺耐力。关节负荷较小的运动，如快走、慢跑、骑车、游泳等，每周 3～5 d，可从每次 10 min 开始，逐渐增加至每次 30～40 min；运动强度调整及进阶运动可在训练计划的第 1 个 4～6 周，每 1～2 周延长运动时间 5～10 min，具体根据患者的病情严重程度、耐受程度进行个性化处理。

(2) 力量训练：在改善髋关节相关肌群力量的同时，也要保持全身肌肉力量的平衡和协调。改善髋关节相关肌群力量的练习：①臀周肌群抗阻练习，卧位/端坐位/站立位做髋关节屈曲、后伸、外展抗阻练习，阻力(弹力带或沙袋)依据个体情况可加于股骨远端或下肢远端，至活动末端保持每次 10～15 s，每组 10 次，每天 4～6 组。②股四头肌/腘绳肌抗阻练习，坐位屈膝到伸膝(股四头肌)，俯卧位做伸膝到屈膝动作，阻力(弹力带或沙袋)加于下肢远端，至活动末端保持每次 10～15 s，每组 10 次，每天 4～6 组。

同时进行所有大肌肉群的器械或自由重量练习，每周 2～3 d，每组 8～12 次，每天 2～4 组；进阶运动可根据患者的病情严重程度、耐受程度进行个性化处理。

(3) 拉伸柔韧性练习：结合所有主要关节的主动、静态和本体感觉进行神经肌肉拉伸，重点在髋关节相关紧张肌群的柔韧性训练，具体针对如髂胫束、大收肌、髂腰肌、腰方肌、腘绳肌等改善髋关节活动范围。同时，在关节活动范围内有紧绷/拉伸感而没有疼痛的情况下缓慢增加强度，每天 2～3 组，动态拉伸每组 10 次，静态拉伸每组 10～30 s。

》【运动注意事项】

(1) 适当的热身和放松整理时间(5～10 min)对减轻疼痛至关重要。热身和放松整理应该包括全关节的活动，使其活动充分活跃，并配合低强度有氧训练。

(2) 练习需循序渐进，注意控制运动强度和总量，避免过度后引起疼痛。

(3) 避免憋气，练习时应与呼吸训练(腹式呼吸)相结合。

(4) 出现以下情况，应立即停止练习：①运动时感觉胸痛、呼吸困难、头晕、恶心、呕吐等；②运动时血压>200/100 mmHg，收缩压升高>30 mmHg 或下降>10 mmHg；③运动时心电图监测 ST 段下移≥0.1 mV 或上升≥0.2 mV。

(5) 在进行无基础的运动后，肌肉或关节在运动期间或运动刚结束时出现轻度不适是正常现象，并非关节损伤加重。无运动基础人群在运动后 48～72 h 容易出现延迟性肌肉酸痛。

(6) 如果特定的运动或动作加重关节疼痛,则应考虑其他对相同的肌肉群起作用的运动或动作。

(7) 不建议在服用止痛药的情况下运动。

》【运动处方案例】

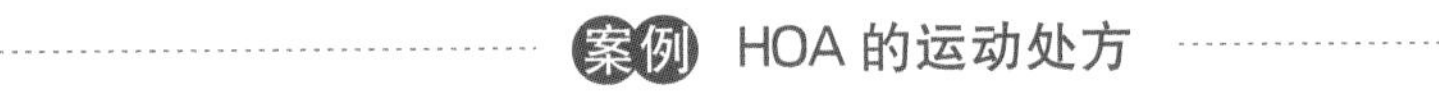

HOA 的运动处方

张某某,男,53 岁。诊断为原发性右 HOA(轻度)。体适能测试结果:心肺耐力差,肌肉力量、柔韧性和平衡性均差,髋关节内收较健侧小 10°,脊柱轻度侧弯。

运动处方目标:①减轻体重,增加身体活动量;②进行有针对性的运动训练,增强心肺耐力、肌肉力量、柔韧性和协调平衡性;③结合用药,降低疼痛,改善关节活动度。

注意事项:从低运动强度开始,根据身体适应情况逐步增加到中等运动强度。调整运动方式,每 4 周复诊 1 次,重新评估运动处方的执行情况,评估关节疼痛、活动度和体适能变化。如果疼痛不影响夜间睡眠,可以停止口服止痛药。

运动处方			
基本信息			
姓名:张某某	性别:男	年龄:53 岁	电话:×××-××××-××××
临床诊断:原发性右 HOA(轻度)			
临床用药:洛索洛芬钠片,60 mg, 2 次/天,口服			
运动前健康筛查			
体力活动水平	□规律运动(每周>3 次或≥150 min、连续≥3 个月的体育运动) ☑体力活动不足		
临床情况	身高:175 cm　体重:82 kg　BMI:26.77 kg/m²		
	既往史:无高血压、糖尿病等病史		
	血压:115/84 mmHg　心率:72 次/分		
	吸烟:☑是　□否　□已经戒烟		
体适能测试			
最大摄氧量	32 mL/(kg · min), 9.1 METs		
6 min 步行距离	515 m		
肌肉力量	握力:3 分		
柔韧性	坐位体前屈:2 分		
平衡能力	闭眼左足单足站立:9 s		

（续表）

运动方案（起始 4 周）	
有氧运动	方式：快走
	频率：隔天 1 次
	强度：中等强度
	时间：前 4 次每次 10 min，以后每 3 次增加 2～3 min
	注意事项：在每天保持分散的低强度 5 000 步运动量基础上进行。尽量保持一次性运动时间达标，根据自身耐受性逐渐延长运动时间和增加运动强度；小步快频
力量运动	方式：标准俯卧撑
	频率：每天 1 次
	强度：低至中等强度，每次 10 个，1 周后逐渐增加，每周增加 2 个
	注意事项：保持全身肌群协调平衡，贵在坚持
柔韧性运动	方式：髂胫束拉伸
	频率：每次快走运动后
	强度：低强度
	时间：2～3 min
医生	签字：
日期	年　　月　　日

（郝跃峰　徐克拉）

第五节

膝关节骨关节炎

一、膝关节骨关节炎概述

》【流行病学】

膝关节骨关节炎（knee osteoarthritis，KOA）是一类因膝关节组织的病理变化，以关节软骨局部破坏、关节间隙丧失、软骨下骨重塑，累及关节周围组织变化等为特征，病因复杂的慢性退行性疾病，是最常见的骨关节炎。年龄、肥胖、膝关节创伤病史是影响 KOA 的重要危险因素。40 岁后，KOA 患病风险显著增加，肥胖独立增加 KOA 的患病风险。指南推荐运动是 KOA 的一线治疗方法，有氧运动、力量运动、水上运动、身心运动等不同形式的运动处方治疗可以显著改善疼痛、身体机能和生活质量。超重或者肥胖的 KOA 患者人群，需要通过运动处方结合综合治疗降低并控制体重。结合患者的症状、病史及是否合并其他慢性疾病，为患者制订个性化运动处方，以获得更好的治疗效果、延缓 KOA 随年龄增长而进展。

》【临床症状和体征】

1. 典型临床表现

(1) 疼痛：疼痛特点与病情相关，初期通常是间歇性轻中度钝痛，疼痛随着关节使用增多而加剧，休息后缓解；中期疼痛加剧并影响上、下楼梯，甚至平地行走；晚期可进展为持续性静息痛或夜间痛。天气变化会影响疼痛，寒冷潮湿可加重疼痛。

(2) 功能受限：早期表现为轻度关节活动受限，可在早晨起床（晨僵）或长时间不活动后发生，晨僵持续时间通常＜30 min；中期可出现关节交锁；后期进展为行走，上、下楼梯困难，日常不能自理，甚至导致残疾。

2. 体征　膝关节可有关节压痛、骨摩擦感（音）、关节活动受限、关节肿大或畸形及肌肉萎缩等，其中关节压痛是 KOA 的最常见症状。关节肿胀多由于骨赘形成或滑膜炎症积液导致。站立位检查可能会见膝关节对位对线不良和步态不稳。

》【实验室及辅助检查】

1. 实验室检查　目前没有特殊的实验室检查可以诊断 KOA。C 反应蛋白（CRP）和红细胞沉降率在合并有滑膜炎症时可出现轻度升高。继发性 KOA 患者可出现原发病相关的实验室检查异常。血、尿常规，血清补体及关节液检测等实验室检查主要用于与其他膝关节炎的鉴别诊断。

2. 影像学检查

(1) X 线：是疑似 KOA 患者的首选检查方式。站立前后位、侧位及髌骨轴位 X 线检查可显示胫股关节和髌股关节的病理改变。KOA 的三大典型 X 表现为：非对称性关节间隙狭窄、软骨下骨硬化和（或）囊性变及关节边缘骨赘形成。部分患者可见关节内游离体。下肢全长 X 线检查可用于评估下肢力线是否正常。

(2) MRI：对软组织和骨组织损伤敏感，表现为关节软骨缺损变薄、关节腔积液、骨髓水肿以及一些合并损伤（半月板、韧带损伤）。对早期诊断、鉴别诊断、分期及治疗方式选择具有一定价值。

(3) CT：对骨组织损伤敏感，常表现为非对称性膝关节间隙狭窄、软骨下骨硬化或囊性变、关节边缘骨赘形成，多用于 KOA 的鉴别诊断。

(4) B 超：可以动态观察膝关节屈伸状态下关节周围软组织的形态、结构改变，且对合并的韧带损伤具有较高灵敏性。

》【治疗和管理目标】

积极预防、及时诊断可有效延缓 KOA 的进展。出现关节炎症状后，根据严重程度，实施阶梯化、个性化、持续性综合管理，减少、控制危险因素可以减轻症状（疼痛、关节活动受限）、改善功能、延缓疾病进展并提高生活质量。

》【诊断标准】

KOA 的诊断主要根据病史、症状、体征，影像学和实验室检查可作为辅助手段，其诊断标准在不同指南中略有差异。

1. *中华医学会骨关节炎诊疗指南（2018 年）*　参照美国风湿病学会（ACR）和欧洲风湿病联盟（EULAR）标准制定了 KOA 的诊断标准：①近 1 个月内反复的膝关节疼痛；②X 线显示 KOA 的三大典型表现；③年龄≥50 岁；④晨僵时间≤30 min；⑤活动时有骨摩擦音（感）。满足①以及②、③、④、⑤中的任意 2 条可诊断 KOA。

2. *KOA 中西医结合诊疗指南（2018 年）*　参照 ACR、EULAR、国际骨关节炎研究学会（OARSI）的 MRI 研究制定了 KOA 的诊断标准：①近 1 个月内反复的膝关节疼痛；②年龄≥50 岁；③晨僵时间≤30 min；④活动时有骨摩擦音（感）；⑤X 线显示 KOA 的三大典型表现；⑥MRI 显示软骨损伤、骨赘形成、软骨下骨髓水肿和（或）囊性变、半月板退行性撕裂、软骨部分或全层缺失。满足①、②、③、④或①、⑤或①、⑥即可诊断 KOA。

二、运动与膝关节骨关节炎

中华医学会、中国中西医结合学会、美国风湿病学会/关节炎基金会（American College of Rheumatology/Arthritis Foundation）、美国运动医学学会（ACSM）、OARSI 以及 EULAR 最新对 KOA 的管理或诊疗指南指出，运动是所有 KOA 患者（不论是否有合并症）的基础或核心治疗方式之一，有氧运动、力量运动、身心运动可减轻疼痛、改善关节活动度、提高步行能力、改善躯体功能、增加平衡能力、降低跌倒风险，从而提高生活质量。

》【运动影响 KOA 的机制】

KOA 的发病机制复杂，涉及生物力学、炎症、代谢等多方面因素，运动在一定程度上可以调节这些发病因素，起到预防、治疗以及延缓疾病进展的作用。

1. *改善生物力学因素*　正常的生物力学环境对于维持关节软骨完整性具有重要作用，关节软骨负荷过重或负荷传导异常会导致关节软骨损伤后修复失衡，最终促进 KOA 的发生。运动通过改善肌肉、骨骼及其周围组织的形态学结构、力量和功能，增强关节本体感觉功能，提高膝关节的稳定性与协调性。

（1）增强肌肉与关节功能：KOA 患者可能出现下肢力量下降、肌肉萎缩、肌肉激活功能障碍或者本体感觉障碍。运动增加肌纤维面积、数量，提高肌肉质量和力量，提高骨密度，改善骨组织的形态学结构和功能。KOA 患者的股四头肌伸膝力量减弱明显，强化股四头肌力量有助于治疗 KOA。

（2）增强本体感觉：本体感觉对于维持关节稳定性、运动控制以及步态正常具有重要作用，本体感觉受损会导致上述功能障碍并引起韧带、半月板等结构损伤，是 KOA 发生的危险因素。特定的运动方式可以强化膝关节及周围组织本体感觉信号的传入和输出过程,提高神经肌肉单元的控制能力,对稳定关节、增强膝关节伸膝肌力具有促进作用。

2. 抑制炎症　研究表明,多种炎症介质参与 KOA 的发病过程。动物模型研究显示,中等强度跑步可以减少调控炎症的 JNK/NF－kB 通路的激活,以及 IL－1β、IL－6、TNF－α 等炎症介质的水平,发挥抗炎、抑制软骨变性的作用,阻止骨关节炎进展。研究显示,自行车运动可以使膝关节软骨在骑行中接受反复挤压、释放的循环,而这种循环可促进软骨内的营养物质交换和关节内的血液循环,有助于消除炎症、缓解疼痛。大腿肌力增强可以强化对膝关节的挤压作用,促进静脉、淋巴回流以及营养供应,对于促进局部循环、消除关节肿胀、缓解软骨炎症具有一定作用。

3. 调节代谢　运动改善骨骼肌线粒体代谢功能,增加糖酵解能力,改善肌肉能量代谢水平,减少肌肉间的脂肪组织,提高肌肉质量,改善身体成分。维持正常体重可以降低 KOA 的发生率。研究显示,5 kg 或 5%的体重减轻可以使 6 年后 KOA 的发生率减少约 30%。体重减轻对 KOA 的疼痛缓解、功能获益存在疗效-剂量关系,肥胖人群体重下降≥10%能产生显著临床效益。

》【不同运动方式对 KOA 的影响】

1. 有氧运动　有氧运动可以改善 KOA 患者的疼痛、运动表现以及生活质量。2019 年美国风湿病学会/关节炎基金会指南强烈推荐有氧运动改善 KOA 疼痛和功能的作用,鼓励有监督的步行、骑功率自行车和跑步。Wallis 等的研究显示,每周 70 min、每次至少 10 min 的中等强度步行不仅不会加重膝关节疼痛症状,还可以提高患者步行速度和实现健康血压的效应。2021 年的一项荟萃分析显示,固定自行车能显著缓解 KOA 的疼痛并改善患者的运动功能。针对动物和人的研究也表明,中等水平或休闲跑步引起的生理负荷是维持软骨完整性的适宜机械刺激,对促进软骨再生、延缓疾病进展具有重要意义。

2. 力量运动　力量运动对预防与治疗 KOA 至关重要。规律的力量训练改善膝关节及其周围组织的形态、结构和功能,表现为肌肉力量、关节稳定性与协调性的整体提高。力量运动改善胫股关节或髌骨关节的应力分布,起到稳定膝关节和减轻不良机械因素对关节软骨的不利作用,进而缓解患者疼痛,改善膝关节功能。2015 年的一项系统综述显示,力量训练可以改善基于西安大略和麦马斯特大学骨关节炎指数(the Western Ontario and Mc Master Universities osteoarthritis index, WOMAC)的疼痛评分、疼痛视觉模拟评分(VAS)和数字疼痛分级评分(numeric rating scales, NRS)。加强下肢力量,尤其是股四头肌力量,对 KOA 尤为重要,专注于股四头肌的力量训练可以减少膝关节内收、屈曲力矩,降低膝关节内侧间隙负荷。而臀肌训练,特别是臀部外展肌,具有与股四头肌类似功能以及改善站姿阶段的骨盆下降、躯干控制的重要作用。Hislop 等的研究显示,臀肌与股四头肌的结合锻炼更能改善 KOA 特别是存在内侧 KOA 患者的行走能力。也有观点认为,KOA 患者的肌肉力量与疾病症状存在相关性。2017 年的一项荟萃分析显示,严格按照运动处方六要素(FITT－VP)的要求安排力量训练,能显著提高膝关节伸肌力量,回归分析显示膝关节伸肌力量需增加 30%～40%才能减轻疼痛、改善下肢功能,产生具有临床意义的治疗效果。

3. *有氧与力量运动结合*　相关随机对照试验显示，有氧与力量运动结合可以改善中短期疼痛及运动表现。2014 年的一项基于随机对照试验的系统综述和回归分析显示，有氧与力量运动混合的训练模式对 KOA 患者在疼痛缓解以及减少残疾发生方面的疗效不如单一运动训练。这可能与联合训练存在干扰效应有关，已知抗阻训练增加肌原纤维蛋白反应和使肌纤维肥大，使肌肉质量和力量的增加；耐力训练增加线粒体密度，提高身体最大携氧能力。相关研究显示，在联合训练模式下，耐力训练可能会抑制抗阻训练介导的引起肌纤维肥大的急性分子反应和抗阻训练诱导的适应性蛋白的合成，并通过疲劳残留、底物匮乏干扰抗阻训练的质量。也有研究表明短期（5～7 周）的联合训练能增强力量训练，也可引起肌肉肥大，这对先前的干扰效应提出质疑。因此，如何选择以及组合不同的运动类型使运动疗效最大化是一个值得研究的问题，训练中有必要同时纳入力量及有氧训练，但或许这两种运动不在同一天进行更有利于每种运动发挥最大效益。

4. *身心运动*　最新的 KOA 临床指南强调身心运动的重要性，并将太极拳和瑜伽等身心运动加入 KOA 患者的核心运动治疗中。太极拳是基于中医理论并强调体育锻炼与精神集中结合的中国传统运动，通过调节身心促进 KOA 的康复。太极拳运动强化神经肌肉训练，对本体感觉、下肢力量、关节稳定性和身体的协调性均有改善，也有助于减少骨密度丢失。太极拳涉及动作与呼吸控制的结合，有助于改善患者情绪、缓解抑郁以及克服对疼痛的恐惧。瑜伽包含体式、呼吸、冥想、放松 4 部分的身心运动，多变的体式可增加关节活动度、提高肌力，呼吸、冥想及放松练习可刺激副交感神经和缓解肌肉紧张。综述及荟萃分析证实了瑜伽对改善 KOA 患者的疼痛、关节僵硬，提高身体活动能力，以及治疗抑郁、焦虑等问题的效用。

》【运动适应证和禁忌证】

1. *适应证*　包括：①所有 KOA 患者均可在评估后进行相应运动；②有 KOA 危险因素的高危人群，如膝关节损伤、膝关节术后、下肢力线异常、大腿肌肉无力、膝关节不稳等；③骨折风险极高的人群，如高龄、严重骨质疏松症患者，应在医生和治疗师当面指导下运动。

2. *禁忌证*　包括：①心脑血管高风险人群在不稳定期，不建议做骨关节炎的运动，如近期发生心肌梗死、不稳定型心绞痛、严重脑血管疾病和未控制的血糖异常等；②KOA 急性炎症肿胀期，不宜剧烈运动；③其他系统急症期间，不适宜剧烈运动。

三、膝关节骨关节炎运动处方的制订及实施

》【运动处方的评估与测试】

1. *一般运动风险和运动能力评估与测试*

（1）疾病史：由于 KOA 患者多为中老年人群，运动风险主要来自两方面：肌肉骨骼运动损伤风险和心血管疾病带来的风险。因而，制订及实施运动处方需要了解患者肌肉、骨

关节功能，是否有运动损伤病史，了解是否有心血管疾病危险因素（包括高血压病、肥胖、糖尿病、高脂血症等），以及是否患心血管疾病（包括心力衰竭、心肌梗死、急性冠状动脉综合征、瓣膜异常等）。

（2）运动史、运动习惯：运动损伤病史、运动习惯影响 KOA 的发生率。需评估患者日常体力活动状况，结合疾病史推荐运动处方，保证患者运动的依从性和安全性。

（3）体适能测试：KOA 影响患者的运动能力，在开具运动处方前，需要系统了解患者整体运动水平和功能，包括身体成分、心肺功能、运动耐受性、肌肉功能、关节活动度等指标。

1）身体成分：包括身高、体重、腰围、肌肉成分等。

2）心肺耐力测试：进行最大或者次大运动强度的运动负荷测试。

3）肌肉功能测试：包括肌肉力量、耐力以及肌肉做功能力。

4）灵活性或柔韧性测试：良好的柔韧性有助于保证关节正常活动度。可借助量角器等工具测量关节活动范围或通过坐位体前屈的方式了解患者腘绳肌的柔韧性。KOA 患者要关注膝关节活动度及大腿肌群的柔韧性。

2. 膝关节功能相关评估　在借助影像学及体格检查对骨关节炎疾病的病情进行评估的基础上，要进一步进行膝关节功能相关评估。

（1）疼痛评估：常用 WOMAC、VAS、NRS 量表评估。

（2）膝关节功能评估。

1）膝关节功能相关评分：包括 WOMAC 功能评分、牛津大学膝关节评分（oxford knee score，OKS）、膝关节损伤和骨关节炎结果评分（knee injury and osteoarthritis outcome score，KOOS）等。其中 WOMAC 评分由 Bellamy 等在 1988 年提出，该评分包含疼痛、僵硬和身体机能三大部分，目前广泛应用于骨关节炎临床试验的评估研究中。

2）体格检查：①膝关节活动度，如膝关节屈伸角度；②下肢生物力学；③步态分析；④肌力测试，如股四头肌、腘绳肌、臀部内收肌、臀部外展肌等下肢肌肉；⑤特殊测试，如内、外侧韧带（内翻或外翻应力实验），前、后交叉韧带（抽屉实验），髌骨关节测试（激惹测试）。

（3）客观体测：30 s 坐起、40 m 快走、爬楼梯测试、起立行走试验。

》【运动处方要素】

1. 一般运动处方

（1）有氧运动

运动频率：每周 3～5 次。

运动强度：中等。

运动时间：30～60 min（每周≥150 min），可以分次完成，单次≥10 min。

运动类型：游泳、快走、骑行、跑步等，不推荐登山、爬楼梯等过多负重运动。

（2）力量运动

运动频率：每周 2～3 次，隔天训练。

运动强度：中至高强度。

运动时间：取决于运动组数，一般 2～4 组，每组重复 8～20 次。对大多数患者推荐重复 8～12 次，10～15 次重复更有助于促进中老年患者肌力增强，15～20 次重复可提高肌肉耐力。

运动类型：针对关节周围大肌群及臀髋相关肌肉的非负重训练，推荐股四头肌等长收缩、仰卧直腿抬高、臀中肌及平衡训练、卧蹬抗阻训练、静蹲训练。

（3）柔韧性运动

运动频率：每天。

运动强度：牵拉到感觉紧张或轻微不适。

运动时间：静态拉伸 10～60 s，推荐大多数成人 10～30 s 的静态伸展，老年人维持 30～60 s 拉伸。为促进本体感觉神经肌肉易化，最好是在 20%～75%的最大自主收缩下进行 3～6 s 的收缩，然后再进行 10～30 s 的辅助伸展。

运动类型：股四头肌、腘绳肌、髂腰肌、腓肠肌、比目鱼肌等下肢肌肉的静力性、动力性或本体感觉性拉伸。

运动剂量：每次柔韧性练习的总伸展时间为 60 s。

（4）神经肌肉运动

运动频率：每周 2～3 次。

运动时间：15～30 min。

运动类型：包含平衡、力量、敏捷性的运动能力训练，本体感觉功能训练，以及太极拳、瑜伽等。

2. 运动处方的其他要点

（1）运动治疗需顺应疾病发展阶段：运动治疗早期，患者需在医生及物理治疗师指导下锻炼，掌握科学运动知识、膝关节运动锻炼要领，加快康复；通常运动处方治疗 8～11 周后可减轻疼痛症状。后期需根据康复程度，坚持针对性、系统性运动治疗。

（2）运动遵循循序渐进：运动强度与剂量对改善肌肉功能至关重要，但负荷的选择取决于患者的耐受程度，受患者运动习惯、运动基础水平、关节受损程度的影响；运动剂量、难易程度随着患者对运动处方的适应而循序渐进加大。对无运动习惯人群，建议 3 个月内至少锻炼 12 次。

（3）局部与整体训练、专项与综合训练相结合：KOA 患者要完成针对患侧股四头肌力量和膝关节灵活性、稳定性与协调性的专项训练，同时要进行对侧膝关节、下肢和全身的综合训练，提高核心肌群力量，增加身体的稳定性与协调性。

（4）运动治疗的周期性与长期性：力量训练往往需要 8～12 周才能产生疗效。尽管如此，短期症状的缓解并不代表运动治疗的结束。停止训练 3 周，获得的疗效即开始下降。而随着年龄增加，如何持续维护、改善关节功能，更需要长期坚持科学运动方案。

》【运动安全健康教育】

虽然运动治疗 KOA 相对安全，不良反应少见，但对患者提供疾病及运动治疗相关的宣教，对提高患者自我管理意识、依从性和运动疗效具有重要作用，在临床上不容忽视。教育内容包括对疾病病程的认知，当前不同的治疗措施及运动对 KOA 的影响，患者的自我管理方法以及疼痛应对策略。

教育要点：①KOA 不是磨损性疾病，也不是衰老不可避免的一部分；②影像学上显示膝关节损伤程度并不能表明骨关节炎对患者的影响程度；③KOA 根据病情采用分级阶梯治疗策略，包括基础治疗、药物治疗、手术治疗等；④改变生活方式对延缓疾病进展十分重要，包括增加体育活动、控制体重、减少久坐行为；⑤骨关节炎的症状通常不需要手术就可以缓解；⑥科学运动不会造成伤害，反而有益于膝关节与整体健康；⑦运动时间比运动强度更重要，要在自己能力范围内尽可能活动，并逐渐养成规律运动的习惯。

》【运动注意事项】

（1）目前没有明确证据指出 KOA 患者不能参加高强度或高撞击性运动，但由于患者的心肺耐力及肌肉力量存在不同程度的障碍，应尽量避免高强度的负重运动，比如爬楼、登山及急转急停的动作，特别是对于关节不稳定患者。若要参与相关运动，则应提前规律性活动，提高运动能力，避免运动中损伤。

（2）运动治疗 KOA 的最大副作用是肌肉骨骼疼痛，发生率为 16%～25%。一般运动后的疼痛属于正常现象，主要源于肌肉酸痛而非结构损伤，只要可耐受或者疼痛可 24 h 内降至运动前水平或者更低，则无需采取特殊措施。首选措施是休息和冷敷，如果休息和冷敷后疼痛不能缓解，可开具局部非甾体抗炎药，同时要仔细检查是否合并运动损伤，必要时调整运动处方。

（3）长时间不进行有氧运动的患者可以从 10～15 min 或者更短时间运动开始，之后每 2～4 周在每次运动中增加 5～10 min，逐渐增加至每天至少 30 min。

（4）有氧运动连续几天后要改变运动类型，可提高运动疗效及避免重复性损伤。

（5）力量训练时要避免憋气，以免血压出现大幅度波动，从而增加头晕、跌倒等不良事件的发生。

（6）柔韧性运动要避免牵拉过度而造成拉伤。

（7）运动前的准备活动和运动后的整理活动对预防运动损伤和缓解关节疼痛很重要，这些运动应该是全身或者全关节的低强度有氧运动。

（8）明显疼痛和功能受限患者的运动量要低于推荐量。

》【运动处方案例】

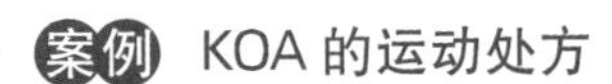

案例　KOA 的运动处方

黄某某，女，50 岁。诊断为左膝原发性胫股关节骨关节炎（中度）。体适能测试结果：心肺耐力、肌肉力量、柔韧性和平衡性均差，左膝关节活动度较右膝小 30°，双下肢呈轻度“X”形，夜间疼痛。

运动处方目标：①降低体重，增加身体活动量；②改善下肢不利生物力学因素，减少不良腿形对疾病的影响；③进行有针对性的运动训练，增强心肺耐力、肌肉力量、柔韧性和协调平衡性；④结合用药，缓解疼痛。

注意事项：①运动强度，从低等逐步增加到中等；②运动方式，尽量减少跑跳类及会导致膝关节内翻的运动类型或者动作；③运动疗效评估，每3～4周复诊，重新评估运动处方的执行情况，评估关节疼痛、活动度和体适能变化。如果疼痛有所减轻，可选用弱止痛作用、低不良反应的药物，并逐渐从口服全身用药向局部用药过渡。

<table>
<tr><th colspan="4">运动处方</th></tr>
<tr><th colspan="4">基本信息</th></tr>
<tr><td>姓名：黄某某</td><td>性别：女</td><td>年龄：50岁</td><td>电话：×××-××××-××××</td></tr>
<tr><td colspan="4">临床诊断：左膝原发性胫股关节骨关节炎（中度）。</td></tr>
<tr><td colspan="4">临床用药：依托考昔片，120 mg，1次/天，口服</td></tr>
<tr><th colspan="4">运动前健康筛查</th></tr>
<tr><td>体力活动水平</td><td colspan="3">□规律运动（每周>3次或≥150 min，连续≥3个月的体育运动）
☑体力活动不足</td></tr>
<tr><td rowspan="4">临床情况</td><td colspan="3">身高：165 cm　体重：70 kg　BMI：25.71 kg/m²</td></tr>
<tr><td colspan="3">既往史：高脂血症</td></tr>
<tr><td colspan="3">血压：130/70 mmHg　心率：75次/分</td></tr>
<tr><td colspan="3">吸烟：□是　☑否　□已经戒烟</td></tr>
<tr><th colspan="4">体适能测试</th></tr>
<tr><td>最大摄氧量</td><td colspan="3">24.2 mL/(kg・min)，6.9 METs</td></tr>
<tr><td>6 min步行距离</td><td colspan="3">400 m</td></tr>
<tr><td>肌肉力量</td><td colspan="3">握力：2分</td></tr>
<tr><td>柔韧性</td><td colspan="3">坐位体前屈：3分</td></tr>
<tr><td>平衡能力</td><td colspan="3">闭眼单足站立：5 s</td></tr>
<tr><th colspan="4">运动方案</th></tr>
<tr><td rowspan="5">有氧运动</td><td colspan="3">方式：游泳</td></tr>
<tr><td colspan="3">频率：每周2～3次</td></tr>
<tr><td colspan="3">强度：中等强度（RPE 12～13）</td></tr>
<tr><td colspan="3">时间：每次10～30 min</td></tr>
<tr><td colspan="3">注意事项：游泳前注意热身，尽量保证运动时间，运动强度根据自身耐受性调整</td></tr>
<tr><td rowspan="4">力量运动</td><td colspan="3">方式：股四头肌等长收缩</td></tr>
<tr><td colspan="3">频率：每天1次，2～3组/次，10～15次重复</td></tr>
<tr><td colspan="3">强度：中低强度</td></tr>
<tr><td colspan="3">注意事项：保证动作的标准性，避免过度负重和肌肉疲劳</td></tr>
</table>

（续表）

柔韧性运动	方式：下肢肌群拉伸
	频率：有氧或力量训练后
	强度：以拉伸到轻微不适或疼痛为最大强度
	时间：每个动作静态维持 15～30 s
	注意事项：避免过度屈膝的拉伸动作，可适当借助毛巾等辅助工具
医生	签字：
日期	年　月　日

（李云霞　戈允申　黄铭汝）

第六节

踝关节骨关节炎

一、踝关节骨关节炎概述

》【流行病学】

踝关节骨关节炎(ankle osteoarthritis，AOA)是临床常见的一种以软骨退行性改变、软骨下骨质硬化、关节周缘骨赘形成及关节畸形为特征的慢性退行性疾病。

与髋关节和膝关节不同，AOA 主要是由创伤所致。Saltzman 等指出晚期 AOA 70%为创伤性，其中踝关节骨折占 37.0%，踝关节扭伤占 28.3%。踝关节损伤后 60%的患者出现关节炎，大部分原因在于距骨周围韧带损伤、失衡导致距骨位置异常。踝关节一旦出现力线异常会导致关节内静态、动态负荷过载，软骨退行性改变并最终形成 AOA。

踝关节负荷影响因素包括两类：①静力因素，如下肢畸形(包括髋、膝、踝、距骨、胫骨、跟骨等)、足踝力线异常(包括胫距关节、距下关节等)；②动力因素，包括踝周韧带、软组织失衡、肌腱功能异常、神经系统病变、跟腱挛缩等，小腿三头肌偏心应力会进一步加重踝内、外翻畸形时的负荷异常。

》【临床表现】

1. 关节疼痛　常首先出现，以钝痛为主，活动后可加重，休息后可好转。逐渐起病，初为间歇性疼痛，随病情加重，疼痛可呈持续性，引起关节活动受限。

2. 关节僵硬　晨起时关节僵硬，有发紧感，活动后可缓解，一般不超过 30 min。

3. 关节肿胀　当骨关节炎合并有急性滑膜炎发作时会出现关节肿胀、积液。

4. 关节畸形　见于病程较长、关节损害和骨赘增生较严重的患者。

5. 骨摩擦音　活动时可有关节乏力、骨摩擦感。

【实验室及辅助检查】

1. 实验室检查　继发性 AOA 患者可出现原发病的实验室检查异常，伴有滑膜炎患者可出现 CRP 和红细胞沉降率轻度升高，可伴有关节腔积液，一般关节液透明、淡黄色、黏稠度正常或略降低，但黏蛋白凝固良好，显示轻度白细胞增多，以单核细胞为主。滑液分析有助于排除其他关节疾病。

2. 影像学检查　除了协助诊断，还有助于评估踝关节损伤的程度，评价疾病进展性和治疗效果，及时发现疾病或相关并发症。

(1) X 线：属于常规检查，放射学的特征性表现为软骨下骨质硬化、软骨下囊性变及骨赘形成、关节间隙变窄等，严重时关节变形及半脱位。

(2) MRI：有助于发现相关组织的病变，如软骨损伤、关节滑液渗出、软骨下骨髓水肿、滑膜炎和半月板或韧带损伤；还可排除肿瘤或缺血性骨坏死等。

(3) CT：常表现为受累关节间隙狭窄、软骨下骨硬化、囊性变和骨赘增生等，多用于 AOA 的鉴别诊断。

(4) 超声：高分辨率超声可帮助关节和关节囊液的诊断和定位。超声可显示肌肉、周围神经和软骨病变，并且有助于检测渗出、骨膜增生、骨赘及炎症反应。

【临床分型】

AOA 分型需要综合考虑踝畸形部位、类型、关节退行性改变、踝周关节退行性改变或代偿等情况，同时良好的临床分型还需要参照踝关节功能评分，指导手术方案或运动处方设计，预测治疗效果。目前临床 AOA 主要根据踝关节正位 X 线退行性改变和力线异常情况进行分型，以下介绍 Knupp 分型和加拿大足踝协会分型。

1. Knupp 分型

Ⅰ型：关节匹配(距骨倾斜≤4°)。

Ⅱ型：关节不匹配(距骨倾斜＞4°)。分为：A 型，畸形部位骨质无明显接触；B 型，畸形部位骨质明显接触，但距骨骨质未破入胫骨远端软骨下骨；C 型，畸形部位距骨骨质破入软骨下骨。

Ⅲ型：仅限于内翻踝的内侧沟退行性改变。此外，临床还要考虑踝关节矢状位畸形情况。

2. 加拿大足踝协会分型

Ⅰ型：单纯 AOA。

Ⅱ型：AOA 伴有关节内畸形或跟腱紧张。

Ⅲ型：AOA 伴后足、胫骨或前足畸形。

Ⅳ型：AOA Ⅰ～Ⅲ型同时伴有距下或距舟关节炎。

》【临床治疗】

AOA 的治疗目的是消除或减轻疼痛，矫正畸形，改善或恢复关节功能，提高生活质量。AOA 的总体治疗原则是非药物与药物治疗相结合，并结合患者年龄、性别、体重、自身危险因素、病变范围及程度等选择合适的治疗方案。

1. *手术治疗*　根据患者具体情况，经非手术治疗无效者可选择手术治疗，如踝关节融合术、踝关节周围截骨术、踝关节置换术、踝关节镜下游离体取出术及滑膜疝清理术等。

2. *非手术治疗*

(1) 一般治疗：休息，减少或避免负重。

(2) 药物治疗：包括局部外用药(如非甾体抗炎药的乳胶剂、膏剂、贴剂)和其他药物擦剂(如双氯芬酸钠软膏)等。口服药物推荐非甾体抗炎药，如布洛芬、塞来昔布等。如无效且疼痛严重者，可选择口服曲马朵、阿片类镇痛药或对乙酰氨基酚与阿片类的复方制剂。氨基葡萄糖或硫酸软骨素类药物具有一定软骨保护作用，可延缓病程。口服药物需注意配伍禁忌和不良反应。

(3) 关节腔药物注射治疗：可用透明质酸钠，具有减少磨损、促进愈合、缓解疼痛、改善关节活动的作用。关节腔类固醇激素注射治疗适用于非甾体抗炎药无效、持续疼痛、炎症明显者，该药可能存在破坏软骨细胞合成的风险，故不主张多次使用。

(4) 物理因子治疗：包括高频电疗(如短波、超短波、微波等)、冷疗、蜡疗、局部温水浴、激光、经皮神经电刺激疗法(trans-cutaneous electrical nerve stimulation, TENS)、中频电疗、超声波、热疗等治疗。视病情需要和治疗条件，可选用 2～3 种物理因子综合治疗。

(5) 心理治疗：适用于伴抑郁、焦虑的患者，可以促使其心理状态改善，有助于减轻疼痛。

二、踝关节骨关节炎运动能力评估与测试

为 AOA 患者制订运动处方之前，医生应对患者的功能障碍进行全面系统评估，包括静息状态及运动状态下的生理指标(如血压、心率)、静息状态下的体质数据(如身高、体重、体脂率和身体围度)、运动能力指标(如肌肉耐力、柔韧性等)，也包括身体姿态指标，小腿、踝关节和足部的评估与检查。

医生应仔细观察患者在负重位(闭链)和非负重位(开链)的姿势。在开链运动期间，距骨被固定；而在闭链运动期间，距骨可活动。足的负重位姿势可以显示身体如何代偿结构的异常，非负重位的姿势可以显示无代偿情况下的功能和结构情况。从前、后、内、外各方向观察立位和坐位的小腿姿势，可评估患者骨性或肌性的对称性及有无肿胀或畸形。

踝关节的关节活动度通过主动运动和被动运动来评估，肌肉力量通过坐位或仰卧位的抗阻运动来测试。医生要评估患者膝关节屈曲、踝关节跖屈和背屈、踝关节内外翻和足趾屈伸运动。

小腿、踝关节和足部也应进行评估与检查。在负重(站立)的位置及非负重(旋后和旋前)的位置评估距骨的中立位置。在小腿和足跟检查对线情况以确定踝关节内翻或外翻，在前足和足跟之间测量对线情况以评估前足外翻或内翻，也可测试胫骨扭转、韧带不稳定及下肢不等长等。

AOA 的运动评估还应包含功能性评估，按照相应标准指示患者执行一系列动作，以明确踝关节周围肌肉和骨骼如何相互作用。采用下蹲、足趾站立、单足站立提踵、上下楼梯、跑步及跳跃动作有助于医生评估患者的整体功能。

综上所述，为了使 AOA 的运动评估系统化，建议采用美国足踝外科医师协会(the American Orthopaedic Foot and Ankle Society，AOFAS)制定的踝与后足功能评分系统评分量表(AOFAS：ankle hindfoot scale)。AOFAS 踝与后足评分量表包括自评和他评共 9 个项目，指标有疼痛、功能和自主活动、支撑情况、最大步行距离(街区)、地面步行、反常步态、前后活动(屈曲与伸展)、后足活动(内翻与外翻)、踝与后足稳定性(前后与内翻-外翻)及足部力线(表 3-1-7)。

表 3-1-7　AOFAS 踝与后足评分量表

姓名：　　住院号：　　部位：左/右　　联系电话：　　日期：

项目	分级	评分
疼痛 (40 分)	无 轻度，偶见 中度，常见 重度，持续	40 30 20 0
功能和自主活动、支撑情况 (10 分)	不受限 日常活动不受限，娱乐活动受限，需扶手杖 日常活动严重受限，需扶车、扶拐、轮椅、支架	10 7 0
最大步行距离(街区) (5 分)	＞6 个(约 1 200 m) 4～6 个(800～1 200 m) 1～3 个(200～600 m) ＜1 个(200 m)	5 4 2 0
地面步行 (5 分)	走任何地面无困难 走不平地面、楼梯、斜坡、爬梯时有困难 走不平地面、楼梯、斜坡、爬梯时很困难	5 3 0
异常步态 (8 分)	无或轻微 明显 显著	8 4 0
前后活动(屈/伸) (8 分)	正常或轻度受限(≥30°) 中度受限(15°～29°) 重度受限(＜15°)	8 4 0
后足活动(内翻-外翻) (6 分)	正常或轻度受限(75%～100%正常) 中度受限(25%～74%正常) 重度受限(＜25%)	6 3 0

（续表）

项目	分级	评分
踝与后足稳定性（前后，内翻-外翻）（8分）	稳定 明显不稳定	8 0
足部对线（10分）	优：跖屈足，踝与后足排列正常 良：跖屈足，踝与后足明显排列成角，无症状 差：非跖屈足，踝与后足严重对线，有症状	10 5 0
总分：		
判定标准：优（90～100分），良（75～89分），一般（50～74分），差（50分以下）		

注：本标准适用于踝关节、距下关节、距舟关节及跟骰关节的功能评价。

三、踝关节骨关节炎运动处方的制订及实施

根据严重程度和治疗方式，将AOA运动处方分为一般运动处方和术后运动处方。其中，一般运动处方强调踝关节及其周围组织的力量训练、关节活动度和稳定性训练、平衡训练；同时，患者也需要进行系统性全身锻炼，包括有氧运动、力量运动，每周坚持一定运动量。术后运动处方依据康复情况，进行分期阶段性治疗。

【一般运动处方】

1. 力量训练

运动方式：徒手抗阻训练、等速测试和训练系统等。

运动频率：每周3～7次。

运动强度：中到高强度。

运动时间：3～5个动作，每个动作重复8～15次，1～3组，每次运动至疲劳。

2. 稳定性训练

运动方式：徒手抗阻训练、静态平衡测试和训练系统等。

运动频率：每周3～7次。

运动强度：中到大强度。

运动时间：3～5个动作，每个动作重复8～15次，1～3组，每次运动至疲劳。

3. 柔韧性和平衡训练

运动方式：静力性、动力性、本体感受性神经肌肉拉伸运动。

运动频率：每周柔韧训练2～3次，平衡训练2～3次。

运动强度：柔韧训练，拉伸到适度绷紧感为宜；平衡训练，小到中等强度。

运动时间：每个动作持续10～30 s，重复2～4次；运动时间控制在15 min以内。

【术后运动处方参考】

1. AOA关节融合术后运动处方

第1阶段（第0～2周）：术后加压包扎和管型石膏固定。按PRICE原则［制动

(prohibition)、休息(rest)、冷敷(ice)、压迫(compression)、抬高(elevation)]处理。对踝关节融合术后患者不能使用可拆卸石膏、夹板和支具,因为足部和胫骨的力臂无法对融合部位进行稳固的固定,可能导致关节融合失败。

第 2 阶段(第 2~8 周):管型石膏固定中。可逐步开始未累及相邻关节的被动关节活动训练以防关节挛缩。仰卧位、伸膝下进行股四头肌静力性收缩训练,防止失用性肌萎缩,预防下肢静脉血栓形成。

第 3 阶段(第 8~12 周):复查 X 线,如果愈合良好(表现为关节间隙模糊),提示可借助踝关节支具开始部分负重训练。可先用双拐辅助、患肢足尖点地行走,到双拐辅助下、患侧下肢可耐受下行走,再到单拐辅助下的可耐受行走。

第 4 阶段(第 12~24 周):术后第 12 周(关节镜融合术者可稍提前至术后第 11 周)复查 X 线,若愈合良好,去除石膏或支具,换穿压力袜、扶单拐或单手杖在可耐受下行走训练,逐步去拐独立行走。研究显示,切开踝关节融合术的融合平均时间约 14 周,有时可长达 26 周,需要将踝关节制动,直至使其融合。而关节镜融合术后融合时间为 8.9~12.5 周,康复进程相对较快。术后第 12 周复查 X 线,若愈合良好,可逐步过渡至独立行走。术后有少数患者需要踝关节支具或矫形鞋垫来解决力线异常、疼痛和步态异常等问题。

2. *人工踝关节置换术后运动处方* 全踝关节置换患者进行术后管理,在固定制动时间、负重限制和时机、运动的启动和进阶方面,可获得的信息资料有很大的差异;根据不同个体情况和手术方式,术后运动处方也有较大差异。由于术后并发症的发生率较高,与髋关节置换术和膝关节置换术相比,术后康复通常需更保守,即更长的制动时间和较长时间的限制性负重。术后康复第 1 阶段持续约 6 周,重点是踝关节在保护下,恢复功能性移动能力。此阶段应重视术后疼痛肿胀的管理和预防静脉血栓。

(1) 支具应用计划:术后 0~72 h 按 PRICE 原则处理。术后用非负重短腿石膏或特制支具固定于踝中立位 2~3 周,之后使用可负重短腿石膏或支具。持续固定和关节活动度训练的开始时间取决于人工置换物的类型、手术方式、手术医生的建议等。若手术为胫、腓骨融合或距下关节融合,原则上 6 周内不建议进行关节活动度训练,直到有骨性连接的证据。若有软组织损伤问题,如韧带重建等,可适当延长固定时间。如没有附加处理,一般石膏或支具固定时间期限为 2~6 周(非骨水泥型)。

(2) 负重计划:受到病因、病理、固定物类型、手术、手术医生意见的影响而有所不同。针对全踝关节置换术后的负重时机建议差别很大,相关建议从术后 3~6 周患侧下肢无负重,到术后即刻最小负重(如足尖点地),至术后 2 周达到可耐受下负重;也有学者提出术后第 3 天逐步开始下地辅助下控制负重行走,从每次 10 min 间断行走开始,根据患者疼痛和肿胀反应调整进度。有附加手术者需适当延迟负重,如进行了胫、腓骨融合或距下关节融合,或术中踝部骨折需另行固定,则术后负重时间应至少延迟 6 周。在随后的 6 周内,再逐步去除踝关节支具保护,增加负重训练。

(3) 关节活动度计划:术后早期应逐步开始踝关节活动度、肌肉力量的训练,以防止失用性并发症。术后 12~24 周,若踝关节仍然反复肿胀,可抬高患侧下肢,使用弹性绷带加压包扎或给予淋巴回流手法治疗。

【患者安全教育】

正确的运动方式、运动习惯有助于预防和治疗 AOA。患者至少需要了解以下几方面的知识：①改变不良生活方式，减少加重踝关节负担的运动。②加强踝关节及下肢训练，改善下肢柔韧性、稳定性，预防损伤和减少损伤程度。③术后注意事项，包括踝关节融合术后患者在术后 4 个月内应避免久站；对于人工全踝关节置换术后患者，不建议进行篮球、足球、羽毛球等高强度运动。

【运动处方案例】

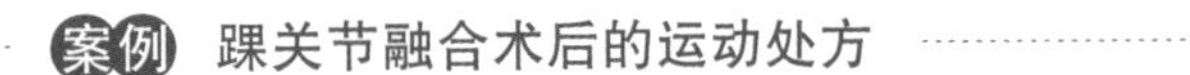

案例　踝关节融合术后的运动处方

刘某，男，45 岁。诊断为右踝关节骨关节炎(融合术后 1 个月余)。体适能测试：下肢肌肉耐力、肌肉力量、柔韧性均较差。

运动处方目标：①养成正确运动方式，预防运动损伤，鼓励患者适度运动、规律运动；②加强有氧运动、柔韧性运动，改善关节活动度，缓解疼痛；③加强下肢力量训练，增强关节稳定性。

注意事项：运动前热身 5～10 min，运动后适度拉伸放松 5～10 min；运动中，运动强度逐步增加；减少球类、身体接触类的运动项目，减少运动损伤。

运动处方			
基本信息			
姓名：刘某	性别：男	年龄：45 岁	电话：×××-××××-××××
临床诊断：右踝关节骨关节炎(融合术后 1 个月余)			
临床用药：不详			
运动风险和运动能力评估与测试			
疼痛程度	步行时(支撑相)右踝关节有明显疼痛		
关节活动度	右踝关节：背屈轻度受限		
肌肉力量	踝关节：背屈肌群肌力减弱		
足部对线	跖屈足，踝-后足排列正常		
稳定性	踝-后足稳定		
步态分析	“减痛”步态		
运动处方目标			
短期目标	缓解疼痛，加强关节活动度和稳定性		
长期目标	自主步行，回归社会		

（续表）

运动方案	
准备活动	方式：功率自行车运动
	频率：每次运动前
	强度：低强度
	时间：5 min
关节活动度训练	方式：屈曲、内收、内旋，采用弹力带进行辅助练习
	频率：每天
	强度：低强度
	时间：10 min
	每周运动量：50～60 min
	注意事项：在活动度范围内适度牵伸
肌肉力量训练	方式：采用弹力带对患侧进行多方向的负重练习
	频率：每周 2 次
	强度：中等强度
	时间：20～30 min
	每周运动量：40～60 min
	注意事项：无
关节稳定性训练	方式：采用负重或无负重平衡垫进行单足、双足平衡练习，单足下蹲练习，下肢负重后靠墙左右重心移动训练
	频率：每周 2 次
	强度：中等强度
	时间：10～15 min
	每周运动量：20～30 min
	注意事项：注意自我保护，防止损伤再次发生
训练后拉伸	方式：下肢静力和动力性牵伸动作
	频率：每次运动后
	强度：低强度
	时间：5 min
医生	签字：
日期	年　　月　　日

（方凡夫　吴　恒）

第七节

肩关节运动损伤

一、肩袖损伤

（一）肩袖损伤概述

》【流行病学】

随着老龄化人口的增多，肩袖退行性改变造成的损伤已逐渐成为不可忽视的健康问题，严重影响患者的日常工作和生活。非创伤性肩袖损伤的发病率在不同年龄组有显著差异，其发病率随着年龄的增长明显增加。对无症状志愿者进行肩关节 MRI 检查，发现 40 岁以下人群中肩袖损伤的发病率为 4%，40～60 岁人群中发病率为 28%，60 岁以上人群中发病率为 54%。肩袖损伤常引起持续性疼痛和功能障碍，约一半的患者出现持续性肩部疼痛和关节功能受限。大部分肩袖损伤可以通过保守治疗缓解疼痛症状、改善功能，运动治疗是肩袖损伤保守治疗不可缺少的部分。既往研究发现，运动治疗，包括治疗师监督或自我监督下的牵伸训练及力量训练，对改善肩袖损伤症状有显著疗效。12 周的运动治疗可显著改善非创伤性全层肩袖撕裂患者的疼痛症状及功能障碍，并能降低手术率。

》【临床表现和体征】

1. 临床表现　肩袖损伤的主要临床表现为肩关节疼痛和活动受限。主诉疼痛区域常在肩关节前方或外侧。症状在活动时加重（特别是过头活动时），休息时减轻。患者常因夜间疼痛而无法睡眠。活动受限主要表现为主动活动受限，常为上举受限。因肩袖损伤而产生继发性肩关节粘连的患者，主动和被动活动可同时受限。

2. 体征　急性期患者的肩部外观无明显改变。病程较长患者可见冈上肌、冈下肌萎缩。触诊肩峰下、大结节或结节间沟可有压痛。肩关节上举、内外旋活动度降低，主动活动度往往低于被动活动度。肩袖的退行性改变损伤主要累及冈上肌，空杯试验（Jobe 试验）阳性提示冈上肌损伤。肩袖损伤的发病机制除了内源性退行性改变，常伴有外源性撞击。Neer 试验及 Hawkin 试验阳性提示有肩峰下撞击。

》【实验室及辅助检查】

作为无创手段，影像学对于确诊肩袖损伤有重要意义。MRI 和超声检查均为诊断肩袖撕裂的辅助手段，并对鉴别不同类型的撕裂有较好的特异性和灵敏性，尤其可以鉴别全层撕裂与正常肩袖或部分撕裂。

》【诊断标准】

根据临床表现、体征及影像学检查可以明确诊断。

（二）运动与肩袖损伤

对于肩关节而言，由于其本身特有的解剖结构和生物力学特性，长期、反复的肩关节上举动作，无论是体育运动还是日常活动，造成的肩袖损伤非常常见。40 岁以上的中老年人群为高发群体，因职业原因频繁使用肩关节为诱导肩袖损伤的高危因素，如游泳、羽毛球、篮球等运动项目。通过设计针对性的运动处方可以有效地防治肩袖损伤。

》【肩袖损伤的预防】

对于肩袖损伤风险较高人群的运动预防，主要体现在以下 3 个方面。

1. *了解日常运动习惯和职业*　日常运动习惯包括运动项目、运动频率、运动强度、动作规范性等。对职业的了解包括是否是油漆工、仓库保管员等。对于游泳、羽毛球、篮球等风险较高的运动，根据不同的年龄、运动能力及是否存在肩痛症状，进行必要的评估，以确定是否继续或调整运动项目，纠正不正确动作，降低运动强度或频次等。

2. *肩关节的柔韧性练习*　可以通过各个方向有效的牵伸获得，在运动前需充分拉伸肩关节。牵伸普遍适用于各个年龄段的高危人群，包括 60 岁以上的老年人。

3. *肩关节的稳定性训练*　通过运动训练让肩关节在上举动作中变得更加稳定，减少外在撞击的发生。对于经常性进行游泳、羽毛球、篮球等风险较高运动的人群，稳定性训练尤为必要，训练包括针对肩胛骨稳定性训练与肩袖肌力训练。

由于肩袖内在的退行性改变的影响，60 岁以上的老年人需要将以上动作练习融入生活，延缓退行性改变的发生。

》【肩袖损伤后的针对性运动治疗】

针对性运动处方除了预防作用，也是肩袖损伤发生后治疗与康复的重要组成部分。运动训练带来的益处是多方面的，包括调节疼痛感受，促进损伤肩袖的修复，提供肌源性代偿，增加因恐惧疼痛而减少的肩部活动。运动过程中施加有控制的应力可增加肌腱修复与组织重塑。肩袖损伤常用的运动训练分为牵伸练习、肩胛骨稳定性训练和肌力训练。

1. *牵伸练习*　肩袖损伤的发生与关节灵活性不足有关。牵伸练习既是治疗手段也是预防方法。肌力训练前的牵伸训练可以帮助患者调节组织发力时序与肢体控制，从而使肌肉发挥相应的功能；牵伸训练可增加组织血液供应，增强肌肉收缩。通过牵伸上斜方肌，降低其过度激活，改善肩胛骨运动模式，减少肩峰下撞击及肩袖再损伤的风险。

2. *肩胛骨稳定性训练*　肩峰下撞击征患者上举动作过程中，肩胛骨上回旋力偶存在不平衡，导致异常的激活模式，存在前锯肌及中、下斜方肌肌力激活降低的同时伴上斜方肌过度激活。通过肩胛骨的稳定性训练，可以针对性地强化或抑制目标肌肉的激活，改善肩胛骨稳定性，减少肩峰下撞击、肩袖再损伤的发生。

3. 肌力训练　肩袖肌力训练是肩袖损伤运动治疗的核心手段。一方面肩袖损伤会导致肌腱质量变差，产生继发性挛缩。运动过程中有控制的应力能刺激成纤维细胞对机械刺激的反应，从而促进组织修复与重塑，最终转化为肌腱修复的动力。另一方面肩袖损伤患者的肩袖与三角肌这一对力偶存在不平衡，通过强化肩袖肌力（尤其是外旋肌力量训练）可以减少肩关节上举动作中肱骨头的上移，使得盂肱关节更趋向稳定，从而减少肩峰下撞击及肩袖再损伤的风险。

（三）肩袖损伤运动处方的制订与实施

》【运动处方评估与测试】

除了了解患者的健康和疾病情况（具体内容参见本书第一篇第三章）外，需进行肩关节功能评估。评估内容如下。

1. 疾病史　包括是否有原发性肩部疾病、颈部疾病或肘关节疾病。

2. 运动习惯　羽毛球、游泳等运动项目影响肩关节功能，需了解患者过往运动习惯、运动能力，避免过度使用带来新的创伤。

3. 疼痛评定　通过 VAS 评估患者疼痛程度。

4. 体格检查　包括肩关节主动和被动活动度、肩胛骨稳定性、肩袖肌力和肌肉紧张程度，以及肩关节是否有撞击征。此外，应评估肩关节稳定性及后方关节囊的紧张度。

》【运动处方要点】

在患者疼痛控制后，以改善关节活动度为原则，恢复关节囊正常位置，使得肩袖和肩胛骨周围肌肉能够进行次极量的抗阻训练。

1. 运动处方的目标　保护残存肌腱，避免再次损伤。缓解疼痛症状，达到无痛全范围关节活动，改善肌力，增加肩关节运动功能，避免肩关节粘连和肌肉萎缩。

2. 运动处方的原则　根据患者的关节活动度、肌力、运动能力及康复要求制订个体化、循序渐进的运动方案。

3. 运动处方的要素

（1）运动方式

1）关节活动度训练与自我牵伸：具体方法见下文中的运动处方案例。

2）肩胛骨稳定性训练与肩袖肌力训练：这两种训练很难孤立开来，在进行肩袖肌力训练时，需保持良好的肩胛骨稳定，通过动作设计使二者相辅相成。具体方法见下文中的运动处方案例。

（2）运动频率：肌力训练每周 2～3 次，关节活动度训练与自我牵伸每天 1 次。

（3）运动时间和强度：根据患者耐受程度进行个性化处理。

4. 运动中的注意事项　保护肌腱，避免运动过程中再次损伤；避免运动过程中的疼痛加重或任何轻微不适；力量训练需有很好的控制，避免离心收缩的负荷过大引起肩袖损伤；肩关节外展训练在肩胛骨平面进行并保持大拇指朝上（中立位）以避免肩峰撞击。

》【运动处方案例】

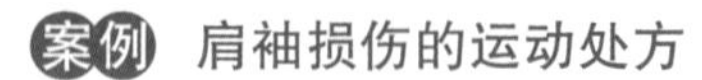
案例 肩袖损伤的运动处方

李某，男，54岁。诊断为右侧肩袖损伤。目前采用非甾体抗炎药治疗。体格检查：肌力及肩关节主动活动下降。运动处方目标：缓解疼痛，保护残存肌腱，避免再次损伤，并达到无痛全范围关节活动。

运动处方			
基本信息			
姓名：李某	性别：男	年龄：54岁	电话：×××-××××-××××
临床诊断：右侧肩袖损伤			
临床用药：非甾体抗炎药			
运动前筛查			
体力活动水平	□规律运动（每周＞3次或≥150 min、连续≥3个月的体育运动） ☑体力活动不足		
临床情况	身高：170 cm　体重：75 kg　BMI：25.95 kg/m^2　腰围：88 cm		
	症状：右肩疼痛、无力		
	疼痛评估（VAS）：4分		
	慢性疾病史：无		
	是否有颈椎病：无 是否有肘关节疾病：无		
体格检查	肩关节主动活动　前屈：120°　外展：100°　后伸：60° 向后摸背：拇指平 T_{12}　外旋：70°		
	肩关节被动活动　前屈：180°　外展：180°　后伸：60° 向后摸背：拇指平 T_7　外旋：70°		
	肩胛骨稳定性：上举耸肩		
	肩袖肌力：降低		
	是否有肩峰撞击：有		
	肩关节稳定性：稳定		
	后方关节囊紧张度：不紧张		

（续表）

运动方案	
关节活动度训练与自我牵伸	方式：钟摆练习，逐渐过渡到仰卧位下健侧辅助肩关节前屈练习，木棍辅助下肩关节前屈、外展、内外旋转练习，从而增加关节活动度。采用睡姿牵伸或水平内收牵伸。也可采用胸前位内旋内收、背手内旋后伸牵拉后方关节囊。还可扶棍内、外旋牵伸，牵伸肩袖内、外旋肌。采用门框辅助下前屈或外展上举牵伸前方关节囊或胸小肌。头向对侧屈曲牵伸上斜方肌。
	频率：每天 1 次
	强度：根据患者耐受程度进行个性化处理
	时间：每次 20～30 min
	注意事项：避免疼痛
肩胛骨稳定性训练与肩袖肌力训练	方式：肩袖力量训练需在肩胛骨平面内，保持肩胛骨收紧情况下进行。可采取直立位下外展外旋、侧卧位外旋、俯卧位外展 90°、下外旋 90°等动作训练肩外旋肌，并在无痛或患者耐受状态下逐渐从次极量等长收缩过渡到采用弹力带或沙袋负重，并逐渐加大阻力。进行卧位肩胛骨终末端抗阻前伸，并可采用弹力带逐渐增加阻力；或墙面俯卧撑逐渐过渡到闭链俯卧撑，以改善前锯肌肌力。采用俯卧位外展后伸，高、中、低位肩胛骨划船运动改善中、下斜方肌肌力。
	频率：每周 2～3 次
	强度：根据患者耐受程度进行个性化处理
	时间：每次 20～30 min
	注意事项：避免疼痛
医生	签字：
日期	年　　月　　日

二、冻结肩

（一）冻结肩概述

》【流行病学】

冻结肩又称为粘连性肩关节囊炎，多发生于 40～60 岁的患者，女性多见。其发病率为 3%～6%，系统性疾病（如心血管疾病、甲状腺功能异常、糖尿病）患者更容易发生冻结肩。非优势手好发，20%～30%的患者累及另一侧。可先后单独发病也可以同一时间段累及双侧。20%～30%的患者自述有微小受伤史。

》【临床表现和体征】

目前普遍认为冻结肩是一种自限性疾病，通常发病 2 年内症状自行缓解。但有少数患者表现为顽固性冻结肩，会遗留肩关节活动受限。

冻结肩分为4个典型临床病程。

Ⅰ期（粘连前期）：0～3个月，表现为三角肌止点的牵涉痛，夜间痛明显，患侧不敢侧卧。深层触诊关节囊疼痛，关节活动终末端不紧。

Ⅱ期（渐冻期）：3～9个月，在这个阶段临床表现为严重的夜间痛和僵硬感；前屈、外展、内外旋活动均受限。

Ⅲ期（冻结期）：9～15个月，僵硬加重，仅在终末端出现疼痛，肩关节各个方向活动明显受限，尤其是外展与外旋活动度下降超过50%。

解冻期：极轻微疼痛，同时活动度逐渐增加。

肩部触诊常没有特定的压痛点。各方向被动活动受限是冻结肩的标志，特别是体侧外旋活动受限。由于病程较长，常伴有肩关节周围肌群的肌力下降。

》【实验室及辅助检查】

盂肱关节前后位、腋位、冈上肌出口位和肩锁关节X线检查有助于排除其他引起肩部疼痛和僵硬的疾病。MRI片上可见肩关节腋隐窝关节囊增厚，腋袋积液消失，关节囊增厚可>4 mm，滑膜与腋隐窝粘连，肩袖间隙常有瘢痕增生。MRI肩关节造影检查显示关节内容积减小且常伴有下腋隐窝缩小。

》【诊断标准】

根据典型的病史及体征，并排除其他疾病即可诊断冻结肩，并可区分为原发性或继发性冻结肩。

（二）运动与冻结肩

运动防治冻结肩的机制同肩袖损伤。此外，牵伸训练改善冻结肩关节僵硬症状，在运动终末端对关节囊韧带施加小剂量持续的应力牵伸，通过使关节囊产生塑性形变，可以增加盂肱关节各方向的主动和被动活动度。

（三）冻结肩运动处方的制订与实施

》【运动处方的评估与测试】

对冻结肩的针对性评估内容如下。

1. *疾病史*　包括是否有颈部疾病或肘关节疾病，是否有糖尿病、甲状腺功能亢进症、心血管疾病或肩袖疾病。

2. *疼痛评定*　通过VAS评估患者疼痛程度。

3. *体格检查*　包括肩关节主动和被动活动度、肩胛骨稳定性、肩袖肌力及肌肉紧张程度。

【运动处方要点】

1. 运动处方目标　缓解疼痛症状，改善关节活动范围及肌力，增加日常生活活动能力。

2. 运动处方原则　根据患者所处不同的疾病分期制订个体化、循序渐进的运动方案。运动过程中避免加重疼痛及炎症反应。

3. 运动处方要素

(1) 运动方式：关节活动度训练，低强度、短时间、温和的关节活动度训练改善关节疼痛递质输入，降低疼痛，增加活动度，如钟摆练习，适用于Ⅰ和Ⅱ期患者。积极的牵伸训练有助于改善关节活动度，适用于Ⅲ和Ⅵ期患者。健侧辅助下的自我牵伸，利用墙角、桌面、毛巾、木棍等工具完成肩关节各个方向的牵伸。终末端牵伸维持 30 s，在不适但无明显疼痛范围内。对于Ⅲ和Ⅵ期患者还应加强肩胛肌、肩袖肌肉力量训练。方法同“肩袖损伤”小节。

(2) 运动频率：关节活动度与牵伸训练每天 2～3 次。力量训练每周 2～3 次。

(3) 运动时间和强度：根据患者耐受程度进行个性化处理，以不增加疼痛及局部炎症反应为原则。

(4) 注意事项：急性期避免过度运动，可能增加疼痛与炎症反应。应避免引起疼痛的活动，并在疼痛缓解后再次加入。在僵硬期应增加长时间耐受的牵伸训练。牵伸训练的量过低可能无法达到治疗效果，而过大则会引起炎症和疼痛。

【运动处方案例】

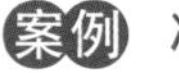
冻结肩的运动处方

王某，男，57 岁。右肩疼痛伴活动受限 9 个月。诊断为右侧冻结肩。目前采用非甾体抗炎物治疗。体格检查：肩关节主动和被动活动均下降。目标：缓解疼痛症状，改善关节活动范围及肌力，增加日常生活活动能力。

<table>
<tr><th colspan="4">运动处方</th></tr>
<tr><th colspan="4">基本信息</th></tr>
<tr><td>姓名：王某</td><td>性别：男</td><td>年龄：57 岁</td><td>电话：×××-××××-××××</td></tr>
<tr><td colspan="4">临床诊断：右侧冻结肩</td></tr>
<tr><td colspan="4">临床用药：非甾体抗炎药</td></tr>
<tr><th colspan="4">运动前筛查</th></tr>
<tr><td>体力活动水平</td><td colspan="3">□规律运动（每周>3 次或≥150 min、连续≥3 个月的体育运动）
☑体力活动不足</td></tr>
</table>

（续表）

临床情况	身高：174 cm　体重：79 kg　BMI：26.09 kg/m^2　腰围：95 cm
	症状：疼痛，肩关节主动和被动活动受限
	疼痛评估（VAS）：6 分
	慢性疾病史：无
	是否有原发性肩部疾病：无 是否有颈椎病：无 是否有肘关节疾病：无
体格检查	肩关节主动活动　前屈：90°　外展：80°　后伸：30° 向后摸背：拇指平 S_1　外旋：10°
	肩关节被动活动　前屈：100°　外展：95°　后伸：30° 向后摸背：拇指平 L_5　外旋：15°
	肩胛骨稳定性：不稳定，过度活动
	肩袖肌力：下降
	后方关节囊紧张度：紧张
运动方案	
活动度训练	方式：钟摆练习，辅助下的自我牵伸
	频率：每天 2～3 次
	强度：根据患者耐受程度进行个性化处理
	时间：20～30 min
	注意事项：避免增加疼痛及局部炎症反应
医生	签字：
日期	年　月　日

（蔡　斌）

第八节

肘关节运动损伤

一、肘关节概述

肘关节是由肱骨远端与近端桡骨、尺骨组成的三关节（肱桡关节、肱尺关节、上桡尺关节)复合体。肱骨远端呈三角形,由 2 个髁突组成。尺骨近端包括鹰嘴、冠状突及之间有滑车切迹。桡骨近端结构为桡骨头及桡骨颈。桡骨头由环状韧带牢固固定,具有近端凹面,与尺骨切迹连接。骨性结构、韧带和关节囊的结构提供肘关节稳定性。此外,肘关节周围的肌肉、肌腱是肘关节动态稳定结构,肱骨内上髁为前臂屈肌-旋前肌群肌腱提供附着,外上髁为前臂伸肌-旋后肌群肌腱附着部位。

二、运动与肘关节

肘关节通过伸屈和旋转活动,协同肩腕关节活动用以满足日常活动和运动需求。正常情况下,肘关节完全伸直为 0°～5°,屈曲 145°左右。以前臂旋转中立位为 0°,旋前 75°～85°,旋后 85°～90°。肘关节在完全伸展时具有外翻角(被称为提携角),男性约为 5°,女性为 10°～15°。不同年龄人群运动时对于肘关节活动度要求不一样,一些老年人即使伸屈受限 10°也不会明显影响日常运动生活。此外,随着运动生活方式的改变,比如投掷球类运动,人们可能需要更大的旋转屈伸活动范围。

同时,肘关节作为前臂杠杆的支点,起到在前臂和上臂之间传递力量负载的作用。在进行投掷运动时,肘关节骨性结构以及内、外侧副韧带提供了静态稳定作用,跨肘关节的肌肉群提供动态稳定作用,用以减少关节的冲击力。由于长期劳损或运动损伤,肘关节内、外侧肌腱变性磨损,从而诱发肘关节疼痛症状。

三、肘关节运动损伤运动处方的制订及实施

》【运动处方的制订原则】

现有运动处方指南主要针对肘关节疼痛患者运动的指导方针,治疗的目标主要是减轻疼痛症状、恢复肌肉肌腱功能、预防复发。在实施中,运动处方需要根据年龄、性别、疾病严重程度、有无并发症、运动需求、生活方式等情况制订个性化运动处方。

制订个性化肘关节疼痛的运动处方要遵循以下基本原则。

1. 安全性　肘关节疼痛患者的受伤肌肉、肌腱不一样,在进行运动处方疗法时存在发生疼痛加重的风险。要避免不恰当的运动形式或运动强度带来的运动伤害,避免韧带肌腱再度损伤。

2. 科学有效　不同患者的肘关节活动度、疼痛程度及肌肉力量不同,因此需要设计不同运动方式和运动强度的运动处方。

3. 个性化　基于每个人的肘关节疼痛程度和平时的运动习惯,根据疼痛状况及运动习惯调整方案。

4. 全面性　在治疗局部肘关节的基础上,需要考虑整个上肢关节,包括肩关节和腕关节的全面改善,通过运动方式综合干预。

5. 专业人员指导　对于肘关节患者而言,在制订运动处方之前必须要有一定的评

估，应由运动医学医生等专业人员对患者进行确诊，了解其现病史及主要并发症，调查患者个人生活习惯、运动习惯，判断是否适合运动处方治疗，并进一步通过活动度、关节稳定性及肌肉、肌腱力量检查结果制订运动处方。

》【运动处方要素】

对肘关节疼痛（如网球肘）患者，不同形式的运动均可达到缓解疼痛的效果，主要有关节拉伸训练和肌肉力量训练。关节拉伸训练可以减少肌肉损伤，建议在运动前后完成。肌肉力量锻炼对肘关节患者同样重要，具有改善疼痛、预防肌腱腱病复发的作用。总的来说有 3 种形式的肌肉肌腱收缩可以加强改善肌腱疾病，包括等长训练、向心训练、离心训练等。研究报道，离心强化训练能够有效改善肌肉和肌腱的疼痛、力量及功能。离心运动的主要原则之一是适度增加肌腱的负荷张力。增加负荷显然会使肌腱承受更大的压力。事实上，这种渐进式超负荷原则构成了所有体适能训练计划的基础。当然，运动形式的选择及其组合需要根据个人兴趣、疼痛状况、运动能力实施安排，否则会再次受伤以及难以坚持。以下就网球肘的运动处方要素进行说明。

根据目前的研究，关节拉伸训练是缓解网球肘的主要运动方式，包括腕关节拉伸训练和肘关节拉伸训练。

腕关节拉伸训练：可以用检测手辅助，掌屈腕关节，此时感觉桡侧伸肌群于肘关节外上髁处紧张，维持 20～30 s，5～10 次为 1 组，每天 2～3 组。肘关节拉伸训练：①前臂拉伸法，收缩前臂伸肌 10 s，放松 2 s，可通过对侧手拉伸肘关节外侧伸肌群 30～40 s，3～5 次为 1 组，每天 2～3 组。最佳拉伸位置结果是肘部伸直，前臂旋前，腕部屈曲并尺偏，另外需要根据患者的疼痛耐受性而定。②肱桡肌推拿，将肘关节置于软垫上，屈肘 30°～45°，在肘关节远端反复推拿疼痛肌肉肌腱，在疼痛仍受情况下持续 5 min。推拿完如果疼痛加重，给予休息、冰敷。③肌肉滚轴按摩，采用筋膜球或泡沫轴置于桡侧伸肌群下方，屈肘 30°～60°，反复滚动起到按摩伸肌群的作用，在疼痛可耐受情况下持续 5 min。

此外，网球肘受累肌肉主要是桡侧腕短伸肌和指总伸肌群，肌肉力量训练主要围绕该部分肌群，使用手持哑铃进行伸腕肌离心训练，后期逐渐增加强化训练。以下为适用于网球肘的离心运动锻炼方法：①静态牵拉伸展前臂屈肌和伸肌，肘腕关节热身 2～3 min，静态牵拉 15～20 s，做 3 组，每组重复 10 次，每组之间休息 1 min，5 次/周。②屈腕运动，肘关节置于桌面或床面，伸直旋前位，腕关节伸出桌缘或床沿，握拳并最大角度屈曲腕关节。健侧手向下缓慢压腕关节，持续 20～30 s，做 2 组，每组重复 10～15 次，5 次/周。③伸腕肌离心训练，患者从肘部伸展到 180°开始，手持哑铃，手腕处于伸展位置，然后通过将手慢慢降低到桌子边缘到弯曲位置来偏心加载伸肌腱，患者使用对侧未受影响的手返回起始位置以避免向心负荷（手腕伸展）。做 3 组，每组重复 10～15 次，5 次/周。注意在向心（手腕伸展）运动阶段用另一只手协助，以帮助回到起始位置，一旦达到重复 15 次的功能耐受度，就增加哑铃的重量。④前臂旋前和旋后加强训练，采用弹力带进行前臂肌肉旋前肌旋后训练。每个练习 2 组，每组重复 10～15 次，5 次/周。一旦达到重复 15 次的功能耐受性，就增加弹力带的阻力。

》【运动注意事项】

（1）对于有骨折、脱位或韧带撕裂等并发症的人群，运动处方治疗应当谨慎，应在医务监督下进行肘关节运动锻炼。

（2）肘关节疼痛的病因很多，一定要明确肘关节疼痛的病因，运动处方主要适合肘关节内、外髁炎或其他肌腱腱病，比如伸肌腱病为主的网球肘和屈肌腱病为主的高尔夫球肘，运动锻炼方法是完全相反的。

（3）肘关节伸肌群静态拉伸运动应根据患者的耐受性，缓慢进行，保持肘伸直、前臂旋前、腕屈尺偏，以达到最佳的拉伸位置效果。

（4）在每次治疗期间，关节柔韧性运动平分搭配在肌肉力量训练前后，每次治疗之间间隔休息 30 s。

（5）在拉伸运动时，应根据患者的不适和疼痛状况进行个性化策略，疼痛应当控制在无痛或微痛情况下，不应导致剧烈肿痛。

（6）在执行运动计划时，请遵医嘱服用消炎镇痛药。

》【运动处方的效果评估】

效果评估主要包括两方面，即运动负荷的适应性评估和肘关节疼痛改善评估。由于肘关节局部锻炼引起心脏负荷不适可能性小，主要进行局部运动负荷适应性评估。疼痛改善评估方面，应当于治疗前、治疗中及治疗后验证运动处方的有效性，包括基本病史问诊、体格检查、量化功能评分（如 VAS 评分、Mayo 评分、DASH 评分等）。VAS 评分是常用的简单的疼痛量化评估方法。

》【运动与药物配合的原则】

注意药物对疾病的影响。例如，局部激素注射可能进一步加重肌腱腱病，在运动处方施行过程中尽量避免局部注射；非甾体抗炎药可能减轻疼痛，但会影响运动处方的有效性评估。

》【运动处方案例】

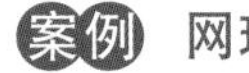

网球肘的运动处方

张某某，女，45 岁。肘关节外上髁疼痛不适 2 个月。诊断：左肘网球肘。运动处方的制订主要是通过运动改善肘关节柔韧性、肌肉肌腱力量，使肘关节恢复良好运动状态，解除致炎机制。运动处方主要包括肘、腕关节肌群柔韧性练习和前臂肌肉力量训练。

运动处方			
基本信息			
姓名：张某某	性别：女	年龄：45 岁	电话：×××-××××-××××
临床诊断：左肘网球肘			
临床用药：无			
运动前健康筛查			
体力活动水平	□规律运动（每周>3 次或≥150 min、连续>3 个月的体育运动） ☑体力活动中等		
临床情况	身高：167 cm　体重：55 kg　BMI：19.72 kg/m^2　体脂率：21.1%		
	慢性疾病史：无		
	血液指标：正常		
	血压：115/72 mmHg　心率：72 次/分		
	吸烟：□是　☑否　□已经戒烟		
体适能测试			
最大摄氧量	25.5 mL/(kg・min)，7.2 METs		
6 min 步行距离	515 m		
肌肉力量	握力：3 分		
柔韧性	坐位体前屈：3 分		
平衡能力	闭眼单足站立：10 s		
运动方案			
运动方式	肘、腕关节拉伸训练和前臂伸肌群力量训练		
运动强度	从低强度开始，逐渐增加到中等强度		
运动时间	关节拉伸训练 30～40 s，3～5 次为 1 组，每次间歇 15 s，每天 2～3 组；肌肉力量训练做 3 组，每组重复 10～15 次		
运动频率	关节拉伸每周 7 次；力量训练每周 3～5 次		
运动量	每周 5～6 h		
运动目标	6 周达到干预疗效		
注意事项	初期（1～2 周内），以关节拉伸训练为主，尽量无痛或微痛。1～2 周后逐渐以肌肉力量训练为主。运动中出现疼痛或症状加重时需立即停止，并及时就医。了解处方是否有误，进行调整		
效果评估	使用相关量表进行效果评价		
医生	签字：		
日期	年　月　日		

（李　宏）

第九节

髋关节运动损伤

一、髋关节损伤概述

髋关节是将下肢和躯干的动力链相连接的重要一环，承担了静止站立以及行走、爬山、跑步和跳跃等运动时的体重负荷。组成髋关节的骨性结构包括由骨盆形成的髋臼和股骨近端的股骨头、股骨颈等；软组织结构包括关节囊、盂唇和韧带结构，另外还有肌肉、肌腱附着在髋关节周围。在髋关节周围，还存在大转子滑囊和髂腰肌滑囊等10余个滑囊组织。常见的髋关节运动损伤包括肌肉损伤、髋关节周围滑囊炎、髋关节盂唇损伤、股骨头颈髋臼撞击综合征、弹响髋、运动性疝等。

》【临床表现与体征】

髋关节大部分运动损伤的主要临床表现为腹股沟区或臀部深层疼痛，以及髋关节活动受限，尤其以屈髋和内外旋受限为主，伴有滑囊炎的患者可出现局部肿胀、发热，甚至波动感。

》【物理检查及辅助检查】

1. 物理检查

(1) 观察：①基础情况方面，是否存在皮肤破损、瘀斑、局部发红、肿胀等情况；是否存在肌肉萎缩、局部凹陷；是否存在关节畸形、骨折移位、成角等异常。②姿势及步态情况方面，行走时是否存在跛行、脊柱侧弯、骨盆倾斜等姿势异常。

(2) 触诊：有无局部肿胀、发热、压痛等。髋关节内病变压痛点多集中于腹股沟区域及臀部深部区域。骨性突起部位如耻骨结节、坐骨结节、股骨大转子等区域压痛多与肌腱损伤和滑囊炎有关。

(3) 关节活动度测试和关节肌肉力量测试：正常髋外展约为45°，内收约为25°，最大前屈为135°，后伸为40°。内外旋以股骨头到远端髁间中点连线为纵轴，旋转度约为50°，其中外旋约35°，内旋约15°。髋关节周围肌肉共有20余块，它们协同发挥作用。临床上可采用量角器、肌力测试仪等进行测量。

(4) 特殊测试：包括屈曲内外旋和过伸撞击试验，主要评估是否存在髋关节撞击征；前方/后方恐惧试验和拨号征，可以用来评估髋关节不稳等疾病。

2. 辅助检查

(1) X线：提供最基础的髋关节评估。可从标准的X平片上获取髋关节的一些重要信息，包括骨盆前倾情况、股骨头髋臼包容情况等，常用指数包括LCE角、α角、偏心距等指标。

(2) CT：可对髋关节存在的一些骨性异常进行更加全面、精确的评估，如存在的微小骨折、游离体等也可在CT上清晰显示。三维CT重建对于髋关节镜手术的术前规划非常重要。

(3) MRI：对髋关节内软骨、盂唇及韧带等结构损伤显示更加清晰，同时可评估髋关节周围肌肉、滑囊等结构是否存在异常。MR造影术可提高髋关节盂唇损伤诊断的精确率。

(4) 超声：可对髋关节周围滑囊炎、肌肉损伤等进行动态评估，但由于髋关节位置较深，超声很难对关节内盂唇、软骨等结构进行精确检查。

二、运动与髋关节

髋关节的三维运动包括外展和内收、前屈和后伸、内旋和外旋。人处于静止站立时，重心位于两髋之间，单侧髋关节所承受的压力大约是体重的1/3。行走时单侧肢体着地时，传递到髋关节的压力可增加到体重的4倍。通过减轻体重、使用拐杖等方式，可使这些力量减少。

》【运动对髋关节的好处】

1. 增强骨骼和肌肉　进行适量的运动有助于加强骨骼和肌肉，使关节更加稳定和耐用，并且可以减轻骨质疏松和髋关节疾病发生的风险；还可以增加肌肉和髋关节的灵活性，减少关节僵硬的发生。

2. 减轻疼痛，增加关节灵活性　低强度的有氧运动可以促进血液循环，增加关节内滑液，减轻炎症，缓解疼痛和僵硬感。

3. 保持身体平衡　进行球类运动、跳绳、跑步等运动有助于提高身体关节的稳定性、灵活性及肌肉力量，降低跌倒的风险。

4. 减轻体重压力，延缓关节退行性变　髋关节承受着身体很大部分重量，运动后通过减轻体重能够减轻髋关节所承受的压力；另外，运动有助于改善关节液的流动，减少摩擦，从而进一步减缓关节退行性变的发生。

》【不科学运动加剧损伤风险】

不科学的运动方式，如热身不充分、运动强度过大、运动姿势不正确、运动场地和器械不合适等因素，会使髋关节承受过度的压力和负荷，增加髋关节的损伤风险。

三、髋关节运动处方的制订及实施

》【运动处方的制订原则】

髋关节疼痛是临床上常见的主诉。研究显示，成年运动员的髋部和骨盆损伤占所有损伤的5%～6%，儿童运动员为10%～24%。在芭蕾舞运动员、足球运动员和田径运动员中，髋部和骨盆损伤更为常见，损伤发生率分别为44%、13%和11%。髋关节疼痛大致可分为3类疾病，包括：股骨头颈髋臼撞击征（femoroacetabular impingement，FAI）、髋臼发育不良及其他无骨性结构异常的病变（如盂唇损伤、软骨损伤、圆韧带损伤等）。其中FAI是引起髋关节疼痛最常见的原因，占所有髋关节疼痛的49%。除了骨性畸形引起撞击外，FAI还可引起一系列髋关节内病变，如盂唇损伤、软骨损伤等。

现有运动处方指南主要针对髋关节疼痛患者运动的指导，目标主要是减轻疼痛和炎症反应，恢复关节活动，改善肌力、本体感觉和耐力，并预防复发。在实施中，需要根据年龄、性别、疾病严重程度、有无并发症、运动需求、生活方式等情况制订个性化运动处方。制订个性化髋关节疼痛的运动处方要遵循以下基本原则。

1. 安全性　髋关节疼痛患者的损伤情况不同，损伤结构也不一样，在进行运动处方疗法时存在一定的加重疼痛的风险。要避免不恰当的运动形式或运动强度带来的运动伤害，避免肌腱、韧带、关节盂唇、软骨等结构再度损伤。

2. 科学有效　不同患者的髋关节活动度、柔韧性及肌肉力量不同，因此需要设计不同运动方式和运动强度的运动处方。对于不同年龄段患者，为了保证效果，需要选择不同的项目进行，以增强依从性。

3. 个性化　基于每个人的髋关节疼痛程度和平时的运动习惯，根据不同喜好选择患者喜欢的运动方式。

4. 全面性　在个性化的基础上，需要考虑综合改善、全面管理，包括下肢关节及核心肌群的全面改善，运动方式的综合干预。

5. 专业人员指导　对于髋关节疼痛患者而言，在制订运动处方之前必须要有一定的评估，应由运动医学医生等专业人员对患者进行效益、风险评估，了解其现病史及主要并发症，调查患者个人生活习惯、运动习惯，判断是否适合运动治疗，并进一步通过活动度、关节稳定性及肌肉肌腱力量检查结果来制订运动处方。

》【运动处方的评估与测试】

除了进行一般身体健康评估测试，还要进行针对髋关节功能的评估。髋和骨盆的生物力学首先反映关节的病理，其次反映关节的代偿作用。例如，对于髋关节退行性改变患者，初期表现是因关节疼痛引起的疼痛步态，然后可能因臀中肌而发生功能异常，表现为Trendelenburg步态。之后，伴随着髋关节功能异常，由于步态和负重力学的改变，骶髂关节和腰椎也会发生相应的改变。

临床评估首先包括髋关节各个方向上的活动度和肌力，以及下肢平衡能力测试，注意双侧对比。除此以外，评估内容还应包括步态观察和基本的运动功能（行走、静坐、下蹲起立、上下楼及基本的平衡性运动），同时要了解患者特殊的运动模式，诱发疼痛的因素，腰椎、骨盆、骶髂关节和膝关节的功能评价等。

》【运动处方要素】

针对髋关节的运动训练需要结合一般运动训练和专门训练。一般运动训练遵循每周至少 150 min 运动，运动的频率、强度、时间根据患者病情、治疗手段、运动能力等情况综合决定。

对髋关节疼痛患者，针对髋关节及下肢的拉伸运动、肌肉力量锻炼及本体功能训练有助于缓解疼痛、改善关节功能。

1. *拉伸运动*　拉伸运动可以增加肌肉和韧带柔韧性和灵活性，降低运动损伤发生风险，建议在运动前和运动后均需执行。有研究显示，纵向拉伸还能明显减轻髋关节疼痛。

2. *肌肉力量锻炼*　肌肉力量锻炼对髋关节运动损伤患者同样重要，具有改善疼痛、预防复发的作用，包括向心运动、等长运动、离心运动等。运动形式的选择及其组合需要根据个人喜好、健康状况、运动能力实施安排。运动强度是获得运动效果的重要因素，在安全第一的原则下，可以根据患者耐受疼痛的实际情况调整强度。

3. *本体感觉锻炼*　本体感觉缺陷通常与关节损伤并存。髋臼盂唇含有游离神经末梢和感受器，这些组织是产生本体感觉的基础。另外，髋臼盂唇也通过维持关节内负压维持关节稳定，当盂唇结构损伤，关节内负压消失，稳定性也随之下降，从而抑制正常的运动反射，进一步降低关节周围的神经肌肉稳定性。本体训练可修复这些缺陷，并帮助重建神经肌肉控制能力，其中包括本体感觉、关节动态稳定性、神经肌肉控制的运动神经元通路的恢复。锻炼方法包括：①简单的静态平衡锻炼，开始为双腿站立，然后进展为单腿站立，先睁眼后闭眼锻炼；②平衡与力量相结合的动态平衡锻炼，如站在平衡球上半蹲/起立、足跟抬起/下降等。

核心肌群的稳定性是开展髋关节运动处方的一项非常重要但容易忽视的问题，它在促进功能恢复、降低损伤风险方面非常重要。核心肌群的稳定性强调锻炼躯干肌肉系统，包括腰肌、腹肌、骨盆肌群，以加强骨盆的稳定性和对腹部的控制。

4. *常用髋关节拉伸和肌肉力量训练方法*

(1) 腘绳肌拉伸：仰卧位，直腿抬高，双手抱住大腿后方，尽量屈曲髋关节来拉伸后方的腘绳肌，直到大腿后方有牵拉感。维持 30 s，重复 2～4 次。

(2) 股四头肌拉伸：健侧卧位，屈膝，单手握住患侧踝关节，尽量屈曲膝关节，让足跟尽量紧贴臀部，直到大腿前方有牵拉感。维持 30 s，重复 2～4 次。

(3) 髂胫束拉伸：站立位，双腿交叉，患侧肢体在后方。身体朝健侧弯腰，可感觉患肢外侧牵拉感。维持 30 s，重复 2～4 次。

(4) 梨状肌拉伸：坐在床上，双腿交叉，患侧在上方。屈曲患侧髋关节的同时尽量内旋髋关节，直至感觉臀部有牵拉感。维持 30 s，重复 2～4 次。

(5) 臀肌拉伸：仰卧位，屈膝，双手抱住膝关节前方，尽量屈曲髋关节来拉伸后方的臀肌，直到臀肌后方牵拉感。维持 30 s，重复 2～4 次。

(6) 髋外展肌力锻炼：健侧卧位，患侧肢体在上方，膝、髋关节伸直，向上抬高 45°，维持 5 s，随后放平休息 2 s。重复 8～12 次。

(7) 髋内收肌力锻炼：患侧卧位，健侧肢体在上方，并屈曲髋关节和膝关节，与患侧肢体相交叉。患侧肢体膝、髋关节伸直，向上抬高，维持 5 s，随后放平休息 2 s，重复 8～12 次。

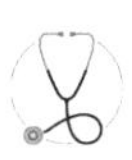

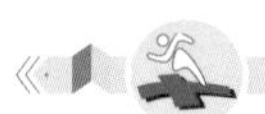

(8) 髋伸展肌力锻炼：俯卧位，患侧肢体伸直膝关节，向上抬高，维持 5 s，随后放平休息 2 s，重复 8～12 次。

(9) 髋内旋肌力锻炼：健侧卧位，患肢在上，双腿间放置一枕头。患侧髋关节屈曲、内旋，足部下垂于床边。侧方向上抬起足部，维持 5 s，随后放平休息 2 s，重复 8～12 次。

(10) 髋外旋肌力锻炼：患侧卧位，健侧肢体伸直，患侧髋关节屈曲、外旋，足部下垂于床边。侧方向上抬起足部，维持 5 s，随后放平休息 2 s，重复 8～12 次。

》【运动注意事项】

(1) 对于有骨折、脱位或韧带损伤等并发症的人群，运动处方治疗需谨慎，患者应在医务监督下进行运动锻炼。

(2) 髋关节疼痛的病因很多，一定要明确疼痛的原因，结合疾病原因开具合适的运动处方，根据个体情况选择合适的运动方式。

(3) 根据具体情况制订运动强度、运动频率、运动次数、运动周期等，同时还要保证一定的趣味性，患者才能长期坚持。

(4) 在运动时，疼痛应当控制在无痛或微痛情况下进行，如果疼痛明显，休息后无改善，应及时就医。

》【运动处方的效果评估】

效果评估主要包括两方面，即运动负荷的适应性评估和髋关节疼痛改善评估。由于髋关节局部锻炼引起心脏负荷不适可能性小，主要进行局部运动负荷适应性评估。疼痛改善评估方面，应当于治疗前、治疗中及治疗后验证运动处方的有效性，包括基本病史问诊、体格检查、量化功能评分，包括 VAS 评分、髋关节功能障碍和骨关节炎结果评分（hip disability and osteoarthritis outcome score，HOOS）、髋关节结果评分（hip outcome score，HOS）和 Harris 髋关节评分等。VAS 评分是常用且简单的疼痛量化评估方法。

》【运动与药物配合的原则】

注意药物对疾病的影响。例如，局部激素注射可能进一步加重肌腱和软骨退行性改变，应谨慎使用；非甾体抗炎药可减轻疼痛，但可能会影响对运动处方的评估。

》【运动处方案例】

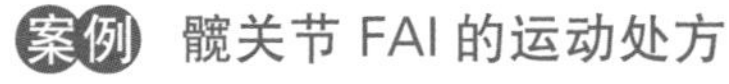

案例 髋关节 FAI 的运动处方

李某某，女，52 岁。左髋疼痛不适 3 个月。诊断为左髋 FAI。运动处方的制订主要是通过运动改善髋关节柔韧性、肌肉力量及本体功能，使髋关节恢复良好运动状态，解除致炎机制，消除疼痛。运动方式主要包括髋关节周围拉伸练习和肌肉力量训练。

运动处方			
基本信息			
姓名:李某某	性别:女	年龄:52 岁	电话:×××-××××-××××
临床诊断:左髋 FAI			
临床用药:无			
运动前健康筛查			
体力活动水平	□规律运动(每周>3 次或≥150 min、连续≥3 个月的体育运动) ☑体力活动不足		
临床情况	身高:162 cm 体重:52 kg BMI:22.5 kg/m² 体脂率:23.2%		
	慢性疾病史:无		
	血液指标:正常		
	血压:125/87 mmHg 心率:70 次/分		
	吸烟:□是 ☑否 □已经戒烟		
体适能测试			
最大摄氧量	25.5 mL/(kg·min),7.2 METs		
6 min 步行距离	524 m		
肌肉力量	握力:2 分		
柔韧性	坐位体前屈:2 分		
平衡能力	闭眼单足站立:10 s		
运动方案			
运动方式	髋关节拉伸练习、髋关节肌肉及核心肌肉力量训练、平衡功能训练、有氧运动		
运动强度	从低强度开始,逐渐增加到中等强度		
运动时间	柔韧性运动:拉伸每天 3 组,每组每个动作 30 s,重复 4 次,每次间歇 2 s; 肌力训练:力量训练每天每个动作 2~3 组,每组 8 次; 功能训练:包括平衡功能训练(静态和动态平衡功能训练); 有氧运动:固定自行车训练,每次 30 min,控制 HRmax 在 120 次/分左右		
运动频率	拉伸训练每周 7 次;力量训练每周 3~5 次,每周评估 1 次,按照每周增加 10%的量,逐渐增加力量训练至每组 12 次		
运动量	每周 5~8 h		
运动目标	6 周达到干预疗效		
注意事项	初期(1~2 周内),以柔韧性提高运动为主,尽量无痛或微痛。1~2 周后逐渐以肌肉力量训练为主。运动中出现疼痛或症状加重时需立即停止,并及时就医。了解处方是否有误,进行调整		
效果评估	使用相关量表进行效果评价		
医生	签字:		
日期	年 月 日		

(李宏云)

第十节
膝关节运动损伤

一、膝关节运动损伤概述

【膝关节的解剖特点】

膝关节是人体最大、最复杂、杠杆作用力最大的关节，也是最容易受伤的关节。膝关节由股骨下端、胫骨上端及髌骨组成。髌骨与股骨的髌面相接，股骨的内、外侧髁分别与胫骨的内、外侧髁相对。其周围是关节囊、韧带、滑膜囊、肌腱、肌肉等结构，外面被筋膜和皮肤软组织所包裹。

膝关节内侧主要为胫侧副韧带及其后外的缝匠肌和股薄肌，外侧主要为腓侧副韧带及其后内侧的肌腱和后外侧的股二头肌腱。内、外侧副韧带可以加固膝关节，以限制膝关节的外翻或内翻。内侧副韧带呈角度向前的三角形，上下两端附着于股骨及胫骨的内上髁，有纵行和斜行两种纤维，分为浅、深两层。浅层纤维较长，深层纤维较短，是构成关节囊的组成部分。外侧副韧带连接股骨外上髁和腓骨小头外侧面，在膝关节伸直时，侧副韧带紧张，在半屈位(150°左右)时相对松弛。因此，膝关节半蹲位时稳定性下降，此时维持膝关节的稳定性主要依靠股四头肌和髌骨。膝关节内有前、后交叉韧带和半月板。前、后交叉韧带位于股骨和胫骨之间，其主要作用是防止胫骨前后移动及膝的旋转。就膝关节本身结构来看，它缺乏髋关节与踝关节所固有的内在稳定性，需要肌肉、韧带等结构给予加固。

【膝关节运动特点】

膝关节属于滑车椭圆形关节，故可绕两个运动轴运动：一是绕冠状轴可做屈、伸运动；二是绕垂直轴可做旋内、旋外运动。当膝关节完全伸直时，胫骨髁间隆起与股骨髁间窝嵌锁，两侧副韧带紧张，股胫关节不能做旋转运动。屈膝时，股骨内外侧髁后部进入关节窝，嵌锁关系解除，两侧副韧带松弛，股胫关节此时可以绕垂直轴作轻度的旋转运动。由于膝关节位于人体两个最长的骨杠杆臂之间，在行走和跑跳中承受着相当大的载荷，因此关节容易损伤；股骨和胫骨以宽大的内、外侧髁关节面增大了关节的接触面积，可提高关节的稳固性并减少压强。另外，膝关节是人体最表浅的关节之一，极易受外力作用引起损伤。据最新文献报道膝关节急、慢性损伤在全身损伤中居首位(占25.8%)。

【常见膝关节运动损伤】

常见的膝关节运动损伤包括以下几种。

(1) 半月板损伤：是最常见的运动损伤，它常由于运动时膝关节突然扭转，导致膝关节内的半月板夹在股骨与胫骨之间，被挤压受伤而出现撕裂，这时在临床上可出现严重的膝关节疼痛、肿胀，以及弹响、交锁、膝关节活动障碍的症状。

（2）韧带损伤：膝关节有 4 条主要韧带（内侧副韧带、外侧副韧带、前交叉韧带、后交叉韧带）。这 4 条韧带在膝关节运动损伤时会出现部分撕裂或完全断裂，常根据撕裂的情况判断是否需要手术治疗。其中前交叉韧带损伤是韧带损伤中最为常见的，常由膝关节过伸或过度外展引起。

髌骨肌腱及股四头肌肌腱、髌下脂肪垫的损伤，也是膝关节常见的运动损伤。这些结构损伤常会导致膝关节相应部位的运动疼痛，一般以制动、理疗、冰敷、使用镇痛抗炎药物后可恢复。

二、膝关节损伤运动处方的制订及实施

》【膝关节损伤运动处方制订原则】

膝关节经常发生运动损伤，这与它的解剖和结构特点密切相关。膝关节的运动损伤包括很多种，损伤部位不同，严重程度不同，处理手段也有所区别。在制订运动处方时要符合个体化、针对性、安全性的原则，早期以膝关节固定及制动为主，促进损伤结构的愈合，减轻关节肿胀与疼痛，防止下肢静脉血栓形成；在保护损伤结构安全的前提下逐步进行关节活动度及肌肉力量训练，需贯穿于整个康复过程中，防止肌肉萎缩、肌腱挛缩、骨质疏松、关节僵硬；后期鼓励患者进行体育活动训练，提高心肺功能和关节运动功能，重返运动赛场。

》【膝关节损伤运动处方效果评估】

膝关节损伤后的康复功能一般评价指标主要包括：大腿围、关节疼痛程度改善情况、关节活动度、柔韧性、平衡能力、肌肉力量、重返运动训练时间等。针对损伤结构的特点，可以使用一些专门的工具进行专项评估，如用 KT－2000 评测膝关节前后位移、内外位移程度等。

三、常见膝关节损伤与运动处方

（一）半月板损伤

》【半月板的解剖特点】

半月板位于股骨髁与胫骨平台之间。外侧半月板呈“O”形，内侧半月板呈“C”形，半月板具有缓冲震动力、分泌滑液和防止周围软组织挤入关节的功能。半月板根据血供情况可分为：①红区（血供丰富区），位于半月板边缘 5 mm 处，与滑膜连续的部分，撕裂后愈合能力强；②红-白区（血供边缘区），位于边缘区与半月板中央区之间区域，血供较差，损

伤后有一定愈合能力；③白区(无血供区)，位于半月板中央部分，无血供，靠关节液提供营养，损伤后极难愈合。

》【临床表现】

常有膝关节的外伤史。损伤后膝关节肿痛，休息后可缓解，运动后又反复出现疼痛及关节肿胀。在运动或上、下楼时可感到下肢无力，可伴有打软腿、关节弹响、关节交锁等症状。膝关节内、外侧膝眼处可有压痛，受伤时间较长者可伴随股四头肌的萎缩。体格检查可有麦氏(McMurray)试验阳性、研磨试验阳性、膝关节过伸试验阳性(提示半月板前角损伤)、膝关节过屈试验阳性(提示半月板后角损伤)。MRI 检查已成为目前诊断半月板损伤最灵敏的影像学检查。

》【临床治疗】

主要采用非手术或手术治疗，其中非手术治疗主要是对膝关节进行制动和支具外固定，固定时间一般 4～6 周。同时辅以康复训练治疗，防止关节僵硬等并发症，其适应证包括：①半月板边缘 5 mm(红-红区)以内的垂直纵裂或与关节囊连接处的撕裂或不完全撕裂，并且没有合并任何其他损伤(如合并前交叉韧带损伤)；②稳定的纵向半月板撕裂。绝大多数半月板损伤都应采用关节镜下手术治疗。目前手术治疗可采用半月板撕裂部分切除术或半月板缝合修复术。

》【康复运动处方】

半月板损伤的康复治疗目的是促进半月板的愈合，恢复膝关节的活动、负重、行走的功能。康复的原则是循序渐进、个体化实施康复计划。防止肌肉萎缩、肌腱挛缩、骨质疏松和关节僵硬。

1. *康复教育*　告知患者缝合术后半月板愈合期注意事项。损伤常严重影响运动员的训练及比赛，应重视预防工作。预防半月板损伤的主要措施有运动前要做好充分准备活动，根据专项特点注意发展膝关节的柔韧性和灵活性。如足球、篮球、排球运动要求膝关节有较好的灵活性，可根据运动特点编制专门的动作进行训练，并持之以恒，对青少年运动员尤应注意。体操、跳高、跨栏等项目运动员要加强下肢落地动作的训练，使动作准确、熟练。同时要合理安排训练、避免下肢过度疲劳。

2. *运动疗法*　在可以耐受的情况下尽早下地活动，根据不同的手术方法，采用不同的负重及训练计划，对半月板缝合或非手术治疗患者，康复重点是控制阶段负重量，患肢应避免完全负重>8 周。

Ⅰ阶段(术后第 0～4 周)：保护患膝，减少疼痛和肿胀，局部冰敷。术后进行踝泵锻炼，于早、中、晚分 3 个阶段进行，每阶段做 5 组，每组 20 次，每组间隔休息 10～15 min，累计每天不少于 100 次，防止深静脉血栓形成。术后第 1 天开始直腿抬高、股四头肌和腘绳肌收缩训练，髋关节内收和外展训练。半月板缝合术后 4 周内部分负重行走，佩戴支具，0°位固定。膝关节可完全被动伸直、被动屈曲不超过 90°。

Ⅱ阶段（术后第 5～8 周）：继续保护患膝，减少疼痛和肿胀，保持膝关节完全伸直，膝关节被动屈曲达 120°，正常步态行走，避免关节肿胀和疼痛。半月板缝合术后 4 周再逐渐增加站立负荷，部分负重步行（护膝保护），上、下楼梯。可加强本体感觉训练、运动控制训练、协调性训练、力量训练、柔韧性训练、侧方上阶梯、负荷下蹲，可加水中步行机行走、高坐位功率车训练，每天 30～60 min。

Ⅲ阶段（术后第 9～12 周）：膝关节全活动度（护膝保护），合适的运动，继续增加肌力，避免运动后关节肿胀和疼痛，闭眼、单足站立训练，继续加强肌力、本体感觉训练，进行慢跑、自行车等有氧运动，每天 30～60 min，每周 3～5 次。

Ⅳ阶段（术后第 3～6 个月）：继续增加肌力、开始恢复特定运动的训练、避免运动后关节肿胀和疼痛，受限制地恢复体育运动、继续增强肌力、训练本体感觉，增强式训练和灵敏能力训练或个性化训练，每天 30～60 min，每周 3～5 次，并逐步重返运动赛场。

3. 半月板损伤部分切除术后康复运动处方　术后当日做股四头和腘绳肌等长收缩训练和踝泵训练。手术后第 1 天屈伸训练和直腿抬高训练；第 2 天开始膝关节全活动度训练、行走训练；第 3 天开始平衡训练；第 7 天开始静蹲训练，物理治疗帮助消肿，避免运动后关节肿胀和疼痛；第 4 周逐步恢复日常活动，增强肌力、训练本体感觉，个性化训练，每天 30～60 min，每周 3～5 次；术后 3 个月重返运动。

【运动处方案例】

案例 1　半月板损伤修复术后的运动处方

李某某，男，35 岁。诊断为膝关节半月板损伤。目前已行膝关节镜下半月板损伤修复术。体适能测试：心肺耐力、下肢肌肉耐力、肌肉力量及柔韧性均较差。

运动处方目标：①防止肌肉萎缩、髌腱挛缩、骨质疏松和关节僵硬；②恢复膝关节的活动、负重及行走功能；③提高心肺耐力和综合身体素质，改善身体成分；④重返竞技体育运动。

注意事项：从低运动强度开始，根据身体适应情况逐步增加到中等运动强度，调整运动方式，每 4 周重新评估运动处方的执行情况。

运动处方			
基本信息			
姓名：李某某	性别：男	年龄：35 岁	电话：×××-××××-××××
临床诊断：膝关节半月板损伤（修复术后）			
临床用药：无			

（续表）

<table>
<tr><th colspan="2">运动前健康筛查</th></tr>
<tr><td>体力活动水平</td><td>□规律运动（每周>3 次或≥150 min、连续≥3 个月的体育运动）
☑体力活动不足</td></tr>
<tr><td rowspan="4">临床情况</td><td>身高：168 cm　体重：75 kg　BMI：26.75 kg/m²　体脂率：29.1％</td></tr>
<tr><td>血液指标：正常</td></tr>
<tr><td>血压：120/77 mmHg　心率：69 次/分</td></tr>
<tr><td>吸烟：□是　☑否　□已经戒烟</td></tr>
<tr><th colspan="2">体适能测试（术后 3 个月）</th></tr>
<tr><td>最大摄氧量</td><td>28 mL/(kg・min)，8.0 METs</td></tr>
<tr><td>6 min 步行距离</td><td>487 m</td></tr>
<tr><td>肌肉力量</td><td>握力：2 分</td></tr>
<tr><td>柔韧性</td><td>坐位体前屈：2 分</td></tr>
<tr><td>平衡能力</td><td>闭眼单足站立：10 s</td></tr>
<tr><th colspan="2">运动方案</th></tr>
<tr><td colspan="2">术后早期康复：</td></tr>
<tr><td>术后第 1～2 周</td><td>踝泵练习、直腿抬高、推髌练习</td></tr>
<tr><td>术后第 3～4 周</td><td>踝泵练习、直腿抬高、膝关节屈伸练习</td></tr>
<tr><td>术后第 5～8 周</td><td>助行器辅助下步行和上、下台阶练习，关节活动度训练，平衡功能练习</td></tr>
<tr><td>术后第 9～12 周</td><td>动感单车、椭圆机训练，平衡功能练习，下肢肌肉力量训练</td></tr>
<tr><td colspan="2">术后 3 个月康复：</td></tr>
<tr><td rowspan="6">有氧运动</td><td>方式：快走、游泳、慢跑、动感单车、椭圆机训练等</td></tr>
<tr><td>频率：每周≥4 次</td></tr>
<tr><td>强度：中等强度</td></tr>
<tr><td>时间：每次 30～60 min</td></tr>
<tr><td>每周运动量：150～300 min</td></tr>
<tr><td>注意事项：注意运动防护，防止二次受伤</td></tr>
<tr><td rowspan="6">力量运动</td><td>方式：坐位腿屈伸、躺姿腿弯曲、仰卧直腿抬高、单足站立提踵等</td></tr>
<tr><td>频率：每周 2 次</td></tr>
<tr><td>强度：60％～80％ 1 RM</td></tr>
<tr><td>时间：每周 2 d（隔日训练）</td></tr>
<tr><td>每周运动量：60～90 min</td></tr>
<tr><td>注意事项：运动时不要憋气，餐后及下午进行运动。关节疼痛时即停止运动，采取相应对症治疗</td></tr>
</table>

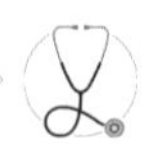

（续表）

柔韧性运动	方式：股四头肌拉伸、腘绳肌拉伸、小腿拉伸、臀肌拉伸
	频率：每周 5～7 d
	强度：低强度
	时间：静态拉伸维持 10～30 s，重复 3 组
	每周运动量：15～25 min
	注意事项：每次适度拉伸，逐渐延长每个动作保持静止的时间；在运动前后或其他时间完成
医生	签字：
日期	年　　月　　日

（二）前交叉韧带损伤

》【前交叉韧带的解剖特点】

前交叉韧带（anterior cruciate ligament，ACL）起自股骨外侧髁的内侧面，斜向前下方，止于胫骨髁间隆起的前部和内、外侧半月板的前角。ACL 根据纤维走向的不同，可分为前内束和后外束。前内束在屈膝时紧张，而后外束在伸膝时紧张。ACL 的作用主要是限制胫骨过度前移，维持膝关节前后向的稳定性。

》【临床表现】

ACL 损伤常有膝关节运动外伤，如运动中跌倒、膝关节扭伤等。急性期膝关节明显肿痛，行走困难，关节无法伸直和屈曲。慢性期股四头肌萎缩，自觉膝关节不稳和乏力，长期关节积液，容易反复发生膝关节“扭伤”。体格检查前抽屉试验阳性或 Lachman 试验阳性，部分患者轴移试验阳性。MRI 检查已成为目前诊断 ACL 损伤最有价值的影像学检查，可表现为韧带连续性中断、扭曲、变细及缺如等。

》【临床治疗】

主要采用非手术或手术治疗，其中 ACL 部分损伤可采用非手术治疗，在受伤后的急性期抽出关节内积血，弹力绷带加压包扎。膝关节采用支具制动，固定时间一般 3 周，同时辅以消炎镇痛药和物理治疗。早期恢复关节活动度和肌肉力量，尽早开始康复治疗。对于 ACL 完全断裂患者，多行关节镜下自体肌腱移植重建术，也可选用异体肌腱或者人工韧带重建等。

》【康复运动处方】

ACL 损伤重建后康复治疗的目的是促进移植物与骨的愈合，恢复膝关节的活动、负重、行走的功能。康复的原则是在维持 ACL 稳定的前提下，尽早开始功能训练，防止肌肉

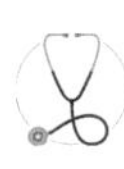

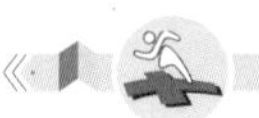

萎缩、肌腱挛缩、骨质疏松及关节僵硬。

1. 康复教育　术前康复教育非常重要，决定术后康复的难易程度及恢复时间长短。告知患者 ACL 解剖结构和损伤修复的过程，提醒患者康复活动中的注意事项，保证康复治疗过程中移植物的安全性。

2. 运动疗法　主要分 3 个期，其中最大保护期(术后第 0～8 周)的重点是重获关节活动度，肌肉收缩练习与早期负重；中度保护期(术后第 9～12 周)以提高肌力、恢复日常生活为重点；恢复期(术后第 13～18 周)肌肉力量恢复达健侧 80%以上，才逐渐恢复运动。分以下阶段进行。

Ⅰ阶段(术后第 0～2 周)：2 周内消肿止痛，控制关节内积血与组织水肿，减轻疼痛和炎症反应，防止下肢深静脉血栓形成。膝关节可完全被动伸直摆放(图 3-1-11A)，术后即佩戴膝关节保护性支具或者 ACL 专用支具，进行推髌活动、踝泵锻炼、股四头肌静力性力量练习(闭链训练)，每次 10 s，3 次×2 组；各方向直腿抬高(图 3-1-11B)10 次×3 组，组间休息 1～2 min。术后第 2 天即开始膝关节活动度训练，0°～60°屈曲，2 周屈曲达到 90°。负重训练：术后第 2 天支具保护扶拐下地步行，零负重行走，支具屈伸锁定 0°，1～2 周内达到患肢负重 25%～50%体重。

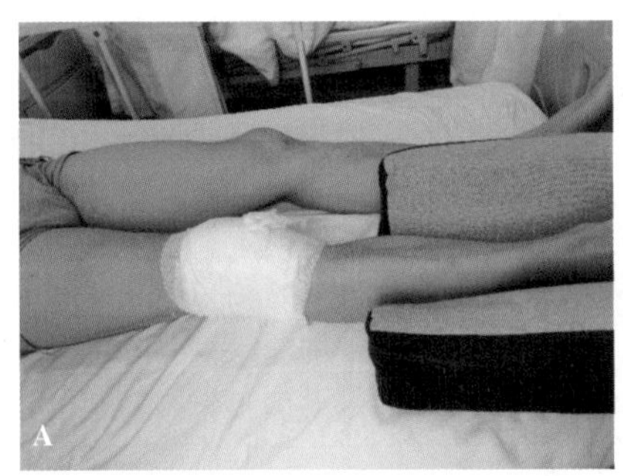
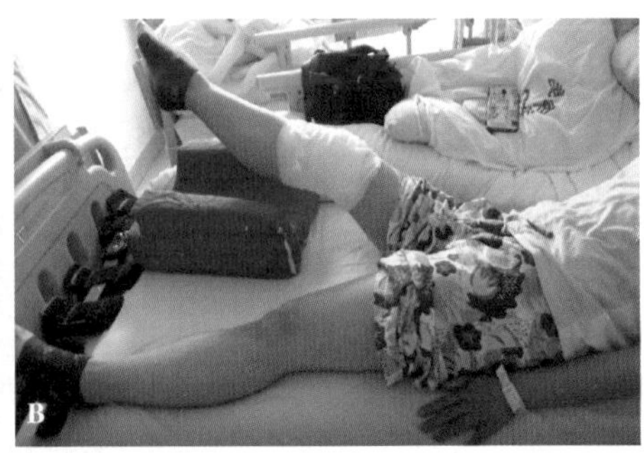

图 3-1-11

A. ACL 重建术后伸膝位放置；B. 直腿抬高练习

Ⅱ阶段(术后第 3～4 周)：加强肌力训练、膝关节活动度训练，屈曲超过 90°，髌骨推移训练、床边弯曲(开链训练)、各方向直腿抬高，每次 10 s，3 次×2 组，每天 30 min。

Ⅲ阶段(术后第 5～12 周)：逐渐增加屈曲角度，可以完全伸展与屈曲，被动活动 0°～110°，增加到完全关节活动范围，关节活动度达到正常范围，保持无疼痛和肿胀。行走时用支具保护患膝，步态训练、本体感觉训练、肌肉力量及耐力训练，增强肌力强度恢复训练，股四头肌力量训练，腓肠肌肌腱训练，每次 10 s，重复 15～20 次，恢复到 65%的正常肌力。固定功率车训练，开始 15 min，逐渐增加到 30 min。逐渐采用抗阻模式，座位适当抬高，需要保持 15°屈曲角度。座椅高度逐渐恢复到正常高度，适量增加阻力。增加本体感觉训练难度，使用平行木、蹦床、平衡板的下肢协调性和稳定性训练，向正面、后向、侧向踏板训练。肌力训练可以进行弹力带训练、直腿抬高、夹球等训练，增加股四头肌和内收肌肌力，在较大负荷训练中应注意限制膝关节完全伸直，避免早期膝关节伸展时股四头肌主动收缩对胫骨牵拉的负面作用。继续支具保护下负重行走，增加负重占比，逐渐负重达

100%，逐渐脱拐，每天30～60 min，12周时争取全角度、完全负重和脱离支具。

Ⅳ阶段(术后第13～24周)：去除支具行走。达到正常关节活动度，双足100%负重，恢复正常步态。加强膝关节协调性和肌肉力量强度及耐力训练，进行平衡、反应性、协调性、整体训练，同时提倡个性化及专项运动训练，每天30～60 min，每周3～5次，膝关节功能逐渐恢复到损伤前水平。1年后可进行剧烈、对抗性体育运动。

》【运动处方案例】

案例2　ACL重建术后的运动处方

刘某某，男，28岁。诊断为ACL重建术后。目前已行膝关节镜下自体腘绳肌腱移植ACL重建术。体适能测试：心肺耐力、下肢肌肉耐力、肌肉力量及柔韧性均较差。

运动处方目标：①防止关节僵硬、移植物损伤，增强肌肉力量；②恢复膝关节的活动、负重、行走功能；③提高心肺耐力和综合身体素质，改善身体成分；④重返竞技体育运动。

注意事项：从低运动强度开始，根据身体适应情况逐步增加到中等运动强度，调整运动方式，每4周重新评估运动处方的执行情况。

运动处方			
基本信息			
姓名：刘某某	性别：男	年龄：28岁	电话：×××-××××-××××
临床诊断：ACL重建术后			
临床用药：无			
运动前健康筛查			
体力活动水平	□规律运动(每周>3次或≥150 min、连续>3个月的体育运动) ☑体力活动不足		
临床情况	身高：175 cm　体重：75 kg　BMI：24.5 kg/m²　体脂率：26.1%		
	血液指标：正常		
	血压：123/83 mmHg　心率：76次/分		
	吸烟：□是　☑否　□已经戒烟		
体适能测试(术后3个月)			
最大摄氧量	26 mL/(kg·min)，7.4 METs		
6 min步行距离	447 m		
肌肉力量	握力：3分		
柔韧性	坐位体前屈：1分		
平衡能力	闭眼单足站立：20 s		

（续表）

运动方案	
术后早期康复：	
术后第1～2周	踝泵练习、直腿抬高、推髌练习
术后第3～4周	直腿抬高、膝关节屈伸练习
术后第5～8周	部分负重行走、关节活动度训练、平衡功能练习
术后第9～12周	全负重行走、动感单车、椭圆机、平衡功能练习、下肢肌肉力量训练
术后3个月康复：	
有氧运动	方式：快走、游泳、慢跑、动感单车、椭圆机训练等
	频率：每周3～5次
	强度：中等强度
	时间：每次30～60 min
	每周运动量：150～300 min
	注意事项：注意运动防护，防止二次受伤
力量运动	方式：坐位腿屈伸、躺姿腿弯曲、仰卧直腿抬高、单足站立提踵等
	频率：每周2次
	强度：60%～80% 1 RM
	时间：每周2 d(隔日训练)
	每周运动量：60～90 min
	注意事项：运动时不要憋气，餐后及下午进行运动
柔韧性运动	方式：股四头肌拉伸、腘绳肌拉伸、小腿拉伸、臀肌拉伸
	频率：每周5～7 d
	强度：低强度
	时间：静态拉伸维持10～30 s，重复3组
	每周运动量：15～25 min
	注意事项：每次适度拉伸，逐渐延长每个动作保持静止的时间；在运动前后或其他时间完成
医生	签字：
日期	年　　月　　日

（三）后交叉韧带损伤

》【后交叉韧带的解剖特点】

后交叉韧带(posterior cruciate ligament，PCL)起自股骨内侧髁的外侧面，斜向后下方，止于胫骨髁间隆起的后部和外侧半月板的后角。PCL主要是限制胫骨过度后移和膝过伸，PCL 较 ACL 粗壮，对抗外力的强度相当于 ACL 的 2 倍，在膝关节的前后稳定性方面发挥重要作用。

》【临床表现】

PCL 损伤常有膝关节外伤史，屈曲位由前向后受力、全屈损伤、过伸损伤，车祸伤中也常见。急性期膝关节明显肿痛，关节腔积血，关节无法伸直和屈曲；当后关节囊破裂时，肿胀蔓延至腘窝部，并累及小腿后侧，膝关节后方出现皮下瘀斑。慢性期与 ACL 损伤相似，表现有股四头肌肉萎缩、自觉膝关节不稳和乏力、打软腿及长期关节疼痛。

》【体格检查】

胫骨近端塌陷征阳性，后抽屉试验或反向 Lachman 试验阳性。MRI 检查是目前诊断 PCL 损伤最有价值的影像学检查，PCL 呈现高信号、连续性中断、扭曲或缺如等。

》【临床治疗】

主要采用非手术或手术治疗，其中 PCL 部分损伤时可采用保守治疗，在受伤后的急性期抽出关节腔积血，局部冰敷。膝关节采用支具或长腿石膏制动，固定时间一般为 3 周。康复治疗目的主要是促进韧带愈合和膝关节功能康复。PCL 完全断裂者应进行关节镜下自体肌腱移植 PCL 重建术，也可选用异体肌腱或人工韧带重建等。

》【康复运动处方】

PCL 损伤重建后的康复治疗目的是促进移植物与骨的愈合，恢复膝关节的活动、负重、行走的功能。与 ACL 损伤康复的原则一样，是在维持 PCL 稳定的前提下，尽早开始功能训练，防止肌肉萎缩、肌腱挛缩、骨质疏松及关节僵硬。

1. *康复教育*　告知患者了解移植物腱骨愈合的过程，提醒患者康复活动中的注意事项，保证康复治疗过程中移植物的安全性，加强膝关节本体感觉训练，避免关节再次损伤。

2. *运动疗法*　主要分 3 期，其中最大保护期（术后第 0～8 周）的重点是重获关节活动度，肌肉收缩练习与早期负重；中度保护期（术后第 9～12 周）以提高肌力、恢复日常生活为重点；恢复期（术后第 13～18 周）肌肉力量恢复达健侧 80%以上，才逐渐恢复运动。分以下阶段进行。

Ⅰ阶段（术后第 0～2 周）：2 周内消肿止痛，控制关节内积血与组织水肿，减轻疼痛和炎症反应，防止下肢深静脉血栓形成。膝关节可完全被动伸直摆放，防后沉，术后即佩戴膝关节保护性支具或者 PCL 专用支具，进行推髌活动、踝泵锻炼、股四头肌静力性力量练习（闭链训练），每次 10 s，3 次×2 组；各方向直腿抬高 10 次×3 组，组间休息 1～2 min。术后第 2 天即开始膝关节活动度训练，0°～30°屈曲，2 周屈曲达到 60°。负重训练：术后第 2 天支具保护扶拐下地步行，零负重行走，支具屈伸锁定 0°，下肢肌肉等长收缩，股四头肌与腘绳肌联合收缩直腿抬高，以维持胫骨相对稳定，避免对新移植韧带的牵拉和剪切力。腘绳肌肌力训练应在俯卧位进行，以防胫骨因重力向后方塌陷。

Ⅱ阶段（术后第3～6周）：加强肌力训练、膝关节活动度训练，屈曲超过90°；进行髌骨推移训练、床边弯曲（开链训练）、各方向直腿抬高，每次10 s，3次×2组，每天30 min。在第3周后支具保护下逐渐增加患肢负重。

Ⅲ阶段（术后第7～12周）：逐渐增加屈曲角度，可以完全伸展与屈曲，被动活动0°～110°，增加到完全关节活动范围，关节活动度达到正常范围，保持无疼痛和肿胀。行走时用支具保护患膝，步态训练、本体感觉训练、肌肉力量及耐力训练，增强肌力强度恢复训练，股四头肌力量训练，腓肠肌肌腱训练，每次10 s，重复15～20次，恢复到65%的正常肌力。固定功率车训练，开始15 min，逐渐增加到30 min。可进行上、下台阶训练、功率自行车及平衡能力训练。继续支具保护下负重行走，增加负重占比，逐渐负重达100%，逐渐脱拐行走，每天30～60 min，12周时争取全角度、完全负重、脱离支具，弃拐行走。

Ⅳ阶段（术后第13～24周）：去除支具行走，双足100%负重，恢复正常步态，膝关节活动度达正常范围。加强膝关节协调性和肌肉力量强度训练，可于功率车进行抗阻和膝关节活动度训练，进行有针对性的膝关节协调性和肌肉力量训练。进行平衡、反应性、协调性、整体训练，同时提倡个性化及专项运动训练，每天30～60 min，每周3～5次，膝关节功能逐渐恢复到损伤前水平。1年后可进行剧烈、对抗性体育运动。

【运动处方案例】

案例3　PCL重建术后的运动处方

周某某，男，37岁。诊断为PCL重建术后。目前已行膝关节镜下自体腘绳肌腱移植PCL重建术。体适能测试：心肺耐力、下肢肌肉耐力、肌肉力量及柔韧性均较差。

运动处方目标：①防止关节僵硬、移植物损伤，增强肌肉力量；②恢复膝关节的活动、负重、行走功能；③提高心肺耐力和综合身体素质，改善身体成分；④重返竞技体育运动。

注意事项：从低运动强度开始，根据身体适应情况逐步增加到中等运动强度，调整运动方式，每4周重新评估运动处方的执行情况。

运动处方			
基本信息			
姓名：周某某	性别：男	年龄：37岁	电话：×××-××××-××××
临床诊断：PCL重建术后			
临床用药：无			

（续表）

运动前健康筛查	
体力活动水平	□规律运动（每周>3 次或≥150 min、连续≥3 个月的体育运动） ☑体力活动不足
临床情况	身高：168 cm　体重：70 kg　BMI：24.8 kg/m^2　体脂率：27.3%
	血液指标：正常
	血压：133/85 mmHg　心率：71 次/分
	吸烟：□是　☑否　□已经戒烟
体适能测试（术后 3 个月）	
最大摄氧量	24.5 mL/(kg·min)，7.0 METs
6 min 步行距离	441 m
肌肉力量	握力：38.9 kg
柔韧性	坐位体前屈：−2 cm
平衡能力	闭眼单足站立：6 s
运动处方	
术后早期康复：	
术后第 1～2 周	踝泵练习、直腿抬高、推髌练习
术后第 3～4 周	直腿抬高、膝关节屈伸练习
术后第 5～8 周	部分负重行走、关节活动度训练、平衡功能练习
术后 9～12 周	全负重行走、动感单车、椭圆机、平衡功能练习、下肢肌肉力量训练
术后 3 个月康复：	
有氧运动	方式：快走、游泳、慢跑、动感单车、椭圆机训练等
	频率：每周 3～5 次
	强度：中等强度
	时间：每次 30～60 min
	每周运动量：150 min
	注意事项：注意运动防护，防止二次受伤
力量运动	方式：坐位腿屈伸、躺姿腿弯曲、仰卧直腿抬高、单足站立提踵等
	频率：每周 2 次
	强度：60%～80% 1 RM
	时间：每周 2 d（隔日训练）
	每周运动量：60～90 min
	注意事项：运动时不要憋气，餐后及下午进行运动

（续表）

柔韧性运动	方式：股四头肌拉伸、腘绳肌拉伸、小腿拉伸、臀肌拉伸
	频率：每周 5～7 d
	强度：低强度
	时间：静态拉伸维持 10～30 s，重复 3 组
	每周运动量：15～25 min
	注意事项：每次适度拉伸，逐渐延长每个动作保持静止的时间；在运动前后或其他时间完成
医生	签字：
日期	年　　月　　日

（四）人工韧带重建 ACL/PCL 术后康复

人工韧带依靠坚强固定，可获得足够的抗拉强度，满足早期功能锻炼，人工韧带重建 ACL/PCL 术后 3 个月可恢复运动能力。术后即可进行伸直、弯曲、踝泵、股四头肌等长收缩/肌力训练。术后第 1 天开始患膝被动屈曲练习；第 3 天扶拐部分负重下床活动；6 周弃拐完全负重行走，恢复正常活动范围，术后需佩戴支具 6 周；2 个月恢复日常活动，3 个月可进行轻度体育运动，6 个月可进行非剧烈对抗的体育运动，12 个月可完全恢复至受伤前体育运动水平。

（李彦林　杨　晓）

第十一节

踝关节运动损伤

一、踝关节损伤概述

随着全民健身的广泛开展，踝关节运动损伤越来越多见。踝关节损伤导致的疼痛、关节活动受限及稳定性下降等，影响人们的运动表现及日常生活。

踝关节又名距上关节、距小腿关节。它由胫骨下端的下关节面、胫骨内踝的踝关节面、腓骨外踝的踝关节面组成叉状关节窝，以及距骨上方的滑车关节面形成的关节头组成，属于滑车关节，与周围肌肉群及韧带共同完成跖屈、背屈、内翻及外翻动作。踝关节的损伤多由旋转、平移及轴向的间接暴力引起，损伤组织多为软骨、韧带、肌腱等。

》【临床表现】

踝关节大部分运动损伤的主要临床表现为局部肿胀、压痛和功能障碍，部分损伤根据损伤特性有相应的特殊表现。损伤后即刻及其后产生的活动能力受限在一定程度上预示着损伤的严重情况。

》【体格检查及辅助检查】

1. 体格检查

（1）视诊：①基础情况方面，观察皮肤是否存在肿胀、红斑、伤口等；是否有肌肉萎缩及关节畸形；是否有足弓高度和足型的异常；②姿势情况方面，在坐、站状态下，各方向观察肢体是否存在两侧不对称，如肢体不等长；③运动情况方面，观察是否有疼痛步态、跨阈步态、足掌行走等异常步态，是否提踵行走、足内侧行走、足外侧行走时有不稳等。

（2）触诊：踝关节部分结构表浅，容易触及，因此许多损伤有典型的体表定位。检查踝部是否有压痛，软组织是否有温度、弹性和肿胀等异常。

（3）关节肌肉测试：关节活动范围有各种测量仪器（如量角器、电子测角仪等）和记录方法。测量记录通常采用中立位 0°法，记录关节各方向活动的度数。肌力评定方法有徒手肌力评定和器械肌力评定，可根据实际情况选择不同的测量方法。

（4）功能性测试：8 字单足跳测试、单足站平衡测试、10 m 单足跳测试、膝顶墙测试等。

（5）特殊测试：前抽屉测试检查前距腓韧带的损伤情况，前移＞5 mm 为异常；距骨倾斜测试检查跟腓韧带是否有撕裂；Thompson 测试检查跟腱是否出现完全断裂。

2. 辅助检查

（1）X 线平片：提供最终诊断或除外可疑诊断，并提供影像区域的概况。对于慢性踝关节不稳来说，负重位 X 线平片检查发现前抽屉移位＞10 mm，距骨倾斜＞9°，或是与健侧相比，前抽屉移位＞3 mm，距骨倾斜＞3°，可以诊断。

（2）CT：对于可疑骨性病变、术前多平面骨折位置或骨性对线，可以提供进一步的信息以鉴别诊断。

（3）MRI：可以辅助 X 线平片评估韧带、肌腱、肌肉、滑膜、关节间隙、骨及软骨面。对于检测骨髓水肿和软组织损伤（包括关节软骨情况）更敏感。对于跟腱损伤来说，MRI 对跟腱变性，急、慢性跟腱断裂的诊断都有帮助，尤其是评估慢性跟腱断裂端间隙。

（4）超声：作为一种无辐射且快速方便的检查方法，对于诊断局部损伤或跟踪软组织损伤情况更为适合。对于跟腱断裂来说，可帮助判断跟腱断裂间隙，为选择非手术治疗提供依据。

二、运动与踝关节

》【运动对踝关节的好处】

1. 预防运动损伤　改善肌肉的力量及柔韧性，减轻关节的肿胀，缓解疼痛，减少损伤，维持关节功能，保持正常的活动能力及运动水平。

2. 改善运动表现　周期性运动后，人体四肢及核心的肌力、平衡性、速度和灵敏性提高，动作生物力学合理性提升，动作质量及运动表现改善。

》【不科学运动加剧损伤风险】

运动方式不正确、不合适的运动防护装备(护具等)、运动量及强度过大、过度疲劳等都容易增加损伤风险。体育活动中踝关节损伤的比例高于日常生活。运动损伤发生后，不及时进行科学的医疗处理会增加再次伤害风险和损伤程度。

三、踝关节损伤运动处方的制订及实施

》【运动处方的制订原则】

踝关节运动损伤的运动处方遵循 FITT－VP(即频率、强度、时间、类型、运动量、运动进阶)原则，根据患者年龄、损伤部位、损伤严重程度等制订科学全面的运动计划，依照以下原则，保证运动治疗的有效性及安全性。

1. 安全第一　为达到增强体质等目的，运动强度和总量会增加，从而增加运动损伤风险，要避免不科学的运动强度及运动方式造成的运动损伤。

2. 科学有效　不同的患者损伤状态不一，运动习惯、体质体力不一，需要根据患者设计不同运动方式及强度的运动处方。

3. 循序渐进　运动康复过程中，训练内容的频率、持续时间、负荷量等都应逐渐增加。强度过大，会加重损伤、延缓愈合。

4. 全面康复　恢复过程中，运动内容应局部与整体相结合。除了促进损伤关节的康复外，还应加入身体素质的改善及对生活方式的干预。

5. 个性化　根据患者的恢复目标及个人喜好，选择不同的运动方式。

》【运动处方要素】

针对不同损伤程度、损伤部位、是否有运动损伤病史等，运动处方因人而异。以运动处方 FITT－VP 为总原则，结合患者的评估结果和注意事项进行指导。

》【运动注意事项】

包括：①严格按照运动处方执行，遵医嘱；②运动前后 1 h 勿大量进食，注意锻炼环

境的安全性；③已有基础疾病的中老年危险人群，应在家人监督下进行锻炼；④运动前后进行热身及整理运动，过程中出现不适时应立即停止；⑤穿合适的衣物进行锻炼；⑥运动计划执行过程中，需要足够的休息及合适的食物营养。

四、踝关节常见运动损伤及运动处方

（一）踝关节侧副韧带损伤

踝关节侧副韧带损伤是最为常见的软组织损伤之一，常由于下楼踏空楼梯及篮球、排球等运动中出现落地不稳等情况，引起足内翻、内旋等导致韧带损伤，以外侧韧带损伤多见。如处理不当，会导致慢性踝关节不稳或慢性疼痛。如损伤严重，可能会合并足踝脱臼及骨折。

》【损伤类型及机制】

损伤类型取决于解剖及足在当时所处的位置。损伤机制包括：①内翻内旋应力下，关节处于跖屈位，距腓前韧带（anterior talofibular ligament，ATFL）损伤概率最高；②高能量损伤会造成跟腓韧带（calcaneofibular ligament，CFL）损伤，多为联合损伤；③严重踝关节扭伤合并骨折常造成三角韧带（deltoid ligament，DL）损伤，多为联合伤。

》【踝关节不稳定程度分级】

Ⅰ度：ATFL 损伤合并前方韧带损伤。主诉轻度水肿和偶发的负重障碍。瘀斑无或轻度。ATFL 固定压痛。活动度轻度受限或不受限。无明显踝关节不稳。

Ⅱ度：合并 ATFL 的中度损伤，偶尔合并 CFL。水肿、瘀斑较明确。可能合并前外侧压痛及踝关节不稳。

Ⅲ度：ATFL 和 CFL 的完全损伤。踝关节、足跟外侧、韧带及关节囊周围弥漫性肿胀。分 A、B 亚型。A 型活动度受限$>10^{\circ}$，肿胀>2 cm。与健侧相比，B 型的胫骨后方关节缘与距骨距离>3 mm。

》【危险因素】

解剖及生物力学方面，存在韧带松弛或距骨倾斜；活动方面，参加篮球、网球、足球等侧向跑动要求较高的运动；有过踝关节扭伤史；不平整的地面及不适合的鞋类也会增加损伤风险。

》【症状及损伤风险】

踝关节扭伤后出现局部疼痛、肿胀、僵硬，严重者受伤时有撕裂感，伤处压痛明显。韧带受损严重会导致不可逆性的踝关节不稳，增加再次扭伤的风险。保守治疗无效后，需借助手术来恢复结构稳定。如处理不当或不及时，会增加骨关节炎的发生率。

》【踝关节侧副韧带损伤的运动处方】

踝关节急性扭伤后，关节的解剖、力学环境及功能发生变化。损伤急性期为损伤后1～2周(严重者为手术后)，损伤后恢复期可长达12个月。急性期注意冰敷、休息、抬高、加压包扎，疼痛和肿胀缓解后就可以开始保护下负重及康复训练(表3-1-8)。对于具体时间，可参考美国物理治疗协会骨科物理治疗学会对踝关节外侧韧带扭伤关于运动时间的推荐(表3-1-9)。热身及整理是运动中重要的一部分，不仅能帮助身体增加关节活动度、激活肌肉、做好运动准备，还能以放松的心态顺利进入运动状态，降低伤害的发生，提高运动表现。热身运动包括心肺激活、低强度关节活动、动态伸展和技巧性热身。整理运动包括低强度有氧运动和静态伸展。

表3-1-8　慢性踝关节不稳运动处方

<table>
<tr><th>损伤时期</th><th colspan="2">运动类型</th><th>运动频率</th><th>运动强度</th><th>注意事项</th></tr>
<tr><td rowspan="4">早期</td><td>有氧训练</td><td>无负重(深水中)行走或跑步</td><td>建议每周≥3次</td><td>建议低、中等强度</td><td>注意配合腹式呼吸，调整呼吸频率</td></tr>
<tr><td>关节活动度训练</td><td>踝关节各方向活动</td><td>建议每周≥3次</td><td></td><td>建议在无痛范围内进行</td></tr>
<tr><td>力量训练</td><td>核心稳定训练-死虫式</td><td rowspan="2">建议每周2～3次</td><td>15 s 1组，共3组</td><td>建议以第2天感到肌肉轻微酸胀感为宜；避免憋气</td></tr>
<tr><td>神经肌肉控制训练</td><td>“金鸡独立”</td><td>30 s 1组，共3组</td><td></td></tr>
<tr><td rowspan="4">中期</td><td>有氧训练</td><td>椭圆仪、跑步机训练</td><td>建议每周≥3次</td><td>建议中等强度</td><td>注意配合腹式呼吸，调整呼吸频率</td></tr>
<tr><td rowspan="2">力量训练</td><td>核心稳定训练：跪姿超人式</td><td rowspan="2">建议每周2～3次</td><td>10次1组，共3组</td><td rowspan="2">建议腹式呼吸；勿憋气发力</td></tr>
<tr><td>下肢力量：上阶训练</td><td>10次1组，共3组</td></tr>
<tr><td>神经肌肉控制训练</td><td>足部时钟训练</td><td>建议每周2～3次</td><td>8个方向*为1组，共3组</td><td></td></tr>
<tr><td rowspan="2">进阶期</td><td>有氧训练</td><td>跑步机训练</td><td>建议每周≥3次</td><td>建议中等强度</td><td>建议疲劳程度由5分递增至7分</td></tr>
<tr><td>神经肌肉控制训练</td><td>8字跑步与折返冲刺训练</td><td>建议每周2～3次</td><td></td><td>建议疲劳程度5分</td></tr>
</table>

* 指上、左上、左、左下、下、右下、右、右上。

表 3-1-9　踝关节外侧韧带扭伤运动时间推荐

轻微扭伤	部分/全部韧带断裂	需要手术
2 周以内：尽量坐位办公；负重不超过 10 kg；不要在不平整地面上站立及行走		2 周内：不负重；使用石膏及拐杖
3～4 周：逐渐重返工作岗位及运动	3～6 周：尽量坐位办公；负重不超过 10 kg；不要在不平整地面上站立及行走	3～6 周：疼痛耐受度内负重；在负重的情况下恢复久坐的工作
	6～8 周：逐渐恢复正常工作和运动	6 周以后：使用支具
		12～16 周：逐渐恢复需要体力的工作岗位和运动

（二）跟腱断裂

跟腱断裂是运动损伤中较为常见的外伤。闭合性跟腱断裂的发生率位列全身闭合性肌腱断裂第 3 位。跟腱作为人体最大最强壮的肌腱，由小腿三头肌肌腱和跖肌组成，长约 15 cm，止于跟骨结节。小腿三头肌作为多关节肌，帮助完成屈膝、踝跖屈、足旋后等动作，此时跟腱承受的载荷是全身最大的，因此特别容易因过度负荷而受伤。

》【损伤原因】

长期反复发力训练且训练过于集中，导致跟腱受到过多的牵拉而产生退行性改变，在此基础上发生断裂；也有少数为小腿肌肉强力收缩拉扯导致的急性断裂。多见于田径、足球或橄榄球与举重等反复冲刺跳跃或负荷较大的运动。

》【临床表现】

多于提踵发力瞬间感到跟腱部位有刺痛，像受到沉重打击，可能有不同程度的肿胀，完全断裂时可闻撕裂声。小腿跖屈无力，无法踮脚站。跟腱部位肿胀、压痛明显。肌肉收缩时在断裂处可触及凹陷，跟腱完全断裂试验阳性。X 线检查可见跟腱阴影连续性中断或紊乱。

》【危险因素】

跟腱断裂可能由多因素共同导致，大致可分为内因及外因。内因包括性别、年龄等一般因素及畸形足、下肢不等长等解剖因素；外因包括使用皮质类固醇等药物，下肢负荷过度、运动技术错误等运动因素，以及温度、相对湿度等环境因素。

》【损伤风险】

跟腱部分断裂如治疗不及时，很可能会发展为完全断裂，而后瘢痕组织异常增生，导致慢性疼痛及功能障碍。

【跟腱断裂术后运动处方】

跟腱断裂术后即可早期康复介入，需严格限制踝关节活动方向及范围，采取渐进式运动强度及负重，根据患者自身修复过程适当调整(表3-1-10)。

表3-1-10　跟腱断裂术后运动处方

损伤时期	运动类型		运动频率	运动强度	注意事项
早期	有氧训练	下肢功率车训练等	建议每周≥3次	建议低、中等强度	术后2～4周进行踏车训练时需穿着固定靴
	力量训练	核心稳定训练：死虫式	建议每周2～3次	15 s 1组，共3组	建议腹式呼吸
		下肢力量训练：小腿等长抗阻收缩		10 s 1次，10次1组，共10组	建议在疼痛耐受度内进行
	关节活动度训练	髋关节、膝关节、足趾	建议每周3次及以上		建议保证踝关节无关节活动
中期	有氧训练	下肢功率自行车、椭圆机、深水跑步等	建议每周≥3次	建议低、中等强度	足踝跖屈达90°方可进行深水跑步
	力量训练	核心稳定训练：死虫式	建议每周2～3次	15 s 1组，共3组	建议腹式呼吸
		下肢肌力训练：提踵		10次1组，3～4组；负荷为50% 1RM	足跟悬空于台阶后缘
	关节活动度训练	踝关节	建议每周3次及以上		建议在疼痛耐受度内进行
	神经肌肉控制训练	“金鸡独立”	建议每周2～3次	30 s 1组，共3组	
进阶期	有氧训练	椭圆仪、跑步机训练	建议每周≥3次	建议中等强度	
	力量训练	提踵训练	建议每周2～3次	10次1组，3～4组	足掌不离地
		离心式直膝小腿下压		10次1组，3～4组；负荷为50% 1RM	下压时足跟低于台阶
	关节活动度训练	髋关节：跨步前抬腿	建议每周≥3次		
		全身运动：跨步出拳			
	神经肌肉控制训练	低阶足部增强式训练：A字行进	建议每周2～3次		

五、运动处方案例

案例　慢性踝关节不稳的运动处方

刘某，男，32岁。诊断为距腓前韧带陈旧性损伤。主诉半年前运动时被“垫脚”导致右侧踝关节二次扭伤，做过冰敷等紧急处理，略好转。目前主诉篮球运动时踝关节有不稳感，不敢快速转向，运动受限。

<table>
<tr><th colspan="4">运动处方</th></tr>
<tr><th colspan="4">基本信息</th></tr>
<tr><td>姓名：刘某</td><td>性别：男</td><td>年龄：32岁</td><td>电话：×××-××××-××××</td></tr>
<tr><td colspan="4">临床诊断：距腓前韧带陈旧性损伤</td></tr>
<tr><td colspan="4">临床用药：无</td></tr>
<tr><th colspan="4">运动前健康筛查</th></tr>
<tr><td>体力活动水平</td><td colspan="3">□规律运动(每周＞3次或≥150 min、连续≥3个月的体育运动)
☑体力活动不足</td></tr>
<tr><td rowspan="5">临床情况</td><td colspan="3">身高：174 cm　体重：70 kg　BMI：23 kg/m²　体脂率：25％</td></tr>
<tr><td colspan="3">血液指标：正常</td></tr>
<tr><td colspan="3">血压：122/70 mmHg　心率：68次/分</td></tr>
<tr><td colspan="3">吸烟：□是　☑否　□已经戒烟</td></tr>
<tr><td colspan="3">最大摄氧量：41 mL/(kg · min)</td></tr>
<tr><th colspan="4">康复评估信息</th></tr>
<tr><td>肌力：单足提踵</td><td colspan="3">10 s</td></tr>
<tr><td>平衡控制－Y平衡测试</td><td colspan="3">前：65 cm
后内：84 cm
后外：93 cm</td></tr>
<tr><th colspan="4">运动方案</th></tr>
<tr><td rowspan="4">有氧运动</td><td colspan="3">方式：行走、慢跑、游泳、骑车等</td></tr>
<tr><td colspan="3">频率：每周≥3次</td></tr>
<tr><td colspan="3">强度：中等强度</td></tr>
<tr><td colspan="3">时间：≥20 min</td></tr>
<tr><td rowspan="4">力量运动</td><td colspan="3">方式：死虫式、“金鸡独立”、上台阶训练</td></tr>
<tr><td colspan="3">频率：每周2～3次</td></tr>
<tr><td colspan="3">强度：2～3组，每组10次</td></tr>
<tr><td colspan="3">时间：15 min</td></tr>
</table>

（续表）

神经肌肉控制训练	方式：足部时钟训练
	频率：每周2～3次
	强度：2～3组，8个方向为1组
	时间：10 min
医生	签字：
日期	年　　月　　日

（华英汇）

第十二节

骨骼肌运动损伤

骨骼肌运动损伤是常见的肌肉骨骼系统疾病之一，通常表现为肌肉疼痛、肿胀和关节活动受限等症状，会引起普通人日常生活中的诸多不便，对于职业运动员则将直接影响其正常训练和比赛。随着运动人群的大幅增加，由运动引起的骨骼肌损伤发生率也逐年升高。因而如何正确、及时地治疗骨骼肌运动损伤，制订科学、合理的康复计划尤为重要。

一、骨骼肌损伤概述

骨骼肌损伤可分为：①外力直接打击引起但无皮肤破损的骨骼肌挫伤；②创伤或运动事故后开放性损伤导致的骨骼肌撕裂；③由不合适的运动或活动后24～72 h内引起的延迟性肌肉酸痛（delayed-onset muscle soreness）；④无直接接触下骨骼肌内部过度紧张或受力而引发的损伤，通常表现为身体活动期间发生的急性肌肉拉伤，是运动中最常见的骨骼肌损伤。本节中骨骼肌运动损伤主要指由运动引起的骨骼肌拉伤。

据统计，在各类运动损伤中骨骼肌损伤的发生率可高达22%，占运动医学门诊就诊运动损伤患者的30%以上。其中，骨骼肌拉伤发生率在11～15岁青少年中占28.4%，在61岁以上老年人中占18.2%。

》【临床表现和体征】

骨骼肌运动损伤通常发生在剧烈运动期间，呈急性疼痛发作，常会阻止患者继续进行运动。这种疼痛在肌肉做离心运动时最为明显。同时还会出现主动活动范围受限，偶尔伴有被动运动范围受限。肌肉力量经常会出现明显减弱，但可能更多继发于疼痛，而不是由实际肌肉损伤引起。体格检查时，受伤肌肉的肌腱交界处会出现明显局部压痛。若肌肉完全断裂，还可能会出现肿胀、瘀斑及局部凹陷。

【诊断标准和鉴别诊断】

骨骼肌损伤的诊断首先应仔细了解运动损伤的发生史，然后进行体格检查，包括视诊和触诊相关肌肉，以及在有或没有外部阻力的情况下测试受伤肌肉的功能。当有肌肉挫伤或拉伤的典型病史，同时伴有损伤远端肿胀和(或)瘀斑等客观证据时，能够做出初步诊断。若怀疑存在体积小且位于肌腹深处的血肿，还需做超声、CT 或 MRI 等辅助检查以更精确地证实和显示血肿的存在。大多数情况下，临床检查足够用于骨骼肌损伤的诊断，但如果需要了解更准确的损伤特征，超声和 MRI 检查可作为辅助检查工具来明确损伤的位置、程度和并发症等。

【实验室及辅助检查】

1. *X 线*　能够显示骨骼肌损伤处软组织肿胀，但通常情况下无明显异常。

2. *超声*　超声检查被认为是临床诊断骨骼肌损伤的首选方法。然而，尽管相对方便和便宜，超声的缺点在于对结果的评判相对主观，高度依赖检查医生的经验。

3. *CT*　仅能有限地显示骨骼肌损伤，但可以探查和排除相关骨折或骨性损伤，且能够显示肌肉内的出血情况。

4. *MRI*　可以最准确地确定骨骼肌损伤部位。T_1 加权图像能够显示肌肉-肌腱交界处正常结构的损伤。T_2 加权图像上的高信号能够提示受损肌肉中的水肿和积液。MRI 还可以用于鉴别深静脉血栓形成和肌肉劳损，以及在重要情况下(如职业运动员运动损伤)确定肌肉拉伤的严重程度。由于能够提供相对客观、稳定及详细的骨骼肌成像，准确诊断或排除肌肉损伤的存在，MRI 被运用于许多肌肉骨骼系统疾病，也逐渐成为常用的骨骼肌损伤辅助检查手段。当患者的临床症状、医生的临床发现和(或)辅助检查之间存在明显差异，尤其是在腹股沟区域附近发生的复杂骨骼肌损伤，宜首选 MRI 作为辅助检查。

二、运动与骨骼肌运动损伤

运动是骨骼肌运动损伤的有效治疗方法之一，能缓解肌肉疼痛、修复肌肉损伤和增强肌肉健康。因此，科学合理的运动计划有利于骨骼肌运动损伤的治疗，帮助患者恢复肌肉功能，提升运动能力，促进运动健康。

运动被证明能够恢复和维持骨骼肌功能，预防、延迟或逆转年龄带来的肌肉力量减退，对骨骼肌的影响体现在以下几个方面：①运动对骨骼肌保护效应以提高肌蛋白或肌纤维蛋白的合成量使其多于分解量为主要途径。运动不仅能改变肌肉超微结构，促进卫星细胞的增生分化，增加肌蛋白合成，其引起的骨骼肌收缩还可通过不同信号通路激活下游靶点，最终促进肌蛋白的合成。相应地，运动也能通过阻碍促肌蛋白降解的通路活化，从而防止肌蛋白降解。②运动对肌细胞再生具有调控作用。运动后，肌肉分泌白血病抑制因子(leukemia inhibitory factor，LIF)增多，可促进骨骼肌损伤后的再生。抗阻训练后，由肌肉分泌的血清 IL－7 水平升高，对肌肉干细胞的迁移起重要作用，对肌细胞的再生具有调控作用。中等强度的有氧运动及剧烈的抗阻运动后，对肌肉的生长具有负性调控作用的肌生成抑制蛋白（myostatin）分泌量会减少，发挥保护肌小管及促进骨骼肌生长和修复的作用。③运动还可以增强机体的循环血量，降低外周血管阻力和血压，还能增加毛细血管数量、线粒体密度和氧化酶等，从而为骨骼肌提供充足的氧气和营养，促进新陈代谢。同时降低包括肌间脂肪在内的体脂含量，减少肌肉损伤导致的骨骼肌力量下降，有助于改善骨骼肌功能。

》【运动治疗骨骼肌运动损伤的机制】

综合考虑骨骼肌运动损伤的轻重程度、损伤后功能的恢复情况及运动损伤与运动项目的关系，进行适当的运动不仅能降低肌肉运动损伤再复发的可能性，还能在此基础上提升身体素质，促进骨骼肌功能恢复。

运动缓解肌肉疼痛，促进损伤修复。运动主要通过机械松解肌肉内诱发疼痛的粘连，促进血流循环以加速局部代谢废物的排泄，促进内啡肽等内源性镇痛物质的产生，以及通过神经信号传导减少疼痛刺激的传入等方式来缓解骨骼肌运动损伤后的疼痛。多项研究表明，运动时 β-内啡肽系统、阿片能系统和多巴胺能神经递质系统均可被激活，可显著减轻患者的疼痛。

运动促进受损肌肉再生，提升肌肉质量和力量。肌肉质量和肌肉力量一直以来都被作为衡量肌肉健康的两类重要指标。有证据表明，运动干预可恢复和维持肌肉功能。研究发现，运动有利于促进肌肉营养因子的合成和释放，可以提高最大耗氧量、线粒体密度和活性、胰岛素敏感性和能量消耗，改善肌肉力量，提高血清睾酮水平，促进损伤肌肉的恢复。运动作为一种特殊的压力，能有效促进肌肉组织中胰岛素样生长因子（IGF）的分泌，刺激肌肉组织的代偿性肥大，增加肌肉重量及肌肉中的 DNA 数量。研究表明，运动 10 min 后可以观察到生长激素（growth factor，GH）水平升高，间接提高肌肉质量。

运动提高本体感觉，减少潜在损伤。目前的理论认为，当运动负荷超过人体结构的承受能力极限时，就易造成运动损伤。良好的肌肉本体感觉能促进拮抗肌和收缩肌共同收缩，维持关节稳定，减少关节移位造成的局部肌肉紧张。而力量训练为主的运动能提升本体感觉，有利于机体的平衡功能和运动感觉，减少骨骼肌运动损伤的发生。本体感觉神经肌肉促进疗法（PNF）是 20 世纪 40 年代由美国内科医生和神经生理学家 Hermankabat 医生发明的，以人体发育学和神经生理学原理为基础的运动疗法，主要通过规律的运动刺激机体本体感受器，促进特定运动模式中的肌群收缩，产生功能性肌肉运动，被广泛用于骨关节炎、神经损伤以及运动肌肉损伤的治疗与康复中。

》【运动适应证与禁忌证】

1. 适应证　包括：①轻中度肌肉损伤患者；②正确治疗肌肉损伤后，疼痛得到一定缓解的亚急性期患者；③急性肌肉损伤后未获得及时有效治疗，已转为慢性肌肉损伤的患者。

2. 禁忌证　包括：①诊断不明确；②仍有较强痛感，无法参与运动训练；③病情不稳定，仍在进展和加重；④存在关节不稳、骨折未愈合又未做内固定、肌肉骨骼系统感染与肿瘤等病症；⑤全身健康状况较差、患有精神疾病等不适合运动的情况。

【运动风险评估】

1. 运动负荷的适应性评估

（1）心肺负荷的适应性评估：①对于发生骨骼肌运动损伤但心血管系统正常的健康个体而言，其在运动中发生心血管事件（主要包括急性心肌梗死、心律失常和心源性猝死等）的风险较小。仅进行局部骨骼肌拉伸或力量训练等中等强度运动较少会引起心肺不适等症状。②对于已确诊或具有隐匿性心血管疾病的个体，在进行较大强度或较长时间力量训练后，心源性猝死或心肌梗死发生的风险将有所上升。因此，需在运动前充分评估个体的心肺功能，针对不同情况实施相应的运动处方。

（2）局部适应性评估

1）局部疼痛评估：如在运动过程中出现局部肌肉疼痛，则应视个体承受程度调整运动方案，降低运动强度和（或）运动时间。

2）运动损伤风险评估：对于具有粘连或瘢痕的陈旧性肌肉损伤患者，拉伸训练时应注意循序渐进，强度适中，避免再次损伤相同部位。

3）运动性疾病风险评估：应通过运动监控、营养保障、智能穿戴等手段充分预防和降低在运动中出现由于运动训练安排不当、运动方案不合理等原因导致的运动性腹痛、运动性低血糖和肌肉痉挛等疾病。

2. 肌肉陈旧性损伤的改善评估

（1）可使用视觉模拟评分法（VAS）评估患者运动前、中、后的疼痛情况。

（2）针对具体损伤部位肌肉骨骼系统结构采取相应功能评分进行损伤的改善评估：①膝关节，Lysholm 评分、IKDL 评分、Tegner 评分等；②肩关节，UCLA 评分、ASES 评分、WOSI 评分等；③踝关节，KAFS 评分、AOFAS 评分等。

三、骨骼肌运动损伤运动处方的制订及实施

【运动处方的制订原则】

现有运动处方指南并无专门针对骨骼肌运动损伤患者制订运动处方的原则。要达到能使运动处方对象有计划、有目的进行科学运动，起到治疗骨骼肌运动损伤效果的目的，需在运动处方的实施过程中，结合患者的年龄、性别、身体状况、损伤特点、并发症、日常运动习惯和生活方式等情况，遵循安全有效、个体全面、周期指导的原则，制订简单、可实施、具有连续性的个性化运动处方。

制订个性化骨骼肌运动损伤运动处方要遵循以下基本原则。

1. 安全性　为了避免再次损伤的发生，制订运动处方前要充分评估运动处方对象的全身情况、相关病史及运动史等，同时进行运动风险评估和体力活动水平评估，及相应的

医学检查，以此作为评估其运动限制程度的依据。

2. 有效性　不同患者的身体素质不同，制订运动处方需在安全范围内应选择合适的运动负荷，并在有效时间内进行有规律的、适当运动强度和运动时间的运动训练，才能达到最佳的运动效果，促使骨骼肌运动损伤患者的身体机能，特别是肌肉骨骼系统的功能得到有效改善。

3. 个性化　运动处方需根据每一个骨骼肌运动损伤患者的具体情况有针对性、个体化地进行制订。基于每个对象的健康程度、运动习惯、运动爱好、运动期望及生活环境等，运动处方师应制订因人而异的运动方案，才能保证运动处方对象的依从性，从而得到一份有效的运动处方。

4. 全身性　尽管骨骼肌运动损伤是局部损伤，但在制订运动处方时需结合全身性运动，有效锻炼全身尽可能多的部位，有利于降低局部肌肉和骨骼的过度训练和运动损伤的发生。综合改善身体素质，辅以生活方式的综合干预，结合合理运动饮食等生活方式管理，对骨骼肌运动损伤人群起到长期而有效的运动效果。

5. 循序渐进　制订运动处方时，应遵循循序渐进的原则，不能因为急于求成而造成新的损伤。此外，应根据运动处方实施的不同阶段，有计划地增加运动量，并监测运动处方对象的身体情况或客观因素的动态变化和反馈，及时调整运动处方的内容。

6. 周期性　对于骨骼肌运动损伤患者而言，在制订运动处方之前及实施过程中必须要有周期性评估。由于运动处方的目的不同，监控运动处方效果的指标及身体改善的有效时间也不同，因此需要结合运动处方的目的计算周期长度，从而进行周期性的指导。

》【运动处方要素】

对骨骼肌运动损伤患者，应针对损伤涉及不同肌肉、损伤后不同时程采取不同形式和强度的运动。主要运动形式如下。

1. 等长训练　等长训练是指肌肉长度保持不变而张力发生变化的肌肉收缩。刚开始时不设置抗阻或负荷，然后逐渐增加负荷。应特别注意确保所有的等长运动仅在无痛范围内进行。

2. 等张训练　等张训练是指在肌肉收缩过程中张力保持不变的情况下，肌肉的长度发生变化。可以在进行无痛抗阻的等长训练后一段时间再开始。与等长训练类似，等张练习也应首先在不设置抗阻或负荷的情况下进行，随后逐渐增加负荷。可以在无运动损伤复发风险的情况下，开始其他维持心血管健康的体育运动，如自行车骑行或游泳等。

3. 等速/动态训练　使用专门的器械进行，该器械能够提供不同程度的运动抗阻，使运动以恒定速度进行。在上述前两种训练能顺利完成的基础上，应以最小的负荷在无痛情况下进行等速训练。

》【运动注意事项】

（1）对于骨骼肌运动损伤的亚急性期人群应在医务监督下进行健身运动。

（2）骨骼肌运动损伤急性期的患者应先在 24 h 内及时有效地缓解疼痛，降低炎症反应，促进愈合，保证受累部位休息后再进行健身运动。

(3) 每一个锻炼动作都应针对特定肌肉或肌群，实施运动处方时需注意目标肌群的激活，循序渐进，力量由弱到强。

(4) 医学监督条件下运动负荷试验中，运动前后均需进行相关评估，保持疼痛、关节活动度和肌肉力量等相关记录并进行功能评分。

(5) 无医学监督条件下运动负荷试验中，若出现肌肉疼痛，有再次发生运动损伤的风险，应及时终止运动，并采取相应休息或药物措施。

(6) 根据运动形式选择运动适宜时间、类型、强度和频率等。

(7) 在运动时，心率应该控制在最佳心率范围内。

(8) 在执行运动计划时，应遵医嘱服药或执行手术相关事宜。

(9) 在任何情况下，骨骼肌运动损伤患者进行运动时均应避免疼痛的发生。

》【运动监督与安全防护】

养成良好的运动习惯，运动前后测量血压和心率，减少心血管疾病危险事件和运动损伤风险的发生。如果局部疼痛未控制良好，不能参加任何体育锻炼。疼痛控制稳定后，在运动中，逐渐增加运动时间和运动强度；如果运动时出现疼痛，需要停止运动。

由于一次性运动对骨骼肌运动损伤的效果不明显，因而建议进行持续、有规划的运动训练。如果合并有其他系统疾病（如心血管系统、呼吸系统疾病等），需要在医生的指导下实施运动处方。

》【运动处方的效果评估】

1. 依从性评估　由于骨骼肌运动损伤患者原先有运动损伤史，在运动处方的实施过程中，可能会因为害怕再次受伤、疼痛等原因而中断运动，或运动不到位而降低运动处方的效果与应有的健身收益，因此评价运动处方的实施效果应首先评估运动处方对象的依从性。可使用：①间接评估，采用问卷调查法或自我报告法，以运动处方完成的及时性、运动量、运动频率及完整性为主要内容进行评估；②直接评估，采用计数法，直接计算运动实施次数和安排次数的比值，若＜85％，则一般认为会影响依从性。

2. 运动负荷适应性评估　骨骼肌运动损伤患者若无基础疾病且其他身体系统正常，在运动中发生各类意外的风险较小，仅需进行心率、脉搏和体重等基本监测和效果评估，保证运动后基本指标正常或提升即可。

3. 体质健康及心理效应改善评估　骨骼肌运动损伤一般较局限，对于全身体质及心理效应影响较小。实施运动处方后，可以选择相关指标进行身体成分、心肺功能、肌肉力量、身体柔性性与协调性等功能评估，同时监测血脂、血糖、血压等基本指标，了解运动处方对象的机体功能变化。此外，如有需要可以辅以心理量表，动态评估患者运动前后的心理状态变化，有利于了解患者的社交能力及幸福感的提升。

》【运动与药物配合的原则】

骨骼肌运动损伤后运动时可以辅以一定药物治疗。主要为口服非甾体抗炎药，用于缓解骨骼肌急性外伤后毛细血管、小血管破裂后因局部肿胀、炎症引起的疼痛症状。一般环氧合酶(cyclooxygenase，COX)2 抑制剂可以有效抑制疼痛，且不会导致出血而产生瘢痕组织、深静脉血栓形成等并发症。

》【运动处方案例】

案例　股四头肌拉伤的运动处方

张某，女，23 岁。诊断为股四头肌拉伤。经冷敷和休息后疼痛缓解，但仍感活动时右大腿前侧疼痛。体质测试结果显示：体重正常，体脂正常，心肺耐力好，肌肉力量较好，柔韧性好。运动风险评估：股四头肌损伤局部需保护并监控运动量。

运动处方目标：①提高身体柔韧性和肌肉力量；②加强下肢核心肌群、小肌群的针对性力量训练；③养成运动前热身、运动后拉伸的习惯。

注意事项：①进行患侧下肢的局部运动，同时加强核心力量和全身力量训练；②通过低强度有氧运动缓解疼痛等症状；③患侧疼痛症状减轻后，加强有氧运动。

运动处方			
基本信息			
姓名：张某	性别：女	年龄：23 岁	电话：×××-××××-××××
临床诊断：股四头肌拉伤			
临床用药：无			
运动前健康筛查			
体力活动水平	☑规律运动(每周>3 次或≥150 min、连续≥3 个月的体育运动) □体力活动不足		
临床情况	身高：156 cm　　体重：55 kg　　BMI：22.60 kg/m²　　体脂率：22.1%		
	慢性疾病史：无		
	血液指标：正常		
	血压：109/69 mmHg　　心率：68 次/分		
	吸烟：□是　　☑否　　□已经戒烟		
体适能测试			
最大摄氧量	38.5 mL/(kg · min)，11 METs		
6 min 步行距离	590 m		
肌肉力量	握力：4 分		
柔韧性	坐位体前屈：4 分		
平衡能力	闭眼单足站立：10 s		

（续表）

运动方案	
有氧运动	方式：垫上健身操
	频率：每周≥5 次
	强度：5.4 km/h（根据 50%×7.2 METs 计算）
	时间：30 min
	每周运动量：≥150 min
	注意事项：下午、餐后进行运动训练
力量运动	方式：下肢、核心肌群的针对性锻炼，50% 1RM，8～15 次/组，1～3 组，组间休息 2～3 min
	频率：每周≥2 次
	强度：从低强度开始，逐渐增加到中等强度
	时间：每次 30 min
	每周运动量：≥60 min
	注意事项：运动应在无痛情况下实施，力量负荷不宜过大；运动前后进行热身和拉伸，减少运动损伤
柔韧性运动	方式：上肢、下肢静力拉伸
	频率：5～7 次
	强度：从低强度开始，逐渐增加到中等强度
	时间：5 min
	每周运动量：25～30 min
	注意事项：养成运动前后拉伸习惯，减少运动损伤
医生	签字：
日期	年　　月　　日

（陈世益　李云霞　冯思嘉）

本章主要参考文献

[1] 陈世益，冯华主编. 现代骨科运动医学[M]. 上海，复旦大学出版社，2020.
[2] 陈世益. 骨科运动医学与关节镜微创技术[J]. 国外医学・骨科学分册，2005，26(2)：67－68.
[3] 陈中伟. 运动医学[M]. 上海：上海科学技术出版社，1996.

[4] 陈仲强,刘忠军,党耕町. 脊柱外科学[M]. 北京:人民卫生出版社,2013.
[5] 冯连世主编. 运动处方[M]. 北京:高等教育出版社,2020.
[6] 高嘉翔,陶可,陈坚,等. 运动治疗膝骨关节炎的研究进展[J]. 中华骨与关节外科杂志,2019,12(12):1014-1019.
[7] 美国运动医学学会. ACSM 运动测试与运动处方指南[M]. 王正珍,主译. 10 版. 北京:北京体育大学出版社,2019.
[8] 钱菁华. 运动康复治疗[M]. 北京:北京体育大学出版社,2017.
[9] 曲绵域,陈吉棣,高云秋,等. 实用运动医学[M]. 北京:北京科学技术出版社,1996.
[10] 童培建. 膝骨关节炎中西医结合诊疗指南[J]. 中华医学杂志,2018,98(45):3653-3658.
[11] 王波,余楠生. 膝骨关节炎阶梯治疗专家共识(2018 年版)[J]. 中华关节外科杂志(电子版),2019,13(01):124-130.
[12] 王予彬,王惠芳主编. 运动损伤康复治疗学[M]. 2 版. 北京:科学出版社,2019.
[13] 王予彬,王惠芳主编. 运动损伤康复治疗学[M]. 北京:人民军医出版社,2009.
[14] 王正珍主编. 运动处方概要[M]. 北京:北京体育大学出版社,2018.
[15] 膝骨关节炎运动治疗临床实践指南编写组. 膝骨关节炎运动治疗临床实践指南[J]. 中华医学杂志,2020,(15):1123-1129.
[16] 原发性骨质疏松症诊疗社区指导原则编写组. 原发性骨质疏松症社区诊疗指导原则[J]. 中华骨质疏松和骨矿盐疾病杂志,2019,12(1):1-10.
[17] 张凯搏,唐新,李箭,等. 2019 年美国骨科医师学会(AAOS)肩袖损伤临床实践指南解读[J]. 中国运动医学杂志,2020,39(5):403-412.
[18] 中国健康促进基金会基层医疗机构骨质疏松症诊断与治疗专家共识委员会. 基层医疗机构骨质疏松症诊断和治疗专家共识(2021)[J]. 中国骨质疏松杂志,2021,27(07):937-944.
[19] 中华医学会骨科学分会关节外科学组,中国医师协会骨科医师分会骨关节炎学组,国家老年疾病临床医学研究中心(湘雅医院),等. 中国骨关节炎诊疗指南(2021 年版)[J]. 中华骨科杂志,2021,41(18):1291-1314.
[20] 中华医学会骨科学分会关节外科学组. 骨关节炎诊疗指南(2018 年版)[J]. 中华骨科杂志,2018,38(12):705-715.
[21] 周谋望,陈亚平,葛杰. 骨关节损伤与疾病康复治疗方案及图解[M]. 北京:清华大学出版社,2007.
[22] 邹军,章岚,任弘,等. 运动防治骨质疏松专家共识[J]. 中国骨质疏松杂志,2015,2111:1291-1302.
[23] ARMSTRONG R B. Muscle fiber recruitment patterns and their metabolic correlates. HORTON E S, TERJUNG R L. Exercise, nutrition, and energy metabolism [M]. New York, NY: MacMillan Publishing, 1988,9-26.
[24] ASTRAND P O, RODAHL K. Physical performance, in textbook of work physiology: physiological basis of exercise [M]. 3rd. New York, NY: McGraw Hill, 1986,295-353.
[25] BANNURU R R, OSANI M C, VAYSBROT E E, et al. Exercise prescription for weight management in obese adults at risk for osteoarthritis: synthesis from a systematic review [J]. BMC Musculoskelet Disord, 2019,20(1):610.
[26] BANNURU R R, OSANI M C, VAYSBROT E E, et al. OARSI guidelines for the non-surgical management of knee, hip, and polyarticular osteoarthritis [J]. Osteoarthritis Cartilage, 2019,27(11):1578-1589.
[27] BARTHOLDY C, JUHL C, CHRISTENSEN R, et al. The role of muscle strengthening in exercise therapy for knee osteoarthritis: a systematic review and meta-regression analysis of randomized trials [J]. Semin Arthritis Rheum, 2017,47(1):9-21.
[28] CHEN L, LOU Y, PAN Z, et al. Treadmill and wheel exercise protect against JNK/NF-kappaB induced inflammation in experimental models of knee osteoarthritis [J]. Biochem Biophys Res

Commun, 2020,523(1):117 - 22.

[29] CHEUNG C, PARK J, WYMAN J F. Effects of yoga on symptoms, physical function, and psychosocial outcomes in adults with osteoarthritis: a focused review [J]. Am J Phys Med Rehabil, 2016,95(2):139 - 51.

[30] DONATELLI R A, WOODEN M J. 骨科物理康复治疗学[M]. 周谋望,刘楠,杨延砚,译. 北京:人民军医出版社,2017.

[31] FREDETTE A, ROY J S, PERREAULT K, et al. The association between running injuries and training parameters: a systematic review [J]. J Athl Train, 2022,57(7):650 - 671.

[32] GOH S L, PERSSON M S M, STOCKS J, et al. Relative efficacy of different exercises for pain, function, performance and quality of life in knee and hip osteoarthritis: systematic review and network meta-analysis [J]. Sports Med, 2019,49(5):743 - 761.

[33] HAYDEN J A, ELLIS J, OGILVIE R, et al. Some types of exercise are more effective than others. in people with chronic low back pain: a network meta-analysis [J]. J Physiother, 2021,67(4):252 - 262.

[34] JOHNSON D H, PEDOWITZ R A. 实用骨科运动医学:高级理论与关节镜外科(中文版)[M]. 陈世益,王予彬,李国平,主译. 北京:人民军医出版社,2008.

[35] JUHL C, CHRISTENSEN R, ROOS E M, et al. Impact of exercise type and dose on pain and disability in knee osteoarthritis: a systematic review and meta-regression analysis of randomized controlled trials [J]. Arthritis Rheumatol, 2014,66(3):622 - 636.

[36] KAZIOR Z, WILLIS S J, MOBERG M, et al. Endurance exercise enhances the effect of strength training on muscle fiber size and protein expression of Akt and mTOR [J]. PLoS One, 2016,11(2):e0149082.

[37] KOLASINSKI S L, NEOGI T, HOCHBERG M C, et al. 2019 American College of Rheumatology/Arthritis Foundation guideline for the management of osteoarthritis of the hand, hip, and knee [J]. Arthritis Care Res, 2020,72(2):149 - 162.

[38] LI R, CHEN H, FENG J, et al. Effectiveness of traditional Chinese exercise for symptoms of knee osteoarthritis: a systematic review and meta-analysis of randomized controlled trials [J]. Int J Environ Res Public Health, 2020,17(21):7873.

[39] LUAN L, BOUSIE J, PRANATA A, et al. Stationary cycling exercise for knee osteoarthritis: a systematic review and meta-analysis [J]. Clin Rehabil, 2021,35(4):522 - 533.

[40] MERTENS M G, MEEUS M, NOTEN S, et al. Exercise therapy is effective for improvement in range of motion, function, and pain in patients with frozen shoulder: a systematic review and meta-analysis [J]. BMJ Open, 2022,12(11):e056563.

[41] MERTENS M G, MEEUS M, VERBORGT O, et al. An overview of effective and potential new conservative interventions in patients with frozen shoulder [J]. Rheumatol Int, 2022,42(6):925 - 936.

[42] MESSIER S P, RESNIK A E, BEAVERS D P, et al. Intentional weight loss in overweight and obese patients with knee osteoarthritis: is more better? [J]. Arthritis Care Res (Hoboken), 2018,70(11):1569 - 1575.

[43] MILLER M D, THOMPSON S R. 骨科运动医学原理与实践[M]. 敖英芳,主译. 5 版. 北京:北京大学医学出版社,2022.

[44] NEVIASER A S, NEVIASER R J. Adhesive capsulitis of the shoulder [J]. J Am Acad Orthop Surg, 2011,19:536 - 542.

[45] OKA Y, MURATA K, OZONE K, et al. Treadmill exercise after controlled abnormal joint movement inhibits cartilage degeneration and synovitis [J]. Life (Basel), 2021,11(4):303.

[46] RAUSCH OSTHOFF A K, NIEDERMANN K, BRAUN J, et al. 2018 EULAR recommendations for physical activity in people with inflammatory arthritis and osteoarthritis [J]. Ann Rheum Dis, 2018,77(9):1251 - 1260.

[47] ROCHA T C, RAMOS P D S, DIAS A G, et al. The effects of physical exercise on pain management in patients with knee osteoarthritis: a systematic review with metanalysis [J]. Rev Bras Ortop (Sao Paulo), 2020,55(5):509 - 517.

[48] SHARMA L. Osteoarthritis of the knee [J]. N Engl J Med, 2021,384(1):51 - 59.

[49] STASINOPOULOS D, STASINOPOULOS I. Comparison of effects of eccentric training, eccentric-concentric training, and eccentric-concentric training combined with isometric contraction in the treatment of lateral elbow tendinopathy [J]. J Hand Ther, 2017,30(1):13 - 19.

[50] THOMAS B J. 实用髋关节镜学[M]. 刘玉杰,薛静,李海鹏,主译. 2 版. 北京:人民卫生出版社,2007.

[51] VALLANDINGHAM R A, GAVEN S L, POWDEN C J. Changes in dorsiflexion and dynamic postural control after mobilizations in individuals with chronic ankle instability: a systematic review and meta-analysis [J]. J Athl Train, 2019,54(4):403 - 417.

[52] YOON S Y, KIM Y W, SHIN I S, et al. The beneficial effects of eccentric exercise in the management of lateral elbow tendinopathy: a systematic review and meta-analysis [J]. J Clin Med, 2021,10(17):3968.

[53] YOU Y, LIU J, TANG M, et al. Effects of Tai Chi exercise on improving walking function and posture control in elderly patients with knee osteoarthritis: a systematic review and meta-analysis [J]. Medicine (Baltimore), 2021,100(16):e25655.

[54] ZOU L, WANG C, CHEN K, et al. The effect of taichi practice on attenuating bone mineral density loss: a systematic review and meta-analysis of randomized controlled trials [J]. Int J Environ Res Public Health, 2017,14(9):1000.

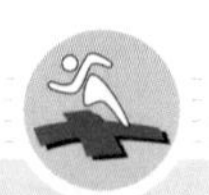

第二章　心血管系统疾病的运动处方

第一节

高　血　压

高血压是最常见的慢性非传染性疾病之一，也是心脑血管疾病最主要的危险因素。其中，脑卒中、心肌梗死、心力衰竭及慢性肾病等并发症的致残、致死率高，严重消耗医疗和社会资源。高血压是一种由多病因互相作用所致的、复杂的、以动脉血压持续升高为特征的进行性“心血管综合征”。

一、高血压概述

高血压可分为原发性高血压（又称为高血压病）和继发性高血压两大类。原发性高血压病因不明，占高血压的90%以上。继发性高血压则指某些确定的疾病和原因，常见的包括肾实质性疾病（如肾小球肾炎）和内分泌疾病（如原发性醛固酮增多症）引起的血压升高，占高血压的5%～10%。如能及时治愈原发病，血压可随之恢复正常。运动是预防和治疗高血压甚至顽固性高血压不可缺少的干预手段。

目前，我国≥18岁居民中约有2.45亿高血压患者。近50年来，我国高血压的患病率呈明显上升趋势。全国高血压患病率调查显示，我国成人高血压患病率已由1959年的5.11%上升至2015年的27.9%。

》【临床表现和体征】

大多数高血压患者无症状，仅在体检或其他疾病就医时才被发现。部分患者有头痛、鼻出血、头晕、心悸、面部潮红和疲劳等症状。但在血压正常的人中也会出现这些症状，因此需要谨慎鉴别。

未经治疗的严重或持续高血压会由于其对脑、眼、心脏和肾脏产生损害而出现相应的症状，包括头痛、乏力、恶心、呕吐、气短和烦躁等。其中，脑血管合并症是我国高血压病最常见的合并症。严重时会引起脑水肿而造成恶心、呕吐、进行性头痛、困倦、意识错乱、癫痫发作、嗜睡，甚至昏迷。此外，严重的高血压会增加心脏的负荷，可能会导致胸痛和（或）气短。有时很高的血压会导致从心脏分支的大动脉（主动脉）撕裂，引起胸部或腹部疼痛。眼底血管被累及时可出现视力进行性减退，肾脏受累时尿液中可有少量蛋白和红细胞，严重时还可出现肾功能减退。

》【诊断标准和鉴别诊断】

目前我国采用的高血压诊断标准（表 3-2-1）和分类如下：在未使用降压药物的情况下，非同日测量血压，收缩压（systolic blood pressure，SBP）≥140 mmHg 和（或）舒张压（diastolic blood pressure，DBP）≥90 mmHg；患者既往有高血压史，目前正在服用降压药物，血压虽然<140/90 mmHg，也诊断为高血压。根据血压升高水平，又进一步将高血压分为 1～3 级，同时进一步根据血压水平、心血管疾病危险因素、靶器官损害、临床并发症和糖尿病进行危险分层。

表 3-2-1　高血压诊断标准

类别	SBP(mmHg)	二者关系	DBP(mmHg)
正常血压	<120	和	<80
正常高值	120～139	和(或)	80～89
高血压			
1 级(轻度)	140～159	和(或)	90～99
2 级(中度)	160～179	和(或)	100～109
3 级(重度)	≥180	和(或)	≥110
单纯收缩期高血压	≥140	和	<90

注：当 SBP 和 DBP 分属于不同级别时，以较高的级别作为标准。

》【实验室及辅助检查】

1. *血压的测量*　由医护人员在标准条件下按照统一规范测量。间隔 2 min 重复测量，以 2 次读数平均值为准，如 2 次测量的 SBP 或 DBP 读数相差>5 mmHg，应再次测量，并取 3 次读数的平均值。

2. *尿液检查*　肉眼观察尿的透明度、颜色，有无血尿；测比重、pH 值、蛋白和糖含量，并做尿沉渣镜检。尿比重<1.010 提示肾小管浓缩功能障碍。正常尿液 pH 值为 5.0～7.0，原发性醛固酮增多症呈代谢性碱中毒，尿呈中性或碱性。高血压病程较长或伴糖尿病者须查尿微量白蛋白，尿纤维素试纸检查为阳性者应做尿蛋白定量检测。

3. *血液生化检查*　测定血钾、尿素氮、肌酐、尿酸、空腹血糖和血脂等。

4. *X 线胸片*　心胸比率>0.5 提示心脏受累，多由于左心室肥厚和左心室扩大引起。

5. 心电图　可用于诊断高血压患者是否合并左心室肥厚、左心房负荷过重及心律失常。心电图诊断左心室肥厚的敏感度不如超声心动图，但对评估预后有帮助。

6. 超声心动图　可以更为可靠地诊断左心室肥厚。还可以评价高血压患者的心脏功能，包括收缩功能、舒张功能和左心室射血分数。如怀疑有颈动脉、股动脉等病变，应做血管超声检查；如怀疑有肾脏疾病，应做肾脏超声检查。

7. 眼底检查　可发现眼底的血管病变和视网膜病变。高血压眼底改变可分为4级：Ⅰ级，视网膜动脉变细、反光带增宽；Ⅱ级，主要为动脉硬化，视网膜动脉呈“铜丝样”或“银丝样”改变，动静交叉压迹明显；Ⅲ级，上述血管病变的基础上伴有眼底出血、棉绒斑、硬性渗出；Ⅳ级，在Ⅲ级改变基础上加视盘水肿及动脉硬化等各种并发症。

二、运动与高血压

运动是预防和治疗高血压的良方。最新的美国运动医学学会(ACSM)和美国心脏协会(AHA)针对运动与高血压指南，欧洲预防心脏病协会(European Association of Preventive Cardiology，EAPC)和欧洲心脏病学会(ESC)高血压委员会共识文件共同指出，任何形式的运动，包括有氧运动、力量运动、混合运动及日常身体活动都有降压作用，高血压患者应将运动融入日常生活，坚持运动锻炼。

运动对血压的影响主要体现在以下几个方面：①运动对正常血压、血压高值(SBP 120～140 mmHg，DBP 80～90 mmHg)、高血压(SBP≥140 mmHg，DBP≥90 mmHg)的人群均有降压作用，基础血压值越高，降压效果越明显。其中，对高血压人群，有氧运动可以降低SBP 4.9～12 mmHg、DBP 3.4～5.8 mmHg；等长力量训练可以降低SBP 4.3～6.6 mmHg、DBP 4.5～5.5 mmHg；对血压高值人群，有氧运动可以降低SBP 3.0～4.7 mmHg、DBP 3.2～3.8 mmHg；对血压正常但有其他心血管风险的人群，等长力量训练可以降低SBP 5.4～8.3 mmHg、DBP 1.9～3.1 mmHg。②一次性运动即可达到降压效果，降压效果与运动强度、运动量有关，运动强度越大，血压降低幅度越大；有运动习惯的人群一次性运动后降压效果更明显，与基础血压无关。运动后血压平均降低SBP 4.8 mmHg、DBP 3.19 mmHg，可以持续到运动后24 h。③对正常血压人群，经常运动能降低高血压的发生率，两者呈现剂量-效应关系。但这一关系是否也存在于血压偏高的人群，目前尚有争议。尽管如此，运动可以降低高血压人群罹患心血管疾病的风险，目前已经达成共识。可以降血压的运动方式不仅指常规的有氧运动和抗阻力量，传统的中国特色运动(如太极拳、八段锦)及舞蹈、瑜伽等均具有降压作用。

》【运动的降压机制】

有氧运动是运动降血压的重要运动方式。有氧运动可以改善左心室舒张及收缩功能，减轻左室心肌肥厚，显著增加轻度心功能不全者的左心室射血分数和每搏输出量，减少脂肪在心肌中的存积并增加心肌对缺氧的耐受，从而改善心脏功能。同时，通过运动干预可以通过改变血流动力学机制以显著降低血液循环外周阻力。Carrick-Ranson 等调查了具有终身锻炼习惯的老年人(平均年龄 67 岁)后发现，与同龄人甚至年轻人相比，每周至少 4 次、坚持 25 年以上的有氧运动显著增加了受试者的峰值摄氧量(VO_2peak)、左心室质量及顺应性并改善了其血压水平。Kokkinos 等的研究也发现，心肺适能水平越高的人运动时的收缩压越低；相反，心肺适能水平越低的人运动时的收缩压越高。

运动也通过神经体液调节机制改善血压水平。首先，单次运动将引起交感神经活动抑制，相应神经递质分泌减少，交感神经对血管收缩的信号传导控制明显减少；同时，运动导致血管舒张因子等分泌显著增加，组胺分泌增多，从而使血管舒张。以上机制将共同促使运动后血压降低。其次，长期运动主要引起交感神经系统的改变、血管内皮系统的收缩反应及血管结构的改变等，促使血管外周阻力下降，从而导致血压下降。Steward 等的研究发现，长期运动可以使交感神经活性下降，血浆中去甲肾上腺素、肾素和血管紧张素Ⅱ分泌减少，同时改善血管内皮功能和血管舒张功能，导致毛细血管增生，共同引起血压的下降。Maria 等对娱乐型半程马拉松运动员的 10 年跟踪调查显示，经常运动可以显著降低交感神经兴奋性，升高迷走神经兴奋性，从而降低血压。

》【运动适应证与禁忌证】

1. 适应证　包括：①轻度和中度原发性高血压患者。②血压得到控制的重度高血压患者。③心、脑和肾等重要器官损伤稳定后，则按发生损害的器官制订相应的运动处方。

2. 禁忌证　包括：①运动负荷试验中出现严重心律不齐、心电图 ST 段异常、心绞痛发作及血压急剧升高的患者，以及符合运动负荷禁忌证的患者；②安静血压 SBP＞180 mmHg 或 DBP＞110 mmHg 时，禁止进行运动负荷试验；③伴有运动器官损伤，如关节炎、肌肉疼痛患者；④继发性高血压未按照病因进行治疗的患者。

》【高血压的运动风险评估】

1. 筛查

(1) 根据 ACSM 推荐的体力活动准备问卷 2014(PAR－Q＋)(见图 2－1－2)中“常规健康问题”，评估是否需要进行运动测试及测试时是否需要医务监督。

如果对 PAR－Q＋中的所有问题回答都为“否”时，就可以参加运动测试、接受运动处方指导。如果对 1 个或多个问题回答为“是”，在个体进行体质测评之前需要向相关专业医生咨询，告诉医生哪些问题回答的“是”，希望参加哪种类型的体力活动，然后听从医生的建议，遵照循序渐进的原则，有针对性地制订安全、有效的运动测试方案和运动处方。

(2) 心血管疾病风险筛查见图 3－2－1。

(3) 运动风险分层：基于规范化的运动风险评估程序，可以将慢性疾病人群分为低危、中危、高危 3 个运动风险等级(表 3－2－2)。

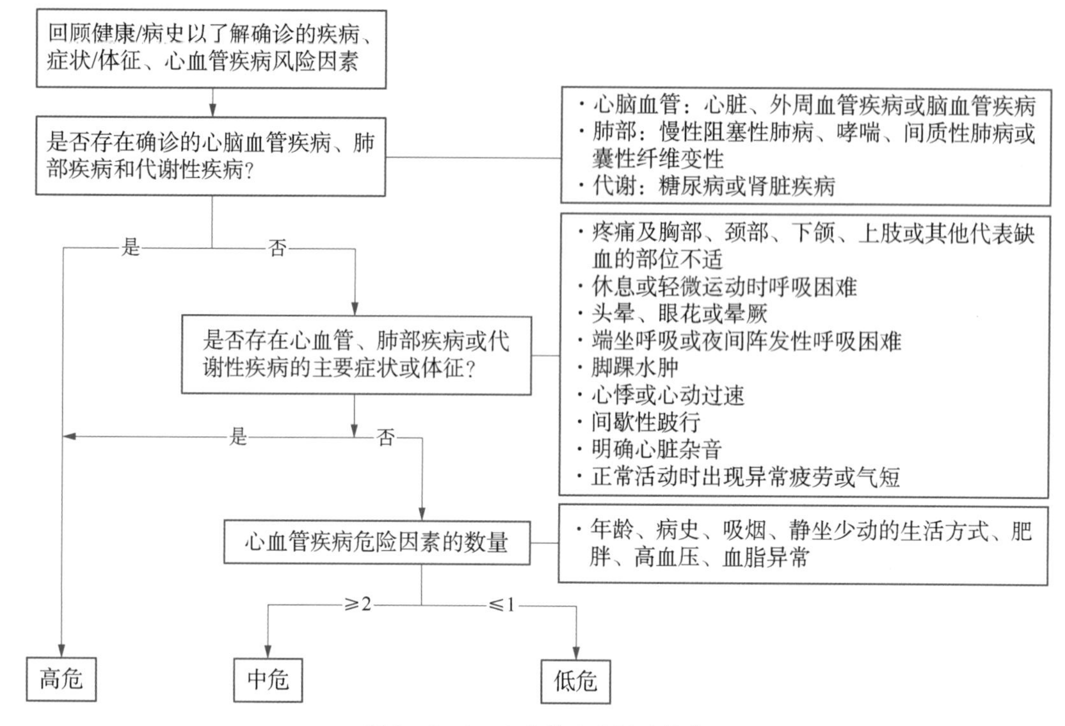

图 3-2-1　心血管疾病风险筛查

表 3-2-2　慢性疾病人群运动风险分层

风险相关因素	风险等级
无症状，或 1 个危险因素	
男性＜45 岁、女性＜55 岁	低危
男性≥45 岁、女性≥55 岁	中危
2 个危险因素	中危
患有心、肺或代谢性疾病中的 1 种，或有 1 种以上心、肺、代谢性疾病症状或体征	高危

2. 评估

（1）体力活动水平评估见表 3-2-3。

表 3-2-3　体力活动水平评估

体力活动	活　动　量
活跃	每周至少 3 d 高强度活动，积累达到至少 1 500 MET-min 或每天步行并参加中等强度或高强度的体力活动，周累计达到 3 000 MET-min
充分	每周至少 3 d、20 min 高强度体力活动 或每周至少 5 d、30 min 中等强度体力活动或步行 或每周至少 5 d 有步行并参加中等强度或高强度的体力活动，周累计达到 600 MET-min
不足	低于充分活动量

（2）体适能评估：①上肢力量，如俯卧撑等；②下肢力量，如平衡下蹲等；③握力，如握力强度；④平衡功能，如闭眼单足站立等；⑤柔韧性，如弯腰双手触地等。

（3）运动心肺功能评估：在为高血压患者制订运动处方前，需要对患者的运动能力和心肺功能进行评估。心肺功能评估的手段方法有很多种，最可靠的评估手段是进行心肺运动试验检查。通过该项测试可以了解高血压患者的运动耐力、运动血压、运动心电图及气体代谢等各项指标，为制订合理有效的运动处方、降低运动风险提供依据。在评估中，根据实际情况可以选择功率自行车或者运动平板测试。

根据上述运动风险评估结果，对中高危患者建议运动中监测血压和心率。

三、高血压运动处方的制订及实施

》【运动处方的制订原则】

现有运动处方指南给出了适合所有高血压患者运动的指导方针，在实施中，需根据患者的年龄、性别、疾病的严重程度、并发症、运动习惯和爱好、生活方式等情况制订个性化运动处方。

制订个性化高血压运动处方的基本原则如下。

1. 安全性　运动干预的过程中运动量往往比患者日常生活的运动量要大，因此存在一定心血管事件风险。要避免不恰当的运动形式或运动强度带来的运动伤害，避免心血管事件或关节、韧带损伤。

2. 科学有效　不同患者的身体素质不同，因此需设计不同运动方式和运动强度的运动处方。高血压患者应以有氧训练为主，辅以适当的力量训练。要根据患者的自身情况选择运动方式和运动强度。对于年龄较大并且有多种合并症的高血压患者，最好安排长时间、中低强度的有氧运动；对于无禁忌证的高血压患者，应当保证每周 3 次、总量至少为 150 min 的中等强度有氧训练。为了保持效果，需要选择有益且有趣的项目交叉进行，提高趣味性，增强依从性。

3. 个性化　基于每个人的健康程度和平时的运动习惯，根据不同喜好选择患者喜欢的运动方式。

4. 全面性　在个性化的基础上，需要考虑综合改善、全面管理，包括身体素质的全面改善、生活方式的综合干预。有规律的长期运动对正常血压、血压偏高、高血压控制和管理均有益。运动结合饮食等生活方式管理，可以更好地长期预防和控制血压。

5. 循序渐进　对于刚参加运动不久的人，不能急于追求效果而盲目增加运动量。根据开始阶段、适应阶段和维持阶段的不同特征，有计划地增加运动量，循序渐进，逐渐产生有利于机体的适应性反应。

6. 专业人员指导　对于高血压患者而言，在制订运动处方之前必须要有一些评估，应由运动医学或心血管医生等专业人员对患者进行效益、风险评估，了解其现病史、家族史及主要并发症，调查患者的生活习惯、饮食营养状态、日常生活热量消耗等，判断是否适合运动治疗；并进一步通过运动耐力测试、心肺运动试验结果制订运动处方。

运动处方的具体实施需遵循 FITT－VP 原则，即综合考虑运动的频率、强度、时间、类型、运动量、运动进阶，结合医学和运动评估，实施有规律的干预(例如以 4 周为 1 个周期)和监督管理，结合用药治疗，才能长期控制血压。

【运动处方要素】

运动可以预防和治疗高血压已达成共识。有氧运动、抗阻运动、身心运动均是降压良方。荟萃分析显示，对于高血压人群，规律的有氧运动可以平均降低 SBP 4.9～12.0 mmHg、DBP 3.4～5.8 mmHg；推荐患者每周 5～7 d 进行中等强度有氧运动，每次至少 20～30 min，每周至少 150 min。如以步行为主要锻炼方式，每周运动 3～5 次，每次中等强度运动 20～40 min，持续 12 周，SBP 和 DBP 可分别平均降低 4.11 mmHg 和 1.79 mmHg。抗阻运动对高血压患者同样重要，荟萃分析显示，高血压患者每周运动 3 次，每次中等强度运动 20～40 min，持续 14 周，SBP 和 DBP 可分别平均降低 6 mmHg 和 5 mmHg。太极拳和瑜伽也是降压良方，荟萃分析显示，高血压患者每周运动 3 次，每次运动 60 min，持续 13 周，SBP 和 DBP 可分别平均降低 11 mmHg 和 6 mmHg。运动形式的选择及其组合需要根据个人喜好、健康状况、运动能力合理安排。柔韧性运动可以减少肌肉损伤，建议在运动前和运动后完成。

运动强度是获得运动效果的重要因素，在安全第一的原则下，可以根据患者的实际情况适度增加强度。运动强度可以通过心率、代谢当量、最大摄氧量(VO_2max)、无氧阈法、主观疲劳程度(RPE)量表等方法确定。

以下为高血压运动处方：有氧运动常规建议每周 3～5 次，有的建议每周≥5 次；力量运动每周 2～3 次，不能大于 3 次(表 3－2－4)。

表 3－2－4　高血压运动处方

运动处方	有氧运动	力量运动	神经肌肉运动	柔韧性运动	第 11 版 ACSM 指南建议(2021 年)
运动频率	每周≥5 次	每周 2～3 次	每周 2～3 次	每周 2～3 次，建议每天适度锻炼	建议每天适度运动
运动强度	中等强度	中等强度	低到中等强度	拉伸到有适度的不舒适为止	低、中、高强度都可以，以中等强度为主
运动时间	每次≥30 min，或者分开连续完成	8～10 个动作，每个动作重复 8～12 次，2～4 组；每次运动的持续时间≥20 min	每次≥30 min	每个动作持续 10～30 s，重复 2～4 次；每次运动的持续时间≤10 min	每天≥20 min，每周至少 90 min

（续表）

运动处方	有氧运动	力量运动	神经肌肉运动	柔韧性运动	第11版ACSM指南建议(2021年)
运动类型	走路、骑自行车、游泳等节律性运动	用器械、弹力带及身体负重完成局部到全身的力量运动	太极拳、瑜伽等中国传统运动项目	静力性、动力性，以及本体感受性神经肌肉拉伸运动	强调以有氧、力量、有氧与力量混合运动为主，神经肌肉及柔韧性运动为辅
运动程序	热身→运动→整理活动				

》【运动注意事项】

包括：①对于有心血管并发症的中高危人群应在医务监督下进行健身运动；②患者静息血压≥180/110 mmHg时应先使用降压药物适当控制血压后再进行健身运动，或者进行已经习惯的健身活动，如散步等；③医学监测条件下运动负荷试验中血压应控制在＜250/115 mmHg；④无医学监测条件下运动负荷试验中血压应控制在＜220/110 mmHg；⑤根据运动形式选择适宜的运动时间；⑥在运动时，心率应该控制在最佳心率范围内；⑦在执行运动计划时，应遵医嘱服药；⑧高血压患者应避免短跑、举重等短时间剧烈使用肌肉和需要屏气的无氧运动。

》【运动降压期间的监控与安全防护】

养成良好的运动习惯，运动前后测量血压，减少心血管疾病危险事件的发生。如果血压未控制良好，不能参加任何体育锻炼。血压控制稳定后，如果安静血压SBP＞180 mmHg和(或)DBP＞110 mmHg，不要运动；在运动中，血压会随着运动时间和强度的增加而升高，表现为每增加1 MET，SBP升高8～12 mmHg、DBP稍微下降或者不变；如果运动时SBP不升反而下降，应停止运动。

由于一次性运动的降压效果最长能持续24 h，因而建议运动在早晨进行，可以延长降压时间。如果合并有其他疾病(如心血管系统疾病)，需要在医生的指导下实施运动处方。

》【运动处方的效果评估】

周期性的体适能测试是评估运动处方效果、调节运动处方剂量的主要方法。经常运动能改善运动耐受性，改善身体成分(瘦体重增加)，提高有氧耐力、肌肉力量和耐力、协调性，减少运动时的异常血流动力学反应。这些指标可以通过俯卧撑、握力、闭眼单足站立等测试和心肺运动试验综合评估。其中，VO_2peak水平是重要评价标准之一，它间接反映身体整体运动水平的改善，也反映心肺功能的改善。心肺运动测试运动时间的延长、无氧阈值的提升，在同一运动强度下血压、心率上升幅度下降，运动中未出现异常血压上升或下降，这些都是运动处方效果的重要参考。

》【运动与药物配合的原则】

注意药物对身体的影响。例如β受体阻滞剂和利尿剂影响身体体温的调节，在运动中应注意防止中暑和补充水分；α受体阻滞剂、钙通道阻滞剂和舒血管药物可能引起血压降低，在运动结束后，需延长运动放松的时间，让血压逐渐恢复到正常水平。

》【运动处方案例】

案例　轻度高血压的运动处方

李某某，男，62岁。诊断为轻度原发性高血压。目前服用药物控制。

心肺运动测试评估主要结果：VO_2peak[25.5 mL/(kg·min)，7.2 METs]，SBP/DBP peak 182/81 mmHg，HRmax：139次/分，运动时间10 min。心电监测显示无异常。

体质测试结果显示：体重正常，体脂偏高，心肺耐力差，肌肉力量较差，柔韧性差。

运动处方目标：①提高心肺耐力和综合身体素质；②培养运动习惯，增加日常运动时间；③控制血压。

运动强度：中等强度运动，RPE 12～15，靶心率106～123次/分(40%～60%HRR)，HRpeak 150次/分。

运动方式：从最简单的快走开始逐渐形成运动习惯，以有氧训练为主，辅助力量和柔韧性训练。有氧训练：≥5次，每次30 min，快走和慢跑等方式。力量训练：每周2～3次，每次30 min，包括上肢、下肢、核心肌群的训练，可以使用器械进行等张训练、等速训练，也可以克服自身重量训练。上肢运动强度从40% 1 RM至70% 1 RM，下肢从50% 1 RM至70% 1 RM，每个动作分别重复8～15次，每次训练8～10个肌群，每个肌群1～3组，8～15次/组，组间休息2～3 min，RPE＜15。

运动总量：每周保持至少150 min运动。

运动进程：每4周重新测量心肺耐力，评估运动强度，结合医学评估结果，调整运动处方。

运动处方			
基本信息			
姓名：李某某	性别：男	年龄：62岁	电话：×××-××××-××××
临床诊断：轻度原发性高血压			
临床用药：氨氯地平片，2.5 mg，1次/天，口服			

（续表）

运动前健康筛查	
体力活动水平	□规律运动（每周>3次或≥150 min、连续≥3个月的体育运动） ☑体力活动不足
临床情况	身高：167 cm　体重：75 kg　BMI：26.9 kg/m²　体脂率：25%
	慢性疾病史：高血压病
	血液指标：正常
	血压：132/87 mmHg　心率：72次/分
	吸烟：□是　☑否　□已经戒烟
体适能测试	
最大摄氧量	25.5 mL/(kg·min)，7.2 METs
6 min步行距离	515 m
肌肉力量	握力：3分
柔韧性	坐位体前屈：2分
平衡能力	闭眼单足站立：10 s
运动方案	
有氧运动	方式：快走、慢跑、踏车、游泳等
	频率：每周≥5次
	强度：5.4 km/h（根据50%×7.2 METs计算）
	时间：30 min
	每周运动量：>150 min
	注意事项：下午、餐后进行运动训练
力量运动	方式：上肢、下肢、核心肌群锻炼，(8～10)×10 RM，8～15次/组，1～3组，组间休息2～3 min
	频率：每周2～3次
	强度：从低强度开始，逐渐增加到中等强度
	时间：每次30 min
	每周运动量：60～90 min
	注意事项：运动时不要憋气，餐后及下午进行运动
柔韧性运动	方式：上肢、下肢静力拉伸
	频率：3～5次
	强度：低强度
	时间：每次5 min

（续表）

	每周运动量：15～25 min
	注意事项：每次适度拉伸，逐渐延长每个动作保持静止的时间；在运动前后或其他时间完成
医生	签字：
日期	年　　月　　日

（沈玉芹　张树蓉）

第二节
冠　心　病

冠心病是动脉粥样硬化导致器官病变的最常见类型，多发于40岁以上成人，男性发病早于女性，近年来发病呈年轻化趋势，已成为威胁人类健康的主要疾病之一。尽管冠心病的病死率在许多国家已大幅下降，但其仍是发达国家成人的主要死因，并且是发展中国家成人死亡率快速增长的原因。

一、冠心病概述

冠状动脉粥样硬化性心脏病，简称冠心病，也称为缺血性心脏病，是指冠状动脉发生粥样硬化引起管腔狭窄或闭塞，导致心肌缺血缺氧或坏死而引起的心脏病。根据发病特点和治疗原则不同分为两大类：①慢性冠脉综合征（chronic coronary syndrome，CCS），包括稳定型心绞痛、缺血性心肌病、冠状动脉痉挛和隐匿性冠心病等；②急性冠脉综合征（acute coronary syndrome，ACS），包括不稳定型心绞痛（unstable angina，UA）、非ST段抬高型心肌梗死（non-ST-segment elevation myocardial infarction，NSTEMI）和ST段抬高型心肌梗死（ST-segment elevation myocardial infarction，STEMI），也有人将冠心病猝死包括在内。2013年中国第5次卫生服务调查显示，城市调查地区15岁及以上人口冠心病患病率为12.3‰，60岁以上人群冠心病患病率为27.8‰。

针对冠心病的治疗，除了药物治疗和手术干预，规律运动可降低冠状动脉事件和心源性死亡的风险。

【临床表现和体征】

1. 症状

（1）CCS：主要临床表现为心绞痛。心绞痛的主要症状是胸痛，常由体力劳动或情绪激动、饱食、寒冷、吸烟、心动过速、休克等诱发。部位主要在胸骨体之后，手掌大小范围，

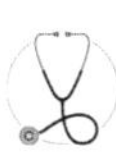

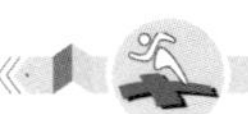

常放射至左肩、左臂内侧达无名指和小指，或至颈、咽或下颌部。胸痛常为压迫、发闷或紧缩感，也可为烧灼感，有些患者仅觉胸闷不适而非胸痛。一般持续数分钟至十余分钟，多为3～5 min，一般不超过15 min。一般在停止原来诱发症状的活动后即可缓解，舌下含服硝酸甘油等硝酸酯类药物能在数分钟内使之缓解。

(2) ACS：主要症状也是胸痛，性质与心绞痛类似，轻体力活动诱发或静息发作，程度较重。急性心肌梗死表现为持续时间＞20 min，休息和含服硝酸甘油等不能缓解，患者常烦躁不安、出汗、恐惧、胸闷或有濒死感。少数患者无疼痛，一开始即表现为休克或急性心力衰竭；部分患者疼痛位于上腹部，被误认为胃穿孔、急性胰腺炎等急腹症；部分患者疼痛放射至下颌、颈部、背部上方，可被误认为牙痛或骨关节痛。

2. 体征　心绞痛平时一般无异常体征。急性心肌梗死时，心浊音界可正常，也可轻度至中度增大。心率多增快，少数患者也可减慢。二尖瓣乳头肌功能失调或断裂，可闻及心尖区粗糙的收缩期杂音或伴收缩中晚期喀喇音；可有与心律失常、休克或心力衰竭相关的其他体征。

【诊断标准和鉴别诊断】

根据典型心绞痛的发作特点，结合年龄和存在冠心病危险因素，除外其他原因所致的胸痛，一般即可建立诊断。心绞痛发作时心电图检查可见ST－T改变，症状消失后心电图ST－T改变逐渐恢复，支持心绞痛诊断。

根据典型的心绞痛症状、缺血性心电图改变及心肌损伤标志物，如心肌肌钙蛋白I(cTnI)或T(cTnT)、肌酸激酶(CK)及同工酶(CK－MB)测定，可以做出UA/NSTEMI/STEMI的诊断。

另外，需与胃肠道疾病、急性心包炎、主动脉夹层、急性肺栓塞等疾病进行鉴别。

【实验室及辅助检查】

1. 实验室检查　包括血糖、血脂、心肌损伤标志物、血常规、甲状腺功能等。其中心肌损伤标志物增高水平与心肌坏死范围及预后明显相关，cTnT和cTnI在症状出现后3～4 h升高，特异性很高，持续时间可长达10～14 d，CK－MB持续时间达3～4 d，对早期急性心肌梗死的诊断有较重要价值。

2. 心电图　心绞痛发作时有一过性ST段移位(抬高或压低)和T波改变。典型的STEMI可见ST－T特征性改变及随时间的动态演变。

3. 超声心动图　心绞痛时超声心动图可见一过性节段性室壁运动异常，心肌梗死后可见持续性节段性室壁运动异常，缺血性心肌病可见室壁运动弥漫性减弱，射血分数下降等，合并乳头肌功能异常或断裂，可见二尖瓣关闭不全。

4. 多层螺旋CT冠状动脉成像　用于判断冠状动脉管腔狭窄程度和管壁钙化情况，对判断管壁内斑块分布范围和性质也有一定意义。

5. 有创性检查　如冠状动脉造影、冠状动脉内超声显像、冠状动脉内光学相干断层显像、冠状动脉血流储备分数测定。

6. 放射性核素检查　如核素心肌显像及负荷试验、放射性核素心腔造影、正电子发射断层心肌显像等。

二、运动与冠心病

【运动治疗冠心病机制】

1. 改善血管内皮功能　运动通过增加动脉壁血流介导的剪切力，改善血管内皮功能，增加一氧化氮（NO）合成、释放和活性。通过促进内皮祖细胞和间充质干细胞动员，促进血管新生和内皮修复。

2. 提高抗炎抗氧化能力　有氧运动训练可降低血中C反应蛋白（CRP）水平。运动可促进还原型烟酰胺腺嘌呤二核苷酸磷酸（NADPH）生成，增加机体抗氧化能力。

3. 延缓动脉硬化　在人体，骨骼肌力量和皮肤糖基化终末产物表达呈显著负相关，糖基化终末产物促进胶原交联和动脉硬化，运动可减少糖基化终末产物生成，延缓动脉硬化。

4. 减少心肌重构　有氧运动可减轻梗死后心肌组织重塑，改善心肌组织的顺应性、钙离子调节功能和受损心肌的收缩能力，降低心肌组织的氧化应激水平，调节循环中炎症因子（如IL-10、IL-6、CRP和TNF-α等）的表达。长期运动训练可以降低血羧甲基赖氨酸复合物的表达，减少年龄相关的心肌胶原交联，延缓心肌纤维化。

5. 降低血栓栓塞风险　长期规律有氧运动能够降低冠状动脉易损斑块破裂后血栓栓塞的风险，其抗栓机制包括增加血浆容量，降低血液黏稠度和血小板聚集，提高血浆组织纤溶酶原激活剂水平，降低组织纤溶酶原抑制剂和血浆纤维蛋白原水平及增加纤溶能力。

6. 改善心肌缺血，降低猝死风险　长期规律有氧运动通过提高体适能，降低亚极量运动时的心率、收缩压和心率血压乘积，降低心肌耗氧量，提高冠心病患者运动诱发心肌缺血的阈值。通过改善冠状动脉弹性和内皮依赖的血管舒张功能，增加病变血管的管腔面积，增加心肌毛细血管密度，促进侧支循环生成，达到提高冠状动脉血流量的目的。

有氧运动训练使冠心病患者产生缺血预适应，提高心肌对缺氧的耐受力，降低心肌损害和潜在的致命性心律失常风险。还可通过降低交感神经活性，减慢心率，增加副交感神经活性、心率变异性和压力感受器的敏感性来降低猝死风险。

【运动适应证与禁忌证】

1. 适应证　除禁忌证外，所有冠心病患者均为运动康复适应证人群。

2. 绝对禁忌证　包括：①急性心肌梗死2 d内；②未控制的不稳定型心绞痛；③未控制的严重心律失常，且引发症状或血流动力学障碍；④急性心内膜炎；⑤有症状的重度主动脉瓣狭窄、失代偿心力衰竭、急性肺栓塞、深静脉血栓、急性心肌炎或心包炎、急性主动脉夹层和身体残疾。

3. 相对禁忌证　包括：①已知的冠状动脉左主干闭塞；②中到重度主动脉瓣狭窄，无明确症状；③心室率未受控制的心动过速；④高度或完全房室传导阻滞；⑤肥厚性梗阻型心肌病；⑥近期脑卒中或短暂性脑缺血发作；⑦精神异常，不能配合；⑧静息血压>

200/110 mmHg；⑨尚未校正的临床情况(如严重贫血、电解质紊乱和甲状腺功能亢进)。

》【运动风险评估】

1. 筛查　包括生物学病史评估和危险因素评估。通过生物学病史评估，了解患者既往病史、全身状态和治疗情况；通过危险因素评估，了解可能对患者预后造成影响的因素，包括肥胖、高血糖、高血压、高血脂、吸烟、不健康饮食和不良精神心理状态(包括睡眠障碍)，以及影响患者活动的各种因素，给予针对性处理。

2. 评估

(1) 一般评估：对患者营养状态、锻炼情况、压力状况、自我效能进行评估(表 3-2-5)。

表 3-2-5　冠心病患者基本情况评估

1. 营养	从不	偶尔	经常	总是
(1) 你会选用低脂、低油及低胆固醇食物吗？(如少吃油炸食品、烹饪时尽量选用植物油、避免动物油等)	☐	☐	☐	☐
(2) 你有限制进食糖或含糖食物吗？	☐	☐	☐	☐
(3) 你每天吃 400～800 g 水果吗？(如 1～2 个中等大小的苹果或橙子)	☐	☐	☐	☐
(4) 你每天吃 400～750 g 蔬菜吗？	☐	☐	☐	☐
(5) 你每天吃 100～150 g 的肉、鱼、干豆、蛋或坚果吗？(如 5～6 片肉片，或 1～2 个鸡蛋)	☐	☐	☐	☐
(6) 你会阅读食物包装上的标签以确认营养、脂肪和钠的含量吗？(如每天进食盐要＜6 g 等)	☐	☐	☐	☐
2. 锻炼	**从不**	**偶尔**	**经常**	**总是**
(1) 你有参加低或中等强度的锻炼吗？(如每周进行 5 次或以上、每次持续 30～40 min 的步行、快走、骑自行车、跳有氧健身舞、爬楼梯等)	☐	☐	☐	☐
(2) 你有在日常活动中得到锻炼吗？(如午间散步、爬楼梯取代电梯、在稍远的地方停车再步行至目的地)	☐	☐	☐	☐
(3) 你在运动时会测量脉搏吗？	☐	☐	☐	☐
3. 压力	**从不**	**偶尔**	**经常**	**总是**
(1) 你能接受生命中那些自己无法改变的事情吗？	☐	☐	☐	☐
(2) 你会运用一些技巧来应对自己的压力吗？	☐	☐	☐	☐

4. 自我效能问卷 这部分问卷是你对完成日常生活中照护行为和疾病管理的自信心有多少。请根据你的自信心程度勾选相应的选项。你的回答没有好坏之分，请选择最真实的反应。					
针对以下题目，你有把握的程度是……	完全没有信心	有部分信心	中等程度信心	很有信心	非常有信心
(1) 你知道如何让你的医生了解你所关注的心脏病问题吗？	☐	☐	☐	☐	☐
(2) 你知道如何服用心脏病药物吗？	☐	☐	☐	☐	☐
(3) 你知道多大的运动量适合自己吗？	☐	☐	☐	☐	☐

(2) 运动心肺功能评估

1) 运动负荷试验：包括心肺运动试验（cardiopulmonary exercise testing，CPET）和心电图运动负荷试验，前者可以更全面细致地了解患者的心电和代谢水平。临床上，应根据患者的病史、心功能和运动能力选择不同的运动负荷方案，包括低水平、亚极量和症状限制性运动负荷试验。

低水平运动试验：适用于急性心肌梗死后1～2周的患者，运动时限制最大心率<120次/min，收缩压增加不超过20～40 mmHg。

亚极量运动试验：适用于无症状心肌缺血及健康人冠状动脉血供和心功能评定，目标心率达到85%HRmax，即运动中最高心率=195－年龄。

症状限制运动试验：通常应用于急性心肌梗死后14 d以上的患者。要求患者坚持运动，直到出现运动试验必须终止的症状和体征或心电图ST段下降>1 mm（或在运动前的基础上ST段下降>1 mm），或血压下降或过高。运动中血压下降是最危险信号，常提示左主干或对等病变。如无上述设备条件完成运动负荷试验，可酌情使用6 min步行试验（6 MWT）等替代方法。

2) 6 MWT：要求患者在6 min内快速步行，最终得到6 min内患者所走的距离、心率、血压、心电图的改变及呼吸和身体主观疲劳情况变化，能反映次极量心肺运动耐力。

(3) 身体机能评估

1) 关节活动度：左、右肩关节，左、右肩胛骨，髋关节活动度。

2) 上、下肢力量：上、下肢最大重复次数；上肢握力强度。

3) 平衡检查：单足站立时间；动态平衡可评估3 m往返的时间。

4) 运动协调性检查：评估足尖足后跟走（20步）、指鼻试验。

5) 步态检查：起步、抬腿高度、步伐连续性、躯干稳定。

6) 呼吸功能评定：是否耸肩、胸廓活动度、肋骨开合度及吸气肌力测定。

(4) 运动危险分层：对所有的冠心病患者运动前都应做危险分层（表3-2-6）。

表3-2-6　冠心病患者运动康复的危险分层

项目	低危	中危	高危
运动或恢复期症状及心动图改变	无心绞痛症状或心肌缺血改变	中度运动(5.0～6.9 METs)或恢复期出现心绞痛或心肌缺血改变	中度运动(<5.0 METs)或恢复期出现心绞痛或心肌缺血改变
心律失常	无休息或运动引起的复杂心律失常	休息或运动时未出现复杂室性心律失常	休息或运动时出现复杂室性心律失常
再血管化后并发症	AMI溶栓血管再通或CABG后血管再通且无并发症	AMI、PCI或CABG后无合并心源性休克或心力衰竭	AMI、PCI或CABG后合并心源性休克或心力衰竭
心理障碍	无心理障碍	无严重心理障碍（抑郁、焦虑等）	严重心理障碍
左心室射血分数	≥50%	40%～49%	<40%

（续表）

项目	低危	中危	高危
峰值摄氧量［mL/(kg·min)］	≥20	15～19	<15
峰值摄氧量百分预计值(% pred)	≥80	65～79	<65
AT［mL/(kg·min)］	≥15	12～14	<12
心肌肌钙蛋白浓度	正常	正常	升高
PCI	择期PCI(单支病变)	急诊PCI(部分重建)	PCI(多支病变)

AMI：急性心肌梗死；PCI：经皮冠状动脉介入治疗；CABG：冠状动脉旁路移植术；AT：无氧阈值；MET：代谢当量。低危，指每一项都存在时为低危；高危，指存在任何一项为高危；在没有心肺运动试验，不测定具体耗氧量时，可用半定量推算的运动代谢当量进行分层，即低危>7.0 METs、中危5～7 METs、高危<5.0 METs。

三、冠心病运动处方的制订及实施

》【运动处方的制订原则】

运动处方应根据患者的心血管功能状态和运动康复的危险分层，结合学习、工作、生活环境和运动喜好等，制订安全、科学有效、个体化、全面、循序渐进、有专业人员指导的运动处方。运动处方的内容应遵循FITT－VP原则，包括运动频率、强度、形式、时间、运动量和进程。

》【运动处方要素】

根据冠心病患者运动康复的危险分层，可将患者分为低危、中危、高危。对于危险程度不同的患者，运动处方的着重点和运动风险监测内容略有不同。针对低危和中、高危患者，具体的康复核心内容见表3－2－7和表3－2－8。

表3－2－7 CCS患者运动康复核心内容

组成部分	治疗建议
患者评估	运动危险分层： • 血生化检测(血常规、肌酐、血糖、脂质谱) • 口服葡萄糖耐量试验(OGTT) • 心电图(ECG)检测心律失常，如果需要，使用动态心电图监测 • 心脏影像学检查评价左心室功能 • 既往体力活动水平 • 通过运动负荷试验测试运动耐力和缺血阈值，推荐采用心肺运动实验 • 对心电图无法解释的患者采取运动或药物负荷试验 血管穿刺部位问题
体力活动	活动计划：每天30～60 min，每周7 d(最少每周5 d)，中等强度有氧运动

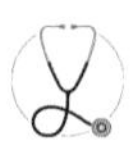

（续表）

组成部分	治疗建议
运动训练	医疗监测：建议进行医疗监测下或家庭心率监测下的运动训练方案，有氧运动靶心率根据无氧阈和缺血阈来确定，每周运动 5 d，每天 30～60 min。对具有多重危险因素及中、高危患者（如近期血运重建、有心力衰竭症状和体征）建议在医疗监测下运动训练
	抗阻训练：扩大体力活动范围，每周 2～3 d 药物治疗：劳累性心绞痛患者在运动训练开始时可以预防性服用硝酸甘油或硝酸异山梨酯

CCS：慢性冠脉综合征

表 3-2-8　ACS 患者运动康复核心内容

组成部分	治疗建议
患者评估	病史：了解 ACS 的发病过程 体格检查：检查 PCI 穿刺点及四肢动脉脉搏
	运动能力和缺血阈值评估：急性心血管事件发生后 2 周内，进行心率限制性踏车运动试验或平板运动试验（如有条件，推荐心肺运动试验），2 周后进行极量运动试验
体力活动	运动指导：在运动能力＞5 METs 且无症状存在的情况下，患者可以恢复日常体育活动；否则，患者应当使用最大运动能力的 50％进行体力活动并逐步增加 体力活动：缓慢、逐步增加中等强度有氧运动，如步行、爬楼梯和骑自行车，并辅之以日常活动的增加（如园艺或家务劳动）
运动训练	心率或心电监护下的有氧运动训练： • 低风险患者：开始运动强度为 VO_2 peak 或症状发作时 55％～70％HR 或接近无氧阈心率，每周 5 次、每次 10～60 min 有氧运动；目标消耗热量为每周≥1 500 kcal • 中至高危患者：与低风险组相同，但开始时运动强度低于 50％VO_2 peak 或接近无氧阈心率 抗阻练习：每周 2～3 次，隔日 1 次，每次 8～10 个肌群，强度为每个肌群部位从每组重复 10～15 次开始，逐渐增加到 2～3 组，感觉中度疲劳即可
运动注意事项	①有氧运动训练要严格按照处方的运动强度来执行，运动处方的频率、强度、时间都需采用渐进性原则；②采取医疗监测和（或）指导患者学会自我监测运动中的风险，包括血压、心率和症状识别；③抗阻运动中强调用力时呼气的呼吸模式

ACS：急性冠脉综合征；PCI：经皮冠状动脉介入治疗。

【运动注意事项】

1. 严格遵守操作规范　包括：①在开始运动康复之前需向患者详细介绍运动处方内容；②在患者每次运动康复的前、中、后给予评估；③准备心脏急救应急预案，所有参加心脏康复的医务人员需定期接受心脏急救训练，定期参与病例讨论；④运动场地需备有心电监护和心肺复苏设备，包括心脏电除颤仪和急救药物。

2. 运动过程中的注意事项　包括：①在运动前要评估每个患者最近身体健康状况、体重指数、血压、药物依从性和心电图的变化；②根据危险分层决定运动中的心电及血压等医学监护强度；③根据运动前的临床状态调整运动处方的强度和持续时间。

》【运动治疗期间的监控与安全防护】

向患者解释运动的步骤及运动对患者身体有利和可能不利的影响，帮助患者辨别和评估症状与所完成负荷的联系。包括：①指导患者了解自己在运动康复过程中身体的警告信号，如胸部不适或其他类似心绞痛症状，以及轻度头痛或头晕、心律不齐和气喘等。②对于患者出现的身体不适需及时给予评估和治疗。患者在运动中若出现如下症状，如胸痛、头昏目眩、过度劳累、气短、出汗过多、恶心、呕吐及脉搏不规则等，应马上停止运动。停止运动后如上述症状仍持续，特别是停止运动 5～6 min 后，心率仍增加，应继续观察和处理。如果感觉到有任何关节或肌肉不寻常疼痛，可能存在骨骼、肌肉的损伤，也应立即停止运动。③强调遵循运动处方运动的重要性，即运动强度不超过目标心率或自感用力程度，并应注意运动时间和运动设备的选择。④强调运动时热身运动和整理运动的重要性，这与运动安全性有关。⑤提醒患者根据环境的变化调整运动水平，如冷热、相对湿度和海拔变化等。

》【运动处方的效果评估】

周期性体适能测试和运动负荷试验是评估运动处方效果、调节运动量的主要方法。有氧耐力、肌肉力量和耐力、协调性的提高都提示运动耐受性的改善。心肺运动测试运动时间的延长、无氧阈值的提升，在同一运动强度下血压、心率上升幅度下降，运动中未出现异常血压上升或下降，这些都是运动处方效果的重要参考。

》【运动与药物配合的原则】

注意药物对身体的影响。例如β受体阻滞剂对心率有影响，运动中应注意心率反应；血管紧张素转化酶抑制剂(angiotensin converting enzyme inhibitor, ACEI)、血管紧张素受体阻滞剂(angiotensin receptor blocker, ARB)、血管紧张素受体脑啡肽酶抑制(ARNI)等药物会降低血压，在运动前后需延长热身及运动放松的时间，让血压逐渐恢复到正常水平。使用抗血小板药物期间部分患者凝血时间有所延长，如出现损伤应注意止血。

》【运动处方案例】

案例1 冠心病的运动处方

蔡某某，男，59岁。诊断为：①冠心病，不稳定型心绞痛，冠状动脉支架植入术后；②高血压病2级。冠状动脉支架植入术后1周，无再发心绞痛，目前服用药物治疗。体适能测试：心肺耐力、下肢肌肉耐力、肌肉力量及柔韧性均差。

运动处方目标：①培养运动习惯，增加日常运动时间；②提高心肺耐力和综合身体素质，改善身体成分；③控制血压。

运动处方			
基本信息			
姓名:蔡某某	性别:男	年龄:59 岁	电话:×××-××××-××××
临床诊断:①冠心病,不稳定型心绞痛,冠状动脉支架植入术后;②高血压病 2 级			
临床用药:阿司匹林肠溶片,100 mg,1 次/天;阿托伐他汀钙片 20 mg,1 次/天;美托洛尔缓释片,47.5 mg,1 次/天;氯沙坦钾片,50 mg,1 次/天			
运动前健康筛查			
体力活动水平	□规律运动(每周>3 次或≥150 min、连续≥3 个月的体育运动) ☑体力活动不足		
临床情况	身高:174 cm　体重:82 kg　BMI:27.08 kg/m² 　体脂率:28.2%		
	慢性疾病史:高血压病 2 年		
	血液指标:正常		
	血压:134/72 mmHg　心率:64 次/分		
	吸烟:□是　□否　☑已经戒烟		
体适能测试			
心肺运动试验	VO_2 max 25.78 mL/(kg·min),AT 时心率 96 次/分		
6 min 步行距离	487 m		
肌肉力量	左手握力:62.33 lb(正常);右手握力:67.94 lb(正常)		
关节活动度	左肩关节:－6 cm;右肩关节:－3 cm 左、右肩胛骨活动度正常 髋关节活动度:－5 cm		
步态检查	起步、抬腿高度、步伐连续性、躯干稳定性正常		
平衡能力	单足站立时间:左腿 24 s,右腿 49 s 动态平衡评估:3 m 往返时间 4.22 s 足尖足后跟走(20 步):平稳完成		
运动方案			
有氧运动	方式:快走		
	频率:每周 5 次		
	强度:运动时心率 85～95 次/分(根据无氧阈)		
	时间:从 5 min 开始,每周频率增加 5 min/d,直到增至 40 min		
	运动量:从每周 25 min 开始,直到增至 200 min		
	注意事项:有氧运动前后各有 10 min 慢走		

（续表）

力量运动	方式：①上肢 1 kg 哑铃，5 次/组开始，每 2 周可增加 5 次/组，直至 20 次/组，目标运动为 20×3 组/天，组间休息 1 min。②下肢肌群锻炼，靠墙蹲马步，20 s 开始，每周可增加 10 s，逐渐增加至 3 min 核心肌群锻炼：臀桥运动，每天 5 次开始，逐渐增加到 30 次
	频率：每周 2～3 d
	强度：从低强度开始，逐渐增加到中等强度
	时间：2 周后开始增加，直至达到最大运动量
	每周运动量：从 10 min 开始，缓慢加至 30 min
	注意事项：运动时避免憋气
柔韧性运动	方式：上肢、下肢静力拉伸
	频率：每周 3～5 d
	强度：低强度
	时间：5 min
	每周运动量：15～25 min
	注意事项：每次适度拉伸，逐渐延长每个动作保持静止的时间；在运动前后或其他时间完成
医生	签字
日期	年　　月　　日

案例 2　冠心病运动处方

范某，女，70 岁。诊断：①冠心病，前壁心肌梗死恢复期，冠状动脉支架植入术后；②高血压病 3 级；③高脂血症。目前冠状动脉支架植入术后 4 周，无心绞痛发作，服用药物治疗。运动风险等级：高等。体适能测试：心肺耐力、下肢肌肉耐力、肌肉力量及柔韧性均差。

运动处方目标：①培养运动习惯，增加日常运动时间；②提高心肺耐力和综合身体素质，预防心力衰竭发生，改善身体成分；③控制血压；④调节血脂。

<table>
<tr><th colspan="4">运动处方</th></tr>
<tr><th colspan="4">基本信息</th></tr>
<tr><td>姓名：范某</td><td>性别：女</td><td>年龄：70 岁</td><td>电话：×××-××××-××××</td></tr>
<tr><td colspan="4">临床诊断：①冠心病，前壁心肌梗死恢复期，冠状动脉支架植入术后；②高血压病 3 级；③高脂血症</td></tr>
<tr><td colspan="4">临床用药：阿司匹林肠溶片，100 mg，1 次/天；氯吡格雷片，75 mg，1 次/天；阿托伐他汀钙片，20 mg，1 次/天；美托洛尔缓释片，47.5 mg，1 次/天；氯沙坦钾片，50 mg，1 次/天；雷贝拉唑钠肠溶片，10 mg，1 次/天</td></tr>
</table>

（续表）

运动前健康筛查	
体力活动水平	□规律运动(每周>3次或≥150 min、连续>3个月的体育运动) ☑体力活动不足
临床情况	身高:163 cm　体重:73 kg　BMI:27.47 kg/m^2　体脂率:31.4%
	慢性疾病史:高血压病病史12年
	血液指标　空腹血糖:5.7 mmol/L　糖化血红蛋白4.7% 总胆固醇:7.21 mmol/L　低密度脂蛋白:4.12 mmol/L 高密度脂蛋白:1.27 mmol/L　甘油三酯:1.83 mmol/L
	血压:134/72 mmHg　心率:58次/分
	吸烟:□是　☑否　□已经戒烟
体适能测试	
心肺运动试验	VO_2 max 23.83 mL/(kg·min),AT时心率88次/分
6 min步行距离	376 m
肌肉力量	左手握力:48.26 lb(正常);右手握力:49.11 lb(正常)
关节活动度	左肩关节:−12 cm;右肩关节:−20 cm 左、右肩胛骨活动度正常 髋关节活动度:−14 cm
步态检查	起步、抬腿高度、步伐连续性、躯干稳定性正常
平衡能力	单足站立时间:左腿22 s,右腿26 s 动态平衡评估:3 m往返时间7.11 s 足尖足后跟走(20步):平稳完成
运动方案	
有氧运动	方式:步行
	频率:每周3次
	强度:运动时心率75～85次/分
	时间:从5 min开始,每天增加5 min,直到增至40 min
	运动量:从每周25 min开始,直到增至200 min
	注意事项:有氧运动前后各有10 min慢走
力量运动	方式:①深呼吸训练,每天早晚各1次,每次10个呼吸,逐渐增加为每次30个呼吸,呼吸频率10次/分,吸呼比为2∶4;②提踵练习,5次/组,早晚各1组,每周可增加5次/组,直至增至40次/组
	频率:每天
	强度:从克服自身体重开始,逐渐增加到中等强度
	时间:每天10次开始,逐渐增加到每天50次
	运动量:从每周70次提踵练习开始,逐渐增加至每周350次
	注意事项:运动时每个动作要慢并且符合动作标准,避免动作过快

（续表）

柔韧性运动	方式：上、下肢静态拉伸
	频率：3～5 d
	强度：低强度
	时间：5 min
	运动量：每周 15～25 min
	注意事项：每次适度拉伸，逐渐延长每个动作保持静止的时间；在运动前后或其他时间完成
医生	签字
日期	年　　月　　日

（丁荣晶　曾石秀）

第三节

慢性心力衰竭

一、慢性心力衰竭概述

》【流行病学】

心力衰竭是由各种心脏或全身系统性疾病引起的心输出量减少、不能满足机体代谢需要而出现的一组以组织、脏器血液灌注不足或淤血为特征的临床综合征，是心血管疾病事件链的终末期。心力衰竭的发生虽然没有性别差异，但其发病率和患病率均随年龄而增加，即 50 岁以下成人的心力衰竭患病率约为 1%，70 岁以上老年人患病率可达到 10% 且住院率、致残及死亡率均高。在当今老龄化日益加重的形势下，心力衰竭已经成为全球突出的公共健康问题，被称为“21 世纪心血管医生的最后战场”。

2020 年 9 月发布的《中国心血管健康与疾病报告 2019》显示：至 2018 年，心血管疾病死亡已经居中国城乡居民总死亡原因的首位，推算我国心力衰竭患者总人数达 890 万；2021 年 6 月发布的《中国心血管健康与疾病报告 2020 概要》指出，分析 2012～2015 年入选的 22 158 名居民发现，≥35 岁的成人心力衰竭的患病率为 1.3%，较 2000 年增加了 44%；心力衰竭的主要并发症构成发生明显变化，高血压病（50.9%）、冠心病（49.6%）及心房颤动（24.4%）是目前中国心力衰竭患者的主要合并症。

现有临床研究证据表明，对于那些有能力、愿意参加且对训练计划高度依从的心力衰竭患者，适当的运动锻炼可以改善其活动耐力和健康相关的生活质量。虽然运动康复降低心力衰竭患者死亡的作用尚未确定，但一些荟萃分析的结果提示运动训练减少了患者的全因死亡率和因心力衰竭的入院概率，高强度间断性训练可改善患者的峰值摄氧量（VO_2peak）。目前，各个心力衰竭诊治的权威指南均一致推荐运动康复训练（I 级推荐，证据 A 类）连同优化的心力衰竭治疗、并发症治疗、健康教育、患者自我管理、心理与社会支持及有计划的定期随访，作为慢性心力衰竭防治与综合管理体系的重要内容。

》【分型】

心力衰竭按发生时间与起病速度分为慢性心力衰竭、急性心力衰竭；按临床症状与体征分为左心衰竭、右心衰竭和全心衰竭；按左心室射血分数分为射血分数降低型心力衰竭、射血分数轻度降低型心力衰竭和射血分数保留型心力衰竭。欧洲心脏学会（ESC）长期登记研究显示，一半以上（60%）的慢性心力衰竭门诊患者为射血分数降低型心力衰竭，24%为射血分数轻度降低型心力衰竭，16%为射血分数保留型心力衰竭。

》【临床症状和体征】

1. 临床症状

（1）典型症状：不同程度的呼吸困难（气喘、端坐呼吸、夜间阵发性呼吸困难）、活动耐力下降、乏力、倦怠、运动后恢复时间增加及踝部肿胀。

（2）非典型症状：俯身时气短、肿胀感、食欲减退、心悸、头晕或眩晕，甚至晕厥、抑郁、神智错乱（尤其在老年人中发生），以及夜间咳嗽、喘鸣。

2. 体征

（1）典型体征：颈静脉充盈、肝颈静脉反流征阳性、第三心音（奔马律）及心尖搏动侧移。

（2）非典型体征：心脏杂音、外周组织（踝部、骶尾部、阴囊）水肿、肺部啰音、胸腔积液、心动过速、心律不齐、潮式呼吸（Cheyne-Stokes 呼吸）、呼吸急促、肝大、腹水、四肢发冷、脉压缩小、体重上升（1 周内>2 kg）、体重下降（多见于重度心力衰竭）及恶病质。

》【实验室及辅助检查】

（1）B 型脑钠肽（brain natriuretic peptide，BNP）或氨基末端 B 型脑钠肽前体（NT-proBNP）。

（2）12 导联心电图。

（3）经胸超声心动图。

（4）胸部 X 线摄片。

（5）常规血液检查用以发现并发症，包括全血细胞计数、肾功能、电解质、肝功能、空腹血糖与糖化血红蛋白、血脂全套、甲状腺功能，以及机体内铁的状态（血清铁、转铁蛋白饱和度）。

（6）特殊检查用以明确心力衰竭的病因，包括心脏 MRI、冠状动脉造影、心脏 CT 冠状动脉钙化积分、负荷超声心动图、核素心室造影、核素心肌灌注和（或）代谢显像、心肌活检及基因检测。

【诊断标准】

1. 慢性心力衰竭诊断要点

(1) 临床上具有典型或不典型的症状与体征，且为逐渐发病的形式。

(2) 具有可能发生心力衰竭的基础疾病或危险因素(如心肌梗死、冠心病、高血压病、糖尿病、酗酒或药物滥用、慢性肾脏疾病、接受有心脏毒性的化疗、有心源性猝死或心肌病家族史)。

(3) 具备心脏结构或功能异常的客观证据，包括心电图异常、BNP>35 pg/mL 或者 NT－proBNP>125 pg/mL 及超声心动图异常表现。后者包括心房或心室扩大、向心性或离心性左心室肥厚、室壁节段性活动异常提示冠心病或心尖球形综合征或心肌炎可能、右室功能不全、肺动脉高压、瓣膜结构或功能异常及舒张功能不全。

(4) 由于疑似心力衰竭的临床症状和体征缺乏特异性，因此需要除外可能引起类似征象的其他疾病。

2. 慢性心力衰竭分型　见表 3－2－9。

表 3－2－9　慢性心力衰竭分型

诊断标准	射血分数降低型心力衰竭	射血分数轻度降低型心力衰竭	射血分数保留型心力衰竭
1	症状和体征*	症状和体征*	症状和体征*
2	左心室射血分数≤40%	左心室射血分数 41%～49%	左心室射血分数≥50%
3			BNP 或 NT－proBNP 升高，并符合以下至少 1 条：①左心室肥厚和(或)左心房扩大；②心脏舒张功能异常

*某些早期病例可能体征缺如。

3. 心功能分级　临床常用的心功能评估方法是纽约心脏协会(New York Heart Association，NYHA)心功能分级：Ⅰ级，活动不受限(日常体力活动不引起明显的气促、疲乏或心悸)；Ⅱ级，活动轻度受限(休息时无症状，日常活动可引起明显的气促、疲乏或心悸)；Ⅲ级，活动明显受限(休息时可无症状，轻于日常活动即引起显著的气促、疲乏、心悸)；Ⅳ级，休息时也有症状，任何体力活动均会引起不适(Ⅳa，无需静脉给药，可在室内或床旁活动；Ⅳb，需静脉给药支持)。

4. 心力衰竭的病因诊断　需明确心力衰竭的病因。

【慢性心力衰竭的综合管理目标】

由于心力衰竭不是独立的疾病，而是一组复杂的临床综合征，因此慢性心力衰竭的管理需要在遵循心力衰竭和相关并发疾病诊治指南的基础上，以患者为中心，采用多学科合作形式，才能达到降低患者死亡率、减少入院次数、改善临床症状和提高生活质量的综合管理目标。

二、运动与慢性心力衰竭

大量循证医学证据表现，运动康复可以降低患者的全因病死率，减少反复住院次数，改善患者运动耐力及生活质量，降低医疗成本。2005 年欧洲心脏病学会（ESC）心脏康复和运动生理工作组和美国心脏协会（AHA）运动心脏康复和预防分会建议，运动康复是慢性心力衰竭患者有效的二级预防措施，运动锻炼应作为稳定型心力衰竭患者康复的一部分。此外，2013 年美国心脏病学会（ACC）基金会和 AHA 心力衰竭管理指南把运动康复列为慢性稳定性心力衰竭患者ⅠA 类推荐。

》【运动改善心功能的机制】

大量研究发现，有氧运动可以提高运动耐力，改善血管内皮功能，降低交感神经张力，提高骨骼肌肌力、耐力和改善骨骼肌氧化酶活性。

有氧运动可以改善慢性心力衰竭患者血浆及组织细胞因子，包括 TNF－α、IL－1β、IL－6、基质金属蛋白酶（MMP）－1、MMP－9 等，还能抑制内皮细胞凋亡。此外，有氧运动还可通过提高骨骼肌毛细血管密度和骨骼肌线粒体氧化酶的活性，增加Ⅰ型肌纤维。大多数研究针对收缩性心力衰竭患者的研究发现，有氧运动提高运动耐力达 38％，并改善生活质量，但不改善舒张功能。Kitzman 等对收缩性心力衰竭患者进行了 16 周的运动康复，发现其可改善 VO_2peak、无氧阈值氧耗量（VO_2AT）、运动负荷、运动时间、6 min 步行距离（6 MWT）、峰值运动心率（HRpeak）、心率储备（HRR），但对静息心率、收缩压、舒张压无明显作用。

而无氧运动改善心功能的机制与有氧运动不同。Maiorana 等报道，经 12 周运动康复治疗，抗阻运动可扩大动脉管径、减小动脉管壁厚度，而有氧运动仅扩大动脉管径，对管壁厚度影响不大，提示抗阻运动改善动脉血管重构的效果优于有氧运动。

》【运动的适应证与禁忌证】

1. 适应证　稳定的 NYHA 心功能分级为Ⅰ～Ⅲ级患者。

2. 相对禁忌证　包括：①过去 1～3 d 体重增加＞1.8 kg；②同步或连续正性肌力治疗；③通过运动降低 SBP；④NYHA Ⅳ级；⑤复杂性室性心律失常在静息或劳累时出现，仰卧静息 HR＞100 次/分；⑥预先存在的重大并发症。

3. 绝对禁忌证　包括：①进展期心力衰竭及进行性呼吸困难；②急性冠状动脉综合征早期（2 d 内）；③合并致命性心律失常；④血流动力学不稳定型急性心力衰竭；⑤未控制的高血压；⑥高度房室传导阻滞；⑦急性心肌炎和心包炎；⑧有症状的主动脉狭窄；⑨严重梗阻性肥厚型心肌病；⑩其他急性、控制不佳的系统性疾病；⑪心内（心腔内）血栓；⑫低功率运动负荷下出现严重心肌缺血（＜2 METs，或＜50 W）。

》【运动风险评估】

根据患者的心功能分级、运动能力、临床表现进行危险分层。进一步确定运动的强度及运动时的医学检测程度。

1. 筛查

(1) 根据 ACSM 推荐的体力活动准备问卷 2014(PAR-Q+)(见图 2-1-2),评价是否需要进行运动测试及测试时是否需要医务监督。

如果对 PAR-Q+ 的所有问题回答都为“否”,就可以参加运动测试,接受运动处方指导。如果对 1 个或多个问题回答“是”,在个体进行体质测评之前需要向相关专业医生咨询,告诉医生哪些问题回答的“是”,希望参加哪种类型的体力活动,然后听从医生的建议,遵照循序渐进的原则,有针对性地制订安全、有效的运动测试方案和运动处方。

(2) NYHA 心功能分级:见本节“【诊断标准】”。

(3) 运动危险分层:参考 AHA 危险分层标准(表 3-2-10)。

表 3-2-10　AHA 运动危险分层标准

危险分层	NYHA 分级	运动能力	临床特征	监督及心电图监测
A	Ⅰ级	>6 METs	无症状	无需
B	Ⅰ或Ⅱ级	>6 METs	心力衰竭表现,静息状态或运动≤6 METs 时无心绞痛或心肌缺血,无静息或运动时出现阵发性或持续性室性心动过速。运动试验时收缩压适度升高,有自我调节运动强度的能力	运动初期监督,心电图及血压监测
C	Ⅲ或Ⅳ级	<6 METs	运动负荷<6 METs 时,出现心绞痛或缺血性 ST 段压低,运动时收缩压下降低于静息状态、运动时出现非持续性室性心动过速、有心源性猝死病史等可能危及生命的情况	整个运动过程需医疗监督及心电、血压监护,直至确立安全性
D	Ⅲ或Ⅳ级	<6 METs	失代偿心力衰竭、未控制的心律失常,可因运动而加重病情	不推荐以恢复活动能力为目的的康复训练

2. 评估

(1) 体力活动水平评估见表 3-2-3。

(2) 体适能评估

1) 身体成分:体脂率、瘦体重。

2) 肌肉力量与耐力:握力、躯干和下肢力量。

3) 平衡功能:闭眼单足站立。

4) 柔韧性:坐位体前屈测试、关节活动度(ROM)。

5) 其他身体机能:起立-行走计时试验(time up and go test, TUGT)、坐立测试、步行能力测试等。

(3) 运动心肺功能评估:心力衰竭患者在实施运动处方前需要进行心肺功能评估。

心肺功能评估的方法有很多种，最可靠的评估方法是进行心肺运动试验检查。通过该项测试可以了解患者的运动耐力、运动血压、运动中心电图及气体代谢等各项指标，为制订合理有效的运动处方、降低运动风险提供依据。在评估中，根据实际情况可以选择功率自行车或运动平板测试。

根据上述运动风险评估结果，对中高危患者建议运动中监测血压和心率。

三、心力衰竭运动处方的制订及实施

》【运动处方的制订原则】

现有运动处方指南给出了适合所有稳定型心力衰竭患者运动的指导方针，在实施中，需根据患者的年龄、性别、疾病的严重程度、并发症、运动习惯和爱好、生活方式等情况制订个性化运动处方，并兼顾安全性和有效性。

》【运动处方要素】

根据慢性心力衰竭患者的实际情况制订个体化的运动处方。运动处方要素包括运动种类、运动强度、运动时间和频率，其中运动强度是制订运动处方的重要内容，直接关系到运动的安全性和效果。慢性心力衰竭患者运动具有一定的危险性，掌握合适运动强度更是制订及执行慢性心力衰竭患者运动处方的关键。

有氧运动是慢性心力衰竭患者运动康复的主要形式。有氧运动种类包括走路、踏车、游泳、骑自行车、爬楼梯、太极拳等。运动总时间为 30～60 min，包括热身、运动及整理时间。针对体力衰弱的慢性心力衰竭患者，建议延长热身时间，通常为 10～15 min，运动时间为 20～30 min。运动频率为每周 3～5 次。运动强度可参照心率、VO_2peak、AT、Borg 主观疲劳程度评分等确定。

参考 HF - ACTION 研究连续有氧运动方案结合心力衰竭力量运动方案，制订适合心力衰竭患者的运动处方（表 3 - 2 - 11）。

表 3 - 2 - 11 心力衰竭患者运动处方

要素	有氧运动	力量运动	神经肌肉运动	柔韧运动
运动频率	每周 2～3 次	每周 2～3 次	每周 2～3 次	每周 2～3 次，建议每天适度锻炼
运动强度	中等强度	中等强度	低到中等强度	拉伸到适度不舒适为止
运动时间	每次 15～30 min，或者分开连续完成	8～10 个动作，每个动作重复 8～12 次，2～4 组；每次运动的持续时间≥20 min	每次 20～30 min	每个动作持续 10～30 s，重复 2～4 次；每次运动持续时间在 10 min 内
运动类型	走路、骑自行车、跑台训练	用器械、弹力带及身体负重完成的局部到全身的力量运动	太极拳、瑜伽等中国传统运动项目	静力性、动力性及本体感受性神经肌肉拉伸运动

》【运动注意事项】

1. 常用药物对运动康复的影响　包括：①β受体阻滞剂可能会导致患者容易出现乏力、运动不耐受的表现。②使用利尿剂的患者在运动训练过程中需定期复查血生化，了解电解质平衡情况。此外，由于利尿剂会导致血容量减少，需密切注意运动过程中是否会出现低血压。③硝酸酯类药物容易引起头痛和低血压，在运动训练过程中需进行鉴别。④他汀类药物可能会引起肌痛或横纹肌溶解的不良反应，在患者进行运动时需要监测肌酸激酶。⑤使用外周血管扩张剂时需注意防止低血压。⑥β受体阻滞剂和非二氢吡啶类钙通道阻滞剂会降低心率，当服用此类药物时，需向患者强调运动时药物服用时间和服用剂量应与运动评估前保持一致。

2. 合并心理问题的识别与处理　需注意患者是否同时存在抑郁和焦虑等心理障碍，可以采用患者健康问卷-9项(PHQ-9)、广泛焦虑问卷-7(GAD-7)等量表进行评估，并做相应干预。需要注意的是，运动康复对焦虑和抑郁也有改善作用。

》【运动期间的监控与安全防护】

对于慢性心力衰竭患者，建议分3阶段实施运动康复方案：第1阶段，在心电图、血压等监测下进行，多在医院完成，也可远程监护。第2阶段，须在医务人员指导下进行，包括运动康复知识的培训、营养指导、疾病知识的培训及了解依从性的重要性，可以在医院进行。第3阶段，为家庭运动计划，如果成功完成前两阶段运动训练，未出现任何负面事件，安全性便确立，可制订家庭运动计划，电话随访或门诊随访。

》【运动处方的效果评估】

周期性体适能测试是评估运动处方效果、调节运动处方剂量的主要方法。可以通过心肺运动试验综合评估患者的心肺储备功能及运动耐力改善情况，并且对运动处方进行调节。另外，也可以通过心脏超声和实验室指标，如心功能指标(BNP或NT-proBNP)、系统活性(RAAS)、炎症因子(IL-6、TNF)等，进行评价。还需注意患者的症状及体征的变化。

》【运动处方案例】

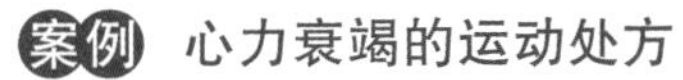

案例　心力衰竭的运动处方

陈某某，女，60岁。诊断为稳定型心力衰竭(NYHA分级Ⅱ级)，合并轻度高血压。目前服用药物控制。

体适能测试：心肺耐力、下肢肌肉耐力、肌肉力量及柔韧性均差。

运动处方目标：①增加日常运动时间，养成运动习惯；②提高心肺耐力；③改善身体素质，改善身体成分。

<table>
<tr><th colspan="4">运动处方</th></tr>
<tr><th colspan="4">基本信息</th></tr>
<tr><td>姓名:陈某某</td><td>性别:女</td><td>年龄:60</td><td>电话:×××-××××-××××</td></tr>
<tr><td colspan="4">临床诊断:稳定型心力衰竭(NYHA 分级Ⅱ级),合并轻度高血压</td></tr>
<tr><td colspan="4">临床用药:沙库巴曲缬沙坦,50 mg, 口服,2 次/天</td></tr>
<tr><th colspan="4">运动前健康筛查</th></tr>
<tr><td>体力活动水平</td><td colspan="3">□规律运动(每周>3 次或≥150 min、连续≥3 个月的体育运动)
☑体力活动不足</td></tr>
<tr><td rowspan="6">临床情况</td><td colspan="3">身高:162 cm 体重:65 kg BMI:24.76 kg/m² 体脂率:30%</td></tr>
<tr><td colspan="3">慢性疾病史:轻度高血压</td></tr>
<tr><td colspan="3">血液指标 空腹血糖:5.8 mmol/L 糖化血红蛋白:4.2%
脑钠肽:正常 尿酸:正常 肌酐:正常</td></tr>
<tr><td colspan="3">其他检查:心脏超声、心电图、心肺运动试验均正常</td></tr>
<tr><td colspan="3">血压:132/80 mmHg 心率:72 次/分</td></tr>
<tr><td colspan="3">吸烟:□是 ☑否 □已经戒烟</td></tr>
<tr><th colspan="4">体适能测试</th></tr>
<tr><td>最大摄氧量</td><td colspan="3">18.20 mL/(kg·min), 5.2 METs</td></tr>
<tr><td>6 min 步行距离</td><td colspan="3">413 m</td></tr>
<tr><td>肌肉力量</td><td colspan="3">握力:2 分</td></tr>
<tr><td>柔韧性</td><td colspan="3">坐位体前屈:3 分</td></tr>
<tr><td>平衡能力</td><td colspan="3">闭眼单足站立:5 s</td></tr>
<tr><th colspan="4">运动方案</th></tr>
<tr><td rowspan="6">有氧运动</td><td colspan="3">方式:快走、骑功率自行车</td></tr>
<tr><td colspan="3">频率:每周≥3 次</td></tr>
<tr><td colspan="3">强度:步行速度 3.5 km/h(根据 50%×5.2 METs 计算)</td></tr>
<tr><td colspan="3">时间:20 min</td></tr>
<tr><td colspan="3">每周运动量:>60 min</td></tr>
<tr><td colspan="3">注意事项:①下午、餐后进行运动训练;②每周参加一次集体运动,提高参与运动的兴趣</td></tr>
<tr><td rowspan="6">力量运动</td><td colspan="3">方式:上肢、下肢、核心肌群锻炼,(8~10)×10 RM, 10~12 次/组,1~3 组,组间休息 2~3 min</td></tr>
<tr><td colspan="3">频率:每周 2~3 次</td></tr>
<tr><td colspan="3">强度:从低强度开始,逐渐增加至中等强度(RPE 11~13)</td></tr>
<tr><td colspan="3">时间:每次 15 min</td></tr>
<tr><td colspan="3">每周运动量:30~45 min</td></tr>
<tr><td colspan="3">注意事项:运动时不要憋气,餐后及下午进行运动</td></tr>
</table>

（续表）

柔韧性运动	方式：上肢、下肢静态拉伸
	频率：3～5 次
	强度：低强度
	时间：5 min
	每周运动量：15～25 min
	注意事项：每次适度拉伸，逐渐延长每个动作保持静止的时间；在运动前后或其他时间完成
医生	签字：
日期	年　　月　　日

（戚玮琳　张树蓉）

第四节

冠状动脉旁路移植术

一、冠状动脉旁路移植术概述

1967 年 5 月 9 日，美国克利夫兰诊所(Cleveland Clinic)的 René G. Favaloro 医生首次成功采用大隐静脉冠状动脉旁路移植术(coronary artery bypass grafting, CABG)治疗冠心病患者。随着技术的发展与成熟，CABG 成为冠心病患者血运重建的主要方法之一。2020 年中国心外科手术数据报道显示，我国有 41 434 例 CABG 手术，占心外科手术的 18.6%。接受 CABG 的患者往往合并有糖尿病、高血压、血脂异常等慢性疾病；同时，患者普遍存在心肺耐力、运动耐力下降现象。积极的心脏康复治疗有助于降低再次实行血运重建的风险，提高患者生活质量。

运动处方是 CABG 患者心脏康复过程的核心内容之一。为患者制订个性化运动处方，结合药物治疗及综合生活方式干预，有助于改善脂代谢，控制血压，提高心肺耐力，改善心脏功能，延缓甚至逆转动脉粥样硬化，让患者长期获益。

》【临床表现和体征】

由冠状动脉粥样硬化导致的慢性冠状动脉疾病或急性冠脉综合征(ACS)，根据冠状动脉病变的情况、患者耐受性等选择是否需要行 CABG。冠心病的具体临床表现和体征见本章第二节。

【诊断标准和鉴别诊断】

根据《中国冠状动脉血运重建适宜性标准的建议》，有以下情况之一者，应优先考虑选择 CABG 治疗冠心病。

(1) 3 支血管病变，SYNTAX 记分＞22，无糖尿病，左心室射血分数正常。

(2) 3 支血管病变，SYNTAX 记分 23～32，有糖尿病。

(3) 累及左主干的单支或多支病变，SYNTAX 记分 23～32，有糖尿病。

(4) 累及左主干的单支或多支病变，SYNTAX 记分 23～32，左心室射血分数降低。

(5) 其他情况：无法实施介入治疗或者介入治疗失败，出现急性并发症等。

【实验室及辅助检查】

1. *心电图运动实验*　通过运动增加心脏负荷，使心肌耗氧量增加，诱发静息状态下未表现出来的心血管系统的异常，通过心电图检查结果显示出来。

2. *超声心动图*　将二维超声与药物或者运动下的负荷超声心动图用于评估负荷下的心肌灌注情况，可探测到坏死区域或缺血区心室壁的运动异常，评估是否存在可诱发的心肌缺血、缺血部位和严重程度。

3. *冠状动脉造影*　冠状动脉 CT 评估管腔狭窄程度和钙化情况，或者根据情况进一步相关检查

4. *血液生化检查*　检查项目包括：血脂、空腹血糖或糖化血红蛋白、全血细胞计数、C 反应蛋白、甲状腺功能、心肌损伤标志物（肌钙蛋白）等。

二、运动与冠状动脉旁路移植术

【运动对 CABG 患者的益处】

1. *减少住院时间，降低死亡率*　最近一次对 41 369 名心脏术后患者 1 年的跟踪随访显示，包含运动的心脏康复项目可以显著降低患者死亡率，提高生活质量。患者坚持规律的运动会持续获益。最新的荟萃分析及来自欧洲不同国家的综合研究也证实，以运动为主的心脏康复可以降低全因死亡率，大大降低住院率、住院时间，为患者节省经济支出。

2. *降低心血管疾病风险因子和心血管疾病死亡率*　接受 CABG 的患者往往伴有多种心血管疾病危险因子。规律运动可以显著降低安静血压、血糖，改善系统炎症水平、身体状况及血管硬化程度。最近，一项对 138 名平均年龄 37 岁的健康成人的研究显示，6 个月的高强度（每周跑 9.6～20.8 km）马拉松赛前训练不仅显著降低收缩压、舒张压，甚至可以逆转动脉因年龄增长的硬化程度，年龄越大，获益越大。荟萃分析也反复证明，以运动为主的心脏康复项目可以显著降低冠心病患者心血管疾病的死亡率。

3. 改善心肺耐力、肌肉力量及心功能　规律运动是改善心脏结构和功能、延缓心肺耐力随着年龄增长而下降的良方，长期规律运动的老年人心脏功能远远优于没有运动习惯的同龄人群。运动，尤其是高强度有氧运动，可以改善心室壁的厚度，提高泵血功能，改善动脉血管的弹性，促进毛细血管再生，改善心肌线粒体代谢和功能，有益于冠状动脉循环。对 CABG 术后患者，持续规律的运动训练可以显著提高运动耐受性，改善有氧耐力、肌肉力量、肺功能、心脏射血分数及自主神经功能。

4. 改善抑郁和焦虑症状　CABG 术后抑郁症的发生率为 30%～40%。抑郁症影响患者参与心脏康复的依从性，增加再次住院率、死亡率。运动干预可以显著改善 CABD 患者术后的抑郁、焦虑症状，改善患者生活质量。

5. 改善生活质量　CABG 患者接受运动处方治疗，可以有效提高术后生活质量，改善程度不受年龄、病程的影响。越来越多的证据支持，术前实施运动康复治疗有助于减少术后并发症，提高患者生活质量，对老年虚弱患者尤其适用。一项对全国 8 457 名心脏术后患者的调查显示，术前运动干预可以显著降低术后死亡率。

》【运动适应证与禁忌证】

适应证与禁忌证的内容同本章第二节，在实施运动康复前，所有 CABG 术后患者均应进行心肺运动测试，评估运动风险及运动耐受性。

三、冠状动脉旁路移植术运动处方的制订及实施

》【运动处方的评估】

1. 疾病史　包括：①危险因素筛查；②心电图、超声心动图、X 线胸片、NYHA 心功能分级、加拿大心血管学会心绞痛分级；③体格检查。

2. 运动史、运动习惯　采用运动前健康筛查问卷(专家版)。

3. 体适能测评

(1) 有氧耐力测试：心肺运动试验、6 MWT。

(2) 肌肉力量和耐力：握力、30 s 坐立测试、起立行走计时试验(TUGT)。

(3) 平衡能力测试：单腿站立测试、功能性前伸测试。

(4) 身体成分测试。

(5) 肺功能评估：肺活量、最大通气量。

4. 影响运动的相关测试和评估　包括：①胸骨稳定性：用胸骨不稳定量表评估；②关节活动度；③认知水平(MMSE)；④心理评估：焦虑和抑郁自评量表评估；⑤睡眠：匹兹堡睡眠评估量表评估；⑥饮食习惯，营养状况评估。

CABG 患者往往合并有其他慢性疾病，属于中、高风险运动人群，需要在医生的指导下实施运动处方，进行有针对性的治疗。

【不同阶段的运动处方】

1. 术前运动处方

(1) 运动处方目标：改善有氧耐力、身体机能，减少、降低术后并发症，促进术后康复。

(2) 运动处方要素

运动类型：步行、功率自行车等有氧训练，上、下肢力量训练，呼吸肌力量训练。

运动强度：低到中等强度。

运动时间：20～30 min。

运动频率：每周5次。

运动周期：患者等待手术前的1～2周。

(3) 注意事项：在医生的监督和指导下完成。

(4) 运动处方执行情况监督：由主管医生确保达成率。

2. 住院期运动处方

(1) 运动处方目标：①增加身体活动量；②减少并发症。

(2) 运动处方要素

运动类型：从术后第1天开始，进行床上、床旁肢体活动，增加关节活动度、灵活性，逐渐过渡到下床步行、功率自行车运动。

运动强度：低强度。

运动时间：根据耐受程度，每次运动时间从5 min开始逐渐增加到20 min。

运动频率：每天2次。

(3) 注意事项：注意胸骨稳定性，避免上肢过度训练，影响伤口愈合和导致伤口感染等问题。

1) 以大隐静脉为桥血管的患者：术后存在肢体肿胀、疼痛等问题，下肢除了采用气压治疗等方式促进下肢血液循环，适当增加膝关节、踝关节的活动外，还可根据伤口愈合情况逐渐增加下肢运动难度和强度。

2) 以乳内动脉和桡动脉为桥血管的患者：适度进行上肢关节活动，逐渐增加运动幅度、次数，避免上肢剧烈运动。

(4) 运动处方执行情况监督：由主管医生确保达成率。

3. 门诊康复期运动处方

(1) 运动处方目标：①提高心肺耐力，改善生活自理能力、生活质量；②提高心脏射血分数，改善心脏功能；③改善预后。

(2) 运动处方要素

运动类型：以有氧运动为主，随着患者伤口愈合、心肺耐力的改善，补充增加核心肌群力量训练、下肢力量训练，同时进行增加关节活动度的柔韧性训练。

运动强度：中到高强度运动。

运动频率：每周5次。

运动时间：每次运动20 min以上，每周至少150 min中等强度运动。

运动周期：3 个月。

运动处方的进展：每 2 周调整运动处方的强度。

(3) 注意事项：患者及其家属学习运动处方的实施流程、规范，学会使用 RPE、心率等评估方法进行自我安全监督；评估胸骨稳定性。

(4) 运动处方执行情况监督：康复治疗师确保达成率。

4. 慢性期运动处方

(1) 运动处方目标：①控制、减少心血管疾病危险因子；②持续改善心肺耐力、运动能力；③稳定甚至逆转动脉粥样硬化。

(2) 运动处方要素

运动类型：有氧运动、力量运动、太极拳、瑜伽等运动，以及多种运动方式的结合。

运动强度：中到高强度运动。

运动频率：每周 5～7 次。

运动时间：每次运动 30 min 以上，每周至少 150 min 中等强度运动。

运动周期：长期坚持。

运动处方的进展：根据自身情况，进行有针对性的运动训练，提升薄弱环节，改善身体素质。

(3) 注意事项：CABG 患者往往合并有肥胖、肾脏疾病等慢性疾病，运动依从性至关重要，要根据患者个体情况制订有针对性的运动方案，最好在有监督的情况下执行运动处方，坚持循序渐进安排运动负荷的原则，确保运动执行率，同时减少意外事故的发生。

(4) 运动处方执行情况监督：由家庭医生确保达成率。

》【运动处方案例】

案例1　CABG 术前的运动处方

谢某，男，59 岁。诊断：①冠心病，稳定型心绞痛，NYHA Ⅰ 级；②高血压病。体适能测试结果：心肺耐力差，肌肉力量差，柔韧性和平衡性差。

运动处方目标：增强心肺耐力和肌肉力量，为手术做准备。

注意事项：运动时进行动态心率和血压测试。

运动处方			
基本信息			
姓名：谢某	性别：男	年龄：59 岁	电话：×××-××××-××××
临床诊断：①冠心病，稳定型心绞痛；②高血压病			
临床用药：氨氯地平、匹伐他汀、氯吡格雷、美托洛尔			

（续表）

运动前健康筛查	
体力活动水平	□规律运动（每周>3 次或≥150 min、连续>3 个月的体育运动） ☑体力活动不足
临床情况	身高：172 cm 体重：75 kg BMI：25.4 kg/m² 体脂率：23.8%
	慢性疾病史：高血压病
	血液指标：正常
	血压：151/95 mmHg 心率：65 次/分
	吸烟：□是 □否 ☑已经戒烟
体适能测试	
最大摄氧量	12.8 mL/(kg·min)，3.7 METs
6 min 步行距离	120 m
肌肉力量	握力：1 分
柔韧性	坐位体前屈：1 分
平衡能力	闭眼单足站立：3 s
运动方案	
有氧运动	方式：功率自行车训练
	频率：3 次
	强度：中等强度（心率 103～123 次/分，RPE 11～14）
	时间：30 min
	每周运动量：90 min
	注意事项：测量动态心率和血压
力量运动	方式：上肢、下肢及腹背肌群训练，8 个动作，每个动作 10～12 次，每套动作做 2 次
	频率：每周 2 次
	强度：低到中等强度（RPE 11～14）
	时间：30 min
	每周运动量：60 min
	注意事项：无
柔韧性运动	方式：上、下肢关节活动
	频率：运动前后完成
	强度：低强度
	时间：5 min
	每周运动量：25 min
	注意事项：无

（续表）

平衡性运动	方式：靠墙下蹲练习、平衡垫练习
	频率：3 次
	强度：低强度
	时间：5 min
	每周运动量：15 min
	注意事项：无
医生	签字：
日期	年　　月　　日

案例 2　超重女性患者 CABG 术后慢性康复期的运动处方

王某，女，58 岁。诊断：①冠心病，CABG 术后，NYHA Ⅰ级；②2 型糖尿病。

体适能测试结果：心肺耐力差，肌肉力量差，柔韧性和平衡性差，体脂率高。

运动处方目标：持续改善综合体适能水平，控制体重，降低血糖、血压。

注意事项：在监督下完成运动训练，每次运动前完成 5～10 min 热身运动；运动前、中、后适当补充水分；如出现低血糖，立即补充含糖饮料或碳水化合物。

<table>
<tr><th colspan="4">运动处方</th></tr>
<tr><th colspan="4">基本信息</th></tr>
<tr><td>姓名：王某</td><td>性别：女</td><td>年龄：58 岁</td><td>电话：×××-××××-××××</td></tr>
<tr><td colspan="4">临床诊断：①冠心病，CABG 术后，NYHA Ⅰ级；②2 型糖尿病</td></tr>
<tr><td colspan="4">临床用药：阿司匹林、氯吡格雷、匹伐他汀、二甲双胍</td></tr>
<tr><th colspan="4">运动前健康筛查</th></tr>
<tr><td>体力活动水平</td><td colspan="3">□规律运动（每周>3 次或每周≥150 min，连续>3 个月的体育运动）
☑体力活动不足</td></tr>
<tr><td rowspan="5">临床情况</td><td colspan="3">身高：163 cm　体重：71 kg　BMI：26.7 kg/m²　体脂率：27%</td></tr>
<tr><td colspan="3">慢性疾病史：糖尿病病史 10 年</td></tr>
<tr><td colspan="3">血液指标　空腹血糖：7.3 mmol/L　糖化血红蛋白：7.5%
总胆固醇：6.5 mmol/L　低密度脂蛋白：3.5 mmol/L
高密度脂蛋白：0.87 mmol/L　甘油三酯：1.8 mmol/L</td></tr>
<tr><td colspan="3">血压：135/83 mmHg　心率：63 次/分</td></tr>
<tr><td colspan="3">吸烟：□是　☑否　□已经戒烟</td></tr>
</table>

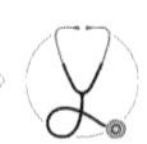

（续表）

体适能测试	
最大摄氧量	15.8 mL/(kg·min)，4.5 METs
6 min 步行距离	215 m
肌肉力量	握力:1 分
柔韧性	坐位体前屈:1 分
平衡能力	闭眼单足站立:3 s
运动方案	
有氧运动	方式:快走、功率自行车训练等
	频率:3 次
	强度:低到中等强度(心率 103～122 次/分,RPE 11～14)
	时间:每次 30 min
	每周运动量:＞90 min
	注意事项:保持一次性运动时间达标,根据自身耐受性逐渐延长运动时间和运动强度
力量运动	方式:弹力带和哑铃练习上肢、下肢及腹背肌群训练,10 个动作,每个动作 8～10 次,每套动作做 2～3 次
	频率:每周 1 次
	强度:低到中等强度(RPE 11～14)
	时间:每次 20 min
	每周运动量:20 min
	注意事项:加强下肢肌肉力量
柔韧性运动	方式:上肢、下肢拉伸
	频率:建议运动前后完成
	强度:低强度(RPE 11～13)
	时间:5 min
	每周运动量:30 min
	注意事项:每个动作保持时间 5 s 以上,逐渐延长时间
平衡性运动	方式:瑜伽、健身球
	频率:5 次
	强度:低强度
	时间:5～10 min
	每周运动量:25～50 min
	注意事项:作为每次运动前后的辅助训练

（续表）

身心运动	方式：太极拳
	频率：每周1次
	强度：低到中等强度
	时间：30 min(RPE 11～14)
	每周运动量：30 min
	注意事项：简化完成动作
医生	签字：
日期	年 月 日

（王宜青 樊启为）

第五节 静脉曲张

一、静脉曲张概述

》【流行病学】

慢性静脉疾病(chronic venous disease，CVD)是以慢性炎症及血流紊乱为主要因素所导致的一种血管疾病，而静脉曲张是CVD中一种因静脉结构或功能异常而导致静脉血回流不畅与静脉管腔内压力过高表现出的综合征。最常见的是下肢静脉曲张，除此之外临床可见的还有精索静脉曲张、食管胃底静脉曲张、腹壁静脉曲张等。

CVD的平均发病年龄为53.4岁，并且有数据显示，在全世界范围内有63.9%的50岁左右下肢不适人群患有CVD。在我国患有下肢静脉疾病的人数接近1亿，患病率为8.89%，并且每年的发病率以0.5%～3.0%的速度递增。静脉曲张的主要高危因素包括：长时间维持相同姿势、性别(女性发病率为67.5%，高于男性)、年龄(平均发病年龄为53.4岁)、妊娠、慢性咳嗽、便秘、吸烟及遗传因素。腓肠肌泵血功能不全与肥胖也是造成或加重下肢静脉高压的重要因素。

》【临床表现和体征】

静脉曲张的临床表现各不相同，甚至有部分患者可能无症状显现，但总体来说女性相较于男性来说有更多、更严重的下肢临床表现。绝大部分症状在一天结束时最为严重，尤其是在长时间站立后，但通常会在患者坐下并抬高双腿时逐渐消失。

局部症状可为单侧或双侧，位于静脉曲张区域的初始症状和体征包括疼痛、不适、灼热感、瘙痒和皮肤干燥、感染。随着持续的下肢静脉高压、慢性炎症反应和静脉微循环受损等因素，患者会逐渐表现出更加严重的腿部沉重感和疲劳感、痉挛、过度色素沉着、水肿、纤维化皮肤变化和溃疡等症状。

研究报道，足踝部位出现扇形静脉曲张可能是 CVD 发展的早期征兆，而踝关节活动度的下降、白色萎缩症（由扩张的毛细血管包围的圆形白色瘢痕组织区域）和脂肪皮肤硬化则是 CVD 恶化的迹象。

》【诊断标准和鉴别诊断】

目前对于 CVD 的鉴别与诊断主要参考慢性静脉疾病的诊断和分级体系（clinic, etiologic, anatomic and pathophysiological classification, CEAP）。CEAP 可较为直观地反映患者病症的临床严重程度。同时 Rutherford 于 2000 年在 CEAP 分级的原有基础上进行了更加细化的界定，设计了静脉临床严重程度评分（venous clinical severity score, VCSS），对慢性静脉功能与病症变化的更精准量化和评分有着重大意义。

1. CEAP 分级　一般用 7 个等级来判断静脉曲张的程度。

C0：无可见的静脉疾病症状。无明显症状。

C1：毛细血管扩张症和（或）网状静脉丛。可观察到直径<1 mm 的小腿上丝状红色毛细血管和（或）直径为 1～3 mm 呈蛛网状分布扩张的网状静脉。

C2：静脉曲张。下肢浅静脉永久扩张，在站立时可明显观察到呈“绳状”的血管迂曲，直径>3 mm。

C3：水肿。下肢可观察到明显水肿，并且在足踝周围尤为明显。

C4：皮肤或皮下组织的改变。包括色素沉着、皮下脂肪硬化症或白色萎缩症。可观察到足踝周围色素沉着所导致的皮肤变黑，并可逐渐向小腿或足部延伸；同时静脉曲张部分皮肤可能会出现硬化或者疼痛性小部分溃疡。

C5：愈合期溃疡。观察到愈合的溃疡。

C6：活动性溃疡。观察到溃疡难以愈合，并伴有脓液渗出。

2. VCSS　见表 3-2-12。

表 3-2-12　VCSS

类别	0 分	1 分	2 分	3 分
疼痛	无	偶有，不限制活动	每天，中度限制活动	每天，重度限制活动，镇痛剂
静脉曲张	无	几乎无，单只血管	多，大隐静脉区域。仅限腓肠肌	广泛，大、小隐静脉区域。腓肠肌与大腿
静脉水肿	无	夜间，足踝部	下午，足踝以上	清晨，足踝以上，需抬高肢体

（续表）

类别	0分	1分	2分	3分
色素沉着	无	无或集中	扩散或新鲜	广泛且新鲜
炎症	无	轻度蜂窝织炎，溃疡周边	中度蜂窝织炎，小腿下1/3	重度蜂窝织炎，超出小腿下1/3
硬结	无	局限，绕足踝部，<5 cm	中侧部，小腿下1/3	整个小腿>1/3
活动性溃疡数	0	1	2	>2
溃疡规模	无	<2 cm	2～6 cm	>6 cm
溃疡期	无	≤3个月	>3个月及<1年	≥1年未愈
压迫治疗	无	间断	大部分时间	依从性好且抬高肢体

》【实验室及辅助检查】

1. 大隐静脉瓣膜功能试验（Trendelenburg 试验） 也称屈氏试验，可用于区分浅静脉反流和深静脉瓣膜功能不全。患者仰卧并抬高下肢，使曲张的静脉凹陷，检查者用手或止血带按压隐股交界处下方（脉搏下方和内侧5 cm）以阻止大隐静脉血液反流。患者站立30 s后松手或松解止血带以观察大隐静脉曲张的血液充盈情况。

（1）未松手/松解止血带之前，大隐静脉凹陷，但是松手/松解止血带后，观察到大隐静脉中血液即刻从上至下充斥，则表示大隐静脉与深静脉之间的交通支瓣膜功能正常但大隐静脉瓣膜功能不全。

（2）未松手/松解止血带之前，但可以观察到大隐静脉局部血液充盈，松手/松解止血带后，大隐静脉血管快速回复曲张状态，则表示大隐静脉瓣膜功能受损并且与深静脉间交通支瓣膜的功能也受损。

（3）未松手/松解止血带之前，可以观察到大隐静脉明显曲张状态，松手/松解止血带后曲张状态无明显变化，则表示大隐静脉与深静脉间交通支瓣膜功能受损，但大隐静脉瓣膜功能正常；如果在10 s内松手/松解止血带，并且出现从上至下的静脉充盈，则表示大隐静脉瓣膜功能受损。

2. 深静脉通畅试验（Perthes 试验） 也称潘氏试验。旨在区分浅表静脉曲张中的顺行血流和逆行血流。进行测试时将止血带放置在曲张腿的近心端部分，以压缩浅曲张静脉而不是深静脉。患者走路或站立以激活小腿肌肉泵。小腿肌肉泵通常会导致曲张的静脉被排空，但如果存在深部系统阻塞，那么曲张静脉反而会变得更加充血（仅用于初步筛查，不可作为诊断与指导治疗依据）。

3. 穿通静脉瓣膜功能试验（Pratt 试验） 可依次检查下肢任何节段是否存在反流的穿通静脉，但无法准确定位。仅用于初步筛查，不可作为诊断与指导治疗依据。

4. *彩色多普勒超声检查*　多普勒检查是一种辅助检查，可以直接显示可疑静脉的血流是顺行、逆行还是往复。相比之下，因为骨盆和肠道气体的影响，多普勒检查对于髂总静脉的准确率偏低，约为60%，而在检查髂外静脉、股静脉、腘静脉的阻塞情况时会有较高的准确率与阳性率。一般来说，反流时间越长，反流的程度越严重。具体量化数据如下：反流初步诊断，0.5～1.0 s；轻度反流，1.1～2.0 s；中度反流，2.1～3.0 s；重度反流，>3.0 s。

5. *静脉造影(包括顺行和逆行静脉造影)*　静脉造影可以准确地查验出深静脉瓣膜功能性是否完整、髂静脉受压程度、先天性下肢静脉发育畸形状况、下肢静脉形态、反流的严重程度、病变或者阻塞的位置。

6. *动态静脉压测定*　此检查可以了解静脉高压的严重程度。

》【治疗和管理目标】

1. *药物治疗*

(1) 静脉活性药物

1) 七叶皂：可降低毛细血管的通透性，缓解水肿，提升静脉张力并活化静脉瓣膜，进而改善静脉回流。

2) 黄酮类：提升静脉抗炎的效果，减少白细胞与血管内皮细胞之间的相互作用。

3) 香豆素类：通过减少毛细血管的通透性，改善血液循环与淋巴回流起到减轻水肿的作用。

(2) 其他药物

1) 纤维蛋白分解药物：促进血液循环，改善皮肤所受损伤，缩短静脉溃疡愈合周期。

2) 前列腺素 E_1：用以治疗静脉溃疡等皮肤症状。

3) 活血化瘀中药：可加速皮肤所受损伤的恢复。

4) 非甾体抗炎药：缓解处于脂肪皮肤硬化症复发期与活动期所产生的水肿与疼痛。

2. *弹力袜压力治疗*　适当使用压力治疗可以增加溃疡的愈合率，并且压力治疗也可以大幅降低溃疡的二次复发概率。弹力袜应于全天活动时间内佩戴，在晚上睡觉前将其脱下。弹力袜长度应覆盖受静脉曲张影响的全部区域。然而有证据显示，弹力袜对于老年患者、病态肥胖患者、蜂窝织炎或活动性溃疡患者及外周动脉疾病患者可能并不适用。基于患者的不同患病程度，可结合 CEAP 分级与 VCSS 选择合适的弹力袜压力：C2～C3，20～30 mmHg；C4～C5，30～40 mmHg；C6，40～50 mmHg。

3. *硬化剂治疗*　硬化剂治疗是通过将硬化剂或液体注入曲张的静脉，损坏静脉内皮细胞从而发生无菌性炎症，进而发展出纤维条索，最终使曲张的静脉凹陷萎缩。然而此治疗方法不适用于硬化及过敏人群、长期卧床人群、急性下肢深静脉血栓人群和肺动脉栓塞人群。

4. *手术治疗*　手术治疗包括：浅静脉功能不全(浅静脉曲张)、穿通静脉功能不全、原发性深静脉瓣膜功能不全和慢性深静脉闭塞的手术治疗。

二、运动与静脉曲张

》【运动改善静脉曲张的机制】

有研究指出，在各年龄段与不同性别的静脉曲张患者中，没有规律锻炼习惯的患者往往比有规律锻炼的患者表现出更严重的CEAP等级。尽管单一的运动锻炼大概率无法完全治疗静脉曲张，但是运动可以作为预防和辅助治疗的选择，并且能对处于各阶段静脉曲张的患者带来很多益处。规律科学的运动可以对静脉曲张的发生有一定的预防作用，并且可以使绝大部分阶段内患者通过运动来增强下肢泵血能力，从而改善血液循环、减轻炎症、降低体重并减少下肢静脉压力，以及加强关节柔韧性以预防跌倒和减少关节僵硬，可以在一定程度上直接或者间接地减轻和缓解静脉疾病的症状恶化与发展。

1. 运动加强下肢泵血功能　小腿肌肉泵血效率的下降和活动能力下降都可能是造成静脉功能低下与不足的重要因素。人体下肢的足部、小腿与大腿的肌肉有主导静脉回流的作用。其中小腿可以对抗重力并产生很高的压力，从而为静脉血回流心脏提供极有效的作用。但是当发生小腿肌肉功能不足时，下肢的残余静脉血量会增加，使得小腿肌肉在瓣膜关闭不全或静脉阻塞的情况下低效泵血，增加了动态静脉压，形成了静脉高压的情况。而持续的静脉高压会迫使细胞外空间中汲取液体与蛋白质，使得水肿、色素沉着、红细胞外渗、发炎等症状出现。这些症状的长期刺激最终使得机械内皮细胞和真皮组织的破坏，也就导致了溃疡的生成。

所以增强下肢的肌肉力量，尤其是小腿的肌肉力量，可以增强肌肉泵血能力，减少静脉血余量淤积、改善血流动力学性能、减轻炎症、改善静脉回流，从而预防或减缓下肢静脉曲张的发生或发展。

2. 运动减轻下肢静脉压力　肥胖会影响下肢的静脉回流与静脉压的增加，但是需要澄清的一点是，肥胖不是直接造成静脉曲张的危险因子，而是慢性静脉功能不全导致的水肿与皮肤变化的危险因子。换句话说，单纯的肥胖不会造成静脉曲张，但是可能会加剧水肿与皮肤等并发症的恶化，所以相比于正常体重的静脉功能不全患者来说，肥胖患者会更频繁发生溃疡病症。这是由于肥胖患者腹内压增加，使其在绝大部分体位中静脉压力都会更高，造成更快反流并且扩张轴向静脉，使得形成更大的反向血液流动，而过高的静脉压与血液回流不畅都是促使CVD并发症发生的因素。

有研究指出，肥胖患者较正常或偏瘦患者普遍会有更强的小腿肌肉功能，这意味着肥胖患者理应会有更好的肌肉泵来改善静脉血反流与静脉压力增加。但是总体来说，超重患者的日常活动量与步行次数相对较少，所以此类人群并没有充分使用并发挥肌肉泵的功能，也就无法长时间使静脉保持在相对较低的压力范围之内，反而延长了静脉高压的持续时间，加剧了静脉曲张恶化。

而运动可以起到减轻体重的效果，所以科学有效的运动可以帮助超重的静脉曲张患者减缓并发症的发展，防止并发症的进一步恶化，也对减轻症状起到积极的作用。

3. 运动改善关节活动度　良好的关节活动度可以减少关节僵硬并降低日常生活与运动中关节受伤的风险。而患有下肢静脉溃疡的人群通常除了疼痛与失眠的症状，还普遍有活动性的大幅降低。活动性的降低一方面可能由于肌肉力量的下降，而另一方面也有关节活动度下降的原因。不同类型的运动除了可以提高肌肉力量，也可以达到改善下肢静脉溃疡患者关节活动度的效果，进而减少患者日常生活中受伤的风险与关节僵硬的程度。

》【不同运动方式对静脉曲张的影响】

1. 有氧运动对静脉曲张的主要影响　有氧运动有助于促进患者的血液循环，并缓解下肢动脉功能不全患者的水肿与疼痛症状。并且规律的有氧运动可以帮助静脉曲张患者保持合适体重，从而减轻下肢静脉压力，减缓疾病的发展与恶化，减轻并发症所来的身体不适感。

2. 力量运动对静脉曲张的主要影响　力量运动，尤其是下肢力量运动，可以有效增强小腿肌肉泵血能力与效率，减少下肢残余静脉量，以达到改善静脉血液逆向流动以及减轻静脉瓣膜损伤的作用，从而预防或减慢疾病的发展。

3. 振动运动对静脉曲张的主要影响　有报道指出，在振动运动期间，由于外周血管系统的对振动刺激的敏感性导致血流速度增加，而下肢静脉也是外周血管系统的一部分，促进静脉血液流动可以使血管压力降低，从而改善静脉曲张的症状。并且振动运动可以促使血管扩张，降低血管的阻力，使血流更畅通，达到降压目的。超重和肥胖是导致静脉曲张恶化的重要因素之一，而振动运动可以提高新陈代谢，提高能量消耗速率，从而降低体脂率，达到整体减重效果，间接减缓静脉曲张恶化的情况。

4. 柔韧性与平衡性运动对静脉曲张的主要影响　腿部静脉溃疡是静脉曲张的较严重阶段(C5～C6 级)，处于此阶段患者的关节活动度和踝关节的跖屈肌力量较非患病人群来说有明显降低，平衡性与步姿步态也显露出弱化趋势。因此，通过跖屈运动锻炼(图 3-2-2)结合增强柔韧性与平衡性锻炼对提升静脉曲张患者的日常生活能力与身体安全有重要意义。

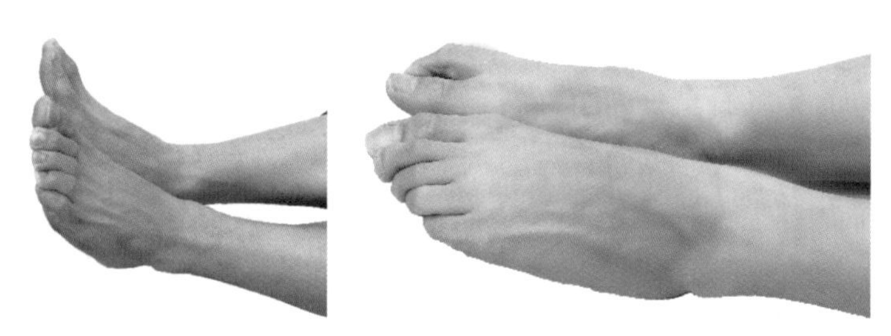

图 3-2-2　跖屈运动(从左至右)

4. 其他形式运动与姿势对静脉曲张的影响

(1) 抬腿练习：将腿抬高至 60°～70°，抬高后足踝或者足趾缓慢进行旋转和屈伸，从而促进血液循环，减轻下肢静脉压力。

(2) 瑜伽体式:瑜伽动作有增加柔韧性和肌肉力量的作用。部分瑜伽体式可以帮助预防和改善静脉曲张,如 Tadasana 体式(图 3-2-3)、Sirasana 体式(图 3-2-4)、Salabhasana 体式(图 3-2-5)和 Urdhva Prasarita Padasana 体式(图 3-2-6)。这些体式具有增强下肢肌肉,降低静脉压力,促进血液循环的作用。

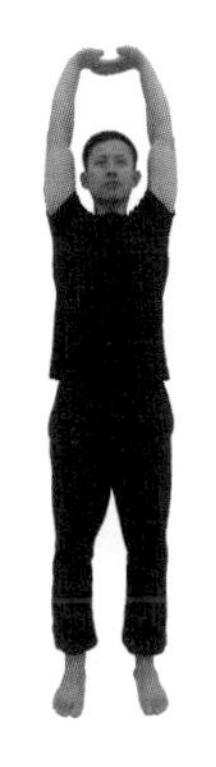

图 3-2-3 Tadasana 体式

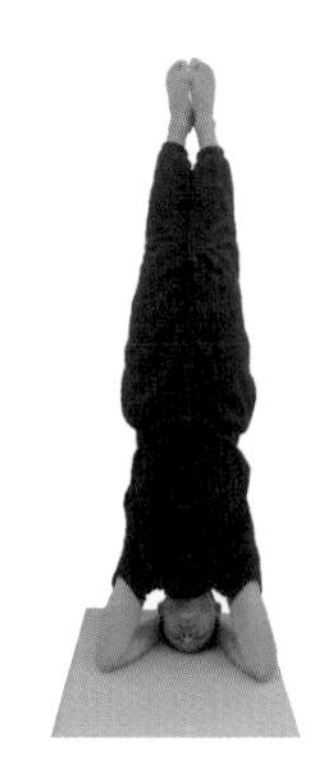

图 3-2-4 Sirasana 体式

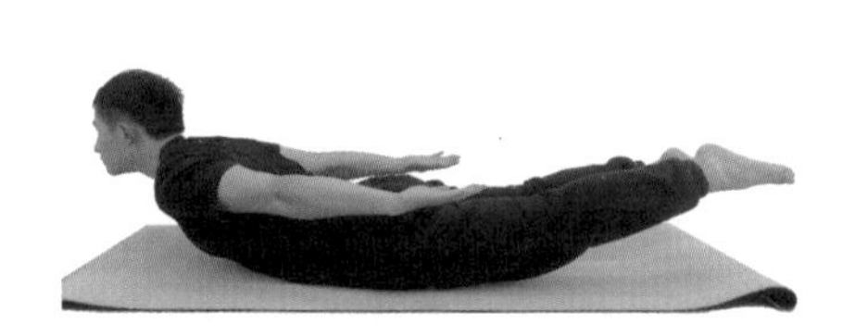

图 3-2-5 Salabhasana 体式

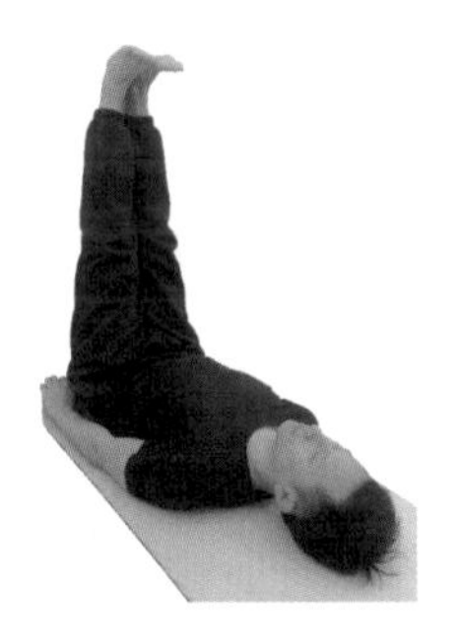

图 3-2-6 Urdhva Prasarita Padasana 体式

》【运动适应证与禁忌证】

1. 适应证 包括:①CEAP 评估等级处于 C1～C4 之间的患者。②CEAP 评估等级处于 C5～C6 并且溃疡程度呈轻度的患者,可在专业人员指导下锻炼。③重度溃疡患者(溃疡面积≥6 cm,溃疡数量≥3 个),需在医护人员指导监护下锻炼。

2. 禁忌证 包括:①严重的心血管疾病;②未控制的糖尿病;③未控制的高血压病;④严重关节炎;⑤呼吸困难。

》【运动处方的评估与测试】

1. 运动风险和运动能力评估与测试

(1) 疾病史与健康状况。

(2) 运动锻炼情况。

(3) 体格检查。

(4) 体适能测试:①6 MWT,用以评估 6 min 内步行距离,从而推算患者有氧耐力与步态能力。②闭眼单足站立,用以评估患者身体平衡能力。③30 s 坐站,用以评估患者下肢力量与耐力和平衡性。开始后,患者从椅子上站起至完全站立,然后再坐于椅子上,在 30 s 内尽可能多地重复此动作。④握力,用以评估患者上肢力量能力。⑤坐位体前屈,用以评估患者下肢柔韧性程度。

2. 静脉曲张的相关风险评估与病史信息　包括:深静脉血栓形成史、腿部溃疡家族史、胸痛、静脉炎、肺栓塞、职业特性(是否需要长时间坐/站)、肥胖、怀孕的次数、下肢疼痛感、创伤及是否有溃疡(溃疡的位置、数量、大小)等。

三、静脉曲张运动处方的制订及实施

【运动处方制订原则】

根据中国体育科学学会组编的《运动处方》中所明确的制订运动处方的基本原则,静脉曲张运动处方分别从以下几点原则来制订。

1. 安全性

(1) 运动形式的安全:在确保患者可以达到运动的最低门槛之后,运动形式需要避开可能导致加剧病症情况的运动方式,如高撞击性运动与下肢负荷过大的运动等。同时对于已经出现溃疡的患者来说,应该选择避免触碰到溃疡处的运动。

(2) 运动强度的安全:对于患者初期的运动强度应遵守循序渐进的原则,并始终贯穿安全性优于有效性的方针。从患者可以接受的低强度运动缓慢、逐步提升至目标强度。

2. 有效性　因静脉曲张患者的特殊身体情况,运动内容应以中低强度有氧运动为主,结合以下肢为主导的(尤其是小腿)低强度抗阻训练,并且要注意增加抬腿等形式的动作,配合柔韧性与平衡性提升的训练。

3. 个体化　运动方式需考虑到患者的喜好与运动习惯,制订个性化的运动方案,以提高患者的依从性与训练计划的可持续性。

4. 全面性　除了对患者运动方面的管理,还需要对日常生活习惯(减少久坐时间)、饮食营养(低盐、低脂、低糖)、日常穿戴(舒适的鞋、袜、裤子)等进行多方面管理,以改善病症。

【运动处方要素】

在针对静脉曲张患者制订运动处方时,需要考虑患者 CEAP 等级。除此之外,抬腿练习与跖屈运动也建议加入在各 CEAP 等级的患者每天或者每周绝大多数天的运动处方之中。C1～C4 级(无溃疡)级别建议运动内容应以增强腿部肌肉力量与耐力、下肢柔韧性和平衡能力为主。有证据显示,处于 C5～C6 级(非活动性溃疡与活动性溃疡)的患者在接受下肢等张运动的 1 周内小腿肌肉的泵送能力有显著增强。而在接受 12 周循序渐进的力量运动后,溃疡直径减少了 32%。通过提高肌肉耐力及小腿肌肉收缩的力量和效率,使残余静脉血量及其对肢体组织的重力影响减少,从而改善具有活动性溃疡的肢体血流动力学性能、静脉瓣膜功能不全和小腿肌肉泵血功能障碍。除此之外，通过结合下肢力量锻炼（如提踵与深蹲）、有氧运动（每周 3 次，每次 30 min）和针对足踝的柔韧性锻炼，腿部溃疡治愈率有显著的增高。

需要注意的是，处于 C5～C6 级的患者因溃疡可能存在由疼痛或关节柔韧性差所导致的步态和平衡相关障碍，有较高的跌倒风险，因此在全程的运动计划之中需要专业人员的全面监督与保护。并且对于活动性溃疡患者来说，在日常生活与运动锻炼期间需要着重对溃疡部位进行保护，以防止感染造成创面加大、延长恢复时间、加重溃疡程度等不利结果。

1. 有氧运动

运动频率：每周 3 d（待适应强度后可逐渐增加至每周 5 d）。

运动强度：中强度。

运动时间：30 min。

运动类型：以下肢为主的持续性有氧运动。

运动量：最终达到每周 150 min 以上。

2. 力量运动

运动频率：每周 3 d。

运动强度：中低强度。

运动时间：30 min。

运动类型：以下肢为主并搭配上肢与核心的抗阻训练；以自重训练为主，避免大负荷运动。

运动量：每周 90 min。

3. 振动运动

运动频率：每周 3～7 d（待适应强度后可逐渐增加至每周 5 d）。

运动强度：振幅 4 mm；振频 5～30 Hz。

运动时间：15 min。

运动类型：可从坐姿、站姿（屈膝）、蹲姿（120°）循序渐进增加难度。

运动量：最终达到每周 90 min 以上。

4. 柔韧性和平衡性运动

运动频率：每周 3～7 d。

运动强度：①柔韧性训练，至有拉伸感但不感到疼痛；②平衡训练，中低强度。

运动时间：每个动作重复 2～4 次，每次保持 10～30 s。

运动类型：静态、动态、本体感受性神经肌肉拉伸。

5. 其他对静脉曲张患者有益的运动

（1）抬腿练习

运动频率：每周 3～7 d。

运动强度：将腿抬高至 60°～70°静置（可躺于地面，将双脚放置于墙面）。

运动时间：≥10 min。

（2）瑜伽体式

运动频率：每周 3～7 d。

运动强度：低中强度。

运动时间：≥10 min。

运动体式：见图 3-2-3～图 3-2-6。

(3) 跖屈运动

运动频率：每周 3～7 d。

运动强度：达到活动最大范围。

运动时间：每次 10～30 s，3 次。

》【运动安全知识教育】

(1) 遵医嘱。运动之前应与医生确认是否适合运动。

(2) 保持规律的运动习惯，即使是每天 10～20 min 的步行也可以促进血液循环。

(3) 避免久坐和久站的状态，建议每静坐或久站 30 min 后应进行适当活动。

(4) 避免盘腿(二郎腿)，长时间保持此姿势会使膝盖挤压静脉从而导致静脉阻塞。

(5) 静脉疾病药物对运动的影响

1) 七叶皂：可能出现过敏症状，若服用药物后感到不适应立即停止运动。

2) 黄酮类：无影响。

3) 香豆素类：可能出现肠胃不适与过敏，若感到不适应立即停止运动。并注意控制用量，过量服用易导致出血。

4) 纤维蛋白分解药物：可能造成心脏过速与低血压，运动时间应避开用药时间段。

5) 前列腺素 E_1(PGE_1)：无影响。

6) 活血化瘀中药：无影响。

7) 非甾体抗炎药：可能干扰血压，增高平均动脉压。运动时间应避开用药时间段。

》【运动注意事项】

(1) 在处于 C5～C6 等级的情况下，不建议进行中高强度运动，应注意对溃疡部位进行合理的保护，并避免下肢大负荷的项目。

(2) 在处于 C5～C6 等级的情况下，因溃疡可能造成疼痛与踝关节活动性差，在运动中应注意防跌倒。

(3) 运动中应避免高撞击性动作(如跑步、跳高等)。

(4) 运动时应穿舒适卫生的鞋袜与衣服，避免穿过于紧身的裤子。

(5) 执行运动方案期间应遵循医嘱进行药物或其他治疗。

》【运动处方案例】

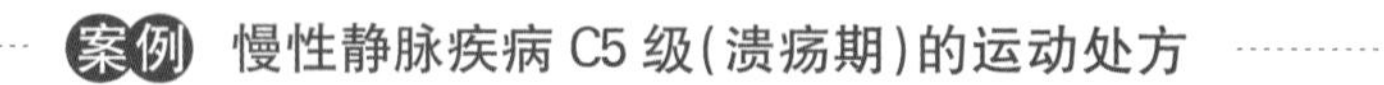

案例　慢性静脉疾病 C5 级(溃疡期)的运动处方

李某某，男，45 岁。诊断为静脉曲张 C5 阶段(出现溃疡)。目前服用药物控制。无腿部溃疡家族史，无胸痛反应，下肢有疼痛感，左足踝处有2处直径4 cm的溃疡。无运动习惯，日常活动量极少，因工作原因需久坐。

测试结果：体脂率达35.2%，腰围98 cm。心肺耐力差，肌肉力量较差，柔韧性与平衡性差。

<table>
<tr><th colspan="4">运动处方</th></tr>
<tr><th colspan="4">基本信息</th></tr>
<tr><td>姓名：李某某</td><td>性别：男</td><td>年龄：45岁</td><td>电话：×××-××××-××××</td></tr>
<tr><td>临床诊断</td><td colspan="3">静脉曲张C5阶段（出现溃疡）</td></tr>
<tr><td>临床用药</td><td colspan="3">黄酮类药物</td></tr>
<tr><th colspan="4">运动前健康筛查</th></tr>
<tr><td>体力活动水平</td><td colspan="3">□规律运动（每周>3次或≥150 min、连续≥3个月的体育运动）
☑体力活动不足</td></tr>
<tr><td rowspan="5">临床情况</td><td colspan="3">身高：174 cm　体重：98 kg　BMI：32.4 kg/m²　体脂率：35.2%</td></tr>
<tr><td colspan="3">慢性疾病史：高血压病3年</td></tr>
<tr><td colspan="3">血液指标　空腹血糖：5.3 mmol/L　糖化血红蛋白：3.9%
总胆固醇：6.8 mmol/L　低密度脂蛋白：3.5 mmol/L
高密度脂蛋白：0.9 mmol/L　甘油三酯：1.7 mmol/L</td></tr>
<tr><td colspan="3">血压：138/94 mmHg　心率：72次/分</td></tr>
<tr><td colspan="3">吸烟：□是　□否　☑已经戒烟</td></tr>
<tr><th colspan="4">体适能测试</th></tr>
<tr><td>最大摄氧量</td><td colspan="3">25.9 mL/(kg·min)，7.4 METs</td></tr>
<tr><td>6 min步行距离</td><td colspan="3">295 m</td></tr>
<tr><td rowspan="2">肌肉力量</td><td colspan="3">握力：2分</td></tr>
<tr><td colspan="3">30 s坐站：1分</td></tr>
<tr><td>柔韧性</td><td colspan="3">坐位体前屈：1分</td></tr>
<tr><td>平衡能力</td><td colspan="3">闭眼单足站立：3 s</td></tr>
<tr><th colspan="4">运动方案</th></tr>
<tr><td rowspan="6">有氧运动</td><td colspan="3">方式：快走</td></tr>
<tr><td colspan="3">频率：每周3次（适应强度后可逐步提升至每周5次）</td></tr>
<tr><td colspan="3">强度：坡度5%；速度2.2 km/h</td></tr>
<tr><td colspan="3">时间：30 min</td></tr>
<tr><td colspan="3">每周运动量：90 min开始，待适应后逐渐增加至150 min</td></tr>
<tr><td colspan="3">注意事项：运动前后要充分热身与放松</td></tr>
</table>

(续表)

力量运动	方式:下肢、上肢、核心肌群锻炼
	频率:每周 2～3 次(适应后逐渐增加频率至不超过 5 次)
	强度:低至中等强度
	时间:30 min
	每周运动量:60～90 min
	注意事项:运动时应配合呼吸,避免憋气;避免下肢大负荷运动
振动运动	方式:站姿(屈膝)
	频率:每周 3～5 d
	强度:振幅 4 mm;振频 10 Hz
	时间:15 min
	每周运动量:最终达到>90 min
	注意事项:运动中感到头晕、恶心等不适症状时应立即停止
柔韧性运动	方式:上肢、下肢静力性拉伸
	频率:每周 3～7 次
	强度:低强度
	时间:每个动作 10～30 s,重复 2～4 次
	每周运动量:≥30 min
	注意事项:拉伸时应感到牵拉感但不应感到疼痛
平衡性运动	方式:前后足站立、足尖点地等平衡练习
	频率:每周 2～7 次
	强度:低强度
	时间:5～10 min
	每周运动量:≥30 min
	注意事项:平衡练习时应注意在安全有防护的环境下进行,以防跌倒造成损伤
其他	保持穿着压力为 30～40 mmHg 的弹力袜以增加恢复效果
医生	签字:
日期:	年 月 日

(王海龙 牛伯尧 徐 敏)

第六节

外周动脉疾病

外周动脉疾病(peripheral arterial disease，PAD)是指除了心脏和大脑以外的动脉血管中的斑块积聚所导致的疾病。斑块由血液中的脂肪、胆固醇、钙、纤维组织和其他物质组成。随着时间的推移，斑块会导致动脉硬化和狭窄，影响富含氧气的动脉血液供应身体其他部位。大多数情况下，PAD影响下肢的动脉供血。PAD同样会增加心脏病发作、脑卒中，甚至死亡的风险。

一、外周动脉疾病概述

PAD是全身动脉粥样硬化的一部分，是全球性老年血管问题。PAD患者主要死于心脏和脑血管相关事件，较少死于下肢阻塞性疾病。PAD患病率随着年龄的增长而增加，75岁以上的人群患病率高达20%。

PAD患者合并冠状动脉疾病(CAD)和脑血管疾病(CVD)非常普遍。在美国心脏病学会年度科学会议公布的数据显示，在7013名有症状的PAD患者中，63%存在多部位血管疾病。此外，50岁以上PAD的患者合并CAD和CVD的发生率分别为68%和42%。PAD的自然病程显示，非致命性心血管事件(心肌梗死、脑卒中)在5年内发生率约为20%，5年死亡率估计为30%(其中75%是心血管事件死亡)。随着老龄化进程加快，PAD的预防非常重要，影响PAD的风险因素包括：心脏病、高血压、高胆固醇或脑卒中家族史，年龄≥50岁，超重或肥胖，久坐、缺乏运动的生活方式，吸烟，糖尿病，高血压病，高胆固醇，低密度脂蛋白升高，高甘油三酯和高密度脂蛋白降低，有冠心病或脑卒中病史。

》【临床表现和体征】

大约只有60%的PAD患者有症状。如果足部肌肉没有得到足够的血液供氧，可以引发症状。最常见的症状是间歇性跛行，即行走一定距离后出现一侧或两侧小腿、大腿或臀部疼痛，并在休息后消失。症状也可以表现为腿部肌肉沉重、紧绷或乏力。PAD的其他症状包括：足部麻木、刺痛、伤口不愈合，感到寒冷或皮肤变色(苍白、蓝色、深红色)，毛发脱落及阳痿等。

随着PAD病程的进展，患者在休息时也会感到足部剧烈疼痛，尤其发生在夜间或平卧时，患者往往在夜间采用坐位以缓解疼痛，临床上称为“静息痛”。当缺血情况得不到缓解时，患者肢体末端可以出现坏疽。这个阶段的肢体可能面临截肢的危险。一旦伴发感染，可以导致败血症，有生命危险。

》【诊断】

1. 体格检查　体格检查可以发现PAD的迹象。在动脉狭窄区域下方的脉搏微弱或缺失(股动脉、腘动脉、胫后动脉、足背动脉),用听诊器可以听到动脉上方的杂音,肢体末端伤口愈合不良,或抬腿试验阳性等。

2. 踝肱指数(ankle brachial index, ABI)　ABI是用于诊断PAD的常见测试。ABI将足踝的血压与手臂的血压进行比较。ABI测试:1.0～1.4正常;≤0.9,要警惕PAD;≤0.4,意味着严重的PAD。ABI≤0.9,建议进一步做超声或血管造影检查。多普勒超声可以评估血流动力并识别阻塞或狭窄的动脉。

3. 血管造影成像技术　可以显示动脉的狭窄程度、部位、范围和侧支血管情况,如导管动脉造影、MRA或计算机断层血管造影(CTA)。

》【鉴别诊断】

1. 腰椎管狭窄症　PAD引起的跛行必须与腰椎管狭窄症引起的假性跛行相鉴别。腰椎管狭窄症是由于椎间盘突出压迫神经根,疼痛通常发生在受影响神经根部支配的区域。因此,需要鉴别腰椎管狭窄症的体征和症状,其表现为疼痛通常在行走时立即开始,可能在小腿或小腿上感觉到,有时与麻木和感觉异常有关。休息不会很快缓解疼痛,甚至可能在休息时出现。可能会出现腿部后部疼痛的感觉及背部问题的病史。在马尾神经综合征中,直立体位会加重椎管狭窄,从而引起臀部、大腿和臀部疼痛、虚弱或不适。坐下或向前弯曲时可以缓解症状。

2. 静脉性跛行　严重的慢性静脉功能不全患者可以出现静脉性跛行。其特点是:肢体产生酸、胀、痛,通常伴有下肢水肿。跛行症状随着休息而改善,但消退时间比动脉间歇性跛行的消退时间要长得多。抬腿有助于缓解症状。

3. 慢性筋膜室综合征　慢性筋膜室综合征是运动引起腿部疼痛的罕见原因,因筋膜增厚、肌肉肥大或腿部受到外部压力造成,往往发生在年轻人,表现为耐力运动或其他剧烈运动后小腿或足部的胀痛,休息后症状会慢慢消退。

4. 髋关节炎和膝关节炎　髋关节炎和膝关节炎的体征和症状通常在早晨或运动开始时就加重。疼痛程度每天都在变化,并且不会因停止运动或站立而停止。坐下、躺下或靠在物体上以减轻关节的负重后,疼痛会有所改善。疼痛也可能会受到天气变化的影响,并且可能在休息时出现。

二、运动与外周动脉疾病

PAD影响了大约11%的成人和20%的80岁以上老年人。随机临床试验的一致证据表明,有监督的跑步机锻炼可显著改善PAD患者的心肺耐力、运动耐力及步行功能。在美国,很少有PAD患者参加正式的锻炼计划,部分原因是缺乏医疗保险覆盖和患者依从性差。

医生需要提前和患者沟通关于步行运动干预的结果和要求。步行锻炼的好处并非立竿见影,需要持续一段时间、长期坚持管理。在有监督的跑步机运动开始后4～6周可测量步行性能的改善,并且需要持续的步行运动每周3～5次。这与血运重建(手术或者介入）干预形成鲜明对比，后者在手术后立即能改善步行性能，而且通常不需要持续的坚持。但是，多项随机试验表明：将有监督的运动与血运重建相结合，比任何一种单独的治疗都能获得更大的益处。

有监督的锻炼计划已被推荐为治疗跛行的一线疗法。最新的证据表明，即使在没有跛行的 PAD 患者中，运动训练也有益处。包括运动在内的综合预防策略的目标有 3 个：①减轻肢体症状；②提高运动能力，预防或减轻身体残疾；③减少心血管事件的发生。

运动训练已被纳入当前的 PAD 管理指南。多个协会的指南，包括美国心脏病学会/美国心脏协会、美国心血管和肺康复协会和美国运动医学学会等制定的最新指南，都推荐有监督的运动训练。

》【PAD 导致功能障碍的原因及运动治疗的机制】

1. *动脉阻塞和血流受限*　传统上认为，动脉粥样硬化狭窄引起动脉阻塞而导致 PAD 症状。典型的间歇性跛行理论上可归因于氧供应不足引起的缺血。然而，多项研究结果表明，PAD 功能下降和运动改善的病理生理学颇为复杂。除了解剖学疾病之外，还有其他因素导致 PAD 功能障碍。

从理论上讲，由于侧支血管形成而增加远端血流供应，可能是 PAD 运动治疗获益基础。动脉闭塞后血流的恢复涉及血管生长的多个复杂过程。灌注不足的肌肉中的组织缺血会诱导生长因子，包括血管内皮生长因子和缺氧诱导因子-1α，从而导致血管生成。运动诱导的侧支血管生长依赖于生长因子活性和通过剪切应力刺激内皮一氧化氮合酶而增加一氧化氮的生物利用度。

在一项血管成形术与运动锻炼相比的研究中，血管成形术使 ABI 立即增加，而运动训练需要在较长时间后才能改善步行时间，但具有更持久的功效。

2. *破坏内皮功能*　PAD 的功能限制机制是血管功能异常与动脉阻塞程度的结合。正常的血管功能依赖于健康的内皮细胞，内皮细胞会产生包括一氧化氮在内的血管保护因子来调节动脉流量。内皮功能障碍还可能导致外周动脉血管收缩，并限制血管扩张剂对流量的反应。这往往会加剧运动期间的血流减少。

两项研究表明，通过 PAD 的运动训练可以改善内皮功能。内皮功能受损预示着 PAD 患者心血管事件的风险更高，运动引起的血管扩张功能改善可能具有降低心血管风险的潜力。

3. *改变骨骼肌表型和线粒体功能障碍*　血管阻塞对 PAD 的下肢骨骼肌组织有不利影响。影像学研究显示，小腿肌肉组织的总体结构变化包括总面积减少、肌肉密度降低和脂肪含量增加。在细胞水平上，有证据表明肌肉细胞凋亡增加、Ⅰ型纤维减少和毛细血管密度降低。PAD 中骨骼肌的改变与线粒体功能障碍有关。运动训练具有增强骨骼肌代谢和线粒体功能的潜力。

4. *炎症激活*　慢性炎症参与动脉粥样硬化过程。炎症的全身标志物包括 C 反应蛋白等会增加患 PAD 的风险。炎症可能通过促进斑块生长和诱导骨骼肌损伤来加速 PAD 的功能障碍。此外，内皮炎症激活会降低一氧化氮的生物利用度，阻碍运动期间的血管舒张功能。较高水平的炎症标志物包括C反应蛋白、白介素等与PAD患者较差的行走能力有关。C反应蛋白增加已被证明可以预测PAD患者的功能衰退。运动可能通过抑制炎症激活对PAD产生有利的影响。大量流行病学数据表明，与久坐不动的人相比，参加定期体育活动的人的炎症标志物水平较低。虽然剧烈运动会增加跛行患者的炎症标志物，但长期运动训练似乎可以抑制炎症。

【运动适应证与禁忌证】

1. 适应证　包括：①无症状的PAD；②间歇性跛行。

2. 禁忌证　包括：①运动负荷试验中出现严重心律不齐、心电图ST段异常、心绞痛发作及血压急剧升高，以及符合运动负荷禁忌证的患者；②安静状态下，SBP＞180 mmHg或DBP＞110 mmHg时，禁止进行运动；③其他不适症状，参考本章第二节。

三、外周动脉疾病运动处方的制订及实施

【运动处方的评估与测试】

参考本章第二节相关部分。

【运动处方要素】

1. 运动类型　大多数评估运动处方的研究都将步行作为主要或唯一的运动项目。与骑自行车和力量型运动相比，步行训练已被证明效果更好而且便于测量。引入力量训练并没有进一步提高步行表现。

2. 运动强度　间歇性跛行的PAD患者进行任何强度的体力活动，其死亡率都低于久坐的患者。需要推荐适合每个患者能力的个体化运动强度，因为对正常人来说是适度的运动，可能对于行动不便的PAD患者是不堪重负的。

确定运动强度是决定训练后步行耐力改善的最重要因素。尽管如此，由于腿部疼痛，个别患者的压力可能巨大。这可能会让运动计划适得其反，患者可能因为出现无法忍受的不适，从而降低对锻炼计划的依从性。相反，将重点放在较弱的训练强度上，更温和的步行强度可能是最好的，锻炼计划的成功性可能更高。随着患者步行能力的提高和时间的推移，患者的耐受力增加，运动强度可以逐步增加。

3. 运动时间　每天的锻炼持续时间也是保证训练结果的重要决定因素。在PAD患者中，每次累计步行30 min或更长的时间比每次步行少于30 min更能提高运动耐量。由于PAD患者连续行走的能力有限，他们必须休息以减轻疼痛，因此，延长步行时间的方法是重复步行，间隔足够的休息时间。这可以实现至少30 min的锻炼，这是通常规定的所需持续时间。随着运动耐量的提高，一些PAD患者会增加他们的总步行时间，或者有时会引入两个步行时间段，如早上和下午。

4. 运动频率和持续周期　每周至少进行3次体育锻炼对于锻炼效果至关重要。这

应该被视为最低限度，因为每周锻炼3次或以上的患者在步行耐力方面的改善远大于每周锻炼少于3次的患者。因此，强烈建议锻炼频率接近每周5 d的锻炼计划。

锻炼计划的持续时间也是重要决定因素。在开始运动处方后3个月内可以观察到运动耐量的改善。然而，研究表明参与超过6个月的运动项目比那些少于6个月的项目更能提高运动耐量。因此，应该鼓励参加锻炼计划的患者长期参与。患者一般在6个月内明显受益，12个月后持续改善症状。非常重要的是，鼓励患者将规律运动视为一种生活方式。

》【运动注意事项】

与无监督训练相比，监督锻炼计划似乎在功能测量方面提供了更大的改进。美国心脏病学会/美国心脏协会指南为有监督的运动训练提供Ⅰ类推荐，但对无监督训练的仅提供Ⅱb类推荐。尽管增加日常体力活动可能会有其他健康益处，但有监督训练可能使患者依从性更好，跑步机锻炼的强度高于正常步行。

美国心脏协会和美国心脏病学会、美国运动医学学会和美国心血管和肺康复协会都建议在运动训练之前进行运动跑步机测试，以评估步行能力和运动程度限制（Ⅰ类；证据级别B）。

然而，一些患者可能有限制性症状，以致无法进行运动测试。由于PAD患者经常同时存在冠状动脉疾病，因此运动测试可以识别潜在的心血管并发症，包括运动相关的缺血和心律失常。应该警惕的是，运动负荷测试可能会降低PAD患者对缺血性胸痛或心律失常的敏感性，因为腿部症状可能会限制获得足够心脏负荷的数据。

在临床试验中最常使用跑步机步行的运动训练，如指示有腿部症状的患者运动至轻至中度疼痛时（跛行量表中5分中的3～4分），停止运动。当跛行消失后，患者可以再次在跑步机上行走。

》【有监督耐力训练的运动处方】

1. 运动频率　每周3～5 d。

2. 运动时间（包括休息时间）　每天50 min。

3. 运动方式　在跑步机上行走。

4. 运动执行　行走到患者出现轻中度的缺血性腿痛，然后停止，直到疼痛完全消退；以相似的强度再次恢复运动；重复休息/锻炼回合。

5. 注意事项　如果项目工作人员认为独立锻炼是安全的，并且患者了解自我监测的基本方法，患者可以随着时间的推移而逐渐过渡到独立、无人监督的锻炼。完成监督训练计划后，医生应为患者开具家庭锻炼处方以维持活动水平，鼓励锻炼训练作为日常生活的一部分。

》【运动处方疗效的观察指标和结果】

包括：①腿部不适和疼痛症状减少；②步行距离延长；③整体心血管风险因素降低，包括心脏病发作和脑卒中；④生活质量提高；⑤参与体育活动的兴趣增加。

【综合干预和二级预防】

PAD患者往往伴有心脑血管疾病，可能会从运动训练和整体风险干预措施中获得额外的益处。整体干预计划包括血脂管理、血压控制、戒烟、营养教育和减肥、糖尿病治疗和心理及社会因素的干预等。

【运动处方案例】

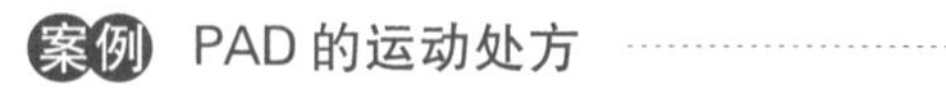

林某某，男，70岁。诊断为PAD。体适能测试结果：心肺耐力和平衡性差。

运动处方目标：①保持运动习惯，控制血压；②逐步改善心肺耐力、肌肉耐力及平衡性。

注意事项：在医生的指导下运动，逐步增加运动量。

<table>
<tr><th colspan="4">运动处方</th></tr>
<tr><th colspan="4">基本信息</th></tr>
<tr><td>姓名：林某某</td><td>性别：男</td><td>年龄：70岁</td><td>电话：×××-××××-××××</td></tr>
<tr><td colspan="4">临床诊断：PAD</td></tr>
<tr><td colspan="4">临床用药：美托洛尔，阿司匹林</td></tr>
<tr><th colspan="4">运动前健康筛查</th></tr>
<tr><td>体力活动水平</td><td colspan="3">☑规律运动（每周＞3次或≥150 min、连续＞3个月的体育运动）
□体力活动不足</td></tr>
<tr><td rowspan="5">临床情况</td><td colspan="3">身高：175 cm　体重：68 kg　BMI：22.2 kg/m²</td></tr>
<tr><td colspan="3">慢性疾病史：高血压病10年</td></tr>
<tr><td colspan="3">血液指标　空腹血糖：5.8 mmol/L　HbA1c：5.2%
低密度脂蛋白：3.49 mmol/L　高密度脂蛋白：0.77 mmlo/L
甘油三酯：1.50 mmol/L</td></tr>
<tr><td colspan="3">血压：142/92 mmHg　心率：75次/分</td></tr>
<tr><td colspan="3">吸烟：□是　☑否　□已经戒烟</td></tr>
<tr><th colspan="4">体适能测试</th></tr>
<tr><td>最大摄氧量</td><td colspan="3">20.25 mL/(kg·min)，5.8 METs</td></tr>
<tr><td>6 min步行距离</td><td colspan="3">326 m</td></tr>
<tr><td>肌肉力量</td><td colspan="3">握力：2分</td></tr>
<tr><td>柔韧性</td><td colspan="3">坐位体前屈：2分</td></tr>
<tr><td>平衡性</td><td colspan="3">闭眼单足站立：4 s</td></tr>
</table>

（续表）

运动方案	
步行训练	方式：慢走结合快走
	频率：每周 3～7 次
	强度：RPE 11～13
	训练时长：30～60 min
关节活动度训练	方式：静力性拉伸
	频率：每天 1 次
	强度：训练时稍有牵拉感
	训练时长：每次 10～15 min
医生	签字：
日期	年　月　日

（张　强）

本章主要参考文献

[1] 丁荣晶，胡大一，马依彤．冠心病患者运动治疗中国专家共识[J]．中华心血管病杂志，2015，43(07)：575－588．

[2] 冯连世主编．运动处方[M]．北京：高等教育出版社，2020．

[3] 国家心血管病中心《冠状动脉旁路移植术后心脏康复专家共识》编写委员会．冠状动脉旁路移植术后心脏康复专家共识[J]．中国循环杂志，2020，35(01)：4－15．

[4] 胡盛寿，高润霖，杨跃进，等．中国冠状动脉血运重建适宜性标准的建议（试行）[J]．中国循环杂志，2016，31(04)：313－317．

[5] 林果为，王吉耀，葛均波主编．实用内科学[M]．15 版．北京：人民卫生出版社，2017．

[6] 沈玉芹，蒋金法，王乐民，等．有氧运动康复对慢性心力衰竭患者运动心排量及相关参数的影响[J]．中华心血管病杂志，2011，39：700－705．

[7] 中国冠状动脉旁路移植术后二级预防专家共识组．中国冠状动脉旁路移植术后二级预防专家共识（2020 版）[J]．中华胸心血管外科杂志，2021，4(37)：193－201．

[8] 中国生物医学会工程学会体外循环分会．2020 年中国心外科手术和体外循环数据白皮书[J]．中国体外循环杂志，2021，19(5)：257－260．

[9] 中国心血管健康与疾病报告编写组．中国心血管健康与疾病报告 2020 概要[J]．中国循环杂志，2021，36(6)：521－545．

[10] 中华医学会外科学分会血管外科学组，中国医师协会血管外科医师分会，中国医疗保健国际交流促进会血管外科分会，等．中国慢性静脉疾病诊断与治疗指南[J]．中华医学杂志，2019，99(39)：

3047 - 3061.

[11] 中华医学会心血管病学分会，中国康复医学会心血管病专业委员会，中国老年学学会心脑血管病专业委员会. 冠心病心脏康复与二级预防中国专家共识[J]. 中华心血管病杂志，2013，41(4)：267 - 275.

[12] BERGER J S, HIATT W R. Medical therapy in peripheral artery disease [J]. Circulation, 2012, 126:491 - 500.

[13] BHUVA A N, D'SILVA A, TORLASCO C, et al. Training for a first-time marathon reverses age-related aortic stiffening [J]. J Am Coll Cardiol, 2020,75(1):60 - 71.

[14] CRIQUI M H, ABOYANS V. Epidemiology of peripheral artery disease [J]. Circ Res, 2015,116 (9):1509 - 1526.

[15] DIBBEN G O, FAULKNER J, OLDRIDGE N, et al. Exercise-based cardiac rehabilitation for coronary heart disease: a meta-analysis[J]. Eur Heart J, 2023,44(6):452 - 469.

[16] DIBBEN G, FAULKNER J, OLDRIDGE N, et al. Exercise-based cardiac rehabilitation for coronary heart disease [J]. Cochrane Database Syst Rev, 2021,11(11):CD001800.

[17] EIJSVOGELS T M H, MAESSEN M F H, BAKKER E A, et al. Association of cardiac rehabilitation with all-cause mortality among patients with cardiovascular disease in the Netherlands [J]. JAMA Netw Open, 2020,3(7):e2011686.

[18] FAKHRY F, FOKKENROOD H J, SPRONK S, et al. Endovascular revascularisation versus conservative management for intermittent claudication [J]. Cochrane Database Syst Rev, 2018, 3:CD010512.

[19] FAKHRY F, SPRONK S, VAN DER LAAN L, et al. Endovascular revascularization and supervised exercise for peripheral artery disease and intermittent claudication: a randomized clinical trial [J]. JAMA, 2015,314:1936 - 1944.

[20] GERHARD-HERMAN M D, GORNIK H L, BARRETT C, et al. 2016 AHA/ACC guideline on the management of patients with lower extremity peripheral artery disease: a report of the American College of Cardiology/American Heart Association task force on clinical practice guidelines [J]. J Am Coll Cardiol, 2017,69:1465 - 1508.

[21] HARWOOD A E, SMITH G E, CAYTON T, et al. A systematic review of the uptake and adherence rates to supervised exercise programs in patients with intermittent claudication [J]. Ann Vasc Surg, 2016,34:280 - 289.

[22] JULL A, SLARK J, PARSONS J. Prescribed exercise with compression vs compression alone in treating patients with venous leg ulcers: a systematic review and meta-analysis [J]. JAMA Dermatol, 2018,154(11):1304 - 1311.

[23] MCDERMOTT M M. Reducing disability in peripheral artery disease: the role of revascularization and supervised exercise therapy [J]. JACC Cardiovasc Interv, 2019,12:1137 - 1139.

[24] MCDONAGH T A, METRA M, ADAMO M, et al. 2021 ESC guidelines for the diagnosis and treatment of acute and chronic heart failure [J]. Eur Heart J, 2021,42(36):3599 - 3726.

[25] MOZAFFARIAN D, BENJAMIN E J, GO A S, et al. Heart disease and stroke statistics 2016 update: a report from the American Heart Association [J]. Circulation, 2016,133:e38 - 360.

[26] MYERS J, NIEBAUER J, HUMPHREY R. Prehabilitation coming of age: implications for cardiac and pulmonary rehabilitation [J]. J Cardiopulm Rehabil Prev, 2021,41(3):141 - 146.

[27] NARAYAN P. Role of peri-operative exercise in patients undergoing coronary artery bypass grafting [J]. J Card Surg, 2021,36(9):3174 - 3176.

[28] OLIN J W, WHITE C J, ARMSTRONG E J, et al. Peripheral artery disease: evolving role of exercise, medical therapy, and endovascular options [J]. J Am Coll Cardiol, 2016,67:1338 - 1357.

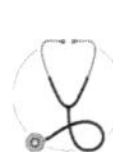

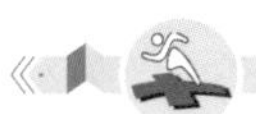

[29] PANDEY A, BANERJEE S, NGO C, et al. Review comparative efficacy of endovascular revascularization versus supervised exercise training in patients with intermittent claudication: meta-analysis of randomized controlled trials [J]. Cardiovasc Interv, 2017,10(7):712－724.

[30] PETERMAN J E, ARENA R, MYERS J, et al. Reference standards for cardiorespiratory fitness by cardiovascular disease catetory and testing modality: data from FRIEND[J]. J Am Heart Assoc, 2021,10(22):e022336.

[31] RAUCH B, SALZWEDEL A, BJARNASON-WEHRENS B, et al. On behalf of the cardiac rehabilitation guideline group. Cardiac rehabilitation in german speaking countries of europe-evidence-based guidelines from Germany, Austria and Switzerland LLKardReha-DACH-Part 1 [J]. J Clin Med, 2021,10(10):2192.

[32] ROCHA E A V. Fifty years of coronary artery bypass graft surgery [J]. Braz J Cariovsc Surg, 2017,32(4):Ⅱ－Ⅲ.

[33] SANTIAGO DE ARAÚJO PIO C, MARZOLINI S, PAKOSH M, et al. Effect of cardiac rehabilitation dose on mortality and morbidity: a systematic review and meta-regression analysis [J]. Mayo Clin Proc, 2017,92(11):1644－1659.

[34] TREAT-JACOBSON D, MCDERMOTT M M, BECKMAN J A, et al. Implementation of supervised exercise therapy for patients with symptomatic peripheral artery disease: a science advisory from the American Heart Association [J]. Circulation, 2019,140:e700－e710.

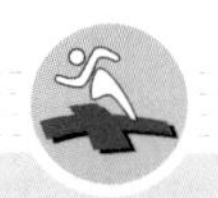

第三章 呼吸系统疾病的运动处方

第一节

慢性阻塞性肺疾病

慢性阻塞性肺疾病(chronic obstructive pulmonary disease, COPD),简称慢阻肺,是一种常见疾病,严重影响患者生活质量。在全球范围内,COPD 是第 4 大死因和主要的慢性疾病;但同时也是一种可预防、可治疗的疾病,需采取措施进行疾病的预防和管理,以减少致残率、死亡率,减轻经济负担和社会负担,提高患者生活质量。

一、慢性阻塞性肺疾病概述

COPD 是一种常见的、可以预防和治疗的疾病,以持续呼吸道症状和气流受限为特征,通常是由于明显暴露于有毒颗粒或气体引起的气道和(或)肺泡异常(包括肺部发育异常)所导致。

》【流行病学】

在 2018 年关于我国 COPD 负担的系统评价中指出,我国各省市报告的 COPD 患病率在 1.20%~8.87%,男性(7.76%)高于女性(4.07%),并且该疾病在农村地区(7.62%)比城市地区(6.09%)更普遍。在世界范围,COPD 是导致死亡的第 4 位原因。在我国,COPD 的直接医疗费用占当地平均年收入的 33.33%~118.09%,是较大的经济负担。与非 COPD 患者相比,COPD 患者的生活质量更低且有更高的抑郁风险,需采取措施做好疾病的预防和管理。

》【临床表现和体征】

慢性进行性加重的呼吸困难是 COPD 最典型症状。约 30%的患者可伴有咳嗽和咳痰。症状会出现日间变异，并有可能先于气流受限多年而存在。呼吸困难是 COPD 的主要症状，是使患者致残和焦虑不安的主要原因。患者常将呼吸困难描述为呼吸费力、胸部紧缩感、气不够用或者喘息。其他症状还包括咳嗽、咳痰、喘息和胸闷等。重症患者的其他症状还包括乏力、体重下降和食欲减退并常伴有焦虑、抑郁等。

》【诊断标准和鉴别诊断】

对任何有呼吸困难、慢性咳嗽或咳痰和（或）有危险因素接触史的患者都应该考虑 COPD 的临床诊断（表 3－3－1）。肺功能检查是诊断 COPD 的必备条件。可测定用力肺活量（FVC）和第 1 秒用力呼气量（FEV_1），并且计算二者比值（FEV_1/FVC）。如使用支气管扩张剂后 FEV_1/FVC<70%，可确定存在持续气流受限。如果有相应的症状和明显的危险因素接触史，则可诊断 COPD。

表 3－3－1 诊断 COPD 的关键点

关键点	说 明
呼吸困难	随时间进行性加重 特征性表现为活动后加重 持续存在
慢性咳嗽	可呈间歇性，可不伴咳痰 发作性喘息
慢性咳痰	任何形式的慢性咳痰可能提示 COPD
反复下呼吸道感染	有下呼吸道感染的表现
危险因素	宿主因素（如遗传、先天发育异常等） 吸烟（包括当地流行的烟草制品） 家庭烹调和取暖燃料产生的烟雾 职业粉尘、蒸气、烟雾、气味及其他化学物质
COPD 家族史和（或）幼年因素	如出生低体重、幼年时反复发生呼吸道感染等

- 年龄在 40 岁以上人群，如果存在上述指标，考虑 COPD 可能，并行肺功能检查
- 上述指标本身不具有诊断性，但如果符合越多，COPD 的可能性越大
- 确诊 COPD 依赖肺功能检查

引自：陈亚红. 2017 年 GOLD 慢性阻塞性肺疾病诊断、治疗及预防的全球策略解读[J]. 中国医学前沿杂志（电子版），2017，9(01)：37－47.

》【实验室及辅助检查】

1. 肺部 X 线检查　X 线检查对确定肺部并发症及与其他疾病（如肺间质纤维化、肺结核等）鉴别具有重要意义。COPD 早期 X 线胸片可无明显变化，之后出现肺纹理增多和紊乱等非特征性改变；主要 X 线征象为肺过度充气，肺容积增大，胸腔前后径增加，肋骨走向变平，肺野透亮度增高，横膈位置低平，心脏悬垂狭长，肺门血管纹理呈残根状，肺野外周血管纹理纤细稀少等，有时可见肺大疱形成。并发肺动脉高压和肺源性心脏病时，除右心增大的 X 线特征外，还可有肺动脉圆锥膨隆、肺门血管影扩大及右下肺动脉增宽等。

2. 胸部 CT 检查　CT 检查一般不作为常规检查，但对于鉴别诊断具有重要价值。

另外，高分辨率 CT 对辨别小叶中心型或全小叶型肺气肿及确定肺大疱的大小和数量，有很高的敏感性和特异性，对预计肺大疱切除或外科减容手术等的效果有一定价值。

3. 脉搏氧饱和度（SpO_2）监测和血气分析　COPD 稳定期患者如果 FEV_1 占预计值%<40%，或临床症状提示有呼吸衰竭或右心衰竭时应监测 SpO_2。如果 SpO_2<92%，应进行血气分析检查。呼吸衰竭血气分析诊断标准为海平面呼吸空气时 PaO_2<60 mmHg（1 mmHg = 0.133 kPa），伴或不伴有 $PaCO_2$>50 mmHg。

4. 其他实验室检查　低氧血症（PaO_2<55 mmHg）时血红蛋白和红细胞可以增高，血细胞比容>0.55 可诊断为红细胞增多症。有的患者也可表现为贫血。合并感染时，痰涂片中可见大量中性粒细胞，痰培养可检出各种病原菌。

二、运动与慢性阻塞性肺疾病

COPD 患者的体力活动会逐渐减少，并导致患者生活质量下降、住院率增加、死亡率增加，形成恶性循环。因此，应当积极鼓励患者实施有针对性的干预性运动，目的是改善患者体力活动能力，缓解呼吸困难和疲劳，改善情绪，提高生活质量，这是 COPD 患者管理的重要组成部分。

》【运动改善 COPD 的机制】

运动产生的有益影响主要通过骨骼肌和心血管系统的适应性改变而实现，这些适应性改变可以在运动中轮流降低呼吸系统的压力。有研究表明，抗阻训练对 COPD 患者 FVC 和峰值每分通气量（VEpeak）有改善作用。疲劳及缺少运动导致的肌力下降是 COPD 患者跌倒的主要原因，而下肢力量训练和平衡训练是有效的干预措施。

》【运动处方的评估】

1. 筛查　对于未有确诊心血管疾病的 COPD 患者，运动前筛查应包括个体当前的体力活动水平，心血管、代谢或肾脏疾病及其症状和体征。可使用“PAR－Q＋”问卷，以及运动前健康筛查问卷（表 3－3－2）。

表 3－3－2　运动前健康筛查问卷（专家版）

第 1 步： 症状和体征 □劳力性胸部不适 □无原因的呼吸困难 □眩晕、晕厥、黑矇 □踝关节水肿 □剧烈、快速或不规则的心跳产生的不适感 □短距离行走时下肢灼烧感、“抽筋样”感觉 □已知的心脏杂音 如果症状栏勾选了任何情况，停止询问，该评估对象需在开始或恢复运动前进行医学筛查。该评估对象可能同时需要医务监督（使用设备并有专业医务人员在场）。 如没有勾选任何症状，继续第 2 和第 3 步。

（续表）

第 2 步：
当前活动 评估对象是否进行至少每周 3 d、每天 30 min 中等强度的有计划、系统性体力活动，持续至少 3 个月。 是□　否□ 继续第 3 步
第 3 步： 医学情况 各科是否曾经或现在存在： □心搏骤停 □心脏手术、心脏导管插入、冠状动脉成形术 □心脏起搏器、植入性心脏除颤器、心律失常 □心瓣膜病 □心力衰竭 □心脏移植 □先天性心脏病 □糖尿病 □肾脏疾病 评估第 2 步和第 3 步 • 如果没有勾选第 3 步的任何情况，不需要进行医学筛查 • 如果第 2 步勾选了“是”并勾选了第 3 步的任何情况，评估对象可以在无医学筛查时继续进行低到中等强度运动，如果要进行大强度运动，则推荐进行医学筛查。 • 如果第 2 步勾选了“否”并勾选了第 3 步的任何情况，推荐进行医学筛查。评估对象可能同时需要医务监督（使用设备并有专业医务人员在场）。

引自：美国运动医学学会. ACSM 运动测试与运动处方指南[M]. 王正珍，主译. 10 版. 北京：北京体育大学出版社，2018.

如为已确诊心血管疾病的 COPD 患者制订运动处方，在处方制订前还需进行心血管患者危险分层，可使用美国心脏协会（AHA）的心血管疾病患者危险分层标准。

2. 评估　客观评价患者运动耐力受损的方法包括：自测步行距离和在实验室进行的递增负荷运动试验（graded exercise test，GXT），能够很好地反映患者的生活质量和预后。实验室内进行的运动试验，如踏车或跑台，则可以帮助识别患者其他伴随疾病，如心脏病的诊断。

根据患者的临床状态可选择次极量运动负荷测试，以评估患者的运动耐力，并测定患者的最大耗氧量、最大心率和最大功率等一系列的生理指标，运动测试过程中可使用 Borg CR10 改良呼吸困难量表（表 3－3－3）来评价劳力性呼吸困难程度，根据患者功能受限情况调整传统测试方案，在血氧饱和度≤80％时应终止测试。而对于重度或极重度的患者推荐进行 5～9 min 的 GXT 测试。

步行测试可用于评估残疾和死亡风险，并用于评估肺康复的有效性。目前应用的两种步行试验包括往返步行试验和 6 min 步行试验（6 MWT）。

值得注意的是，有肺部疾病的患者其通气受到限制，会影响运动，因此用年龄预测的 HRmax 来估算峰值摄氧量（VO_2peak）可能不太合适。

表 3－3－3　Borg CR10 改良呼吸困难量表

评分	主观体力感觉
0	完全没有呼吸困难
0.5	极轻(刚能察觉)
1	非常轻
2	轻度
3	中度
4	中重度
5	重度
6	
7	非常重度
8	
9	极重度
10	最严重

三、慢性阻塞性肺疾病运动处方的制订及实施

》【运动处方的制订原则】

制订运动处方前需要进行运动评估以指导制订个性化运动处方，评估潜在的补充氧气需求，帮助排除某些心血管并发症，以及确保干预措施的安全性；遵循循序渐进的原则，可先进行间歇的、小强度的练习，逐渐达到最大收益的运动强度。

》【运动处方要素】

COPD 患者运动训练计划的核心组成部分是有氧运动训练和抗阻训练，在所有计划中均应使用。COPD 的运动方案需持续 6～8 周，运动方案执行后，应进行维持性运动，至少在日常生活中保持足够的身体活动。另外，只要频率和强度相同，社区康复项目、家庭康复项目与医院康复项目一样有效。

COPD 的运动处方：有氧运动常规建议每周 3～5 次；力量训练每周 2～3 次；神经肌肉运动训练及柔韧性训练每周 2～3 次，也可每天进行(表 3－3－4)。

表 3－3－4　COPD 运动处方

运动处方	有氧运动	力量训练	神经肌肉运动训练	柔韧性训练	第 11 版 ACSM 指南建议
运动频率	每周≥3 d	每周≥2 d，隔天进行	每周≥2 d	每周≥2 d，每天做效果最好	建议每周 3～5 d

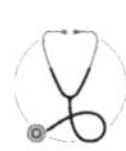

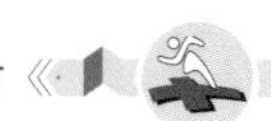

（续表）

运动处方	有氧运动	力量训练	神经肌肉运动训练	柔韧性训练	第 11 版 ACSM 指南建议
运动强度	峰值强度的 50%～80%，替代标准为呼吸困难在 Borg CR10 评分为 4～6	肌肉力量：无力量训练习惯者用 60%～70% 1RM，有训练习惯者≥80% 1RM；肌肉耐力：<50% 1RM	中等强度	达到拉紧或轻度不适感	中等强度为主
运动时间	每次 20～60 min，可间歇累计完成，每次持续运动≥20 min	肌肉力量：每次训练可进行 2～4 组，每组动作重复 8～12 次；肌肉耐力：每组动作重复 15～20 次，1～2 组	每次≥30 min	每个动作持续时间 10～30 s，重复 2～4 次	每天≥30 min，每周至少 150 min
运动类型	常规有氧运动，包括步行、骑功率车等，如果目标是增加步行耐力，则步行被认为是最好的训练方式	前臂弯举、伸肘练习、肩部侧平举、弹力带划船、臀桥、蚌式运动、下蹲、髋外展、股四头肌训练、提踵训练、爬楼梯等	瑜伽、太极拳、八段锦等中国传统项目	静态或 PNF 牵伸全身主要肌群（上肢、胸背部牵伸训练可改善胸腔活动和姿势）	核心组成部分是有氧运动和抗阻训练

RM：最大重复次数；PNF：神经肌肉本体感觉促进法

》【运动注意事项】

（1）在运动处方执行的起始阶段进行医务监督能够指导运动计划正确实施、加强安全性并得到理想的效果。

（2）推荐在最开始的运动训练阶段使用血氧定量测试来检测可能出现的血氧饱和度下降及其发生时对应的负荷，根据患者的耐受能力调整运动强度和时间。

（3）重度 COPD 患者或非常虚弱的患者可进行低强度有氧运动，已耐受者可在目标时间期限内增加运动强度。

（4）对于因呼吸困难、疲劳或其他症状而难以达到运动强度目标的患者，可使用间歇训练替代标准的持续耐力训练。

（5）用年龄预测的 HRmax 或 HRR 百分比制订运动强度目标可能并不合适。特别是在重度 COPD 患者中，其 HRrest 常会增快，而且受通气障碍和一些药物的影响导致无法达到预测的 HRmax，进而影响其在运动强度计算中的应用。

（6）有氧运动前热身，根据患者健康状况和健身运动情况进行个性化设置，最初可以使用间歇训练，逐步达到个人可以耐受更长的锻炼时间。

（7）力量训练前热身，运动后拉伸；训练建立在患者无痛基础上，若训练中产生不适感，应立即停止；抗阻运动应涉及主要的肌肉群，包括多关节和单关节锻炼；全活动范围；逐渐增加阻力和（或）重复次数和（或）频率；监测 RPE 和肌肉/关节疲劳、酸痛和疼痛情况；使用适当的呼吸技巧，避免用力时憋气，发力时呼气，放松时吸气。

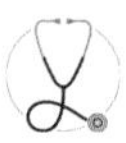

(8) 神经肌肉运动时应注意根据患者自身运动能力选择锻炼方式，尽量避免损伤及跌倒等意外。

(9) 柔韧性训练时注意静力性牵伸动作应缓慢，循序渐进，避免拉伤。

(10) 对于肺部疾病急剧恶化患者，在症状缓解前应限制其运动。

(11) 如有不适应暂停训练，查明原因。

》【运动处方的效果评估】

体适能测试是评价运动处方有效性的主要方法。对于 COPD 患者，除了常规体适能测试外，还应进行运动耐受测试及肺功能检查，以更好地了解患者的改善情况。另外，还可使用慢性呼吸病问卷(chronic respiratory disease questionaire, CRQ)、COPD 生活问卷(LCOPD)或 COPD 评估测试(COPD assessment test, CAT)等，以更全面地了解患者疾病相关生活质量或健康状况，反映 COPD 症状对患者的影响情况。

》【运动与药物配合的原则】

在室内空气中进行呼吸时 $PaO_2 \leqslant 55$ mmHg 或 $SaO_2 \leqslant 88\%$ 的患者应吸氧；使用移动吸氧装置的患者，在运动过程中可能需要增加气流流速以实现 $SaO_2 > 88\%$。

运动训练前使用支气管扩张剂以最大限度地提高气道狭窄患者的肺功能，可以减轻呼吸困难并提高运动耐受能力。

》【运动处方案例】

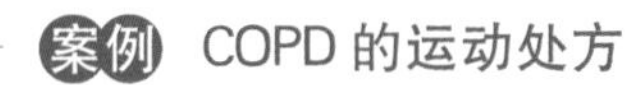

COPD 的运动处方

王某某，女，60 岁。诊断为 COPD。体适能测试：心肺耐力、肌肉力量、肌肉耐力及柔韧性均差。肺功能：$FEV_1 > 80\%$，气流受限程度为轻度。

运动处方目标：①培养运动习惯；②提高运动耐受能力；③提高心肺耐力；④改善生活质量和心理健康状况。

<table>
<tr><th colspan="4">运动处方</th></tr>
<tr><th colspan="4">基本信息</th></tr>
<tr><td>姓名：王某某</td><td>性别：女</td><td>年龄：60 岁</td><td>电话：×××-××××-××××</td></tr>
<tr><td colspan="4">临床诊断：COPD</td></tr>
<tr><td colspan="4">临床用药：不详</td></tr>
<tr><th colspan="4">运动前健康筛查</th></tr>
<tr><td>体力活动水平</td><td colspan="3">□规律运动(每周>3 次或≥150 min、连续>3 个月的体育运动)
☑体力活动不足</td></tr>
</table>

（续表）

临床情况	身高：160 cm　体重：50 kg　BMI：19.5 kg/m^2
	慢性疾病史：无
	血液指标：正常
	血压：112/77 mmHg　心率：70 次/分
	吸烟：□是　☑否　□已经戒烟
体适能测试	
最大摄氧量	21 mL/(kg·min)，6 METs
6 min 步行距离	470 m
肌肉力量	握力：2 分
柔韧性	坐位体前屈：2 分
平衡能力	闭眼单足站立：6 s
运动方案	
有氧运动	方式：步行、功率车训练
	频率：每周 3～5 次
	强度：3 METs
	时间：30 min
	每周运动量：>90 min
	注意事项：根据耐受情况，可间歇进行
力量运动	方式：全身主要肌群力量训练
	频率：每周 2～3 次，每次 3 组，每组动作重复 10 次
	强度：从 40%1 RM 起始，逐渐增加负荷至 60%1 RM
	时间：每次 30 min
	每周运动量：60～90 min
	注意事项：训练前热身，运动后拉伸；配合呼气，避免憋气
柔韧性运动	方式：静力性牵伸
	频率：每周 3～5 次
	强度：有适度牵拉感即可
	时间：每次 15 min
	每周运动量：45～75 min
	注意事项：动作应缓慢，在牵拉感位置停留 10～30 s，循序渐进
医生	签字：
日期：	年　月　日

（钱菁华）

第二节

间质性肺疾病

间质性肺疾病(interstitial lung disease, ILD)是一组高致残率、持续进展的呼吸系统疾病,疾病所致的临床症状及焦虑、抑郁等心理问题,显著影响患者的生活质量。ILD致病因素复杂,对于ILD患者,目前尚无有效治疗手段,运动训练为呼吸康复中的重要内容。研究发现,适当的运动可以提升ILD患者的活动耐力,改善呼吸困难症状,提高患者生活质量,近年来受到关注。

一、间质性肺疾病概述

ILD是一组以不同程度的炎症和纤维化为主要表现的急、慢性肺部疾病,主要症状为渐进性劳力性气促、限制性通气功能障碍伴弥散功能降低、低氧血症,甚至呼吸衰竭。患者常并存肺通气和换气功能受损、心功能下降和骨骼肌功能障碍,导致运动能力降低。此外,约30%ILD患者出现焦虑、抑郁症状,尤其是病情严重和并发症较多的患者。

ILD的病因复杂,分类多达200余种,如职业或环境有害物质诱发性ILD、药物引起的ILD、特发性间质性肺炎(idiopathic interstitial pneumonias, IIP)及罕见ILD[如肺淋巴管平滑肌瘤病(pulmonary lymphangioleiomyomatosis, PLAM)]等。尽管每种疾病的病因、临床表现、实验室检查和病理学改变有一些差别,然而,它们的临床、呼吸病理生理学和胸部影像学特征有相似性,通常表现为渐进性劳力性气促、限制性通气功能障碍伴弥散功能降低、低氧血症和影像学上的双肺弥漫性病变。病程呈进展状态,逐渐丧失肺泡-毛细血管功能单位,最终发展为弥漫性肺纤维化和蜂窝肺,导致呼吸衰竭而死亡。

》【临床表现和体征】

ILD多为隐匿性发病,常见表现有干咳、进展性劳力性呼吸困难、活动耐量下降、易疲劳和发生低氧血症,尤其在运动中更明显。

体格检查可见呼吸频率快、口唇发绀、双下肺显著的Velcro啰音或双肺吸气相爆裂音等,有些患者可见杵状指。因为症状较为隐匿,早期不易诊断,进展到后期可出现肺动脉高压和呼吸衰竭。

》【诊断标准】

ILD的诊断需结合患者的病史、临床表现、体征,以及相应的辅助检查进行综合判定。

》【职业史和接触史】

ILD中约1/3致病原因已明确,其中职业环境所接触外源性抗原病因较为常见,需详细了解患者的职业史、粉尘接触史及用药史等。

》【实验室及辅助检查】

1. 胸部影像学　包括X线胸片和肺部CT。肺部CT尤其是高分辨率CT观察病变更为清晰，有助于分析肺部病变的性质、分布及严重程度。早期异常征象有磨玻璃样阴影、肺纹理增多，病变进展可出现广泛网格影、网状结节影、结节状影等，晚期呈蜂窝肺样改变，病变常累及两侧肺野。

2. 静态肺功能　肺功能检查主要评价疾病严重程度。肺功能检查的特征性改变为限制性通气功能障碍和弥散功能障碍，早期多表现为CO弥散量下降，病情进展可出现肺总量、肺活量和功能残气量减少，一般不伴有气道阻力的增加。主要测定指标为：FEV_1、FVC、肺总量（total lung capacity，TLC）、残气量（residual volume，RV）、肺弥散功能等。弥散功能可辅助诊断，评价累及肺间质的疾病，鉴别呼吸困难和低氧血症的原因。

3. 动脉血气分析　可见低氧血症，轻症患者休息时可缓解，终末期可出现Ⅰ型呼吸衰竭。

4. 纤维支气管镜和支气管肺泡灌洗　可观察气道黏膜，收取肺泡灌洗液进行细胞分类及上清液生化、免疫测定，对ILD的诊断、活动性判断及疗效评估有一定价值。

5. 肺活检　肺活检包括经皮肺活检和开胸肺活检或胸腔镜活检，获取肺组织进行病理学检查，是诊断ILD的重要手段。但须考虑创伤风险，经皮穿刺肺活检并发气胸的可能性较高，而且取材过小，不易做出病理诊断，外科肺活检可以取得较大的肺组织，有利于对特发性肺纤维化等进行病理学诊断。近年来经胸腔镜肺活检降低了创伤和手术风险，逐渐开展。

》【治疗和管理目标】

ILD是持续进展的呼吸系统疾病，具有不可逆性，治疗目的主要是减轻患者呼吸困难、咳嗽等症状，提高运动和活动的耐力，改善患者的心理影响，提高患者的生活质量，最终达到延缓疾病的加重、延长寿命和降低死亡率。

二、运动与间质性肺疾病

呼吸康复在改善慢性呼吸系统疾病患者的症状、体力活动水平、生活质量及减轻焦虑、抑郁等方面有明显作用，其中运动训练是呼吸康复的基石。2013年ATS/ERS指南、2017年澳大利亚和新西兰的指南均推荐包括特发性肺纤维化在内的ILD进行呼吸康复，但证据等级低。2021年*Cochrane*杂志发表系统综述，22个随机对照试验的荟萃分析显示呼吸康复能在短期内改善ILD患者的运动能力、呼吸困难和生活质量，且无不良反应出现，但对长期生存率的影响尚不确定。

对ILD患者目前尚无针对性最佳运动策略，ATS/ERS指南推荐可以参照慢性阻塞性肺疾病(COPD)的运动康复方案,由于两种疾病的病理机制存在差异,ILD更易发生呼吸困难和运动性低氧血症(exercise-induced hypoxemia, EIH),并且患者疾病进展较快,两种疾病的运动方案有一定差异。而且由于ILD患者因使用皮质类固醇药物、易发关节病变等因素又增加了运动风险,所以ILD患者的运动处方需充分考虑患者自身状况,控制EIH和呼吸困难程度,进行个体化设计,未来仍需高质量随机对照研究来确定最佳的运动方案。

【运动改善ILD的作用机制】

ILD患者运动不耐受主要与呼吸、循环和肌肉功能下降有关。肺毛细血管床破坏和(或)肺泡毛细血管膜增厚导致气体交换障碍,弥散能力降低,通气和灌注不匹配,易导致EIH,严重者静息下也会发生。循环限制可继发于肺毛细血管破坏、低氧肺血管收缩或心功能不全,另外肌肉氧化应激增加、低氧血症、长期使用皮质类固醇激素会造成骨骼肌功能受损,导致运动耐受能力降低。

运动训练改善ILD患者运动能力的机制尚不完全清楚。一般认为,运动训练改善ILD功能结果的机制被认为除了改善心脏功能和肌肉性能,重要的可能是通过改进肌肉氧摄取。因ILD所致的肺气体交换是重要的限制因素,运动带来的心输出量和组织血流量的改善对组织的氧气输送效果有限。另外,运动也可能对ILD病理生理过程中的氧化应激、炎症反应起到部分调节作用,但具体机制还需进一步研究。需注意的是,对COPD患者来说,适当的呼吸技术可以改善运动过程中因动态过度膨胀导致的肺力学受损,而ILD患者由于呼吸力学的差异,获益尚不能确定。

【运动适应证与禁忌证】

1. 适应证　临床状况稳定至少1个月的ILD患者,没有进一步恶化表现,可以考虑介入运动训练。

2. 禁忌证　包括:①任何心肺运动试验的绝对禁忌证;②严重肺动脉高压(右心导管平均肺动脉压>35 mmHg);③室内不吸氧安静状态下SpO_2<88%;④出现急性加重;⑤有运动晕厥史;⑥有其他任何运动禁忌的并发症。

三、间质性肺疾病运动处方的制订及实施

【运动处方制订原则】

1. 个体化　目前针对ILD患者的运动训练尚无统一方案,需根据患者病史、运动风险、运动能力等,基于个人运动习惯、兴趣爱好进行个体化设计,提高运动依从性。

2. 安全性　要避免不恰当的运动形式或运动强度带来的心血管和运动系统伤害,重视热身和整理运动,给予充分的时间恢复。运动中注意监测血氧和呼吸困难水平,需配备氧疗装置,及时给予吸氧。

3. 科学有效　不同患者的身体素质有差异，因此设计运动处方需要在安全范围内。根据患者的自身情况选择运动方式和运动强度，使身体得到较为适宜的刺激。对ILD患者最好安排中低强度的运动，根据呼吸、血氧水平等运动反应，在训练过程中可适时暂停，交叉进行，尽量完成目标运动量。

4. 循序渐进　ILD患者病情较复杂，尤其是易发生EIH和呼吸困难，不可盲目增加运动量。要根据患者对运动的耐受度，如呼吸、血氧水平、疲劳度等情况，当达到运动目标后，有计划地增加运动量，循序渐进，逐渐产生有利于机体的适应性反应。

5. 全面性　需要综合考虑患者整体情况，还需对患者的生活方式、营养、氧疗、心理等进行综合干预，以便更好地长期控制疾病带来的持续损害。

》【运动处方的评估】

ILD患者属于心血管高风险人群，运动前应该进行详细医学检查，全面了解身体健康水平、疾病状况。

1. 一般性检查　包括一般生命体征、身高、体重、腰围、臀围、血常规、尿常规、心功能、肝功能、肾功能及血脂、血糖等血生化检查。

2. 静态心肺功能检查　心电图、超声心动图、静态肺功能等。

3. 营养评估　膳食营养调查、营养品服用调查及身体成分检测。

4. 生活质量　健康状况调查简表（short form 36 health survey questionnaire，SF-36）、慢性呼吸病生活问卷（chronic respiratory questionnaire，CRQ）、圣乔治呼吸问卷（St. George's respiratory questionnaire，SGRQ）等。

5. 心理评估　汉密顿焦虑量表（Hamilton anxiety scale，HAMA）、抑郁量表（Hamilton depression scale，HAMD）、医院焦虑和抑郁量表（hospital anxiety and depression scale，HADS）等。

6. 问卷　莱塞斯特咳嗽生命质量问卷（Leicester cough questionnaire，LCQ）和咳嗽生活质量调查问卷等。

7. 呼吸困难评估　改良英国医学研究会呼吸困难评级（modified British medical research council，mMRC）（表3-3-5）、Borg CR10改良呼吸困难量表（见表3-3-3）等，可结合6 min步行试验（6 MWT）和心肺运动试验对患者运动中的呼吸困难程度进行评估，超过5分须停止运动。

表3-3-5　改良英国医学研究委员会呼吸困难评级（mMRC）

级别	表　现
0级	仅在费力运动时出现呼吸困难
1级	平地快走或步行爬小坡、上楼时出现气短
2级	由于气短，平地行走时比同龄人慢或者需要停下来休息
3级	在平地按自己的速度行走100 m左右或数分钟需要停下来喘气
4级	因严重呼吸困难以致不能离开家，或在穿、脱衣服时出现呼吸困难

注：分级≥2分即为症状严重

》【体适能评估】

对 ILD 病情评估是制订 ILD 运动处方的基础，主要包括心肺功能、肌肉力量、柔韧性和呼吸肌力等评估。

1. 心肺功能评估

（1）6 MWT：2002 年美国胸科协会（American Thoracic Society，ATS）发布的 6 MWT 是指受试者在平坦的硬质地面指定一段长为 30 m 的直线距离，在其间往返行走，步行速度可根据受试者的体适能自由决定，必要时可自行减慢速度或短暂休息，直到 6 min 时停止，获取步行距离及最大步行速度。监测患者运动中血压、心率、疲劳程度和呼吸困难水平等指标，尤其是血氧水平，是辅助氧疗的重要参数。6 MWT 也是制订步行处方的一个参考，运动强度参考公式为[(6 min 步行测试距离 ÷ 6) × 处方的时间] × 运动强度，根据患者疾病状况选择 60%～80%的运动强度。

（2）心肺运动试验（cardiopulmonary exercise testing，CPET）：是指根据运动-心肺-代谢相偶联的机制，通过测定静息、运动、恢复阶段的摄氧量、二氧化碳产生量等气体交换指标以及脉搏、运动血压、运动心电图等循环指标，测定呼吸、循环、代谢等多个系统的功能状态。选择有症状限制的功率自行车或者运动平板测试，评估运动的风险，鉴别运动受限因素，为制订有效的运动处方提供依据。测定参数包括：最大运动负荷、血氧饱和度、峰值摄氧量、最大心率、收缩压、最大通气量、无氧阈、疲劳程度、呼吸困难水平等。

2. 肌肉力量评估　可以获取患者握力，也可选择测力计或等速测试设备完成目标肌群的肌肉最大随意收缩力（maximal voluntary contraction，MVC）。另一常用方法是获取肌肉进行一次完整向心和离心收缩所能对抗的最大重量（1RM），这个测试不是完全的等张收缩，老年和显著体弱者会受到一定限制，需要借助外部器械来完成，是力量训练的重要强度参考指标。

3. 柔韧性评估　柔韧性是体适能的重要表现，选择坐位体前屈试验、站立弯腰双手触地、抓背试验、改良转体试验等对身体柔韧性进行评估。

4. 呼吸肌力评估　呼吸肌功能下降是导致呼吸系统疾病患者呼吸困难的一个常见原因。呼吸肌力量和呼吸肌力常使用最大吸气压（maximal inspiratory pressure，MIP）和最大呼气压（maximal expiratory pressure，MEP）来间接测量呼吸肌力量。MIP 是受试者呼气至残气位，用最大力吸气所测的吸气口腔压，反映全部吸气肌的收缩能力。MEP 要求受试者吸气至肺总量位，用最大力呼气所测的口腔压，反映全部呼气肌的收缩力。

》【运动处方要素】

1. 有氧运动

（1）运动频率：每周 2～3 次，建议在监督下进行。如果患者出现明显的活动低氧血症，可降低运动强度，缩短运动时间，增加运动频率 3～5 次，以患者不产生明显疲劳为宜。

（2）运动强度：选择中等运动强度，强度设置参数包括代谢当量、心率、心率储备、最大功率、最大摄氧量、无氧阈、步行速度、6 MWT、Borg CR10 改良呼吸困难量表测量等。耐受较差者初始强度选择最大运动强度的 40%～60%，如患者对运动耐受，可逐步提高运动强度至最大运动强度的 60%～80%。在运动过程中 Borg 呼吸困难评分控制到 4～6 分或劳累评分达到 12～14 分。监测氧合水平，必要时吸氧，保持血氧饱和度>90%。

（3）运动时间：每次持续时间 20～30 min，初始运动介入的时间以患者耐受为度，且需要专业人员现场指导与监护。

（4）运动类型：推荐步行、功率自行车、水中运动、慢跑、上下楼梯、康复操等。根据患者的兴趣、场地、设备及并发症综合考量。如功率自行车强度易调整和量化，对平衡差或膝关节炎患者较为适宜，而步行对平衡能力要求更高，参与肌群多，更贴合生活实际需求。也可以选择上肢训练，如上肢功率车，对日常活动具有较大意义。

2. *力量训练*　又称为抗阻训练，是改善局部肌群肌力和肌肉耐力的一种运动方式，常与有氧训练结合。

（1）运动频率：每周 2～3 次，每组肌群训练间隔>48 h。

（2）运动强度：初始负荷量应达到 60%～70% 1RM 或在 8～12 次重复训练后出现轻微疲劳感。力量训练动作控制在中等速度，注意避免 Valsalva 现象，向心阶段吐气，离心阶段吸气。当患者能够耐受，可选择通过增加阻力、重复次数、组数、减少休息时间等措施来增加运动强度。监测氧合水平，保持血氧饱和度>90%。

（3）运动类型：运动上肢、下肢、躯干核心肌群等，可选择哑铃、弹力带或自身负重训练。

（4）运动时间：8～10 个动作，每个动作 2～4 组，每组重复 8～12 次，控制在 20～30 min。

3. *柔韧性训练*　柔韧性训练是通过肌肉拉伸和慢动作来增加和维持患者肌肉的柔韧性及关节活动度，有助于改善日常活动，增加胸廓活动度，减少运动损伤。柔韧性训练可在有氧或力量训练前后实施。

（1）运动频率：每周至少 3 次，建议每天进行。

（2）运动强度：有轻微的拉伸不适，但非疼痛，负荷解除后，这种不适感消失。

（3）运动类型：静力性、动力性或本体感受性神经肌肉拉伸。

（4）运动时间：每组肌群静力性牵伸 10～30 s，逐步增加至 30～60 s，动作重复 2～4 次，每次持续 5～10 min。

4. *呼吸肌训练*　呼吸肌训练也是慢性呼吸系统疾病的常用方法，主要是吸气肌的训练，训练原则是高强度、低次数，耐力训练则为低强度、多次数，对吸气肌力量减弱（<70% MIPmax）的患者，可选择阈值或阻力型呼吸训练设备，如三球式简易呼吸器、Powerbreath 等。初始负荷 30% MIPmax，训练频率每周 3～5 次，每次 5～10 组，组间间歇 1～2 min，每次 20～30 min。患者耐受情况下可逐步增加负荷水平，注意训练避免出现呼吸肌疲劳，监测血氧水平，保持血氧饱和度>90%。一些研究显示，ILD 患者进行

IMT 或联合肺康复，其呼吸肌功能、生活质量、运动能力和呼吸困难均有改善，但数量相对还较少。吸气肌训练对 ILD 患者的积极作用，仍需进一步的研究证实。

》【运动计划的时机与时长】

ILD 具有进展性临床特点，病情进展到衰竭期时康复效果往往较差，所以推荐在疾病早期即开始干预。ILD 患者的运动计划时长尚不明确，可参考 COPD 患者的运动康复指南建议，训练周期为 8～12 周，英国临床优化研究所指南推荐 ILD 患者应该每隔 6～12 月进行一次呼吸康复。

ILD 属于高运动风险人群，运动计划的实施过程中应在专业人员的监督下进行。如患者耐受且病情平稳，并掌握对运动安全性的自我防护能力，可根据指导建议，在社区或家中进行训练。随着时间的推移，如有疾病进展、依从性差等因素，ILD 患者的康复获益会逐渐减弱，建议在药物治疗基础上，实施有规律的干预和监督管理。

》【运动注意事项】

(1) 运动处方的制订应基于 ILD 患者的日常活动能力状况，运动训练方案要注重提高日常活动能力，如肌力训练可选择坐位下站起训练、蹬阶训练等。

(2) 合并肌肉骨骼系统方面的损伤也是 ILD 多发的并发症状，运动处方的制订需要充分考虑这方面的限制，如存在下肢关节疾病，就需要减少负重相关训练，通过上肢或部分减重训练替代。

(3) ILD 的一个显著特征是活动后低氧血症的发生，使患者难以维持训练强度，也会造成疾病加重。所以患者运动训练中需要积极考虑氧气支持，提高对运动的耐受程度。目前还没有统一血氧控制的阈值，研究显示在运动中保持血氧饱和度＞85%，无不良事件发生的报道。

(4) 晚期 ILD 患者经常出现严重的呼吸困难和 EIH，基本日常生活中也会发生。这种情况下改善和维持患者的日常生活至关重要，应作为肺康复计划中的重要部分，教育患者掌握能量节约技术，使用辅助工具和设备，进行家庭环境改造，旨在减少能量消耗。

》【运动处方效果评估】

因为 ILD 具有进展性特点，需要定期评估患者的功能状况，建议在病情稳定状态下每 2～3 个月进行一次评估。对发生急性加重的患者，待平稳后须再行评估，目的为及时调整运动方案。

》【运动与药物配合的原则】

在执行运动计划时，患者须严格遵医嘱服药。如果合并有其他疾病，如糖尿病、高血压病，需要注意药物对血糖、血压的影响。

【运动处方案例】

案例　轻度 ILD 的运动处方

李某某，女，52 岁。诊断为轻度 ILD。目前服用药物控制。体适能测试：心肺耐力、肌肉力量及柔韧性均降低。

运动处方目标：改善心肺功能，提高活动耐力，提升生活质量。

<table>
<tr><th colspan="4">运动处方</th></tr>
<tr><th colspan="4">基本信息</th></tr>
<tr><td>姓名：李某某</td><td>性别：女</td><td>年龄：52 岁</td><td>电话：×××-××××-××××</td></tr>
<tr><td colspan="4">临床诊断：轻度 ILD</td></tr>
<tr><td colspan="4">临床用药：不详</td></tr>
<tr><th colspan="4">运动前健康筛查</th></tr>
<tr><td>体力活动水平</td><td colspan="3">□规律运动（每周>3 次或≥150 min、连续>3 个月的体育运动）
☑体力活动不足</td></tr>
<tr><td rowspan="8">临床情况</td><td colspan="3">身高：160 cm　体重：55 kg　BMI：21.48 kg/m²　体脂率：21.3%</td></tr>
<tr><td colspan="3">慢性疾病史：ILD 2 年</td></tr>
<tr><td colspan="3">血液指标：正常</td></tr>
<tr><td colspan="3">血压：118/76 mmHg　呼吸：21 次/分　心率：69 次/分</td></tr>
<tr><td colspan="3">静态肺功能：VC 2，21 L，75%Pred；FEV_1 1.68 L，75.68%Pred；FVC 2.19 L，78%Pred；FEV_1%/FVC，95.77% Pred；TLC 3.19 L，67.87% Pred；DLCO 3.96 mmol/(min·kPa)，69.96%Pred，VC、TLC、CO_2 弥散量降低</td></tr>
<tr><td colspan="3">血气分析：pH 7.41　PCO_2：41 mmHg　PO_2：83 mmHg
SO_2：93%（未吸氧）</td></tr>
<tr><td colspan="3">呼吸困难评分：1 分</td></tr>
<tr><td colspan="3">吸烟：□是　☑否　□已经戒烟</td></tr>
<tr><th colspan="4">体适能测试</th></tr>
<tr><td>心肺耐力</td><td colspan="3">VO_2max 10.06 mL/(kg·min)；HRmax 149 次/分；最低血氧饱和度 90%，Borg 4 分</td></tr>
<tr><td>6 min 步行距离</td><td colspan="3">492 m</td></tr>
<tr><td>肌肉力量</td><td colspan="3">握力 2 分</td></tr>
<tr><td>柔韧性</td><td colspan="3">坐位体前屈：2 分</td></tr>
<tr><td>平衡能力</td><td colspan="3">闭眼单足站立：11 s</td></tr>
<tr><td>呼吸肌力</td><td colspan="3">PImax 48.92 cmH_2O，67%Pred</td></tr>
</table>

（续表）

运动方案	
有氧运动	运动方式：功率自行车训练、快走
	运动频率：每周 2～3 次
	运动时间：功率自行车训练 15 min + 快走 15 min
	运动强度：初始强度功率自行车 30 W，快走 4.92 km/h（Borg 气促 4～6 分或 RPE 12～14 分）
	每周运动量：＞150 min
	注意事项：保持一次运动时间达标，监测血氧饱和度、脉搏、血压，氧疗装置备用，必要时吸氧，保持 SO_2＞90％，如运动强度可耐受，逐渐增加运动量
力量运动	运动方式：弹力带或哑铃训练，针对上肢、下肢及腹背肌群训练
	频率：每周 2～3 次
	强度：50％ 1RM，每个动作 2～4 组，每组重复 8～12 次
	时间：每次 30 min
	每周运动量：60～90 min
	注意事项：运动时不要憋气，注意监测血氧饱和度
柔韧性运动	方式：上肢、下肢静力徒手拉伸
	频率：每周 3～5 次，建议每天进行
	强度：每个动作 20～30 s，末端有轻微牵伸感，适度延长前伸时间
	时间：5～10 min
	每周运动量：30～60 min
	注意事项：安排在运动结束和开始前进行
吸气肌训练	方式：PowerBreathe 阈值负荷呼吸训练器
	频率：每周 3 次
	强度：初始 50％ PImax，2 min 内完成 5～7 组训练，组间休息 1 min，RPE 12～14 分
	时间：15～20 min
	每周运动量：40～60 min
	注意事项：循序渐进，根据耐受情况可延长组间休息时间，不要引起呼吸肌明显疲劳，注意监测 SO_2 不要低于 90％
医生	签字
日期	年　　月　　日

（宋元林　龚　迪）

第三节

肺结节手术

目前多数肺结节是通过体检时胸部CT检查发现的。近年来，随着影像学技术和设备的发展，尤其是多层螺旋CT应用于肺部体检后，肺结节的检出率明显增高。AI技术用于肺结节筛查后，肺微小结节的检出比例越来越高。当胸部CT检查确定存在肺部结节时，需要对患者既往CT图像进行比较，存在结节大小动态改变或者影像认为恶变程度较高时，就面临手术治疗。不论采用何种手术方法，患者均面临不同程度的术后肺功能下降、运动耐力和生活质量受到影响的问题。为了降低肺结节手术后的并发症、改善术后患者的整体功能，多国的肺癌治疗方案指南中均提及术前及术后肺康复的必要性。

美国胸科协会(ATS)和欧洲呼吸学会(ERS)2006年关于肺康复的声明中采用的定义："肺康复是一种基于证据的、多学科的、全面的干预措施，适用于有症状且日常生活活动经常减少的慢性呼吸道疾病患者。"肺康复被整合到患者的个体化治疗中，旨在通过稳定或逆转疾病的系统表现来减轻症状，优化功能状态，增加参与度并降低医疗保健成本。南京医科大学第一附属医院康复医学中心励建安主任认为"肺康复的范畴比较局限，而呼吸康复的理念更有利于深化内涵，整合资源，拓展应用范畴和提升呼吸康复价值观。"

一、肺结节概述

肺结节在肺部影像学上的表现为直径≤30 mm的局灶性、类圆形、密度增高的实性或者亚实性肺部阴影，可为孤立性或多发性，不伴肺不张、肺门淋巴结肿大和胸腔积液。

》【分类】

1. 按肺结节大小分类　采用《肺结节诊治中国专家共识(2018年版)》规定：

(1) 直径<5 mm称为肺微小结节。

(2) 直径5～10 mm称为肺小结节。

(3) 直径11～30 mm称为肺结节。

Fleischner协会的影像学术语，对于肺微小结节的定义是<3 mm。

2. 按病灶类型和大小分类　采用《2020版NCCN肺癌筛查指南》规定。

3. 按低剂量CT检查显示的病灶类型和大小分类

(1) 实性结节：最常见。

(2) 亚实性结节：分为非实性结节(nonsolid nodule)，又称磨玻璃病灶(ground-glass opacity, GGO)或者磨玻璃结节(ground-glass nodule, GGN)；部分实性结节(part-solid nodule, PSN)，又称之为混杂结节(mixed nodule)，同时具有实性和GGO的成分。

》【病理】

当前多数肺结节是通过体检时胸部 CT 检查发现的。体检中 30%～60%的人会被诊断有肺微小结节，这种结节 99%以上为良性，因此微小结节的恶性概率极小。目前的资料显示：

（1）直径＜5 mm 的肺结节：恶性概率＜1%。

（2）直径 5～8 mm 的肺结节：恶性概率为 2%～6%。

（3）直径 9～20 mm 的肺结节：恶性概率为 18%左右。

（4）直径＞20 mm 的肺结节：恶性率明显增高，可＞50%。

影像学上肺结节的良恶性的判断需根据结节所在的部位、大小、形态、密度，有无毛刺、分叶和胸膜牵拉，是否有引流支气管、血管征及空泡征等来综合判断，这对制订后续治疗方案有重要意义。研究显示，＜1 cm 的结节，不论是实性结节还是亚实性结节，其恶性程度均偏低；边缘有毛刺或边界不规则的肺结节比边界光滑的结节恶性率要增加 5 倍；出现胸膜凹陷征的肺结节恶性率增加 1 倍；出现血管征和分叶状结节，恶性率分别增加 70%和 10%。

》【临床处理】

针对低剂量肺部 CT 检查首次发现的肺结节病灶，可根据不同的影像学表现，做以下处理。

1. 良性和感染的病灶　抗生素治疗 5～7 d 或 7～10 d。对有明显炎性表现的肺结节阴影者，抗生素治疗可延长至 2 周。治疗后 1～3 个月再次复查胸部高分辨 CT，若病灶完全消散则每年进行低剂量 CT 筛查；如病灶正在消散，则 3～6 个月后复查低剂量 CT，直至其稳定后，每年复查低剂量 CT。对于肺部陈旧性病变，如高密度的钙化结节则不需要使用抗生素治疗。

2. 实性结节性病灶

（1）结节直径≤5 mm 需结合患者有无高危因素，如老年男性、吸烟、肿瘤家族史等，综合考虑。有高危因素者，每年进行低剂量 CT 随访；无高危因素，则可不随访。

（2）直径 6～7 mm 的实性结节，间隔 6 个月进行低剂量 CT 随访。

（3）直径 8～14 mm 的实性结节，间隔 3 个月进行低剂量 CT 随访或者直接进行正电子发射计算机断层显像(PET－CT)筛查。

3. 部分实性结节性病灶

（1）直径≤5 mm 需结合患者有无高危因素，如老年男性、吸烟、肿瘤家族史等，综合考虑。有高危因素，每年进行低剂量 CT 随访；无高危因素，则可不随访。

（2）直径≥6 mm，实性成分≤5 mm，间隔 6 个月行低剂量 CT 随访。

（3）直径≥6 mm，实性成分为 6～7 mm，间隔 3 个月进行低剂量 CT 随访或者直接进行 PET－CT 筛查；PET－CT 高度怀疑恶性者，考虑活检或者手术切除；恶性低可能性者，推荐间隔 3 个月进行低剂量 CT 随访。

(4) 实性成分≥8 mm，无论其结节大小，常规剂量增强 CT 和(或)PET - CT 筛查，高度怀疑恶性者，考虑活检或者手术切除；恶性低可能性者，推荐间隔 3 个月进行低剂量 CT 随访。

4. 非实性结节(磨玻璃结节)病灶

(1) 直径<6 mm 的磨玻璃结节，标准的处理方法是 2 年随访 1 次。因为直径<6 mm 的磨玻璃结节可能长期稳定，如果生长非常缓慢，6 mm 增加至 8 mm 需要 3～7 年。

(2) 直径≤19 mm，每年进行低剂量 CT 随访。

(3) 直径≥20 mm，间隔 6 个月进行低剂量 CT 随访。

5. 多发结节　随访主要是根据优势病灶(体积最大或者实性成分最多)的情况采取相应的随访策略。

根据《肺结节诊治中国专家共识》，目前不建议第一次发现肺结节后马上手术。抗感染治疗后的复查随访非常重要，因为要经过一个观察窗口期。针对直径≥10 mm 的肺结节，应该尽早诊治，如果不能确诊，建议进行肺结节多学科会诊。

》【手术方式】

当考虑到肺结节在影像学随访中癌变的可能性比较大时，临床医生会考虑或者建议实行手术治疗。本节中肺结节的手术方式采用肺癌的手术分类及方法。

按照不同分类方法，可将肺结节手术分成多种方式。

1. 根据手术切口和入路方式划分

(1) 传统开胸手术：根据切口大小和入路不同进一步分为普通开胸手术和小切口开胸手术。

1) 普通开胸手术：传统开胸手术是通过后外侧切口入路，医生可在暴露充分的视野下切除肿瘤病灶及清扫淋巴结，用于根治手术。但采用这种方法的患者容易出现术后切口疼痛及肺功能下降。这种手术的特点是视野好、切口大、恢复慢。

2) 小切口开胸手术：是通过小切口，无需切断肌肉和肋骨的一种手术方法。这种方法不破坏胸廓连续性且瘢痕小，因此对呼吸肌的破坏比较小；患者术后恢复比常规开胸手术快且好，适用于年老体弱和肺功能较差者。这种手术的特点是视野较好、切口较小、恢复较快。

不论是普通开胸手术还是小切口开胸手术，对患者而言创伤还是比较大，也比较痛苦，术后住院时间长、恢复慢、术后并发症(如胸痛等)发生率较高，因此近些年在临床上已逐渐被胸腔镜微创手术方式所取代。

(2) 胸腔镜微创手术[电视辅助胸腔镜手术(video-assisted thoracic surgery, VATS)]：是胸腔镜辅助下的一种新型微创肺癌切除技术，此技术已成熟，在无手术禁忌证的情况下，临床医生通常首选这种手术方式。胸腔镜微创手术目前常用三孔法和单孔法，也有四孔法和两孔法。采用哪种方法主要由主刀医生根据患者的情况及结节部位做出最合适的选择，这几种方法对患者术后生存影响并无明显差异。VATS 法虽然切口最小、术后恢复快，但手术视野较差，多适用于常见的肺小结节等早期肺癌病灶。

(3) 机器人辅助胸腔镜手术(robotic-assisted thoracoscopic surgery, RATS):就是通常所说的“达芬奇机器人”。与VATS相比,RATS具有三维成像系统,可放大手术视野,此外机械手腕灵活,也能消除外科医生手术时手部震颤的弊端。大量研究已证实了RATS的安全性。用RATS做微创手术具有视野好、精度高的特点,但治疗费用比较昂贵,操作者的技巧也决定了预后。

2. 根据肺结节的解剖结构和切除肺组织的多少划分

(1) 楔形切除术:又称为局部切除术,只切除了肿瘤和肿瘤所在的一部分肺组织,保留了其余大部分肺组织,这种方法切除的肺组织最少,切除方法简单,不需要解剖血管和支气管。仅适用于肺边缘孤立性病灶的切除或开胸肺活检术。

(2) 肺段切除术:是基于肺段解剖结构的切除方式。根据病灶部位不同,将肿瘤所在的单个肺段或多个肺段、肺亚段进行联合切除,切除的肺组织的大小介于楔形切除术和肺叶切除术之间。特点为在切除肿瘤组织的前提下充分保留正常肺组织,但对医生手术操作技巧要求较高。

(3) 肺叶切除术:切除肿瘤所在的整个肺叶,是目前肺癌治疗的标准术式。手术创伤较大,肺容量会受到影响。肿瘤病灶超过1个以上肺叶时,可行复合肺叶切除术。当肿瘤侵袭局部主支气管或中间支气管时,为避免一侧的全肺切除,通常可采用袖式肺叶切除术。该手术方法较为复杂,包含了气管、支气管和(或)肺血管的切断再吻合重建。

(4) 全肺切除:切除肿瘤所在一侧的整个肺部组织,对患者术后恢复影响很大,目前很少采用。

》【手术方式评估】

采用何种手术方式需要根据肺结节的部位、大小、与周围组织的关系及心肺功能进行综合评估。目前肺功能评估比较公认的是英国胸科协会(British Thoracic Society, BTS)与美国胸内科医生协会(American College of Chest Physician, ACCP)的推荐:术前 FEV_1 1.5 L可耐受肺叶切除,2 L可耐受肺切除。通过心肺运动试验得出的 $VO_2max<15\ mL/(kg\cdot min)$ 是一个围手术期并发症增高的预测因子。

二、肺结节手术前肺康复(预康复)运动处方

肺结节术前的预康复计划应包括以下1项或多项:锻炼、戒烟、饮食管理、心理评估和医疗优化。其中运动锻炼,既可以改善患者的肺通气功能,提高对手术的耐受性,也可以提高患者的心肺功能,增加机体的抗病能力,缓解手术后可能会带来的胸闷、气短等症状,尤其是针对术前心肺适能(cardiorespiratory fitness, CRF)明显低下造成预后不良的患者,可使术后并发症发生率减半,并缩短住院时间。多数研究认为,手术前1个月的肺康复运动训练是必要的,但多数患者在明确诊断后往往并不愿意推迟手术时间。有研究发现术前1周或2周的胸部物理治疗,包括学习深呼吸、膈式缩唇呼吸、咳嗽练习等与下肢训练的跑台训练、上肢的肌耐力训练、弹力带肌力增强训练等结合,对减少住院天数,减少

计划外的医疗就诊，降低呼吸困难的发生，提高肢体肌肉力量和耐力，提高与健康相关的生活质量及日常生活能力，增加患者手术后血氧饱和度，改善通气功能，降低术后并发症等有积极作用。

》【具体措施及方法】

1. *学习深呼吸法*　在手术前 1 周学习深呼吸法，分为坐位练习胸式深呼吸和平卧位练习腹式深呼吸，每天练习 2～3 次，每次 10～20 min。同时进行适当的体育锻炼，增加肺活量。

具体步骤如下：①平静呼吸；②立位吸气，前倾呼气；③单举上臂吸气，双手压腹呼气；④平举上肢吸气，双臂下垂呼气；⑤平伸上肢吸气，双手压腹呼气；⑥抱头吸气，转体呼气；⑦立位上肢上举吸气，蹲位呼气；⑧腹式缩唇呼吸；⑨平静呼吸。以上各节训练 10～20 次，每节中间可穿插自然呼吸 30 s，全部结束后原地踏步数分钟，前后摆动双手，踢腿，放松四肢关节。

2. *学习缩唇呼吸法*　口唇缩成“吹口哨”状。用鼻吸气，每次吸气后不要急于呼出，宜稍屏气片刻再行缩唇呼气；用口呼气，呼气时口唇呈吹口哨状，使气体通过缩窄的口型徐徐将肺内气体轻轻吹出，每次呼气持续 4～6 s，吸气与呼气时间比为 1∶2。

3. *分段呼吸训练*　将吸气分成 2 段或呼气分成 4 段进行，以达到最大吸气即横膈充分下降或最大呼气即横膈充分上升。深慢呼吸时吸气与呼气时间比为 1∶2。每次呼吸训练前，先设置呼吸节律，可用节拍器帮助患者在训练中保持此节律。随着训练次数增多，所设置的节律逐渐减慢。

4. *学习有效的咳嗽方法*　增进腹壁肌群中主要呼气肌的肌力，有助于增加呼吸潮气量，加强咳嗽排痰的效果。患者应坐位，身体微微前倾，然后用腹肌深吸一口气，快速有力地咳嗽，不停顿，从而吐出痰来。在无明显不适的情况下，训练每次 10～20 min，每天 6～8 次。5 次深呼吸后休息 1 次，如此循环往复，手术前训练每天 2 次。通过有效咳嗽方法训练，可以预防手术后的肺不张、肺部感染等并发症。

5. *激励式肺量计训练*　根据患者耐受度取站位、坐位或半卧位，放松全身肌肉，含住口件，经口吸气，以膈式呼吸要点进行吸气。根据浮标目测，低流速、延长吸气时间，尽量达到该年龄、性别的目标容积。每次进行 10 次，重复 3 组，每组间歇 2～3 min。

6. *增量上肢试验*　本训练方法是基于神经肌肉本体感觉促进法(PNF)原理，使上肢肌肉进行对角线运动模式，上肢从对侧髂前上棘(休息位置)开始，向外向上，直到达到肩关节的最大外展后伸位置，然后再回到最初的休息位置，初始负重为 500 g，重复 2 min 运动，中间休息 1 min，每次新的运动负重增加 500 g，每分钟至少做 15 次重复动作，直到患者筋疲力尽，每天 1 次。

7. *下肢耐力训练*　下肢耐力训练的目标时间为 30 min，第 1 周在跑步机上行走 10 min；第 3 周，持续时间增加到 30 min，每周增加 10 min。运动强度为基于跑步机增量测试中达到最大负荷的 80%，每天 1 次。

8. *吸气肌训练*　吸气肌训练可以提高吸气泵的压力产生能力和抗疲劳能力。术前至少2周吸气肌训练已被证实能显著改善胸部手术术后早期的呼吸肌肌力和肺功能，显著降低术后肺部并发症的风险。每天训练10～30 min，每天1次，患者开始训练时需要产生最大吸气压力（MIP）的20%，并在第1周保持这种强度，然后每次负荷增加5%～10%，在1个月的时间内达到MIP的60%。

澳大利亚悉尼大学等机构的研究人员在《英国运动医学杂志》上发表论文提出，术前锻炼可有效降低肺手术后并发症的发生率，与不运动的患者相比，参加锻炼的患者出现并发症的风险降低48%，住院时间也缩短了近3 d。理想状态下，手术前的患者应该完成一个全面的门诊康复计划，由包括康复医生、物理治疗师和护士组成的团队为其制订个性化的康复方案。患者门诊就诊频率至少每周3次，保证足够的互动，这种互动一直持续到患者进行手术。

三、肺结节手术后康复运动处方

既往开胸肺结节切除手术具有时间长、创伤大、肺间质常发生水肿的特点。肺泡萎缩还会导致分泌物积存，对肺部通气和换气功能都会产生严重影响，引发不同程度的肺部并发症，如肺炎、肺不张等。通过呼吸功能锻炼，使呼吸肌群力量逐渐加强，保障有效通气，提高肺活量。

随着手术方式及手术技术的改进，目前多数肺结节手术切口小，手术范围也比较局限，手术时会进行多次分层减张缝合，因此术后24 h左右时，各层已有一定程度的生长和愈合，能对抗一定的张力。手术后及早适当活动不仅不会使伤口裂开，反而能改善局部血液循环，有助于伤口愈合。但要强调的是：先明确手术或者胸腔镜手术部位是左侧还是右侧，还是双侧，这与上肢的活动有关。

》【术后2周内运动处方】

1. *床旁活动*　包括术后踝泵训练、身体活动、床边坐站、步行；鼓励患者术后第1天尽快开始步行训练。

2. *辅助咳嗽训练*　在控制伤口疼痛的情况下，可用枕头或毛巾对伤口进行保护，进行咳嗽训练。患者仰卧于硬板床上或者坐在有靠背的椅子上，面对护士，护士的手置于患者肋骨下角处，嘱患者深吸气，并尽量屏住呼吸，当患者准备咳嗽时，护士的手向上、向里用力推，帮助患者快速呼气，引起咳嗽。重复以上动作，连续做2～3次后，休息和正常呼吸数分钟再重新开始，避免阵发性咳嗽。

3. *促进咳痰排痰*

（1）体位引流：依靠重力作用促使各肺叶或肺段气道分泌物的引流排出。适用于神志清楚、体力较好、分泌物较多者。原则：应将病变部位置于高处，使引流支气管的开口方向向下。体位引流方法：每天2～3次，总治疗时间30～45 min，每种体位维持5～10 min，宜在早晨清醒后做体位引流。为了预防胃食管反流、恶心和呕吐，应在饭后1～2 h进行体位引流。引流过程中注意生命体征的变化。

（2）胸部叩拍：将手掌微屈呈碗口状在患者吸气和呼气时叩击患者胸壁。扣拍力可通过胸壁传至气道，使支气管壁上的分泌物松解。扣拍应沿支气管的走向从上往下拍或从下往上拍，扣拍时间为 1～5 min。高龄或皮肤易破损者可用薄毛巾或其他保护物包盖在扣拍部位以保护皮肤。

4. 腹式呼吸训练　以膈肌运动为主，吸气时胸廓上下径增大，达到增加潮气量的目的。正常的胸式呼吸一次约能吸入 500 mL 空气。腹式呼吸时，由于横膈下降，腹压增加，呼气时横膈会比平常上升，可以进行深度呼吸，呼出较多肺底部的二氧化碳，改善缺氧状态。同时由于横膈和肋间肌在呼吸中得到锻炼，活动耐力也都会相应得到增加。卧位吸气时可用一手置于腹部，一手置于胸部，先闭口用鼻深吸气，此时腹部隆起，使膈肌尽量下移，吸气至不能再吸时稍屏气 2～3 s(熟练后可适当逐渐延长至 5～10 s)；然后缩唇缓慢呼气，腹部尽量回收，缓缓吹气达 4～6 s。护士双手放于患者两侧肋弓下缘，吸气时患者腹部膨隆，在呼气末时双手加压以缩小患者胸廓，使横膈上移，促进气体排出。

5. 吸气肌训练　同前“术前肺康复”内容。

6. 增强腹肌训练（呼气肌训练）

（1）腹肌训练：患者取仰卧位，上腹部放置 1～2 kg 的沙袋，吸气时肩和胸部保持不动并尽力挺腹，呼气时腹部内陷。仰卧位下做双下肢屈髋屈膝，两膝尽量贴近胸壁，以增强腹肌力量。开始为 1～2 kg，以后可视情况增加，每次腹肌练习 5～10 min。

（2）吹蜡烛法：将点燃的蜡烛放在口前 10 cm，吸气后用力吹蜡烛，使蜡烛火焰飘动不灭，每次训练 3～5 min，休息数分钟后再反复进行。

7. 呼吸控制训练　包括：①双手往上抬，深吸气，然后双手慢慢放下，同时吐气；②双手往上抬，深吸气，手提到最高点时停止呼吸 3 s，再慢慢呼气；③双手往上抬，深吸气，手提到最高点时停止呼吸 3 s，慢慢放手同时喊“啊……”保持匀速，尽量延长时间；④用吸管吹泡泡，尽量延长吹气时间，保持匀速，每次练习 10 min。

8. 胸部扩张练习　胸部扩张练习对于提高肺功能有很大帮助，即深呼吸、用力呼气，放松及呼吸控制，尤其是深吸气，使气流能够通过分泌物进入远端气道，用力呼气可使呼气末等压点向小气道一端移动，从而有利于远端分泌物清除，呼吸控制，即运动膈肌缓慢呼吸，可避免用力呼气加重气流阻塞。

9. 运动康复　如增量上肢试验、下肢耐力训练，方法同前文“术前肺康复”内容。

》【术后运动禁忌证】

肺结节手术后的运动需要评估和遵医嘱。

1. 肺结节手术后 2 周内　手术一侧上肢禁止做的动作：①提、推、拉或者怀抱超过 7 kg 的物品，包括宠物、婴儿、垃圾、要洗的衣物及购买的日常食物等；②拧开封闭盖紧的瓶盖或者推开很重的门；③手举过肩，如伸手去拿位置较高柜子上的东西；④手伸向后方，这会牵拉到伤口，比如，手臂伸到背后支撑自己身体或者在上厕所时手臂侧后方取卷纸；⑤使用吸尘器或者除草机；⑥开车或者骑自行车，手术后大脑反应偏慢，容易伤到胸部。

术后2周如果没有肺部感染也没有少量的气胸时可以洗澡。洗澡看刀口恢复程度，完全结痂之后可以在敷料保护下冲澡，不应泡澡和搓澡。

2. 肺结节手术后4～6周　禁止做的运动：①跑步、快走及骑自行车；②网球、高尔夫、游泳、垒球、保龄球，以及任何可能导致胸部受伤的体育活动。

【术后运动方式的选择】

在家庭医生和康复科医生整体评估之后，选择可使用的运动方法及运动频率来锻炼，采用的锻炼方法应该有助于：①手术后的恢复；②缓解背部、肩部及胸部肌肉疼痛；③增加肌肉耐力和机体的灵活性；④保持活力及肌肉张力；⑤控制血压；⑥减轻体重；⑦改善睡眠。

肺结节手术后通常可以做以下一些运动，如散步、慢跑、太极拳、瑜伽，还可以适当爬山。通常这些运动在一定程度上能够促进全身血液循环，增强体质，提高心肺功能，缓解患者术后出现肺功能下降。目前只有针对肺减容手术后和肺癌的康复研究，并没有针对肺结节术后的运动处方，通常需要根据手术后患者自身的病情恢复状况和自身的体质、耐受性来选择运动的方法、强度、频率和持续时间，每天均需记录运动方式、运动持续时间、疲劳程度等，每周康复科医生、肺科医生、运动科医生、物理治疗师需进行汇总评估以决定下一周的运动方案。手术后还要注意保暖，避免大量流汗，防止出现受凉而导致呼吸系统感染，并且定期复诊，随时调整治疗和护理方案。

【术后运动处方】

术后运动处方强调的是循序渐进。手术后，先通过各种姿势的调整开始手术后的运动训练，比如先从卧位到坐位，再到床旁站立，最后到跨开步行走。其强度也是逐步增加，先步行训练，由每次1分钟到数分钟，中间休息，再步行，直到每天可以步行30 min。可以考虑进行有氧训练项目及耐力训练项目。

在实际操作中，以步行为例，逐步把手术后步行时间增加到每天30 min，实现锻炼目标。

1. 步行训练　开始时，每天步行3次，每次5 min；每周增加3 min，直到每天可以步行30 min。刚开始步行时，建议步行前做些预热活动，大约3 min，步行后做些放松动作，大约3 min，或者走的速度慢一些。值得注意的是，如果室外步行训练要预留回程的时间，不要走到疲劳时才想到要掉头回来。锻炼的程度为中等水平(3～5 min)，穿着舒适、宽松的服装，在进食后1 h运动。＜4.8 km/h速度的跑步机可以使用。

2. 耐力训练　耐力训练的目的是调节下肢肌肉运动并改善心肺功能以增加与重新锻炼有关的体育活动，减少呼吸困难和疲劳。耐力训练的常见训练方式为功率自行车训练和步行。耐力训练的优点是减少症状和休息的时间。

(1) 方法：目标肌群以下肢的肌肉功能训练为主，涉及全身大肌肉群。

(2) 强度：采用1 RM法，由50%1 RM逐渐过渡到80%1 RM，频率为每周2～3次，每次5～8组，每组重复8～10次。直至患者可以连续完成15次当前负荷量时，再增加10%1 RM。直至80%1 RM并维持。

(3) 间歇训练：是耐力训练的一种改良方法，即在高强度训练间歇配以休息或低强度运动的规律的训练方式。具体训练强度要根据患者的实际情况制订个性化方案。

3. 有氧训练 有氧训练是指可以提高机体运动时氧化代谢能力的训练方法，常用的有氧训练包括步行、慢跑、骑车、太极拳等。理想的有氧运动强度为靶运动强度 50%～80% VO_2max 或 70%～85% HRmax，每次达到靶运动强度的时间至少 15 min，频率每周 3～5 次。

》【术后运动的注意事项】

当出现以下情况时应减少运动量：①锻炼强度超过中等(＞5 分)；②停止锻炼 10 min 后，仍旧呼吸急促，或者心率超过锻炼前的心率 20 次/分以上；③锻炼后入睡困难，或者感到比平时更疲倦；④患有关节炎，锻炼后感觉关节、足后跟或者踝关节疼痛；⑤下肢或者足出现水肿。

出现以下情况时应停止运动：①出现受凉、流感或者发热；②患有糖尿病，血糖未能得到很好的控制；③有情绪上的压力或者感到特别疲倦。

出现以下情况时应立刻就诊：①胸口、手臂或者喉咙疼痛或者有压迫感；②感到头昏、头重脚轻、视物模糊或有晕厥症状；③意识模糊或者突然感到活动笨拙。

》【术后运动时间选择原则】

肺结节微创手术后的运动时间根据患者病情而定，具体如下：①如果结节位于肺表面，仅实施小的楔状切除，患者在手术后经过 3～4 周时间即可达到完全恢复，可以参加相应的体育活动，进行身体锻炼。②如果结节位置较深，术中出现粘连、出血或结节与重要脏器、血管位置靠近，手术创伤大，手术后恢复时间相应延长，即参加运动的时间要延后。通常 2～3 个月即可参加体育活动，来锻炼身体、恢复呼吸功能，促进身体各个系统的功能恢复，如消化功能。

目前做肺结节手术常用的是微创胸腔镜手术，锻炼时需要着重注意循序渐进，还应注意肺适能的训练。患者在肺结节手术以后的锻炼方法，取决于手术切除的范围，具体切除范围及锻炼方法分析如下。

(1) 楔形切除：如果患者是楔形切除，切的范围比较小，通常较快可以恢复正常生活，锻炼时要循序渐进。即手术结束后，生命体征稳定后即可以考虑适当的活动。开始时只散步 10 min，接下来增加至半小时，而后增加至 40 min；开始时慢走，之后恢复至正常速度，再后来可以开始尝试快走。

(2) 肺叶切除：也需要循序渐进地锻炼，患者开始时需在身体能承受的情况下慢走，逐渐延长时间和锻炼的距离。

》【术后功能评估】

可以通过氧饱和度(需要根据活动前后氧饱和度来评估运动量及是否吸氧)、肺功能检测、6 MWT 等来评估，具体如下。

1. 简单评估　患者是否可以开始运动或者锻炼：只需要患者看看自己从房间的这头走到另一头是否呼吸困难，如果喘不过气来，则不能开始锻炼。

2. 呼吸困难评估　一般采用改良 Borg 指数、改良 MRC 呼吸困难指数和呼吸质量视觉模拟量表（VAS）进行评估。

3. 咳嗽、咳痰评估　重点应关注咳嗽的强度和效力，以及是干咳还是湿咳；咳痰重点应关注痰液的性状、量和颜色等，痰液有气味可能意味着感染存在。可采用半定量咳嗽效力分级评估。

4. 呼吸肌评估　最大发声时间（MPT）可作为一种临床检查手段来评估呼吸肌的通气和咳嗽有效性。方法：最大吸气后嘱受试者尽可能长地发元音“ɑ”，使用秒表计时发声的最长持续时间，至少重复测试 3 次，选取最长的时间用于分析。当 MPT＜10 s 则表明咳嗽有效性低，有较高的误吸风险。

5. 运动耐量评估

1）步行测试：包括 6 MWT、2 min 步行试验（2 MWT）（可作为 6 MWT 的替代测试）、递增往返步行试验（incremental shuttle walk test，ISWT）和耐力往返步行试验（endurance shuttle walk test，ESWT）。

2）国际体力活动量表 IPAQ 短问卷：①疲劳度评估，一般采用 Borg 主观疲劳程度（RPE）量表进行；②生活质量评估：采用简明健康调查问卷 36（SF－36）。

3）脉搏血氧饱和度：主要用于监测运动或休息时的生命体征。

4）心肺运动试验（CPET）：主要用于了解心脏、肺脏及循环系统之间的相互作用和贮备能力。

三、肺结节手术前后运动处方的制订及实施

【运动处方的制订原则】

肺结节手术前后运动处方应根据患者的年龄、性别、伴发疾病、有无并发症、运动习惯及生活方式制订个性化的运动处方。

应遵循的原则如下。

1. 安全性　根据肺结节的大小、部位，是否伴发心肺疾病，即将进行的手术方式来进行手术前的预康复及手术后康复及运动处方的制订。目的在于减少手术并发症，促进肺功能及肢体功能的恢复。

2. 科学有效　根据肺结节患者的不同需求来制订方案。手术前评估心肺功能，评价是否预留足够时间进行手术前的预康复训练。根据手术后不同的时间段进行相应的康复及运动训练。手术后及早进行呼吸训练及咳嗽训练，促进痰液排出，减少感染。肢体活动训练也必不可少，及早进行床旁站立训练，减少静脉血栓的形成。采用运动耐力的评估，逐步从步行训练开始至有氧训练及耐力训练。

3. 个性化　肺结节患者由于实施手术方式的不同、身体状况的差异及对运动/锻炼

的理念不同,在制订运动处方时应该个性化。

4. 循序渐进　手术伤口的愈合需要一个过程,需根据手术后的时间、手术部位等进行开始阶段、适应阶段和维持阶段的运动量调整;根据手术后患者自身病情的恢复情况和自身的体质、耐受性来选择运动的方式、强度、频率和持续时间。

5. 专业人员指导　每周全科医生、康复科医生、肺科医生、运动科医生、物理治疗师及营养师需进行汇总评估,以制订下一周的运动方案。

》【运动处方要点】

要根据肺结节患者所处的不同时期(肺结节随访、肺结节择期手术、肺结节手术后)来制订运动处方。对于肺结节手术前患者,可以根据其身体状况及躯体疾病的不同,采用本书其他相关章节的运动处方进行锻炼,增加自身的耐力和抵抗力。对肺结节择期手术患者,可进行肺结节术前的预康复。一般在手术前 1 个月进行肺康复运动训练计划,包括术前心肺适能训练,针对下肢训练的跑台训练、上肢肌耐力训练、弹力带肌力增强训练等。术前 2 周应进行胸部物理治疗,包括学习深呼吸、膈式缩唇呼吸、咳嗽练习等。肺结节手术后,在康复科医生、运动科医生指导下,根据患者病情的恢复状况和体质、耐受性来选择合适的运动方式,制订运动方案;根据患者的运动后疲劳程度、运动中的血氧饱和度及运动耐量评估的结果,调整运动的方法、强度、频率和持续时间。手术后的运动康复需要记录每天的运动方式、运动持续时间及疲劳程度等,每周汇总一次,由康复科医生、运动科医生及家庭医生评估疗效并制订下一周的运动方案。肺结节患者的运动方案应具有个体化的特点,因人而异。

》【运动处方效果评估】

手术前预康复可以改善胸部手术术后早期的呼吸肌耐力和肺功能,显著降低术后肺部并发症的风险,缩短住院天数。对手术后呼吸肌的通气和咳嗽评估可采用 MPT 作为一种临床检查手段来评估其有效性。当 MPT<10 s 则表明咳嗽有效性低,有较高的误吸风险。手术后肺功能测试可以评估运动处方的效果,具体见本节“术后功能评估”内容。

》【运动处方案例】

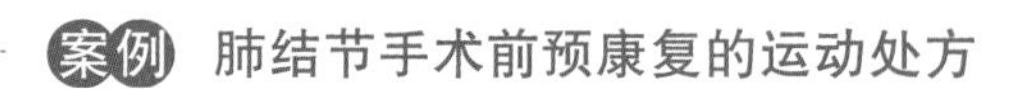

案例　肺结节手术前预康复的运动处方

刘某,男,63 岁。3 年前常规体检发现右上肺实性结节,当时直径为 4.5 mm。有 20 年吸烟史,其父 76 岁时诊断为肺癌,每年行肺部 CT 检查。今年体检发现实性结节有增大的趋势,为 5.8 mm,患者再行 PET - CT 检查考虑恶性可能性大,拟择期行胸腔镜手术治疗。患者否认高血压病、糖尿病病史,平时有运动的习惯,但不规律。

肺结节手术前预康复运动处方目标:①呼吸肌训练;②咳嗽训练,减少术后感染;③体适能训练:缩短术后卧床时间,减少并发症(术后感染、静脉血栓形成等),争取早日恢复。

<table>
<tr><th colspan="5">运动处方</th></tr>
<tr><th colspan="5">基本信息</th></tr>
<tr><td>姓名:刘某</td><td>性别:男</td><td>年龄:63 岁</td><td colspan="2">电话:×××-××××-××××</td></tr>
<tr><td colspan="5">临床诊断:肺结节(择期手术)</td></tr>
<tr><td colspan="5">临床用药:无</td></tr>
<tr><th colspan="5">运动前健康筛查</th></tr>
<tr><td>体力活动水平</td><td colspan="4">□规律运动(每周>3 次或≥150 min、连续>3 个月的体育运动)
☑体力活动不足</td></tr>
<tr><td rowspan="5">临床情况</td><td colspan="4">身高:172 cm 体重:72 kg BMI:24.23 kg/m^2 体脂率:26.2%</td></tr>
<tr><td colspan="4">慢性疾病史:无</td></tr>
<tr><td colspan="4">血液指标:正常</td></tr>
<tr><td colspan="4">血压:128/69 mmHg 心率:68 次/分</td></tr>
<tr><td colspan="4">吸烟:☑是 □否 □已经戒烟</td></tr>
<tr><th colspan="5">体适能测试</th></tr>
<tr><td>肺活量</td><td colspan="4">FEV_1:3.01 mL/s FEV_1/FVC:87% MVV 93%</td></tr>
<tr><td>心肺运动试验(CPET)</td><td colspan="4">VO_2 peak 19 mL/(kg·min)</td></tr>
<tr><td>6 min 步行距离</td><td colspan="4">576 m</td></tr>
<tr><td>疲劳度评估</td><td colspan="4">Borg 主观疲劳程度量表:0.5 分</td></tr>
<tr><td>肌肉力量</td><td colspan="4">握力:4 分</td></tr>
<tr><th colspan="5">运动方案</th></tr>
<tr><td>呼吸训练</td><td colspan="4">方式:坐位练习胸式深呼吸,平卧位练习腹式深呼吸
时间:手术前 1 周开始
频率:每天练习 2～3 次
时间:每次 10～20 min</td></tr>
<tr><td>吸气肌训练</td><td colspan="4">方式:抗阻负荷吸气训练,持续深快呼吸训练
开始时间:术前 2 周
频率:每天 1 次
强度:阻力负荷≥30% PImax
时间:每次 30 组呼吸,训练 10～30 min</td></tr>
<tr><td>咳嗽方法训练</td><td colspan="4">方式:坐位,身体微前倾,然后用腹式呼吸深吸一口气,快速有力地咳嗽,不停顿,从而吐出痰来
开始时间:术前 2 周
频率:每天 6～8 次
时间:每次 10～20 min,5 次深呼吸后休息 1 次,如此循环往复</td></tr>
</table>

（续表）

增量上肢训练	方式：上肢肌肉进行对角线运动。上肢从对侧髂前上棘（休息位置）开始，向外向上，直到达到肩关节的最大外展后伸位置，然后再回到最初的休息位置 开始时间：术前 2 周或 4 周 强度：初始负重为 500 g，重复 2 min 运动，中间休息 1 min；每次新的运动，负重增加 500 g，每分钟至少做 15 次重复动作，直到有筋疲力尽感 频率：每天 1 次
下肢耐力训练	方式：跑步机上行走 开始时间：术前 2 周或 4 周 强度：运动强度为基于跑步机增量测试中达到最大负荷的 80% 频率：每天 1 次 时间：目标时间为 30 min，第 1 周 10 min，每周增加 10～30 min
医生	签字：
日期	年　　月　　日

（黄延焱）

本章主要参考文献

[1] 范振华，周士枋主编. 实用康复医学[M]. 南京：东南大学出版社，1998.
[2] 冯连世主编. 运动处方[M]. 北京：高等教育出版社，2020.
[3] 纪树荣主编. 康复疗法学[M]. 北京：华夏出版社，2003.
[4] 李红玲，席彪主编. 社区康复培训指导手册[M]. 北京：中国协和医科大学出版社，2019.
[5] 励建安. 呼吸康复视野的拓展[J]. 中国康复医学杂志，2022，37(2)：145-147.
[6] 刘西花，李晓旭，刘姣姣主编. 心肺康复[M]. 济南：山东科学技术出版社，2019.
[7] 茅矛，闻伟，耿灿茹，等. 老年肺癌患者围手术期肺康复训练对术后肺功能的影响[J]. 中国康复医学杂志，2020，35(07)：825-829.
[8] 宁晔，谢冬，佘云浪，等. 2020 版 NCCN 肺癌筛查指南解读[J]. 中国胸心血管外科临床杂志，2020，27(3)：251-254.
[9] 石学敏主编. 中华康复大全[M]. 北京：中国医药科技出版社，2019.
[10] 王刚主编. 临床康复医学[M]. 武汉：湖北科学技术出版社，2017.
[11] 杨汀主编. 慢性呼吸疾病康复临床操作路径[M]. 北京：人民卫生出版社，2020.
[12] 中华医学会呼吸病学分会肺癌学组. 肺结节诊治中国专家共识（2018 年版）[J]. 中华结核和呼吸杂志，2018，41(10)：763-771.
[13] ADOLFO J R, DHEIN W, SBRUZZI G. Intensity of physical exercise and its effect on functional capacity in COPD: systematic review and meta-analysis [J]. J Bras Pneumol, 2019, 45(6): e20180011.
[14] ALISON J A, MCKEOUGH Z J, JOHNSTON K, et al. Australian and New Zealand pulmonary

rehabilitation guidelines [J]. Respirology (Carlton, Vic.), 2017,22(4):800 - 819.

[15] ARMSTRONG M, VOGIATZIS I. Personalized exercise training in chronic lung diseases [J]. Respirology, 2019,24: 854 - 862.

[16] BURGE A T, COX N S, ABRAMSON M J, et al. Interventions for promoting physical activity in people with chronic obstructive pulmonary disease (COPD) [J]. Cochrane Database Syst Rev, 2020,4(4): Cd012626.

[17] CAVALHERI V, GRANGER C. Preoperative exercise training for patients with non-small cell lung cancer [J]. Cochrane Database Syst Rev, 2017,6(6): D12020.

[18] CLINIC E, HOLLAND A E, PITAR F 主编. 王辰主译. 呼吸康复基础教程[M]. 北京:人民卫生出版社,2019.

[19] DONNER C F, AMBROSINO N, GOLDSTEIN R S. Pulmonary Rehabilitation [M]. 2nd ed. Florida:CRC Press, 2020.

[20] DOWMAN L M, MAY A K. Best practice approach for interstitial lung disease in the rehabilitation setting [J]. J Clin Exerc Physiol, 2020,9(2):67 - 82.

[21] DOWMAN L, HILL C J, MAY A, et al. Pulmonary rehabilitation for interstitial lung disease [J]. Cochrane Database Syst Rev, 2021,2(2):CD006322.

[22] GARCIA-R SEBIO, YÁÑEZ BRAGE-M I, GIMÉNEZ MOOLHUYZEN-E, et al. Functional and postoperative outcomes after preoperative exercise training in patients with lung cancer: a systematic review and meta-analysis [J]. Interact Cardiovasc Thorac Surg, 2016,23(3):486 - 497.

[23] HOLLAND A E, FIORE J F JR, BELL E C, et al. Dyspnoea and comorbidity contribute to anxiety and depression in interstitial lung disease [J]. Respirology, 2014,19:1215 - 1221.

[24] KIM S K, AHN Y H, YOON J A, et al. Efficacy of systemic postoperative pulmonary rehabilitation after lung resection surgery [J]. Ann Rehabil Med, 2015,39(3):366 - 373.

[25] MEDICINE A C O S, LIGUORI G, FOUNTAINE C J. ACSM's guidelines for exercise testing and prescription [M]. Amsterdam: Wolters Kluwer, 2021.

[26] NAKAZAWA A, COX N S, HOLLAND A E. Current best practice in rehabilitation in interstitial lung disease [J]. Ther Adv Respir Dis, 2017,11(2):115 - 128.

[27] ULRICH C M, HIMBERT C, BOUCHER K, et al. Precision-Exercise-Prescription in patients with lung cancer undergoing surgery: rationale and design of the PEP study trial (nih. gov) [J]. BMJ Open, 2018; 8(12):e024672.

[28] ZHU B, WANG Y, MING J, et al. Disease burden of COPD in China: a systematic review [J]. Int J Chron Obstruct Pulmon Dis, 2018,13:1353 - 1364.

第四章　内分泌系统疾病的运动处方

第一节

肥　胖　症

一、肥胖症概述

》【流行病学】

肥胖症是指机体脂肪总含量过多和(或)局部含量增多及分布异常，由遗传和环境等因素共同作用而导致的慢性代谢性疾病。近年来，我国肥胖的发病率逐年升高，据《中国居民营养与慢性疾病状况报告(2020年)》显示，我国成年居民超重率为34.3%，肥胖率为16.4%。

肥胖症的生活方式干预主要包括运动、饮食和行为习惯3个方面。长期规律运动有利于减轻腹型肥胖，控制血压，降低肥胖症患者的心血管疾病风险。根据发病机制及病因，肥胖症可分为原发性肥胖和继发性肥胖两大类。原发性肥胖又称为单纯性肥胖，无明显内分泌、代谢病病因可寻，是肥胖症中最为常见的一种，约占肥胖人群的95%。本节肥胖症的运动处方主要针对单纯性成人肥胖。

》【临床表现和体征】

轻度肥胖常无明显症状，表现为体重、腰围、体脂含量及百分比增加，超过正常范围。中重度肥胖可有胸闷、气急、关节痛、肌肉酸痛、倦怠，以及焦虑、抑郁等。肥胖症患者常合并脂肪肝、血脂异常、糖耐量受损、糖尿病、高血压等，同时还可伴随或并发阻塞性睡眠呼吸暂停低通气综合征、胆囊结石、胃食管反流病、高尿酸血症、痛风、骨关节病等。

【诊断标准】

肥胖最常采用的人体测量学指标：体重指数(BMI)和腰围。我国成人肥胖的诊断标准见表 3-4-1。

表 3-4-1　中国成人肥胖的诊断标准

分类	BMI(kg/m²)	腰围(cm)	
		男性	女性
体重正常	18.5～23.9	—	—
超重	24.0～27.9	—	—
肥胖	≥28.0	—	—
中心型肥胖	—	≥90	≥85

【实验室及辅助检查】

1. *初始评估*　包括血常规、尿常规、肝功能、肾功能、血脂等。肥胖症患者常伴有高血脂、脂肪肝，易出现总胆固醇(total cholesterol，TC)、甘油三酯(triglyceride，TG)、低密度脂蛋白胆固醇(low density lipoprotein cholesterol，LDL-C)升高及高密度脂蛋白胆固醇(high density lipoprotein cholesterol，HDL-C)降低，谷丙转氨酶、谷草转氨酶、r-谷氨酰转移酶等转氨酶升高。

2. *口服葡萄糖耐量试验(oral glucose tolerance test，OGTT)*　肥胖症患者常合并糖代谢紊乱，可检测空腹及餐后 2 h 血糖、C 肽、胰岛素，必要时行 OGTT。

3. *内分泌功能检查*　血和尿中皮质醇水平、皮质醇节律及小剂量地塞米松抑制试验、甲状腺功能、性腺激素水平等有助于库欣综合征、甲状腺功能减退症、性腺功能减退症等继发性肥胖症病因的诊断。

4. *人体组织成分检测*　包括体脂含量、体脂率、瘦体重含量、内脏脂肪及基础代谢等。

【治疗和管理目标】

肥胖症患者应通过限制热量摄入、增加运动、改变行为习惯等生活方式干预，将体重控制在正常范围；经 3～6 个月的饮食控制和运动量增加仍不能减重 5%，甚至有上升趋势者可考虑使用药物治疗；重度肥胖症患者或出现肥胖相关代谢紊乱，如 2 型糖尿病、心血管疾病等可考虑手术减重。

二、运动与肥胖症

运动是预防和治疗肥胖症的良方。肥胖症患者的运动疗法主要针对单纯性肥胖，继发性肥胖症应首先进行病因治疗。

【运动减重的机制】

肥胖症患者体内脂肪分布异常或增多，长期规律运动可引起脂代谢产生适应性变化，主要表现为：动员脂肪分解，提高运动中组织利用脂肪供能能力，减少糖的利用；调节血脂异常，减少体脂，降低血压、血糖，降低肥胖症患者的心血管疾病风险。运动对肥胖症患者的影响主要体现在以下几个方面。

1. *运动对肥胖症患者体重的影响*　运动疗法能提高基础代谢率，减少脂肪含量，达到减轻体重的目的。增加运动和其他体力活动，并联合能量摄入减少，可减少初始体重的5%～10%；与单纯控制饮食相比，饮食控制联合运动可多减重20%（约3 kg）。

2. *运动对肥胖症患者血脂、血糖的影响*　长期规律运动可改善血脂异常，如降低血清TG、LDL－C，提高HDL－C。低强度有氧运动后，血浆胆固醇含量显著降低，同时也能减少其在动脉内膜的沉积。研究表明，运动量大小与其降低胆固醇的水平成正相关，即运动量越大，血清胆固醇合成减少越多、消除和转化越快。

运动可有效降低基础胰岛素水平并提高胰岛素的敏感性，进而改善糖代谢，经常性、短期或一次性运动都能改善机体的胰岛素敏感性。

3. *运动对肥胖症患者血压的影响*　肥胖症患者常合并高血压。运动无论对高血压患者、正常血压或是血压高值人群均有降压作用，且基础血压值越高，降压效果越显著。有氧运动可平均降低高血压患者收缩压4.9～12 mmHg、舒张压3.4～5.8 mmHg。

4. *运动对肥胖症患者心血管疾病危险因素的影响*　有氧运动增加能量消耗，改善肥胖症患者的健康状况，降低其心血管疾病发病率和死亡率。研究表明，每消耗1个代谢当量（MET），全因死亡率和心血管死亡率分别降低15%和19%，防止或降低心血管疾病风险。与高强度运动相比，中等强度运动让心血管风险人群的获益最大。

5. *运动对肥胖症患者神经内分泌系统的影响*　运动可通过调节神经内分泌系统，起到降低体脂含量，增加机体能量消耗的目的。运动可提高神经系统和内分泌系统的调节能力，增强交感神经-肾上腺系统对脂肪的动员作用，增强脂肪酶的活性，有利于运动中的脂肪动员和分解。有氧运动和抗阻运动均可通过增加循环生长激素水平，达到减少肥胖症患者的总脂肪和腹部或内脏脂肪的目的。

【运动治疗肥胖症的基本原则】

运动治疗肥胖症应遵循以下几个原则。

1. *个体化原则*　应根据肥胖的类型、程度、部位及患者的年龄、性别、身体状况、运动习惯，制订适合的运动处方，并对运动项目、运动强度等进行具体计划和指导。

2. *循序渐进原则*　肥胖症患者的运动治疗，建议采用中低强度的有氧运动，逐渐增加运动量，循序渐进。正常的减脂减重标准应为每周0.5～1 kg；运动持续时间经过1～2周适应性运动过程后，逐渐延长。

3. *长期规律运动原则*　在停止治疗后1年内，33%～55%肥胖症患者会出现体重反弹。因此，肥胖症患者应养成长期规律运动的习惯，减重运动每周至少应实施3次及以上，以达到减重和维持体重的效果。

》【不同运动方式对肥胖症的影响】

肥胖症患者以有氧运动为重点，并结合抗阻运动来增加能量消耗，减少身体脂肪含量，柔韧性运动和平衡性运动可作为辅助训练方式。

1. *有氧运动*　美国运动医学学会（ACSM）建议肥胖症患者通过运动每周应消耗 2500～2800 kcal，每天运动时间至少为 60～90 min；与其他运动方式相比，有氧运动是达到每周消耗 2500～2800 kcal 的首选运动方式。

对无肌肉、骨骼肌病变的肥胖症患者，最好的有氧运动方式是步行和慢跑，其中慢跑的热量消耗最多、减肥效果最明显。另外，应避免负重运动，选择卧式功率自行车、坐位有氧操和水中运动等无负重运动。

2. *抗阻运动*　抗阻运动可以提高肌肉力量和肌肉爆发力，改善肌肉质量和肌肉毛细血管密度，提高肥胖症患者的基础代谢率，增加能量消耗，减少瘦体重丢失，有效预防和治疗肥胖症。可借助器械、弹力带或哑铃等完成抗阻运动。但抗阻运动有增加肌肉、骨骼损伤的风险，因此肥胖症患者在进行抗阻运动前，应详细评估其承受能力，运动循序渐进，避免损伤。

》【不同运动强度对肥胖症的影响】

1. *中低强度运动*　在中低强度运动时，脂肪供能比例较高，随着运动强度的增大，碳水化合物供能比例升高，脂肪供能下降；超过中等强度后，以碳水化合物供能为主。因此，对肥胖症患者推荐进行中低强度运动，以消耗更多的脂肪，达到减重的目的。但由于运动强度较低，脂肪供能的速率较慢，需要较长的时间才能达到减脂的效果。中低强度运动每次持续时间至少 60 min 以上，减脂效果明显。

2. *高强度运动*　虽然高强度运动中脂肪利用率较低，但与同等运动负荷的中低强度运动相比，高强度运动在运动后恢复阶段可提升脂肪细胞内甘油三酯的消耗，平均约提高 189.2 kcal/d。

对于无运动习惯的肥胖症患者，起始运动强度应维持在最大心率的 40%～60%。中等强度的活动包括中速到极速的步行、骑自行车、游泳、有氧运动、舞蹈、重体力家务和园艺活动等。

》【运动适应证和禁忌证】

1. *适应证*　肥胖症患者应养成规律运动的习惯，在无严重并发症情况下，均应通过运动疗法达到减重的目的。

2. *禁忌证*　包括：①合并严重高血压（安静状态下，收缩压≥180 mmHg 或舒张压≥110 mmHg）的肥胖症患者；②合并室性心动过速等严重心律失常的肥胖症患者；③继发性肥胖尚未进行病因治疗者；④合并空腹血糖＞16.7 mmol/L 或反复出现低血糖或血糖波动较大的肥胖症患者；⑤肥胖症患者伴发急性感染、严重心脑血管疾病、运动器官损伤等。

三、肥胖症运动处方的制订及实施

》【运动处方的评估与测试】

1. 运动风险和运动能力评估与测试　肥胖症患者运动处方的制订需根据患者的运动风险、运动能力评估结果，并在全面了解其身体健康水平和疾病的基础上完成。评估内容包括：①疾病史；②运动史、运动习惯；③体格检查；④运动风险测评与危险分层；⑤健康体适能测评。具体评估内容参考本书第一篇第三章。

2. 肥胖症的相关风险评估　肥胖是高血压病、糖尿病、高脂血症的高危因素，并与心脑血管疾病风险相关。对肥胖症患者进行运动风险评估及测试时，除了评估患者膝关节和髋关节承受能力外，还应考虑其是否合并心脑血管疾病。对运动风险评估结果为中高危的肥胖人群尤其是重度肥胖症患者，伴发高脂血症和（或）糖尿病、高血压病、冠心病，均建议进行运动心肺功能测试或运动心电测试。

》【运动处方要素】

美国、英国等多个国家的肥胖症防治指南，针对无论成人、儿童或老年人，都建议通过运动和体力活动增加能量消耗。对于成人肥胖症人群，重点推荐有氧运动和抗阻运动，把两种运动结合起来，效果更显著。两种运动可分开进行，也可在一次训练中完成。

1. 有氧运动

运动频率：每周≥5 次。

运动强度：从中等强度开始（40%～59% VO_2max 或 HRR）逐步递增至较大强度（≥60% VO_2max 或 HRR）。

运动时间：≥30 min，可以延长至 60 min。

运动类型：可动员全身肌群的持续性运动，如跑步、骑车、游泳、有氧操等。

运动量：每周 150 min 以上，耐受后增加至 250～300 min。

2. 抗阻运动

运动频率：每周 2～3 次。

运动强度：中到高强度（60%～70% 1 RM）。

运动时间：主肌群 2～4 组，每组 8～12 个。

运动类型：克服自身体重的运动（自重训练），或者用弹力带、器械等专门的工具和设备完成的运动（器械训练），如杠铃、哑铃、实心球、俯卧撑、仰卧起坐等。

3. 有氧＋抗阻运动

运动频率：每周 2～3 次。

运动强度：中到高强度。

运动时间：每周的总运动量≥150 min。

运动类型：在一次训练中完成有氧和抗阻运动（顺序可以颠倒）。

4. 柔韧性训练

运动频率：每周 2～3 次。

运动强度：拉伸至感觉紧张或轻度不适。

运动时间：2～4 组，每个动作 10～30 s。

运动方式：静态拉伸、动态拉伸、PNF 拉伸。

5. 关节活动度训练

运动频率：每周 2～3 次。

运动强度：拉伸至感觉紧张或轻度不适。

运动时间：每次 10～15min。

运动方式：器械训练、PNF 训练。

【运动安全健康知识教育】

1. 避免过度运动　为达到快速减重的目标，一部分肥胖症患者单次运动时间过长或短时间内多次运动，会导致疲乏、肌肉及关节损伤，甚至免疫力下降等。因此，建议适量运动，循序渐进，逐步增加运动时间及运动强度。

2. 配合饮食控制　肥胖症患者运动减重期间，应配合低热量均衡营养膳食，在降低总摄入热量的同时，保证蛋白质、水分、维生素及矿物质的摄入；在帮助肥胖症患者有效减重、降低体脂率的同时，又能改善血压、血脂等指标。

3. 养成良好的生活习惯　除了运动和饮食外，睡眠不足、吸烟等也会对肥胖产生直接或间接的影响。肥胖症患者在运动处方期间应保证充足的睡眠，不仅有利于运动后疲劳的恢复，也有助于尽快形成运动和机体代谢的适应。在运动减重期间，肥胖症患者也应忌酒、碳酸饮料、含糖饮料、零食等，避免吸烟，以达到最佳效果；同时每日记录晨起时空腹体重（排净大小便，未饮水、进食）作为评估减重效果的一项指标。

4. 确定适宜的减重目标　适度减重能显著降低肥胖引起的相关风险，但减重速度以每周 0.5～0.9 kg 为宜，3～6 个月减重 3%～10%。

【运动注意事项】

（1）肥胖症患者因体重过大，膝关节和髋关节承受压力增加，故肌肉、骨骼损伤的风险增加，建议运动从短时间、低强度开始，待身体适应后，逐步延长运动时间，增加运动强度。

（2）为避免运动损伤，肥胖症患者应在运动前后进行热身或整理运动，必要时增加柔韧性或平衡性训练，减少运动损伤的发生。

（3）有肌肉、骨骼、关节疼痛或病变及重度肥胖症患者，应选择无负重运动，以减少对关节、肌肉和骨骼的损伤。同时在运动减重时，还应遵循科学的锻炼方案。

（4）在运动前、运动中、运动后均应及时补充水分，避免因水分丢失过多导致脱水等风险。

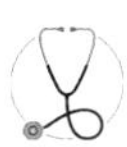

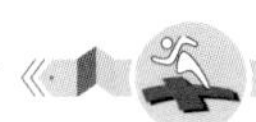

(5) 肥胖症患者在运动中还应监控血压、心率变化，有条件者可以佩戴运动手环、智能手表等设备。中低强度运动中监控心率，将心率保持在靶心率范围内，以保证有效减脂效果。高强度运动时监测血压、心率，起到安全防护作用，在运动过程中发现血压或心率异常升高或降低时，应及时终止运动。

(6) 在进行力量训练时，应注意调整呼吸运动，避免憋气，防止血压显著升高，危害健康。

》【运动处方案例】

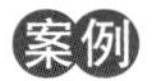 案例　肥胖症的运动处方

张某某，男，34 岁。诊断为肥胖症、混合型高脂血症。目前未服用药物。体适能测试结果：心肺耐力非常差，肌肉力量达标，柔韧性和平衡性差，体脂率高。

运动处方目标：①增加身体活动量，降低体重及体脂率，降低血脂；②每月减重 5%（正常减重目标）；③有针对性地进行运动训练，提高患者心肺功能，加强力量和肌肉锻炼，鼓励通过肌肉锻炼增加和维持肌肉量及代谢率。

注意事项：①从低强度、短时间开始，根据身体适应情况逐渐增加运动强度至中到高强度运动，并延长运动时间；②做好运动前热身和运动后拉伸，以减少肌肉酸痛和运动损伤；③低脂低热量饮食，减少碳水化合物及肉类的摄入，适量增加新鲜蔬菜、水果的摄入，限制烹饪用油，避免碳酸饮料及含糖饮料的摄入。

运动处方			
基本信息			
姓名:张某某	性别:男	年龄:34 岁	电话:×××-××××-××××
临床诊断:肥胖症,混合型高脂血症			
临床用药:无			
运动前健康筛查			
体力活动水平	□规律运动(每周>3 次或每周≥150 min、连续>3 个月的体育运动) ☑体力活动不足		
临床情况	身高:171 cm　体重:86 kg　BMI:29.4 kg/m^2　体脂率:32.8% 腰围:104 cm　臀围:108 cm　腰臀比:0.96		
	慢性疾病史:否认		
	血液指标　空腹血糖:5.2 mmol/L　糖化血红蛋白:5.0% 总胆固醇:6.1 mmol/L　低密度脂蛋白:3.6 mmol/L 高密度脂蛋白:1.24 mmol/L　甘油三酯:2.6 mmol/L		
	血压:128/80 mmHg　心率:82 次/分		
	吸烟:☑是　□否　□已经戒烟		

（续表）

体适能测试	
最大摄氧量	24 mL/(kg·min)，6.9 METs
6 min 步行距离	560 m
肌肉力量	握力：3 分
柔韧性	坐位体前屈：2 分
平衡能力	闭眼单足站立：6 s
运动方案	
有氧运动	方式：慢跑、游泳、骑自行车
	频率：每周 3～5 次
	强度：从低强度开始训练，逐步增加运动强度；1～3 个月运动适应后进行中等强度运动训练，控制心率在 112～149 次/分
	时间：每次≥60 min
	每周运动量：≥200 min
	注意事项：从低强度、短时间开始，根据耐受程度逐渐增加运动强度，延长运动时间。做好运动前热身和运动后拉伸，以减少肌肉酸痛和运动损伤
力量运动	方式：器械训练、自重训练
	频率：每周 2～3 次
	强度：60%～70%1 RM(可逐渐递增)
	时间：每个动作 2～4 组，每组 8～12 次
	每周运动量：60～90 min
	注意事项：运动时避免憋气，注意调整呼吸；在身体可承受范围内多次锻炼
柔韧性运动	方式：上肢、下肢、躯干的静态拉伸、动态拉伸及 PNF 拉伸
	频率：3～5 次
	强度：拉伸至感觉紧张或轻度不适
	时间：10 min
	每周运动量：15～25 min
	注意事项：每个动作保持 10～30 s，逐渐延长拉伸时间
平衡性运动	方式：单足闭眼下蹲、平衡垫练习等
	频率：2～3 次
	强度：低强度
	时间：5～10 min
	每周运动量：15～30 min
	注意事项：避免摔倒
医生	签字：
日期	年 月 日

（江孙芳 周 敏）

第二节

代谢综合征

一、代谢综合征概述

》【流行病学】

代谢综合征(metabolic syndrome, MS)是指人体的蛋白质、脂肪、碳水化合物等物质发生代谢紊乱的病理状态，是一组复杂的代谢性疾病。MS的中心环节是肥胖和胰岛素抵抗。在过去的数十年间，全球MS患病率急剧增加，根据2006年国际糖尿病联合会共识声明，全世界约有1/4的成人患有MS。中国2010年慢性疾病监测数据显示，我国MS总患病率高达33.9%。MS与血管内皮功能紊乱和动脉粥样硬化等密切相关，可导致罹患心血管疾病和2型糖尿病的风险增加。运动是预防和治疗MS的重要手段之一，长期规律运动可降低体重，改善身体成分及糖、脂代谢，提高胰岛素敏感性，降低心血管疾病的风险。

》【临床表现和体征】

MS的临床表现多样，包含多种疾病及其并发症、伴发病的临床表现，如肥胖症、糖尿病、高血压、冠心病等。主要归纳为五大特征，即肥胖、胰岛素抵抗/高胰岛素血症、糖耐量异常/2型糖尿病、血脂异常及高血压。

1. *肥胖*　体重指数(BMI)≥24 kg/m^2，多表现为中心性肥胖和(或)腹型肥胖。

2. *胰岛素抵抗/高胰岛素血症*　早期出现空腹胰岛素水平升高。

3. *糖耐量异常/2型糖尿病*　空腹血糖受损：空腹血糖5.6～7.0 mmol/L，餐后2 h血糖<7.8 mmol/L；糖耐量减低：空腹血糖<7.0 mmol/L，餐后2 h血糖7.8～11.1 mmol/L；糖尿病：空腹血糖≥7.0 mmol/L，餐后2 h血糖或随机血糖≥11.1 mmol/L；2型糖尿病相关并发症：肾功能异常、自主神经病变、视网膜病变及大血管病变等。

4. *血脂异常*　高甘油三酯血症表现为血清HDL-C水平降低，LDL-C水平升高(有时)；极低密度脂蛋白胆固醇水平升高；游离脂肪酸水平升高。

5. *高血压*　收缩压增高(≥140 mmHg)和(或)舒张压增高(≥90 mmHg)。

MS还包括其他一些临床表现，如凝血异常、肾病/肾小管损坏、高尿酸血症、性激素水平异常(多囊卵巢综合征)、垂体肾上腺功能异常、肝功能异常(非酒精性肝脏损害)、神经病变、心血管疾病危险性增加等。

【实验室及辅助检查】

1. 人体测量学　引起 MS 的主要原因之一是肥胖。通过测量身高、体重计算 BMI，评估身体肥胖程度，通常 BMI≥24 kg/m² 为超重，BMI≥28 kg/m² 为肥胖。腰围测量髂前上棘和第 12 肋骨下缘连线的中点水平，男性腰围≥90 cm、女性腰围≥85 cm 为腹型肥胖的标准。臀围测量环绕臀部的骨盆最突出的周径，腰/臀比男性>0.9、女性>0.85，诊断为腹型肥胖。

2. 血压　正常血压<120/80 mmHg，血压≥140/90 mmHg 诊断为高血压。

3. 血糖　正常人的空腹血糖水平在 3.9～6.1 mmol/L，餐后 2 h 血糖<7.8 mmol/L，糖化血红蛋白(HbA1c)正常范围为 4%～6%。

4. 血脂检查　高脂血症主要表现为血清 LDL-C≥4.1 mmol/L、HDL-C≤1.04 mmol/L、TG≥1.70 mmol/L、血清 TC≥5.7 mmol/L。

5. 血尿酸检查　采集患者空腹血液进行尿酸相关生化测量，非同日 2 次空腹血尿酸男性>420 μmol/L、女性>360 μmol/L，可诊断为高尿酸血症。

6. 腹部 B 超　可用于排查非酒精性脂肪性肝病。

【诊断标准】

我国目前采用《2007 年中国成人血脂异常防治指南》提出的诊断标准，具有以下 3 项或以上者诊断为 MS。

(1) 中心型肥胖：腰围男性≥90 cm、女性≥85 cm。

(2) TG 升高：空腹 TG≥1.7 mmol/L。

(3) HDL-C 降低：空腹 HDL-C<1.04 mmol/L。

(4) 高血压：血压≥130/85 mmHg 和(或)已确诊为高血压并治疗者。

(5) 高血糖：空腹血糖≥6.1 mmol/L 或糖负荷后 2 h 血糖≥7.8 mmol/L 和(或)已确诊 2 型糖尿病并治疗者。

【高危人群】

(1) 年龄≥50 岁。

(2) MS 组成：有 1 项或 2 项 MS 组成成分但尚不符合诊断标准者。

(3) 伴发疾病：有心血管疾病、非酒精性脂肪性肝病、痛风、多囊卵巢综合征及各种类型脂肪萎缩症者。

(4) 其他：有肥胖、2 型糖尿病、高血压、血脂异常，尤其是多项组合或 MS 家族史者。

【综合管理和控制目标】

MS 的综合控制目标包括血糖、血脂、体重的综合管理，见表 3-4-2。

表 3-4-2　MS 的综合管理目标

指标	目标值
血糖(mmol/L)	
空腹	<6.1
餐后 2h	<7.8
HbA1c(%)	<7.0
血压(mmHg)	
糖尿病患者	<130/80
非糖尿病患者	<140/90
血脂	
总胆固醇(mmol/L)	<4.5
甘油三酯(mmol/L)	<1.7
高密度脂蛋白胆固醇(mmol/L)	
男性	>1.04
女性	>1.3
低密度脂蛋白胆固醇(mmol/L)	
未合并动脉粥样硬化性心血管疾病	<2.6
合并动脉硬粥样硬化性心血管疾病	<1.8
体重指数(kg/m^2)	<24.0
腰围(cm)	
男性	<90
女性	<85

二、运动与代谢综合征

》【运动改善 MS 的机制】

MS 是遗传与环境因素相互作用的结果，目前认为腹型肥胖与胰岛素抵抗是导致 MS 发生的重要因素，其中胰岛素抵抗是 MS 重要的发病机制。胰岛素抵抗的发生与肥胖及 MS 的病理变化密切相关，互为因果，关系错综复杂。胰岛素抵抗是指胰岛素作用的靶器官(肝脏、肌肉、脂肪组织、血管内皮细胞等)对胰岛素敏感性降低，在病程早期，机体代偿性分泌过多胰岛素，引起高胰岛素血症。

运动是预防和治疗 MS 的有效途径之一。大量临床研究证实，长期科学、规律的运动可有效促进脂肪细胞分化、提高骨骼肌糖代谢功能、降低胰岛素抵抗、减轻血管炎性反应，进而降低 MS 患病风险。由于肥胖病是引发 MS 的关键危险因素之一，且鉴于糖尿病及糖调节受损患者中约有60%以上伴有MS，降糖、降脂及提高机体免疫功能是MS患者的首要运动目标。

有氧运动、抗阻运动是改善MS的主要运动方式。相关研究发现，中高强度运动对MS症状有改善作用，在高强度运动组中，MS患者的BMI会显著下降，但在低强度运动组中，MS患者的症状并未表现出显著变化。此外，亦有研究发现，与中低强度有氧运动相比，高强度间歇运动对于各类慢性疾病的改善作用更为明显，具体表现在增强内皮功能、脂肪和骨骼肌中胰岛素信号、骨骼肌生物发生、降低血糖和脂肪组织中脂肪生成等方面。

运动改善MS的主要途径如下。

1. *运动改善胰岛素抵抗* 运动后骨骼肌中NADPH氧化酶表达增加，导致活性氧增加，促进运动诱导的适应性反应，从而缓解与衰老和肥胖相关的胰岛素敏感性下降。此外，运动能够增加细胞膜上胰岛素受体的数量，提高各器官组织的胰岛素敏感性，改善胰岛素抵抗。有研究对老年2型糖尿病患者进行18周的有氧运动训练，发现训练后受试者红细胞膜上胰岛素受体数目和结合容量均有所增加，说明长期有氧运动对改善胰岛素抵抗具有积极的作用。

2. *运动改善糖代谢* 运动可以增加MS患者的能量消耗，加速机体肌糖原和血糖的有氧代谢，提升糖的利用效率；同时，运动还可以提升GLUT4 mRNA表达，增加GLUT4数量，提高组织对葡萄糖的摄取能力。有研究发现，糖尿病大鼠骨骼肌细胞内*GLUT4*基因表达明显降低，GLUT4 mRNA表达比正常对照组减少54.9%，但在经过6周游泳训练后，患病大鼠骨骼肌内GLUT4 mRNA表达提升了56%。此外，运动还可以促进GLUT4由细胞内到细胞膜的转位，进而提升骨骼肌细胞对葡萄糖的摄取能力。研究表明，科学规律的长期运动能够有效控制血糖水平，且相比于单一有氧运动和单一抗阻运动，有氧联合抗阻运动对血糖控制的效果更加突出。

3. *运动改善脂代谢* 大量研究已证实，运动可以促进肾上腺素和去甲肾上腺素分泌，提高脂蛋白脂酶的活性，促进脂肪的分解。同时，有氧运动能有效降低血甘油三酯及LDL-C水平，提高HDL-C水平，减少脂肪在血管壁内沉积，提升心血管运输能力。在Shigematsu的试验中，对23名高脂血症的女性进行了为期1年的训练（监督下每次90 min、每周2次训练及每周3次家庭自主训练），结果发现甘油三酯水平显著降低。虽然有氧和抗阻运动都能对血脂异常产生积极作用，但有氧运动可能对改善MS患者血脂异常的效果更好。

4. *运动改善体重、身体成分* 长期科学规律的运动可有效控制体重，绝对或相对地增加患者瘦体重。运动还可以提升肌肉功能，增强肌肉力量、肌肉耐力及肌氧水平。抗阻运动是提升肌肉力量和功能的最佳手段。研究结果表明，在经过10周以上阻力运动训练之后，老年人的骨骼肌质量和力量都有所提升。长期参加有氧运动，可降低BMI、腰围，增强心肺功能，改善机体状态，降低心血管疾病的发生风险。

5. *运动改善机体炎症水平* 规律的有氧运动、抗阻运动、有氧联合抗阻运动、间歇运动都能起到控制炎症的作用。相关研究表明，有氧联合抗阻训练对炎症的消除效果更为明显。在肥胖 MS 患者中，运动结合饮食干预可以显著改善肾功能，随着体重的减轻，高尿酸血症逐步缓解，肾脏功能得到改善，患者的蛋白尿症状也明显减轻。

》【运动处方的评估与测试】

由于 MS 临床表现多样，涉及多种疾病及并发症的临床表现，因此在 MS 患者运动风险评估时需根据具体情况进行针对性分析。

1. 运动风险和运动能力评估与测试　在对 MS 患者实施运动处方之前，需要全面了解患者身体健康水平、疾病状况，主要测评内容如下。

(1) 疾病史。

(2) 家族遗传史。

(3) 运动史和近 3 个月的运动习惯。

(4) 体格检查及生化检查：①血压、心率；②血常规、血糖、肝功能、肾功能、血脂等；③心肺功能。

(5) 体适能水平：具体评估内容参见本书第二篇。

2. 特殊情况的处理　包括：①若患者伴有血脂异常、高血压或高血糖时需特殊处理；②由于多数 MS 患者超重或肥胖，因此在运动测试时需特殊处理；③对于超重或肥胖且心肺耐力较差患者，运动测试时应该从低强度开始(2～3 METs)，且每级测试以较小幅度递增(0.5～1 METs)；④运动测试中患者血压可能会升高，为避免或减少运动风险，应在运动前测量安静血压，且在运动过程中时刻监测血压水平。

三、代谢综合征运动处方的制订及实施

》【运动处方制订原则】

1. 安全性原则　由于 MS 患者常伴肥胖、下肢负荷过重等问题，运动时应注意保护患者的关节(尤其是膝关节)，切勿因急于追求效果而进行无计划的增量运动，引发心脑血管疾病、骨关节损伤等。运动干预过程中需要实时监控运动量和运动强度的适宜性，客观评估运动过程中的各类风险。

2. 有效性原则　适宜的运动强度及运动量是产生运动效益的基础，虽然过大的运动强度和运动量对运动安全可能带来消极影响，但为了减重减脂、改善机体心肺功能、降低机体胰岛素抵抗，运动训练要达到中等及以上的强度和运动量。过低的运动强度和运动量不利于获取最大的运动效益。

3. 个性化原则　没有任何运动方式或形式是适用于所有人的，在运动处方制订和执行的过程中需要考虑到个体差异性，整合个体身体机能、健康状况、日常活动等各方面情况。

4. 全面性原则　运动过程中切忌针对单一运动素质进行反复过度训练，MS 患者在有氧运动过程中要结合力量、灵敏性、柔韧性、平衡性等多方面的运动锻炼。此外，在运动

过程中，还应结合生活方式、饮食习惯、心理等多层面的调整，从而达到最佳防治效果。

5. 循序渐进原则　由于大部分MS患者存在久坐少动的生活方式，因此在运动起始阶段应注意培养患者的兴趣，运动量和运动强度的选择要注重“生理和心理接受度”。一般在运动2周左右开始执行或服从体适能科学评估的结果，进行科学的运动训练。根据开始阶段、适应阶段和维持阶段的不同特征，有计划地增加运动量、循序渐进，逐渐产生有利于机体的适应性反应。

6. 坚持性原则　为了保证MS患者获得长期的运动效益，运动锻炼必须具有可持续性。研究证实，2个月规律性运动可以有效改善MS患者的各项临床指标；2年以上规律性长期运动，可有效控制MS各组分进程，改善疾病情况。

【不同运动方式对MS的影响】

1. 有氧运动　有氧运动能有效控制患者的血糖水平、降低HbA1c、改善身体成分、提升胰岛素敏感性、降低炎症，同时还能有效促进脂肪分解代谢，控制体脂含量，减轻体重。在长期的有氧运动过程中，心肺能力得到提升，有利于控制心血管疾病相关风险。有氧运动应分多次进行，且每周至少进行150 min以上训练。

2. 抗阻运动　抗阻运动能提升肌肉质量、改变肌肉形态、提升肌肉力量，有利于降低老年人摔倒等风险。抗阻运动能改善肌肉对葡萄糖的摄取能力，对于胰岛素抵抗有较好的效果。此外，抗阻运动能有效提升基础代谢率，改善胰岛素抵抗，使机体更有效地控制血糖，同时还可以增加骨密度，提升骨和骨骼肌功能状态。ACSM推荐中老年和身体虚弱者进行每周2～3次、每次至少1组、每组10～15次的有全身主要肌群参与的抗阻训练。

3. 有氧联合抗阻运动　有氧联合抗阻训练可以综合有氧运动和抗阻运动的优点，更为全面地改善MS患者的病情。对于患者的血糖、血压、血脂控制都有积极影响。此外，它还可以有效改善患者肌肉功能，减轻炎症和胰岛素抵抗，减少动脉硬化，降低心血管疾病风险，以及改善血管内皮功能。

4. 高强度间歇运动　高强度间歇运动可以显著改善患者的体脂水平，控制体重和降低血压。国内一项回顾性研究发现，在慢性疾病患者中开展高强度间歇训练，对肥胖症、心血管疾病、糖尿病等慢性疾病均可起到预防和治疗的作用，特别在提高患者有氧能力、降低脂肪含量、改善内皮功能、降低血糖和提高胰岛素敏感性方面，可以在较短时间内达到与传统方式（中低强度有氧运动）一样、甚至更好的干预效果，但对于年龄较大或者有心血管疾病的患者应慎用。

5. 柔韧性运动　柔韧性运动可以改善机体平衡能力，减少摔倒风险和运动过程中损伤风险，对于老年人，应加强柔韧性和平衡性训练。柔韧性训练应作为MS的辅助训练，在每次运动的前后进行，不计次数，根据患者情况调整。

【运动处方要素】

1. 适应阶段（中低强度）

（1）有氧训练

运动强度：40%～60%VO_2max 或 HRR。
运动频次：每周 4～7 次。
运动训练时长：20～40 min(每周递增 5 min)。
运动方式：健步走、快走、骑自行车。
(2) 抗阻训练
运动强度：40%～50%1 RM。
运动频次：每周≤4 次。
运动训练时长：每组 10～12 个，每次 2～4。
运动组间间歇：30 s～1 min。
运动方式：自重训练、负重训练(如用橡皮带、小哑铃等)。
(3) 柔韧性训练
运动强度：训练时稍有牵拉感，但不应有明显疼痛。
运动频次：每周≥7 次。
运动训练量：单一关节动作 15 s，所有动作重复 2 组。
运动方式：静态拉伸为主，动态拉伸为辅。
2. 适应后阶段(中高强度)
(1) 有氧训练
运动强度：60%～75%VO_2max。
运动频次：每周 3～5 次。
运动训练时长：30～60 min(每周递增 5 min)。
运动方式：健步走、慢跑、骑自行车。
(2) 抗阻训练
运动强度：50%～65% 1 RM。
运动频次：每周≥4 次。
运动训练时长：每组 8～10 个，每次 2～4 组。
运动组间间歇：30 s～1 min。
运动方式：器械训练、负重训练(如用橡皮带、小哑铃等)。
(3) 柔韧性训练
运动强度：训练时稍有牵拉感，但不应有明显疼痛。
运动频次：每周≥7 次。
运动训练量：单一关节运动 15 s，所有动作重复 2 组。
运动方式：静态拉伸为主，动态拉伸为辅。

》【运动处方的特殊性及注意事项】

(1) 训练量、训练强度应因人而异，灵活调整。运动结束后，可根据主观疲劳程度量表(RPE)、肌电、脑电、反应时等相关指标判断患者身体疲劳程度，合理安排休息恢复时间并及时调整日后训练计划和安排，可以根据训练后次日清晨起床时的 RPE 为判断标准

（如第2日起床时感觉身体疲劳则可适当降低运动量或强度；反之亦然）。

（2）运动训练应考虑MS各组分，进行及时调整，避免因运动强度或训练量提升而导致相应疾病发病风险的升高（如抗阻训练中，强度过高会导致高血压的发生风险骤增）。要以最保守的方案作为起始强度，随着训练时间的延长及耐受性提高，可适当延长单次运动时间，增加运动强度来获得更好的机体改善效果。

（3）运动顺序可采用以下两种方式。

1）方式一（有氧训练、抗阻训练分开完成）：①有氧训练→柔韧性训练（如周一、周三、周五、周日）；②抗阻训练→柔韧性训练（如周二、周四、周六）。

2）方式二（有氧训练、抗阻训练联合完成）：有氧训练→柔韧性训练→抗阻训练→柔韧性训练。

如采取方式一，则应适当提高单次训练量和训练强度，且尽量保持相邻两次有氧训练、相邻两次抗阻训练恢复时间不少于24 h。

如采取方式二，则应适当调整其中有氧训练和抗阻训练的强度，保持以有氧训练为主，抗阻训练为辅，且每次训练量和训练强度不宜过大，避免运动性疲劳所带来的损伤风险。

（4）柔韧性训练应保持每天进行，且不宜强度过大，避免拉伤。

（5）初始训练强度应从中等强度（40%～59% VO_2max 或 HRR）开始，每周至少150 min。1～4周为适应性训练（中低强度训练），4周之后为加强性训练（中高强度训练）；当患者适应1～4周训练的强度和训练量时，可逐渐增加训练强度；若4周内，患者不能适应对应强度和训练量，则应及时调整或降低强度和训练量，直至患者适应1～4周训练的最大强度才可以过渡到4周后的训练。

（6）比起单独有氧训练，有氧联合抗阻训练在降低MS患病率的方面作用更为显著，每周需进行至少2次抗阻训练。

》【运动处方的评估和监测】

运动治疗过程中，根据患者RPE、肌电、脑电、反应时等相关指标来监测患者疲劳程度，如反映出运动处方的不足，应进行完善和调整。此外，还可以进行周期性体适能测试以对运动处方进行调整。

》【与运动处方相关的生活方式调整】

虽然长期科学规律的运动对MS患者的治疗有非常显著的效果，但日常饮食和生活方式依然也发挥了重要的作用。根据芬兰和美国的研究，积极的运动和合理的饮食摄入可以有效地降低患病风险和改善疾病状况。保持合理的饮食搭配及合理的摄入量，有效地和运动结合，可以加快机体恢复，控制体重、体脂，改善机体状态。

此外，合理的睡眠时间也与MS患病风险有较大关联，夜间睡眠时间7 h的人，MS患病风险最低；每晚睡眠时间大于或少于7 h的人，MS患病风险均明显升高。短睡眠时间人群MS患病风险是正常睡眠人群的1.11倍，长睡眠时间人群MS患病风险是正常睡眠人群的1.10倍。

因此，在科学规律的运动同时，应搭配合理的饮食和科学的生活方式，这样才能达到最佳治疗效果。

【运动处方案例】

案例　MS的运动处方

林某某，女，54岁。诊断为MS。目前未服用药物控制。体适能测试结果：心肺耐力差，肌肉力量达标，柔韧性和平衡性差，体脂率高。

运动处方目标：①增加身体活动量，降低体重，增加瘦体重；②降低体脂，控制机体血脂水平；③针对性的有氧和抗阻训练，增强心肺耐力和肌肉力量，提升心血管健康水平；④结合饮食、睡眠等生活方式调整。

注意事项：从低中度运动强度开始，根据身体适应情况逐步增加到中等运动强度并调整运动方式；每4周重新评估运动处方的执行情况，评估心肺功能及血糖的变化。

<table>
<tr><th colspan="4">运动处方</th></tr>
<tr><th colspan="4">基本信息</th></tr>
<tr><td>姓名：林某某</td><td>性别：女</td><td>年龄：54岁</td><td>电话：×××-××××-××××</td></tr>
<tr><td colspan="4">临床诊断：MS</td></tr>
<tr><td colspan="4">临床用药：无</td></tr>
<tr><th colspan="4">运动前健康筛查</th></tr>
<tr><td>体力活动水平</td><td colspan="3">□规律运动者(每周>3次或每周≥150 min、连续>3个月的体育运动)
☑体力活动不足</td></tr>
<tr><td rowspan="5">临床情况</td><td colspan="3">身高：160 cm　体重：79.4 kg　BMI：31 kg/m²　体脂率：40%</td></tr>
<tr><td colspan="3">慢性疾病史：无</td></tr>
<tr><td colspan="3">血液指标　空腹血糖：7.8 mmol/L　HbA1c：7.9%
低密度脂蛋白：3.5 mmol/L　高密度脂蛋白：1.2 mmol/L
甘油三酯：2.0 mmol/L</td></tr>
<tr><td colspan="3">血压：135/80 mmHg　心率：84次/分</td></tr>
<tr><td colspan="3">吸烟：□是　☑否　□已经戒烟</td></tr>
<tr><th colspan="4">体适能测试</th></tr>
<tr><td>最大摄氧量</td><td colspan="3">28 mL/(kg · min)，8 METs</td></tr>
<tr><td>肌肉力量</td><td colspan="3">握力：20.2～24.8 kg</td></tr>
<tr><td>柔韧性</td><td colspan="3">坐位体前屈：1分</td></tr>
<tr><td>平衡性</td><td colspan="3">闭眼单足站立：5 s</td></tr>
</table>

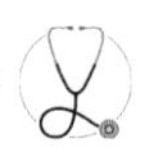

（续表）

运动方案	
适应阶段(1～4周)：	
有氧运动	方式：快走、骑自行车等
	频率：每周3次
	强度：40%～60% VO_2 max
	训练时长：20～40 min(每周递增5 min)
抗阻运动	方式：自重训练(如用橡皮带、小哑铃等)
	频率：每周≤4次
	强度：40%～50% 1 RM
	训练量：每次2～4组，每组10～12个
	组间间歇：30 s～1 min
柔韧性训练	方式：静态拉伸为主，动态拉伸为辅
	频率：每天1次
	强度：训练时稍有牵拉感，不应感到疼痛
	训练量：单一关节动作15 s，所有动作重复2组
适应后阶段(4周以上)：	
有氧运动	方式：跑步或骑自行车
	频率：每周3次
	强度：60%～75% VO_2 max
	训练时长：30～60 min(每次训练间歇要达到10 min)
抗阻运动	方式：器械抗阻训练
	频率：每周≤4次
	强度：50%～65% 1 RM
	训练量：每次3组，每组10～12个
	组间间歇：30 s～1 min
柔韧性训练	方式：静态拉伸为主，动态拉伸为辅
	频率：每天1次
	强度：训练时稍有牵拉感，不应感到疼痛
	训练量：单一关节动作15 s，所有动作重复2组
医生	签字：
日期	年　　月　　日

（李华婷）

第三节

糖 尿 病

一、糖尿病概述

》【流行病学】

糖尿病是以慢性血浆葡萄糖水平增高为特征的代谢性疾病，是由于胰岛素分泌不足和(或)作用障碍所致。糖尿病是常见的慢性非传染性疾病之一，我国18岁及以上人群糖尿病患病率高达11.2%。本病多见于中老年人，患病率随年龄增长而增加，自45岁后明显上升，60岁以上人群患病率超过20%。运动是预防和治疗2型糖尿病的重要手段之一，规律的长期运动可以增加葡萄糖的利用，提高身体的胰岛素敏感性，改善身体成分，降低糖尿病的发生率，有助于血糖控制。

》【临床表现和并发症】

1. 临床表现和特点　糖尿病患者可出现多尿、烦渴多饮、多食易饥、体重减轻的“三多一少”症状。但轻度高血糖患者可以没有症状而在体检时发现血糖升高，也可能仅表现为皮肤瘙痒、视物模糊等非典型症状。

2. 并发症

(1) 慢性并发症：长期血糖控制不佳将导致各种糖尿病慢性并发症的发生，包括糖尿病神经病变、肾脏病变和视网膜病变等。

(2) 急性严重代谢紊乱：如糖尿病酮症酸中毒和高血糖高渗综合征，严重者可昏迷，甚至导致死亡。

(3) 各种感染：容易发生皮肤、泌尿系统的反复感染，如皮肤真菌感染及化脓性感染、肾盂肾炎、膀胱炎，后两者多见于女性。

(4) 大血管病变：糖尿病患者常合并高血糖和高血脂，导致冠心病、脑卒中、肾动脉硬化等大血管病变的发生风险显著升高。

》【实验室检查】

1. 血糖的测定和口服葡萄糖耐量试验(OGTT)　正常人的空腹血糖水平在3.9～6.1 mmol/L，餐后2 h血糖<7.8 mmol/L。口服75 g葡萄糖后30 min至1 h血糖达高峰，一般为7.8～9.0 mmol/L，但峰值<11.1 mmol/L，2 h血糖<7.8 mmol/L，3 h后血糖恢复至空腹水平。而糖尿病患者空腹血糖升高，餐后及口服葡萄糖后血糖升高更为显著，短时间内不能降至空腹水平。

2. HbA1c　反映过去2～3个月的平均血糖水平，其参考值范围为3.2%～6.4%。

3. 尿糖　正常人从肾小球滤出的葡萄糖几乎完全被肾小管吸收，每天仅从尿中排出微量葡萄糖，一般葡萄糖定性试验不能检出。正常人血糖8.9～10 mmol/L时即可查出尿糖，这一血糖水平称为肾糖阈值。尿糖通常指每天尿中排出葡萄糖≥150 mg。

4. 抗体检查　包括胰岛细胞抗体、胰岛素抗体、谷氨酸脱羧酶自身抗体，对于判断糖尿病分型具有指导意义。

5. 血液生化检查　包括血脂（总胆固醇、甘油三酯、低密度脂蛋白、高密度脂蛋白）检查，以及尿蛋白、血肌酐和尿素氮等检查，协助判断代谢特征及肾脏病变情况。

【诊断标准】

1. 糖尿病诊断标准　具有典型的糖尿病症状（多尿、烦渴多饮、多食易饥、不明原因的体重下降）且随机静脉血浆葡萄糖≥11.1 mmol/L；或者空腹静脉血浆葡萄糖≥7.0 mmol/L；或者OGTT葡萄糖负荷后2 h静脉血浆葡萄糖≥11.1 mmol/L；或者HbA1c≥6.5%。

空腹状态是指至少8 h没有进食；随机血糖指不考虑上次用餐时间，一天中任意时间的血糖，不能用来诊断空腹血糖异常或糖耐量异常；无典型糖尿病症状，需改日复查空腹静脉血浆葡萄糖或葡萄糖负荷后2 h的静脉血浆葡萄糖以确诊。

2. 糖代谢状态分类　见表3-4-3。

表3-4-3　糖代谢状态分类

糖代谢状态分类	静脉血浆葡萄糖(mmol/L)	
	空腹血糖	OGTT后2 h血糖
正常血糖	<6.1	<7.8
空腹血糖受损	6.1～7.0	<7.8
糖耐量异常	<7.0	7.8～11.1
糖尿病	≥7.0	≥11.1

注：空腹血糖受损和糖耐量异常统称为糖调节受损，也称为糖尿病前期；空腹血糖正常参考值范围下限为3.9 mmol/L。

3. 糖尿病分型　根据病因学证据将糖尿病分为4种类型：1型糖尿病、2型糖尿病、特殊类型糖尿病和妊娠期糖尿病。

二、运动与糖尿病

体育锻炼在糖尿病患者的综合管理中占重要地位，对糖尿病高危人群的一级预防效果也非常显著，特别是对于超重和肥胖人群。流行病学研究结果显示，规律运动>8周可将2型糖尿病患者的HbA1c降低0.66%，坚持规律运动的糖尿病患者，死亡风险显著降低。运动疗法的作用和意义主要包括：①增强组织对胰岛素的敏感性；②增加能量消耗，调节糖代谢，控制血糖，降低血脂；③加速脂肪分解，降低体脂和控制肥胖；④改善心肺功能，降低血压；⑤改善凝血功能，降低心血管疾病危险；⑥促进心理健康，改善睡眠，提高机体的适应性。

》【运动适应证和禁忌证】

1. 适应证　主要适用于轻中度2型糖尿病患者，尤其是肥胖者。1型糖尿病患者接受胰岛素治疗且病情稳定者亦可进行运动，运动处方同2型糖尿病患者。

2. 禁忌证　包括：①空腹血糖＞16.7 mmol/L；②反复低血糖或血糖波动较大；③静息血压收缩压＞180 mmHg，或舒张压＞110 mmHg；④伴有运动器官损伤，如关节炎、肌肉疼痛；⑤有糖尿病酮症酸中毒等急性代谢并发症，合并急性感染、增生型视网膜病变及严重肾病；⑥严重心脑血管疾病，包括不稳定型心绞痛、严重心律失常、短暂性脑缺血发作；⑦特别消瘦的患者要避免过多的运动消耗。

》【运动方式的选择】

1. 有氧运动　有氧运动特点是强度低、有节奏、不中断和持续时间相对较长，简单易坚持。有氧运动促进葡萄糖的转运、吸收和利用，改善身体成分，改善胰岛素的敏感性、脂类代谢及心肺功能，降低HbA1c，是糖尿病患者的主要运动方式。推荐每周3～5次中等强度运动，每次≥30 min，累计时间≥150 min。有氧运动的形式包括：步行、慢跑、骑车、游泳、徒手体操、羽毛球、健身操等。以下为几种常见的运动方式。

(1) 步行：走平路速度在60～80 m/min比较适宜，每天走2 km，如果体力不能耐受或时间不允许，可以走10 min，休息5 min再走，或者稍微放慢速度，不急于求成，循序渐进。

(2) 慢跑：可自10 min开始，逐步延长至30～40 min，慢跑速度为6 km/h比较合适，可以跑步与走路交替进行，也可以穿插必要的间歇时间。运动时间和运动强度共同决定了运动量，两者可协调配合。

(3) 骑车：可用功率自行车在室内锻炼，运动强度为450～700 kg/(m·min)。也可在室外，但应注意安全，最好在晨间或运动场内进行，速度以8～15 km/h为宜。

2. 抗阻运动　抗阻运动是指肌肉在克服外来抗阻时进行的主动运动。阻力运动可以提高肌肉力量和爆发力，增加肌肉毛细血管密度，改善肌肉质量，提高基础代谢率。可以选择举哑铃、举沙袋等；也可以利用我们自身身体的重量作为阻力进行训练，如抬腿、仰卧起坐和平板支撑等。指南推荐每周最好进行2～3次阻力运动(两次锻炼间隔≥48 h)，锻炼肌肉力量和耐力。锻炼部位应包括上肢、下肢、躯干等主要肌肉群，训练强度宜中等。联合进行阻力运动和有氧运动可获得更大程度的代谢改善。

3. 有氧和抗阻混合运动　有氧和抗阻混合训练更有利于血糖的控制。基于多项随机对照临床试验的荟萃分析显示，与单一模式的有氧或者抗阻训练相比，混合训练降低HbA1c和血脂的幅度更大。推荐有氧和抗阻的混合训练可以每周3次以上。

4. 太极拳、八段锦等中国传统运动　太极拳、八段锦等中国传统运动项目很早就被

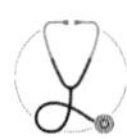

发现具有降低血压，改善心肺功能的作用，有利于骨关节健康，增加骨关节的力量、稳定性、协调性和身体的柔韧性，是一项老少皆宜、有趣味性的运动项目。训练难易程度、训练量和强度可以根据患者自身情况决定。

三、糖尿病运动处方的制订及实施

》【运动处方的评估】

1. *运动风险和运动能力的评估与测试*　运动处方的制订需遵循个体化原则。在对糖尿病患者实施运动处方之前，需要全面了解患者的健康水平和疾病状况。评估内容如下。

(1) 疾病史：糖尿病的类型、治疗方案(特别是是否使用磺脲类及胰岛素等容易导致低血糖的药物)，是否有伴随疾病及糖尿病的并发症。

(2) 运动史、运动习惯。

(3) 体格检查：体型、下肢血管和皮肤情况及有无足部溃疡等。

(4) 体适能测评：具体评估内容参见本书第二篇。

2. *其他相关风险评估*　糖尿病患者是高血压、冠心病、脑卒中、外周动脉疾病的高危人群，除了血糖的影响外，糖尿病患者还有可能面临其他风险：①由冠心病引发的心血管疾病的风险，由自主神经病变引发的血流动力学障碍(血压和/或心率的骤升或骤降)；②骨骼肌肉损伤的风险，如足部溃疡、关节炎；③糖尿病慢性并发症，如周围神经病变、视网膜病变和肾脏病变。

无临床症状的患者进行低强度运动，不需要做心肺功能评估。如进行中等强度以上的运动，满足以下情况，则需要完成心肺运动试验。

(1) 年龄＞40 岁。

(2) 年龄＞30 岁，同时伴有以下 1 个或以上危险因素：①患病时间＞10 年；②高血压；③吸烟；④血脂异常；⑤增生性视网膜病变或增生性视网膜病变前期；⑥微量白蛋白尿。

(3) 有以下任何情况之一：①冠心病、脑血管疾病、外周动脉疾病；②自主神经病变；③慢性肾脏病晚期。

综合了解患者健康水平、运动风险、运动能力后，根据临床症状制订个性化的运动处方，在医生的指导和监督下，提高运动处方的依从性和治疗效果。

》【运动处方要素】

1. *有氧运动*

运动频率：每周 3～7 次。

运动强度：中到高强度。

运动时间：≥30 min，可以延长至 90 min。

运动类型：任何动员全身核心肌群，持续升高心率的运动（如快走、慢跑、骑车）。

运动量：每周≥150 min。

2. 抗阻运动

运动频率：每周 2～3 次（隔日进行）。

运动强度：中等强度（50%～69% 1 RM）到较大强度（70%～85% 1 RM）。

运动时间：8～10 个动作，每个动作重复 8～15 次，1～3 组。

运动类型：用弹力带、器械等工具和设备完成抗阻运动。

3. 有氧+抗阻运动

运动频率：每周≥2 次。

运动强度：中到高强度。

运动时间：每周总运动量≥150 min。

运动类型：一次性完成有氧和抗阻运动（顺序可以颠倒）。

4. 柔韧性和平衡性训练

运动频率：柔韧性训练每周 2～3 次，平衡性训练每周 2～3 次。

运动强度：柔韧性训练拉伸到感觉紧张或轻度不适；平衡性训练，小到中等强度。

运动时间：每个动作持续 10～30 s，重复 2～4 次；每次运动的持续时间 10～30 min。

运动类型：静力性、动力性、本体感受性神经肌肉拉伸运动。

》【糖尿病相关指标的运动干预】

1. 血糖控制　有规律的长期运动可以有效控制血糖。有氧运动、抗阻运动及有氧和阻力混合运动都能降低血糖。目前的研究认为，降血糖的效果以有氧和阻力混合运动效果最好，其次为有氧运动。

2. 血脂异常　有氧运动是降低糖尿病患者血脂异常的最佳运动方式。

3. 炎症　有规律的运动、不限运动方式（有氧或者抗阻运动）能降低机体炎症水平。有氧和抗阻混合运动降低炎症的效果更好。

4. 血管功能　有氧运动是改善血管内皮功能的主要运动形式，运动对糖尿病患者内皮功能的益处不受胰岛素功能和血糖水平的影响。

5. 心肺耐力和肌肉力量　有氧运动是提高心肺耐力的理想运动方式。对糖尿病患者，有氧与抗阻的混合训练促进心肺耐力的效果更好，强度越高，效果越好。对于肌肉力量，有氧与抗阻的综合训练效果更好。

6. 体重和身体成分　对糖尿病患者而言，长时间运动能更好地控制体重，减少体脂，增加肌肉及改善身体成分。

》【不同阶段的运动处方】

1. 血糖波动期　减少久坐和卧床的时间，在确保安全的前提下，以抗阻运动为佳，也可以在病床、病房里进行少量的肢体活动和（或）全身运动。

（1）运动处方目标：减少并发症，降低血糖，保持肌肉量。

(2) 运动处方内容：根据患者的病情严重程度、身体机能水平、活动能力制订合适的运动方式和运动强度。

卧床期间，可以在关节活动范围，进行上肢、躯干、下肢的无负重或者负重运动。例如，上肢可进行以下动作：上举、外展、内收、内外旋；躯干：双桥、单桥、仰卧起坐等；下肢：直腿抬高、屈髋屈膝等。如果患者能够耐受，还可以完成坐立位和站立位的上肢、躯干、下肢的无负重或负重运动。例如，上肢：上举、外展、内收、内外旋等；躯干：前屈、后屈、左右旋转等；下肢：屈髋屈膝、下蹲等。

如果患者可以独立行走，建议从低强度有氧运动开始，进行身体的适应性运动，根据身体状况，完成每次 5 min 以上的运动。随着身体状况的改善，逐渐延长运动时间，适当增加运动强度。

运动频率：每天。

运动时间和强度：根据患者的病情严重程度和耐受程度进行个性化处理。

(3) 注意事项：首先，避免强度过大运动。为确保运动的安全性，运动前后需要测量血压、血糖，确保其在安全范围；在运动期间，佩戴血氧饱和度监测仪，关注心率、血氧饱和度的变化。当患者出现不适时，应立即停止运动。其次，如果患者有关节疼痛，或因肥胖导致行动不便，或因偏瘫导致部分肢体活动不便，可以进行以上肢和躯干为主的活动，也可以借助工具进行适当运动。

(4) 运动处方执行情况监督：由医生和运动处方师确保运动干预达成率。

2. *血糖稳定期*　当患者病情稳定后，运动方式、强度和时间可以循序渐进优化原则。

(1) 运动处方目标：①提高机体的胰岛素敏感性，增加能量消耗，降低血糖；②让患者逐步恢复心肺耐力、肌肉力量，提高生活自理能力和身体健康水平。

(2) 运动处方的内容

运动频率：每周 3～7 次。

运动时间：可以从每次 10 min 开始，逐渐增加到每次 30～60 min。

运动强度：从低强度逐渐过渡到中高强度。

运动方式：步行、快走、慢跑，骑自行车、跑台、划船机训练，器械力量训练，平衡性、柔韧性训练等。

运动进展：根据病情，每周适量增加运动时间和强度，逐渐增加运动量。

(3) 注意事项：同血糖波动期。此外，在此期间，需要考虑运动的专门化，针对患者的薄弱环节进行针对性训练。比如，平衡功能差的患者，加强下肢力量、神经肌肉协调性训练及平衡性训练；肥胖患者，每次运动时间可稍延长。

(4) 运动处方执行情况监督：医生和运动处方师确保达成率。

3. *社区康复期*

(1) 运动处方目标：①养成运动习惯，减少久坐，按运动处方坚持锻炼；②控制血糖，减少心血管疾病的危险因素，延缓并减少并发症发生；③提高心肺耐力、肌肉力量和耐力。

(2) 运动处方原则：参考“血糖稳定期”运动处方内容，在医生指导下实施个性化运动处方。

(3) 注意事项：①让患者养成运动前后监测心率、血压的习惯，可以采用可穿戴设备进行自我安全管理；②养成记录运动日记的习惯：记录运动前后的心率、血压指标，运动时间和强度，运动中的最高心率，在保证安全的同时，不断调整和改善运动方案。

(4) 运动处方执行情况监督：由家庭医生确保达成率。

》【运动安全教育】

1. 了解高血糖反应和低血糖反应

(1) 高血糖反应(血糖＞13.8 mmol/L)：症状包括尿频、烦渴、皮肤极度干燥、困倦、恶心、视物模糊或视力下降。

建议：①如果运动前后血糖异常升高，应在医生的指导下，找出原因；②非胰岛素使用者容易出现高血糖反应，确保遵医嘱服药；③因为身体应激反应，高强度运动容易引起高血糖反应，应适当调整运动负荷，循序渐进地增加运动量，避免不良运动习惯产生高血糖。

(2) 低血糖反应(血糖＜3.9 mmol/L，通常发生在运动后 1～2 h 内)：过长时间的运动，也可能因为能量消耗导致低血糖发生。症状包括心率加快、大汗淋漓、焦虑、震颤、头晕、虚弱无力、头痛、烦躁、饥饿、视物模糊或视力下降。

建议：①养成监测血糖的习惯，了解自身血糖在运动前后的波动情况，动态血糖监测能提供很好的帮助；②摄入能快速消化吸收的 15 g 葡萄糖或者碳水化合物；③在血糖恢复正常后，尽快补充食物，防止低血糖再次发生。

2. 养成良好的运动和卫生习惯

(1) 日常习惯：①养成记录血糖、血压、运动处方的习惯；②合适的运动健身服装和自我监测工具；③伴有外周神经病变的患者，确保手部、足部卫生，进行常规护理。

(2) 运动前的预防：①避免服药后空腹运动，运动时携带适当的含糖食品或糖块；②血糖未控制前避免剧烈运动；③避免在胰岛素作用处于高峰期时运动；④运动前适当减少胰岛素、降血糖药的剂量。

(3) 运动期间的自我保护：①适当补充水分；②运动中发生异常反应，立即停止运动并请求帮助。

(4) 运动后的整理活动：①每次运动后，需要安排一定时间的整理活动；②避免突然停止运动引起心血管异常反应，如重力性休克等；③通过加强肌肉的放松，让身体逐渐回归运动前的状态，缓解运动疲劳；④监测运动后血糖，了解运动对自己血糖的影响，调整运动强度和时间。

3. 糖尿病用药与运动　以下为糖尿病患者常用药物的影响及运动时的调整参考。

(1) 胰岛素：胰岛素剂量不足会引起高血糖，应适当增加剂量；而过多则会引起运动中和运动后的低血糖效应，应该适当减少剂量。

(2) 胰岛素促分泌剂(磺脲类和格列奈类)：引起运动中的低血糖反应，应在运动当日减少用量。

(3) 二甲双胍：一般来说是安全的，不用调整。

(4) 噻唑烷二酮类药物：一般来说是安全的，不用调整。

(5) β受体阻滞剂：容易掩盖低血糖症状，患者应于运动前后测量血糖；出现低血糖反应时，需及时补充葡萄糖。

(6) 他汀类：可能引起肌肉酸痛、肌无力，但是一般来说是安全的，不用调整。

【糖尿病并发症运动干预的注意事项】

见表3-4-4。

表3-4-4　糖尿病并发症运动干预的注意事项

并发症	运动干预的注意事项
冠心病	在医生的指导下，因人而异地进行合适的运动训练，最好参加心脏康复项目
稳定型心绞痛	低强度运动是安全的，建议运动心率应低于心绞痛时心率的10次/分以内
高血压	抗阻运动时，避免瓦尔萨尔瓦(Valsalva)动作，即深吸气后紧闭声门，再用力做呼气动作
脑卒中	在医生的指导下，循序渐进地增加运动负荷，有肢体障碍者以抗阻运动为佳
外周神经病变	加强足部护理，防治运动创伤，减少下肢负重的运动项目
自主神经病变	注意直立性低血压及运动期间的血压、心率的波动；避免在高温、湿热的环境中运动
视网膜病变	建议体力活动低到中等强度，避免高强度运动，避免跳高、投掷、头向下等升高血压的活动
肾病和微蛋白尿	以低强度运动为主，适度中等强度运动；根据疾病的进展和严重程度，在医生的指导下适当调整运动强度
关节炎	建议低到中等强度运动；避免下肢负重的抗阻运动，但是需要增加下肢力量；避免接触性、动作难度高的运动，减少关节损伤风险

【运动处方案例】

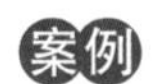 2型糖尿病血糖稳定期的运动处方

孙某某，男，52岁。诊断为2型糖尿病。目前服用药物控制。体适能测试结果：心肺耐力差，肌肉力量达标，柔韧性和平衡性差，体脂率高。

运动处方目标：①增加身体活动量，降低体重，增加瘦体重；②进行有针对性的运动训练，增强心肺耐力、肌肉力量；③结合用药，控制、降低血糖。

注意事项：从低运动强度开始，根据身体适应情况逐步增加到中等运动强度，调整运动方式；每4周重新评估运动处方的执行情况，评估心肺耐力及血糖的变化。

<table>
<tr><th colspan="4">运动处方</th></tr>
<tr><th colspan="4">基本信息</th></tr>
<tr><td>姓名:孙某某</td><td>性别:男</td><td>年龄:52 岁</td><td>电话:×××-××××-××××</td></tr>
<tr><td colspan="4">临床诊断:2 型糖尿病</td></tr>
<tr><td colspan="4">临床用药:二甲双胍</td></tr>
<tr><th colspan="4">运动前健康筛查</th></tr>
<tr><td>体力活动水平</td><td colspan="3">□规律运动(每周>3 次或每周≥150 min、连续>3 个月的体育运动)
☑体力活动不足</td></tr>
<tr><td rowspan="5">临床情况</td><td colspan="3">身高:172 cm　体重:85 kg　BMI:28.73 kg/m^2　体脂率:29.5%</td></tr>
<tr><td colspan="3">慢性疾病史:糖尿病病史 2 年</td></tr>
<tr><td colspan="3">血液指标　空腹血糖:7.8 mmol/L　糖化血红蛋白:7.3%
总胆固醇:5.1 mmol/L　低密度脂蛋白:3.35 mmol/L
高密度脂蛋白:1.06 mmol/L　甘油三酯:1.7 mmol/L</td></tr>
<tr><td colspan="3">血压:135/85 mmHg　心率:69 次/分</td></tr>
<tr><td colspan="3">吸烟:□是　□否　☑已经戒烟</td></tr>
<tr><th colspan="4">体适能测试</th></tr>
<tr><td>最大摄氧量</td><td colspan="3">28 mL/(kg·min),8 METs</td></tr>
<tr><td>6 min 步行距离</td><td colspan="3">510 m</td></tr>
<tr><td>肌肉力量</td><td colspan="3">握力:3 分</td></tr>
<tr><td>柔韧性</td><td colspan="3">坐位体前屈:2 分</td></tr>
<tr><td>平衡能力</td><td colspan="3">闭眼单足站立:6 s</td></tr>
<tr><th colspan="4">运动方案</th></tr>
<tr><td rowspan="6">有氧运动</td><td colspan="3">方式:快走、慢跑、踏车、游泳等</td></tr>
<tr><td colspan="3">频率:3 次</td></tr>
<tr><td colspan="3">强度:低到中等强度(心率 109～129 次/分)</td></tr>
<tr><td colspan="3">时间:每次≥60 min</td></tr>
<tr><td colspan="3">每周运动量:≥200 min</td></tr>
<tr><td colspan="3">注意事项:根据自身耐受性逐渐延长运动时间和增加运动强度</td></tr>
<tr><td rowspan="6">力量运动</td><td colspan="3">方式:器械力量训练,上肢、下肢及腹背肌群训练,10 个动作,每个动作 10～15 次,2～3 组</td></tr>
<tr><td colspan="3">频率:每周 2 次</td></tr>
<tr><td colspan="3">强度:中至较高强度</td></tr>
<tr><td colspan="3">时间:30 min</td></tr>
<tr><td colspan="3">每周运动量:60 min</td></tr>
<tr><td colspan="3">注意事项:加强下肢力量</td></tr>
</table>

（续表）

柔韧性运动	方式：上肢、躯干、下肢静态拉伸
	频率：建议运动前后完成
	强度：拉伸至感觉紧张或轻度不适
	时间：5 min
	每周运动量：30 min
	注意事项：每个动作保持时间>5 s，逐渐延长时间
平衡性运动	方式：单足闭眼下蹲、平衡垫练习等项目
	频率：每周 2～3 次
	强度：低强度
	时间：5～10 min
	每周运动量：30 min
	注意事项：运动前热身，避免运动损伤
身心运动	方式：太极拳
	频率：每周 1 次
	强度：低强度
	时间：30 min
	每周运动量：30 min
	注意事项：运动前热身，避免运动损伤
医生	签字：
日期	年　　月　　日

（李益明　樊启为）

本章主要参考文献

[1] 陈德明主编. 慢性疾病运动疗法[M]. 哈尔滨：黑龙江大学出版社，2012.
[2] 陈家伦. 临床内分泌学[M]. 上海：上海科学技术出版社，2011.
[3] 迟家敏主编. 实用糖尿病学[M]. 4 版. 北京：人民卫生出版社，2017.
[4] 冯连世主编. 运动处方[M]. 北京：高等教育出版社，2020.
[5] 葛均波，徐永健主编. 内科学[M]. 8 版. 北京：人民卫生出版社，2016.
[6] 韩梦杰. 高强度间歇训练对慢性病作用效果的研究进展[J]. 运动，2019(6)：153－154.

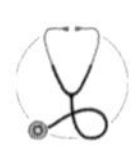

[7] 美国运动医学学会. ACSM运动测试与运动处方指南[M]. 王正珍,主译. 10版. 北京:北京体育大学出版社,2019.

[8] 孙紫怡,彭阳,罗佐杰,等. 睡眠时长和午睡与代谢综合征相关性的研究进展[J]. 中国糖尿病杂志,2022,30(01):73-76.

[9] 王正珍,徐骏华主编. 运动处方[M]. 2版. 北京:高等教育出版社,2018.

[10] 巫丽丽,李必迅,邱晔,等. 生活方式干预对代谢综合征患者的影响10年随访研究[J]. 内科,2018,13(6):823-826,862.

[11] 中华医学会,中华医学会杂志社,中华医学会全科医学分会,等. 肥胖症基层诊疗指南(实践版·2019)[J]. 中华全科医师杂志,2020(2):102-107.

[12] 中华医学会糖尿病学分会. 中国2型糖尿病防治指南(2020年版)[J]. 中华糖尿病杂志,2021,13(4):315-409.

[13] American Diabetes Association. Facilitating behavior change and well-being to improve health outcomes: standards of medical care in diabetes-2021 [J]. Diabetes Care, 2021,44(Suppl. 1): S53-S72.

[14] KIM T N, MAN S P, KANG I L, et al. Skeletal muscle mass to visceral fat area ratio is associated with metabolic syndrome and arterial stiffness: the korean sarcopenic obesity study (KSOS) [J]. Diabetes Res Clin Pract, 2011,93(2):285-291.

[15] PETRIDOU A, SIOPI A, MOUGIOS V. Exercise in the management of obesity [J]. Metabolism, 2019,92:163-169.

[16] ROBERTS C K, HEVENER A L, BARNARD R J. Metabolic syndrome and insulin resistance: underlying causes and modification by exercise training [J]. Compr Physiol, 2013,3(1):1-58.

[17] STRAZNICKY N E, GRIMA M T, LAMBERT E A, et al. Exercise augments weight loss induced improvement in renal function in obese metabolic syndrome individuals [J]. J Hypertens, 2011,29(3):553-564.

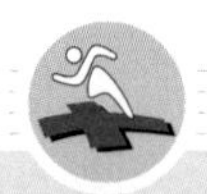

第五章　神经系统疾病的运动处方

第一节

阿尔茨海默病

一、阿尔茨海默病概述

》【流行病学】

阿尔茨海默病(Alzheimer's disease，AD)是一种年龄依赖的中枢神经系统退行性疾病，临床表现为渐进性认知功能减退。其病理学特征主要是细胞外淀粉样斑块、细胞内神经纤维缠结及突触减少。从1906年第1例AD患者被报道至今，AD患病人数不断增长。据统计，在全球范围内，有4700万AD患者；到2050年，这一数字预计将增加到1.31亿人。随着人口老龄化进程的加速，我国60岁及以上老年人口占总人口的比例已超过20%，AD患病人数将会进一步增加，这必将给社会、家庭带来沉重的精神和经济负担。AD是第六大死亡原因，也是65岁以上人群的第五大死亡原因。因此，AD已经成为影响全球的公共健康和社会可持续发展的重大问题。

体力活动不足是增加AD患病风险的独立危险因素，规律运动可以降低45%的AD风险，是轻到中等症状AD患者的基础治疗手段。

》【临床表现和体征】

AD通常隐匿起病，持续进行性发展，主要表现为认知功能减退和非认知性神经精神症状。按照最新分期，AD包括两个阶段：痴呆前阶段和痴呆阶段。

1. *痴呆前阶段*　此阶段分为轻度认知功能障碍发生前期(pre-mild cognitive impairment，pre-MCI)和轻度认知功能障碍期(mild cognitive impairment，MCI)。MCI

本身根据有无遗忘又可以继续分亚型。AD 的 pre-MCI 期没有任何认知障碍的临床表现或者仅有极轻微的记忆力减退，这个概念目前主要用于临床研究。AD 的 MCI 期，即 AD 源性 MCI，是引起非痴呆性认知损害(cognitive impairment not dementia, CIND)的多种原因中的一种，主要表现为记忆力轻度受损，学习和保存新知识的能力下降，如注意力、执行能力、语言能力和视空间能力也可出现轻度受损，但不影响基本日常生活能力，达不到痴呆的程度。

2. *痴呆阶段*　即传统意义上的 AD，此阶段患者认知功能损害导致了日常生活能力下降，根据认知损害的程度大致可以分为轻、中、重 3 度。

(1) 轻度：主要表现为记忆障碍。首先出现的是近事记忆减退，患者常将日常所做的事和常用的一些物品遗忘。随着病情的发展，可出现远期记忆减退，即对发生已久的事情和人物的遗忘。部分患者出现视空间障碍，如外出后找不到回家的路，不能精确地临摹立体图等。面对生疏和复杂的事物容易出现疲乏、焦虑和消极情绪，还会表现出人格方面的障碍，如不爱清洁、不修边幅、烦躁、易怒、自私多疑等。

(2) 中度：除记忆障碍继续加重外，工作、学习新知识和社会接触能力减退，特别是原已掌握的知识和技巧出现明显的衰退。出现逻辑思维、综合分析能力减退、言语重复、计算力下降、明显的视空间障碍，如在家中找不到自己的房间，还可出现失语、失用、失认等皮质功能异常。有些患者还可出现癫痫、强直-少动综合征。有些患者常有较明显的行为和精神异常，性格内向的患者变得易激惹、兴奋欣快、言语增多；而原来性格外向的患者则可变得沉默寡言，对任何事情都提不起兴趣，出现明显的人格改变，甚至做出一些羞耻感缺失(如随地大小便等)的行为。

(3) 重度：此期的患者除上述各项症状逐渐加重外，还有情感淡漠、哭笑无常、言语能力丧失，以致不能完成日常简单的生活事物，如穿衣、进食。终日无语而卧床，与外界(包括亲友)逐渐丧失接触能力。四肢出现强直或屈曲瘫痪、括约肌功能障碍。此外，患者常可并发全身系统性疾病的症状，如肺部及尿路感染、压疮、全身性衰竭症状等，最终因并发症而死亡。

》【实验室及辅助检查】

1. *实验室检查*　血、尿常规和血生化检查均正常。脑脊液检查可发现 Aβ 水平降低，总 tau 蛋白和磷酸化 tau 蛋白增高。

2. *脑电图*　AD 的早期脑电图改变主要是波幅降低和 α 节律减慢。少数患者早期就有脑电图 a 波明显减少，甚至完全消失。随病情进展，可逐渐出现较广泛的 θ 活动，以额叶、顶叶明显。

3. *影像学检查*　CT 检查可见脑萎缩、脑室扩大；头颅 MRI 检查显示双侧颞叶、海马沟萎缩(图 3-5-1)。SPECT 灌注成像和氟脱氧葡萄糖 PET 成像可见顶叶和额叶，尤其是双侧顶叶的海马区血流和代谢降低。使用各种配体的 PET 成像技术(如 PIB-PET)可见脑内的 Aβ 沉积。

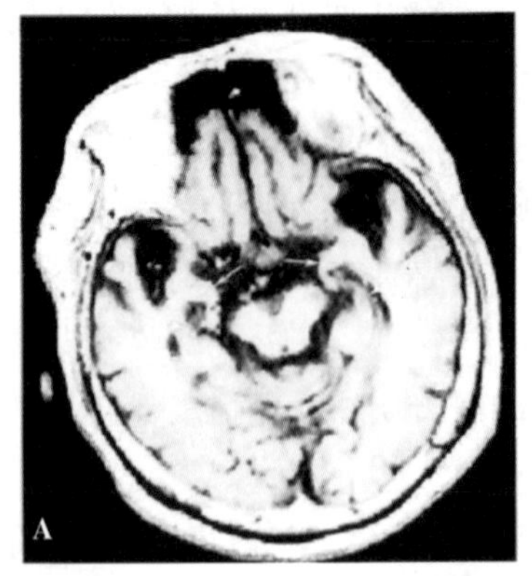

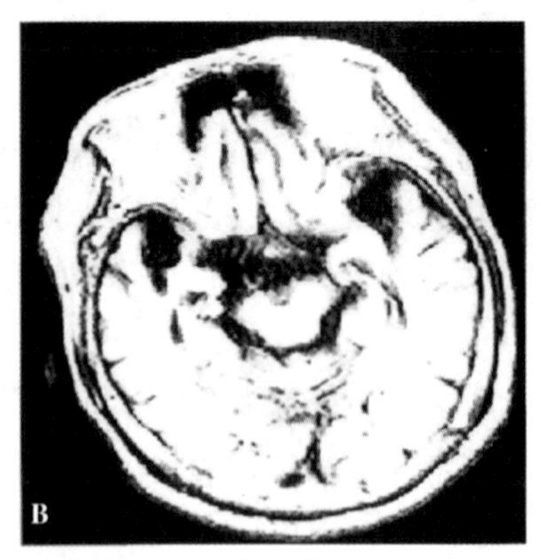

图 3－5－1　MRI 显示 AD 患者的颞叶和海马萎缩

A. T_1 加权像：双侧脑室颞角扩大，颞叶萎缩，以内颞叶、海马沟萎缩明显（箭头）；B. FLAIR 像：萎缩的内颞叶、海马沟呈高信号。

4. 神经心理学检查　对 AD 的认知评估领域应包括记忆功能、言语功能、定向力、应用能力、注意力、知觉（视听、感知）和执行功能 7 个领域。临床上常用的工具可分为：①大体评定量表，如简易精神状况检查量表（MMSE）、蒙特利尔认知测验（MoCA）、AD 认知功能评价量表（ADAS－cog）、长谷川痴呆量表（HDS）、Mattis 痴呆量表、认知能力筛查量表（CASI）等；②分级量表，如临床痴呆评定量表（CDR）和总体衰退量表（CDS）；③精神行为评定量表，如痴呆行为障碍量表（DBD）、汉密尔顿抑郁量表（HAMD）、神经精神问卷（NPI，中国大陆最早由王晓平等引入）；④用于鉴别的量表，如 Hachinski 缺血量表。还应指出的是，选用何种量表、如何评价测验结果，必须结合临床表现和其他辅助检查结果才可以得出诊断。

5. 基因检查　有明确家族史的患者可进行 *APP*、*PS1*、*PS2* 基因检测，如有突变基因发现有助于确诊。

》【诊断标准】

应用最广泛的 AD 诊断标准是由美国国立神经病语言障碍脑卒中研究所和 AD 及相关疾病学会（the National Institute of Neurological and Communicative Disorders and Stroke and the Alzheimer Diseases and Related Disorders Associations，NINCDS－ADRDA）于 1984 年制定。2011 年美国国立老化研究所和 AD 协会对此标准进行了修订，制定了 AD 不同阶段的诊断标准，并推荐 AD 痴呆阶段和 MCI 期（最早由 Perterson 提出）的诊断标准用于临床。

1. AD 痴呆阶段的临床诊断标准

（1）很可能的 AD 痴呆

1）核心临床标准：①符合痴呆诊断标准；②起病隐袭，症状在数月至数年中逐渐出现；③有明确的认知损害病史；④表现为遗忘综合征（学习和近记忆下降，伴 1 个或以上其他认知域损害）或者非遗忘综合征（语言、视空间或执行功能三者之一损害，伴 1 个或以上其他认知域损害）。

2）排除标准：①伴有与认知障碍发生或恶化相关的脑卒中史，或存在多发或广泛脑梗死，或存在严重的白质病变；②有路易体痴呆的核心症状；③有额颞叶痴呆的显著特征；④有原发性进行性失语的显著性特征；⑤有其他引起进行性记忆和认知功能损害的神经系统疾病，或非神经系统疾病，或药物过量或滥用证据。

3）支持标准：①在以知情人提供和正规神经心理测验得到的信息为基础的评估中，发现进行性认知下降的证据；②找到致病基因（*APP*、*PS1* 或 *PS2*）突变的证据。

（2）可能的 AD 痴呆：有以下任一情况时，即可诊断。

1）非典型过程：符合很可能的 AD 痴呆诊断标准中的第 1 条和第 4 条，但认知障碍突然发生，或病史不详，或认知进行性下降的客观证据不足。

2）满足 AD 痴呆的所有核心临床标准，但具有以下证据：①伴有与认知障碍发生或恶化相关的脑卒中史，或存在多发或广泛脑梗死，或存在严重的白质病变；②有其他疾病引起的痴呆特征，或痴呆症状可用其他疾病和原因解释。

2. AD 源性 MCI 的临床诊断标准

（1）符合 MCI 的临床表现：①患者主诉或者知情者、医生发现的认知功能改变；②有 1 个或多个认知领域受损的客观证据，尤其是记忆受损；③日常生活能力基本正常；④未达到痴呆标准。

（2）发病机制符合 AD 病理生理过程：①排除血管性、创伤性、医源性的认知功能障碍；②有纵向随访发现认知功能持续下降的证据；③有与 AD 遗传因素相关的病史。

在临床研究中，MCI 和 Pre-MCI 期的诊断标准还采纳了两大类 AD 的生物标志物：一类反映 Aβ 沉积，包括脑脊液 Aβ2 水平和涉及 PET 淀粉样成像；另一类反映神经元损伤，包括脑脊液总 tau 蛋白和磷酸化 tau 蛋白水平、结构 MR 显示海马体积缩小或内侧颞叶萎缩、氟脱氧葡萄糖 PET 成像、SPECT 灌注成像等。目前对这些生物标志物的理解还有限，其临床应用还有待进一步改进和完善。

二、运动与阿尔茨海默病

AD 是一种典型的影响老年人群的神经退行性疾病，是全球范围内痴呆的主要原因。与正常衰老不同的是，AD 涉及执行功能、处理速度、工作能力和个人记忆等方面个体功能的下降，目前 AD 的确切发病机制仍不清楚，治疗困难，综合性治疗和护理有可能减轻病情和延缓发展。运动和康复对 AD 意义尤其大。在不久的将来，AD 的预防可能基于多领域策略，这些策略控制着几种生活习惯，如饮食、认知活动和体育活动，国际合作和大型纵向数据集的联合开发也可能有助于该领域的深入调查。

药物治疗：目前临床应用的治疗 AD 的药物[脑内胆碱酯酶抑制剂（如石杉碱甲和多奈哌齐等）和非竞争性 NMDA 受体拮抗剂（如美金刚），包括我国自主研发新药 GV－971（甘露特钠）]，都仅仅只能暂时改善或缓解 AD 的临床症状，尚无药物可以减缓或阻止 AD 的进展。

非药理学管理：选择非药理学方法治疗痴呆症具有潜在益处，且它们价格低廉、总体安全。认知训练和活动，如阅读和玩认知游戏（如国际象棋、桥牌），可能有助于维持认知和功能。然而，应该避免因挑战性任务而产生的沮丧和压力。音乐或艺术治疗，以及其他经验方法，可能有助于维持认知或提高生活质量。由于童年的旧记忆保存时间最长，运用回忆疗法，包括利用个人早期生活故事和事件的个人历史进行心理治疗，可能会改善心理健康。

大量研究表明，生活行为方式对AD的发展有一定影响，与其他慢性疾病（如心血管疾病）一样，AD的预防是最重要的，运动影响AD的病程和病理学还在不断探索。对大脑的成像分析显示，经常运动能保持并改善大脑容积和各组成部分的完整性和连接性。横断面研究显示，经常运动可以保持完整大脑（尤其是海马）的结构，延缓衰老导致的脑萎缩。国内较早由郭启浩教授对几种体育运动保护和改善老年认知做了一定探索，近期陈生弟教授团队对"太极拳与AD认知保护"进行研究也做了积极贡献。

目前的研究证据支持积极运动预防AD，对早期AD患者来说，运动是不可缺少的治疗内容之一，可以为探索AD的临床治疗策略提供新的思路和方向。运动改善脑血流、脑血管收缩功能和反应性，促进脑细胞再生、脑血管再生，促进结构重塑，改善认知功能和脑代谢，降低炎症水平，有助于改善大脑结构的完整性和功能。运动也有助于AD患者步行能力、平衡功能、肌肉功能的改善，提高患者生活自理能力和生活质量。

》【运动处方的评估与测试】

AD患者运动风险与能力评估及测试主要评价以下内容和指标。

1. *心肺耐力* 心肺耐力是影响AD的重要指标，建议通过功率自行车的心肺运动试验进行测试。如条件不允许时，也可以通过其他替代方式，如爬楼梯、6MWT。
2. *肺活量* 用肺活量计测量。
3. *肌肉力量测试* 用握力计、背力计测量。
4. *灵敏性测试* 用灵敏测试仪测量。
5. *平衡性* 用闭眼单足站立测试。

AD患者运动风险规避：①以鼓励所有AD患者（无论轻重）进行日常中等强度运动为原则；②若合并有心血管疾病，建议采用本篇第二章第二节冠心病的评估策略。

三、阿尔茨海默病运动处方的制订及实施

》【运动处方的制订原则】

运动促进脑健康，预防AD至关重要，对早期被诊断的患者，鼓励积极运动康复。年龄是AD的重要影响因素。体力活动不足是增加AD发生率的独立危险因子（Ⅰ级证据），65岁以上的老年人需要规律运动，降低AD发生率。流行病学研究发现每周≥150 min的中等强度运动，可以降低40%患AD的风险。

轻到中度AD患者需要通过运动解决3个主要问题：①保持或者提高规律运动习惯，坚持每周至少150 min运动；②提高心肺耐力、运动能力及身体机能；③在合理范围内增加大强度运动频率。重度患者需由专门的运动处方师给予个性化治疗。

由于年龄和疾病的影响，AD患者往往体力活动水平下降，同时运动对AD患者脑功能的改变，产生一定疗效往往需要长周期。指导患者及其家属获得一定的自我运动康复技能，有益于AD患者的长期治疗。

VO_2max每增加1个单位，患痴呆的风险降低20%；VO_2max水平越低，认知下降越快。维持和提升AD患者的心肺功能、运动耐力是延缓疾病进展、促进身体恢复的关键，也是评估运动疗效的重要指标。

》【运动处方要素】

目前并无针对AD的运动处方指南，针对不同严重程度的患者，确定运动指导的程度也应有所不同。依据上述AD运动处方实施原则，推荐以下运动处方作为参考，运动方式的选择依据患者的身体机能而定。

运动方式：①推荐AD患者积极进行有氧运动、太极拳及辅助下肢力量训练等。有氧运动是改善脑血管功能、提升心肺功能的主要运动方式，推荐快走、游泳、骑自行车等。②太极拳改善平衡、协调能力、步行功能，鼓励患者在家练习。③鼓励患者进行球类运动、运动游戏、舞蹈类活动，增加运动的趣味性、社交性，能够同时锻炼患者多方面的能力，增加运动自信心。

运动强度：中到高强度。

运动时间：每次30～40 min。

运动频率：每周≥3次。

运动总量：6个月为1个疗程。

》【运动安全教育和注意事项】

运动提供了一种非侵入性的方式来影响AD，但单独运动还不足以预防AD，针对饮食、吸烟、睡眠和认知参与等可改变的风险因素进行干预，结合运动对AD的益处，可能会延迟AD症状的发生。

》【运动处方案例】

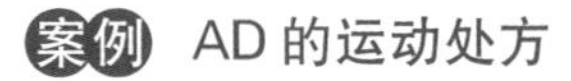

案例　AD的运动处方

杨某某，男，72岁，退伍军人，相当于中学文化水平（简易认知筛查量表MMSE 18分）。诊断为AD。目前服用药物，日常生活大部分可自理，部分需要照顾。体适能测试：心肺耐力、下肢肌肉耐力、肌肉力量及协调性一般。

运动处方目标：①培养运动习惯，增加日常运动时间；②提高心肺耐力和综合身体素质；③通过棋牌游戏活动改善认知。

注意事项：从低强度运动开始，根据身体适应情况逐步增加到中等运动强度；调整运动方式，每3周重新评估运动处方的执行情况，定期评估MMSE变化。

<table>
<tr><th colspan="4">运动处方</th></tr>
<tr><th colspan="4">基本信息</th></tr>
<tr><td>姓名：杨某某</td><td>性别：男</td><td>年龄：72岁</td><td>电话：×××-××××-××××</td></tr>
<tr><td colspan="4">临床诊断：AD</td></tr>
<tr><td colspan="4">临床用药：石杉碱甲，甘露特钠</td></tr>
<tr><th colspan="4">运动前健康筛查</th></tr>
<tr><td>体力活动水平</td><td colspan="3">□规律运动(每周>3次或每周≥150 min、连续>3个月的体育运动)
☑体力活动不足</td></tr>
<tr><td rowspan="4">临床情况</td><td colspan="3">身高：167 cm　体重：62 kg　BMI：19.96 kg/m²　体脂率：21.1%</td></tr>
<tr><td colspan="3">血液指标：正常</td></tr>
<tr><td colspan="3">血压：130/76 mmHg　心率：67次/分</td></tr>
<tr><td colspan="3">吸烟：□是　□否　☑已经戒烟</td></tr>
<tr><th colspan="4">体适能测试</th></tr>
<tr><td>最大摄氧量</td><td colspan="3">26 mL/(kg·min)，7.5 METs</td></tr>
<tr><td>6 min步行距离</td><td colspan="3">435 m</td></tr>
<tr><td>肌肉力量</td><td colspan="3">握力：1分</td></tr>
<tr><td>柔韧性</td><td colspan="3">坐位体前屈：1分</td></tr>
<tr><td>平衡能力</td><td colspan="3">闭眼单足站立：2 s</td></tr>
<tr><th colspan="4">运动方案</th></tr>
<tr><td rowspan="6">有氧运动</td><td colspan="3">方式：健步走、太极拳等</td></tr>
<tr><td colspan="3">频率：每周≥3次</td></tr>
<tr><td colspan="3">强度：中等强度</td></tr>
<tr><td colspan="3">时间：每次30～60 min</td></tr>
<tr><td colspan="3">每周运动量：150～300 min</td></tr>
<tr><td colspan="3">注意事项：下午、餐后进行运动训练</td></tr>
<tr><td rowspan="6">力量运动</td><td colspan="3">方式：扶墙俯卧撑、仰卧直腿抬高、单足站立提踵等</td></tr>
<tr><td colspan="3">频率：每周2～3次</td></tr>
<tr><td colspan="3">强度：中等强度</td></tr>
<tr><td colspan="3">时间：每周2～3 d(隔日训练)</td></tr>
<tr><td colspan="3">每周运动量：60～90 min</td></tr>
<tr><td colspan="3">注意事项：运动时不要憋气，餐后及下午进行运动</td></tr>
</table>

（续表）

柔韧性运动	方式：伸肘爬墙（正侧位）、坐位体前屈、侧步压腿等
	频率：每周 5～7 d
	强度：低强度
	时间：静态拉伸维持 10～30 s，3 组
	每周运动量：15～25 min
	注意事项：每次适度拉伸，逐渐延长每个动作保持静止的时间；在运动前后或其他时间完成
医生	签字：
日期	年　　月　　日

（王晓平　孙晓静）

第二节

帕金森病

一、帕金森病概述

》【流行病学】

帕金森病（Parkinson's disease，PD）是一种常见于中老年人的神经系统退行性疾病，其主要病理变化为中脑黑质多巴胺能神经元退行性改变和路易小体形成，主要生化改变为纹状体区多巴胺递质含量减少、多巴胺与乙酰胆碱递质失衡。PD 的患病率随着年龄增长而急剧升高，平均发病年龄为 60 岁左右，40 岁以下发病的少见。我国 65 岁以上人群的患病率为 1.7%。从年龄标准化的 PD 患病率来看，男性比女性高 1.4 倍，提示男性发病的风险大于女性。由于快速的工业化发展和老龄化的影响，1990～2016 年我国年龄标准化的 PD 患病率增加了 1 倍多，是世界上增长最快的国家，也是 PD 患者数量最多的国家。预计到 2030 年，中国的 PD 患者将达到 500 万人，约占全球 PD 患者数量的一半。

》【临床表现】

1. 运动症状　PD 以特征性运动症状为主要表现，随着病程进展，PD 患者大多会出现全部运动障碍症状。运动迟缓、静止性震颤、肌强直、姿势平衡障碍为 PD 的四大运动症状。

（1）运动迟缓：表现为随意运动减少，主要是动作速度缓慢和幅度减小。手指精细动作障碍，如系鞋带、解纽扣、持筷夹物等精细动作不能顺利进行；面肌强直、运动减少致表情缺乏，眼球运动不协调，呈“面具脸”。

（2）静止性震颤：多从一侧上肢的远端开始，常为规律性手指屈曲和拇指对掌动作，呈“搓丸样动作”，逐渐发展到同侧下肢与对侧上、下肢体，呈“N”字形进展。震颤频率为4～6 Hz，随意运动时减弱或消失，疲劳、紧张及情绪激动时加剧，睡眠时停止。

（3）肌强直：伸、屈肌张力均增高，受累肢体运动缓慢。在关节做被动运动时，有均匀的阻力，呈“铅管样强直”；合并有震颤时，呈断续停顿的“齿轮样强直”。面部、颈部、躯干及四肢肌肉均可受累。

（4）姿势平衡障碍：PD患者常出现特殊姿势，即全身呈前倾屈曲体态，头颈部前倾，躯干俯屈，髋及膝关节略微弯曲。行走时缺乏上肢前后摆动动作并且姿势反射受损，容易跌倒。步态障碍早期表现为下肢拖曳，逐渐发展为起步困难，包括“冻结步态”“慌张步态”等特殊表现。

2. 非运动症状　包括吞咽障碍、流涎、言语障碍、认知功能障碍、情绪障碍（抑郁、焦虑、精神病性障碍等）、睡眠障碍、疼痛、嗅觉障碍、大小便障碍等。

》【诊断标准】

由于PD表现的复杂性，在国际运动障碍协会（MDS）最新的诊断标准及《中国帕金森病的诊断标准（2016版）》中，将PD的特征分解为核心症状、支持标准、警示标准和绝对排除标准，满足必要的条件后即可诊断为临床确诊和临床可能的PD。具体诊断标准如下。

1. 核心症状　帕金森综合征（Parkinsonism），是诊断PD的第一步。满足以下①，加上②中提到的任意1条症状，即可诊断为PD：①运动迟缓；②静止性震颤（4～6 Hz）和（或）肌强直。一旦符合PD诊断，按照以下标准进行原发性PD的临床诊断。

2. 临床确诊的PD　包括：①不存在绝对排除标准和警示征象；②至少存在2条支持标准。

3. 临床很可能的PD　包括：①不存在绝对排除标准；②支持标准条数多于警示征象条数；③警示征象不能多于2条。

4. 支持标准、绝对排除标准和警示征象　详见《中国帕金森病的诊断标准（2016版）》。

》【实验室及辅助检查】

PD的诊断主要依靠详尽的病史和完整的神经系统体格检查，实验室及辅助检查主要用于排除其他疾病和鉴别诊断，包括常规、生化、电生理、神经影像学检查。

（1）进行血、尿、粪便常规，血生化（肝、肾功能，血脂，血糖）及甲状腺功能等检查。

（2）头部CT、MRI检查，排除血管性PD及其他颅内结构异常。

（3）检测血铜蓝蛋白水平，以排除肝豆状核变性。

（4）分子神经影像学：正电子发射计算机断层显像（PET）或单光子发射计算机断层显像（SPECT）检查可进行特定的放射性核素检测，可显示脑内多巴胺转运体摄取率降低、多巴胺递质合成减少等，对早期诊断、鉴别诊断及监测病情有一定价值，但非临床诊断所必需和常用。

(5) 嗅觉测试:嗅棒测试可发现早期嗅觉减退。

(6) 黑质超声检查:经颅超声可通过耳前的听骨窗探测黑质回声,大多数 PD 患者的黑质回声增强。

(7) 心脏交感神经检查:心脏间碘苯甲胍(MIBG)闪烁照相术可显示心脏交感神经功能,PD 患者的 MIBG 摄取率下降或消失。

(8) 基因诊断:采用 DNA 印记技术、聚合酶链反应(PCR)、DNA 序列分析、全基因组扫描等可能发现基因突变。

》【治疗和管理目标】

1. 治疗目标　在药物治疗的基础上,加强患者的参与度和自我管理,最大限度地延缓疾病进展,改善各种功能障碍,提高功能独立性和整体适应性,尽可能减少继发性障碍和各种并发症,改善日常生活活动能力,最终改善 PD 患者的生活质量。

2. 不同阶段的 PD 患者管理目标

目前临床上常用的 PD 分级方法是修订的 Hoehn-Yahr(H-Y)分级,根据病情严重程度可分为 0～5 级,具体见表 3-5-1。一般将 H-Y 1～2.5 级定义为早期,H-Y 3 级定义为中期,H-Y 4～5 级定义为晚期。

表 3-5-1　修订的 H-Y 分级

分级	表　现
0 级	无症状
1 级	单侧患病
1.5 级	单侧患病合并躯干症状,或另一侧肢体可疑受累
2 级	双侧患病,无平衡障碍
2.5 级	轻度双侧患病,姿势反射稍差,后拉试验阴性
3 级	双侧患病,有姿势平衡障碍,后拉试验阳性
4 级	严重残疾,仍可独自站立或行走
5 级	坐轮椅或卧床,完全依赖别人帮助

(1) H-Y 1～2.5 级。实现以下目标:①自我管理支持;②避免久坐不动;③减少对身体移动或跌倒的恐惧;④增强体适能、肌力,提高平衡性、柔韧性;⑤减少疼痛;⑥延迟活动限制的开始。

(2) H-Y 3 级。增加以下目标:保持或改善活动水平,特别是体位转移、平衡能力(提高稳定性)、手功能活动、步态(防止跌倒、减少冻结)等。

(3) H-Y 4～5 级。增加以下目标:①维持重要功能;②防止压疮;③防止挛缩;④专人护理。

二、运动与帕金森病

【运动影响 PD 的机制】

运动疗法是一种易实施、低成本、低风险的干预手段，可以改善 PD 患者的运动和非运动症状，对所有阶段的 PD 患者都有益处。运动除了能改善临床症状外，还能调节一系列有关大脑维持和可塑性的支持系统，包括促进神经生成、突触生成、血管生成和增强多脑区间功能性连接。除此之外，运动可通过抑制氧化应激、促进神经营养因子产生、修复线粒体损伤等方式，发挥神经保护作用。

【不同运动方式对 PD 的影响】

各种运动干预可不同程度地改善 PD 患者的症状。有证据表明，至少 4 周的步态训练或 8 周的平衡训练在治疗结束后产生的效果可持续 3～12 个月。持续至少 12 周的有氧训练、力量训练、太极拳或舞蹈锻炼可以产生长期有益的效果。

对 PD 患者进行姿势及平衡训练，可以改善患者运动迟缓、姿势异常等问题，降低跌倒风险。在不同类型的平衡练习中，太极拳是一种有效的练习方式，包含重心转移、运动控制、躯体转向等，可充分锻炼 PD 患者在运动过程中控制身体重心和调整姿势的能力，增加下肢运动的稳定性和灵活性。适用于 PD 患者的舞蹈形式包括探戈、华尔兹、交谊舞等，舞蹈训练有助于改善 PD 患者的协调性及精神状态，提升患者的生活质量。在充分的保护和监护前提下进行跑步训练，可提高 PD 患者的步行能力，改善步态，提高有氧耐力。渐进式抗阻训练可以提高 PD 患者的肌肉控制能力，改善震颤症状，增强下肢稳定性并增加肌力。

【运动适应证和终止运动的情况】

1. 适应证　运动疗法是 PD 全程管理中的重要干预手段，可以改善 PD 患者的运动和非运动症状，对所有阶段的 PD 患者都有益处。因此，对每个具备运动能力的 PD 患者都应鼓励运动，并给予合适的运动处方。

2. 终止运动的情况　PD 患者应被告知在运动中感到疲劳和出汗是正常的，但如果有以下表现，应立刻停止运动并寻求医疗救助：①恶心；②胸闷或胸痛超过数分钟；③呼吸频率过快（>40 次/分）或呼吸困难；④严重疲劳感；⑤头晕或眩晕；⑥心悸或心动过速；⑦疼痛；⑧突然冒冷汗；⑨监护仪显示运动期间收缩压降低>10 mmHg。

三、帕金森病运动处方的制订及实施

【运动处方的评估与测试】

1. 病情评估

(1) 修订的 H-Y 分级：有些患者处于相邻两个级别之间，很难确切划分。

(2) MDS统一PD评定量表(MDS-UPDRS):主要应用MDS-UPDRS的第3部分运动功能检查分量表,对运动迟缓、强直、姿势平衡障碍、步态异常和手功能活动障碍等进行统一评定。还可结合跌倒史问卷、新冻结步态问卷和身体活动调查问卷等进行预评定。

2. 功能评估　综合国内外相关指南及专家共识中的意见,针对常见的6种运动功能障碍,推荐以下有效可靠的测量工具(表3-5-2),在时间及成本上都是可行的。

表3-5-2　PD运动功能评估工具选择

平衡功能	步行功能	体适能	肌力	柔韧性	转移能力
改良帕金森活动量表	改良帕金森活动量表	6 min 步行试验 Borg主观疲劳程度量表	一次最大重复测试	双手背勾测试	改良帕金森活动量表
起立-行走计时试验	起立-行走计时试验		30 s 坐立测试	坐位体前屈测试	起立-行走计时试验
5次坐立测试	6 min 步行试验	2 min 步行试验	5次坐立测试	坐位旋转测试	5次坐立测试
功能性前伸试验	10 m 步行试验	5次坐立测试	握力测试	测角仪	
Berg平衡量表	快速转弯测试	心肺运动试验	肱二头肌屈曲测试		
简易平衡评定系统测试或动态步态指数或功能步态评估			等速肌力仪		

(1) 平衡功能评估:适用于H-Y 1～4级的患者。可选择改良帕金森活动量表(M-PAS)、起立-行走计时试验(TUGT)、5次坐立测试(FTSTS)、功能性前伸试验(FRT)、Berg平衡量表(BBS);以及简易平衡评定系统测试(Mini-BESTest)、动态步态指数(DGI)、功能步态评估(FGA),这3者包括静态平衡和动态平衡评估,且都可同时对平衡功能和步行功能进行评估,任选其一即可。建议采用2种以上工具综合评估静态平衡和动态平衡能力。

(2) 步行功能评估:适用于H-Y 1～4级的患者。可采用M-PAS、TUGT、6 min步行试验(6 MWT)、10 m步行试验(10 MWT),以及上述的Mini-BESTest、DGI及FGA。快速转弯测试主要用来检测是否有冻结步态。

(3) 体适能/耐力评估:心肺适能可反映患者的整体健康和身体状况,是运动处方的一个重要参数。PD患者心肺适能通常受损,因此有必要对患者进行体适能评估,以获得个性化运动方案的基线测量值,帮助制订运动处方,并可评估运动风险、评价运动康复效果。

心肺运动试验(CPET)可全面地评价心肺功能储备和运动耐力,是体适能评估的“金标准”。病情较轻的患者可采用跑步机或功率自行车训练进行CPET;不能完成CPET者,可选择6 MWT代替,结合Borg主观疲劳程度量表(Borg 6-20)评价患者的自感用力程度,不能执行6 MWT的患者可改用2 min步行试验(2 MWT)。FTSTS在一定程度上也可反映体适能水平。

(4) 肌力评估:上肢肌力评估可选择握力测试、肱二头肌屈曲测试;下肢肌力评估可选择 FTSTS、30 s 坐立测试;上/下肢肌力评估可选择一次最大重复测试(1 RM)、等速肌力仪测试,其中 1 RM 是评估个人最大肌肉力量的“金标准”,抗阻运动强度常用 1 RM 的百分比作为参考。对于病情较重的患者,可采用徒手肌力测试(MMT)。

(5) 柔韧性评估:上肢柔韧性评估可采用双手背勾测试(BST);下肢柔韧性评估可采用坐位体前屈测试(SRT);躯干柔韧性评估可采用坐位旋转测试。其次,还可用测角仪测量各个关节活动度(如颈、躯干、肩、肘、尺、腕、髋、膝、踝关节)。柔韧性评估时,鼓励患者伸展至轻微不适但不感到疼痛的程度,并在药物起效期间进行测试。

(6) 转移能力评估:常用改良帕金森活动量表(modified Parkinson activity scale, M－PAS)、TUGT、FTSTS 进行评估。

3. 评估注意事项 在运动前和运动训练期间的不同时段进行功能评估是运动处方的一个重要方面。对体适能和身体机能的评估不仅有助于识别有较高损伤风险的个体、反馈运动训练的效果,还有助于针对每个个体出现的具体功能障碍制订个性化的运动计划。

评估注意事项:①应在疾病的“开期”和“关期”分别进行功能评定。②由于 PD 的进展性特点,建议每 6～12 个月重新评估一次,以改良运动方案。③存在心血管、肺部或代谢性疾病风险的患者在正式评估前应进行适应性测试,在评估前对患者进行热身,并根据需要使用适当的方案。④对于下肢无力、平衡受损或有跌倒史的患者,应采取预防措施(安全带、技术人员协助),尤其在测试的最后阶段,由于疲劳,患者的步行功能可能会恶化。⑤为了节省时间成本,可优先选择同时用于多个功能评估的测量工具,如 M－PAS、TUGT、6 MWT、FTSTS;优先选择能定量监测功能变化的评定工具,如 TUGT、6 MWT、10 MWT、BBS、DGI。⑥CPET 需由专业医生操作、评估,不习惯戴着呼吸面罩进行运动的患者可只记录心电等指标;无法耐受 CPET 的患者可考虑进行放射性核素负荷试验或负荷超声心动图,以评估心功能储备。

【运动处方的制订原则】

(1) 核心原则:①以患者为中心,确定患者的目标和功能性需求;②仔细确定患者身体活动的基线水平;③运动持续时间、频率、强度应循序渐进;④避免过度活动或活动不足;⑤尽量避免急性疼痛加剧;⑥配合药物治疗和其他疗法,以达到最佳疗效。

(2) 运动处方顺序:①从当前身体活动的基线水平开始,增加低强度体力活动;②逐渐过渡至中等强度运动;③身体允许的情况下进行高强度的运动训练。

(3) 运动强度的制订:①对于能进行 CPET 的患者,可用最大心率(HRmax)、心率储备(HRR)、峰值摄氧量(VO_2peak)的百分比作为有氧运动强度的参考。无条件行 CPET 者,常用最大预测心率(＝220－年龄)来制订有氧运动强度。②不能进行 CPET 的患者,可通过 RPE 分数判定有氧运动强度。③抗阻训练的强度多用一次重复最大值的百分比来表示(1 RM, %)。

》【运动处方方案及参数】

1. 有氧/耐力训练　有氧/耐力训练是适用于PD患者的主要运动疗法，其种类可包括步行、快走、跑步、游泳、骑自行车、太极拳、舞蹈等。舒缓、伸展性运动比较适合老年患者，如太极拳、广场舞等，并且集体运动可提高老年患者的运动能力，调节老年患者的情绪。中和高强度运动对于早期患者来说是可行且安全的；针对体力衰弱或年纪较大的患者，建议从低强度开始，延长热身、拉伸时间，缓慢增加运动强度。无行走能力的患者可使用卧式自行车/踏步机、上肢功率自行车进行锻炼。运动过程中注意监测心率，避免运动强度过大。

运动处方参数：每周训练3～5 d，每天20～60 min(不包括热身运动及运动后拉伸时间)，可拆分为多组运动进行；强度应适中，以RPE量表中的13分或HRmax的60%～80%或HRR的40%～60%为宜。运动进程顺序为：首先增加每次训练的持续时间，然后增加训练次数，最后增加训练强度。

2. 抗阻/力量训练　抗阻/力量训练可以增强和调节肌肉力量，增加骨量。PD患者有发生肌肉萎缩的较高风险，应考虑对维持日常功能的主要/大肌群进行肌肉力量训练，尤其是下肢。训练方式包括使用器械(哑铃、举重机、弹力带等)进行的抗阻训练，以及无需器械的徒手力量训练，如仰卧起坐、俯卧撑、下蹲、臀桥等。

运动处方参数：每周训练2～3 d，每次训练间歇至少1 d；每次训练1～3组，每组动作重复8～12次，可根据患者耐受情况做适当调整；每组肌肉群及每组训练之间休息2～4 min。采用渐进式力量训练，一般从低强度(40%～50% 1 RM)开始，逐渐加量至中高强度(60%～80% 1 RM)；极低强度为30% 1 RM以下，适合老年及晚期PD患者。当患者耐受当前训练方案后，可以改变运动类型或适当增加强度，如增加阻力、重量、重复次数、组数等。

3. 柔韧性/灵活性训练　运动类型包括动态拉伸、静态拉伸、躯干和脊柱伸展、器械辅助软组织松动术(IASTM)和神经肌肉本体感觉促进术(PNF)等。在静态拉伸中，采用适宜的拉伸动作拉伸某一特定肌肉，如压肩和双臂外展拉伸(肩部肌肉)、坐位体前屈(腰部肌肉)、坐压腿和直膝分腿(腿部肌肉)等；在动态拉伸中，可选择合适的动作，重复主动拉伸特定肌肉。

运动处方参数：每天或隔日训练1次，每次训练时间为15～30 min；强度建议在不适点保持静态伸展10～60 s；尽量训练到身体的每个区域，建议对每个主要肌肉肌腱进行一系列的灵活性练习，每个动作重复1～3次。

4. 平衡和步态训练　①大步直线行走，配合上肢节律摆动。②重心转移和平衡训练：先进行静态姿势控制(如闭眼、单腿站立、转头、重心移动等)，当患者能较好完成时，可进行动态姿势控制(如上肢和下肢运动等)。③在泡沫板上站立和行走，伴或不伴躯干平衡的干扰(推或拉)。④学会正确的转弯方式。⑤绕障碍步行：步行时突然停住、转弯，包括退步走。⑥在进行平衡和步行训练时增加双任务，如谈话、手持物品，或把头从左转向右看墙上的东西，并说看到什么。⑦让患者处于易诱发冻结的环境中，如狭小的空间、设置障碍物等，鼓励患者适应这种环境，减少冻结发生。

训练重点是加快启动速度，增大步幅，保证躯干与上肢协调摆动。可应用外部的视觉和听觉诱导策略引导患者重建步行模式。视觉刺激方面，可在地板上画类似斑马线的彩色线条，线条间距按成人的步长设计，让患者练习跨步，控制步长和步速，避免出现小碎步和慌张步态。听觉刺激方面，根据音乐节奏或者节拍器的节律行走，或喊“一二一，一二一”这样的口令，引导患者步行。

5. 转移训练　包括床上翻身、平移；床边坐起、床上躺下；坐位起立、坐下；以及床椅转移等训练。晚期患者应在床上定时翻身，可进行床椅间体位变换训练。

》【不同时期 PD 的运动处方要点】

现有的最佳证据建议，要提高 PD 患者的身体活动水平，运动疗法和物理治疗是实现这一目标最有效的策略。尽管对所有 PD 患者推荐适量的运动训练，在疾病的各个阶段似乎也都是有效的，但锻炼的最佳类型、运动的最佳参数、最佳持续时间尚不明确，目前还处于研究阶段。各期 PD 患者运动处方参数见表 3-5-3。

表 3-5-3　各期 PD 运动处方参数

		有氧训练	抗阻训练	柔韧性训练
早期PD	频率	每周 3～5 d	每周 2～3 d	每天 30 min
	强度	中等强度：40%～60% HRR，12～13 分 RPE 高强度：60%～80% HRR，14～17 分 RPE	低强度：40%～50% 1 RM 中高强度：60%～80% 1 RM	/
	时间	45 min	2～4 组，每组动作重复 8～12 次	每个动作重复 3 次，每次拉伸 60 s
	类型	跑步机、功率自行车、快走、游泳、舞蹈、太极拳	爬楼梯、器械辅助/徒手力量训练、自由举重	主要肌群和小腿拉伸
中期PD	频率	每周 2～3 d	每周 2～3 d	每天 30 min
	强度	中等强度：40%～60% HRR，12～13 分 RPE	低强度：40%～50% 1 RM	/
	时间	30～40 min，拆分进行	1～3 组，每组动作重复 8～12 次	每个动作重复 3 次，每次拉伸 30～60 s
	类型	跑步机、步行、功率自行车、舞蹈、太极拳	爬楼梯、原地踏步、弹力带	小腿拉伸、姿势矫正
晚期PD	频率	每周 2～3 d	每周 1～2 d	15min/隔日
	强度	低强度：30%～40% HRR，9～11 分 RPE	极低强度：<30% 1 RM	/
	时间	20 min 或 2～3 个 10 min	≥1 组，每组动作重复 6～12 次	每个动作重复≥1 次，每次拉伸 10～30 s
	类型	步行、卧式自行车/踏步机、上肢功率自行车	爬楼梯、原地踏步、弹力带	小腿和腘绳肌拉伸

HRmax：最大心率；HRR：心率储备；RPE：主观疲劳程度；RM：最大重复次数

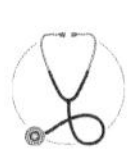

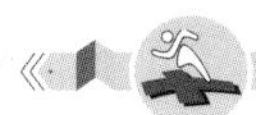

(1) 早期PD:以自我管理和促进积极主动的锻炼为主,避免久坐不动,推迟活动受限的发生。鼓励患者进行中、高强度有氧运动,渐进式抗阻运动以及柔韧性运动的组合训练,并辅以针对性的功能训练(平衡、步态、转移)。提高体适能和肌力,改善柔韧性、平衡能力。

每周训练5 d,各类型运动处方交替进行。例如,第1天做有氧训练,第2天做抗阻+柔韧性训练,第3天做有氧训练,第4天休息,第5天做抗阻+平衡训练,第6天做有氧+柔韧性训练,第7天休息。如此以周为单位进行循环。

(2) 中期PD:保持或改善当前活动水平,以进行主动功能训练为主。尽量维持低、中强度有氧训练和低强度抗阻训练。维持或提高活动能力,尤其是平衡、步态、转移和上肢功能活动能力,并预防跌倒。

每周训练3～5 d,各类型运动处方交替进行。例如,第1天做有氧训练,第2天做平衡训练,第3天做抗阻训练,第4天休息,第5天做有氧+步行训练,第6天做抗阻+其他针对性功能训练,第7天休息。柔韧性训练在热身、拉伸阶段进行。如此以周为单位进行循环。

(3) 晚期PD:以维持重要功能为主,防止压疮、关节挛缩。尽量进行专人辅助下的主动运动训练,配合被动运动训练,以避免身体机能进一步下降。主要进行有防护的平衡训练、步行训练、上肢徒手操、床上肢体伸展运动等。运动中注意观察病情变化,必要时监测心率、血压等指标。

每周训练2～3 d,各类型运动处方交替进行。例如,第1天做平衡+步行训练,第2天休息,第3天做低强度有氧训练+拉伸运动,第4天休息,第5天做上肢功能活动训练+拉伸运动,第6、7天休息。如此以周为单位进行循环。

》【运动注意事项】

(1) 根据病情制订运动处方。PD患者的病情千差万别,需要结合患者的疾病阶段、年龄、运动障碍、体适能等多种因素来综合判断如何进行合理的运动训练。

(2) 运动训练应在服药后45～60 min开始。从“开期”开始运动,逐步扩展到“关期”,以达到更好的运动效果;也建议根据患者开关期的运动功能不同而制订不同的运动处方,相应进行适宜训练。

(3) 运动前热身时间要充足,建议进行5～10 min的热身活动。运动后适度拉伸、按摩,缓解肌张力。

(4) 运动进程顺序应从持续时间或频率开始,最后根据患者的耐受性增加运动强度。例如,先进行低强度运动,每周3 d,每天1次,每次至少10 min。如果有良好的耐受性,首先增加每次训练的时间,然后增加每天的训练次数,最后达到每周3～5 d,每次20～60 min的中等至高强度的训练方式。

(5) 对于运动风险较高的患者,应在有氧训练期间持续监测心率、血压、RPE和其他体征。如果存在脑深部刺激装置,应停用,以避免干扰心电图记录。

(6) 加强运动中的保护,避免跌倒等外伤风险。例如,使用跑步机时应用体重支持系统、护膝、安全带,固定功率自行车的脚踏板等。

》【运动处方案例】

案例　PD 的运动处方

刘某某，男，57 岁。诊断为 PD 1 年。体适能测试：心肺耐力、肌肉力量及柔韧性差。

运动处方目标：①将运动锻炼生活化，并接受医生等专业人士的指导，进行针对性的功能锻炼，最大限度地延缓疾病进展；②提高心肺耐力的同时，注重肌肉力量和平衡能力的改善，提高生活自理能力。

<table>
<tr><th colspan="4">运动处方</th></tr>
<tr><th colspan="4">基本信息</th></tr>
<tr><td>姓名：刘某某</td><td>性别：男</td><td>年龄：57 岁</td><td>电话：×××-××××-××××</td></tr>
<tr><td colspan="4">临床诊断：PD</td></tr>
<tr><td colspan="4">临床用药：复方左旋多巴片</td></tr>
<tr><th colspan="4">运动前健康筛查</th></tr>
<tr><td>体力活动水平</td><td colspan="3">□ 规律运动(每周>3 次或每周≥150 min、连续>3 个月的体育运动)
☑ 体力活动不足</td></tr>
<tr><td rowspan="5">临床情况</td><td colspan="3">身高：165 cm　体重：63 kg　BMI：23.1 kg/m^2</td></tr>
<tr><td colspan="3">慢性疾病史：无</td></tr>
<tr><td colspan="3">血液指标：正常</td></tr>
<tr><td colspan="3">血压：121/75 mmHg　心率：68 次/分</td></tr>
<tr><td colspan="3">吸烟：□是　☑否　□已经戒烟</td></tr>
<tr><th colspan="4">体适能测试</th></tr>
<tr><td>最大摄氧量</td><td colspan="3">20.5 mL/(kg · min)，5.9 METs</td></tr>
<tr><td>6 分钟步行距离</td><td colspan="3">419 m</td></tr>
<tr><td>肌肉力量</td><td colspan="3">握力：2 分</td></tr>
<tr><td>柔韧性</td><td colspan="3">坐位体前屈：1 分</td></tr>
<tr><td>平衡能力</td><td colspan="3">闭眼单足站立：3 s</td></tr>
<tr><th colspan="4">运动方案</th></tr>
<tr><td rowspan="4">有氧运动</td><td colspan="3">方式：步行、骑功率自行车</td></tr>
<tr><td colspan="3">频率：每周 3 次</td></tr>
<tr><td colspan="3">强度：3～6 METs</td></tr>
<tr><td colspan="3">时间：每次 30 min</td></tr>
</table>

（续表）

有氧运动	每周运动量：90 min
	注意事项：防止摔倒
力量运动	方式：采用器械、哑铃、弹力带等训练核心肌群和下肢力量
	频率：每周 2 次，每次 2～3 组，每组动作重复 8～12 次
	强度：从 40% 1 RM 起始，逐渐增加负荷至 60% 1 RM
	时间：每次 20～30 min
	每周运动量：40～60 min
	注意事项：训练前热身，运动后拉伸
太极拳	方式：尝试不同形式、从简单到复杂的太极拳
	频率：每周 1～2 次
	强度：低到中等强度
	时间：每次 15～30 min
	每周运动量：30～60 min
	注意事项：防止摔倒
医生	签字：
日期	年　月　日

（贾　杰）

第三节

多发性硬化症

一、多发性硬化症概论

【流行病学】

多发性硬化症（multiple sclerosis，MS）是自身免疫性炎性脱髓鞘性疾病，全球患者约 130 万，以 18～50 岁多见，是导致慢性神经功能障碍的主要原因之一。MS 反复发作，患者的中枢神经系统功能障碍程度不断累积，导致日常生活能力逐渐受限。目前 MS 并不能完全被药物治愈，需要长期的多学科管理。研究发现，运动训练可能是管理 MS 患者症状、提高其生活质量的有效非药物治疗方法，也是一种恢复功能、优化生活质量、促进健康、提高日常生活活动能力的有益康复策略。

【临床表现和体征】

MS患者通常伴随多种身体和精神症状，包括肌无力、行走障碍、平衡障碍、痉挛、疲劳、认知障碍、损伤、抑郁和心肺健康低下等。主要特点如下。

1. 肌无力 肌无力是MS患者最常见的临床表现之一，即使是在疾病的早期阶段。肌无力通常首先表现在下肢。MS中的肌无力归因于中枢运动障碍，包括运动神经元驱动力降低和运动单位恢复减少，最大运动单位放电率降低，肌肉纤维成分和收缩特性的失用性改变和肌肉质量的减少。MS患者还会产生运动疲劳，也就是在持续收缩期间自主性力量下降。

2. 心肺耐力 MS患者的心肺健康程度降低，VO_2max降低。

3. 疲劳、认知障碍、焦虑和抑郁 疲劳通常被定义为一种自我报告的身体或精神能量的缺乏。65%～80%的MS患者产生疲劳，这是MS中影响日常活动最严重的致残性症状之一。

4. 痉挛 痉挛在MS患者中非常普遍，占所有病例的75%。

5. 共济失调 30%～40%的患者有不同程度的共济失调，但Charcot三主征(眼震、意向性震颤和吟诗样语言)仅见于部分晚期MS患者。

美国多发性硬化协会1996年根据病程将MS分为以下4种亚型(表3-5-4)：复发缓解型MS(relapsing-remitting MS, RRMS)、继发进展型MS(secondary progressive MS, SPMS)、原发进展型MS(primary progressive MS, PPMS)和进展复发型MS(progressive relapsing MS, PRMS)。该分型与MS的治疗决策有关。

表3-5-4 MS的临床分型

临床分型	临床表现
RRMS	最常见，80%～85%的MS患者最初表现为复发缓解型病程，以神经系统症状急性加重，伴完全或不完全缓解为特征
SPMS	约50%的RRMS患者在发病约10年后，残疾持续进展，无复发，或伴有复发和不完全缓解
PPMS	约占10%，发病时残疾持续进展，且持续至少1年，无复发
PRMS	约占5%，发病时残疾持续进展，伴有复发和不完全缓解

【实验室及辅助检查】

脑脊液检查、磁共振成像(MRI)和诱发电位3项检查对MS的诊断具有重要意义。

1. 脑脊液检查 可为PPMS临床诊断及MS的鉴别诊断提供重要的依据。

2. 诱发电位 包括视觉诱发电位(VEP)、脑干听觉诱发电位(BAEP)和体感诱发电位(SEP)等，50%～90%的MS患者可有1项或多项异常。

3. MRI 检查　分辨率高，可识别无临床症状的病灶，使 MS 的诊断不再只依赖临床标准。可见大小不一、类圆形的 T_1 低信号、T_2 高信号，常见于侧脑室前角与后角周围。

》【治疗和管理目标】

MS 的治疗包括急性发作期治疗、缓解期治疗即疾病修饰治疗（disease modifying therapy，DMT）和对症治疗。急性期治疗以减轻症状、尽快降低神经功能缺失、减少残疾程度为主。疾病调节治疗以减少复发、减少脑和脊髓病灶数、延缓残疾累积及提高生存质量为主。

1. 急性发作期治疗　大剂量甲泼尼龙冲击治疗是 MS 急性发作期的首选治疗方案，短期内能促进急性发病 MS 患者的神经功能恢复。

2. 疾病免疫修饰治疗　针对不同时期 MS 的病理特点，应用疾病修饰药物（disease modifying drug，DMD）进行长期治疗，包括 β 干扰素（interferon-β，IFN－β）和醋酸格拉默。

3. 对症治疗

（1）痉挛状态：痉挛状态和抽搐的治疗包括肌肉松弛剂的使用。

（2）疲劳：药物治疗常用金刚烷胺或莫达非尼。

4. 康复治疗　MS 患者主要的康复治疗方式包括（但不限于）：职业治疗、力量练习、耐力训练、抗阻训练、拉伸、矫形器（夹板、服装）、高压氧治疗、经皮神经电刺激、振动治疗、针灸、心理干预、特异性康复计划（如远程康复、疲劳管理）等。

》【诊断标准】

MS 诊断类型基于 2010McDonald 标准，将诊断分为临床孤立综合征（clinical isolated syndrome，CIS）、RRMS、SPMS、PPMS。扩展残疾程度量表（Kurtzke Expanded Disability Status Scale，EDSS）分数（0～10 分）用于评估神经系统功能缺损严重程度。

二、运动与多发性硬化症

》【运动影响 MS 的机制】

1. 心血管系统　进行对 MS 患者安全和患者能耐受的有氧训练，可以提高患者的心肺适应性，降低血脂，稳定血流动力学，减少炎症，降低肥胖指数。此外，运动可以促进外周和脑内广泛的脉管系统发生改变，如改进小血管条件、改善血流、诱导抗氧化途径、促进营养物质传递和促进血管再生。

2. 神经系统　有证据表明，运动能增强神经生物学过程，运动可减少炎性细胞因子、促进神经保护、诱导神经可塑性、减缓疾病过程。还有研究表明，有氧训练或身体活动与

MS 患者皮质下灰质结构(如海马和基底神经节)的体积增加呈正相关。有氧运动训练可能会增加 MS 患者海马的体积和完整性。

3. *改善身心健康*　通过有价值的运动干预可以改善 MS 患者的身心健康,心血管变化可能促使神经发生变化,改善突触可塑性,并可能最终促进大脑健康,减轻 MS 引发的相关疲劳。

4. *有利于骨质健康*　使用治疗性皮质类固醇、缺乏活动可能会导致 MS 患者发生骨质疏松和病理性骨折。此外,MS 患者的慢性疾病、缺乏活动可引起肌肉和骨质量的损失。负重运动可以减缓 MS 患者的肌肉和骨质量损失。

5. *其他*　运动可改善 MS 患者的肌肉力量、增加运动耐力;同时,以运动为基础的康复计划减轻了患者的自感疲劳;减少照顾者负担,降低二次并发症的风险(压疮、挛缩等);并可降低患者的长期残疾率。

》【不同运动方式对 MS 的影响】

(1) 低至中等强度有氧运动训练可以提高轻或中度残疾 MS 患者的有氧运动能力,改善疲劳。

(2) 抗阻训练可能改善 MS 患者的疲劳,提高行走的耐力和速度。

(3) 灵活性训练(如伸展肌肉)可能会减少痉挛状态,防止患者日后发生挛缩和导致疼痛。

(4) 平衡性练习可以改善 MS 患者的平衡功能,缓解疲劳和抑郁症状,降低患者的跌倒风险。

》【运动适应证和禁忌证】

MS 患者对运动训练有不同的反应。因此,训练的重心必须根据患者当时特定的能力及需要来决定。RRMS 患者不应该进行运动训练,直到患者好转才开始训练。当患者好转后处于稳定期且没有新的症状出现,训练可以再次开始。

三、多发性硬化症运动处方的制订及实施

》【运动处方的评估与测试】

体适能测试包括:①心肺耐力测试;②肌肉力量和肌肉耐力测试;③身体成分测试(BMI、身体围度等);④柔韧性测试。

患者获得医生开具的体检合格证明后,运动专业人员应使用适当的体适能测试来评估患者的心肺、肌肉、骨骼健康及神经肌肉功能。这些检查应根据患者的耐受性和目标进行选择。体适能测试应根据美国运动医学学会(ACSM)的指南进行。6 min 步行试验(6 MWT)需要最少的器械,是 MS 患者的有效工具,适用于使用助行器、手杖和辅助器械的患者。MS 患者运动能力试验建议见表 3-5-5。

表 3-5-5　MS 患者运动能力试验建议

运动参数	方法	说明
有氧运动		
6 MWT	测量总步行距离、心率、血压、RPE	在适宜环境下进行有氧测试。痉挛、下肢无力和瘫痪的患者不能进行步行测验
肌肉力量/耐力		
30 s 坐站测试	患者双臂交叉坐在标准尺寸的椅子上，记录完整地坐站的次数	衡量下肢力量、肌肉耐力的功能指标
10 RM 测试	重复举起 10 次最大重量	机器提供测试可靠性、支撑和稳定性。提醒患者在向心动作上呼气，避免屏气
柔韧性		
坐位体前屈	髋关节/躯干屈曲时达到的距离	在患者坐在桌子上的情况下管理测试
测量关节角度	测量关节活动度	关注腘绳肌、髋屈肌、踝跖屈肌、肩部内收肌的灵活性
力量/功能		
起立行走实验	从椅子上站起来，走 3 m 的往返路程，然后坐回同一把椅子上	测试结果与步态速度、平衡能力、功能水平、外出能力相关
5 次坐站测试	在标准尺寸的椅子上连续站立和坐下 5 次的时间	对≤60 岁的患者最有效

6 MWT：6 min 步行测试；RPE：主观疲劳程度；RM：最大重复次数。

【运动处方实施原则】

1. 运动目标　旨在解决患者的主要功能障碍或目标——改善力量、耐力、平衡性、协调性、缓解疲劳等，在此基础上实施个性化的锻炼计划。应考虑患者最基本的损伤和功能。处方应包括所有必要的组成部分，如运动频率、持续时间、强度、运动方式和应遵守的预防措施。

2. 运动阶梯模型　已经提出了一种运动阶梯模型，应用于广泛的 MS 患者运动处方和进展。

(1) 第 1 步：被动关节活动度练习为该模型最基础的练习，适合运动和认知障碍最严重的患者。这些练习应该每天至少做 1 次。

(2) 第 2 步：主动关节活动度练习。这些适用于残疾程度较低的 MS 患者，并且可以在强度允许的情况下进行，无论是否消除重力。即使患者存在弥漫性无力，也应该谨慎选择肌肉进行抗阻训练，每段肢体不超过 2 块肌肉，仍然可以有效地加强功能。在能主动运动的轻度 MS 患者中，通过渐进式抗阻运动进行集中肌肉力量可能是有效的。

(3) 第 3 步：综合练习，也是最高步骤的练习。综合锻炼结合了力量、耐力、灵活性、平衡和协调性锻炼。最新的研究还表明，联合运动训练可能具有优势，特别是在减轻疲劳感知和改善生活质量等方面。运动的精确组合应该根据患者的需要和能力进行个性化的训练。水上运动是综合运动的一个很好的例子，它同时包含了耐力、阻力、灵活性和平衡要素。

》【运动处方要素】

轻至中度 MS 成人患者的运动处方见表 3－5－6。

表 3－5－6　推荐给轻至中度 MS 成人患者的运动处方

要素	一般有氧运动	高阶有氧运动	力量训练
运动频率	每周 2 或 3 次	每周 5 次	每周 2 或 3 次
运动时间	逐渐增加活动时间，以至于能够在每次锻炼期间完成 30 min 的有氧运动	逐渐增加活动时间，以至于能够在每次锻炼期间完成 40 min 的有氧运动	重复次数是每次举起和放下一个重量的次数；尝试每次锻炼重复 10～15 次，这算作 1 组。逐步练习，最多做 2 组，每次重复 10～15 次
运动强度	活动的强度应适中。中等强度的体力活动通常在 20 分 RPE 量表的 11～13，它会导致心率上升；做中等强度的活动时，可以在活动过程中说话，但不能够唱歌；测量中等强度运动还有一种方法，是运动中达到 40%～60% 的 VO_2max 或 HRpeak	活动应在中至高强度进行。在 20 分 RPE 量表上，运动强度可接近 15；做高强度的活动，只能在活动时说几个字；测量高运动强度还有一种方法，是运动中达到 70%～80% 的 VO_2max 或 HRpeak	选择一个足够重的阻力（使用自由重量、缆绳滑轮、绷带等），以便可以勉强但安全地完成每项运动 10～15 次；应在每组锻炼之间休息 1～2 min，或者交替进行不同的阻力练习（如先上肢后下肢）
运动类型	各种运动选择应是可行和可持续的，可能包括：		
	一般有氧运动： • 上肢运动：手臂自行车、坐姿下太极拳 • 下肢运动：散步、腿部骑行 • 上下肢组合练习：椭圆训练机 其他可能有益的运动类型： • 弹性阻力带 • 水上运动 • 健美运动	高阶有氧运动： • 与一般有氧运动相同 • 跑步 • 骑公路自行车	力量训练活动： • 重量机器 • 自由重量 • 缆绳滑轮
注意事项	• 运动的进展应从最初的持续时间或频率开始，最后根据患者的耐受程度确定进展强度 • 在每两组练习和不同肌肉群练习之间休息肌肉 2～4 min • 在每 2 次力量训练之间休息肌肉至少 1 d • 力量训练可以与有氧训练在同一天进行，具体取决于耐受性 • MS 的特异性症状（即疲劳和热敏感）应在规定常规运动之前被识别和讨论		

RPE：主观疲劳程度；VO_2peak：耗氧量峰值；HRpeak：心率峰值。Kim 等于 2019 年系统地综合多份 MS 报告，为轻至中度 MS 患者（EDSS 评分在 0～6.5 之间）提出的运动处方建议。

【运动处方实施中的要求和注意事项】

1. 有氧运动

1）一般来说，低至中度强度的有氧训练改善了轻至中度 MS 患者的有氧能力和健康相关生活质量，情绪和抑郁的测量值（EDSS<7）。对于这些患者，有氧训练通常是安全的，耐受性良好。MS 患者已被证明，在短时间内（4 周）在心肺健康方面取得了良好的收益。

2）建议患者可进行骑自行车运动、手臂运动、上下肢联合运动、水上运动和跑步机行走，但划船和跑步仅推荐用于功能正常的 MS 患者。目前，使用机器人辅助重量支持的跑步机在 MS 患者中显示出良好的结果。根据患者的耐受性，建议每周锻炼 2～5 次。最好将这些训练与抗阻训练分开。建议从 40%～60%HRR 开始。RPE 等级为 11～13（比较轻到有点困难）是运动强度的另一个有价值的选择。由于自主神经功能障碍（MS 患者的常见症状）可能会减弱 MS 患者对运动的 HR 反应，因此建议在整个运动过程中使用 RPE 量表。

3）根据患者的残疾程度，建议初始训练时间为 10～40 min。起初可以分成 3 组，每组 10 min。在最初的 2～6 个月中，应通过增加锻炼的持续时间或频率来实现进展。在此之后，应检查以确定更高的强度是否可以耐受。在这种情况下，一次训练可以用间歇训练（90%VO_2max）代替。

2. 抗阻运动

1）抗阻训练应由有经验的工作人员进行安全监督，直到 MS 患者对运动计划感到满意。除了安全问题，有监督的抗阻训练比无监督的抗阻训练更有效。

2）在抗阻训练方式方面，为了安全起见，使用举重机（闭链运动）优于自由重量（开链运动），特别是在初始训练阶段。如果举重机不可行，则应考虑使用松紧带和（或）体重作为阻力的家庭锻炼计划作为替代。

3）每周 2～3 次的训练频率有良好的耐受性，并能给患者带来显著的进步。训练强度设置在 8～15 次重复最大值（RM）范围内，1 RM 的 60%～80%。约 15 RM 的初始启动强度是合适的。这应该在几个月内逐渐增加强度到 8～10 RM。当在连续的训练中正确进行 15 次重复时，阻力可以安全地增加 2%～5%。然而，疲劳的日常变化证明阻力计划的灵活性是合理的。加快进展速度的前提是肌肉在各项运动之间完全恢复，以防止过度使用造成肌肉、骨骼损伤。

4）患者应从 1～3 组开始，可在几个月内逐渐增加至每次锻炼 3～4 组。在训练之间留出 2～4 min 的休息时间。

5）就运动次数而言，4～10 次的全身运动比较合适。运动顺序的一般规律是，大肌肉群运动在小肌肉群运动之前，多关节运动在单关节运动之前。优先考虑下肢运动而不是上肢运动。在 MS 患者中，下肢力量不足大于上肢。

6）协同/拮抗肌肉群的平衡训练也是必要的。应特别强调肩胛带后部、脊柱、髋关节和膝关节伸肌及背屈肌训练。然而，任何基于个体损伤的禁忌证均应处理。

7）样例练习包括肩部按压、足臀下拉、胸部按压、膝关节伸展、坐式腿部按压、坐式腿筋卷曲、二头肌卷曲、坐式三头肌伸展、坐式背部伸展和腹部仰卧，以及坐姿至站立。

8）在预防措施方面，最好以坐姿举重（如大多数重量机器）来最大限度地降低自由重量摔倒的风险。如果患者的本体感觉或协调功能受损，则应在监督下进行锻炼。此外，与耐力运动相比，热敏患者的抗阻训练较少，应避免因体温升高而使症状加重。

3. *柔韧性训练*　MS患者通常由于痉挛和长时间不动而活动受限。建议进行柔韧性练习，以延长肌肉抵消痉挛的影响，增强关节活动性，改善平衡和姿势。这些练习应至少每天进行10～15 min。拉伸运动应在锻炼前后进行，并且必须涉及该计划中使用的上肢和下肢肌群。必须特别针对痉挛的肌肉进行拉伸。拉伸应是缓慢、轻柔、持续的，达到舒适范围的极限，并保持20～60 s。此外，拉伸不应该是痛苦的。需要帮助的患者可以用毛巾、绳子或同伴来做拉伸运动。对于僵硬的患者，被动拉伸可以由专业治疗师来做。建议在瘫痪部位的关节上方进行被动活动。补充技术，如深呼吸、轻按摩和渐进式肌肉放松技术，也可能是有益的。高级瑜伽或太极拳课程可能适合高功能MS患者做拉伸运动。

4. *平衡和协调性训练*　应特别注意包括改善平衡和协调的活动。在这些活动中，MS患者应转移重心并对外部信号做出反应。瑞士球运动与协调运动和双侧肌肉动作也可以增加协调和平衡。这种类型的运动对增加力量和灵活性也非常有帮助。具有缓慢离心运动的太极拳练习也可能有利于保持平衡、力量和运动范围。对于稳定性或力量不足而无法参加上述活动的患者，可以在浅水池中进行协调和平衡练习。在这种环境中，由于平衡损失而跌倒或受伤的风险被降至最低，而水的支撑将允许在陆地上不可能的情况下完成具有挑战性的动作。改善姿势、灵活性、协调性和肌肉张力是水中运动的潜在优势。

5. *呼吸肌训练*　①呼吸肌的训练计划类似于骨骼肌的情况。②MS患者的呼吸肌功能和运动能力下降，患者运动耐量的降低可能至少部分与呼吸肌力量下降有关。③O'kroy等的研究（1993）表明，呼吸肌训练（控制呼吸练习和增加呼吸肌耐力）增强了MS患者的最大吸气和呼气压力。使用呼吸抗阻训练装置可能会有帮助，并增加呼吸肌肌力。

》【运动安全健康教育】

1. *疲劳*　运动对MS患者疲劳恶化可能存在潜在影响。然而，定期运动训练与MS患者疲劳的减轻也有关，在椭圆机上运动可显著减轻MS患者的疲劳。因此，这种类型的运动可能是MS康复计划的有用部分。水上运动也可以成功改善MS患者的疲劳，并可考虑用于这些患者的康复。

2. *热耐受*　MS患者，特别是对热敏感的患者，应避免在一天中最热的时间或经历更大疲劳后安排锻炼。清晨、温度较低和体温较低时运动，可能比下午时运动更持久。此外，对于热敏感MS患者，抗阻运动比耐力运动更容易忍受，应鼓励将抗阻运动纳入其常规运动中。

3. 跌倒风险　需要特别注意由于平衡和协调问题以及感觉和本体感觉缺陷而跌倒的高风险患者。在计划和监督MS患者的运动时，应尽量规避跌倒风险。

》【运动干预的注意事项】

1. 疲劳　在非耐力训练日安排抗阻训练。

2. 痉挛　考虑将脚带和(或)手带用于测力计，使用机器代替自由重量。

3. 耐热和出汗反应减少　鼓励充分补水，将室温保持在20～22℃，在有氧运动前使用风扇冷却和预冷，可能会对机体性能产生积极影响。最好在体温最低时的早晨进行运动。

4. 认知障碍　提供书面指示、图表、频繁指示和口头提示。运动任务最初应该以最小的阻力执行。认知障碍患者在运动期间可能需要额外的监督，以确保其安全。

5. 肢体协调障碍　考虑使用同步直立或卧式手臂/腿部测力计来确保平衡和安全。

6. 感觉丧失和平衡问题　最好以坐姿进行所有练习；使用机器或松紧带代替自由重量。

7. 步行的耗能变高(比健康同龄人高2～3倍)　调整运动负载以保持目标心率并定期检查心率。

8. 每日症状变化　提供密切的运动监督，并对运动变量进行每日修改。

9. 尿失禁/尿急　确保充足的补液，并安排在洗手间附近进行运动。

10. 症状加重　停止锻炼并将患者转诊给专科医生。一旦症状稳定，患者可以继续治疗时恢复锻炼计划。

》【运动处方案例】

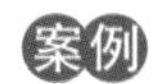MS的运动处方

张某，男，27岁，研究生。因复视2周被收入院。自诉近期双下肢无力。神经科体格检查：左眼上象限盲，左眼内直肌肌力弱，左侧凝视可见水平眼震，左侧中枢性面瘫，其余肌肉肌力正常；深部腱反射右侧正常，左侧活跃，左侧足底伸肌跖屈。感觉系统无明显阳性体征。患者表现为共济失调步态，言语不清，双侧指鼻试验欠稳准，轮替运动障碍。CT检查未提示明显异常。MRI检查提示数个白质区域特征性病灶。腰椎穿刺示蛋白56 mg，γ球蛋白水平升高。诊断为MS。扩展残疾状况评分量表(EDSS)评分为6.5分。

运动目标：患者希望重新获取步行功能，能够独立生活。

运动处方			
基本信息			
姓名：张某	性别：男	年龄：27 岁	电话：×××-××××-××××
临床诊断：MS			
临床用药：泼尼松，20 mg，1 次/天；抗酸剂 30 mL，1 次/天；地西泮，10 mL，1 次/天			
运动前健康筛查			
体力活动水平	□规律运动（每周>3 次或每周≥150 min、连续>3 个月的体育运动） ☑体力活动不足		
临床情况	身高：175 cm　体重：66 kg　BMI：21.55 kg/m²　体脂率：24.2%		
	慢性疾病史：无		
	血液指标：正常		
	血压：122/68 mmHg　心率：70 次/分		
	吸烟：□是　☑否　已经戒烟		
体适能测试			
最大摄氧量	44.9 mL/(kg·min)，12.8 METs		
肌肉力量	双下肢肌力中度减弱，肌力 3+ 到 4 级		
柔韧性	ROM 除右踝背屈 0°，左踝背屈 0°～5°外，大致正常		
平衡情况	坐位平衡：可以向左、向右重心转移 40%并保持稳定；闭眼时移动重心便失去平衡。站位平衡：在最小协助下，可在双杠内保持站立位 3 min；站立过程中患者无法保持垂直站立，出现中度姿势性震颤。在伸展或过度牵伸时，髋、膝关节僵直。动态时，左右两侧均需助行器，否则无法进行重心转移或迈步		
运动方案			
有氧运动	方式：上肢自行车训练		
	频率：每周 3 次		
	强度：7.68 km/h（根据 60%×12.8 METs 计算）		
	时间：30 min		
	每周运动量：90 min		
	注意事项：观察疲劳和体温变化，清晨是最好的运动时间		
力量运动	方式：使用重力仪、拉力器及训练带		
	频率：每周 2～3 次		
	强度：低到中等强度。上肢核心肌群训练，10～15 RM，每组 10～15 次，每次做 2 组，组间休息 1～2 min		

（续表）

	时间：每次 30 min
	每周运动量：60～90 min
	注意事项：在每两组练习和不同肌肉群练习之间休息 2～4 min，在每两次力量训练之间休息至少 1 d
柔韧性运动	方式：髋部屈肌、内收肌、股后肌群和跖屈肌拉伸；胸大肌、背阔肌、躯干拉伸
	频率：每天
	强度：充分伸展，最后阶段保持最少 30～60 s
	时间：5～10 min
	每周运动量：35～70 min
	注意事项：应在临床运动专业人员的监督下进行，考虑患者耐受能力
医生	签字：
日期	年　　月　　日

（朱玉连）

第四节

脑　卒　中

一、脑卒中概述

【流行病学】

脑卒中(stroke)是一种急性脑血管疾病，是由于缺血或出血引起的急性局部、短暂或持久的脑损害。世界卫生组织(WHO)将脑卒中定义为：一种迅速发展的、症状持续 24 h 以上的局灶性(或全面性)脑功能障碍的临床症候，除血管因素外没有其他明显的病因。脑卒中包括缺血性脑卒中和出血性脑卒中。其中，缺血性脑卒中约占 85%，出血性脑卒中约占 15%。脑卒中是全球死亡和致残的首要原因，也是我国目前第一大致残和致死性疾病，具有高发病率和易复发的特点。根据 2017 年发表的《Ness-China 中国脑卒中流行病学调查研究》，我国脑卒中发病率为 345.1/(10 万人・年)，死亡率为 159.2/(10 万人・年)，患病率为 1 596.0/(10 万人・年)，每年新发病例约 240 万，每年死亡病例约 110 万，存活者约 1 100 万。脑卒中以突然发病、迅速出现的局限性或弥散性脑功能缺损为共同临床特征，其中 60%～80%患者留有后遗症或存在不同程度的残疾。

【临床表现和体征】

1. 基本临床表现和特点

(1) 缺血性卒中:又称为脑梗死,主要包括脑血栓形成和脑栓塞。脑血栓形成多见于老年患者,常见病因为动脉粥样硬化,通常起病较缓,常在安静或睡眠中发病,有颅内动脉系统和椎基底动脉系统症状和体征,多在发病后 10 h 或 1～2 d 达到高峰。脑栓塞多见于青壮年,常见病因为各种类型的心脏病,通常起病急骤,局灶性神经体征和脑血栓形成。缺血性卒中的临床表现取决于梗死灶的大小和部位,以及侧支循环和血管变异情况。

(2) 出血性卒中:根据出血位置的不同,出血性脑卒中可分为脑出血和蛛网膜下腔出血。脑出血多见于中老年人(50～65 岁),寒冷季节发病率较高,最常见的病因是高血压及动脉硬化。脑出血起病急,多为动态起病(情绪激动、剧烈活动、过度疲劳、用力排便等),患者局灶性定位表现取决于出血量和出血部位,常伴随偏瘫及其他症状。蛛网膜下腔出血在各年龄组均可见,以青壮年为多,常见病因多为颅内动脉瘤、脑血管畸形和脑底异常血管网病(Moyamoya 病)等,起病急骤,动态起病。患者有剧烈头痛,多见呕吐,常伴有脑膜刺激征,少数有脑神经损伤及轻偏瘫。

2. 并发症

(1) 脑水肿与颅内压增高:严重脑水肿和颅内压增高是急性脑卒中的常见并发症,也是导致患者死亡的主要原因之一。

(2) 肺炎:7%～38%的脑卒中患者合并肺炎,发生肺炎的主要原因是误吸。卒中后患者伴随意识障碍和吞咽困难是导致误吸的主要危险因素。肺炎也是脑卒中患者死亡的主要原因之一,15%～25%的脑卒中患者死于细菌性肺炎。

(3) 排尿障碍与尿路感染:排尿障碍是脑卒中早期常见的并发症,主要包括尿失禁与尿潴留。住院脑卒中重症患者中有 40%～60%发生尿失禁,29%发生尿潴留。因尿失禁或尿潴留而留置导尿管的患者常会继发尿路感染,约 5%的患者会出现败血症,与脑卒中预后不良有关。

(4) 深静脉血栓形成(deep vein thrombosis, DVT):危险因素包括静脉血流淤滞、静脉系统内皮损伤和血液高凝状态。重度瘫痪、高龄、心房颤动患者发生 DVT 的比例更高,症状性 DVT 发生率约为 2%。

(5) 肺栓塞(pulmonary embolism, PE):DVT 的最重要并发症为 PE。

(6) 压疮:脑卒中患者发生压疮主要是由于早期长期卧床,运动减少,使得局部皮肤长时间受压迫,血液循环出现障碍,从而引起皮肤组织缺血坏死。

(7) 痉挛和挛缩:痉挛的出现主要是由于上运动神经元受损后引起的牵张反射亢进所致,通常表现为患侧上肢屈肌张力增高和下肢伸肌张力增高。挛缩是患者长时间处于肌张力增高状态或不良体位摆放下,受累关节长时间不活动使得关节周围软组织短缩、粘连、弹性降低,表现为关节僵硬。

》【实验室及辅助检查】

脑卒中发生后进行常规实验室检查的目的是与其他疾病相鉴别，了解脑卒中的危险因素。所有患者都应做的辅助检查项目：①脑 CT 平扫或 MRI；②血糖；③全血细胞计数(包括血小板)、凝血酶原时间(PT)、国际标准化比值(INR)和活化部分凝血活酶时间(APTT)；④肝和肾功能、电解质、血脂；⑤肌钙蛋白、心肌酶谱等心肌缺血标志物；⑥血氧饱和度；⑦心电图；⑧胸部 X 线检查。

部分患者必要时可选择的检查项目：①动脉血气分析(当怀疑患者缺氧时)；②血液酒精水平；③妊娠试验；④毒理学筛查；⑤腰椎穿刺；⑥脑电图(怀疑癫痫发作)等。

》【诊断标准】

1. *脑卒中诊断标准* 以下症状突然出现时应考虑脑卒中的可能：①一侧肢体(伴或不伴面部)无力或麻木；②一侧面部麻木或口角歪斜；③说话不清或语言交流困难；④双眼向一侧凝视；⑤单眼或双眼视力丧失或视物模糊；⑥眩晕伴呕吐；⑦既往少见的严重头痛、呕吐；⑧意识障碍或抽搐。但单纯依靠症状和体征等临床表现不能完全区别缺血性或出血性脑血管病，进一步明确诊断还需结合脑部血管病变导致疾病的证据，如神经功能缺损符合血管分布的特点，脑 CT、MRI、MRA、DSA 等检查发现相应的病灶或相关的疾病证据，以及伴有的卒中危险因素，如高龄、高血压、心脏病、高脂血症、糖尿病和吸烟等。

2. *脑卒中诊治要点* 脑卒中的准确诊治应该包括以下 4 个阶段：①病情评估，初步确定脑组织病理改变(缺血、梗死或出血)、病情严重程度、急症处理；②病因和发病机制，血管、血液或者血流动力学在发病过程中所起的作用；③并发症的评估和治疗；④二级预防。

二、运动与脑卒中

》【运动促进脑卒中后神经功能恢复的机制】

通过适当的运动可以促进脑卒中后神经功能的恢复，其机制可能与神经可塑性有关，但具体机制尚未完全明确，可能与以下因素有关。

1. *运动减少脑卒中后神经细胞死亡* 脑缺血引起的神经细胞死亡是导致脑梗死后神经功能障碍的主要病理机制，坏死和凋亡是脑缺血后神经细胞两种主要的死亡方式。近年来的研究报道，神经细胞自噬、焦亡、铁死亡同样参与脑缺血后神经细胞的死亡，目前也被广泛关注。研究发现，运动可以减少神经细胞凋亡和坏死，改善脑梗死大鼠的神经功能。

2. *运动抑制脑卒中后的神经炎症* 神经炎症是脑卒中脑内重要的病理表现，在脑卒中急性期可加重脑组织损伤，在卒中恢复期则影响脑组织的修复。目前脑卒中后早期运动抑制神经炎症的机制研究主要集中在血管内皮细胞、神经元和神经胶质细胞的凋亡与再生等方面。研究证实，运动有抗血管内皮细胞凋亡、促进血管再生的作用；同时运动对神经元有保护作用，主要表现为可以抑制神经毒性物质对脑的损伤和增强神经营养因子对脑的保护；运动还可以促进胶质细胞的脑保护作用，在脑损伤后，胶质细胞可以通过减少兴奋毒性氨基酸的释放及促进毒性氨基酸的重吸收、抑制氧自由基的氧化作用及释放生物活性物质等途径起到神经保护的作用。

3. 运动促进脑卒中后神经新生　神经再生是脑卒中后神经功能恢复的重要机制，神经干细胞的发现为脑损伤后神经再生提供了可靠的依据。神经干细胞（neural stem cell，NSC）主要具有能够分裂增殖并且保持细胞的干性、能向神经组织多细胞系分化、损伤或疾病可以刺激其分化等特征，这些特征为其应用于脑损伤的修复提供了理论基础。研究发现，运动可以促进内源性 NSC 的增殖。

运动作为脑卒中后常用的干预手段，其疗效已被认可，但其机制仍有待研究。未来需要更深入、系统地对脑卒中的康复机制及运动促进脑卒中后神经可塑性的机制进行研究，以期为脑卒中康复提供坚实的理论基础。

》【运动适应证和禁忌证】

1. 适应证　包括：①脑卒中后运动能力下降的患者；②脑卒中恢复期出现肢体功能障碍需要进行康复训练的患者；③脑卒中后遗症期肢体功能恢复或部分恢复，需要维持性运动的患者；④轻度认知功能障碍但能配合的患者。

2. 禁忌证　包括：①脑卒中急性期，病情不稳定，神经病学症状仍在发展，如深度昏迷、颅内压过高等；②伴有严重的并发症，如严重的肺炎、急性心肌梗死、心功能不全、心绞痛、急性肾功能不全、风湿病活动期等；③有明确的急性炎症存在，如体温＞38℃、白细胞计数明显升高等；④安静状态下，血压收缩压＞180 mmHg 或舒张压＞110 mmHg 时，禁止进行运动负荷试验的患者；⑤严重认知功能障碍或有明显精神症状、不合作患者；⑥身体衰弱，难以承受训练；⑦有静脉血栓形成，运动有可能使血栓脱落；⑧剧烈疼痛，运动后加重等。

三、脑卒中运动处方的制订及实施

》【运动处方的制订原则】

制订脑卒中个性化运动处方要遵循以下基本原则。

1. 安全性　一般在患者生命体征平稳 48 h 后，可循序渐进地实施运动干预治疗；在制订运动处方之前必须由专业人员对其进行功能障碍、运动能力及风险的评估；在运动治疗过程中，注意患者安全，避免二次损伤。

2. 科学性　不同患者的功能障碍不同，运动基础条件不同，因此需要设计不同运动方式和运动强度的运动处方。运动功能水平的康复评定应贯穿于脑卒中康复的全过程，并在运动功能逐渐改善后及时调整运动方案，同时实施有规律的干预和监督管理。

3. 全面性　需要考虑患者整体的功能状态，结合其他治疗方法，包括物理治疗、作业治疗、言语治疗、心理治疗、传统康复治疗和康复工程等，更好地提高患者日常生活活动能力及社会参与水平。

4. 个性化　运动种类的选择应基于患者的功能障碍水平、康复目标及兴趣爱好进行个性化调整，以提高运动的趣味性，增强患者依从性。

5. 循序渐进　运动干预应与患者的健康水平、疾病所处阶段、运动功能水平相适应，根据功能障碍不同阶段的不同特征，循序渐进、有计划地增加运动量。

》【运动处方的评估与测试】

1. 运动风险和运动能力评估与测试　在对脑卒中患者实施运动处方之前，需要全面了解患者基础疾病状况、功能障碍水平、心肺耐力等。评估内容包括：①疾病史；②体格检查；③运动史、运动习惯；④体适能测评等。具体评估内容参见本书第二篇。

2. 脑卒中的相关风险评估　脑卒中患者运动时，面临的风险主要包括躯体运动功能水平下降引起的肌肉骨骼损伤风险和平衡功能障碍带来的跌倒风险等。

为了预防运动不当引起的肌肉骨骼损伤，患者进行运动前应充分评定运动相关的肌力、肌耐力、关节活动度以及整体运动功能情况，临床上常用 Brunnstrom 六级分类法来评定脑卒中患者的运动功能，Fugl-Meyer 运动功能评定量表也很常用，该量表内容更加全面，能够反映患者肌力、反射、协调性等多方面能力。

为防范跌倒，在患者进行站立位的运动前，应进行平衡功能的评定。临床上常用三级平衡检测法和 Berg 平衡量表(Berg balance scale test)来评定。若站立位平衡较好，还要观察单足站立时的平衡能力(计时)，若患者已经可以行走，还应观察患者在行走、转弯、遇到障碍物、不同地面、上下楼梯时的平衡，可进行“起立-步行”计时测试。步行时心肺耐力的检测临床上通常要对患者进行心肺运动试验。

(1) Brunnstrom 六级分类：该量表按照运动恢复的 6 期，描述了脑卒中恢复过程的 6 个阶段。

Ⅰ期：无肌肉收缩。

Ⅱ期：出现联合反应。

Ⅲ期：共同运动，痉挛逐渐到极限。

Ⅳ期：开始出现分离运动，痉挛逐渐减弱。

Ⅴ期：分离运动更为明显，痉挛轻微。

Ⅵ期：接近正常或基本正常。

Brunnstrom 评测法就是建立在这个基础上的，它将上肢、手、下肢分别按 6 期进行评测，这种评测方法简单易行。

(2) 简化 Fugl-Meyer 运动功能评定量表(Fugl-Meyer assessment of motor recovery after stroke, FMA-M)：该量表将测试者运动功能划分为 50 个小项，每个小项分为 3 级，分别计 0 分、1 分和 2 分，总分为 100 分(上肢 66 分，下肢 34 分)。

（3）三级平衡检测法：①1级平衡，在静止状态下，不借助外力，患者可以保持坐位或站立位平衡；②2级平衡，坐位或站立位时，身体某个或几个部位运动时，患者可以保持平衡；③3级平衡，患者在受到外力的作用或干扰下仍可以保持坐位或站立平衡。

（4）Berg平衡量表：共包含14项检测内容，每项评分0～4分，满分56分，得分高表明平衡功能好，得分低表明平衡功能差。

（5）起立-步行计时测试（TUGT）：患者坐在有靠背的椅子上，背部靠在椅背上，计时后站起向前行走3 m后转身，走回椅子前，转身后坐下，当背部靠在靠背上后计时停止。TUGT观察患者完成起立、行走、坐下的完整动作，因此适用于可以行走的患者，反映其动态平衡情况和预测跌倒风险。

（6）心肺运动试验：心肺运动试验是检测心肺耐力、运动功能的“金标准”。具体评估内容参见本书第二篇。

【运动处方要素】

推荐脑卒中患者每周3～5 d进行低到中等强度有氧运动，每次至少20～30 min，每周至少120 min。力量运动对脑卒中患者同样重要，建议每周3～5次低到中等强度动力性和等阻力量训练。实际运动时以有氧运动与力量运动相结合为宜。由于脑卒中患者往往伴随着平衡与协调障碍，因此运动处方中还要增加一些平衡和协调的训练。运动形式的选择及其组合需要根据患者运动功能恢复情况、兴趣爱好等实施安排。柔韧性运动可以减少肌肉损伤，建议在运动前后完成。

1. 有氧运动

运动频率：每周3～5次。

运动强度：低到中等强度。

运动时间：每次20～30 min。

运动类型：大肌群、核心肌群、持续升高心率的运动。

2. 力量运动

运动频率：每周2～3次。

运动强度：低到中等强度。

运动时间：8～10个动作，每个动作重复8～20次，3～5组。

运动类型：用弹力带、哑铃等工具和器械或借助设备完成抗阻运动。

3. 平衡和协调训练

运动频率：每周3～5次。

运动强度：低到中等强度。

运动时间：每个动作持续10～30 s，重复3～5次；运动总时间在15 min以内。

运动类型：静力性、动力性、神经肌肉本体感受性运动。

【不同阶段的运动处方】

1. 急性期　对于脑卒中急性期患者，康复的重点应放在基本的运动功能的恢复上。

当患者的生命体征稳定、病情不再发展的48 h后，除常规的物理治疗外，若肢体功能允许，患者可以在病床上进行少量肢体活动和(或)全身运动，以缩短卧床时间，减轻功能障碍产生的程度，逐步增强体适能，防止并发症与失用综合征的发生。

(1) 运动处方目标：通过主动参与，诱发和加强偏瘫肢体的主动活动，预防关节挛缩和肌肉萎缩，以及预防可能出现的各类并发症。

(2) 运动处方内容

1) 运动方式：①有运动功能的患肢关节主动活动，活动顺序应从近端关节到远端关节。上肢依次活动肩胛骨、肩关节、肘关节、前臂、腕关节、掌指关节及指间关节；下肢依次活动髋关节、膝关节及踝关节。根据每个关节不同的自由度完成各关节正常活动范围的主动或助动活动。②床上其他活动：包括双手交叉握上举运动、翻身运动、桥式运动等。

2) 运动频率：每天2～3次。

3) 运动时间：根据患者的病情严重程度、耐受程度等个性化设定，通常每次活动10～20 min。

4) 运动强度：运动强度以低强度不引起疲劳为宜。

(3) 注意事项：为确保运动的安全性，运动前后需要测量血压、心率和呼吸，确保其在安全范围；运动节奏要配合呼吸节律，运动期间，佩戴血氧饱和仪，关注心率、血氧饱和度的动态变化；若无力完成相关活动，可借助健侧肢体或辅助器具辅助完成；当患者出现不适时，应立即停止运动。

(4) 运动处方执行情况监督：由医生和治疗师监督运动处方的执行情况，并可以根据患者完成的情况对运动处方进行调整。

2. 恢复期　通常指发病后1～6个月。此期除了在物理治疗师的帮助下使用神经促通技术等进行常规物理治疗外，根据患者肢体运动功能的恢复情况可以进行一些功能性的活动。此阶段的运动侧重于提高患侧肢体主动活动与运动控制能力，增强运动耐力和运动协调能力，使之更加具有实用性与功能性，从而真正达到提高患者生活质量和活动参与能力的目的。

(1) 运动处方目标：①加强肌力与肌耐力；②恢复正常的、功能性的运动模式；③提高平衡和协调能力；④提高日常生活自理能力。

(2) 运动处方的内容

1) 运动方式：①患侧肢体主动活动能力的强化性训练，如吃饭、洗漱、梳头等。②坐位下功能性活动的训练，如穿衣，弯腰取鞋、穿袜等。③转移的训练，如床-轮椅的双向转移，从轮椅转移至其他设施(如马桶、浴盆等)的转移活动。④平衡功能的训练，如坐位和站立位平衡训练、从坐到站、平衡板训练、单足站立、一字步等。⑤步行能力的训练，正常步行、倒退走、转弯或急停疾走等；跨越不同高度障碍物、上下不同高度的坡路；上、下楼梯动作的训练等。⑥提高耐力的训练，如运动跑台、功率自行车、四肢联动踏车等。

2) 运动频率：每周3～5次。

3) 运动时间：可以从每次10 min开始，逐渐增加到每次30～40 min。

4) 运动强度：从低强度逐渐过渡到中、高强度。

(3) 注意事项:同脑卒中康复急性期。此外,在此阶段,需针对患者的薄弱环节进行针对性训练。如平衡功能差的患者,需加强下肢肌力、协调性及本体感觉的训练。

(4) 运动处方执行情况监督:由医生和治疗师监督运动处方的执行。

3. *后遗症期* 脑卒中患者经过各种治疗,受损的功能在相当长的时间内不再有明显改善,此时进入后遗症期。临床上有的患者该期在发病后6～12个月,但多在发病后1～2年。此阶段患者神经功能恢复进入稳定阶段,各项运动功能基本恢复,但仍需进一步提高运动水平和日常生活活动能力等。

(1) 运动处方目标:①养成运动习惯,恢复日常生活活动能力;②提高心肺耐力、肌肉力量和耐力;③回归家庭和社会。

(2) 运动处方内容

1) 运动方式:此期的康复治疗应加强残存和既有功能的水平,以适应日常生活的需要,为更好地回归家庭和社会做准备。运动功能恢复较好、可自行锻炼的患者,可适当参加本人喜欢的体育活动,如快走、慢跑、游泳、跳舞、打乒乓球等中到高强度有氧运动。

2) 运动频率:每周3～5次。

3) 运动时间:每次30～60 min。

4) 运动强度:可以耐受中到高运动强度。

(3) 注意事项:①患者需养成运动前后监测心率、血压的习惯,可以采用可穿戴设备进行自我安全管理;②养成记录运动日志的习惯,记录运动前后的心率、血压、运动时间、运动强度及运动中的最高心率等,在保证安全运动的同时,不断调整和改善运动方案。

(4) 运动处方执行情况监督:由家庭医生和监护人监督运动处方的执行情况,并可以把患者完成情况反馈给开具运动处方的康复医师,确定是否需要做相应调整。

》【运动安全教育】

1. *养成良好日常运动习惯* 包括:①选择合适的运动服装;②准备好自我监测工具。

2. *运动前的预防* 包括:①做好热身运动;②检查好辅具的穿戴;③确认运动的环境是否安全,不能确保安全运动时要有监护人在场。

3. *运动期间的自我保护* 包括:①及时补充水分;②运动中如有不适,立即停止运动并请求帮助;③避免尝试不确定安全的动作;④不得超过运动处方规定的运动量。

4. *运动后的整理活动* 包括:①每次运动后,需要安排一定时间的整理活动,以避免突然停止运动引起的心血管异常反应,如重力性休克等;②运动结束及时进行运动肌肉的牵伸,以缓解肌肉紧张。

5. *其他注意事项* 患者在进行日常运动训练的同时,对脑卒中可调控的危险因素(如高血压、糖尿病、高脂血症等)要加以监测和控制,对可改变的因素(如不良饮食习惯、大量饮酒、吸烟等)要加以纠正,预防脑卒中的复发。

》【并发症运动干预的注意事项】

脑卒中并发症患者运动干预及注意事项见表3－5－7。

表3－5－7　脑卒中并发症患者运动干预及注意事项

并发症	运动干预及注意事项
肺炎	减小运动强度，及时进行药物治疗的同时加强呼吸训练，待炎症减轻或消失后再逐渐增加运动强度；早期减少卧床时间可以减少肺炎的发生
自主神经病变	注意防止直立性低血压；注意运动期间的血压、心率的波动；避免在高温、湿热的环境中运动；可穿戴下肢弹力袜和使用弹力绷带来预防
下肢深静脉血栓	暂停下肢运动，及时进行抗凝和溶栓等治疗；治疗期间应限制下肢的活动，待血栓机化后再开始下肢的活动，上肢的活动依然可以进行
关节炎	低到中等强度运动；避免下肢负重的力量运动，但是需要增加下肢力量；避免动作难度高的运动，减少关节损伤风险
痉挛	快速反复的动作可能会引起痉挛加重，缓慢的牵伸运动有利于痉挛状态的缓解；痉挛水平过高时，应及时评估是否需要药物或注射肉毒毒素等方式降低肌张力，以使运动能够更好地进行

》【运动处方案例】

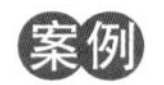脑卒中恢复期的运动处方

张某某，男，53岁，因左基底节区梗死导致右侧偏瘫4个月。患侧上肢-手-下肢运动功能按Brunnstrom运动功能恢复分级为Ⅳ-Ⅳ-Ⅳ级；痉挛程度采用改良的Ashworth分级：上肢2级，下肢1级；平衡能力采用Berg量表评定为40分；功能性活动方面的检查：采用Barthel指数评分为65分。体适能测试结果：心肺耐力差，肌肉力量达标，柔韧性和平衡性差，体脂率高。

讨论：目前患者处于脑卒中恢复期，残存的运动功能较好，上、下肢均处于Brunnstrom运动功能恢复分级Ⅳ级，表明患者已出现部分分离运动；Berg量表评定为40分，提示患者有一定的平衡能力；Barthel指数为65分，表明患者完成日常生活活动需要少量帮助；步行能力方面，患者可以独立步行。

运动处方目标：①增加身体活动量，加强肌力与肌肉耐力；②增强心肺耐力；③提高平衡功能；④提高日常生活自理能力。

注意事项：从低运动强度开始，根据身体适应情况逐步增加到中等运动强度，每2周重新评估运动处方的执行情况。患者上肢肌张力较高，上肢运动以缓慢的牵伸运动和分离运动为主。

<table>
<tr><th colspan="4">运动处方</th></tr>
<tr><th colspan="4">基本信息</th></tr>
<tr><td>姓名:张某某</td><td>性别:男</td><td>年龄:53 岁</td><td>电话:×××-××××-××××</td></tr>
<tr><td colspan="4">临床诊断:脑梗死恢复期</td></tr>
<tr><td colspan="4">临床用药:不详</td></tr>
<tr><th colspan="4">运动前健康筛查</th></tr>
<tr><td>体力活动水平</td><td colspan="3">□规律运动(每周>3 次或每周≥150 min、连续>3 个月的体育运动)
☑体力活动不足</td></tr>
<tr><td rowspan="5">临床情况</td><td colspan="3">身高:170 cm　体重:80 kg　BMI:28.50 kg/m²　体脂率:29.2%</td></tr>
<tr><td colspan="3">慢性疾病史:高血压病史 5 年</td></tr>
<tr><td colspan="3">血液指标　空腹血糖:7.8 mmol/L　糖化血红蛋白:7.9%
总胆固醇:5.8 mmol/L　低密度脂蛋白:3.5 mmol/L
高密度脂蛋白:1.04 mmol/L　甘油三酯:1.9 mmol/L</td></tr>
<tr><td colspan="3">血压:136/86 mmHg　心率:75 次/分</td></tr>
<tr><td colspan="3">吸烟:□是　☑否　□已经戒烟</td></tr>
<tr><th colspan="4">体适能测试</th></tr>
<tr><td>最大摄氧量</td><td colspan="3">21.5 mL/(kg·min), 6 METs</td></tr>
<tr><td>6 min 步行距离</td><td colspan="3">不适用</td></tr>
<tr><td>肌肉力量</td><td colspan="3">MMT 患侧肩-肘-腕-指:4-4-3-2;髋-膝-踝-趾:4-4-3-2</td></tr>
<tr><td>柔韧性</td><td colspan="3">坐位体前屈:2 分</td></tr>
<tr><td>平衡能力</td><td colspan="3">双足站立位平衡:3 级;睁眼患侧单足站立:2 s</td></tr>
<tr><th colspan="4">运动方案</th></tr>
<tr><td rowspan="6">有氧运动</td><td colspan="3">方式:快走,功率踏车,四肢联动踏车,跨障碍物行走,上、下楼梯</td></tr>
<tr><td colspan="3">频率:每周 5 次</td></tr>
<tr><td colspan="3">强度:中等强度</td></tr>
<tr><td colspan="3">时间:每次≥30 min</td></tr>
<tr><td colspan="3">每周运动量:≥150 min</td></tr>
<tr><td colspan="3">注意事项:保持一次性运动时间达标,根据自身耐受性逐渐延长运动时间和运动强度</td></tr>
<tr><td rowspan="4">力量运动</td><td colspan="3">方式:器械力量训练,上、下肢及腰背部核心肌群训练,10 个动作,每个动作 10 次,每套动作循环 3 次</td></tr>
<tr><td colspan="3">频率:每周 3 次</td></tr>
<tr><td colspan="3">强度:中等强度</td></tr>
<tr><td colspan="3">时间:每次 30 min</td></tr>
</table>

（续表）

	每周运动量：90 min
	注意事项：上肢侧重伸肌运动，下肢侧重屈肌运动
柔韧性运动	方式：上肢、躯干、下肢静力拉伸
	频率：建议运动前后完成
	强度：低强度
	时间：每次 5 min
	每周运动量：30 min
	注意事项：每个动作保持时间 10 s 以上，逐渐延长时间
平衡性运动	方式：平衡板上动态平衡维持性训练、单足站立、一字步等
	频率：每周 3～5 次
	强度：低强度
	时间：每次 5～15 min
	每周运动量：60 min
	注意事项：不能确定绝对安全时，要有监护人在场
医生	签字：
日期	年　　月　　日

（刘加鹏　吴　毅）

第五节
脊 髓 损 伤

一、脊髓损伤概述

脊髓损伤（spinal cord injury，SCI）是指由各种原因引起的脊髓结构、功能的损害，造成损伤平面以下运动、感觉和自主神经功能障碍，并导致终身残疾的严重疾病。SCI 可不同程度地限制患者的机体功能、身体活动和社交，导致的各种功能障碍和并发症严重影响患者的生活质量，给患者本人、家庭和社会造成了巨大负担。

》【流行病学】

据 2013 年 WHO 报道，全球每年有 25 万～50 万人罹患 SCI。SCI 可分为外伤性和非外伤性。外伤性SCI常见原因：车祸、高处坠落、重物砸伤、体育运动等；非外伤性SCI常见原因：脊髓炎、压迫性脊髓病（如椎管狭窄、肿瘤压迫等）、脊髓血管病等。其中有高达90%的病例为创伤所致。SCI的人口统计学分析显示，男性危险性最高的时期是青年期（20～29岁）和老年期（70岁以上）；女性危险性最高的时期是青少年期（15～19岁）和老年期（60岁以上）。成人中的男女患病比例至少为2∶1。

》【临床表现】

1. 直接损伤表现　包括：脊髓休克、运动障碍（四肢瘫或截瘫）、感觉障碍、自主神经功能障碍、大小便障碍、性功能障碍等。根据损伤程度，可将SCI分为完全性和不完全性。

2. 不完全性SCI的特殊临床综合征　包括：中央综合征、Brown-Sequard综合征、前柱综合征、马尾综合征和圆锥综合征。

3. 损伤后并发症　包括：肺部感染和尿路感染、压疮、关节肌肉挛缩（关节活动受限）、骨质疏松、肢体血液循环障碍等，并且与普通人群相比，其心肺功能适应性下降、代谢相关性疾病、心血管疾病等风险明显增高。

》【实验室及辅助检查和评估】

1. 脊髓损伤急性期的评估　包括：①生命体征评估。②受伤病因和机制评估。③在生命体征稳定的前提下，进行全面的体格检查，包括脊柱、神经专项检查及并发症的评估。④实验室检查：血常规、尿常规、凝血功能、血气分析、肝功能、肾功能、电解质、心肌酶谱等。⑤影像学检查：X线全脊柱片及胸片；脊柱骨折部位和胸、腹部脏器常规CT检查，对有昏迷、意识障碍、头部创伤的患者进行头部CT检查；脊髓MRI检查。⑥超声检查：腹部脏器及下肢静脉彩超。

2. 神经损伤平面的评定　神经损伤平面（neurological level of injury，NLI）是指具有正常感觉功能的皮节平面和肌肉力量能抗重力的肌节平面中的最低者，要求该平面以上的感觉和运动功能正常。NLI的具体评定可参照“2019版脊髓损伤神经学分类国际标准”（International Standards for Neurological Classification of Spinal Cord Injury，ISNCSCI）。

3. 脊髓损伤残损程度的评定　使用美国脊髓损伤协会残损分级（American Spinal Injury Association Impairment Scale，AIS）标准进行评定。

A＝完全损伤。鞍区S_4～S_5无任何感觉或运动功能保留。

B＝不完全感觉损伤。NLI以下包括鞍区S_4～S_5无运动但有感觉功能保留，且身体任何一侧运动平面以下无3个节段以上的运动功能保留。

C＝不完全运动损伤。NLI以下有运动功能保留，且NLI以下超过一半关键肌的肌力<3级（0～2级）。

D＝不完全运动损伤。NLI以下有运动功能保留，且NLI以下至少有一半或以上关键肌的肌力≥3级。

E=正常。使用ISNCSCI检查所有节段的感觉和运动功能均正常，且患者既往有SCI导致的神经功能障碍。

》【不同节段SCI的康复目标】

对于完全性SCI患者，可根据不同NLI预测其功能恢复情况(表3-5-8)。

表3-5-8　NLI与功能恢复的关系

NLI	不能步行						有步行的可能性：用矫形器加拐杖或独立步行
	在轮椅上仍需依赖程度				在轮椅上独立程度		
	完全依赖	大部分依赖	中度依赖	小部分依赖	基本独立	完全独立	
$C_1 \sim C_3$	√						
C_4		√					
C_5			√				
C_6				√			
$C_7 \sim T_1$					√		
$T_2 \sim T_5$						√	
$T_6 \sim T_{12}$							√①
$L_1 \sim L_3$							√②
$L_4 \sim S_1$							√③

注：①可进行治疗性步行；②可进行家庭功能性步行；③可进行社区功能性步行。

》【诊断标准】

1. 定位诊断　根据ISNCSCI确定NLI；根据患者症状及辅助检查，确定病变部位在髓内或髓外。

2. 定性诊断

(1) 外伤性：存在脊柱创伤病史，伤后出现神经症状；影像检查显示脊柱损伤和(或)脊髓信号异常改变(MRI检查)；脊柱损伤水平与NLI定位相符合。

(2) 非外伤性：由于非外伤性SCI涉及疾病较多，临床表现各异，可通过患者的临床表现、影像学检查和实验室检查等明确诊断。

二、运动与脊髓损伤

》【运动影响SCI的机制】

规律的运动训练可以对SCI患者的中枢系统、肌肉骨骼系统、心肺系统和内分泌系统等产生积极影响，提升患者的生活质量。

1. 中枢机制　运动训练可以通过优化脊髓再生微环境、增加脊髓内 BDNF、NGF、NT－3、GDNF 等神经营养因子表达和强化中枢模式发生器等作用，增强神经保护，减轻神经炎症反应，减少神经元凋亡及胶质瘢痕形成，促进脊髓神经的再生和功能重塑（包括提高突触传递效率、促进轴突再生和神经环路重建等）。此外，运动训练还可通过调节兴奋性/抑制性神经递质平衡、减少异常重塑和调节自主神经功能等作用，缓解痉挛和神经病理性疼痛，改善自主神经功能紊乱。

2. 外周机制　规律的有氧和力量性训练可以提升 SCI 患者的肌力和耐力、维持肌容量、恢复运动和感觉功能、增加组织代谢、提高心肺适应能力和心肺健康，并降低代谢相关性疾病风险（如 2 型糖尿病、肥胖、动脉粥样硬化等）。软组织和关节的柔韧性训练可降低肌肉骨骼系统疼痛和退行性变风险，减轻神经病理性疼痛。下肢负重训练可通过增强骨代谢，降低骨量减少或骨质疏松风险。

》【不同运动方式对 SCI 患者的影响】

1. 有氧训练　有氧训练是提升 SCI 患者心肺适应能力的最佳方案，并且可能降低心血管代谢危险因素。足够强度的有氧训练可明显提升 SCI 患者的呼吸功能。心肺功能提升与日常生活活动能力提高之间存在正相关性。有氧训练可明显降低 SCI 患者的整体疼痛评分，并减少抑郁的发生。

2. 力量训练　通过反复抗阻训练可以显著提升非瘫痪肌群的肌肉力量。然而，针对瘫痪肌群的肌力提升相关证据较为不一致。适度的力量（如强化肩胛骨稳定肌和肩袖肌）可减少 SCI 患者的肩痛。

3. 柔韧性训练　SCI 患者的骨关节及软组织延展性和弹性会不同程度下降，严重者可能导致挛缩。训练方法主要包括主动或被动的静力性拉伸法、主动或被动动力性拉伸法。拉伸可以缓解软组织的挛缩，改善关节活动度，减轻肌肉骨骼源性疼痛，也可短暂缓解痉挛。

4. 其他　呼吸肌训练可提升 SCI 患者的呼吸功能，降低肺部感染风险，提升运动能力。规律运动可降低 SCI 患者的抑郁状态，改善生活质量和生活满意度。与不运动的 SCI 患者相比，四肢瘫和截瘫患者进行运动训练可明显提升其骨健康，降低患骨质疏松的风险。

》【运动适应证和禁忌证】

1. 适应证　生命体征平稳后的四肢瘫及截瘫患者；脊柱稳定性良好的患者。

2. 禁忌证

（1）绝对禁忌证：生命体征不稳、下肢急性深静脉血栓形成、自主神经过反射、症状性低血压（如出现头晕、恶心、面色苍白等）、不稳定性骨折、感染等。

（2）相对禁忌证：异位骨化、骨质疏松等。

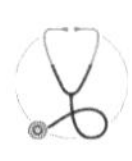
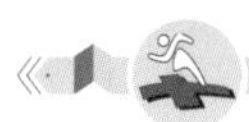

三、脊髓损伤运动处方的制订及实施

【运动处方的评估与测试】

任何 SCI 患者，尤其是 6 个月内未运动训练者，首先应寻求医疗建议以确保开始运动训练的安全性。随着时间推移和患者病情的变化，活动强度和持续时间应在从事 SCI 治疗的临床医生或运动专业人员指导下调整。除感觉、肌力、关节活动度、肌张力、平衡功能、疼痛、辅助用具需求和并发症等的评估外，推荐进行如下诊断性检查，以明确患者潜在的疾病、禁忌证或可能限制参与运动的因素。

1. 心肺运动负荷试验

(1) 排除潜在的心血管疾病。

(2) 提供客观的峰值心率(HRpeak)，为制订运动处方提供依据。由于四肢瘫痪者同时存在自主神经调节异常，其 HRpeak 不应高于 120 次/分；截瘫患者的心搏出量减少，其静息心率和运动心率可能会更高。

(3) 提供患者的运动耐力信息。

(4) 应对 SCI 患者进行代谢测试，以获得其峰值摄氧量(VO_2peak)，作为指导患者运动量的依据(图 3－5－2)。

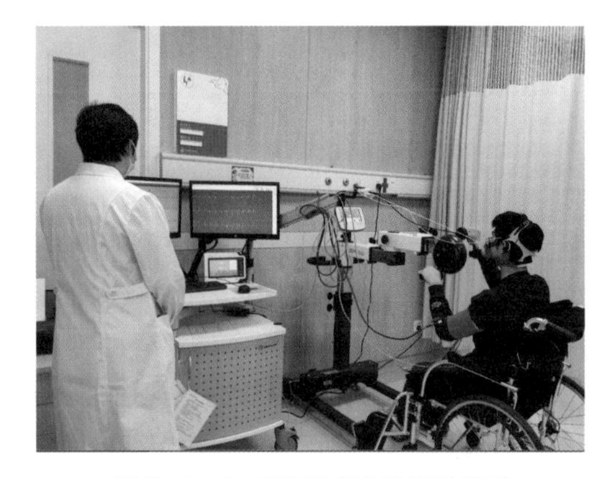

图 3－5－2　SCI 患者心肺运动测试

2. 骨密度检查　由于骨质疏松在 SCI 人群中较为普遍，该检查有助于明确骨折风险。

3. 血生化检查

(1) 血脂分析：SCI 患者普遍存在导致动脉粥样硬化的相关血脂异常。

(2) 血糖测试：SCI 患者 2 型糖尿病发病率较高。

4. 肺功能测试　对限制性通气障碍进行客观评估，在 SCI 患者中该障碍与 NLI 的高低呈负相关。

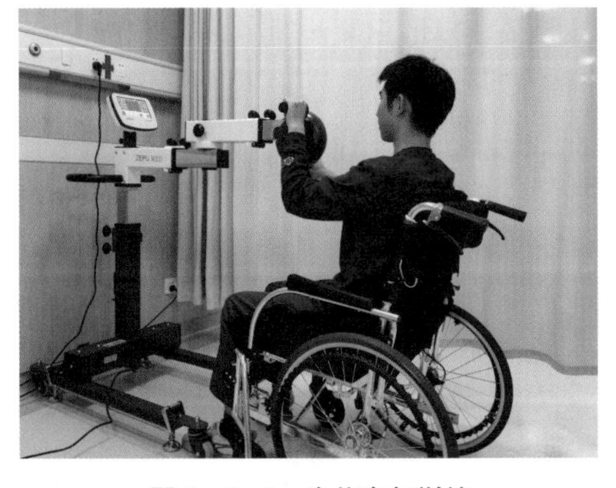

图 3－5－3　坐位有氧训练

【运动处方要素】

1. 有氧训练

(1) 运动方式：最大限度地调动可利用肌群进行节律性收缩、放松运动，无法使用双腿的患者可选择轮椅驱动训练、手摇车(图 3－5－3)或游泳训练；能够使用双腿进行训练的轮椅使用者，应尽量鼓励其多使用双腿，以最大限度地提升心肺功能，并减轻双上肢的运动负荷。

（2）运动强度：中等强度：3～6 METs；或 Borg 主观疲劳程度分级（BRPE）12～13 分；或 40%～59%心率储备（HRR）。中高强度：6～8.8 METs；BRPE 14～15 分；60%～89% HRR。

（3）运动时间和频率：30 min 以上中等强度训练，每周≥2 d；或 20 min 中高强度训练，每周≥3 d；中等强度与中高强度联合训练，每周 3～5 d；或以每次≥10 min 的方式累计。

（4）注意事项：运动训练应遵循循序渐进原则，在训练前进行充分的热身运动，在训练结束后进行放松运动；部分未训练过的四肢瘫患者，其最初训练强度只能达到 2～3 METs；T_6 完全性损伤患者的心交感神经支配下降，T_1 以上损伤患者的心交感神经支配缺失，在这些患者中，以心率为训练强度评判的方式将不可靠，可使用 BRPE 作为替代。

2. 肌肉力量与耐力训练

（1）运动方式：SCI 患者的行动能力和日常生活活动能力重度依赖于肩部和手臂肌肉，可对其进行肱二头肌、肱三头肌、肩胛稳定肌、背阔肌、胸肌和坐姿训练。训练方式包括：自由重量、固定重量、自身体重、弹力绷带或其他抗阻训练等。

（2）运动强度：中等强度（60%～70% 1 RM，或 BRPE 12～13 分）。

（3）运动时间和频率：每周≥2 d；运动应包含大部分的肌群，应包含 4～5 种上肢训练方式；每种训练方式重复 8～12 次/组，共进行 3 组，每组之间休息 2～3 min。

（4）注意事项：强化肩胛稳定肌群和后肩带肌，以预防过用性损伤；力量训练应当遵循无痛原则；如果存在疼痛，应当密切监测疼痛变化，如疼痛加剧，应停止训练；尽可能保持主动肌与拮抗肌均衡；当肩外展 90°时避免肩内旋，以避免肩关节撞击；对于躯干和肩部稳定性和力量减弱的患者，可以增加外部支持，如腰围或胸带，以改善姿势，减少运动时受伤的风险。

3. 关节及柔韧性训练

（1）运动方式：静态拉伸、动态拉伸。特别要注意对胸部、肩部和肱二头肌的拉伸。

（2）运动强度：主动或被动静态拉伸的起始位置应在关节活动至紧绷感、轻度不适处；如患者存在感觉障碍，可将软组织拉伸点设在阻力增加处。

（3）运动时间和频率：每天进行；应包含大部分肌群，包括颈部、上肢、躯干和下肢；保证每个方向/组织的单次静态牵伸持续 10～30 s，总牵伸时间 60 s（可采用 2×30 s 或 4×15 s）。

（4）注意事项：柔韧性训练应根据患者病情制订个体化方案；为避免肩关节撞击，当上肢上举过头时应避免肩内旋；由于长期瘫痪，轮椅使用者的下肢骨量减少或骨质疏松发病风险增加，拉伸时应尤其当心；对于使用屈肌腱抓握的四肢瘫患者，不应对其拇指屈肌腱进行拉伸。

4. 轮椅操训练

（1）运动方式

1）准备运动：轮椅坐位下，跟随热身音乐节奏，进行前后摆臂，头部、肩部、胸部等活动，每 4 拍 1 个动作，4 个 8 拍结束后再重复 1 次，共 5 min。

2）轮椅操：轮椅坐位下，伴随音乐，进行上下展臂、屈肘、屈伸臂、上举伸肘、扶持体前屈、击拳、支撑伸肘、屈肘压臂、体侧等十二节体操（图 3－5－4）。每节 12 个 8 拍，一般前 8 个 8 拍慢速活动，后 4 个 8 拍速度加快，共约 20 min。

3）整理运动：轮椅坐位下，进行呼吸调整、头颈拉伸、上臂拉伸、全身舒展等放松活动，患者随着柔缓的音乐进行调整、拉伸，恢复心率、放松身心，共约 5 min。

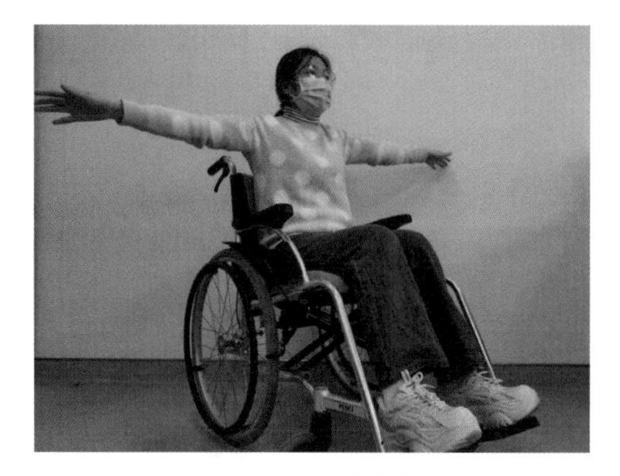

图 3－5－4　SCI 轮椅操

（2）运动强度：建议心率达到预估最大心率的 60%～80%，BRPE 11～14 分。

（3）运动时间和频率：每次运动约 30 min（其中热身准备 5 min，整理恢复 5 min），每天 1 次，每周运动 5 次。

（4）注意事项：该训练属于综合性训练，适合 T_6 及以下平面且具备较好坐位平衡和上肢功能的 SCI 患者；轮椅操训练前先进行分解动作学习，熟悉且掌握动作要领后再循序渐进地开始练习；监测心率并保证其在有效且安全的范围内；不可忽视准备和整理运动；训练过程中注意安全，确保锁好轮椅，运动幅度逐渐增大，避免意外摔倒；注意平衡饮食，不可空腹或在餐后即刻开始训练；建议穿着舒适的衣物；训练过程中如出现异常或不适，应及时咨询专业人员。

》【运动安全教育和注意事项】

1. SCI 病因　创伤性 SCI（常合并肢体和脑损伤）和非创伤性 SCI 可能影响运动的生理和（或）病理生理学。

2. SCI 病程　SCI 后病程越长，身体机能下降越明显，并发症风险越高。运动可减少上述问题，但是运动相关风险也会增加。医务人员应当根据患者的具体情况制订个体化运动干预处方，在运动进阶时应当避免激进。

3. 自主神经过反射　自主神经过反射主要发生于 T_6 及以上的 SCI 患者，并且多由损伤平面以下的伤害性传入刺激引起。自主神经过反射发作时症状可轻可重，严重者可能导致癫痫发作、脑卒中和死亡。在运动前排空膀胱可降低该风险。自主神经过反射发作时应及时识别并解除相关诱因。

4. 直立性低血压　直立性低血压是指从仰卧位到坐或站起时，收缩压下降＞20 mmHg 和（或）舒张压下降＞10 mmHg。常见症状为轻微头痛、头晕和晕厥。定期运动可以提高机体对直立性低血压的耐受性。

5. 体温调节功能障碍　由于 SCI 后自主神经调节紊乱，患者可出现体温调节障碍。在炎热环境中，由于汗液分泌和浅表血管扩张障碍可影响运动过程中的散热。在寒冷环境中，浅表血管收缩、寒战反应和竖毛反射障碍，可能加速热量散失，增加冻伤/失温风险。

6. 感觉障碍　SCI后的感觉障碍可增加压疮和跌倒的风险，并可能使潜在损伤不易被发现。在运动过程中应关注患者重点区域的皮肤、加强皮肤保护、运动期间定期减压(每15～30 min 1次)并使用适当的运动防护装备。

7. 肌肉痉挛　大约80%的SCI患者会出现肌肉痉挛。痉挛与疼痛和挛缩密切相关。缓慢且受控制的体位变化可减少肌肉痉挛，并且稳定体位(包括绑扎束缚)可以减少阵挛发生时的不良事件。

8. 辅助用药　SCI患者往往需要长期服用一些药物，这些药物会出现不同程度的不良反应。因此，在运动前后，应当及时关注患者的药物使用情况及药物不良反应。

》【运动处方案例】

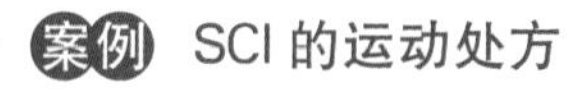

案例 SCI的运动处方

李某某，男，25岁。诊断：胸部脊髓损伤(T_6，AIS－B)，神经病理性疼痛。病程6个月。体适能测试：心肺耐力、上肢肌肉耐力、髋关节柔韧性差，坐位平衡控制不佳，双下肢无自主肌肉收缩。

运动处方目标：①增加日常运动时间，改善机体功能；②提升心肺适应性、上肢耐力和髋关节柔韧性；③预防关节挛缩、直立性低血压等并发症。

运动处方			
基本信息			
姓名：李某某	性别：男	年龄：25岁	电话：×××-××××-××××
临床诊断：胸部脊髓损伤(T_6，AIS－B)，神经病理性疼痛			
临床用药：普瑞巴林胶囊，75 mg，2次/天，口服			
运动前健康筛查			
体力活动水平	□规律运动(每周>3次或每周≥150 min、连续>3个月的体育活动) ☑体力活动不足		
临床情况	身高：170 cm　体重：65 kg　BMI：22.49 kg/m^2　体脂率：22%		
	慢性疾病史：无		
	骨密度：正常		
	下肢静脉血栓：无		
	血液指标：正常		
	血压：130/70 mmHg　心率：80次/分		
	吸烟：□是　☑否　□已戒烟		

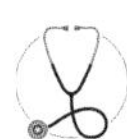

（续表）

体适能测试	
最大摄氧量	18 mL/(kg·min);5 METs
肌肉力量	双上肢关键肌肌力5级，双下肢关键肌肌力0级
柔韧性	坐位体前屈:1分
平衡能力	可独坐(坐位平衡2级)，站立不能
运动方案	
有氧运动	方式:轮椅驱动训练、轮椅操、上肢手摇车训练
	频率:每周≥2次
	强度:中等强度(BRPE 12～13分)
	时间:每次30 min
	每周运动量:>150 min
	注意事项:在训练前进行充分热身，训练结束后进行放松运动;监测患者血压、心率变化;预防和识别自主神经过反射、运动性低血压
力量运动	方式:双上肢哑铃训练、弹力绷带训练(每组运动重复8～12次，共进行3组，每组之间休息2～3 min)
	频率:每周≥2次
	强度:中等强度(70% 1 RM，或BRPE 12～13分)
	时间:每次30 min
	每周运动量:≥60 min
	注意事项:遵循无痛原则;肩外展90°时避免内旋，以免肩关节撞击
柔韧性运动	方式:颈部、四肢及躯干静态拉伸(每个方向/组织的单次静态牵伸持续10～30 s，总拉伸时间60 s)
	频率:每天1次
	强度:适度
	时间:每次30 min
	每周运动量:≥60 min
	注意事项:上肢上举过头时应避免肩内旋;下肢拉伸时应避免用力过大
医生	签字:
日期	年　　月　　日

（王　彤　李向哲）

第六节

睡眠障碍

睡眠障碍是指因夜间睡眠质和(或)量的下降、睡眠中出现各种病理性事件(如出现睡眠呼吸暂停、周期性肢体运动、不同复杂程度的异常行为等),并因此而导致日间功能状态下降,影响生活质量的一组疾病。根据国际睡眠疾病分类标准(ICSD-3),睡眠疾病可以分为7大类,80余种。而临床中各学科医生遇到最多的是失眠症和睡眠呼吸障碍,占睡眠障碍门诊就诊量半数以上。随着人口老龄化的加剧,帕金森病和痴呆等神经系统变性疾病的危害越来越受到重视。在这些疾病早期阶段,当临床上尚未出现明显运动症状和认知损害时,患者已经表现出睡眠质量的改变、在特定睡眠阶段出现异常的动作或行为表现(如快眼动睡眠期行为障碍、周期性肢体运动障碍等)。在神经变性疾病早期阶段通过运动疗法干预睡眠障碍,有望减缓疾病进展,改善预后。本节主要对失眠症、睡眠相关呼吸障碍及神经系统变性疾病相关睡眠障碍进行介绍,探讨运动治疗的临床研究前景。

一、睡眠障碍概述

》【分类】

1. 失眠症(insomnia) 失眠症是指在睡眠条件充足的情况下,出现入睡困难、睡眠维持困难或者早醒,患者因此睡眠时间不足和(或)睡眠质量不佳。失眠次日,患者感到体力恢复不良,影响白天的社会活动,甚至产生焦虑、抑郁或者情绪激惹。症状严重者还会出现心率和呼吸加快、体温升高、周围血管收缩等自主神经功能症状。长期失眠的患者发生各种躯体及心理疾病的风险增加,生活质量不同程度下降。世界各地对失眠症患病率的报道因诊断标准和调查人群的不同而存在差异,18岁以上成人慢性失眠症的患病率为10%~15%,我国失眠症的患病率为15%,失眠症状终身患病率高达43%。

2. 睡眠呼吸暂停低通气综合征(sleep apnea hypopnea syndrome, SAS) SAS是一组以睡眠期出现的上气道通气异常和(或)呼吸节律异常为主要特征的疾病,包括阻塞性睡眠呼吸暂停低通气综合征(obstructive sleep apnea hypopnea syndrome, OSA)、中枢性睡眠呼吸暂停低通气综合征(central sleep apnea hypopnea syndrome, CSA)和混合性睡眠呼吸暂停低通气综合征(mixture sleep apnea hypopnea syndrome, MSA)。其中OSA的发生率最高,北美国家报道的患病率男性为15%~30%,女性为10%~15%。尽管亚洲人群肥胖率低于欧美国家,但亚洲人群OSA的发病率接近美国,可能与亚洲人群颅面部和上气道结构特殊有关。患者在睡眠中因气道反复发生部分或完全的塌陷,而出现呼吸气流不畅,血氧饱和度不同程度下降,睡眠片段化,并对心脑血管造成负面影响。

3. 神经系统变性疾病相关睡眠障碍(neurodegenerative disorder, NDD) NDD是一

组因病理性蛋白质在神经系统异常堆积，造成特定神经元损害，突触功能障碍的疾病。临床常见的神经系统变性病包括阿尔茨海默病（AD）、帕金森病（PD）、亨廷顿病（Huntington's disease，HD）和肌萎缩侧索硬化。NDD患者睡眠障碍发生率高，症状严重，且睡眠障碍会反过来加重NDD本身症状对日间功能的影响。NDD引起睡眠障碍的机制复杂，概括起来包括：①参与睡眠-觉醒调节的神经结构，如下丘脑、脑干特定神经元的丢失、神经传导通路功能异常，导致睡眠节律紊乱、失眠、睡眠片段化、日间思睡或者出现异态睡眠的表现；②因NDD症状所次生的睡眠卫生不良、精神情绪异常、药物不良反应、夜间肌肉酸痛或尿次频繁，导致睡眠片段化和日间困倦。

以PD为代表的α突触核蛋白病随着病理改变由周围神经系统向中枢神经系统发展，临床上依次出现便秘、嗅觉减退、睡眠障碍（主要是异态睡眠）和PD的运动症状。睡眠障碍中最具特征的是快眼动睡眠期行为障碍（REM sleep behavior disorder，RBD），患者在REM睡眠期骨骼肌不能完全放松，因而将梦境中的情节通过行为表现出来，造成自伤或他伤。RBD症状常早于PD症状5～10年发生，是PD的前驱阶段。由于神经元损伤的不可逆性，PD症状一旦出现便无法阻止或逆转病程进展。近年来的研究显示，在PD早期阶段和前驱期阶段（如RBD阶段）进行运动疗法干预，可以减缓神经元的损伤。在本篇第五章前几节已经对神经系统变性疾病的运动处方进行了详细介绍，本节主要侧重于RBD运动方案的介绍。

》【临床表现和体征】

1. 失眠症

（1）夜间症状：失眠症患者在睡眠环境合适且条件充足的情况下，夜间睡眠的时间缩短，出现入睡缓慢、入睡后反复醒转、午夜醒转后再入睡困难、清晨早醒，或者同时存在上述几种症状。一般而言，成人每天平均睡眠时间在6～8 h，入睡潜伏期≤30 min，入睡后整夜累计醒转时间≤30 min。上述参数存在个体差异，且在不同季节和生理状态下有所波动。如果睡眠参数反复严重偏离上述范围，需要考虑失眠症的诊断。

（2）日间症状：失眠症患者常主诉疲惫乏力、注意力集中困难、记忆力下降、精力不足、情绪低落、焦虑或易激惹、白天困倦但尝试午睡难以睡着、工作学习能力下降、容易出错，可以伴随头痛、头晕、腰背酸痛、肌肉紧张、食欲下降等躯体症状。失眠症的诊断需要同时存在夜间症状和日间症状。

（3）病程分类：失眠的发生可以因一次应激事件诱发，持续一段时间后缓解。多数患者的失眠症状会在较长的时间内时轻时重，随着压力和情绪波动而变化，迁延数年，甚至忘记最初的诱发因素。根据失眠持续时间是否超过3个月，人为分成短期失眠和慢性失眠。

2. OSA

（1）夜间症状：多数OSA患者夜间打鼾，并出现鼾声停顿现象。因呼吸停顿和间歇性缺氧，睡眠呈片段化改变。但多数患者对自己夜间睡眠不连续的情况不自知，或仅主诉多梦、睡眠中动作增多、睡眠不安稳及清晨醒转不解乏。因肾上腺血管紧张素系统激活，抗利尿激素分泌不足，患者夜间排尿增加。

(2) 日间症状:OSA 患者常见的日间症状包括晨起口渴、咽部不适;日间困倦,尤其在安静单调的场景下,如阅读、看电视和长距离驾驶等情况下会不由自主睡着;体力活动后容易疲劳等。OSA 患者还常伴有血压、血糖的增高,心脑血管疾病风险增加。

3. NDD

(1) 夜间症状:NDD 患者入睡困难,入睡后睡眠连续性差。因翻身困难、肌肉酸痛引起反复醒转。行动障碍所致的如厕困难常使患者夜间醒转后再入睡变慢。某些治疗药物改变睡眠结构,使患者出现多梦、梦呓、浅睡眠增加。因肌张力异常,呼吸中枢受累,阻塞性及中枢性呼吸障碍发生率增高。

(2) 日间症状:各类神经系统变性疾病的患者日间疲惫困倦比例明显高于普通人群。他们在安静环境下容易不由自主入睡,白天短睡次数增多,有些患者日间累计睡眠时间超过夜间总睡眠时间。PD 患者可能发生睡眠突袭(sleep attack),即在毫无困倦征兆的情况下突然入睡,给出行、驾驶造成风险。

(3) RBD:除了伴随于 NDD 出现的各类睡眠-清醒障碍外,有一组睡眠疾病可以先于神经系统症状出现,并被归类为一组独立的睡眠障碍,即 RBD。该病主要出现于中老年男性,患者人群男女比例约为 4∶1。多数患者起病隐匿,夜间多梦,梦境情节凶险窘迫,因梦境出现喊叫、挥拳、蹬踢等动作,甚至坠床。症状出现于入睡 1～2 h 以后,即在进入 REM 睡眠期阶段后发生。发作中患者容易被唤醒,并且发作中所表现的动作与梦境吻合。发作频率在个体间及病程不同阶段差异较大,从 1 年数次到 1 周数次不等。除了睡眠症状外,患者还常出现嗅觉减退、色觉异常、大便秘结等表现。80%的 RBD 患者在确诊后 5～10 年逐渐出现肢体僵硬、震颤、姿位不稳、认知功能减退,从而被诊断 PD、路易小体痴呆或者多系统萎缩。本节内容主要针对尚未转化为神经系统变性疾病的 RBD 患者,他们尚无神经系统症状和体征,运动能力基本与健康人群相仿。

》【实验室及辅助检查】

1. 失眠症

(1) 多导睡眠监测(polysomnography, PSG):尽管 PSG 不是诊断失眠症所必需的检查项目,但临床为了明确失眠症患者是否合并其他睡眠障碍(如睡眠呼吸障碍、周期性肢体运动障碍等),或者在正规治疗效果不佳的情况下,会通过 PSG 完善评估。失眠症患者常表现出入睡潜伏期延长、入睡后清醒时间增加、总睡眠时间降低、浅睡眠比例增加,N3 期睡眠和 REM 睡眠比例降低等特点。

(2) 量表评估:焦虑抑郁量表评估常发现失眠症患者评分增高;虽然患者主诉日间困倦,Epworth 嗜睡量表评分多在正常范围内;Chalder 疲惫量表评分异常,精神和躯体疲惫指数均增高。

(3) 影像学检查:相关研究较少,功能影像学研究显示,失眠症患者调节睡眠与觉醒的脑区(包括上位脑干、丘脑、前扣带回和边缘皮质)葡萄糖代谢呈区域性改变。

(4) 其他检查:对于失眠患者应进行常规血生化和甲状腺功能检查,排除躯体疾病,尤其是内分泌疾病所致继发性失眠症状。失眠症患者存在内源性唤醒水平增高,下丘脑-

垂体-肾上腺轴活性增加的证据，如患者可出现心率增快、皮质醇水平偏高和代谢率增加等表现。

2. OSA

(1) PSG：是确诊 OSA 并判断其严重程度的标准检查方法。根据呼吸暂停低通气指数(AHI)：正常人，AHI＜5 次/小时；轻度 OSA，AHI 5～15 次/小时；中度 OSA，AHI15～30 次/小时；重度 OSA，AHI≥30 次/小时。判断病情程度同时要注意血氧饱和度下降情况，呼吸暂停持续时间、呼吸事件伴发微觉醒指数等指标。

(2) MSLT：对于日间困倦严重、Epworth 嗜睡量表评分较高(≥15 分)者，以及从事驾驶等职业的人员，应该完成 MSLT 以评估日间困倦程度，并排除发作性睡病。正常人 5 次测试平均入睡潜伏期应≥10 min。

(3) 其他检查：睡眠呼吸障碍患者是心脑血管疾病高危人群，应常规检查血糖、糖化血红蛋白、血脂(包括总胆固醇、甘油三酯、低密度脂蛋白、高密度脂蛋白)、心电图、头颅 CT 或 MRI 等检查。

3. RBD

(1) PSG：是诊断 RBD 所必需的检查项目，患者在进入 REM 睡眠期后出现下颌/下肢肌电活动，音/视频监测可以捕捉到梦呓和不同复杂程度的肢体运动。有些患者还会出现周期性肢体运动指数(PLM)的增高，普通人群 PLM＜10 次/小时，RBD 患者 PLM≥15 次/小时具有临床意义。

(2) 头颅影像学检查：脑干部位的梗死、炎症、占位或者脱髓鞘病变会引起症状性 RBD，为排除上述因素，应常规对患者进行头颅 MRI 平扫检查。

(3) 其他检查：RBD 患者存在不同程度的嗅觉减退、自主神经功能损伤和认知损害。有条件的情况下可进行嗅觉功能、立/卧位血压和神经认知功能的评估。

》【诊断标准】

睡眠障碍的诊断标准：失眠症的诊断主要依据临床症状，OSA 和 RBD 的诊断主要依靠 PSG 监测结果，在实验室检查部分已有描述。因本节重点介绍睡眠障碍的运动处方，有关 PSG 诊断问题不作展开。

《国际睡眠疾病诊断标准(ICSD－3)》关于失眠症的诊断标准如下。

(1) 患者或看护者主诉以下至少 1 条症状：①入睡困难；②睡眠维持困难；③早醒；④就寝时间抵触上床；⑤(儿童)没有父母陪伴难以入睡。

(2) 患者或看护者诉说以下至少 1 条日间症状：①疲惫/虚弱；②注意力/记忆力损害；③社会、家庭或职业功能受损；④情绪问题；⑤日间困倦；⑥行为问题(如多动、冲动或攻击行为)；⑦精力不足；⑧容易出错；⑨对睡眠不满或过度关注。

(3) 这些夜间和日间症状无法用睡眠条件不足、环境不良来解释。

(4) 上述症状不能用其他睡眠障碍来解释。

慢性失眠症：每周≥3 次，持续≥3 个月；短期失眠症：每周≥3 次，持续＜3 个月。

其他失眠症：此诊断是指患者出现明显的睡眠时间/质量问题，但达不到慢性失眠和短期失眠全部诊断标准的情况，是一个过渡性的诊断。

二、运动与睡眠障碍

运动促进睡眠的作用不断被证实，虽然不同研究所采用的运动方式、强度和持续时间不同，所观察的研究对象也不同，但主要结果均证实运动对睡眠有正性作用。短期有氧运动可以提高主观睡眠感受，即入睡增快，睡眠深度增加，睡眠对疲惫的修复性提高；客观评估研究显示，规律的有氧运动和抗阻训练增加总睡眠时间、增加慢波睡眠比例、减少 REM 睡眠、推迟 REM 潜伏期；长期持续运动改善睡眠效率、降低入睡潜伏期、增加总睡眠时间和慢波睡眠总量。

【运动促进睡眠、延缓变性疾病病程的机制】

1. *通过内稳态机制增加睡眠动力*　人类睡眠-清醒节律受到 3 个系统调节，即内稳态系统、昼夜节律系统和次昼夜节律系统。随着清醒时间的延长，睡眠压力不断增加，而进入睡眠以后，睡眠压力逐渐被消除，这就是内稳态系统对睡眠的调节。与之相对应的体液因子是基底前脑的腺苷，腺苷水平越高，睡眠驱动力越强，入睡后深睡眠比例越高，睡眠的稳定性越好。清醒时间、直立体位和体育运动是提高腺苷水平的 3 个主要因素。

2. *增强节律牵引改善睡眠*　体育活动促进褪黑素水平提高，尤其是日间户外活动时接受阳光照射，促进褪黑素分泌，后者是昼夜节律系统中驱动睡眠的主要因素。此外，规律有氧运动通过节律牵引，增强睡眠-清醒节奏幅度，稳定睡眠。在各种 NDD 病种中，PD 患者存在特别明显的昼夜节律幅度的降低，多巴胺治疗后昼夜生理功能受到进一步影响。因此，运动改善昼夜节律的机制对 PD 患者睡眠质量的改善尤其重要。

3. *提高迷走神经的张力*　在急性和慢性睡眠不足患者中常可以观察到其心率、呼吸的增快、体温增高、代谢率增加、去甲肾上腺素水平提高，提示下丘脑-垂体-肾上腺轴的激活和交感神经活性增强。规律的有氧运动可以提高迷走神经张力，对抗交感神经过度激活症状，增加睡眠的稳定性。

4. *降低体重，增加呼吸道通畅度*　OSA 的风险与体重指数密切相关，正常体重的男性和女性 OSA 患病率分别为 11％和 3％；超重者（BMI 在 25～30 kg/m^2）OSA 患病率提高到男性 21％，女性 9％；而肥胖（BMI≥30 kg/m^2）的男性人群 OSA 患病率高达 63％，女性为 22％。有氧运动可以减轻体重，降低体脂含量，提高心肺功能，增加呼吸道的通畅性，从而改善睡眠质量。

5. *神经营养因子的作用*　运动促进生长激素和脑源性神经营养因子（BDNF）的分泌，生长激素对组织和体适能的修复作用为人们熟知。BDNF 广泛分布在中枢神经系统、周围神经系统、内分泌系统、骨和软骨组织中。中枢神经系统中的 BDNF 增加突触可塑性、促进神经生长、发育（尤其是海马区域的神经生长、发育）、提升神经元存活的保护性功能。运动改善 NDD 患者睡眠质量，减轻运动症状，促进认知的效果已经在临床上得到验证，但生长激素和 BDNF 发挥作用的具体机制尚有待进一步研究。

》【运动适应证和禁忌证】

1. 适应证　包括：①急性和慢性失眠症患者；②轻、中、重度阻塞性睡眠呼吸暂停低通气综合征患者；③快眼动睡眠期行为障碍患者；④各类神经系统变性病合并夜间睡眠质量下降、日间思睡的患者。

2. 禁忌证　包括：①因严重失眠并发心律不齐、血压急剧增高的患者，以及符合运动负荷禁忌证的患者；②阻塞性睡眠呼吸暂停综合征合并肥胖低通气综合征、心肺功能不全的患者；③各类神经系统变性疾病晚期，存在明显运动受限和严重认知障碍，无法完成运动训练的患者。

三、睡眠障碍运动处方的制订及实施

》【运动处方制订的原则】

与其他神经系统疾病患者不同，睡眠障碍人群没有神经系统损害的症状和体征，没有明显的运动受限，除非合并其他系统疾病，基本可以按照普通人群的体育活动原则制订运动处方。但是在具体实施过程中，仍需根据睡眠疾病种类、症状的不同，患者年龄、性别、平素运动习惯、生活方式、合并疾病等情况进行调整，实现运动处方的个性化。并需遵循以下原则。

1. 安全性　运动处方给出的运动量通常比患者日常生活中所习惯的运动量要大，存在一定运动损伤风险和心血管事件风险。开具运动处方时应合理选择起始强度、进阶速度，对患者进行热身运动辅导，减少运动损伤。建议患者在运动中观察心率变化。有条件的患者以佩戴运动生理指标监测设备（如运动手环、腕表等）为宜，及时了解心率过高和（或）心律异常信息。

2. 科学性　不同患者基础运动条件不同，所需针对的睡眠障碍及其背后的病理机制不同，需要根据患者运动功能和疾病特征选择合适的运动方式和运动强度。并且在整个治疗过程中，定期进行随访评估，调整运动处方方案。

3. 全面性　在运动方案设计上，应兼顾各种运动方式，包括有氧运动、抗阻训练、拉伸运动和运动灵活性训练等。同时与睡眠障碍的非药物疗法，如失眠认知行为疗法（CBT-I），相结合。

4. 循序渐进　运动干预应注重患者的依从性，根据患者疾病状况，从中低运动量方案起始，根据患者适应情况，循序渐进，有计划、阶段性提升运动量。

》【运动处方的评估与测试】

1. 运动风险和运动能力的评估与测试　对各类睡眠障碍患者实施运动处方前，应全面了解患者基础疾病情况、心肺功能、基础运动状况等。具体评估内容包括：①睡眠疾病史；②合并疾病史；③体格检查；④运动史、运动习惯；⑤体适能测评。

2. 心脑血管风险评估　睡眠障碍患者以中老年人为主，是高血压、糖尿病、冠心病、卒中的高危人群，因此在给予运动处方前，应该了解患者可能面临的心血管风险。没有并发症的患者可以进行低强度运动，按照初期阶段方案开始运动训练，不需要做心肺运动试验；如果进行中等强度以上的运动，并存在一项以上心脑血管疾病风险，应完成心肺运动试验。

》【运动处方要素】

1. 运动频率　根据2018年第2版《美国体力活动指南》的建议，为维持健康状态，每周中高强度的有氧运动时间应达到150 min，并以每周≥3 d的频率分次完成。虽然以每周单次75 min×2次或每周单次运动150 min的方式也能达到相当的效果，但运动损伤的风险增加。

对于睡眠障碍患者，提高运动处方的依从性是治疗初期的关键，分散运动比集中长时间运动更容易坚持。对于老年睡眠障碍患者，或体适能较差的个体，甚至可以将单日有氧运动量再次分散为多次执行，以提高运动处方的依从性。有证据显示，一日多次短时间有氧运动（如每次10 min、每天3次）与单次长时间有氧运动（每天连续运动30 min）对心肺功能的提高作用相当，但前者依从性更高。

2. 运动强度　运动强度通常以代谢当量（MET）来衡量，静坐时MET＝1.0，以4 km/h速度行走时MET＝3.0，快走（5.6 km/h）时MET＝5.5，跑步时MET＝8.0。运动处方中的运动强度MET一般≥3.0，即为中高强度运动。

借助运动后心率达到最高心率值的百分比是另一种运动强度判断法。成人最高心率值的计算采用220减去年龄。轻度运动时，心率达到最高心率值的40%，中高强度运动时心率达到最高心率的70%。

患者自我判断运动强度的简单方法可以用“说话测试”，即以运动时能达到的说话状态判断运动强度。中等强度的运动量，运动者能说话，无法唱歌；高强度运动中，运动者因喘息无法保持对话。运动强度提高的情况下，所需运动时间缩短。如15 min慢跑约相当于常速行走30 min。

3. 运动时间　每周中高强度有氧运动累计时间应达到150 min，虽然每周超过150 min的运动可进一步增加健康获益（如增强心肺功能、降低死亡率等），但大型观察性研究发现，规律的中高强度锻炼在达到每天40～50 min后获益达到平台期，死亡率降低最大幅度不超过45%。所以，每天过长时间的有氧运动并非能持续提升获益，反倒增加运动损伤的风险。

对于睡眠障碍的患者来说，一天中运动时间应选择在清晨或午前进行。因为运动改变体温曲线，影响褪黑素的分泌及昼夜节律幅度。午前体温升高可促进日间的清醒程度，并诱导夜间褪黑素分泌的增加；傍晚或夜间的体育运动因在昼夜节律下降支提高中枢体温，会推迟睡眠启动，并导致睡眠片段化。

4. 运动类型　理想状态下，运动处方中应包括提高有氧素质、力量和灵活性3个方面的运动项目。某些运动项目可以同时兼顾多个要素。

（1）有氧运动：又称耐力训练，包括任何能促进心肺功能的活动。不同性别和年龄段有不同的有氧运动方式推荐（表3－5－9）。

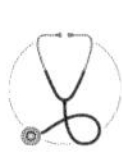

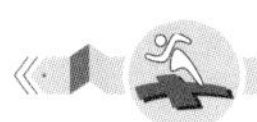

表 3-5-9　不同性别和年龄目标健康运动量及运动类型

分类	年龄					
	30～39 岁	40～49 岁	50～59 岁	60～69 岁	70～79 岁	≥80 岁
男性						
目标运动强度（METs）	>13	>11.5	>10	>8.7	>7.7	>6.5
建议运动强度（METs）	9～10	8.5～9.5	7～8.5	6.5～7.5	5.5～6.5	4～5.5
运动类型举例	跑步、篮球、跳绳、越野滑雪等	跑步、篮球、滑雪、跳舞	慢跑、骑自行车（17.5～19 km/h）、爬山	徒步旅行、骑自行车（14.5～16 km/h）、跳舞、游泳、网球	快走、划船运动	散步、平地骑自行车（8～9.5 km/h）、保龄球
女性						
目标运动强度（METs）	>9	>8	>7	>6	>5.5	>4.5
建议运动强度（METs）	6～8	5～7	4.7～6	4～5	3.7～4.6	3～3.5
运动类型举例	跑步、骑自行车（17.5～19 km/h）、打网球、速降滑雪	慢跑、滑冰、打羽毛球、手工修建草坪	划舟运动、快走、全身健身操（如开合跳）	步行、骑自行车（13 km/h）、打高尔夫球、打网球	步行、打高夫球	散步、平地骑自行车（8～9.5 km/h）、保龄球

引自：FRANKLIN B A，SALLIS R E，O'CONNOR F G. Exercise prescription and guidance for adults. UpToDate. 2022 Mar 02. Available at：https：//www.uptodate.com/contents/exercise-prescription-and-guidance-for-adults?

表格中的"目标运动强度"是指合理的运动目标而非极限，很多人有可能达到更高的运动水平。运动类型举例中只代表部分运动，个体在实施时能量消耗会有一定差异，取决于基线健康状况、技术能力和参与强度等多方面因素。

（2）力量运动：又称抗阻训练，可以通过对抗自身体重或者运动器械，给肌肉施加压力，增强肌肉力量。提倡多关节锻炼，如俯卧撑、使用弹性阻力带（图 3-5-5）、杠铃蹲举、哑铃蹲举（图 3-5-6）、平板支撑（图 3-5-7）和高位撑起（图 3-5-8）等，通过运动涉及多个肌群和多个运动范围。对于力量运动，每周进行 2～3 次为宜。

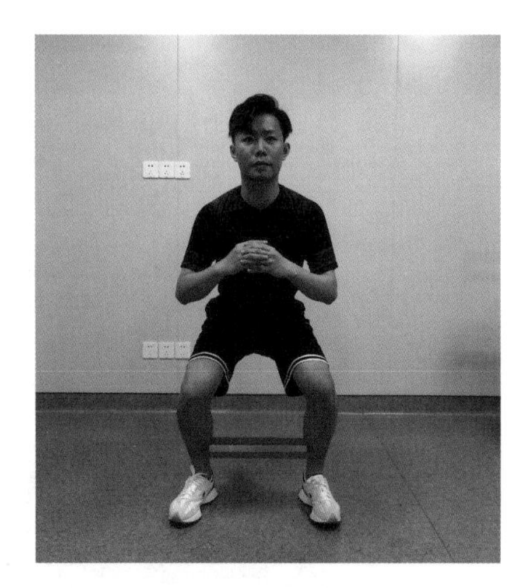

图 3-5-5　弹性阻力带方步练习

使用弹力带环绕双踝上部或者膝下部位，练习者采用半蹲式站立姿势，足趾向前，脊柱保持直立，两足分别左、前、右、后各一步走成一个方形，在运动过程中保持弹性带的张力。

（3）灵活性训练：对于保持个体的运动灵活性非常重要，尤其是老年患者，目的是保持肩部、腰臀部和胸椎（左右转动）的能力在一个健康范围。如果日常生活中主要关节都得到活动的人群未必需要单独进行灵活性训练。但对于神经系统变性疾病合并睡眠障碍的患者，灵活性训练应作为重点列入运动处方中。灵活性训练的时间不计算在 150 min 总运动量中。

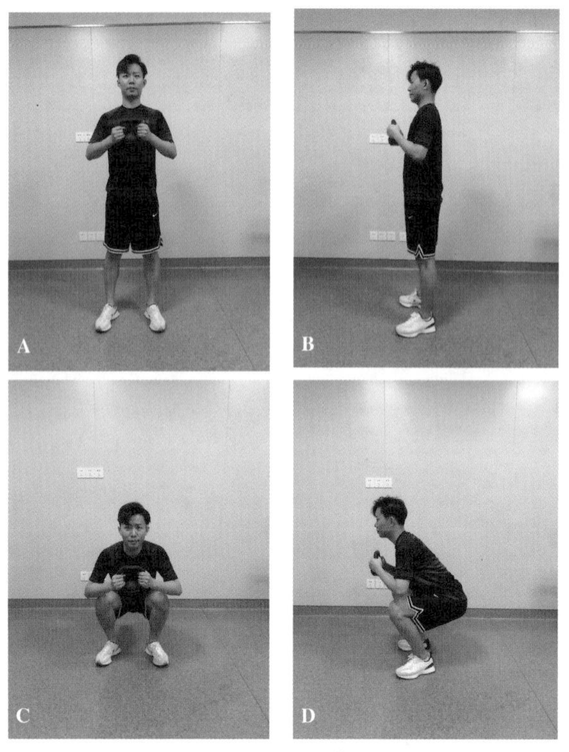

图 3-5-6 哑铃蹲举训练

双手捧哑铃，举到胸前，双足等肩宽，足趾向前，上身保持直立位完成蹲举动作。

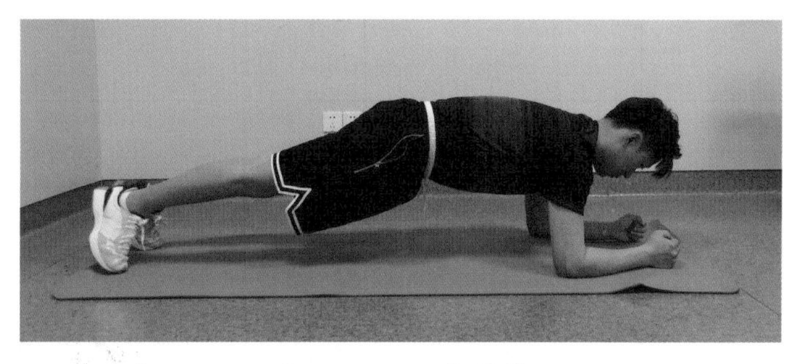

图 3-5-7 平板支撑

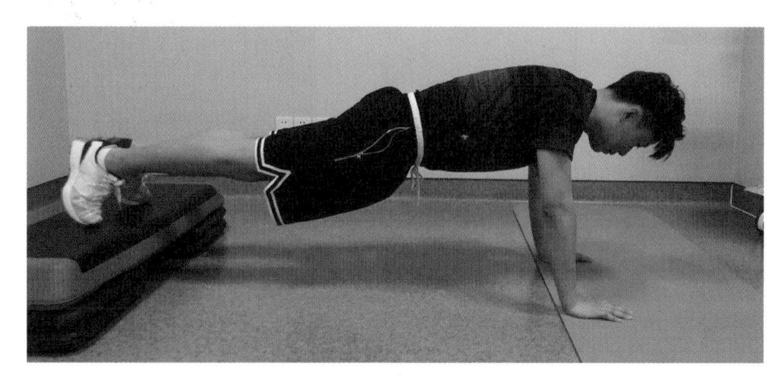

图 3-5-8 高位撑起

（4）其他运动：睡眠障碍患者可能用到的运动方式还有拉伸运动、平衡性训练等。拉伸运动通过缓慢稳定的动作拉伸肌肉，增加肌肉的柔韧性。平衡训练可以进行窄步距足尖、足跟交替行走运动，或通过打太极拳、做瑜伽等方式进行训练。

【不同睡眠障碍及不同阶段的运动处方】

在兼顾各种运动要素的前提下，不同睡眠疾病运动处方的侧重点略有差异：①失眠症患者侧重于有氧运动，制订运动处方时需要考虑运动对昼夜节律的影响。推荐将有氧运动的时间置于午前进行。②睡眠呼吸障碍患者侧重于通过有氧运动和力量运动相结合，提高心肺功能和肌肉张力。③NDD 患者和 RBD 患者应注意加强平衡、协调和动作灵活性的训练。

从整个运动处方疗程看，应将治疗分为初期阶段、提高阶段和维持阶段。初期阶段持续 4 周左右；提高阶段 4～6 个月，或视病情确定；此后进入维持阶段。

对于不同个体，可以根据不同阶段/运动能力状态制订运动处方（表 3－5－10）。

表 3－5－10　不同阶段/运动能力状态运动处方

要素	初期阶段		提高阶段	
	久坐者	非久坐者	非跑步者	跑步者
运动频率	每周 3 d	每周 3～4 d	每周 4～5 d	每周 4～5 d
运动强度	中等强度	中等强度	中等强度	中等强度
运动时长	20～30 min	30 min	30 min	30 min
运动方式	快走	快走，加以下运动各 1 组： • 深蹲 10 次 • 平板支撑 30 s	自行车骑行运动，加以下运动任意 2 组： • 深蹲 10 次 • 平板支撑 30 s • 高位撑起 10 次 • 引体向上 10 次	慢跑，加以下运动任意 2 组： • 深蹲 10 次 • 平板支撑 30 s • 高位撑起 10 次 • 引体向上 10 次

【运动安全教育】

1. *养成良好日常运动习惯*　包括：①选择合适的运动服装；②建议佩戴生理指标监测设备，如运动手环、手表等，监测运动后的心率和心律。

2. *运动前的预防*　包括：①做好热身运动；②检查辅具是否妥善穿戴；③确认运动的环境是否安全，不能确保运动安全时要有监护人在场。

3. *运动期间的自我保护*　包括：①及时补充水分；②运动中如有不适，立即停止运动并请求帮助；③避免尝试不确定安全的动作；④运动增量循序渐进，不得超过运动处方规定的运动量。

4. *运动后的整理活动*　包括：①每次运动后，需要安排一定时间做整理动作，以避免突然停止运动引起的心血管异常反应，如重力性休克等；②运动结束及时进行运动肌肉的牵伸，以缓解肌肉紧张。

5. 其他注意事项　患者在进行日常运动训练的同时，对各种心脑血管危险因素（如高血压、糖尿病、高脂血症等）加以监测和控制，对可改变的因素（如不良饮食习惯、大量饮酒、吸烟等）要加以纠正。

【运动处方案例】

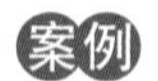案例　慢性失眠伴中度 OSA 的运动处方

方某，女性，47 岁。临床诊断：①成人慢性失眠症；②OSA（中度，整夜平均 AHI＝17.5 次/小时，REM 睡眠期 AHI＝42 次/小时）。目前服用药物，失眠症状部分改善，无法耐受呼吸机治疗。

运动风险筛查：日常体力活动不足，无心脑血管危险因素。

运动处方目标：①提高心肺耐力和综合身体素质；②培养运动习惯，增加日常运动时间；③维持并增强运动灵活性；④提高平衡能力。

运动强度：中等强度，目标心率 103～129 次/分（60%～75% HRmax），HRpeak150 次/分。

运动方式：①初期阶段从快走开始，每次 30 min，每周 3 次，连续 4 周。初期阶段以有氧训练为主，辅以力量和柔韧性训练；②提高阶段：慢跑每次 30 min，每周 4～5 次，加深蹲 10 次和平板支撑 30 s，疗程 2～6 个月。

总运动量：每周≥150 min。

运动进程安排：每 4 周随访评估心肺耐力和运动强度，结合睡眠状况，调整运动方案；随访至半年，复测 PSG 评估呼吸障碍情况。

<table>
<tr><th colspan="4">运动处方</th></tr>
<tr><th colspan="4">基本信息</th></tr>
<tr><td>姓名：方某</td><td>性别：女</td><td>年龄：47 岁</td><td>电话：×××-××××-××××</td></tr>
<tr><td colspan="4">临床诊断：成人慢性失眠症，OSA（中度）</td></tr>
<tr><td colspan="4">临床用药：曲唑酮，50 mg，每晚 1 次；酒石酸唑吡坦，5 mg，睡前</td></tr>
<tr><th colspan="4">运动前健康筛查</th></tr>
<tr><td>体力活动水平</td><td colspan="3">□规律运动（每周＞3 次或每周≥150 min、连续＞3 个月的体育运动）
☑体力活动不足</td></tr>
<tr><td rowspan="5">临床情况</td><td colspan="3">身高：160 cm　体重：65 kg　BMI：25.39 kg/m²　体脂率：34%</td></tr>
<tr><td colspan="3">慢性疾病史：无</td></tr>
<tr><td colspan="3">血液指标：正常</td></tr>
<tr><td colspan="3">血压：128/85 mmHg　心率：68 次/分</td></tr>
<tr><td colspan="3">吸烟：□是　☑否　□已经戒烟</td></tr>
</table>

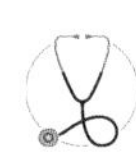

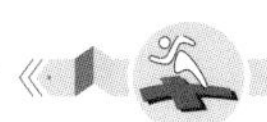

（续表）

体适能测试	
最大摄氧量	25.5 mL/(kg·min)，7.2 METs
6 min 步行距离	520 m
肌肉力量	握力:3 分
柔韧性	坐位体前屈:4 分
平衡能力	闭眼单足站立:10 s
运动方案	
有氧运动	方式:快走、慢跑、踏车、游泳等
	频率:每周≥3 次
	强度:5.4 km/h(根据 50%×7.2 METs 计算)
	时间:每次 30 min
	每周运动量:≥150 min
	注意事项:清晨餐前,或上午餐后进行运动训练
力量运动	方式:深蹲 10 次,平板支撑 30 s;或上肢、下肢、核心肌群锻炼,(8～10)×10 RM,每组 8～15 次,1～3 组,组间休息 2～3 min
	频率:每周 2～3 次
	强度:从低强度开始,逐渐增加到中等强度
	时间:每次 30 min
	每周运动量:60～90 min
	注意事项:运动时不要憋气,餐后及下午进行运动
柔韧性运动	方式:上肢、下肢静力拉伸
	频率:3～5 次
	强度:低
	时间:5 min
	每周运动量:15～25 min
	注意事项:每次适度拉伸,逐渐延长每个动作保持静止的时间;在运动前后或其他时间完成
医生	签字:
日期	年　　月　　日

（于　欢）

本章主要参考文献

[1] 范亚蓓，王盛，王翔，等．上肢功率车在脊髓损伤截瘫患者心肺运动试验中的应用研究[J]．中国康复医学杂志，2017，32(11)：1231－1235．

[2] 黄晓林，燕铁斌．康复医学[M]．6版．北京：人民卫生出版社，2018．

[3] 贾建平，陈生弟主编．神经病学[M]．8版．北京：人民卫生出版社，2018．

[4] 康海琼，周红俊，刘根林，等．脊髓损伤神经学分类国际标准检查表2019版最新修订及解读[J]．中国康复理论与实践，2019，25(8)：983－985．

[5] 李建军，杨明亮，杨德刚，等．"创伤性脊柱脊髓损伤评估、治疗与康复"专家共识[J]．中国康复理论与实践，2017，23(3)：274－287．

[6] 李伟，公维军，高磊，等．《欧洲帕金森病物理治疗指南》康复方案解读[J]．中国康复理论与实践，2020，26(5)：614－620．

[7] 刘翕然，徐雁，王维治，等．中国多发性硬化临床特点及诊断难点分析[J]．首都医科大学学报，2021，42(3)：360－366．

[8] 倪朝民主编．神经康复学[M]．3版．北京：人民卫生出版社，2018．

[9] 上海中西医结合学会慢性神经系统疾病专业委员会．帕金森病运动处方专家共识[J]．同济大学学报(医学版)，2021，42(6)：729－735．

[10] 苏珊・B・奥沙利文．物理康复治疗[M]．励建安，毕胜，主译．北京：人民出版社，2017．

[11] 孙剑．运动改善帕金森病行为功能障碍的神经生物学机制[J]．中国老年学杂志，2021，41(9)：1993－1997．

[12] 锁冬梅，刘海杰，张大启，等．多发性硬化患者的运动康复现状[J]．中华物理医学与康复杂志，2018，40(10)：795－797．

[13] 王彤，李向哲．运动对脊髓损伤功能恢复影响机制的国内研究现状[J]．中国康复医学杂志，2017，32(12)：1322－1325．

[14] 王正珍，徐峻华．运动处方[M]．2版．北京：高等教育出版社，2018．

[15] 杨晓梅，徐岩，孙圣刚，等．帕金森病实施个体化运动处方的建议[J]．临床内科杂志，2021，38(3)：208－210．

[16] 张通，杜晓霞．多发性硬化康复治疗[J]．中国现代神经疾病杂志，2017，17(5)：315－319．

[17] 中华医学会，中华医学会杂志社，中华医学会全科医学分会，等．帕金森病基层诊疗指南(2019年)[J]．中华全科医师杂志，2020，19(1)：5－17．

[18] 中华医学会神经病学分会帕金森病及运动障碍学组，中国医师协会神经内科医师分会帕金森病及运动障碍学组．中国帕金森病早期运动症状治疗循证医学指南[J]．中国神经免疫学和神经病学杂志，2021，28(4)：267－279．

[19] 中华医学会神经病学分会帕金森病及运动障碍学组，中国医师协会神经内科医师分会帕金森病及运动障碍学组．中国帕金森病治疗指南(第四版)[J]．中华神经科杂志，2020，53(12)：973－986．

[20] 中华医学会神经病学分会帕金森病及运动障碍学组，中国医师协会神经内科医师分会帕金森病及运动障碍学组．中国中晚期帕金森病运动症状治疗的循证医学指南[J]．中国神经免疫学和神经病学杂志，2021，28(5)：347－360．

[21] 中华医学会物理医学与康复学分会，岳寿伟，何成奇．物理医学与康复学指南与共识[M]．北京：人民卫生出版社，2019．

[22] AMIRI S, HASANI J, SATKIN M. Effect of exercise training on improving sleep disturbances: a systematic review and meta-analysis of randomized control trials [J]. Sleep Med, 2021, 84: 205－218.

[23] BILLINGER S A, ARENA R, BERNHARDT J, et al. Physical activity and exercise

recommendations for stroke survivors: a statement for healthcare professionals from the American Heart Association/American Stroke Association [J]. Stroke, 2014,45(8):2532 - 2553.

[24] BOUÇA-MACHADO R, ROSÁRIO A, CALDEIRA D, et al. Physical activity, exercise, and physiotherapy in Parkinson's disease: defining the concepts [J]. Mov Disord Clin Pract, 2019,7(1):7 - 15.

[25] DORSEY E R, ELBAZ A, NICHOLS E, et al. Global, regional, and national burden of Parkinson's disease, 1990 - 2016: a systematic analysis for the Global Burden of Disease Study 2016 [J]. Lancet Neurol, 2018,17(11):939 - 953.

[26] HALABCHI F, ALIZADEH Z, SAHRAIAN M A, et al. Exercise prescription for patients with multiple sclerosis, potential benefits and practical recommendations [J]. BMC neurology, 2017,17(1):185.

[27] HOANG P D, LORD S, GANDEVIA S, et al. Exercise and Sports Science Australia (ESSA) position statement on exercise for people with mild to moderate multiple sclerosis [J]. J Sci Med Sport, 2022,25(2):146 - 154.

[28] HOFFMANN K, SOBOL N A, FREDERIKSEN K S, et al. Moderate-to-high intensity physical exercise in patients with Alzheimer's disease: a randomized controlled trial [J]. Alzheimers Dis, 2016,50(2):443 - 453.

[29] KIM Y, LAI B, MEHTA T, et al. Exercise training guidelines for multiple sclerosis, stroke, and Parkinson disease: rapid review and synthesis [J]. Am J Phys Med Rehabil, 2019,98(7):613 - 621.

[30] LI B Y, TANG H D, QIAO Y, et al. Mental training for cognitive improvement in elderly people: what have we learned from clinical and neurophysiologic studies? [J] Curr Alzheimer Res, 2015,12(6):543 - 552.

[31] LI G, MA J, CUI S, et al. Parkinson's disease in China: a forty-year growing track of bedside work [J]. Transl Neurodegener, 2019,8: 22.

[32] MAK M K, WONG-YU I S, SHEN X, et al. Long-term effects of exercise and physical therapy in people with Parkinson disease [J]. Nat Rev Neurol, 2017,13(11):689 - 703.

[33] MARTIGNON C, PEDRINOLLA A, RUZZANTE F, et al. Guidelines on exercise testing and prescription for patients at different stages of Parkinson's disease [J]. Aging Clin Exp Res, 2021, 33(2):221 - 246.

[34] MARTIN GINIS K A, VAN DER SCHEER J W, LATIMER-CHEUNG A E, et al. Evidence-based scientific exercise guidelines for adults with spinal cord injury: an update and a new guideline [J]. Spinal Cord, 2018,56(4):308 - 321.

[35] MEMON A A, COLEMAN J J, AMARA A W. Effects of exercise on sleep in neurodegenerative disease [J]. Neurobiol Dis, 2020,140:104859.

[36] MORRIS J K, VIDONI E D, JOHNSON D K, et al. Aerobic exercise for Alzheimer's disease: a randomized controlled pilot trial [J]. PLoS One, 2017,12(2):e0170547.

[37] MOTL R W. Exercise and Multiple Sclerosis [J]. Adv Exp Med Biol, 2020,1228:333 - 343.

[38] PIERCY K L, TROIANO R P, BALLARD R M, et al. The physical activity guidelines for Americans [J]. JAMA, 2018,320(19):2020 - 2028.

[39] TWEEDY S M, BECKMAN E M, GERAGHTY T J, et al. Exercise and Sports Science Australia (ESSA) position statement on exercise and spinal cord injury [J]. J Sci Med Sport, 2017,20(2):108 - 115.

[40] VALENZUELA P L, CASTILLO-GARCÍA A, MORALES J S, et al. Exercise benefits on Alzheimer's disease: state-of-the-science [J]. Ageing Res Rev, 2020,62:101108.

[41] WANG B，MAO L，SHEN T，et al. Effects of combined intervention of physical exercise and cognitive training on cognitive function in stroke survivors with vascular cognitive impairment：a randomized controlled trial [J]. Clin Rehabil，2019,33(1):54-63.

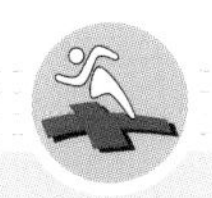

第六章　泌尿生殖系统疾病的运动处方

第一节

慢性肾脏病

一、慢性肾脏病概述

》【流行病学】

慢性肾脏病(chronic kidney disease, CKD)是目前全球范围内的公共健康问题，我国CKD的发病率高达10.8%，其中血液透析(hemodialysis, HD)及腹膜透析(peritoneal dialysis, PD)的患病率分别为402.18/100万和39.95/100万。由于预后差、费用高且可引起严重的心血管并发症，CKD给社会经济和公民健康带来巨大影响。

》【定义与分期】

改善全球肾脏病预后组织(Kidney Disease: Improving Global Outcomes, KDIGO)将CKD定义为肾脏结构或功能异常，或肾小球滤过率(GRF)<60 mL/(min・1.73 m^2)超过3个月，并对健康造成影响。肾脏结构及功能异常包括肾脏病理形态学异常、尿液成分异常、肾小管功能紊乱，导致电解质及其他异常、肾脏影像学异常或有肾移植病史。CKD分期标准见表3-6-1。蛋白尿分级标准见表3-6-2。

表3-6-1　CKD分期标准

分期	GFR[mL/(min・1.73 m^2)]	描述
1	≥90	正常或高于正常
2	60～89	轻度降低
3a	45～59	轻度到中度降低

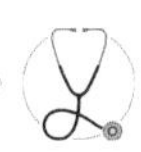

（续表）

分期	GFR[ml/(min・1.73 m²)]	描述
3b	30～44	中度到重度降低
4	15～29	重度降低
5	<15	肾衰竭

GFR：肾小球滤过率

表 3-6-2　蛋白尿分级标准

分级	AER	ACR(大致等同)		描述
	mg/24 h	mg/mmol	mg/g	
A1	<30	<3	<30	正常或轻度升高
A2	30～300	3～30	30～300	中度升高
A3	>300	>30	>300	重度升高

AER：尿白蛋白排泄率；ACR：尿白蛋白-肌酐比值

【实验室及辅助检查】

1. 常规及生化检查

（1）血液检查：血常规、肝功能、肾功能、血脂、血糖及糖化血红蛋白、电解质、碳酸氢盐、甲状旁腺激素等。

（2）尿液检查：尿常规、尿微量蛋白/尿肌酐、24 h 尿蛋白定量等。

2. 影像学检查　CKD 早期影像学检查多无异常。肾小球肾炎所致 CKD 晚期肾脏体积缩小，多囊肾、淀粉样变、糖尿病肾病、副蛋白血症所致的 CKD 则肾脏大小正常或增大。梗阻性肾病所致 CKD 可出现积水、结石等表现。肾血管病变所致 CKD 可出现单侧肾脏萎缩、肾血管狭窄等异常。

3. 肾活检　CKD 早期，尤其是肾小球疾病、不明原因肌酐升高及急性肾损伤患者，应及时进行肾活检明确病理诊断以确定最佳治疗方案。若肾病晚期肾脏萎缩或皮质较薄，则失去肾活检机会。

【治疗】

CKD 的治疗应包括一般治疗及特殊治疗。一般治疗是指：调整生活方式，营养治疗（避免高蛋白饮食、保证热量摄入、低盐饮食），控制尿蛋白、血压、血糖、尿酸，调节血脂水平。特殊治疗是指：根据病情需要给予激素、免疫制剂和生物制剂等治疗，以及肾脏替代治疗，如 HD、PD 和肾移植。

二、运动与慢性肾脏病

【运动对 CKD 的影响】

CKD 患者（包括透析和非透析患者）常合并心血管疾病、营养不良、酸中毒、贫血、蛋白能量消耗等一种或多种并发症。由于这些并发症的存在，患者普遍存在倦怠、乏力、活动能力下降，难以积极开展运动训练，严重影响患者预后。国内外研究已经证实，活动能力下降可导致CKD患者心肺功能下降，增加心血管事件的发生率。美国肾脏病数据系统(US renal data system，USRDS)的数据显示，终末期肾病患者心血管事件发生率约为49.6%，是导致死亡的首位原因，占全因死亡的42.3%。通过指导患者进行适当的运动锻炼，能够改善患者躯体、生理及心理等功能障碍的重要康复方案。近5年来大量的临床流行病学研究提示，长期适量规律的运动训练不但不会加重肾功能障碍，还可以增加心肌收缩力、心血管储备功能、降低心血管并发症出现的风险，改善体内炎症状态，调节血压、血糖、血脂，预防肌肉萎缩，缓解焦虑、抑郁心理，改善睡眠质量，减少疲乏感，提高生活质量。运动处方的目的是能够全面地提高患者的躯体活动能力，即增加最大摄氧量(VO_2max)，改善心肺功能，增加骨骼肌纤维，降低血压，改善血脂及精神状态。

》【运动适应证与禁忌证】

1. 适应证　已明确CKD诊断的患者(包括透析和非透析患者)，均推荐进行运动训练，应指导和鼓励患者坚持合理的运动方案。运动训练可通过多方面作用，帮助患者维持身体机能，提高心肺耐力及生活质量，减少合并症和死亡率。对于心肺功能较差的CKD患者[峰值摄氧量(VO_2peak)<17.5 mL/(kg·min)]，可能会在运动训练中获益最大。

2. 禁忌证　虽然鼓励所有CKD患者都进行运动疗法，但如果有骨科手术后活动受限、心脏安装起搏器等特殊问题，应根据相关科室就诊意见制订运动处方。新发心肌梗死、心力衰竭症状、不稳定型心绞痛、重度瓣膜病、主动脉狭窄、活动性心肌炎、未控制的高血压和高血糖、急性感染性疾病、潜在的致命性心律失常、透析前容量负荷过重、痛风持续发作、严重骨质疏松等为运动训练的禁忌证，应停止运动。

》【运动能力评定】

1. 心肺耐力评定

(1) 心肺运动试验(cardiopulmonary exercise testing，CPET)：是目前国际上普遍使用的衡量人体呼吸和循环功能水平的检查之一，是在负荷递增的运动中反映人体的心肺功能指标，经过对各项参数的综合分析，了解心脏、肺脏和循环系统之间的相互作用与贮备能力。心肺耐力的评定是制订运动处方的重要参考依据。CPET常选用的模式是踏车运动及运动平板。踏车的VO_2peak平均低于运动平板VO_2peak的10%～20%。基于踏车的安全性与方便性，在临床选用踏车方式的比例较高。踏车方式采用分级递增运动方案(Ramp方案)。运动平板采用的有Bruce方案和Naughton方案。测定VO_2、VCO_2、呼吸次数、潮气量，同时监测心电和血压的变化。图3-6-1是笔者单位对透析患者进行的心肺运动测试。

(2) 6 min步行试验(6 MWT)：测定患者6 min内在平坦、硬地上快速步行的距离。该试验作为心肺耐力的一个简易替代指标，临床中已被广泛使用。它评价了运动过程中

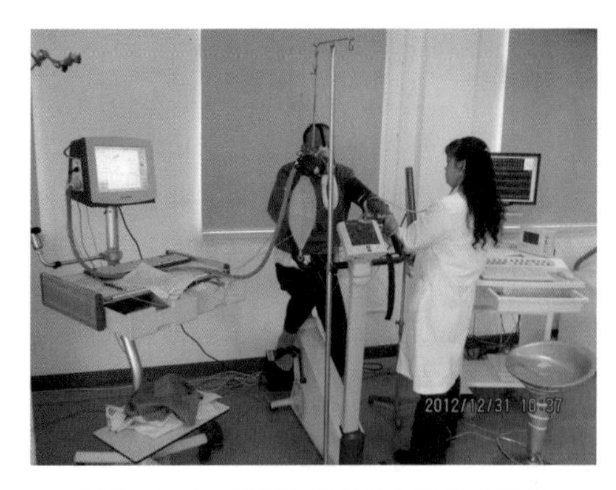

图 3-6-1 肾透析患者的心肺运动测试

所有系统全面完整的反应，包括肺心血管系统、体循环、外周循环、血液、神经肌肉单元和肌肉代谢。近年来，在 CKD 及透析患者中进行的 6 MWT 评定结果显示步行距离与长期预后状况显著相关。目前该试验应用的标准为美国胸科协会（American Thoracic Society，ATS）于 2002 年发布的 6 MWT 指南（ATS 2002）。

2. 肌肉力量评定

(1) 握力试验：握力是个体在抓握物体时产生的力量，主要是测量上肢肌群的发达程度，测试受试者前臂和手部肌肉力量是反映人体上肢力量发达水平的一种指标。握力测量在临床上也用于疾病所致上肢功能损伤和治疗效果的评定以及预后的判断。在 CKD 及透析患者中，握力被认为是一种评定患者营养和预测结果的重要方法。握力测量方法采用 1992 年美国手功能师治疗协会（American Society of Hand Therapy，ASHT）提出的标准化握力测量指南，两次测量之间应间隔至少 15 s，测量 3 次取平均值记录。

(2) 坐立试验（sit-to-stand test，STS）：由于其简单易行，常被用来评定下肢肌肉功能、平衡及移动能力，也用于评定脑卒中、膝关节炎、小脑功能障碍患者的功能情况。下肢肌肉功能包括肌肉力量与肌肉耐力，坐立试验常选择两种方式：5 次坐立计时和 30 s 内坐立次数。相对来说，后者偏重对肌肉的耐力测试。

3. 平衡灵活性评定 起立-坐站计时试验（TUGT）常用来评定体弱或慢性疾病患者行动能力、日常活动所需要的静态和动态平衡能力，还有预测跌倒风险等作用。由于评定方法简单，目前使用较为广泛。评分标准：＜10 s，可自由活动；10～20 s，大部分可独立活动；20～30 s，活动不稳定；＞30 s，存在活动障碍。14 s 或更长时间，表明跌倒风险增加。

三、慢性肾脏病运动处方的制订及实施

【运动处方的制订原则】

运动处方的制订原则应包含运动频率、运动强度、运动时间、运动类型、运动总量和运动进程（FITT-VP）。其原则符合美国运动医学学会、英国 CKD 专家共识及澳大利亚运动与体育科学学会针对 CKD 的建议。

【运动处方要素】

1. 有氧运动

(1) 运动频率：根据个体情况，每周 3～5 次。

(2) 运动强度：建议 CKD 非透析患者进行中等强度(如 40%～59% HRR 或 VO_2R)至剧烈强度的有氧运动(如 60%～89%的 HRR 或 VO_2R)；建议 CKD 透析患者(HD 及 PD)进行中等强度的有氧运动，轻度(如 30%～40% HRR 或 VO_2R)的有氧运动对身体健康状况欠佳的透析患者仍有获益。另外，如患者一般身体健康状态较差，也可选用间歇训练来逐步增加总运动量和(或)平均运动强度。如果没有条件使用心肺运动试验来确定运动强度，患者可以使用主观疲劳程度评分(RPE)自我检测运动强度，靶目标应控制在 RPE 评分为轻度(9～11)到中等(12～13)强度范围内。

有氧运动和抗阻运动不同运动强度对应的评估方法见表 3-6-3。

表 3-6-3　评估有氧运动和抗阻运动强度的方法

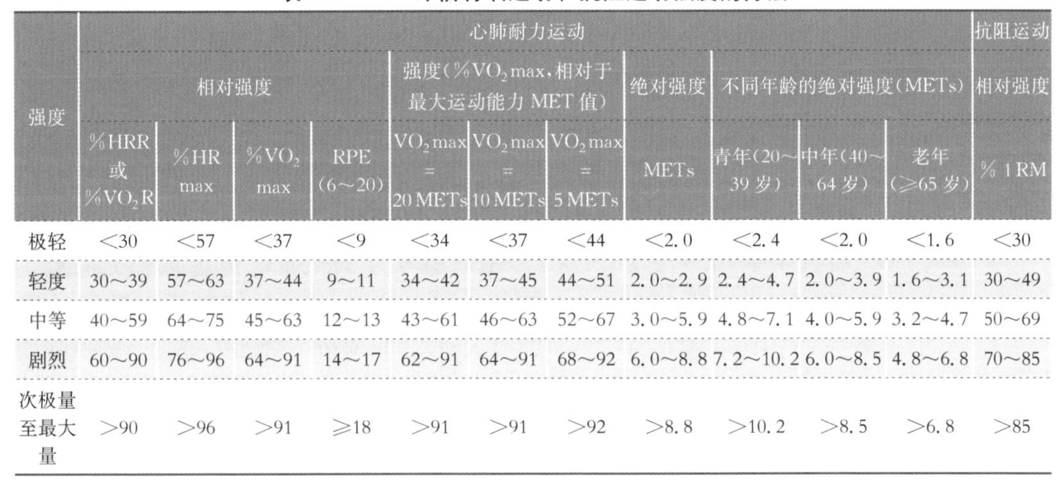

强度	心肺耐力运动											抗阻运动
	相对强度				强度(%VO_2max，相对于最大运动能力 MET 值)			绝对强度	不同年龄的绝对强度(METs)			相对强度
	%HRR 或 %VO_2R	%HRmax	%VO_2max	RPE(6～20)	VO_2max = 20 METs	VO_2max = 10 METs	VO_2max = 5 METs	METs	青年(20～39 岁)	中年(40～64 岁)	老年(≥65 岁)	% 1RM
极轻	<30	<57	<37	<9	<34	<37	<44	<2.0	<2.4	<2.0	<1.6	<30
轻度	30～39	57～63	37～44	9～11	34～42	37～45	44～51	2.0～2.9	2.4～4.7	2.0～3.9	1.6～3.1	30～49
中等	40～59	64～75	45～63	12～13	43～61	46～63	52～67	3.0～5.9	4.8～7.1	4.0～5.9	3.2～4.7	50～69
剧烈	60～90	76～96	64～91	14～17	62～91	64～91	68～92	6.0～8.8	7.2～10.2	6.0～8.5	4.8～6.8	70～85
次极量至最大量	>90	>96	>91	≥18	>91	>91	>92	>8.8	>10.2	>8.5	>6.8	>85

HRmax：最大心率；HRR：心率储备；MET：代谢当量；RPE：主观疲劳程度评分；VO_2max：最大耗氧量；VO_2R：摄氧量储备；RM：最大重复次数。

(3) 运动时间：建议 CKD 患者每天累计 30～60 min 或每周≥150 min 的中等强度运动，CKD 非透析患者需额外增加每天 20～60 min 或每周≥75 min 的高强度运动，或中、高强度运动相结合，以达到建议的目标运动量。这个运动量可以在一次连续的运动训练中完成，也可以采用每次时长≥10 min 的间歇训练。

(4) 运动类型：建议所有成人进行至少中等强度有节奏的有氧运动，包括大肌群和非专业技能的锻炼，如快走、慢跑、功率自行车等，以改善健康和心肺适能。其他需要专项技能或更高体适能的运动只推荐给拥有足够技能和体适能的人来进行。

(5) 运动总量：大多数成人推荐的目标量是每周 500～1 000 MET-min。这个运动量大约等于中等强度体力活动每周 1 000 kcal，中等强度运动的每周 150 min，或步行每天 5 400～7 900 步。由于使用计步器在预测步数时可能存在较大的误差，所以可结合当前推荐的锻炼持续时间。初始运动训练的透析患者可选择适合的较低运动总量。同时注意：完整的运动锻炼应包括热身运动、运动训练、整理运动、拉伸运动 4 部分。其中热身及整理运动应以至少 5～10 min 的轻到中等强度的心肺耐力活动开展。拉伸运动可以在热身或整理运动后进行，至少 10 min。

（6）进阶速度：运动方案的进阶速度取决于个人的健康状况、体适能、训练反应以及锻炼目标。在运动训练的初始阶段，建议 CKD 患者采取轻度到中度强度的运动，随后根据耐受情况增加每次的运动时间或持续时间。根据 CKD 患者个体情况，定期运动≥1 个月后，在接下来的 4～8 个月或更长时间内，逐步向上调整运动处方中的运动频率、强度及时间，以满足推荐的运动总量。任何运动处方的进阶都应该循序渐进，以减少肌肉酸痛、损伤、过度疲劳和不良心血管事件。

2. 抗阻运动

（1）运动频率：对于抗阻运动训练，建议每次至少进行一组针对 8～10 个主要大肌群的重复抗阻运动训练，每个肌群每周应在非连续的 2 d 或 3 d 进行锻炼。

（2）运动强度：CKD 患者应选择从极轻度至轻度（40%～50% 1 RM）抗阻运动开始，以改善肌肉力量，并根据训练效果逐渐增加至中等强度或剧烈强度（60%～80% 1 RM）。

（3）运动时间：尚无明确有效的具体持续锻炼时间。

（4）运动类型：许多类型的抗阻训练设备可以有效地提高肌肉力量强度。推荐针对主动肌和拮抗肌的多关节和单关节练习作为 CKD 患者综合抗阻运动训练计划的一部分。

（5）重复次数：抗阻运动的运动强度与每组肌群动作的重复次数呈负相关。对于 CKD 患者初始采用极轻强度至轻度（40%～50% 1 RM）抗阻运动，建议每组 10～15 次重复抗阻运动，逐渐进阶至中等强度（50%～70% 1 RM）。非透析患者如果进阶至剧烈强度（60%～80% 1 RM），则建议每组 8～12 次重复抗阻运动。

（6）运动总量：CKD 患者抗阻运动建议可从极轻度至轻度（40%～50% 1 RM）抗阻运动开始，至少进行 1 组，每组 10～15 次重复抗阻运动，以改善肌肉质量，并逐渐增加至中等强度（50%～70% 1 RM），每组肌群重复 2～4 组，每组 8～12 次，组间休息 2～3 min。

（7）进阶速度：推荐逐渐增加抗阻运动方案，可选择增加每组重复次数和（或）增加频率。

3. 柔韧性训练

（1）运动频率：为了保持定期体育活动和日常生活所必需的肢体关节活动范围，CKD 患者应该每周至少 2 d 进行保持或增加柔韧性运动，每天至少 10 min。

（2）运动强度：拉伸至肌肉韧带略感紧张或轻度不适的范围。

（3）运动时间：推荐大多数成人保持静态拉伸 10～30 s，CKD 患者可保持拉伸运动 30～60 s，建议可使用本体感觉神经肌肉促进技术先进行 3～6 s 轻至中度拉伸（20%～75%最大自主收缩），然后进行 10～30 s 的辅助拉伸。

（4）运动类型：静态拉伸（主动或被动）、动态拉伸、弹震拉伸及本体感觉神经肌肉促进技术均为有效的运动方式。

（5）运动总量：建议每个柔韧性运动的拉伸训练保持 60 s，可重复 2～4 次。柔韧性运动通常在轻至中等强度有氧运动后或肢体关节热敷后进行最有效。

（6）进阶速度：目前尚无最佳的进阶方法。关节活动范围在柔韧性训练后会马上有所改善，但需要在每周规律拉伸 2～3 次且维持 3～4 周后才会有长期慢性改善。

4. 神经运动训练

（1）运动频率：推荐每周 2～3 d 进行神经运动训练。

（2）运动强度：尚未明确有效的神经运动训练强度。

（3）运动时间：推荐每次训练至少≥20 min。

（4）运动类型：建议 CKD 患者进行包括运动技能（如平衡性、敏捷性、协调性及步态）、本体感受训练和多重运动模式的锻炼，以改善和保持身体机能，并降低跌倒风险。虽然神经运动训练在年轻人和中年人中的有效性尚未确定，但鉴于慢性肾脏病患者较低的身体活动能力，该训练仍可能使慢性肾脏病人群获益。一般运动类型的建议包括：①逐渐减少支撑的平衡困难姿势（如两腿站立、半双腿站立、双人站立、单腿站立）；②干扰重心的动态运动（如双人步行、转圈）；③强调姿势性肌肉群（如足跟、足趾站立）；④减少感觉输入（如闭眼站立）；⑤多重运动模式（如太极拳、瑜伽）等。

（5）运动总量：尚未明确最佳神经运动训练总量。

（6）进阶速度：尚未明确最佳的进阶方法。

》【HD 中的运动】

在我国，HD 是一种主要依赖医疗机构在 HD 中心进行的治疗方式。因此，HD 患者运动训练可根据时间和场所分为：HD 中心的 HD 中运动、HD 间期的居家运动，以及 HD 间期的康复中心运动。但 HD 患者运动训练因受疲乏、呼吸困难、透析后恢复时间等较多因素影响，仅有较少患者可自主居家进行运动训练，而目前我们也缺少针对慢性疾病患者的康复运动中心，故 HD 中运动可作为病情稳定患者运动训练的一种方式。HD 中运动已被证实可以改善患者的运动耐力、身体组分和肌肉强度，也可以提高其生活质量，同时对于心血管及骨骼肌肉系统等安全性较高。HD 中运动的实施不仅节省时间、可长期维持、专人监督指导等优势，还可以促进透析效果的改善，国内不少 HD 室也已逐步开展此项工作。

我们推荐“七步法”流程制订运动方案：①运动前评估；②选择运动方式；③选择运动频率；④确定运动持续时间；⑤制订运动强度；⑥开始运动训练；⑦定期复评。

首先，根据 HD 中心条件和患者情况，采用心肺运动试验或 6 MWT 了解心肺功能及耐力，同时测试肌肉运动能力。运动方式可采用脚踏车、健身操、负重抗阻等运动类型。运动频率可根据透析频率每周运动 2～3 次，运动时间为 30 min，时间段选择在透析开始后 30～120 min 内，此段时间患者血流动力学相对稳定，适合进行运动锻炼。图 3－6－2 为笔者科室患者在进行运动训练。运动强度根据心肺耐力试验来确定，建议以 25%～44%VO_2peak 设为初始运动方案强度，初始强度不应超过无氧阈估算值。开始运动训练后，按照热身运动（5～10 min）、运动训练（20 min）、整理运动（5～10 min）、拉伸运动（3～5 min）4 部分顺序进行。定期复评是指每 1～3 个月，进行心肺耐力及运动能力的重复评估，循序渐进地向上调整运动处方中的运动频率、强度及时间，以满足推荐的运动总量。运动前、中、后，均使用 RPE 评分进行全程监测及调整。

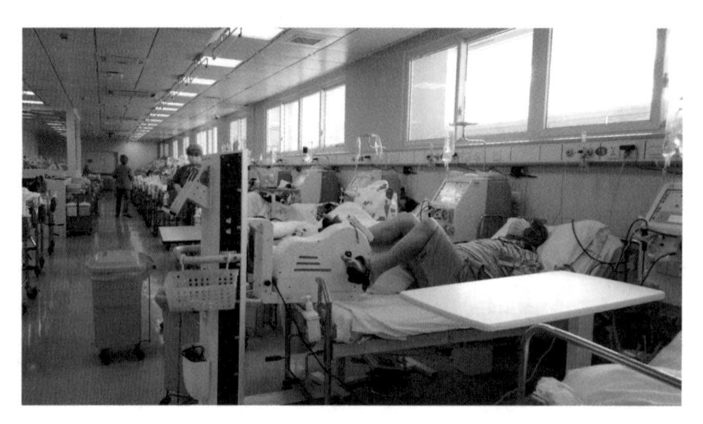

图 3-6-2　患者正在进行运动处方治疗

【运动注意事项】

(1) 在进行运动训练前应对 CKD 患者的病情进行全面评定，以确定是否存在心血管系统、骨骼肌肉系统、认知障碍等临床并发症。

(2) 应做好充分的运动前热身工作及运动结束后放松工作，注意运动过程中对血压、心率的监测，选择空气指数较好的场地进行有规律的运动锻炼。

(3) 相较于 CKD 非透析患者，PD 和 HD 患者心肺储备能力更低，考虑到运动训练的安全性，运动前必须在康复医师指导下进行运动能力评定，制订严格的个体化运动方案，充分指导患者在运动训练中对心血管疾病发作进行自我监测并在家人或医护人员的陪同下进行有效、规律的运动训练。

(4) 血液透析患者如选择血液透析中运动，应在运动过程中进行血压、心率等体征的监测，以避免低血压等情况发生，同时严禁在血液透析中锻炼血管通路一侧的肢体。

(5) 腹膜透析患者必须在运动训练前将腹透液从腹腔排空，防止腹腔压力引发不适或 PD 导管漏液。

(6) 患者同时合并糖尿病时，医务工作人员和患者需要注意服药、注射胰岛素和饮食的时间，以及运动前后血糖水平的变化。当患者空腹血糖＞13.9 mmo/L、尿酮体阳性时应停止运动康复训练。

(7) 同时合并高血压病时，患者需要注意按时服用降压药物，运动前后严密检测血压、心率。

(8) CKD 患者合并矿物质和骨异常(chronic kidney disease mineral and bone disorder, CKD-MBD)的概率较高，可能有较高的骨折或肌腱断裂的风险，在运动康复治疗前要评定患者骨质疏松及肾性骨病的情况，在运动中感到关节不适的患者可能需要改为非负重活动，如骑自行车或以柔韧性练习和低强度的抗阻运动训练为主。

(9) 运动训练期间一旦出现以下情况，应立即停止运动训练，休息后仍不缓解请至医院就诊：①心率达到次极量心率；②出现症状限制的体征(如呼吸困难、腿部肌肉酸痛、全身疲劳)；③怀疑急性心肌梗死(如剧烈胸痛、面色苍白、皮肤湿冷、严重呼吸困难)；④血压随运动时间及运动量递增，收缩压下降>10 mmHg，或持续低于基线血压水平；⑤收缩压>240 mmHg，舒张压>115 mmHg；⑥严重心律失常（Ⅱ～Ⅲ度房室传导阻滞、持续室性心动过速、心室扑动、快速型心房颤动、心房扑动等）；中枢神经系统症状（眩晕、视觉障碍、共济失调、意识障碍）；肢体障碍（下肢痉挛、间歇性跛行或意外摔倒）。

》【运动处方案例】

案例　CKD的运动处方

左某某，男，57岁。诊断为高血压肾病（HD治疗）。体适能测试结果：心肺耐力差、肌肉力量差。

运动处方目标：坚持运动康复，增加身体活动量，增强体质。

注意事项：在医生的指导下进行康复训练。

运动处方			
基本信息			
姓名：左某某	性别：男	年龄：57岁	电话：137-××××-××××
临床诊断：高血压肾病（HD治疗）			
临床用药：硝苯地平、美托洛尔（具体不详）			
首次透析日期：2019年8月23日			
运动前健康筛查			
体力活动水平	□规律运动（每周>3次或≥150 min、连续≥3个月的体育运动） ☑体力活动不足		
临床情况	身高：178 cm　体重：64.5 kg　BMI：20.37		
	透析前血压：152/90 mmHg		
	慢性疾病史：高血压、糖尿病、心律失常		
	吸烟：□是　□否　☑已经戒烟		
	饮酒：□是　□否　☑已经戒酒		
体适能测试			
最大摄氧量	6.3 METs		
肌肉力量评定	握力：22 kg；5次坐立计时：8.87 s		
平衡灵活性评定	计时起走试验：8.60 s		
运动方案			
运动方式	卧式脚踏车		

（续表）

运动频率	每周 3 次
运动时间	每次 35 min(热身 5 min,运动 20 min,整理 5 min,拉伸 5 min)
运动强度	热身 10 瓦负荷,运动训练 30 瓦负荷(初始运动强度选择为轻度,即最大负荷的 37%～46%),整理 10 瓦负荷
注意事项	运动训练的持续时间可每周增加 3～5 min,直到患者可以完成 30 min 的持续运动训练后,再增加运动强度
医生	签字:
日期	年　　月　　日

（余　晨　张　昆　郜传明）

第二节
多囊卵巢综合征

一、多囊卵巢综合征概述

多囊卵巢综合征(polycystic ovary syndrome, PCOS)又称 Stein-Leventhal 综合征,是最常见的内分泌疾病之一。多发生在青春期,患者以女性为主,以稀发或无排卵、雄激素过高为临床或生化表现,卵巢多囊形态为特征。常表现为肥胖、多毛、痤疮、不孕、胰岛素抵抗等。

【流行病学】

PCOS 影响着 6%～21%的育龄妇女,其患病率因其诊断标准、种族、地区、调查对象等的不同而不同,高发年龄为 20～35 岁。在未特指某地区或民族时,PCOS 的发病率为 3%～10%。根据 2003 年版鹿特丹诊断标准,我国育龄期妇女的患病率为 5.6%。

【临床表现和体征】

PCOS 主要表现为月经稀发、闭经或不孕、多毛、男性化体征(主要由雄激素增高引起)、脱发、痤疮(多见于面部、额头、双侧脸颊、胸背部)、黑棘皮症(多见于外阴、颈背部、腋下等皱褶处,常为对称出现)、肥胖(多为腹型肥胖)及糖代谢异常(胰岛素抵抗引起)等。

【实验室及辅助检查】

1. *超声*　明确卵巢形态结构,为诊断提供重要依据。PCOS 超声下可见卵巢体积增加(≥10 cm^3)，包膜回声增强，轮廓较光滑，被膜增厚回声增强；一侧或双侧卵巢中可见 12 个或更多直径 2～9 mm 的卵泡。

2. *血清激素水平测定*　血清总睾酮升高，但不超正常范围上限的 2 倍；抗米勒管激素较正常明显升高；血清 FSH 正常或偏低，LH 升高，LH/FSH 比值升高，通常≥2。

3. *其他*　代谢指标的评估包括口服葡萄糖耐量实验(OGTT)、空腹血糖、餐后 2 h 血糖、血脂指标测定、肝功能检查等。

》【诊断标准】

2003 年版鹿特丹标准是目前国际上较为公认的 PCOS 诊断标准。需符合以下 3 条标准中至少 2 条才可诊断 PCOS：①稀发排卵和(或)无排卵；②有雄激素过多症的临床和(或)生化证据；③超声提示多囊卵巢。

针对我国人群，2018 年中华医学会内分泌病学分会发布的《多囊卵巢综合征诊治内分泌专家共识(2018)》中建议，我国人群的 PCOS 标准如下。

(1) 育龄期：在 2003 年版鹿特丹标准的基础上，提出“疑似 PCOS”的概念——强调月经稀发或闭经或不规则子宫出血是诊断的必要条件。另外，再符合下列 2 项中的 1 项：①高雄激素表现或高雄激素血症；②超声表现为多囊卵巢。具备上述疑似 PCOS 诊断条件后排除其他可引起高雄激素和排卵异常的疾病即可确诊。

(2) 青春期：必须同时符合以下 3 个指标：①初潮后月经稀发持续至少 2 年或闭经；②高雄激素血症或高雄激素临床表现；③超声下卵巢多囊卵巢表现或体积增大(>10 mL)。同时应排除其他疾病(应与库欣综合征、非经典型先天性肾上腺皮质增生、分泌雄激素的肿瘤、服用药物引起雄激素增高，以及各种其他原因导致的闭经、不孕等进行鉴别)。

》【治疗原则与目的】

目前，PCOS 的发病机制并未阐述清楚，尚无有效的治愈方案，现在主流的治疗方法是以对症治疗为主，并进行长期的饮食及运动等健康管理。临床主要根据患者主诉、治疗需求、代谢改变情况，采取个体化对症治疗措施，从而达到缓解临床症状、解决生育问题、维护健康和提高生活及生命质量的目的。

二、运动与多囊卵巢综合征

生活方式干预作为 PCOS 首选基础治疗方案，其中主要部分就包括运动治疗，长期规律运动可有效减轻患者体重及体脂率和预防体质量的增加。运动能够改善许多与健康相关的指标，如血糖、血脂等，同时因其所具备的可持续性、可操作性、无副作用及经济成本低的优势，使得运动成为生活方式中干预 PCOS 的核心手段。

》【运动疗法与 PCOS 的现状】

国际 PCOS 工作组于 2018 年发布的 PCOS 国际指南，在基于足够临床证据情况下指出:PCOS 一线的医治模式是生活方式管理,包含运动、饮食、行为方式的干预调整。我国针对 PCOS 的诊疗指南中同样指出,患者的首要基础治疗方法应该是生活方式,强调尤其是对合并超重或肥胖的 PCOS 患者。其中,生活方式干预包括饮食控制、运动和行为干预。可见,运动疗法在 PCOS 的治疗中至关重要。

》【运动对 PCOS 的影响】

生活方式干预应为 PCOS 女性的一线治疗方法。促进体重减轻是该疾病管理的关键,运动治疗是针对出现肥胖、胰岛素抵抗 PCOS 女性患者尤为有效的干预措施。运动治疗可以改善机体组成结构,改善代谢,调节激素。最近的研究表明,中等强度的运动(50%~70% VO_2max 即相当于最大呼吸量)约 12 周可改善导致心血管疾病的一系列因素,包括高血压、高血脂、胰岛素抵抗和炎症,并且可以通过促进排卵改善月经稀发、闭经及不孕等生育问题,增加妊娠成功率等。

1. *运动对 PCOS 患者糖、脂代谢的影响*　运动增加能量消耗、减少体脂率、减轻 PCOS 患者体重,尤其是腹型肥胖患者。此外,PCOS 患者常合并胰岛素抵抗,运动可有效增加细胞摄取葡萄糖,增加耗氧量,加速糖原分解,改善胰岛素抵抗。研究发现,运动可通过 PI3K - AK 信号通路来提高胰岛素敏感性。长期运动还可以增加线粒体的数量和活性,增加细胞内脂质氧化,减少炎症因子的释放,改善胰岛素敏感性。

2. *运动对 PCOS 患者不孕的影响*　PCOS 患者不孕的主要原因有两个:首先,肥胖和超重不仅会导致高雄激素症,对卵巢功能及子宫内膜容受性有一定影响,还会降低妊娠率及活产率;其次,胰岛素作为一种辅助促性腺激素,刺激卵巢产生睾酮,同时抑制性激素结合球蛋白的产生,导致生物可利用的睾酮浓度更高;PCOS 患者容易出现胰岛素抵抗,使体内胰岛素升高,进一步增加了患者体内雄激素含量。而高雄激素症也会影响卵巢的排卵功能。研究发现,运动干预可以改善 PCOS 患者月经及排卵情况,这可能是因为运动改善了患者的体重及激素水平,调节内分泌,改善 PCOS 患者症状,提高患者妊娠成功率。

3. *运动对 PCOS 患者心血管系统的影响*　PCOS 患者常有多种代谢紊乱,包括糖代谢紊乱(胰岛素抵抗)、高血压、血脂异常、肥胖等,这些往往是心血管疾病的危险因素。此外,PCOS 常与轻度炎症增加有关。运动不仅可以改善患者糖代谢及脂质代谢,减轻炎症反应,长期运动还可以改善患者的高密度脂蛋白和低密度脂蛋白,降低患者患心血管疾病的风险。

》【运动方式对 PCOS 的主要影响】

1. *有氧运动*　有氧运动能有效地减轻体重及降低体脂率,只要消耗能量大于饮食摄入能量即可使体重下降。比较常见的有氧运动方式有步行、骑自行车、打球、游泳、健身操等。有氧运动强度较低,需要全身肌肉的参与,要求持续时间较长。有氧运动训练能够增加能量消耗,减少营养超负荷并改变具有旁分泌和内分泌作用的脂肪细胞因子和肌肉的分布,减轻肥胖症患者的免疫性脂质代谢紊乱。

2. *抗阻训练*　抗阻训练以对抗自身肌肉进行力量训练为主,抗阻训练方式包括深蹲、举重、俯卧撑及一些对抗训练。抗阻运动在改善身体成分,改善糖、脂代谢,减轻心血管危险因素水平等方面均起着积极作用。每周至少进行 2 次抗阻训练，能有效减脂，有助于降低肥胖型多囊卵巢综合征患者心血管及糖尿病的风险。

3. 有氧和抗阻混合运动　有氧运动与抗阻锻炼在不同方面所造成的效果存在一定差异，在改善胰岛素抵抗、总胆固醇、甘油三酯、VO_2max、BMI、腰围等方面，有氧运动较抗阻运动更有优势；而抗阻锻炼在增加 BMI、降低腰围、增加高密度脂蛋白含量方面的影响较有氧运动更显著。有氧联合抗阻训练可能更有利于改善患者的体重、体脂率、血糖及血脂等。

》【运动适应证和禁忌证】

1. 适应证　肥胖型 PCOS 患者需要长期规律运动，运动强度应逐渐加量，减少久坐的时间。在没有严重心血管并发症、关节肌肉损伤、糖尿病及其并发症等影响运动的情况下，应积极参加低到中等强度运动，有时可适时地进行一些高强度运动。对于非肥胖型 PCOS 患者，也应该常规进行一些运动，在无各种影响运动的疾病史的情况下，进行低到中等强度的运动。

2. 禁忌证　合并急性感染、严重的心脑血管疾病(如心肌梗死、脑梗死、严重高血压且血压不稳定、严重心律失常等)、严重糖尿病及其并发症的患者禁止运动，应待病情稳定并经医师全面评估后方可运动。此外，伴有运动相关器官或部位损伤者，如关节、肌肉受损而活动障碍者，也不建议进行运动。

三、多囊卵巢综合征运动处方的制订及实施

》【运动处方的评估及原则】

在对 PCOS 患者实施运动处方之前，需要全面了解患者的身体健康水平、疾病状况。运动前应进行医学指标(心率、血压、心电图、血脂、血糖、尿酸、身体成分分析)及体质测试(身体姿态、形体指标、心肺耐力、肌肉力量、柔韧性、平衡性、弹跳力)等评价。此外，在运动干预过程中，除了具体可量化的运动时间、强度、方式外，推荐活动时还需要考虑患者的运动习惯、家庭惯例、文化偏好、个人意愿和个人体力限度、疾病史等，从而制订患者能坚持的、合乎患者自身情况的运动处方。

》【运动处方要素】

PCOS 运动方式的选择多种多样，包括有氧运动、抗阻训练及几种方式的个性化组合等，需要达到一定的强度及运动频次。根据 PCOS 国际评估管理指南建议，18～64 岁 BMI 正常的成人，每周至少进行 150 min 的中等强度或每周 75 min 的较高强度的体育锻炼或两者的等效组合，包括每周 2 次(非连续日)的肌肉增加活动；对于需要适量减肥减重者，建议每周至少 250 min 中等强度或 150 min 高强度的体育锻炼或两者的等效组合，以及每周 2 次非连续日的涉及主要肌肉群的肌肉增加活动。具体运动方式可以选择跑步、

快走、骑车、球类运动、跳舞、游泳等。

运动强度是指运动时身体所用力的大小及身体的紧张程度，一般受动作的难易程度和复杂度，运动的速度、时间和频率，运动所负荷的重量等因素影响。在确保患者运动安全的情况下，医师可以根据以下指标来评估患者的运动强度，包括 METs（<3 低强度，3～6 中等强度，7～9 高强度，10～11 极高强度）、心率、VO_2max（<40%低强度，40%～60%中等强度，60%～75%高强度，>75%极高强度）、运动者主观疲劳程度（RPE）、无氧阈法等，再根据患者的运动情况适当调整运动强度。

》【运动效果评价】

为保证运动干预的有效性，运动过程中需恰当的监测指标，这些指标需要能够准确反映锻炼过程，同时也便于采集和获取。对于自行在家监测者，可使用逐渐流行的运动手环、手表等随身运动监测装备，检测患者运动中的心率、运动量等；与此同时，医院可定期进行电话随访等监测活动，督促患者运动，在监督下完成的运动干预相较于无监督的运动干预对结局的改善效果更明显。此外，PCOS 患者应定期到医院进行相关指标检测，以此来调整其运动处方。

运动结局指标监测能实时了解运动治疗的效果以及有助于及时调整 PCOS 患者的运动处方。运动结局监测指标包括 BMI、腰臀围、糖代谢相关指标（空腹及餐后血糖）、脂代谢相关指标（总胆固醇、甘油三酯、低密度脂蛋白、高密度脂蛋白）、性激素水平、月经来潮情况、心血管功能评估等。

》【运动注意事项】

包括：①做好运动前准备活动及运动后整理活动，避免突然运动对身体产生冲击，导致低血糖或者关节损伤；②循序渐进，运动量应由小到大，根据自身耐受性逐渐延长运动时间，增加运动强度；③做好饮水、食物的准备，避免运动过程中脱水及低血糖情况的发生；④观察运动中和运动后心率、呼吸、血压等反应，以调整运动量；⑤根据自身所处环境及自身能力选择合适的运动方式及强度；⑥对于过度肥胖而行动不便的患者，也可借助工具在专业人士指导下运动；⑦医师应综合患者自身条件、各种检测结果制订适合患者的个体化运动处方。

》【运动处方案例】

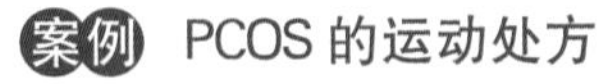

吴某某，女，28 岁。诊断为 PCOS。

体适能测试结果：心肺耐力差，肌肉力量达标，柔韧性差，体脂率高。

运动处方目标：①养成规律运动习惯，降低体重及体脂率；②通过多种形式的运动提升运动兴趣，改善心肺功能。

注意事项：在医生的监督指导下坚持用生活方式综合调理。

<table>
<tr><th colspan="4">运动处方</th></tr>
<tr><th colspan="4">基本信息</th></tr>
<tr><td>姓名:吴某某</td><td>性别:女</td><td>年龄:28 岁</td><td>电话:×××-××××-××××</td></tr>
<tr><td colspan="4">临床诊断:PCOS</td></tr>
<tr><td colspan="4">临床用药:不详</td></tr>
<tr><th colspan="4">运动前健康筛查</th></tr>
<tr><td>体力活动水平</td><td colspan="3">□规律运动(每周>3 次或每周≥150 min、连续>3 个月的体育运动)
☑体力活动不足</td></tr>
<tr><td rowspan="5">临床情况</td><td colspan="3">身高:164 cm　体重:71 kg　BMI:26.3 kg/m²　体脂率:32%</td></tr>
<tr><td colspan="3">慢性疾病史:否认</td></tr>
<tr><td colspan="3">血液指标　空腹血糖:5.6 mmol/L　糖化血红蛋白:5.1%
总胆固醇:4.9 mmol/L　甘油三酯:2.8 mmol/L
低密度脂蛋白:3.9 mmol/L　高密度脂蛋白:1.17 mmol/L</td></tr>
<tr><td colspan="3">血压:123/67 mmHg 心率:73 次/分</td></tr>
<tr><td colspan="3">吸烟:□是　☑否　□已经戒烟</td></tr>
<tr><th colspan="4">体适能测试</th></tr>
<tr><td>最大摄氧量</td><td colspan="3">35 mL/(kg · min)</td></tr>
<tr><td>6 min 步行测试</td><td colspan="3">461 m</td></tr>
<tr><td>肌肉力量</td><td colspan="3">握力:3 分</td></tr>
<tr><td>柔韧性</td><td colspan="3">坐位体前屈:2 分</td></tr>
<tr><td>平衡能力</td><td colspan="3">闭眼单足测试:10 s</td></tr>
<tr><th colspan="4">运动方案</th></tr>
<tr><td>运动频率</td><td colspan="3">推荐中低强度运动每周 3～5 d,高强度运动每周 3～4 d;如无禁忌证,抗阻运动每周至少进行 2 次;柔韧性及平衡训练每周应进行 2～3 次。尽量不要出现连续 2d 无运动,最好每天规律运动</td></tr>
<tr><td>运动强度</td><td colspan="3">以低强度开始,逐渐递增</td></tr>
<tr><td>运动时间</td><td colspan="3">餐后 1.5 h 后进行运动锻炼,30～60 min/d;每周中等强度的运动总时长应≥150 min 或者高强度运动的总时长≥75 min</td></tr>
<tr><td>运动方式</td><td colspan="3">以中低强度有氧运动为主,包括爬山、慢走、游泳、慢跑,增强心肺功能及减少体脂含量;适当配合无氧抗阻训练,包括深蹲、举哑铃等;或有氧运动配合柔韧性和平衡性训练,如太极拳、广播体操等;或选择有氧和抗阻兼具的乒乓球、网球、柔力球等球类运动</td></tr>
<tr><td>运动方法</td><td colspan="3">热身运动:慢走、徒手操等 5～10 min,使身体充分舒展
正式运动:以低到中强度有氧运动开始(下午饭后运动),进行慢跑、游泳等运动,每次至少 20～40 min;配合 20～30 min 力量训练,进行卧推、硬拉、深蹲等带动全身性关节活动的复合性运动(以上、下肢及核心肌群锻炼为主),增加全身肌肉力量,每个动作进行 8～15 次,每套动作循环 2～3 次;或进行网球、乒乓球、柔力球等球类运动</td></tr>
</table>

（续表）

	至少 30 min。若不能一次运动 30 min，可分次进行，每次 10～15 min。进行柔韧性和平衡性训练，如太极拳、广播体操等低强度运动，以增强骨骼肌柔韧性，防止运动损伤的发生，每周至少 2～3 次。 结束前整理运动：散步、自我按摩 10 min，防止乳酸堆积，避免因运动突然停止出现头晕、恶心等症状
注意事项	①运动着装要舒适；②避免空腹运动，以防发生低血糖；③如果在运动中出现剧烈关节疼痛，应立即终止运动，并请医生对运动方式和强度进行重新评估；④注意运动时是否有胸痛、胸闷、气急、心慌、眩晕、恶心等不适，如果存在应立即停止运动，必要时与医生联系
医生	签字：
日期	年　　月　　日

（韩　睿　杨梦茹）

第三节

性功能障碍

一、性功能障碍概述

》【流行病学】

正常的男性性功能是一个主动而复杂的神经反射活动，涉及多个系统的协调工作，是生理、心理、神经、内分泌、血管及海绵体等共同参与下完成的一个复杂过程。因此，上述任何一环节出现功能障碍均可造成男性性功能障碍。根据其临床表现，男性性功能障碍可分为：①性欲改变；②勃起功能障碍（erectile dysfunction，ED），俗称阳痿（impotence）；③射精障碍，包括早泄（premature ejaculation）、不射精和逆行射精等。ED是最常见的男性性功能障碍，本节内容主要讨论 ED 的运动处方。

ED 是指持续或反复不能达到或维持足够的阴茎勃起以完成满意的性生活。按病因可分为心理性、器质性（如海绵体损伤、药物使用或激素失衡所致）和混合性 ED 3 类，其中混合性 ED 最多见。ED 在世界范围内发病，在 40～70 岁男性中，约有半数以上患有不同程度的 ED，完全不能勃起者达 10%。成人患 ED 的风险随年龄增长而增加，30 岁前患病率约为 20%，30～39 岁患病率约为 25%，40～49 岁患病率约为 40%，50～59 岁患病率约为 60%，60～69 岁患病率约为 80%，70 岁患病率约为 90%。

》【临床表现】

1. 基本临床表现和特点　ED 患者主要表现为不能持续获得和维持足够的阴茎勃起，从而完成满意的性生活。

2. 伴发疾病

(1) 全身性疾病：心血管病、高血压、高脂血症、代谢综合征等。

(2) 神经系统疾病：多发性硬化症、重症肌无力、脑萎缩、睡眠障碍等。

(3) 生殖系统疾病：阴茎畸形、阴茎硬结症、前列腺疾病等。

(4) 内分泌系统疾病：性腺功能减退症、甲状腺疾病、高泌乳素血症等。

(5) 精神心理疾病：抑郁、焦虑、恐惧和罪恶感等。

【实验室及辅助检查】

1. 体格检查　除一般体格检查外，体格检查的重点为第二性征、生殖系统及局部神经系统检查。50 岁以上男性建议行直肠指诊。

2. 勃起功能评分及分度　使用国际勃起功能问卷-5(international index of erectile function，IIEF-5)来评估 ED 的严重程度(表 3-6-4)。

表 3-6-4　IIFE-5 评分表

评分标准	0 分	1 分	2 分	3 分	4 分	5 分	得分
你对获得勃起和维持勃起的自信程度	无	很低	低	中等	高	很高	
阴茎勃起时有多少次顺利插入	无性活动	几乎没有或完全没有	少数几次(远少于一半)	有时(约一半时候)	大多数时候(远多于一半)	几乎总是或总是	
阴茎插入后，有多少次能维持勃起状态	没有尝试性交	几乎没有或完全没有	少数几次(远少于一半)	有时(约一半时候)	大多数时候(远多于一半)	几乎总是或总是	
维持阴茎勃起至性交完成有多大困难	没有尝试性交	困难极大	困难很大	困难	有点困难	不困难	
性交时有多少次感到满足	没有尝试性交	几乎没有或完全没有	几乎没有或完全没有	少数几次(远少于一半)	有时(约一半时候)	大多数时候(远多于一半)	

总分：

3. 夜间勃起功能检测(nocturnal penile tumescence and rigidity，NPTR)　NPTR 是鉴别心理性和器质性 ED 的方法之一，其参考标准为：在 2 个晚上的检测中，单次阴茎头部勃起硬度超过 60%的时间≥10 min，即认为是正常勃起。

4. 阴茎海绵体血管功能检测　包括：①阴茎海绵体注射血管活性药物试验用于评估阴茎血管功能；②阴茎彩色多普勒超声检查用于诊断血管性 ED。

5. 阴茎海绵体造影　主要用于静脉性 ED 的鉴别诊断。

6. 心血管系统检查　ED 可能是心血管疾病的早期表现，ED 患者发生严重心血管疾病的风险明显高于普通人。因此，即使 ED 患者没有心血管疾病的症状，也应进行相应的心血管系统检查。

7. 实验室检查　实验室检查必须根据 ED 的危险因素和患者的病情进行个性化选择。对一般患者，建议行空腹血糖、血脂、总睾酮等检查，实验室检查可能会发现 ED 的病因及并存疾病。

8. 精神心理评估　专业量表评估对于长期原发性 ED 患者进行精神心理评估具有重要意义，尤其是对年轻 ED 患者而言。

》【诊断】

全面了解患者的性生活史、既往病史及心理社会史对 ED 首诊很重要。通过 IIEF－5 评分表询问患者过去 6 个月有关性活动的 5 个问题。根据回答结果判断 ED 的严重程度，总分 25 分。其中重度：1～7 分；中度：8～11 分；轻到中度：12～16 分；轻度：17～21 分；正常：22～25 分。此外，NPTR 对区分心理性和器质性 ED 有帮助。为进一步查明器质性的病因，可进行阴茎海绵体注射血管活性药物试验、血管系统检查（如彩色双功能超声检查、海绵体测压造影）等，可做出动脉性、静脉性和肌性等病因学的诊断。

》【治疗】

ED 的治疗包括基础治疗（如生活方式的调整、基础疾病的治疗以及心理疏导和性生活指导）、药物治疗、物理治疗［如真空负压勃起装置（VED）、低能量体外冲击波治疗］，以及外科治疗（静脉性 ED 的手术治疗、动脉性 ED 的手术治疗和阴茎假体植入术）等，其中药物治疗是目前 ED 最常用的治疗方法，主要包括睾酮替代治疗和 5 型磷酸二酯酶抑制剂（phosphodiesterase-5 inhibitor，PDE5I）等。但是在大多数情况下，ED 的药物治疗并不是针对具体病因的，更多的是一种尝试性、暂时性治疗，在之后的性生活中患者往往还依赖于这些药物，因此，ED 患者迫切需要其他无创、更有效的治疗方法。

二、运动与性功能障碍

运动已被确定是与勃起功能和心血管健康最密切相关的生活方式。研究发现，总运动量的增加与勃起功能评分的改善显著相关，且运动的疗效与药物治疗的效果相当。荟萃分析研究发现，相比于不运动组，运动干预组（包括有氧运动组、有氧结合力量运动组和盆底肌训练组）的勃起功能得到改善（OR＝5.14，95％ CI＝2.62～10.80）。

》【运动改善 ED 的机制】

勃起功能是一个多系统控制的血流动力学过程，主要受内皮型一氧化氮（NO）、睾酮和心理因素等影响，其本质是血管神经性活动。目前血管内皮功能受损是 ED 的主要原因，内皮功能受损害，血管收缩、舒张功能下降，进而导致海绵体组织血液灌注不足，或者由于静脉闭塞性疾病，动脉血流量充足但静脉阻塞不良，从而导致ED。除此之外，与神经和血管内皮功能减退有关的危险因素，如衰老、高血压、吸烟、高胆固醇血症和糖尿病等都可能导致ED。有规律的运动已被证明可以通过不同的机制改善勃起功能，包括调节患者的血管内皮功能、糖代谢、脂质代谢和激素代谢等。

1. 运动促进NO的释放　NO是正常勃起过程中最主要和最基本的神经递质，而运动是增加NO释放和增强血管内皮功能的最有效途径。运动能够增加全身血液的循环，促进血管内皮细胞NO的释放，松弛硬化的血管，从而改善血管的结构和功能，最终让阴茎得到充分的血流灌注。此外，运动还能提高患者对胰岛素的敏感性，而胰岛素是血管NO释放的重要刺激因子。

2. 运动促进睾酮释放　研究表明，运动能够促进血清睾酮水平升高，游离睾酮水平增高与握力的增高显著相关。睾酮增加可以减弱患者的心理、生理应激反应，减少其焦虑和抑郁的症状，并改善其身体形象，在性活动中增强其自信心，刺激神经信号，最终改善其勃起功能。

3. 运动对心血管系统的影响　运动可以增强患者的心血管系统功能，能使动脉管径增大、弹性增加，还能促进动脉侧支循环建立，向身体组织输送更多的血液及氧气，进而改善患者的阴茎血流动力学和勃起功能。目前随机对照试验研究中，多数是在肥胖或患有心血管疾病的ED患者中进行的，结果表明，在这些人群中，运动是一种治疗ED和心血管疾病的有效方法。

4. 运动对心理健康的影响　运动已被证明对增强患者自尊、改善心理健康有益，对ED相关的心理问题有积极的影响。

》【运动方式对ED的主要影响】

荟萃分析研究表明，有氧运动和力量运动对ED的改善都是有效的，而盆底肌训练可以作为有效的补充。

1. 有氧运动　有氧运动可改善血管内皮功能，中到高强度的有氧运动对改善勃起功能效果最佳。其中，户外和群体运动还有助于患者保持心理健康。特别是搏击对抗类运动训练，与ED治疗效果显著有关：有氧搏击运动有利于患者增强自尊心和减轻压力，这两种心理状态的改善对ED治疗相当重要。但是类似步行这样的低强度有氧运动，对血管系统的增强作用不大，因此不建议作为单独的治疗选择。

2. 力量运动　适度的力量运动可以促进睾酮释放，促使血清睾酮水平急剧上升。同时肌肉力量的增长、身材体型的变化能够帮助患者提升自信心。由于力量运动对身体成分、胰岛素敏感性、血糖水平和血压水平有积极的影响，因此它还有助于预防和治疗代谢综合征。此外，肌肉力量和体力的增加还能改善静脉闭塞，让海绵体得到更多的血液充盈。研究表明，老年人握力越大，ED风险越低。然而，力量运动的频率应该保持较低，因为过多的力量运动实际上会也降低睾酮水平，每周进行2次高强度的力量运动被认为是改善ED的最佳方式。

3. 有氧和力量混合运动　鼓励有氧运动和力量运动的结合。如上所述，力量运动促进睾酮的释放，而有氧运动则对血管、血流有益。有氧运动中，在自然的户外环境(绿色空间或蓝色空间)中进行集体活动和锻炼也被发现有额外的心理治疗效果(如减少压力、焦虑和抑郁等)，对勃起功能有益。研究发现，每周 2 d 高强度的全身力量运动，每周 2 d 中等强度的有氧运动，每周 1 d 有氧和力量结合的团体运动，对 ED 有显著疗效。

4. 盆底肌训练　盆底肌特异性锻炼可以改善勃起功能。盆底肌在阴茎勃起过程中起着重要的作用：盆底肌可以保持勃起刚性，增加海绵体内压力，减少阴茎静脉血回流，对静脉闭塞功能障碍的 ED 患者更加有效。通过肌电图评估发现，健康男性的盆底肌收缩频率明显高于同龄的 ED 患者。还有研究发现，在 55 例 ED 患者中，经过 12 周的盆底肌训练，其中有 22 例(40%)勃起功能正常化，19 例(35%)勃起功能改善。

【运动适应证和禁忌证】

1. 适应证　包括：①符合 ED 诊断；②18 岁以上；③仅有轻度心血管疾病或无心血管疾病；④无运动器官损伤；⑤无生殖器畸形或损伤。

2. 禁忌证　包括：①合并严重心血管疾病，如不稳定型心绞痛；②高血压控制不佳；③充血性心力衰竭(NYHA Ⅳ级)；④高风险的心律失常；⑤中度至重度瓣膜疾病(特别是主动脉瓣狭窄)；⑥有 2 周内的心肌梗死病史；⑦感觉受损或合并神经系统疾病，如脑卒中、帕金森病等；⑧合并感染、发热、疼痛、骨折等。

三、性功能障碍运动处方的制订及实施

【运动处方的评估与测试】

1. 运动风险和运动能力评估与测试　在对 ED 患者实施运动处方之前，需要全面了解患者身体健康水平、疾病状况。评估内容包括：①疾病史；②运动史、运动习惯；③体格检查；④体适能测评。具体评估内容参见本书第二篇。

2. ED 相关风险评估　过去 ED 被认为是一种独立的疾病，但现在更多学者发现 ED 也是其他潜在严重疾病的表现，包括心血管疾病、糖尿病、激素缺乏、抑郁或焦虑等。由于许多勃起功能障碍患者可能有潜在的心血管疾病，因此，在运动处方制订前必须对个体心血管风险进行评估，普林斯顿共识心血管疾病风险分层见表 3-6-5。心血管风险高的患者必须首先进行适当的药物治疗。

表 3-6-5　普林斯顿共识心血管疾病风险分层

低风险	中风险	高风险
无症状患者且心血管风险因素<3 个(性别除外)	心血管风险因素>3 个(性别除外)	心律失常
轻微或稳定型心绞痛	中度或稳定型心绞痛	不稳定型心绞痛

（续表）

低风险	中风险	高风险
无急性心肌梗死病史	近期急性心肌梗死病史（2～6周前）	近期急性心肌梗死病史（2周前）
左心室功能不全或心力衰竭（NYHA Ⅰ或Ⅱ）	左心室功能不全或心力衰竭（NYHA Ⅱ或Ⅲ）	左心室功能不全或心力衰竭（NYHA Ⅳ）
有冠状动脉重建手术史	动脉粥样硬化后遗症（如周围血管病变等）	肥厚型心肌病或其他心肌病
已控制的低血压	—	不能控制的低血压
轻度瓣膜病	—	中度至重度瓣膜病

【运动处方要素】

在大多数情况下，约45 min的运动周期被认为对心理健康有益，这也是成功改善ED的研究中采用的平均运动时间。然而，运动的频率、方式和强度还需要更仔细地考虑，并且运动处方的制订应考虑个人年龄、性习惯、关系状况、性取向、文化/宗教、健康状况等。

1. *有氧运动*

运动频率：每周2～3次。

运动强度：中至高强度。

运动时间：每次45～60 min。运动后可以观察到心理状态的短期改善，但通常需要至少16周的训练，才能看到有意义的代谢及血管功能的变化，从而有益于改善勃起功能。

运动类型：任何动员全身核心肌群、持续升高心率的运动。

运动量：每周≥150 min，消耗800～1 200 kcal。

2. *力量运动*

运动频率：每周2～3次。

运动强度：中到高强度。

运动时间：4～8个动作，每个动作重复8～15次，2～4组，每次运动至疲劳。

运动类型：鼓励对上肢和下肢进行抗阻训练。

3. *有氧+力量运动*

运动频率：每周1次。

运动强度：中到高强度。

运动时间：45～80 min。

运动类型：一次性完成有氧和力量运动

4. *盆底肌训练*

运动频率：每周1～3次。

运动强度：最短收缩 1 s，最长收缩 6～10 s。

运动时间：10 个 1 组，持续 3 个月。

运动类型：最开始时取仰卧屈膝位模仿憋尿，尽可能地收缩盆底肌，在这种体位患者易于感觉盆底肌。熟练之后，患者可以在坐位或站位时进行训练，亦可在医生指导下进行电刺激或普拉提训练。

为最大限度地改善勃起功能，患者的 1 周运动模式可参考如下（表 3－6－6）。

表 3－6－6　ED 患者 1 周运动模式

	运动方式	运动时间（min）	运动强度	运动细节
周一	跑步	45	不限	户外间歇训练
周二	力量运动	45	高	全身训练
周三	拳击	60	中	拳击对抗
周四	游泳	45	中	集体活动
周五	力量运动	45	高	全身训练
周六	休息/盆底肌训练	1～2 min	低	盆底肌训练
周日	休息/盆底肌训练	1～2 min	低	盆底肌训练

【ED 相关指标的运动干预】

1. 睾酮及性激素水平　睾酮是性功能的重要调节因子，ED 患者必须对其血液中的睾酮水平进行评估。此外，睾酮水平的降低可能会降低运动治疗的效果。

2. ED 症状评估　应用 IIEF－5 调查量表（见表 3－6－4）对患者的勃起功能进行评分。

3. 海绵体内压力和最大肛门压力　通过海绵体内压力和最大肛门压力的变化来评估治疗的反应。

4. 血管内皮功能　应用彩色多普勒超声检测血管内皮舒张功能值来评估血管内皮功能。

5. 血压、血脂和血糖相关指标　有氧运动是降低 ED 患者血脂、血压和血糖的最佳运动方式，这三者也是影响勃起功能的重要因素。

6. 心理评估　应用专业评估问卷对患者的性自然指数、性自信力及性时间和心理顾虑等方面进行评估。

【运动安全教育】

1. 了解运动对 ED 改善的重要性　过去的医学理念是以药物治疗和外科手术为中心，医生和患者往往希望以此来快速解决问题，不强调通过运动来治疗疾病，就 ED 而言，

PDE5I 的治疗效果是立即的，而运动引起的功能改变是需要时间的。但是，患者必须要认识到，PDE5I 的治疗也是短期的、暂时的，要想有意义地持续改善勃起功能，必须解决潜在的原因。

需要明确指出的是，运动是对 ED 的有效治疗方法之一，而不只是一般的建议。此外，仅仅告诉患者运动可能对勃起功能有益是不够的，还要告诉患者为什么运动是有效的。应该解释导致 ED 的血管和内分泌因素等，以及不良的生活方式对 ED 的影响，并简单介绍运动改善勃起功能的机制。同时，强调运动的独特之处：运动可以产生持续的心脏保护作用，这种保护作用在训练周期结束之后依旧存在；相比于与其他治疗，运动治疗是一种非侵入性的、相对安全的治疗。

2. 养成良好的运动和卫生习惯　建议患者一开始就在医生的监督下进行运动治疗，在患者养成良好的运动习惯之后，再在无监督条件下运动。对于肥胖的 ED 患者，养成良好的运动和卫生习惯尤为重要。研究发现，体重减轻与勃起功能的改善显著相关：体重减轻显著提高了肥胖男性的睾酮水平，其勃起功能评分有显著提高。值得注意的是，过度的运动训练可能会刺激食欲，若控制不佳反而会导致体重增加。此外，患者对高强度运动方案的依从性相对较差，因此，在肥胖患者中，进行针对大肌群的低强度力量训练可能是一种更有效的方法。

3. ED 用药与运动　ED 的一线医疗治疗应采用 PDE5I，然而，在有药物禁忌证存在的情况下，需要可靠的替代治疗。同时，PDE5I 只能暂时恢复勃起功能，并且在相当大比例的 ED 患者中是无效的，而 PDE5I 似乎对潜在的心血管风险也没有任何帮助。

因此，除药物治疗外，ED 的治疗还应该包括处理潜在的危险因素，如改变生活方式、戒烟、努力解决家庭关系和社会关系等问题。运动能帮助处理 ED 的危险因素，因此，运动与药物治疗相结合，可能产生叠加效应。研究发现，PDE5I 与运动之间存在相互作用：PDE5I 已被证明能够增加运动能力；在 PDE5I 治疗的基础上增加预先指定的运动项目后，患者的勃起功能改善显著。还有研究发现，运动与睾酮替代疗法对总睾酮水平的影响是叠加的。因此，运动和药物联合治疗往往优于单独的药物治疗。

》【运动处方案例】

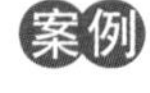

案例　ED 的运动处方

闫某，男，47 岁。诊断为 ED。既往病史：抱怨不能获得或保持足够硬度的勃起进行性活动超过 6 个月。IIFF－5 评分：15 分(轻-中度 ED)。极少运动。

术前体适能测试结果：心肺耐力弱，肌肉力量中等，柔韧性和平衡性较差，体脂率高。

运动处方目标：①增加身体活动量，降低体重，增加肌肉力量；②改善勃起功能；③改善糖尿病、高血压情况。

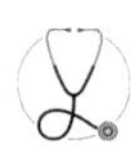

<table>
<tr><th colspan="4">运动处方</th></tr>
<tr><th colspan="4">基本信息</th></tr>
<tr><td>姓名:闫某</td><td>性别:男</td><td>年龄:47 岁</td><td>电话:×××-××××-××××</td></tr>
<tr><td colspan="4">临床诊断:ED</td></tr>
<tr><td colspan="4">临床用药:缬沙坦、二甲双胍(具体不详)</td></tr>
<tr><th colspan="4">运动前健康筛查</th></tr>
<tr><td>体力活动水平</td><td colspan="3">□规律运动(每周>3 次或每周≥150 min、连续>3 个月的体育运动)
☑体力活动不足</td></tr>
<tr><td rowspan="6">临床情况</td><td colspan="3">身高:170 cm　体重:74 kg　BMI:25.60 kg/m²　体脂率:24.50%
骨骼肌重量:30.20 kg　腹脂率:0.93%　内脏脂肪重量:121.9 g</td></tr>
<tr><td colspan="3">慢性疾病史:2 型糖尿病,轻度高血压</td></tr>
<tr><td colspan="3">手术史:无</td></tr>
<tr><td colspan="3">血液指标　总胆固醇:1.25 mmol/L　空腹血糖:7.8 mmol/L
血清总睾酮:32.69 nmol/L　甘油三酯:5.08 mmol/L</td></tr>
<tr><td colspan="3">血压:140/100 mmHg　心率:70 次/分</td></tr>
<tr><td colspan="3">吸烟:☑是　□否　□已经戒烟</td></tr>
<tr><th colspan="4">体适能测试</th></tr>
<tr><td>峰值摄氧量</td><td colspan="3">31 mL/(kg·min)</td></tr>
<tr><td>6 min 步行距离</td><td colspan="3">520 m</td></tr>
<tr><td>肌肉力量</td><td colspan="3">握力:2 分</td></tr>
<tr><td>柔韧性</td><td colspan="3">坐位体前屈:1 分</td></tr>
<tr><td>平衡能力</td><td colspan="3">闭眼单足站立:5 s</td></tr>
<tr><th colspan="4">运动方案</th></tr>
<tr><td rowspan="6">有氧运动</td><td colspan="3">方式:快走、跑步、骑车、游泳等</td></tr>
<tr><td colspan="3">频率:每周 2~3 次</td></tr>
<tr><td colspan="3">强度:中到高强度</td></tr>
<tr><td colspan="3">时间:每次>45 min</td></tr>
<tr><td colspan="3">每周运动量:≥150 min</td></tr>
<tr><td colspan="3">注意事项:保持一次性运动时间达标,根据自身耐受性逐渐延长运动时间和运动强度</td></tr>
<tr><td rowspan="4">力量运动</td><td colspan="3">方式:器械力量训练,上肢、下肢及躯干大肌群训练</td></tr>
<tr><td colspan="3">动作:每次 4~8 个动作,8~15 个/组,每套动作 2~4 组</td></tr>
<tr><td colspan="3">频率:每周 2~3 次</td></tr>
<tr><td colspan="3">强度:中到高强度</td></tr>
</table>

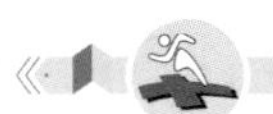

(续表)

	时间:每次 45～60 min
	每周运动量:90～180 min
	注意事项:加强下肢力量练习,注意热身
盆底肌训练	方式:任何收缩盆底肌的训练(如提肛运动)或电刺激
	动作:最短收缩 1 s,最长收缩 6～10 s
	频率:每周 1～3 次
	强度:低强度
	时间:持续 3 个月
	注意事项:注意感受肌肉收缩
医生	签字:
日期	年　　月　　日

(吴　忠　周子健)

本章主要参考文献

[1] 陈孝平主编. 外科学[M]. 9 版. 北京:人民卫生出版社,2018.

[2] 美国运动医学学会. ACSM 运动测试与运动处方指南[M]. 王正珍,主译. 10 版. 北京:北京体育大学出版社,2019.

[3] 孙颖浩主编. 吴阶平泌尿外科学[M]. 北京:人民卫生出版社,2019.

[4] 王正珍,徐骏华主编. 运动处方[M]. 2 版. 北京:高等教育出版社,2018.

[5] 王正珍主编. 运动处方概要[M]. 北京:北京体育大学出版社,2018.

[6] 周同,王于领主编. 运动疗法[M]. 广州:中山大学出版社,2017.

[7] BOWLING C B, BROMFIELD S G, COLANTONIO L D, et al. Association of reduced eGFR and albuminuria with serious fall injuries among older adults [J]. Clin J Am Soc Nephrol, 2016,11(7):1236 - 1243.

[8] GERBILD H, LARSEN C M, GRAUGAARD C, et al. Physical activity to improve erectile function: a systematic review of intervention studies [J]. Sex Med, 2018,6(2):75 - 89.

[9] INTISO D. The rehabilitation role in chronic kidney and end stage renal disease [J]. Kidney Blood Press Res, 2014,39(2 - 3):180 - 188.

[10] JOHANSEN K L, PAINTER P. Exercise in individuals with CKD [J]. Am J Kidney Dis, 2012, 59(1):126 - 134.

[11] JOHANSEN K L. Exercise and chronic kidney disease: current recommendations [J]. Sports Med, 2005,35(6):485 - 499.

[12] KING A C, PRUITT L A, PHILLIPS W, et al. Comparative effects of two physical activity programs on measured and perceived physical functioning and other health-related quality of life outcomes in older adults [J]. J Gerontol A Biol Sci Med Sci, 2000,55(2):M74 - M83.

[13] KOUFAKI P, GREENWOOD S, PAINTER P, et al. The BASES expert statement on exercise therapy for people with chronic kidney disease [J]. J Sports Sci, 2015,33(18):1902 - 1907.

[14] MULHALL J P, GIRALDI A, HACKETT G, et al. The 2018 Revision to the Process of Care Model for Management of Erectile Dysfunction [J]. J Sex Med. 2018,15(10):1434 - 1445.

[15] MYERS C, SMITH M. Pelvic floor muscle training improves erectile dysfunction and premature ejaculation: a systematic review [J]. Physiotherapy, 2019,105(2):235 - 243.

[16] SMART N A, WILLIAMS A D, LEVINGER I, et al. Exercise and Sports Science Australia (ESSA) position statement on exercise and chronic kidney disease [J]. J Sci Med Sport, 2013,16(5):406 - 411.

[17] TRAN J, AYERS E, VERGHESE J, et al. Gait abnormalities and the risk of falls in CKD [J]. Clin J Am Soc Nephrol, 2019,14(7):983 - 993.

[18] WANG H H, WU J L, LEE Y C, et al. Risk of serious falls between hemodialysis and peritoneal dialysis patients: a nationwide population-based cohort study [J]. Sci Rep, 2020,10(1):7799.

[19] YEO J K, CHO S I, PARK S G, et al. Which exercise is better for increasing serum testosterone levels in patients with erectile dysfunction? [J]World J Mens Health, 2018,36(2):147 - 152.

第七章　消化系统疾病的运动处方

第一节

便秘与痔疮

一、便秘与痔疮概述

》【流行病学】

便秘是指排便次数减少、粪便干硬和排便困难。排便次数减少指每周排便<3 次。排便困难包括排便费力、排出困难、排便不尽感，以及排便费时，需手法辅助排便。我国成人慢性便秘患病率为 4%～6%，并随着年龄增长而升高，60 岁以上人群慢性便秘患病率可高达 22%。

痔疮是最常见的肛肠疾病，包括内痔、外痔和混合痔。内痔是肛垫的支持结构、静脉丛及动静脉吻合支发生病理性改变，导致肛垫充血增生肥大移位而成。外痔是因齿状线远端皮层下静脉丛的病理性扩张或结缔组织增生形成。内痔通过丰富的静脉丛吻合支和相应部位的外痔相互融合为混合痔。调查显示，我国成人痔疮的发病率在 50%以上，其中内痔占 60%～70%。

长期便秘会压迫直肠静脉丛，导致直肠静脉回流受阻，最终引起痔疮的发生。由于痔疮及其并发症引起的排便疼痛也会引起或者加重便秘，二者会造成恶性循环，相互加重。

》【临床表现与并发症】

1. 便秘

(1) 基本临床表现和特点：每周排便<3 次，排便困难，每次排便时间长，排出粪便干结如羊粪且数量少，排便后仍有粪便未排尽的感觉；可有下腹胀痛，食欲减退，疲乏无力，

以及头晕、烦躁、焦虑、失眠等症状。部分患者可因用力排坚硬粪块而伴肛门疼痛、肛裂、痔疮和肛乳头炎。查体常可在左下腹乙状结肠部位触及条索状物。

（2）并发症

1）结直肠肿瘤：长期便秘延缓肠道菌群产生的致癌物质的排出，刺激肠黏膜上皮细胞，导致异形增生，易诱发癌变。

2）肛周疾病：便秘、排便困难、粪便干燥可直接引起或加重肛门直肠疾病，如痔、直肠炎、肛裂等。

3）心血管疾病：便秘时用力排便，易诱发短暂性脑缺血发作等心脑血管疾病。

2. 痔疮

（1）基本临床表现和特点：内痔的主要临床表现是出血和脱出，常见间歇性便后出鲜血，未发生血栓、嵌顿、感染时内痔无痛。外痔的主要临床表现是肛门不适、潮湿不洁和肛周胀满感，有时有瘙痒，患者可能还诉轻度大便失禁、黏液分泌。如急性血栓形成时，可伴有肛门剧痛，称为血栓性外痔。混合痔则表现为内痔和外痔的症状同时存在。混合痔可逐渐加重，呈环状脱出肛门外，脱出的痣块在肛周呈梅花或环状，称为环状痔。

（2）并发症

1）贫血：外痔或内痔受到摩擦或是过硬的粪便挤压时易出血，长期出血会引起贫血。

2）血栓形成：肛周静脉丛血液淤滞不能回流，容易造成急性血栓形成。

3）肛周疾病：血液淤积和静脉扩张导致肛门不适、潮湿，易引起肛周炎等。

【实验室及辅助检查】

1. 便秘的实验室及辅助检查

（1）内镜：结肠镜可直接观察结、直肠黏膜是否存在病变。

（2）胃肠道X线：胃肠钡剂造影检查对了解胃肠运动功能有参考价值，有助于便秘的病因诊断。

（3）肛管直肠压力测定：利用压力测定装置置入直肠内，令肛门收缩和放松，检查肛门内外括约肌、盆底、直肠功能及协调情况。

2. 痔疮的实验室及辅助检查

（1）内镜：轻度的痔疮可行肛门镜检查，可清晰看到痔核黏膜的情况。

（2）肛门直肠检查：肛门视诊可发现Ⅱ度以上内痔，直肠指诊还可了解直肠内有无其他病变。

【病因及分型】

1. 便秘的病因及分型

（1）继发性便秘：与便秘相关的疾病包括神经性和代谢性疾病、结直肠癌等胃肠道梗阻性病变、糖尿病等内分泌疾病，神经性厌食等精神障碍，以及药物不良反应导致的便秘。

（2）特发性便秘：包括以下几个类型，即正常的结肠传输、结肠无力、出口延迟、排便协同失调。

2. 痔疮的病因及分型　症状痔的发病机制尚未完全明确，但可能是由以下因素导致：固定痔的结缔组织退化、肛门内括约肌肥大或张力增加、肛垫内动静脉吻合异常扩张及痔内静脉丛的静脉异常扩张。症状痔的发生与年龄增大、腹泻、妊娠、盆腔肿瘤、久坐、用力、慢性便秘及接受抗凝治疗和抗血小板治疗有关。

》【诊断标准】

1. 便秘的诊断标准　根据罗马Ⅳ诊断标准，应存在以下情况至少3个月（且症状首发时间至少为诊断前6个月）。

(1) 必须符合以下2项或以上：①至少25%的排便感到费力；②至少25%的排便为干球状便或硬便（布里斯托分类1～2型）；③至少25%的排便有不尽感；④至少25%的排便有肛门直肠梗阻感/阻塞感；⑤至少25%的排便需要手法帮助（如用手指帮助排便、盆底支持）；⑥每周排便次数<3次。

(2) 在不使用泻药的情况下很少出现稀便。

(3) 没有足够的证据诊断肠易激综合征（IBS）。

2. 痔疮的诊断标准　依据病史和肛门物理检查、肛管直肠指检和肛门镜检，参照痔的分类和内痔分度做出诊断。如稍有可疑应进一步检查，以除外结直肠、肛管的良、恶性肿瘤及炎性疾病。

二、运动与便秘及痔疮

》【运动治疗便秘、痔疮的机制】

国内外研究均证实运动可减少便秘、痔疮的发生，而便秘与痔疮常伴行出现，互相加重，因此将其一并讨论。运动治疗便秘、痔疮所涉及的具体机制可能有以下几方面。

1. 改善患者心理状态　许多研究表明，慢性便秘、痔疮人群中焦虑、抑郁的发生率高，且随着疾病严重程度的加重而加重。心理因素导致便秘、痔疮的具体机制尚不清楚，有学者认为长期的社会心理因素使患者处于慢性应激状态，导致其情感中枢、自主神经中枢和神经内分泌中枢的功能降低，抑制胃肠运动，最终导致便秘、痔疮。而运动能有效兴奋人体主管情感的大脑右半球，使人情绪愉悦、精神振奋，促进β内啡肽的分泌并能增强体质，从而改善多种心理障碍，如抑郁症、焦虑症、恐惧症等。

2. 促进肠道动力　肠道动力异常是便秘，尤其是慢传输型及排便障碍型便秘极重要的一个因素。适度运动可提高胰蛋白酶、脂肪酶等物质的生物活性，明显缩短胃肠排空时间，增加肠道排空率，改善消化系统功能，缓解便秘。

3. 调节胃肠激素　胃肠道可分泌多种激素，以调节整个消化道的功能。激素水平紊乱是便秘的另一个重要原因。轻度运动可以促进胃泌素和胃动素等激素的分泌，从而增加胃酸等消化液分泌，加速胃肠道排空，从而达到预防和治疗便秘的作用。

4. 改善肠道微生态　肠道正常菌群减少，使得食物在肠道内酵解速度减慢，粪便形成减少、减慢，还可使肠道动力学改变，导致粪便在肠道中潴留，引起排便次数减少、粪质改变、排便困难、肛门阻塞感等。肠道菌群中如双歧杆菌等益生菌能发酵碳水化合物，产生醋酸和乳酸等多种有机酸，降低肠道 pH 值，刺激肠道蠕动，减少水分吸收，促进粪便排出。通过微生态制剂干预肠道菌群后，便秘症状明显缓解，其有效率可达 69.05%～90.0%。运动被证实可影响肠道微生态，运动员的肠道微生态多样性比普通人群高出 1 倍。肠道微生态多样性有助于益生菌平衡，改善便秘。

5. 促进肛周静脉回流　提肛运动通过对会阴部进行收缩与放松锻炼，促进肠蠕动及直肠静脉回流，兴奋骶丛神经，加强肛门括约肌收缩力，进一步促进肛周静脉血充分回流以治疗痔疮。

【运动方式对便秘、痔疮的主要影响】

1. 有氧运动　有氧运动可以改善便秘症状，与其他研究发现轻度体力活动可以改善并缓解腹胀的结论一致。有氧运动改善便秘的机制是多方面的，包括促进结肠运动、刺激胃肠激素分泌以及改善患者心理状态等。一项荟萃分析显示，每周至少进行 150 min 以上的中等强度有氧运动能显著改善便秘。然而，高强度的有氧运动常引起相关的胃肠道症状，包括恶心、呕吐、便秘、腹泻等。运动相关的胃肠道症状在高水平运动员，尤其在长跑运动员中相当常见，这似乎与胃肠道缺血有关。因此，更推荐患者尝试低至中等强度的有氧运动，如快走、游泳等。对于痔疮患者来说，骑马、骑自行车、划船和类似的运动可能会给肛周区域施加压力，从而加重症状，因此，有必要为痔疮患者选择更合适的有氧运动类型。

2. 力量运动　涉及力量运动对便秘影响的研究并不多，某项研究表明尽管力量运动的运动强度往往大于有氧运动，但当每周运动时长＜140 min 时，这种运动方式对患者的便秘症状没有明显改善，提示无论运动强度如何，只有足够长的运动时间才能改善患者的症状。此外，涉及深蹲的举重及类似运动因对腹部或直肠区域施加的压力增大，可能会加重痔疮，甚至引起疼痛，因此低重量的多次重复比高重量更适合痔疮患者。

3. 提肛运动　提肛运动是指有规律地往上提收肛门，然后随着呼吸放松，重复数分钟即可。提肛运动能够改善局部血液循环和肛门括约肌功能，预防肛门松弛，对防治轻度痔疮十分有效。其次，提肛运动伴随着呼吸使腹部有节律地松紧，可以促进肠道蠕动，有益于排便，缓解便秘。此外，提肛运动本身简单易行，操作方便，对时间和空间几乎没有要求，是其最大优点。

4. 柔韧性和平衡性运动　柔韧性、平衡性训练对便秘、痔疮患者的益处未见报道，但可以作为患者的辅助训练，提高趣味性，增强患者的依从性。对于老年患者，加强柔韧性、平衡性训练可以减少摔倒和摔倒损伤风险。

【运动适应证和禁忌证】

便秘及痔疮患者需积极明确病因，如有继发性因素，应优先处理原发病，待原发病控制后再考虑运动疗法。便秘、痔疮患者本身就需要减少久坐时间，增加活动量，养成规律运动的习惯。没有急性并发症、不合并其他不适合运动的慢性心脑血管疾病的便秘、痔疮患者均应积极进行运动治疗。

三、便秘、痔疮运动处方的制订及实施

》【运动处方的评估与测试】

在制订运动处方前，需评估患者发生与运动相关心血管事件的可能性。与安静状态相比，进行较大强度运动时，发生心血管事件的风险会增加，但健康人发生心血管事件的绝对风险很低。对普通人而言，规律运动对心血管健康的益处远远高于运动带来的风险。此外，越来越多的研究表明，运动测试对无症状个体心血管事件的预测能力较弱。因此，不伴有各种急性并发症及其他慢性疾病的便秘、痔疮患者进行低强度运动时，不需要做心肺运动试验。如进行中等强度以上的运动，在实施运动处方之前，则需全面了解患者的身体健康水平、疾病状况等，具体内容参见本书第二篇。

》【运动处方要素】

1. 有氧运动

运动频率：每周≥3 次。

运动强度：中等强度。

运动时间：单次运动时间≥30 min，每周运动时间≥150 min。

运动类型：任何动员全身核心肌群、持续升高心率的运动（如快走、游泳等）。

2. 力量运动

运动频率：每周 3 次。

运动强度：中等强度。

运动时间：8～10 个动作，每个动作重复 12 次左右，2～4 组，每次运动至疲劳。

运动类型：用弹力带、器械等工具和设备完成力量运动。

3. 有氧＋力量运动

运动频率：每周≥3 次。

运动强度：中等强度。

运动时间：每周≥150 min。

运动类型：一次性完成有氧和力量运动（顺序可以颠倒）。

4. 柔韧性训练

运动频率：每周 2～3 次。

运动强度：拉伸到适度不舒适为止。

运动时间：每个动作持续 10～30 s，重复 2～4 次；每次运动持续时间≤10 min。

运动类型：静力性、动力性、神经肌肉本体感受性拉伸运动。

5. 提肛运动

运动频率：每天 2～3 次。

运动时间：每个动作持续 10～15 s；每次运动的持续时间在 10 min 以内。

运动类型：屈髋提肛、夹腿提肛、坐立提肛均可。

【运动与饮食、药物配合的原则】

（1）需强调每日排便并不是健康的标准和必要条件，从而减轻患者对药物的依赖，可利用餐后结肠动力的正常增加，建议患者尝试餐后排便。这一点在早餐尤其重要，此时的结肠动力最高。

（2）补充膳食纤维和服用膨胀性泻药是最符合生理状况且最有效的治疗方法，与足量液体相结合，可改善许多便秘患者的排便习惯。可在运动时采用，具有协同作用。

（3）使用渗透性或刺激性泻药的患者应注意维持电解质平衡，谨防因运动进一步加重电解质紊乱。

【注意事项】

（1）轻度便秘、痔疮患者通过运动疗法及改变饮食习惯即可得到明显改善。

（2）中重度便秘、痔疮患者则需运动与药物或其他干预手段结合。

（3）完成运动之后，换掉被汗水弄湿的衣物，以免刺激肛周区域。

（4）若运动中发生异常反应，应立即停止运动。

（5）若运动后疼痛或不适感加重，需到医院排除是否存在肛裂、恶性肿瘤等其他疾病。

【运动处方案例】

案例 轻度便秘的运动处方

王某某，男，40 岁。诊断为轻度便秘。目前通过改变饮食和生活习惯治疗。体适能测试：心肺耐力、下肢肌肉耐力、肌肉力量及柔韧性尚可。

运动处方目标：①增加身体活动量，减少久坐时间，培养运动习惯；②进行适当强度的运动训练，增强心肺耐力，提高肌肉力量；③缓解便秘，改善生活质量。

运动处方			
基本信息			
姓名：王某某	性别：男	年龄：40 岁	电话：×××-××××-××××
临床诊断：轻度便秘			
临床用药：无			

（续表）

运动前健康筛查	
体力活动水平	□规律运动（每周>3 次或每周≥150 min、连续>3 个月的体育运动） ☑体力活动不足
临床情况	身高：170 cm　体重：80 kg　BMI：27.68 kg/m²　体脂率：28.3%
	慢性疾病史：无
	血液指标：正常
	血压：123/79 mmHg　心率：65 次/分
	吸烟：□是　□否　☑已经戒烟
体适能测试	
最大摄氧量	31.5 mL/(kg · min)，9 METs
6 min 步行距离	550 m
肌肉力量	握力：4 分
柔韧性	坐位体前屈：2 分
平衡能力	闭眼单足站立：10 s
运动方案	
有氧运动	方式：快走、慢跑、游泳等
	频率：每周≥2 次
	强度：中等强度（HR 108～139 次/分）
	时间：每次>30 min
	每周运动量：≥60 min
	注意事项：保持一次性运动时间达标，根据自身耐受性逐渐延长运动时间和运动强度
力量运动	方式：上肢、下肢、核心肌群锻炼，8～10 个动作，每个动作重复 12 次左右，2～4 组，每次运动至疲劳
	频率：每周 2 次
	强度：从低强度开始，逐渐增加到中等强度
	时间：每次≥20 min
	每周运动量：40 min
	注意事项：运动时不要憋气，餐后及下午进行运动
有氧 + 力量运动	方式：有氧运动与力量运动相结合，顺序可颠倒
	频率：每周≥1 次
	强度：低到中等强度
	时间：每次≥30 min
	每周运动量：≥30 min
	注意事项：根据自身耐受性逐渐延长运动时间和运动强度

（续表）

柔韧性运动	方式：上肢、下肢静力性拉伸
	频率：每周3～5次
	强度：低强度
	时间：每次≤10 min
	每周运动量：15～20 min
	注意事项：拉伸到适度不舒适为止；尽量在运动前后完成
提肛运动	方式：屈髋、夹腿、坐立提肛均可，以屈髋的提肛效果最好
	频率：每天2～3次
	强度：低强度
	时间：每个动作持续10～15 s
	每周运动量：每次运动持续时间≤10 min
	注意事项：强度不能过大，否则易导致提肛肌疲劳，反而造成身体损伤
医生	签字：
日期	年　月　日

（刘　瑶　罗忠光　刘　杰）

第二节

功能性胃肠病

功能性胃肠病是一组有慢性、反复发作的胃肠道症状而无器质性病变的胃肠道功能性改变，是消化系统常见的慢性非感染性疾病之一，是多种因素相互作用的结果。这些因素包括肠道微生态、黏膜免疫功能的改变、肠道信号变化、内脏高敏、中枢神经系统对肠道信号和运动功能调节异常等。

一、功能性胃肠病概述

功能性胃肠病在我国以功能性消化不良和肠易激综合征（irritable bowel syndrome, IBS）常见。功能性消化不良是指有由胃和十二指肠功能紊乱引起的餐后饱胀、早饱感、上腹痛或上腹烧灼感等症状而无器质性疾病的一组临床综合征。IBS则是一种以与排便相关的反复发作的腹痛和排便习惯改变为主要特征，而无器质性病变的常见功能性肠病。运动是预防和控制功能性胃肠病症状的不可缺少的干预手段。

目前，我国功能性消化不良的患病率为18%～45%，占消化科门诊量的20%～50%；

IBS 在我国的患病率为 7%～12%。功能性胃肠病已经成为影响现代人生活质量的重要疾病之一。

》【临床表现和体征】

功能性消化不良患者常有餐后饱胀、早饱感、无规律的上腹痛和上腹烧灼感，患者常以上述某一个或某一组症状为主，在病程中症状也可发生变化。起病多缓慢，病程常经年累月，呈持续性或反复发作，不少患者有饮食、精神等诱发因素。

IBS 起病通常缓慢、隐匿，间歇性发作，有缓解期；病程可长达数年至数十年，但全身健康状况却不受影响。患者常出现以与排便相关的腹痛为主要症状，伴有排便习惯的改变，如腹泻、便秘或者两者交替出现。此外，也会出现胃肠外症状和心理精神异常表现，如慢性盆腔痛、性功能障碍、风湿样症状，以及抑郁、焦虑、紧张、多疑、敌意等。

》【诊断标准】

1. *主要诊断标准*　根据功能性胃肠病的罗马Ⅳ标准，功能性消化不良的诊断需满足，诊断前症状出现至少 6 个月，近 3 个月满足以下标准(必须包括以下 1 项或多项)：①餐后饱胀不适；②早饱感；③上腹痛；④上腹部烧灼感。且通过常规检查(包括内镜)找不到可以解释上述症状的器质性或代谢性疾病的证据。

IBS 则需满足：在诊断前至少 6 个月，最近 3 个月内每周至少 1 d 反复发作腹痛，且伴有以下 2 项或以上：①与排便相关；②发作时伴排便次数的改变；③发作时伴排便性状的改变。IBS 的诊断属于排除性诊断，按照上述标准，谨慎地排除可引起腹痛、腹泻、便秘的各种器质性疾病的基础上可做出诊断。

2. *亚型分类及诊断标准*　根据临床特点分为以下两个亚型，各自的诊断标准分别如下。

(1) 功能性消化不良

1) 餐后不适综合征：病程 6 个月，近 3 个月至少具备以下 1 个症状，每周至少发作 3 d：①发生在进平常餐量后的餐后饱胀，严重到影响日常生活；②早饱感使其不能完成平常餐量的进食。

2) 上腹疼痛综合征：病程 6 个月，近 3 个月每周至少 1 次，必须具备以下所有症状：①上腹部疼痛，严重到影响日常生活；②上腹部烧灼感，严重到影响日常生活。

(2) IBS：根据 Bristol 大便性状分型(BSFS)分为 4 种亚型(基于患者 14 d 的排便日记)。

1) IBS 便秘型(IBS－C)：块状/硬便(BSFS：1～2 型)＞25%，且稀/水样便(BSFS：6～7 型)＜25%。

2) IBS 腹泻型(IBS－D)：稀/水样便＞25%，且块状/硬便＜25%。

3) IBS 混合型(IBS－M)：稀便和硬便均＞25%。

4) IBS 未定型(IBS－U)：排便性状改变未达到上述 3 型要求。

【实验室及辅助检查】

功能性胃肠病的诊断属排除性诊断，因此，一般通过详细询问病史、临床特征、用药史以及心理精神史和常规体检，即可诊断大部分功能性胃肠病。诊断做出后还要注意随访，以确保诊断的正确性。一般而言，在仔细体格检查（包括直肠指检）的基础上，应常规检测全血细胞计数、大便潜血和镜检、肝功能检查、红细胞沉降率（ESR）和 C 反应蛋白。对有报警症状（包括发热、体重下降、便血或黑便、贫血、夜间或顽固性腹泻、严重便秘、腹部包块及年龄因素）者，应做肠镜和其他进一步检查。

二、运动与功能性胃肠病

多项研究表明，运动对于功能性胃肠病是一种潜在有效的治疗方法。可以改善功能性胃肠病的运动方式不仅包括常规的有氧运动和力量训练，传统的中国特色运动（如太极拳、八段锦、舞蹈及瑜伽等）也具有改善相应症状的作用。

【运动改善功能性胃肠病的机制】

1. *对消化道动力的影响*　研究表明，通过运动可以促进胃肠蠕动规律化，促进消化道排空和减少气体蓄积。同时，运动可以降低 BMI，改善机体内脏脂肪堆积情况，从而减小腹内压，降低内脏脂肪分泌的能引起胃肠动力紊乱的细胞因子和脂肪素的水平。

2. *对消化道内分泌系统的影响*　当患者出现烦躁、焦虑等症状时，脑区的促肾上腺皮质激素释放因子含量会增加，与相应受体结合后抑制胃排空运动，诱导胃肠功能紊乱。运动可以减轻焦虑和应激状态，从而降低因焦虑应激等分泌的可引发功能性肠病的激素水平。

3. *对神经精神系统的影响*　适度的运动能够使患者的身心得到放松，改善负面情绪，减轻焦虑、抑郁。此外，还能转移患者对压力和腹痛症状的关注程度，提高患者的自信心，增加患者应对压力刺激的能力。而焦虑、抑郁、紧张、激动和恐惧等情绪的缓解，能够改善患者自主神经功能调节和因自主神经功能紊乱引起的结肠运动与分泌功能障碍。

4. *对肠道菌群的影响*　运动被证实可影响肠道微生态，运动员的肠道微生态多样性比普通人群高出 1 倍。肠道微生态多样性有助于益生菌平衡，减少外来有害菌群的定植，改善便秘和腹泻等消化系统症状。

【运动方式对功能性胃肠病的主要影响】

1. *有氧运动*　研究发现，轻度体力活动可以改善并缓解腹胀、便秘。有氧运动改善胃肠道功能的机制是多方面的，包括促进结肠运动、刺激胃肠激素分泌以及改善患者心理状态等。一项研究表明，每周 3～5 次 20～60 min 的有氧运动可以明显改善患者的功能性胃肠病的相关症状。

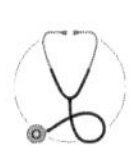

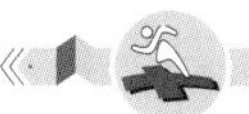

2. 力量运动　力量运动可以提高肌肉力量和爆发力，改善肌肉质量、肌肉毛细血管密度，提高基础代谢率和骨密度。力量训练可以采用器械、哑铃或者弹力带负重等方式完成。

3. 柔韧性和平衡性运动　柔韧性和平衡性训练对功能性胃肠病患者的益处未见报道，但可以作为患者的辅助训练，提高趣味性，增强患者的依从性。

4. 腹式呼吸训练　腹式呼吸训练可以减轻功能性胃肠病患者的身心压力，明显改善患者的消化系统症状、心理状态、胃肠功能及生活质量，有助于患者的康复。

》【运动适应证与禁忌证】

1. 适应证　包括：①轻度和中度的功能性胃肠病患者；②消化道症状得到控制的重度功能性胃肠病患者。

2. 禁忌证　包括：①重度功能性胃肠病患者症状发作时；②安静血压收缩压＞180 mmHg 或舒张压＞110 mmHg；③伴有运动器官损伤，如关节炎、肌肉疼痛患者；④严重心脑血管疾病，如不稳定型心绞痛、严重心律失常、一过性脑缺血发作患者。

》【运动处方的评估与测试】

在对功能性胃肠病患者实施运动处方之前，需要全面了解其身体健康水平、疾病状况。评估内容包括：①疾病史；②运动史、运动习惯；③体格检查；④体力活动水平评估（见表 3－2－3）；⑤体适能评估：参照本书第二篇内容，根据患者情况选择合适的体适能测试。

三、功能性胃肠病运动处方的制订及实施

》【运动处方的制订原则】

现有运动处方指南给出了适合所有功能性胃肠病患者运动的指导措施，在实施中，运动处方需要根据患者年龄、性别、疾病的严重程度、有无并发症、运动习惯和爱好、生活方式等情况个性化制订。

制订个性化功能性胃肠病的运动处方要遵循以下基本原则。

1. 安全性　运动干预中运动量往往比患者日常生活运动量大，因此存在一定的发生心血管事件和运动系统损伤的风险。要避免不恰当的运动形式或强度带来的伤害，避免心血管事件或关节韧带损伤。

2. 科学有效　不同患者的身体素质不同，要根据患者自身情况选择运动方式和运动强度。对于年龄较大且有多种其他慢性疾病的功能性胃肠病患者，采用简单的包含调整呼吸、转腰运动、仰卧收腹举腿动作在内的简单易行的运动训练。

3. 个性化　基于每个患者的健康程度和平时的运动习惯，根据不同喜好选择自己喜欢的运动方式。

4. 全面性 在个性化的基础上，需要考虑综合改善、全面管理，包括身体素质的全面改善，生活方式的综合干预。有规律的长期运动对功能性胃肠病患者有益，运动结合饮食的管理可以更好地长期预防和控制功能性胃肠病的相应消化系统症状。

5. 循序渐进 对于刚开始运动的患者，不能因追求效果而盲目增加运动量。根据开始、适应和维持阶段的不同特征，有计划增加运动量、循序渐进、逐渐产生有利于机体的适应性反应。

6. 专业人员指导 对于功能性胃肠病患者而言，在制订运动处方之前必须要有一定的评估，应由运动医学或消化内科医生对患者进行效益、风险评估，了解其现病史、家族史及主要并发症，调查患者个人生活习惯、饮食营养状态、日常生活热量消耗分析，判断是否适合运动治疗，并进一步通过运动耐力测试、心肺运动试验结果制订运动处方。

运动处方的具体实施需要综合考虑运动的频率、强度、时间、类型、运动量、运动进程，结合医学和运动评估，实施有规律的(如每 4 周为 1 个周期)干预和监督，结合用药治疗，才能长期控制和改善功能性胃肠病患者的消化系统症状。

【运动处方要素】

功能性胃肠疾病患者需要规律运动，如果合并其他疾病，则需要在指导下完成合理的运动量。

1. 运动强度 运动强度是获得运动效果的重要因素，在安全前提下，可以根据患者的实际情况适度增加强度。运动强度可以通过心率、代谢当量、最大摄氧量、主观疲劳程度量表等方法确定。

2. 运动形式

(1) 有氧运动

运动频率：每周 3～7 次。

运动强度：中到高强度。

运动时间：≥30 min，可以分开完成，也可以延长至 90 min。

运动类型：动员全身核心肌群、持续升高心率的运动(如快走、游泳等)。

(2) 力量运动

运动频率：每周≥2 次。

运动强度：中到高强度。

运动时间：8～10 个动作，每个动作重复 8～15 次，2 组，每次运动的持续时间≥20 min。

运动类型：用弹力带等工具和设备完成局部到全身抗阻运动。

(3) 柔韧性和平衡性训练

运动频率：柔韧性训练及平衡性训练均每周 2～3 次。

运动强度：柔韧性训练，拉伸到适度不舒适为止；平衡性训练，低到中等强度。

运动时间：每个动作持续 10～30 s，重复 2～4 组；每次运动时间在 10 min 以内。

运动类型：静力性、动力性、神经肌肉本体感受性拉伸运动。

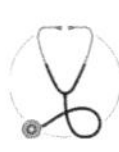

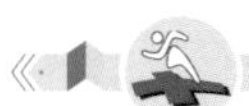

（4）腹式呼吸训练

运动频率：建议每天进行。

运动强度：低强度。

运动时间：每次 15 min，呼吸频率为 10 次/分。

运动类型：腹式呼吸训练是一种可减轻气道因胸膜腔压力骤升而受到的压迫，促进膈肌参与深呼吸的放松训练法。

》【运动注意事项】

（1）轻度功能性胃肠病患者通过运动疗法或饮食习惯改变即可得到症状改善，中重度者则需结合药物或其他干预措施。

（2）当出现不适时，应立即停止运动，必要时去门、急诊就诊。关节疼痛、肥胖、偏瘫且部分肢体活动不便患者，以上肢和躯干的活动或者能够进行活动的肢体和躯干完成运动。

（3）运动期间注意自我保护：①适当补充水分；②运动中发生异常反应时，立即停止运动并求助。

（4）运动后要进行整理活动：①每次运动后，需要安排整理活动，避免突然停止运动引起的心血管异常反应，如重力性休克等；②通过加强肌肉的放松，让身体逐渐回归运动前的状态，缓解运动疲劳。

（5）尽量避免短跑、举重等短时间剧烈使用肌肉和需要屏气一蹴而就的无氧运动。

》【运动处方案例】

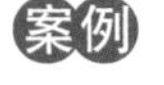
案例 IBS（便秘型）的运动处方

钟某，男，52 岁。诊断为 IBS（便秘型）。体适能测试结果：心肺耐力差，肌肉力量达标，柔韧性和平衡性差。

运动处方目标：①增加日常运动时间，减少久坐时间；②增强心肺耐力、腹背肌肉力量，改善消化道症状。

运动处方			
基本信息			
姓名：钟某	性别：男	年龄：52 岁	电话：×××-××××-××××
临床诊断：IBS（便秘型）			
临床用药：无			

（续表）

运动前健康筛查	
体力活动水平	□规律运动（每周>3 次或≥150 min、连续>3 个月的体育运动） ☑体力活动不足
一般情况	身高：181cm　体重：65 kg　BMI：19.8 kg/m² 　体脂率：23.1%
临床情况	吸烟：□是　□否　☑已经戒烟
	慢性疾病史：无
	血液指标：正常
	血压：126/77 mmHg　心率：72 次/分
体适能测试	
最大摄氧量	25.5 mL/(kg · min)，7.3 METs
6 min 步行距离	495 m
肌肉力量	握力：4 分
柔韧性	坐位体前屈：2 分
平衡能力	闭眼单足站立：10 s
运动方案	
有氧运动	方式：快走、慢跑、骑车、游泳等
	频率：3 次
	强度：低到中等强度（HR 109～129 次/分）
	时间：每次>30 min
	每周运动量：≥90 min
	注意事项：保持一次性运动时间达标，根据自身耐受性逐渐延长运动时间和运动强度
力量运动	方式：上肢、下肢、核心肌群锻炼，8～15 次/组，1～3 组，组间休息 2～3 min
	频率：每周 2～3 次
	强度：从低强度开始，逐渐增加到中等强度
	时间：每次 20～30 min
	每周运动量：40～60 min
	注意事项：运动时不要憋气，餐后及下午进行运动
腹式呼吸训练	方式：一手放置于前胸，另一手置于腹部；闭嘴用鼻吸气至腹部隆起，吸气时腹肌放松，胸部提起至最大肺活量，放在腹部的手因吸气而缓慢抬起；从口缓慢将气体呼出至腹部下陷，呼气时腹肌收缩
	频率：每天
	强度：低
	时间：15～20 min

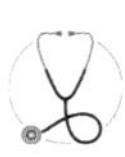

（续表）

	每周运动量:90～120 min
	注意事项:呼吸频率控制在每分钟 10 次,尽可能保持放松,不要用力过猛
医生	签字:
日期	年　　月　　日

（李文帅　罗忠光　刘　杰）

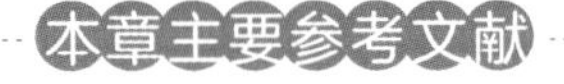

[1] 陈孝平,汪建平,赵继宗. 外科学[M]. 9 版. 北京:人民卫生出版社,2018.

[2] 葛均波,徐永建,王辰. 内科学[M]. 9 版. 北京:人民卫生出版社,2018.

[3] 柯淑芳. 腹式呼吸训练联合渐进性心理放松干预对功能性消化不良患者生活质量的影响[J]. 国际护理学杂志,2019,38(11):1636-1640.

[4] 林果为,王吉耀,葛均波主编. 实用内科学[M]. 15 版. 北京:人民卫生出版社,2017.

[5] 美国运动医学学会. ACSM 运动测试与运动处方指南[M]. 王正珍,主译. 10 版. 北京:北京体育大学出版社,2019.

[6] 王正珍,徐骏华主编. 运动处方[M]. 2 版. 北京:高等教育出版社,2018.

[7] 朱佳杰,苏晓兰,郭宇,等. 运动对慢性便秘的干预作用及其机制的研究进展[J]. 世界华人消化杂志,2016,24(20):3159-3163.

[8] GAO R, TAO Y, ZHOU C, et al. Exercise therapy in patients with constipation: a systematic review and meta-analysis of randomized controlled trials [J]. Scand J Gastroenterol, 2019,54(2):169-177.

[9] NEE J, LEMBO A. Review article: current and future treatment approaches for IBS with diarrhoea (IBS-D) and IBS mixed pattern (IBS-M) [J]. Aliment Pharmacol Ther, 2021,54(1):S63-S74.

第八章　免疫性疾病与肿瘤的运动处方

第一节

肺　　癌

一、肺癌概述

》【流行病学】

1. 发病率和死亡率　肺癌是一种发病率和死亡率在全球和我国均位居前列的恶性肿瘤。2020年，全球估计新发癌症19 292 789例，其中肺癌占11.4%；全球估计9 958 133例癌症患者死亡，肺癌是导致癌症死亡的首要原因，占癌症总死亡率的18.0%。

2. 病因　肺癌的发生是多种因素共同作用的结果。吸烟是目前研究认为最重要的肺癌发病因素。长期大量吸烟者肺癌发生风险明显增高。吸烟指数(每天吸烟支数×吸烟年数)>400年支者是肺癌的高危人群。被动吸烟也可增加肺癌的发生风险。各种组织类型的肺癌都可因吸烟而增加发病风险，尤其是鳞癌和小细胞肺癌，但研究发现过滤嘴香烟普及后，吸烟可明显增加肺腺癌的发病风险。戒烟可以降低肺癌发生风险。职业暴露于Ⅰ类致癌物(砷、石棉、铬、镍、多聚芳香族化合物和乙烯氯化物等)可致肺癌。其中，石棉与吸烟协同形成乘积效应，接触石棉的男性吸烟者肺癌发病风险增高约50倍。自然环境或者作业场所的放射性物质(如锡矿的氡)的电离辐射也可引起肺癌。大气污染(如苯并芘等化合物)及室内环境污染(燃料燃烧和烹饪时产生的致癌物)也可诱发肺癌。肺癌与家族遗传有一定关系，但目前还没有明确肺癌的单基因因素，可能是多基因与环境因素共同作用的结果。

》【临床表现和体征】

肺癌的临床表现多种多样，症状和体征取决于原发病灶的部位和大小、是否压迫和侵犯邻近组织和器官、是否发生远处转移，以及肿瘤细胞是否分泌释放一些物质。

1. 原发肿瘤引起的症状和体征　非常早期的肺癌可以没有任何症状和体征。

(1) 咳嗽：是肺癌的早期症状。

(2) 咯血：肿瘤病灶表面损伤或发生溃疡时血管破裂可有痰中带血；出血量大时，可以发生休克、窒息。一般多见于中央型肺癌。

(3) 喘鸣：病灶致支气管狭窄，可以形成局限性喘鸣音。

(4) 胸闷、气急：原因包括肿瘤阻塞支气管；纵隔肺门淋巴结转移压迫主支气管或隆突；胸膜或者心包膜转移形成胸腔积液或者心包积液；纵隔淋巴结转移压迫上腔静脉；广泛的肺内转移等。特别是原有慢性阻塞性肺疾病的患者，症状更明显。

(5) 发热：通常肺癌患者不发热。肿瘤阻塞支气管而致继发性感染时会有发热。晚期患者肿瘤坏死可引起癌性发热，多为低热，抗感染治疗无效。

(6) 消瘦：晚期转移性肺癌患者因为疼痛、感染等致食欲减退，可有明显消瘦，甚至恶病质。

2. 肿瘤局部侵犯引起的症状和体征

(1) 胸痛：肺原发或转移灶累及胸膜时，患者可有钝痛、隐痛，深呼吸或者咳嗽时可能明显加重。侵犯肋骨及其周围软组织时有局部疼痛，与呼吸和咳嗽无关。

(2) 声音嘶哑：肿瘤压迫或转移至纵隔淋巴结压迫喉返神经可致声带麻痹、声音嘶哑。

(3) 呼吸困难：肿瘤压迫气管或主支气管，可出现吸气性呼吸困难。

(4) 吞咽困难：肿瘤侵犯或压迫食管可引起吞咽困难，如果造成支气管-食管瘘，可致肺部感染。

(5) 上腔静脉阻塞综合征：肿瘤侵犯或者纵隔淋巴结转移压迫上腔静脉，使上腔静脉回流受阻，产生胸壁静脉曲张和上肢、颜面及颈部水肿。多见于小细胞肺癌。

(6) Pancoast 综合征和 Horner 综合征：肺尖部肿瘤侵及邻近结构可引起 Pancoast 综合征，表现为肩背部及上胸部疼痛。肿瘤侵犯、压迫颈交感神经可引起 Horner 综合征，表现为患侧眼睑下垂、瞳孔缩小、眼球内陷、内侧额部或胸壁无汗或少汗、感觉异常。

3. 肿瘤远处转移的症状和体征　约 30%的肺癌患者因为远处转移灶引起症状而起病，肺癌最常见的转移部位有骨、脑、肝、肺、肾上腺和淋巴结。

(1) 骨：肺癌可转移至全身各部位骨骼，其中又以脊椎、肋骨、骨盆和四肢长骨为多，常伴有疼痛。椎体转移可压迫椎管，严重时发生脊髓压迫症状，甚至瘫痪。

(2) 脑：脑是肺癌特别是肺腺癌和小细胞肺癌容易转移的器官。脑的各部位都可以转移，其中以大脑最多见，也可转移至脊髓，或者发生脑膜转移。常见症状是头痛、恶心、呕吐等颅内高压症状，根据脑转移灶累及范围可发生肢体活动障碍、情绪障碍、淡漠、共济失调、失语等症状。

(3) 肝：多发性肝转移或者肝转移灶较大时，可有疲乏、食欲减退、肝区疼痛、肝大，甚至出现黄疸、腹水等。

(4) 淋巴结：肺癌容易发生局部区域淋巴结转移，如同侧肺门淋巴结、纵隔淋巴结、锁骨上淋巴结;可以是单个淋巴结转移,也可以是多个淋巴结转移融合成团,极少数还会转移至皮肤,形成片状皮肤增厚区域,皮肤颜色暗红,弹性变差。

(5) 肺:肺癌容易发生肺内转移,可以发生同侧肺转移,也可以对侧肺转移;可以是单个转移灶,也可以是弥漫性大小不等的结节性转移灶。

4. 副肿瘤综合征　少数肺癌特别是小细胞肺癌患者(占 10%~20%)可出现高钙血症、低钠血症、肥大性骨关节病、皮质醇增多症、周围神经病变等表现,称为副肿瘤综合征。

(1) 高钙血症:见于晚期肿瘤。肺癌的高钙血症常伴随骨转移,多见于鳞癌。早期症状为恶心、呕吐、疲劳、嗜睡、厌食、多尿、烦渴等,进一步发展可出现意识模糊、反应迟钝、抽搐、昏迷等。

(2) 抗利尿激素分泌异常综合征:表现为稀释性低钠血症,有食欲减退、恶心、呕吐、乏力、嗜睡等水中毒症状,常见于小细胞肺癌。

(3) 异位 ACTH 综合征:少部分小细胞肺癌患者可有库欣综合征,发展迅速,表现为水牛背、满月脸、肌力减退、水肿、高血压、低钾性碱中毒、尿糖升高等。

(4) 神经症状:比较少见,多见于小细胞肺癌,常在肺癌确诊前即已出现。肿瘤产生与神经系统正常表达相似的物质,形成自身免疫性抗体,可能靶向神经细胞、细胞质和细胞表面抗原,临床表现为小脑皮质变性、脊髓小脑变性、周围神经病变、重症肌无力、肌病等。

(5) 骨骼病变:表现为杵状指和肥大性骨关节病。

(6) 其他:肺癌相关的皮肤黏膜综合征,如微黑棘皮症、全身黑皮病、皮肌炎等。肿瘤特别是小细胞肺癌产生促性腺激素致使男性发生乳房肥大;产生生长激素释放因子,引起肢端肥大;5-羟色胺分泌过多引起类癌综合征,表现为水样腹泻、皮肤潮红、哮喘样支气管痉挛等。

》【实验室及辅助检查】

1. 肿瘤标志物　肺癌患者尤其是中晚期肺癌患者血液中肿瘤标志物可有不同程度的升高,测定血浆中的肿瘤标志物含量,可以辅助诊断,并可评估治疗效果、检测复发和转移、判断预后。

(1) 癌胚抗原(CEA):是一种酸性糖蛋白,胚胎期在小肠、肝脏、胰腺合成,成人血中含量极低,肺癌可有较高表达(75%),肠癌、胃癌、乳腺癌等也有高表达。

(2) CA50:是一种唾液酸酯和唾液酸糖蛋白,正常组织中一般不存在。2/3 的肺癌患者可有 CA50 升高。

(3) CA125:晚期卵巢癌患者大多明显升高,1/3 的肺癌患者也可升高。

(4) CA153:主要用于乳腺癌的辅助诊断。肺癌患者也可增高。

(5) CA19-9:肝胆系统肿瘤常见 CA19-9 升高,少数肺癌患者也会有 CA19-9 增高。

(6) 鳞状细胞相关抗原(SCC):肺鳞癌的阳性率较高,小细胞肺癌的阳性率很低,其他肿瘤如宫颈癌、食管鳞癌的阳性率也较高。

(7) 细胞角蛋白19(CYFRA21-1):是细胞体中间丝的一种,是非小细胞肺癌的重要标志物。

(8) 神经元特异性烯醇化酶(NSE):是神经内分泌肿瘤的特异性标志物,见于神经母细胞瘤、甲状腺髓质癌及小细胞肺癌。小细胞肺癌的血清NSE阳性率高达65%～100%,监测NSE的水平对判断疗效和复发有重要参考价值。

2. *CT检查*　X线胸片通常不能发现肺内小结节,因此为了筛查早期肺癌,需要常规选择低剂量螺旋CT检查。高分辨率CT可以发现2～3 mm的肺小结节。胸部CT可以明确肿瘤病灶的位置、形态、密度、与周围组织器官的关系,显示肺门淋巴结和纵隔淋巴结等是否肿大。

3. *MRI检查*　MRI的空间分辨率低,图像受呼吸、心脏运动的影响和肺实质的相对低信号,在肺癌的诊断和分期中价值较低,但是MRI对发现脑和脊髓转移及骨转移的敏感性较高。

4. *PET/CT检查*　该检查是利用正常细胞和肿瘤细胞对荧光脱氧葡萄糖的代谢不同而有不同的显像来区分肿瘤组织和正常组织的检查方法。主要用于确定是否存在转移灶及其部位,PET/CT鉴别纵隔淋巴结转移的敏感性高于CT,还可以用于发现治疗后的残存肿瘤。

5. *痰液细胞学检查*　鳞癌、中央型肺癌和有血痰者的痰液细胞学检查阳性率较高,腺癌和周围型肺癌的阳性率较低。痰检虽然方便、无创,但是有一定的假阳性率和假阴性率,而且细胞数量少,缺乏肿瘤结构,容易发生分型错误。

6. *纤维支气管镜检查*　可以观察声带、隆突,以及气管和支气管的管腔、肿物的形态、活动度等。活检组织可行病理学检查,对中央型肺癌有确诊价值。

7. *经皮肺穿刺活检*　肺部病变,如果纤维支气管镜不能确诊,可行经皮肺穿刺活检。此项检查为创伤性检查,有发生气胸和出血的可能。针道种植转移的可能性极低,一般不用考虑。

8. *纵隔镜检查*　纵隔镜可以发现纵隔肿大的淋巴结并能取得病理活检,明确肿大淋巴结是肿瘤转移还是淋巴结炎,对肺癌的诊断和分期有重大价值。

9. *胸腔镜检查*　胸膜病变、恶性胸腔积液、肺弥漫性病变、肺外周孤立性小结节可通过胸腔镜检查获取病理组织。这是创伤性检查,当其他非创伤性检查不能明确诊断时可以考虑胸腔镜检查。

》【诊断标准和鉴别诊断】

1. *病理分类*　肺癌的病理分类可以按解剖学部位、组织学和分子类型进行。

(1) 解剖学分类:可以分为中央型和周围型。发生在段支气管以上至主支气管的癌称为中央型,以鳞癌和小细胞未分化癌居多;发生在段支气管以下的癌称为周围型,多见于腺癌。

(2) 组织学分类:肿瘤发生过程中,多能干细胞向不同方向分化,最终肿瘤在组织学上呈现显著异质性,同一种肿瘤也可出现两种或多种形态的肿瘤细胞,同一类型的肺癌组织中肿瘤细胞的分化程度也不相同。肺部肿瘤的组织学分类大致有以下几种：①小细胞肺癌；②非小细胞肺癌，包括腺癌、鳞癌、大细胞癌、腺鳞癌、肉瘤样癌、癌肉瘤；③其他，包括多型癌、巨细胞癌、胚细胞癌、腺样囊性癌等。

(3) 分子分型：部分肺癌组织中可以检测到驱动基因突变，这些基因的改变促进肿瘤的发生发展，同时可以成为治疗的靶点。迄今没有发现小细胞肺癌明确的具有治疗价值的驱动基因改变，极少数小细胞肺癌患者可以检测到驱动基因改变，基本是混合型癌，因存在部分非小细胞肺癌成分所致。非小细胞肺癌可以根据是否存在突变的驱动基因而分为驱动基因突变型和驱动基因野生型。目前发现的驱动基因突变类型有 *EGFR*（17%）、*ALK*（7%）、*KRAS*（25%）、*MET*（3%）、*HER2*（2%）、*ROS1*（2%）、*BRAF*（2%）、*RET*（2%），以及 *NTRK* 和 *PIK3CA*（均<1%）等。

2. 分期　小细胞肺癌按照病变累及范围分为局限期和广泛期。非小细胞肺癌按照AJCC 的 TNM 分期标准进行分期（T 指原发灶大小，N 指淋巴结，M 指远处转移）。

3. 诊断和鉴别诊断　肺癌的诊断依据病理组织学诊断。无法获取组织病理标本者，根据影像学表现和肿瘤标志物及血液基因检测结果可以进行诊断，此临床诊断有一定误诊率，一般不推荐。鉴别诊断需要考虑肺结核、肺炎、肺脓肿、纵隔肿瘤、胸膜炎等。

二、运动与肺癌

【运动改善肺癌患者生活质量的机制】

肺癌患者在诊断以后即面临着治疗问题，治疗方法包括手术、化疗、放疗、靶向药物治疗、免疫治疗和镇痛治疗等。Ⅰ期肺癌手术切除后，通常不需要进行其他特殊治疗，但是有些伴有慢性肺疾病的患者，在肺叶或者肺段切除后，肺功能损害加重，会有气喘、胸闷等症状。Ⅱ期～ⅢA 期肺癌术后需要进行化疗，ⅢA 期患者还要进行放疗，这些患者不但手术的创伤较大，切除的肺组织较多（大多切除整个肺叶，甚至一侧全肺切除），纵隔和肺部病灶放疗会发生放射性肺炎；化疗等治疗措施也会带来不良反应，如恶心、呕吐、疲乏、食欲减退、失眠、焦虑等。晚期转移性肺癌患者的胸腔积液导致胸闷、气急、骨和软组织转移产生疼痛，这些症状都会减少患者的活动。癌症患者在治疗完成多年后仍会出现疲劳症状，导致他们难以重返工作岗位、独立生活和生活质量低下。

运动能增加食欲，改善营养摄入；促进胃肠蠕动，缓解抗肿瘤药物引起的消化不良、便秘等症状；规律的运动可以控制和维持体重、增加肌肉质量和体积，能提高肌肉 GLUT4 水平，提高糖原合成酶、蛋白激酶 B、糖原合成酶、胰岛素受体的活性，提高肌肉线粒体酶水平，提高对葡萄糖的存储、摄取和利用；运动还能降低心血管疾病危险因子，降低血压，调节血脂异常，改善心脏功能；运动改善肺通气量、呼吸肌力量，改善肌肉力量和耐力，提高心肺耐力，缓解疲劳症状；运动减轻焦虑、抑郁，改善患者睡眠质量。有研究指出，对早期癌症患者，手术前接受运动治疗可以减少术后并发症，有助于更好地恢复。

历史上，临床医生建议癌症患者休息和避免体育活动，但20世纪90年代以来的早期运动研究对这一建议提出了质疑。

2010年，美国运动医学学会（ACSM）召开的第一次圆桌会议的建议是每周至少150 min有氧活动，每周2 d或以上的抗阻训练。如果可能，每天拉伸主要肌肉群。根据健康状况、癌症和治疗相关的副作用进行特定的运动测试和方案修改。患者被敦促“避免不活动”，并尽可能多地锻炼身体。2018年召开了ACSM国际体育活动和癌症预防及控制多学科圆桌会议，根据现有证据更新了建议。

》【运动适应证和禁忌证】

由于处于不同的疾病分期，肺癌患者的一般体力状况相差极大，同时不少患者还合并其他躯体疾病，特别是晚期转移性肺癌患者预期生存期较短，运动是否能够给患者带来好处，需要肿瘤专科医生和运动医学专家共同评估。

对于肺癌术后或者抗肿瘤药物治疗后恢复较快、一般状况良好者，适宜为其开具运动处方。肺癌脑转移影响肢体活动者，在有效的抗肿瘤治疗后，可以为其开具运动处方。伴有大量胸腔积液、心包积液、腹水、肺内弥漫性转移性病灶等的动则气喘患者，宜静养，不适合运动。骨转移侵犯椎体（特别是颈椎）、股骨上端、肱骨等部位者应尽量减少活动，特别要注意姿势，以防骨折。

三、肺癌运动处方的制订及实施

》【运动处方的评估与测试】

1. *运动风险和运动能力评估与测试*　在对肺癌患者实施运动处方之前，需全面了解其身体健康水平、疾病状况。评估内容如下。

（1）疾病史：除肺癌外，是否有慢性阻塞性肺疾病、高血压病、糖尿病、神经系统疾病、肌肉骨骼疾病等。

（2）运动史、运动习惯：了解既往运动习惯和运动强度。

（3）体格检查：了解意识状态、心率、心律、心肺功能、肢体活动度、身体平衡功能等。

（4）体适能测评：包括对心肺耐力、肌肉力量、平衡能力、柔韧性等身体素质的评估。

2. *肺癌的相关风险评估*　肺癌容易发生骨转移和脑转移，有病理性骨折和肢体活动障碍的风险，运动可能发生骨折和跌倒等危险。全面评估患者的健康水平、运动风险、运动能力后，肺癌患者需在医生的指导下实施个性化运动处方。

》【运动处方要素】

1. *有氧运动*

运动频率：每周3次。

运动强度：中等，60%～75% HRmax，RPE 11～13。

运动时间：≥30 min，可以延长至60 min。持续8～12周。

运动类型：任何动员全身核心肌群、持续升高心率的运动（如快走）。

运动量：每周≥150 min。

2. 力量运动

运动频率：每周2～3次。

运动强度：中等。

运动时间：每个动作重复8～12次。持续8～12周。

运动类型：用弹力带、器械等工具和设备完成抗阻运动。

3. 柔韧性和平衡性训练

运动频率：柔韧性训练，每周2～3次；平衡性训练，每周2～3次。

运动强度：柔韧性训练，拉伸到适度不舒适为止；平衡性训练，低到中等强度。

运动时间：每个动作持续10～30 s，重复2～4次；每次运动持续时间≤10 min。

运动类型：静力性、动力性、神经肌肉本体感受性拉伸运动。

【运动干预的注意事项】

肺癌患者的运动干预需要注意一些可能导致严重后果的情况：①骨转移，特别是股骨颈和颈椎转移患者，需要减少活动，防止骨折；②脑转移者要防止跌倒；③化疗后恶心、呕吐等消化道反应严重者可暂不进行运动；④化疗后血小板计数明显降低者也不宜进行比较剧烈的活动，以防诱发出血。

【运动处方案例】

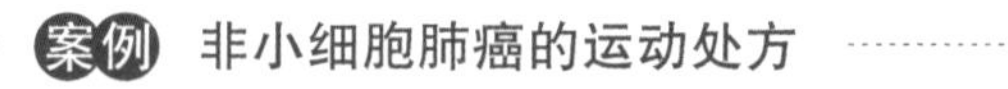

吴某，男，58岁。诊断为非小细胞肺癌。目前服用药物控制。体适能测试结果：心肺耐力差。

运动处方目标：①增加身体活动量，减少疲劳感；②改善心肺功能。

注意事项：通过有氧运动改善心肺功能，同时辅以球类运动增加运动的趣味性和参与感，逐步回归正常工作和生活。

<table>
<tr><th colspan="4">运动处方</th></tr>
<tr><th colspan="4">基本信息</th></tr>
<tr><td>姓名：吴某</td><td>性别：男</td><td>年龄：58岁</td><td>电话：×××-××××-××××</td></tr>
<tr><td colspan="4">临床诊断：非小细胞肺癌</td></tr>
<tr><td colspan="4">临床用药：具体不详</td></tr>
</table>

（续表）

运动前健康筛查	
体力活动水平	□规律运动（每周>3 次或每周≥150 min、连续>3 个月的体育活动） ☑体力活动不足
临床情况	身高：168 cm　体重：70 kg　BMI：24.8 kg/m^2　体脂率：23%
	慢性疾病史：无
	血液指标：正常
	血压：115/85 mmHg　心率：76 次/分
	吸烟：□是　□否　☑已经戒烟
体适能测试	
最大摄氧量	19 mL/(kg・min)，5.4 METs
6 min 步行距离	460 m
肌肉力量	握力：3 分
柔韧性	坐位体前屈：3 分
平衡能力	闭眼单足站立：8 s
运动方案	
有氧运动	方式：快走、慢跑、骑车、游泳等
	频率：每周 3 次
	强度：中等强度
	时间：每次 30～60 min
	每周运动量：90 min
	注意事项：下午、餐后进行运动训练
球类运动	方式：乒乓球、羽毛球、篮球
	频率：每周 2～3 次
	强度：从低强度开始，逐渐增加到中等强度
	时间：每次 30～60 min
	每周运动量：60～180 min
	注意事项：下午、餐后进行运动训练
医生	签字：
日期	年　月　日

（梁晓华）

第二节

乳　腺　癌

一、乳腺癌概论

》【流行病学】

2020年，女性乳腺癌已经超过肺癌，为全球发病人数最多的恶性肿瘤。估计全球每年新发乳腺癌患者226万，占全球新发恶性肿瘤的11.7%；每年全球因乳腺癌死亡68万人，占全球恶性肿瘤死亡人数的6.9%。

我国每年新发女性乳腺癌人数42万，死亡12万。我国女性乳腺癌粗发病率为59/10万，0～74岁累计发病风险为4.18%，是女性最常见的恶性肿瘤。

》【临床表现和体征】

1. *乳房肿块*　乳腺癌首发症状多为无意中发现的无痛性肿块，常位于外上象限，其次在乳头、乳晕和内上象限；多单发、硬、不光滑、活动欠佳、分界不清。早期肿块尚能活动，中、后期则活动度差或固定、不能移动。

2. *乳头溢液*　肿瘤或瘤样病变引起乳头溢液，常因溢液污染内衣而为患者发现，尤其是血性、液性混合或单纯血水样，提示存在新生物。最常见的是管内乳头状瘤、乳腺囊性增长症和乳腺癌，所有溢液患者都需要进一步检查。

3. *乳房皮肤改变*　包括酒窝征(dimple sign)、橘皮样变、乳房增大、皮肤红肿热痛、炎性乳癌、浅表静脉曲张、卫星结节及皮肤破溃。乳头和乳晕异常，包括乳头偏移或回缩、乳头湿疹样改变、乳房疼痛等。

4. *全身症状和体征*　包括同侧腋下散在淋巴结，后续数目增多、融合，甚至可和皮肤及深部组织粘连，晚期出现上肢淋巴水肿、锁骨上淋巴结肿大等。

早期乳腺癌一般无全身症状，晚期可有恶性肿瘤转移表现，远处常见肺、骨、肝转移。如肺转移时出现胸痛、咳嗽、咯血、气急；骨转移时出现腰背痛、病理性骨折(椎体、骨盆、股骨)；肝转移时出现肝大、黄疸等。

》【实验室及辅助检查】

1. *乳腺X线摄片*　乳腺X线摄片是乳腺癌影像学诊断最基本的方法，可检出临床触诊阴性的乳腺癌。不建议对35岁以下、无明确乳腺癌高危因素或临床体检未发现异常的妇女进行乳腺X线检查。采用乳腺癌影像学报告和数据系统(breast imaging reporting and data system，BI-RADS)对每个病变做完整的分类和评估。

2. 乳腺超声　乳腺超声检查简便、经济、无辐射，可用于所有怀疑有乳腺病变的人群，是评估35岁以下妇女和青春期、妊娠期及哺乳期妇女乳腺病变的首选影像检查方法。

3. 乳腺MRI　乳腺MRI检查可用于分期评估，以确定同侧乳腺肿瘤范围、多灶及多中心性肿瘤，或在初诊时筛查对侧乳腺肿瘤；有助于评估手术治疗前后的肿瘤范围及疗效；有助于在制订手术计划前评价肿瘤对周围软组织的浸润情况，并且帮助判定能否行保乳手术；有助于发现一些其他检查未发现的隐匿性肿瘤。

4. 空芯针穿刺　治疗前原发灶和区域淋巴结的病理学检查至关重要，推荐在影像引导下行空芯针穿刺，可提高活检准确性。部分难以穿刺的散在钙化灶等情况，或影像学不可见的肿物，选择肿物切取活检。

》【治疗和管理目标】

乳腺癌综合治疗是根据患者一般状况、病理分型与分级、临床病理分期、肿瘤分子生物学特点（如激素受体及 *HER-2/neu* 基因表达情况）等，有计划、合理地综合应用现有各种手段，包括手术、放疗、化疗、内分泌治疗和靶向治疗等，以达到提高治愈率、减轻患者痛苦、改善生存质量、最大限度地控制治疗相关毒副作用、合理应用医疗资源及降低患者医疗费用的目的。规范化综合治疗是合理治疗乳腺癌的重要原则。

乳腺癌全乳根治手术包括乳腺癌根治术、乳腺癌改良根治术、乳腺癌扩大根治术、单纯乳房切除术。对有保乳意愿且无保乳禁忌证的患者均可推荐保乳手术，主要针对临床Ⅰ期、Ⅱ期的早期乳腺癌以及部分Ⅲ期患者（炎性乳腺癌除外），在经术前化疗或术前内分泌治疗充分降期后也可以慎重考虑保乳手术。

乳腺癌综合治疗进入分子分型时代，遵循“因型而异”的策略，根据不同的雌激素受体（ER）、孕激素受体（PR）、人表皮生长因子受体2（HER-2）状态，选择合适的化疗、内分泌治疗或是靶向治疗。对于有远处转移的患者，还应结合转移部位给予相应的治疗，如骨转移患者结合双膦酸盐类可以预防和治疗骨相关事件，合并脑转移的患者针对脑转移的局部治疗还可以考虑手术、全脑放疗、分次立体定向放疗等。

》【诊断标准】

乳腺癌的病理诊断是乳腺癌的唯一确诊手段。乳腺病变标本的获取包括针吸细胞学检查、粗针穿刺活检、真空辅助微创旋切系统活检和开放手术切除活检等。浸润性乳腺癌的组织学分型主要根据2003和2012版《世界卫生组织乳腺肿瘤分类》，某些组织学类型的准确区分需要行免疫组化后确定。

浸润性乳腺癌的病理报告应包括与患者治疗和预后相关的所有内容，包括肿瘤大小、组织学类型、组织学分级、有无导管原位癌、有无脉管侵犯、切缘和淋巴结情况等。对于浸润性癌还应包括对ER、PR、HER-2、Ki-67的检测情况；导管原位癌的病理报告应报告核级别（低、中或高级别）和有无坏死、手术切缘情况，以及ER、PR表达情况。

二、运动与乳腺癌

【运动对乳腺癌风险和预后影响的机制】

1. 运动与乳腺癌的发病　全球约25%的癌症是由超重及久坐不动的生活方式造成的。身体活动水平与乳腺癌发病风险呈负相关关系。研究显示，每周进行3～4 h中等强度或更高强度锻炼的女性比久坐不动的女性患乳腺癌的风险低30%～40%。体育锻炼可能通过控制肥胖、减少性激素、炎症及提高免疫力等机制降低乳腺癌的发病风险。

(1) 控制肥胖：在肥胖脂肪组织扩张时，前脂肪细胞分化受损，缺氧启动了缺氧诱导因子1(HIF1)，降低了脂联素(adiponectin)的表达，并上调瘦素的表达。同时HIF1也通过激活血管内皮生成因子(VEGF)来促进血管生成。瘦素与脂联素比例失衡，导致促炎免疫细胞渗透，以及冠状结构形成。将死的脂肪细胞释放游离脂肪酸(FFA)，会和巨噬细胞上的toll样受体(TLR)结合，启动NF-kB，促进炎症细胞因子的上调，包括肿瘤坏死因子α(TNF-α)、白介素(IL)6/8、CCL2、CCL5。这些因子促进脂类分解，FFA释放，进一步加剧NF-kB通路，同时会增加芳香化酶的表达和雌激素的合成(图3-8-1)；而体力

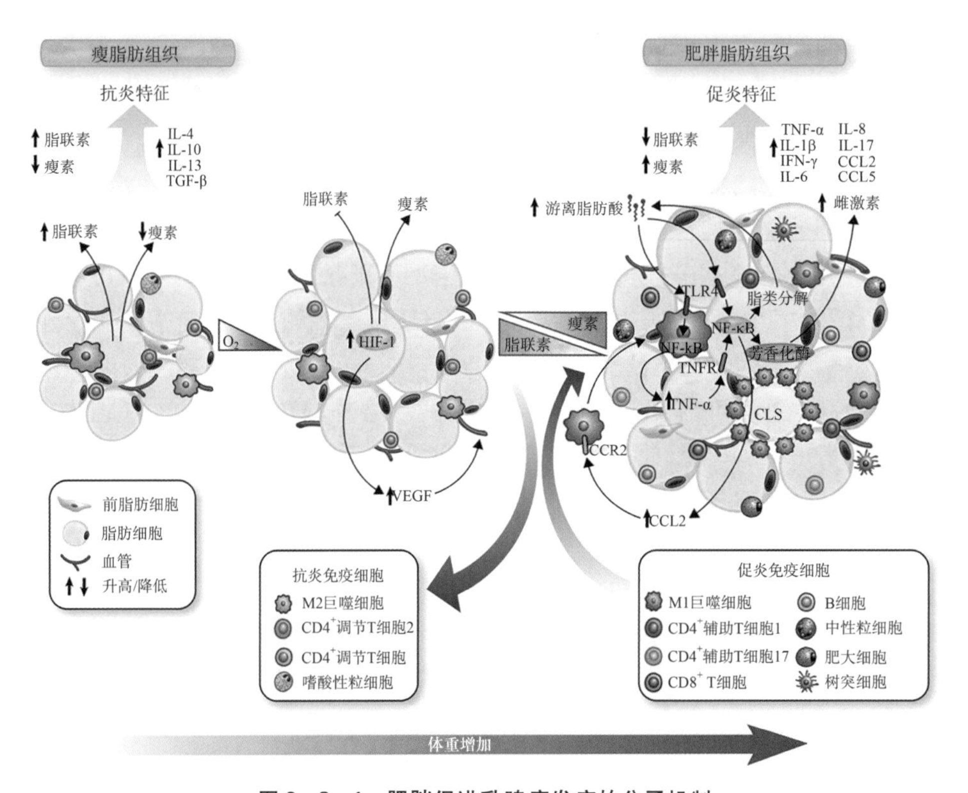

图3-8-1　肥胖促进乳腺癌发病的分子机制

引自：PICON-RUIZ M, MORATA-TARIFA C, VALLE-GOFFIN J J, et al. Obesity and adverse breast cancer risk and outcome: mechanistic insights and strategies for intervention [J]. CA Cancer J Clin, 2017,67(5):378-397.

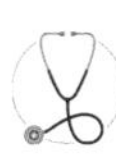
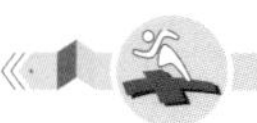

活动有助于控制肥胖，降低肥胖对乳腺癌发生和预后产生的不良影响。

（2）瘦素（leptin）：瘦素是脂肪细胞分泌的激素，同时也是肥胖的生物标志物，其主要功能是通过下丘脑调节进食行为和机体能量消耗。肥胖者脂肪组织局部缺氧可上调瘦素的分泌，瘦素具有上调雌激素和胰岛素的作用，促进肿瘤细胞增殖。一项对 23 项研究进行的荟萃分析显示，瘦素水平与乳腺癌发病风险呈正相关。

（3）炎症细胞因子：慢性炎症被广泛认为在乳腺癌的发生、发展中起着关键作用，因为它能对肿瘤的发生及微环境产生重要影响。肥胖会引起脂肪细胞肥大，脂肪组织处于低氧状态，引起促炎反应，导致巨噬细胞激活，从而上调炎症因子水平，如 C 反应蛋白、IL－6、TNF－α 等，引起局部或全身炎症。促炎因子水平升高及脂联素等抗炎因子水平降低与乳腺癌发病风险增加相关。

大量研究表明，在患或不患乳腺癌的绝经后妇女中，运动可降低炎症标志物（图 3－8－2），从而降低乳腺癌发病风险。

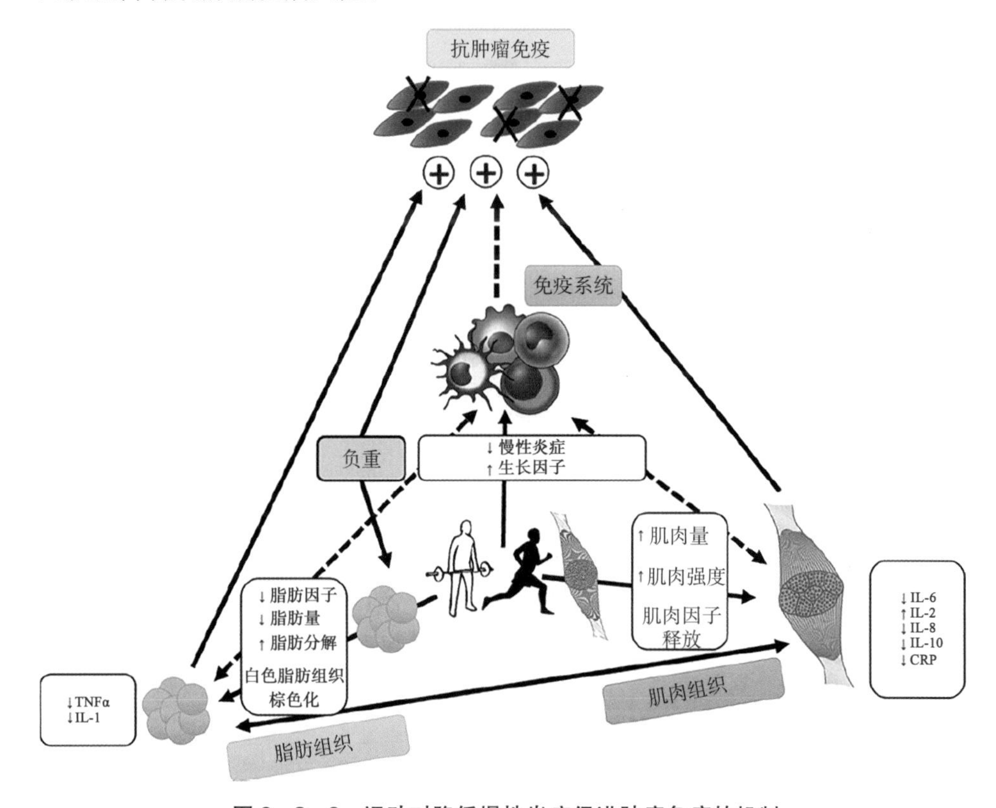

图 3－8－2　运动对降低慢性炎症促进肿瘤免疫的机制

引自：PICON-RUIZ M，MORATA-TARIFA C，VALLE-GOFFIN J J，et al. Obesity and adverse breast cancer risk and outcome：mechanistic insights and strategies for intervention［J］. CA Cancer J Clin，2017，67(5)：378－397.

（4）雌激素：雌激素是已知的乳腺癌发病影响因素。肥胖对乳腺癌的影响主要是通过脂肪细胞产生大量的雌激素，并促使雄激素转化为雌激素，从而提高内源性雌激素水平。雌激素可通过刺激乳腺上皮细胞的有丝分裂和对细胞周期的调控参与乳腺癌的发生，同时，可通过激活雌激素受体促进雌激素敏感性肿瘤的发展。运动可使绝经后女性体内有更低水平的雌激素前体和更高水平的性激素结合蛋白，通过减少体内雌激素的累积和循环来降低女性乳腺癌的发病风险。

(5) 胰岛素：胰岛素样生长因子 I(IGF－I)属于多肽激素，类似于胰岛素的功能和机构，可刺激所有的生长过程。胰岛素可通过下调性激素结合球蛋白和上调卵巢雌激素的产生来提高循环中雌激素和雄激素的水平，从而增加乳腺癌的发生风险。运动可能通过调低能量平衡来减少血清中胰岛素和 IGF－I 的暴露。

(6) 免疫功能：运动对与癌症相关免疫系统的影响在很大程度上还没有得到检验，但有一种假设是，体力活动可以改善自然杀伤(NK)细胞的数量或功能，而 NK 细胞在肿瘤抑制中起着重要作用。运动强度与免疫功能之间呈倒 J 型剂量-反应关系。适度的运动会增强免疫功能，而精疲力竭的运动、过度训练或高强度运动可能会导致免疫抑制，如增加上呼吸道感染的可能。

(7) 其他：运动对 DNA 氧化损伤或修复可能产生有益影响。此外，运动对乳腺癌的影响可能是多因素的，除了运动的类型、持续时间、频率和强度等体育活动特有的因素外，还可能受到许多因素的影响，如年龄、性别和肥胖等。

2. 运动与乳腺癌的预后　目前乳腺癌手术方式多采用根治术。乳腺根治术不仅会切除患者患侧乳腺，还会切除部分与上肢运动相关的胸大肌、胸小肌以及腋窝和锁骨下淋巴结，导致患者患侧上肢活动受限，肩部僵直。患侧肢体由于长期制动会出现粘连及挛缩，如果不及时进行适当的运动，患者患侧肢体关节活动度将大幅降低，甚至出现失用性肌萎缩等并发症。

已有的 2 项对乳腺癌患者的研究——护士健康研究(The Nurses' Health Study)和女性健康饮食和生活试验(the Women's Healthy Eating and Living trial)——都证实了增强体力活动可降低乳腺癌复发风险及全因死亡率。另外，运动可从以下两方面改善乳腺癌患者的生活质量。

(1) 乳腺癌相关上肢淋巴水肿(breast cancer-related upper extremity lymphedema，BCRL)：是乳腺癌手术治疗后最常见的慢性并发症之一，临床表现为患侧手臂、手掌或肩部不同程度的肿胀，伴疼痛、沉重感或麻木感，上肢活动严重受限，导致患者出现焦虑、悲伤或愤怒等负面情绪。据文献报道，BCRL 的发生率为 6%～50%，不仅影响患者术后生活质量，对术后生存期也有显著影响。

目前，针对 BCRL 患者较常用的运动方式为包含指关节运动、腕部旋转、肘部伸屈、触耳、触肩、抬肘在内的上肢运动操，其主要作用是促进关节功能的恢复，改善淋巴水肿的症状。患者通过上肢运动操可有效改善上肢功能；激活肌肉骨骼泵送机制，增加静脉和淋巴回流，减轻水肿；此外，上半身运动可能重置淋巴管的交感神经驱动，从而有助于对淋巴水肿的长期治疗。

(2) 心理：乳腺癌患者在带病生存期间通常要承受来自生理、心理和社会各方面的不良影响和压力，例如，肩关节功能障碍和上肢淋巴水肿、身体形象的改变、恐惧、社会角色的改变，容易并发焦虑、抑郁等情绪，严重影响患者的生存状态和生活质量，给患者和家属带来沉重的负担。患者可通过进行有氧运动，加快血液循环，促进新陈代谢，排除体内的有害物质和毒素，减少体内致病、致癌因子，提高机体抵抗力，缓解不良情绪。

癌因性疲乏是癌症患者最重要的症状之一，尤其是接受放射和(或)化疗的患者。乳腺癌患者，特别是术后放疗患者，癌症引起的疲劳发生率高，具有很强的破坏性。癌因性疲劳主要表现为因癌症的影响而产生的紧张、疼痛等主观上的虚弱、疲劳、分心、缺乏动力等症状。运动可刺激脑下垂体分泌β-内啡肽，降低消极情绪的程度。

》【不同运动方式对乳腺癌的影响】

1. *有氧运动*　有氧运动可以使神经系统产生微电刺激，放松大脑皮层，同时缓解肌肉紧张，减轻疲劳，分散注意力，缓解紧张及抑郁情绪；可刺激垂体分泌β-内啡肽，减轻心理压力，改善睡眠；可加快体液循环，促进机体组织的新陈代谢，提高患者的肌肉强度，改善心肺功能，提高脏器功能。

2. *力量运动*　现在有确凿的证据证明力量运动是安全的，不会增加乳腺癌患者淋巴水肿的风险。力量运动可通过多次重复的动作刺激肌肉的收缩，增强肌肉力量及关节活动度。力量运动通过配合深呼吸，增强呼吸肌肌力，可增强胸腔负压，从而促进外周淋巴液向心回流，减轻外周水肿程度，增加血液及组织带氧量，增强活动耐力，提升患者的生活质量。目前，力量运动已成为 BCRL 患者必不可少的一项康复运动。

》【运动禁忌证】

乳腺癌患者运动的禁忌证包括：处于极度疲乏、重度贫血、共济失调、病情恶化、感染活动期、术后伤口未愈、心肺疾病、代谢性疾病、发生骨转移等医学上明确诊断禁止运动等情况。

力量运动禁忌证：①水肿处于非稳定期(水肿稳定期指过去 3 个月未进行水肿治疗)；②没有需抗感染治疗的手臂炎症；③日常活动能力无改变；④肢体周径改变。

三、乳腺癌运动处方的制订及实施

在癌症治疗期间和之后，锻炼是一种耐受性很好的安全辅助疗法，并能改善癌症患者的身体机能、生活质量和癌症相关疲劳。此外，最近的一项综述得出的结论是，在所研究的任何剂量、类型或时间(辅助剂与非辅助剂时期)下，增加体力活动对乳腺癌治疗和存活率的副作用或负面影响都很小或没有。在诊断出乳腺癌之后，运动也被证明可以改善存活率和疾病结局。

》【运动处方的评估与测试】

1. *运动前评估*

(1) 体格检查：身体状况、上肢关节活动度及上肢功能。

(2) 全面回顾疾病史、用药史、血液生化检查及血流动力学水平。

(3) 淋巴水肿状况：淋巴水肿分期、患肢皮肤颜色、质地及是否处于水肿稳定期。

(4) 患者个人需求、偏好及平时运动情况。

2. 测试

(1) 步行、柔韧性或力量训练之前不需要进行运动测试。

(2) 进行中、高强度有氧运动训练前，需遵循美国运动医学学会(ACSM)的运动测试指南建议。

》【运动处方要求】

根据患者个体情况，限定活动内容、强度、持续时间和频率，并根据患者的耐受性制订有针对性的活动计划，可适当增加清晨、晚上睡前散步、做体操等有氧活动量。因为适当的有氧运动有助于改善器官的功能和情绪，减少身体不适。

综合文献评价，针对乳腺癌康复期患者的有氧运动最常用的方式为步行和健身器材上的运动。健身器材主要形式有骑行/骑踏板车、跑步机跑步。有氧运动每次时间为25～150 min，频率为每周1～5次，有氧运动强度应达到年龄调整最大心率的50%～80%。有氧运动可以持续1～6个月。

ACS/ASCO肥胖乳腺癌患者治疗指南建议，临床医生应建议患者进行符合ACS指南的有规律身体活动，特别要避免不活动，并在确诊后尽快恢复正常的日常活动，目标是每周进行≥150 min的中等或75 min的剧烈有氧运动，包括每周≥2 d的力量训练，强调对接受辅助化疗或激素治疗的妇女进行力量训练。

强有力的证据支持在抗癌治疗期间和之后将运动训练作为癌症患者的治疗方法，因为运动训练可以逆转癌症在生活质量、疲劳、抑郁、肌肉力量和身体成分等方面造成的一些损害，而没有不良反应。

1. 术后康复患者　2010年ACSM针对癌症患者的锻炼指南指出，“癌症患者面临的一些心理和生理挑战可以通过锻炼来预防、减轻、治疗或康复”。这些好处包括提高柔韧性，减少疲劳，增加力量，改善身体形象和生活质量，改善身体成分，减少焦虑。此外，ACSM指南指出，锻炼可能与降低复发或继发性癌症的风险有关。

2. 抗癌治疗期间　一项美国的前瞻性队列研究评估了乳腺癌患者化疗前(T1)、化疗后(T2)和化疗后6个月(T3)的体力活动与认知功能的关系。结果显示，化疗对维持最佳体力活动水平的能力有负面影响，化疗前有较高的体力活动水平的患者在化疗结束后有更好的感知和客观评估认知功能，化疗前和化疗期间维持体力活动与化疗结束后即刻和6个月的认知功能改善有关。应在整个治疗过程中推广体力活动。

术后及抗癌治疗期间，可以按照以下原则与方法实施运动处方：①医护人员和患者应根据实际情况，权衡利弊后制订个性化的运动方案；②个性化的运动方案应包括力量运动；③不建议进行水疗法/水中运动；④运动时联合深呼吸练习对淋巴水肿患者有利。

》【运动处方要素】

1. 有氧运动　每周≥150 min中等强度有氧运动(1次≥10 min；或每周5次，每次

30 min）或者 75 min 高强度有氧运动。方式包括：快走、慢跑、骑自行车、爬山、跳舞、爬楼梯、游泳、北欧式行走、普拉提等。

2. 力量运动　每周 2～3 次，每次 2 组，每组重复 8～10 次，每 2 次训练至少间隔 48 h。举重训练每组以 50% 1 RM（一次举起的最大重量）重复举 10 次，做 1～2 组。训练应从低强度开始，在可耐受范围内逐渐过渡到中等至高强度训练（60%～80%　1 RM）。方式包括：哑铃、举重、拉弹力带、卧推、杠铃等。

3. 恢复关节活动度的运动　肩关节、肘关节、腕关节、指关节的伸屈及旋转；建议在运动前执行，时间 5～10 min。

4. 伸展性、柔韧性运动　在专业人员指导下进行。

5. 其他运动　瑜伽、太极拳可以作为有氧运动、力量运动的补充，根据个人爱好和实际情况安排，并需要在专业人员指导下进行。

》【运动安全健康教育】

对患者的健康教育应包含以下 3 部分内容。

1. 运动对患者的益处　运动通过控制体重、改善体成分对乳腺癌患者的重要性；运动对乳腺癌患者降低复发、转移和死亡风险的益处；运动通过减少久坐生活方式带来的体力活动和心理社会适应性方面的益处；规律运动对患者回归正常生活方面的益处。

2. 鼓励患者改变日常行为和提高积极运动的意愿　教育患者积极运动，避免久坐少动，尽快恢复诊断前的日常体力活动。建议通过咨询方式，了解患者的病情、日常生活状况和需求，帮助患者选择一种适合长期坚持的运动方式，具体结合上述运动处方内容，确定运动种类、运动持续时间，制订阶段性计划。

3. 运动安全教育　包括：①运动前后应进行 5～10 min 热身和放松活动；②运动时应使用加压衣物，如压力袖套；③患者应在淋巴水肿专业人员指导下安全地进行运动锻炼；④建议患者在团体或监督环境中进行锻炼以提高其依从性；⑤运动期间定期评估，若水肿加重或出现手臂疼痛、发红等，应停止运动并咨询治疗师或医护人员。

》【运动干预试点项目】

以下为复旦大学附属肿瘤医院乳腺癌患者运动干预试点项目的运动处方。

该试点项目对 118 名符合条件的乳腺癌患者进行为期 3 个月的运动干预。通过对参与者进行健康教育，利用可穿戴式活动追踪器来监控参与者的身体活动，评估运动干预的效果。

1. 对象　2017 年 11 月 8 日至 2018 年 3 月 22 日于复旦大学附属肿瘤医院随机招募，招募对象的标准如下。

（1）纳入标准：①诊断时为Ⅰ～Ⅲ期乳腺癌患者；②所有患者需要完成至少 1 年的主要治疗，包括手术、辅助化疗或辅助放疗，但可以接受内分泌治疗；③所有患者都需要配备智能手机以安装应用程序。

（2）排除标准：①患有远处转移；②怀孕或哺乳；③患有严重精神障碍或药物滥用；

④患有疾病或受伤，无法参加体育活动，包括骨折、肢体残疾和风湿性关节炎；⑤已经参加过其他体育活动相关计划者。

2. 运动处方

(1) 向每位参与者提供面对面的健康教育，并提供一本有关乳腺癌患者生活方式指南的小册子。强调每周应至少进行 150 min 的中等到高强度的有氧运动，如快走、慢跑、骑自行车、爬山、跳舞、游泳等。

(2) 根据每位参与者的体重计算其每天应消耗的热量(kcal)，并建议参与者在 3 个月的干预期间每天完成推荐的热量消耗目标。向每位参与者提供一个可穿戴的活动追踪器，追踪器可与智能手机上的应用程序同步，以此提供参与者实时热量消耗数据。

3. 观察指标

(1) 身体活动：步数、步行时间、跑步时间、每日热量消耗量、每日跑步特定热量消耗量。

(2) 身体成分：体重、蛋白质质量、脂肪质量、骨骼肌质量（skeletal muscle mass，SMM）、体重指数(BMI)、体脂率(PBF)、基础代谢率(BMR)和内脏脂肪面积（visceral fat area，VFA）。

4. 结果　3 个月运动干预后，参与者的体重、BMI、脂肪质量、PBF、BMR 和 VFA 均显著下降，但蛋白质质量和 SMM 无明显变化。

此案例结果表明，通过基于可穿戴技术的 3 个月运动干预，乳腺癌患者的身体成分有所改善。这种效果在大多数人群中是一致的，表明无论患者的年龄、乳腺癌疾病特征和治疗方式如何，即使在短时间内患者仍可以从运动干预中受益。

【运动处方案例】

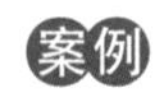

案例　乳腺癌的运动处方

伍某某，女，61 岁。诊断：Ⅲ期乳腺癌术后，内分泌治疗用药中。无明显骨质疏松。体适能测试结果：心肺耐力、肌肉力量、柔韧及平衡均差，超重。

运动处方目标：①逐步增加身体活动量；②在医生指导和监督下运动，有氧结合力量训练，循序渐进增加运动量，提高患者心肺耐力、肌肉力量，控制体重。

注意事项：在医生指导和监督下运动 3 个月，学习和了解运动时的安全注意事项，掌握一定运动技能，为长期康复运动奠定基础。

运动处方			
基本信息			
姓名：伍某某	性别：女	年龄：61 岁	电话：×××-××××-××××
临床诊断：Ⅲ期乳腺癌术后 1 年，$pT_3N_1M_0$，ER(+)，PR(+)，HER2(−)			
临床用药：来曲唑，2.5 mg，每天 1 次			

（续表）

运动前健康筛查	
体力活动水平	□规律运动者（每周>3 次或每周≥150 min、连续>3 个月的体育运动） ☑体力活动不足
临床情况	身高：165 cm　体重：72 kg　BMI：26.4 kg/m²　体脂率：29.8%
	慢性疾病史：无
	月经状况：已绝经
	血液指标　空腹血糖：4.9 mmol/L　糖化血红蛋白：5.2% 总胆固醇：1.6 mmol/L　低密度脂蛋白 2.9 mmol/L 高密度脂蛋白：1.3 mmol/L　甘油三酯：1.3 mmol/L
	骨密度：T 值 −1
	血压：139/85 mmHg　心率：72 次/分
	吸烟：□是　☑否　□已经戒烟
体适能测试	
最大摄氧量	6.1 METs
6 min 步行距离	475 m
肌肉力量	握力：2 分
柔韧性	坐位体前屈：2 分
平衡能力	闭眼单足站立：4 s
运动方案	
有氧运动	方式：骑功率自行车或慢跑
	频率：每周 3 次
	强度：从低强度开始训练，逐步增加至中等强度运动
	时间：20～45 min
	每周运动量：60～135 min
	注意事项：在指导下完成运动
力量运动	方式：用哑铃、弹力带及器械进行上肢、下肢、躯干的力量练习
	频率：每周 1 次
	强度：40%～60% 1 RM
	时间：每个动作 2～3 组，每组 10～12 次
	每周运动量：20～60 min
	注意事项：患侧适度运动，组间休息可适度延长，在监督下完成指定动作
柔韧性运动	方式：上肢、下肢及躯干静态拉伸
	频率：3 次
	强度：拉伸至感觉紧张或轻度不适

(续表)

	时间:10～15 min
	每周运动量:30～45 min
	注意事项:每个动作保持 10～30 s,逐渐延长拉伸时间
身心运动	方式:太极拳
	频率:1 次
	强度:低到中等强度
	时间:15～30 min
	每周运动量:15～30 min
	注意事项:在指导下完成运动
医生	签字:
日期	年 月 日

(周昌明 郑 莹)

第三节
前列腺癌

一、前列腺癌概述

》【流行病学】

前列腺癌是男性泌尿生殖系统最常见的恶性肿瘤,约占所有肿瘤的 15%,其发病率居男性恶性肿瘤第 2 位(仅次于肺癌),且具有显著的地区差异,其中欧美地区的发病率最高。我国前列腺癌发病率虽远低于欧美地区,但近年来前列腺癌的发病率呈持续快速上升趋势,由 2000 年的 1.70/10 万上升至 2015 年的 10.23/10 万,位居所有恶性肿瘤的第 6 位和男性恶性肿瘤的第 7 位。小于 50 岁的前列腺癌患者相对罕见,而男性 60 岁后发病率显著增长,65 岁以上的前列腺癌患者约占 60%。

前列腺癌死亡率居所有恶性肿瘤第 8 位,居美国癌症死亡原因的第 2 位。我国 2000～2011 年间每年年龄标准化前列腺癌死亡率增加 5.5%。2015 年前列腺癌死亡病例约 26 600 例,死亡率为 4.36/10 万。

》【临床表现】

多数前列腺癌患者早期无明显原发症状,随着病情进展,患者可能出现下尿路梗阻症状，如尿频、尿急、尿路中断或排尿不尽等，严重者还有可能出现尿潴留或尿失禁。前列腺癌导致前列腺肿胀或侵犯邻近器官时，患者可能出现勃起功能障碍、精液量少或血精等症状，直肠有压迫感或疼痛感。前列腺癌发生骨转移时，患者可能出现骨痛、脊髓压迫或病理性骨折等症状。前列腺癌晚期时，患者可能出现骨盆或下肢的麻木、肿胀和疼痛，常伴有便秘，同时还可能伴随体重下降、食欲减退或恶心、呕吐等一般症状。

》【实验室及辅助检查】

1. *前列腺特异性抗原(prostate specific antigen，PSA)检查*　血清中PSA的总含量称为tPSA，目前普遍认为tPSA>4 ng/mL提示前列腺可能发生病变。当tPSA>10 ng/mL时，前列腺癌的患病率则高达70%左右。前列腺癌发生淋巴结转移或骨转移时，血清tPSA水平增高则更为显著。此外，即使tPSA<4 ng/mL，但PSA比值[游离PSA/总PSA(fPSA/tPSA)]≤0.15时，同样也提示前列腺可能存在病变。

2. *直肠指检*　直肠指检可以发现前列腺腺体增大，可触摸到质地坚硬的前列腺结节。

3. MRI　MRI对前列腺癌的诊断具有独特的优势，有助于前列腺癌的早期诊断、病灶定位及评估侵犯范围等。患者在T_2WI上出现低信号结节或弥漫性信号减低区，在DWI上出现高信号区，应考虑前列腺癌的可能。

4. *经直肠超声检查(transrectal ultrasonography，TRUS)*　TRUS可以显示前列腺内低回声肿瘤病灶及其大小。部分肿瘤病灶也可表现为等回声或高回声，但并非所有低回声结节都为恶性，需与前列腺炎、前列腺增生等疾病鉴别。TRUS的诊断效能低于MRI，但是TRUS是目前前列腺系统穿刺活检的标准引导方式。

5. *全身核素骨显像*　可早期发现前列腺癌骨转移病灶。

6. *前列腺穿刺活检*

(1) 适应证：①直肠指检发现前列腺可疑结节，任何PSA值；②TRUS或MRI发现可疑病灶，任何PSA值；③PSA>10 ng/mL；④PSA 4～10 ng/mL，fPSA/tPSA可疑或PSA密度(PSAD)值可疑。

(2) 禁忌证：①处于急性感染期、发热期；②有高血压危象；③处于心脏功能不全失代偿期；④有严重出血倾向的疾病；⑤处于糖尿病血糖不稳定期；⑥有严重的内、外痔，肛周或直肠病变。

(3) 前列腺穿刺活检方法：包括超声引导下经直肠/会阴穿刺、系统穿刺及靶向穿刺、多参数磁共振(mpMRI)与经直肠超声融合靶向穿刺等。

》【诊断标准】

TRUS引导下的前列腺穿刺后的病理活检是诊断前列腺癌的"金标准"。

》【治疗】

前列腺癌治疗方法的选择应根据前列腺癌的临床分期、肿瘤风险评估、患者的预期寿命及整体健康状况综合考虑。目前其主要治疗方法包括根治性前列腺切除术(包括腹腔镜、机器人辅助腹腔镜和开放性前列腺癌根治性切除术)、放疗、冷冻消融或高能聚焦超声(high intensity focused ultrasound, HIFU)、雄激素剥脱疗法(androgen deprivation therapy, ADT)、化疗、靶向治疗和免疫治疗等。

二、运动与前列腺癌

【运动对前列腺癌的影响】

1. 运动对前列腺癌的预防　规律运动能够降低人类癌症的发病率。现有流行病学调查研究支持,运动降低前列腺癌风险可达46%~61%。

2. 运动对ADT的影响　ADT可能导致前列腺癌患者瘦体组织减少和脂肪组织增加,影响机体功能的独立性,增加代谢性疾病风险。在启动ADT的前3个月,患者肌肉力量和功能下降明显,该阶段进行运动锻炼,可以有效改善ADT对身体组成、心肺功能、肌肉力量、下肢功能、血脂指标、疲劳感和性功能等方面的影响,可以加强肌肉分泌肌细胞因子,如IL-6、IL-15等,直接和间接减少ADT导致的骨折、糖尿病和心血管系统疾病等并发症。运动还能有效改善ADT引起的焦虑、抑郁情绪。

3. 运动对放、化疗的影响　运动正在成为协同前列腺癌治疗的辅助治疗,与放、化疗和靶向治疗等治疗方法一起发挥协同作用,改善治疗效果。研究发现,有氧运动能够干扰肿瘤驱动的血管生成,有助于改善患者全身血液供应和肿瘤灌注,进而提高化疗的疗效。运动促进血管生成反应及氧增强作用,可以部分恢复放疗导致的DNA损伤,继而提高放疗的疗效。运动可以增强患者对放、化疗的耐受性,帮助患者在放、化疗后更快地恢复,并可能减轻与放、化疗相关的副作用,如中性粒细胞减少和免疫功能下降等。

4. 运动对前列腺癌预后的影响　运动改善前列腺癌的预后并降低前列腺癌特异性死亡率。每周高强度运动>3 h的前列腺癌患者的死亡率比每周运动<1 h的前列腺癌患者低61%。每周进行>3 h快走(速度>4.8 km/h)的前列腺癌患者的疾病进展(如复发、二次治疗)的发生率比每周步行时间<3 h的患者低57%。运动能缓解前列腺癌患者骨转移的进展,在60例接受放疗的前列腺癌骨转移患者的研究中发现,力量运动组的局部骨进展显著减慢。

【运动改善前列腺癌的机制】

运动通过多种机制改善前列腺癌患者的病情,包括调节DNA修复过程、抗氧化损伤、降低类固醇激素、改善身体成分、控制炎症应答和调节肿瘤免疫等。此外,疲劳被认为是前列腺癌及其治疗中最常出现的症状,适度运动有助于改善患者身体状态,减轻患者疲劳感。

1. 运动对前列腺癌患者身体成分的影响　ADT可能产生部分不良反应,如身体成分改变、骨密度降低、糖及脂代谢紊乱等,增加患者罹患心血管疾病、代谢综合征和骨折的风险。尤其是在 ADT 的前 3 个月，患者肌肉力量和躯体功能下降明显，增加力量运动能够减少患者体内脂肪含量，增强肌肉力量。

2. 运动对前列腺癌患者性功能障碍的影响　性功能障碍是前列腺癌治疗过程中最常见的不良反应。运动能够增强前列腺癌患者的性欲、维持正常性活动，减缓甚至抵消 ADT 导致的身体女性化进程。病例对照研究发现，通过运动干预后，运动组的性活动水平显著高于对照组，并且与患者性活动相关的生活质量如患者的自身活力、角色情感和社会功能等情况都得以改善。

3. 运动对前列腺癌患者心肺功能的影响　研究发现，前列腺癌患者在放疗期间进行 12 周有氧运动后，其心肺功能得到明显改善，同时疲劳感降低，其最大摄氧量（VO_2peak）增加了 10.8%，而无运动干预的对照组患者的 VO_2peak 降低了 1.8%。

4. 运动对前列腺癌患者免疫功能的影响　前列腺癌患者在治疗过程中可能出现免疫抑制情况。运动干预有助于提升患者血清 IL－4、IL－6 和肿瘤坏死因子（TNF）水平，提高患者抗肿瘤免疫功能。

5. 运动对前列腺癌患者其他系统的影响

（1）循环系统：运动能够改善前列腺癌患者的血液循环和新陈代谢，促进患者痊愈。

（2）运动系统：运动可以提高前列腺癌患者的骨密度和肌肉力量，增强骨骼肌对骨骼的保护，减少患者（尤其是老年患者）发生跌倒和病理性骨折的风险。

（3）泌尿系统：盆底肌肉运动训练能够改善前列腺癌患者术后尿失禁的情况。

》【运动方式对前列腺癌的主要影响】

1. 有氧运动　有氧运动有助于改善前列腺癌患者的心血管健康，有助于患者康复；还能够通过提高前列腺肿瘤中 NK 细胞的浸润水平来改善放疗疗效。

2. 力量运动　周期性的力量运动可显著减少前列腺癌患者全身脂肪含量。一项为期 12 周的研究表明，力量运动干预有效地改善了前列腺癌患者的肌肉力量和生活质量，降低了患者体脂。此外，单独的力量运动或联合冲击性运动能有效促进骨密度提高，但有氧运动对骨密度的改善有限。

3. 有氧和力量混合运动　联合有氧运动及力量运动可显著改善前列腺癌患者的心肺功能、VO_2peak、激素水平及身体成分等，对患者的疲劳感也有显著的改善。

4. 其他运动　瑜伽、太极拳和普拉提等能够改善前列腺癌患者的平衡能力、柔韧性和疲劳感，同时还具有减轻肿胀、增强免疫力的功能。

》【运动适应证和禁忌证】

1. 适应证　包括：①不需绝对卧床休息；②前列腺癌术后病情相对稳定；③放、化疗结束或稳定后接受内分泌治疗。

2. 禁忌证　包括：①合并急性感染；②化疗等导致严重骨髓抑制，如血红蛋白＜100 g/L、白细胞计数＜3×10^9/L、中性粒细胞计数＜0.5×10^9/L、血小板计数＜50×10^9/L，其中任意 1 条；③发热，体温＞38℃；④有出血倾向；⑤有明显恶病质或体重降低超过发病前的35%；⑥骨质疏松、多发性骨转移或骨折风险极大；⑦术后4周内禁止运动，防止腹部切口裂开。

三、前列腺癌运动处方的制订及实施

》【运动处方的评估】

1. 运动前医学评估　在对前列腺癌患者实施运动处方之前，需全面了解前列腺癌病情进展，了解患者肌肉力量、肌萎缩情况，尤其要进行骨折和继发心血管疾病风险的评估。因体力下降，前列腺癌患者可能会出现活动受限的情况。因此，应当详细了解前列腺癌患者的病史和运动禁忌证等，在保证安全的前提下，最大限度地提高运动处方的疗效。

2. 前列腺癌常规治疗手段对运动耐受性和安全性的潜在影响　前列腺癌的治疗方法对于患者的运动耐力和安全性的影响不同。因而，在制订安全有效的运动计划前，需熟悉前列腺癌的常见治疗方式，以及这些治疗方式可能引起的不良反应和其对患者运动耐力的影响(表3-8-1)。

表3-8-1　前列腺癌治疗方式对患者运动耐力和安全性的潜在影响

项目	表现	手术	化疗	放疗	内分泌治疗	靶向/免疫治疗
心血管	心脏损害或心血管疾病风险增加		√	√	√	√
内分泌	骨骼恶化		√	√	√	
	体重增加		√		√	
	体重减轻/肌肉质量减轻	√	√	√	√	√
胃肠道	恶心		√			√
	腹泻		√	√		√
	胃肠道功能改变	√	√	√		√
免疫	免疫功能受损/贫血		√	√	√	√
代谢	代谢综合征		√		√	√
神经系统	周围神经病变		√			
	认知改变		√	√	√	
肺部	肺功能下降		√	√		
皮肤	发红、发炎/皮疹				√	√
疲劳			√	√	√	√
淋巴水肿		√	√	√		
疼痛	全身疼痛	√	√	√	√	√
	肌痛/关节痛		√		√	√

【运动处方的制订原则】

前列腺癌患者因病情进展不一，个人体质也不相同，因此，制订运动处方时除考虑患者个体化的特点外还要遵循以下原则。

1. 安全性原则　在运动干预的过程中，患者的运动量和运动强度往往高于日常生活中的运动量和运动强度，因此存在一定的安全隐患，如心脑血管事件和骨折等。要尽量避免不恰当的运动形式或运动强度带来的运动伤害，减少心血管损伤和骨、关节以及骨骼肌损伤的风险。此外，对已经发生骨质流失、骨转移伴有骨质疏松或接受 ADT 的前列腺癌患者要注意骨折风险，应避免对存在转移病灶的骨骼区域进行力量运动，同时应循序渐进，避免不合理的长时间、高强度剧烈运动。

2. 科学性原则　针对不同患者需要在科学评估之后，设计不同的运动处方，并且运动处方对前列腺癌的治疗不可能立竿见影，唯有坚持不懈才可能取得一定的疗效。此外，随着运动负荷的增加，患者需定期回医院接受专业的检查和评估，以便医生及时掌握病情变化并对运动处方进行调整。患者需要在接受药物或者其他治疗的同时，根据个体情况适度进行有规律的锻炼，促进治疗和康复。

3. 个性化原则　个性化原则即应当基于患者的病情程度、治疗情况、性别、年龄、兴趣爱好、体质情况和运动习惯等，选择有益、有趣的运动项目和合适的运动地点，提高运动的趣味性，最终增强患者的依从性。对于接受非手术治疗如 ADT、化疗、放疗或联合免疫治疗的前列腺癌患者，在治疗的同时，结合其自身体质状况可以进行中、高强度的运动锻炼；对于已经接受手术治疗如腹腔镜下或机器人辅助腹腔镜下前列腺癌根治性切除术或开放性前列腺癌根治性切除术的患者，术后 3 个月内避免高强度的剧烈运动，但鼓励进行低、中强度的运动，同时加强盆底肌肉功能锻炼，后者对于患者尿控功能的早日恢复非常重要。3 个月后，根据患者体质及术后全身恢复情况，循序渐进增加中、高强度运动。

4. 全面性原则　要注意全身运动与局部运动相结合，在个性化的基础上，需要考虑综合改善、全面管理，包括身体素质的全面改善，生活方式的综合干预。接受非手术治疗（如 ADT、化疗、放疗等）的前列腺癌患者，由于体内雄激素水平明显下降，可导致盗汗、失眠、面部潮红、疲劳、肌肉萎缩、体质下降和骨质疏松等现象，因此鼓励患者进行中、高强度的运动锻炼，结合饮食调整，以增强肌肉和骨骼强度，避免体重快速下降和骨折等情况的发生。

5. 专业性原则　对于前列腺癌患者而言，在制订运动处方之前必须要有一定的评估，应由运动医学或泌尿外科医生等专业人员对患者进行效益、风险评估，了解其现病史、家族史及主要并发症，通过运动测试和评估的结果制订专业的运动处方。运动干预联合临床药物治疗等方案，才可能最大化改善前列腺癌患者的病情。

【运动处方要素】

美国运动医学学会（ACSM）指南指出，有氧运动和力量运动都可以改善前列腺癌患者的身体状况和生活质量。为了维持或改善患者骨骼和肌肉的功能，进行中到高强度有氧运动和力量运动是必需的。研究发现，相比于短期的低强度运动，长期的中、高强度有氧运动或力量运动对前列腺癌患者的疗效更佳。因此，前列腺癌的运动处方应包含以下几个要素。

1. 运动频率 有氧运动每周 3～5 次；力量运动每周 2～3 次。

2. 运动强度 与低强度运动相比，长期中、高强度运动显著提高了前列腺癌患者的 VO_2max 和心肺功能。

3. 运动时间 每次 30～60 min 为宜。研究认为，短期运动有助于维持 ADT 患者的性生活，但<12 周的运动干预没有显著改善前列腺癌患者的身体成分。此外，由于人的骨骼重塑周期较长，一般认为持续>12 个月的力量运动才可能提高患者的骨密度。

4. 运动类型 以有氧运动和力量运动为主，进行动用大肌群的、有节律的运动。有氧运动可选择步行、骑车或游泳等。力量运动包括自由力量运动、辅助器械力量运动和弹力带辅助运动，每次 1～4 组，每组 6～15 次重复为宜。开始时可以使用弹力带和器械进行辅助锻炼，有利于保持平衡。随着身体力量和平衡性的提高，患者可进行自由重量器械锻炼。

基于以上要素，前列腺癌患者的运动处方参考见表 3-8-2。

表 3-8-2 前列腺癌患者的运动处方

运动类型	运动方式	运动时间	运动频率	运动强度
有氧运动	走路、骑车、游泳等节律性运动	12 周	每周 2～3 次，每次 30～60 min	中-高
力量运动	用器械、弹力带及身体负重完成局部到全身的力量运动	1 年	每周 2～3 次，每次≥20 min	中-高
有氧 + 力量运动	强调有氧与力量运动混合	12 周	每周 2～3 次，每次 30～60 min	中-高

【运动注意事项】

1. 及时补给 在运动结束后应立即补充蛋白质等营养物质，以优化运动后的合成代谢刺激。研究认为，当运动与营养和行为支持相结合时，有助于最大化运动处方的疗效。

2. 及时评估 在运动干预后的随访中，应及时评估前列腺癌患者的身体成分、代谢指标、肌肉力量和生活质量等，以便及时对运动处方做出相应的调整。对于有骨转移或骨质疏松的患者，要特别注意评估其骨密度情况，以减少运动中发生骨折的风险。

3. 及时调整 已完成治疗的患者在不加重症状或无明显不良反应的情况下，可以逐渐增加运动时间和运动强度。研究表明，每天几次短时间的运动或许比一次长时间的运动更有益，尤其是在前列腺癌积极治疗期间更是如此。运动的强度以自我感觉为准，患者可能每天的疲劳感和疼痛感不同，不要勉强进行高强度或长时间的运动。虽然有规律的运动是治疗的关键，但若出现以下情况时必须推迟运动计划，如发热、贫血或出血、血细胞计数异常、极度疲劳或疼痛等。

4. 及时休息　休息也是运动方案中的重要部分，每次运动后都应进行适当的休息。

5. 特别注意　根治性前列腺癌切除术后患者应加强盆底肌锻炼，有利于尿失禁和性功能障碍的恢复。处于免疫抑制状态（如进行放、化疗）的前列腺癌患者最好在家中或者在医疗机构运动。

》【监测指标】

1. 身体成分　定期监测患者的骨密度、身高、体重和腰围等。

2. 代谢指标　定期监测患者的血常规和血生化指标，重点关注患者的白细胞计数、血糖和血脂等相关指标。

3. 合并症情况　包括：①心血管疾病风险；②关节炎；③骨密度/骨转移；④尿失禁；⑤治疗期间的骨髓抑制情况等。

4. 其他　如疲劳、疼痛、情绪困扰等。

》【运动处方案例】

案例　前列腺癌根治术后的运动处方

孙某某，男，65 岁，退役军人。诊断为前列腺癌根治术后。

简要病史：2018 年 5 月体检发现 PSA 值 10.3 ng/mL。前列腺穿刺活检：Gleason 评分 6 分(3+3)。行机器人辅助腹腔镜下前列腺癌根治术，手术顺利。术后病理报告：前列腺癌 Gleason 评分 7 分(3+4)。术后 PSA 值 0.0 ng/mL。

运动史：曾服兵役 3 年，规律运动，举重、长跑、骑行运动和徒步旅行爱好者。

术前体适能测试结果：心肺耐力强，肌肉力量中等，柔韧性和平衡性强，体脂率低。

运动处方目标：①增加身体活动量，降低体重，增加瘦体重；②进行有针对性的运动训练，恢复至术前的心肺耐力和肌肉力量，甚至更好；③控制前列腺癌进展。

<table>
<tr><th colspan="4">运动处方</th></tr>
<tr><th colspan="4">基本信息</th></tr>
<tr><td>姓名：孙某某</td><td>性别：男</td><td>年龄：65 岁</td><td>电话：×××-××××-××××</td></tr>
<tr><td colspan="4">临床诊断：前列腺癌根治术后</td></tr>
<tr><td colspan="4">临床用药：接受冠心病的药物治疗，包括瑞舒伐他汀、阿司匹林和鱼油（具体不详）</td></tr>
</table>

（续表）

运动前健康筛查	
体力活动水平	☑规律运动（每周>3次或每周≥150 min、连续>3个月的体育运动） □体力活动不足
临床情况	身高：172cm　体重：75 kg　BMI：25.45 kg/m²　体脂率：22.5%
	慢性疾病史：无症状冠心病、原发性高血压、关节炎
	手术史：左膝外侧半月板手术
	血液指标：正常
	血压：135/85 mmHg　心率：59次/分
	吸烟：□是　☑否　□已经戒烟
体适能测试	
VO_2R	36.7 mL/(kg·min)
6 min步行距离	720 m
肌肉力量	握力：5分
运动方案	
有氧运动	方式：快走、跑步、骑车、游泳等
	频率：每周3～5次
	强度：中到高强度
	时间：每次30～60 min
	每周运动量：>150 min
	注意事项：保持一次性运动时间达标，根据自身耐受性逐渐延长运动时间和运动强度；在监督下完成运动
力量运动	方式：器械力量训练，上肢、下肢及躯干大肌群训练
	动作：每次5～8个动作，10～15个/组，每套动作3～5组
	频率：每周2次
	强度：中到高强度
	时间：每次20～30 min
	每周运动量：40～60 min
	注意事项：加强下肢力量练习，注意运动前热身和运动后整理运动；在监督下完成运动
医生	签字：
日期	年　月　日

（吴　忠　周子健）

第四节

直　肠　癌

直肠癌是指乙状结肠直肠交界处至齿状线之间发生的肿瘤，其发生、发展被认为是多种因素共同作用的结果，包括环境因素（如香烟烟雾）、生活方式因素（如饮食不合理、久坐少动等）和其他因素（如遗传、肥胖等）。了解这些危险因素对疾病进展和复发的影响对开具直肠癌患者的运动处方非常重要。

一、直肠癌概述

近年来，随着国民生活水平的提高及饮食习惯的改变，直肠癌发病率呈不断上升趋势，逐渐成为威胁人们健康和影响生活质量的重大疾病之一。我国结直肠癌的发病率和病死率均呈上升趋势。根据2018年中国癌症统计报告，我国肠癌发病率、病死率在全部恶性肿瘤中分别位居第3位、第5位，新发病例376万，死亡病例191万。城市发病率远高于农村，且肠癌的发病率上升显著。多数患者在确诊时已属于中晚期。

》【临床表现和体征】

直肠癌早期常无明显症状，随着癌肿不断增大或并发症的发生，患者才逐渐出现症状。主要包括：①排便习惯与粪便性状改变，常为最早出现的症状，多表现为排便次数增加，腹泻、便秘，或两者交替出现；粪便变细；黏液便、血便或脓血便，有里急后重或排便不净感。②腹痛，癌肿糜烂诱发肠道感染，继而引起相应的刺激症状，表现为定位不确切的持续隐痛，可仅为腹部不适或腹胀感；当癌肿蔓延至直肠周围而侵犯骶丛神经，可出现剧痛。③肠梗阻症状，一般为直肠癌晚期症状，多表现为低位不完全性肠梗阻，可出现腹胀、腹痛和便秘。④全身症状，由于慢性失血、疼痛、癌肿溃烂感染、毒素吸收等，患者可出现贫血、消瘦、乏力、低热等。⑤肿瘤浸润、转移症状，如果癌肿累及前列腺或膀胱，则可出现尿频、尿急、尿痛、排尿不畅和血尿等症状；肿瘤扩散出肠壁在盆腔广泛浸润时可引起腰骶部酸痛、坠胀感。肿瘤通过血管、淋巴管及种植转移时可出现肝、肺、骨转移，左锁骨上、腹股沟淋巴结转移，直肠前凹结节及痛性腹水。晚期可出现黄疸、水肿等。

》【诊断标准和鉴别诊断】

直肠癌早期大多无明显症状，但随着疾病的进展，绝大多数患者均有不同程度的症状存在。详细询问病史，认真体格检查，辅以实验室、内镜和X线检查，确诊一般并无困难。

鉴别诊断上，直肠癌应与粪块嵌塞、子宫颈癌、骨盆底部转移癌等相鉴别。

【实验室及辅助检查】

1. 直肠指诊 简便易行，一般可发现距肛门7～8 cm 以内的中下段直肠肿瘤，是早期发现直肠癌的重要检查方法，应引起临床重视。

2. 内镜检查 多采用全结肠镜检查。可观察全部结肠，直达回盲部，并对可疑病变进行组织学检查，有利于早期及微小结肠癌的发现。对内镜检查发现的病灶，除进行活检确定性质之外，还可采用病灶上下缘金属夹定位，有利进一步治疗。

3. 钡灌肠X线检查 应用气钡双重造影技术，可清楚显示黏膜破坏、肠壁僵硬、结肠充盈缺损、肠腔狭窄等病变，现多为肠镜检查替代。但腹部平片检查对判断肠梗阻的作用不可忽视。

4. 腔内超声、CT、MRI检查 结直肠腔内超声扫描可清晰显示肿块范围大小、深度及周围组织情况，能分辨肠壁各层的微细结构，可作为中低位直肠癌分期诊断依据。CT及MRI检查对了解肿瘤肠管外浸润程度及有无淋巴结或远处转移更有意义。CT检查提供结直肠恶性肿瘤的分期，发现复发肿瘤，并可评价肿瘤对各种治疗的反应。MRI检查可提供直肠癌的术前分期、结直肠癌肝转移的评价，发现腹膜及肝被膜下病灶。

5. 大便隐血检查 该检查对本病的诊断虽无特异性，但方法简便易行，可作为大规模普查时的初筛手段，或提供早期诊断的线索。

6. 血清癌胚抗原(CEA)测定 CEA虽非结肠癌所特有，但多次检查观察其动态变化，对肠癌的预后估计及监测术后复发有一定的意义。

7. PET/CT检查 不推荐常规使用，但对于常规检查无法明确的转移复发病灶，可作为有效的辅助检查方法。

二、运动与直肠癌

在有癌症病史的成人中，参加定期的体育锻炼可以降低复发风险、癌症特异性死亡率和全因死亡率。特定量的有氧训练、抗阻训练和有氧联合抗阻训练可改善患者的焦虑、抑郁、疲乏，恢复机体功能和提高生活质量。一个有规律的锻炼计划可以帮助延缓或控制癌症和其他常见的慢性疾病(如糖尿病或心血管疾病等)，本书其他章节中有更详细讨论。

目前有充分的证据表明，规律的中低强度运动干预能够提高患者的免疫力和维持肠黏膜屏障的稳态，抵御病原微生物入侵，并且可以提高身体机能和睡眠质量，显著降低患者癌因性疲乏。此外，适度的有氧运动可以提高肠癌化疗患者的行为能力和活动耐力，放松肌肉，调节患者精神和心理上的紧张，减轻不良情绪，从而促进心理健康。这些对于直肠癌患者的治疗和预后都有着积极的正向作用。

【运动适应证与禁忌证】

1. 适应证 通过运动测试评估且无其他运动禁忌证的直肠癌患者。

2. 禁忌证 包括：①近期安静心电图显示有严重心肌缺血、心肌梗死(2d内)或其他急性心血管事件；②不稳定型心绞痛；③急性全身感染，伴发热、全身疼痛或淋巴结肿大。

三、直肠癌运动处方的制订及实施

现有运动处方指南给出了适合所有直肠癌患者运动的指导原则，在实施中，运动处方需要根据患者的年龄、性别、疾病严重程度、有无并发症、运动习惯和爱好、生活方式等情况制订个性化运动处方。

》【运动处方的评估及测试】

在对直肠癌患者实施运动处方之前，需要全面了解其身体健康水平、疾病状况。评估内容如下。

1. 医疗史

(1) 医学诊断：心血管疾病危险因素，包括高血压、肥胖、血脂异常、糖尿病和代谢综合征；心血管疾病，包括心力衰竭、瓣膜功能紊乱（如主动脉狭窄/二尖瓣疾病）、心肌梗死和其他急性冠状动脉综合征；经皮冠状动脉手术包括血管成形术和冠状动脉支架、冠状动脉旁路移植术和其他心脏手术（如瓣膜手术）；心脏移植；植入起搏器和（或）植入式复律除颤仪，心律失常射频消融术；外周血管疾病；肺部疾病，包括哮喘、肺气肿和支气管炎；脑血管疾病，包括脑卒中和一过性脑缺血；贫血和其他血液系统异常，如红斑狼疮；静脉炎、深静脉血栓或栓塞；癌症；怀孕；骨质疏松症；骨骼肌功能紊乱；精神紊乱；饮食紊乱。

(2) 体检结果：心脏听诊有无杂音、喀喇音、奔马律和其他异常心音，以及其他心脏血管异常；肺部异常（如哮鸣音、水泡音、爆破音）；血糖、高敏C反应蛋白、血脂和脂蛋白异常或其他实验室检查结果异常；高血压；水肿。

(3) 症状史：身体不适，如胸部、下颌、颈部、背部和上肢等处压榨感、麻木、疼痛、沉重感、烧灼感、紧缩感、挤压感等；轻度头痛、头晕眼花或晕厥；暂时性视觉或语言能力丧失；单侧肢体一过性麻木或虚弱；呼吸困难；心率加快或心悸，尤其是在体力活动、饮食过量、心情沮丧时或暴露在寒冷环境中（或这些因素的综合作用）时出现；骨关节异常，如关节炎、关节肿大和步行障碍或运动测试异常情况。

(4) 其他：近期患病史、住院史、最新的医学诊断或外科手术史；用药史；过敏史；其他生活习惯，如喝咖啡、饮酒、吸烟、出于娱乐需要服用违禁药物；运动习惯，如习惯的体力活动水平和准备改变的内容，包括频率、强度、类型和时间（FITT）；工作经历，强调当前的情况或期望达到的身体要求，记录最高或最低限度的要求；家族史，包括心脏病、肺部疾病、代谢性疾病、脑卒中或猝死病史。

2. 体格检查　包括以下内容：①在多数情况下BMI、腰围和（或）身体成分（体脂率）是必要的；②脉率和心率；③安静状态下的血压（坐位、仰卧位或站立位）；④肺部听诊，注意肺各部位呼吸音是否一致，有无水泡音、哮鸣音或其他呼吸音；⑤心尖触诊，在搏动最强点；⑥心脏听诊，注意有无杂音、奔马律、喀喇音和摩擦音；⑦颈动脉、腹部动脉和股动脉的触诊和听诊；⑧对腹部肠鸣音、肿块、内脏肿大和柔软度的评价；⑨下肢水肿和外周动脉搏动的触诊和检查；⑩与骨关节或其他限制运动测试的医学情况相关联的进一步检查；⑪神经功能检查，包括反射和认知能力；⑫皮肤检查，尤其是糖尿病患者的足部检查。

3. 体适能测试

（1）体力活动水平评估：见表 3-2-3。

（2）体适能评估：①活动耐力，如 6 min 步行试验（6MWT）；②肌肉力量，如握力测试；③下肢力量与耐力，如 30 s 坐立试验（STS）和爬楼梯测试；④平衡功能，如闭眼单足站立测试；⑤柔韧性，如弯腰双手触地测试。

（3）运动心肺功能评估：在为直肠癌患者制订运动处方前，还需要对患者的运动能力和心肺功能进行评估。心肺功能评估的手段和方法有很多种，最可靠的评估手段是进行心肺运动试验检查。通过该项测试可以了解患者的运动耐力、运动血压、运动中心电图及气体代谢等各项指标，为制订合理有效的运动处方、降低运动风险提供依据。在评估中，根据实际情况可以选择功率自行车或者运动平板测试。

根据上述运动风险评估结果，对中高危患者建议在运动中监测血压和心率。

【运动处方要素】

1. 运动类型

（1）有氧运动：有氧运动是指用有节奏、重复的动作调动身体的大肌肉群，一般持续时间>15 min，以有氧代谢为主要代谢形式的运动，包括骑车、健步走、慢跑、有氧健身操和球类运动等。一项前瞻性队列研究显示，肠癌患者的运动与疾病预后呈剂量-效益关系，适当时间体力活动或锻炼（每周约 300 min）能够最大限度地降低肠癌复发和死亡率。

（2）抗阻运动：抗阻运动是无氧主动运动，通过逐步增加运动阻力来使肌肉更加强壮，主要包括克服弹性物体运动、对抗性运动和利用力量训练器械等。早期肠癌手术后康复期的患者在有监督及保护措施的前提下进行一定的术后抗阻锻炼是安全且可行的，它能够减轻患者因长时间卧床而导致的功能减退。但不推荐中晚期患者在接受放、化疗期间或 ECOG 评分>1 分时进行大量的抗阻运动。

（3）柔韧性运动：常见的柔韧性运动有太极拳和瑜伽等。瑜伽常被推荐用于无相关禁忌证的癌症患者癌因性疲乏管理，能有效缓解患者的疲乏程度、改善睡眠质量、减轻焦虑和抑郁程度。

2. 运动时间　美国运动医学学会（ACSM）建议处于康复期且无运动禁忌证的癌症患者每周进行 3 次、每次≥30 min 的中等强度有氧运动，至少持续 8～12 周；每周进行 2 次 20～30 min 的抗阻运动，重复至少 2 组，每组 8～15 次；具体运动强度及运动量应视自身疾病情况及运动前评估而定[具体评估方法可参考《ACSM 运动测试与运动处方指南（第 10 版）》]。《结直肠手术应用加速康复外科中国专家共识》要求患者术后第 1 天下床轻度活动 1～2 h（如站立等），而后至出院时每天下床活动 4～6 h，有助于术后胃肠道功能的恢复，减少相关并发症的发生。

3. 运动强度　运动强度一般以最大摄氧量（VO_2max）作为分级依据，达到 80%

VO_2max 为高强度运动，达到 60% VO_2max 为中等强度运动，达到 40% VO_2max 为低强度运动。目前直肠癌患者的运动强度尚无严格的标准，美国癌症协会建议以中等强度干预为主，但仍应根据不同疾病阶段给予个体化的运动处方推荐。运动强度也可以使用主观疲劳程度(RPE)来进行监测。在 Borg 量表上，低强度的目标 RPE 为 10～11；中等强度为 12～13。一般来说，处于直肠癌康复期的患者应在保护措施妥当的前提下每周进行≥3 d 的中等强度运动。

》【直肠癌不同分期的运动处方】

1. *早期手术并处于术后康复期、无需化疗患者*　原则：在有资质的医疗机构完成上述医疗史、体格检查和体适能评估后，可以按照上述直肠癌运动处方要素中的运动类型、运动时间和运动强度，在医生指导下合理规划个性化运动处方，也可参考下文运动处方案例。运动过程中以确保安全为首要原则。

(1) 运动处方目标：养成运动习惯，尽可能减少久坐行为，按运动处方坚持锻炼；控制血糖，减少心血管疾病危险因素，减少、延缓相关并发症；提高心肺耐力、肌肉力量和身体柔韧性。

(2) 运动处方内容

运动频率：每周 3～5 次。

运动时间：可以从每次 15 min 开始，逐渐增加到每次 30～60 min。

运动强度：从低强度逐渐过渡到中高强度。

运动方式：包括但不限于步行、快走、慢跑、骑功率自行车、有氧健身操、器械力量训练、平衡和柔韧性训练等。

运动进程：根据自身情况，每周适量增加或减少运动时间和强度，以达到最佳锻炼效果。

(3) 注意事项：患者需养成运动前后监测心率、血压的习惯，可以采用可穿戴设备进行自我安全管理；养成记录运动日记的习惯，记录运动前后的心率、血压指标，运动时间和强度，运动中的最高心率；保证安全的同时，不断调整和改善运动方案。

(4) 运动处方执行情况监督：由家庭成员监督，确保达成率。

2. *术后辅助化疗患者*　原则：绝大部分患者在化疗当天不应进行锻炼，身体对化疗的耐受程度(如心率不规律)会随着时间的推移而变化，因此有必要为患者留出足够的时间来调整和应对治疗，以便安全地进行运动训练。对于近期手术或有导管、造口或其他外部装置的患者，可以参照下文中晚期患者的运动处方进行锻炼，以期保持胃肠道功能，减少相关并发症。

(1) 化疗期间：原则上，在有资质的医疗机构完成上述医疗史、体格检查和体适能测试后，可以按照上述运动处方要素中的运动类型、运动时间和运动强度，在医生指导下合理规划个性化运动处方。运动过程中以确保安全为首要原则。

1) 运动处方目标：提高机体免疫力，培养定期运动的意识，减少久坐、久卧的生活习惯，按运动处方坚持锻炼；提高机体对化疗药物的耐受程度，减少药物相关不良反应，促进胃、肠等的功能保持活跃状态。

2）运动处方内容。

运动频率：每周 3 次。

运动时间：可以从每次 8～10 min 开始，逐渐增加到每次 15～20 min。

运动强度：低强度或根据自身机能水平过渡到中等强度。

运动方式：步行、快走、瑜伽、太极拳及柔韧性训练等。

运动进程：根据自身情况，每周适量增加或减少运动时间和强度，以达到感受自身状态处于最佳的锻炼强度。有助于提高对化疗的依从性及其疗效。

3）注意事项：患者需养成运动前后监测心率、血压的习惯，可以采用可穿戴设备进行自我安全管理；养成记录运动日记的习惯，记录运动前后的心率、血压指标，运动时间和强度，运动中的最高心率；保证安全的同时，不断调整和改善运动方案。

4）运动处方执行情况监督：由医生或家庭成员监督，确保达成率。

（2）化疗结束后：可以参考上文早期手术并处于术后康复期患者的运动处方进行锻炼，应遵循循序渐进原则，从低强度开始适应，逐渐过渡到中等强度。密切注意运动过程中患者的身体状况。

3. 晚期患者　原则：在有资质的医疗机构通过上述医疗史、体格检查和体适能测试后，患者可以在有监管、确保安全的情况下，在病床、病房里进行少量肢体活动和(或)全身运动。

（1）运动处方目标：减少卧床相关并发症，如压疮和坠积性肺炎，改善胃肠道基础功能。

（2）运动处方内容：需根据患者的病情严重程度、身体机能水平、活动能力制订个体化的运动方式和强度。

在卧床期间，可以指导患者在关节活动范围内，进行上肢、躯干、下肢的无负重或者负重运动。其中，上肢动作包括上举、外展、内收、内外旋；躯干动作包括仰卧起坐，躯干旋内、旋外；下肢动作包括屈髋屈膝、直腿抬高、踝泵等。患者可以在病房活动后，完成坐立位和站立位的上肢、躯干、下肢的无负重或者负重运动。上肢动作包括上举、外展、内收、内外旋等；躯干动作包括前屈、后屈、旋前、旋后等；下肢动作包括屈髋屈膝、下蹲等。如果可以独立行走，可以从低强度有氧运动开始，进行身体适应性运动，根据身体状况，完成每次≥5 min 的运动，随着身体状况的改善，运动时间逐渐延长，运动强度适当增加。

运动频率：每天。

运动时间和强度：根据患者的病情严重程度、耐受程度进行个性化处理。

（3）注意事项：首先，为确保运动的安全性，运动前后需测量血压、血糖，确保其在安全范围内；在运动期间，如果有条件，可以佩戴血氧饱和仪，密切关注心率、血氧饱和度的变化。当患者出现不适时，应立即停止运动。其次，如对于关节疼痛、肥胖且行动不便或者偏瘫且部分肢体活动不便的患者，可以在卧床期间以上肢和躯干的活动或者能够进行活动的肢体和躯干完成运动，也可以借助工具进行适当运动。

(4) 运动处方执行情况监督：由医生和运动处方师监督，确保运动干预达成率。

》【运动注意事项】

1）根据报告或观察到的症状和不良反应，在积极治疗过程中需要调整患者锻炼的持续时间和强度。如患者表现出严重的不良反应(如极度疲劳、贫血、共济失调)或严重疾病的体征或症状，则不应进行运动或运动试验。

2）对于服用免疫抑制剂或免疫功能低下患者，建议在家中或医疗机构锻炼，而不是在公共健身机构锻炼，以避免不良接触或诱因。无论免疫功能如何，建议在运动前后使用带有喷雾器的清洁设备和干净毛巾，以降低感染的风险。

3）对于有导管、造口或其他外部装置，近期手术，放疗引起的皮肤发疹或免疫抑制状态的患者，应避免类似游泳等剧烈且易造成感染的锻炼方式。

4）对于近期接受直肠癌手术并处于康复期的患者，应进行核心力量训练和柔韧性训练。

》【运动处方案例】

案例　直肠癌的运动处方

吴某某，男，60 岁。诊断为直肠癌，行癌块手术切除后无需辅助化疗，目前处于术后社区康复期。体适能测试结果：心肺耐力达标，肌肉力量达标，柔韧性和平衡性差。

运动处方目标：①培养运动习惯，增加日常运动时间；②进行有针对性的运动训练，增强心肺耐力、肌肉力量；③结合用药，提高术后精力，减少癌因性相关症状。

注意事项：应从低运动强度开始，根据自身机体适应情况逐步增加到中等运动强度，调整运动方式，每 3～4 周重新评估运动处方的执行情况，评估心肺耐力及体能的变化。运动时需要有医护人员及家庭成员监督，如有不适立即停止，若无缓解则尽快前往附近的医疗机构就医。

运动处方			
基本信息			
姓名：吴某某	性别：男	年龄：60 岁	电话：×××-××××-××××
临床诊断：直肠癌(术后社区康复期)			
临床用药：无			
运动前健康筛查			
体力活动水平	□规律运动(每周>3 次或≥150 min、连续≥3 个月的体育运动) ☑体力活动不足		

(续表)

临床情况	身高:171 cm　体重:73 kg　BMI:24.96 kg/m^2　体脂率:26.3%
	慢性疾病史:无
	血液指标:正常
	血压:134/82 mmHg　心率:75 次/分
	吸烟:已戒烟 15 年
体适能测试	
最大摄氧量	28 mL/(kg·min), 8.0 METs
6 分钟步行距离	535 m
肌肉力量	握力:3 分
柔韧性	坐位体前屈:2 分
平衡能力	闭眼单足站立:6 s
运动方案	
有氧运动	方式:快走、慢跑、骑车、游泳等
	频率:每周 2～3 次
	强度:低到中等强度(HR 100～134 次/分)
	时间:每次>30 min
	每周运动量:60～90 min
	注意事项:保持一次性运动时间达标,根据自身耐受性逐渐延长运动时间和运动强度
力量运动	方式:上肢、下肢、核心肌群锻炼,(8～10)×10 RM,8～15 次/组,1～3 组,组间休息 2～3 min
	频率:每周 2～3 次
	强度:从低强度开始,逐渐增加到中等强度
	时间:每次 30 min
	每周运动量:60～90 min
	注意事项:加强腹背部及下肢肌肉力量
柔韧性运动	方式:上肢、躯干、下肢静态拉伸
	频率:每周 3～5 次
	强度:低强度
	时间:每次 4～5 min
	每周运动量:15～20 min
	注意事项:每次适度拉伸,逐渐延长每个动作保持静止的时间;在运动前后或其他时间完成
医生	签字:
日期	年　月　日

(郑万威　罗忠光　刘　杰)

本章主要参考文献

[1] 董晓升,丁萌,伊向仁,等.基于远程指导运动干预对乳腺癌术后患者生活质量、体适能及体力活动参与度变化的影响[J].成都体育学院学报,2021,47(03):126-131.

[2] 李波,岑慧萍,李文娟,等.网络为载体的运动干预对康复期乳腺癌患者复查前焦虑抑郁的影响[J].中国慢性病预防与控制,2019,27(12):921-925.

[3] 廖妍妍,王蓓,王莉莉,等.上肢运动操改善乳腺癌淋巴水肿患者上肢功能的效果观察[J].中华护理教育,2018,15(03):223-226.

[4] 林果为,王吉耀,葛均波主编.实用内科学[M].15版.北京:人民卫生出版社,2017.

[5] 满慧静,徐冬青.运动干预对乳腺癌患者术后康复效果的影响[J].中国运动医学杂志,2012,31(06):556-560.

[6] 裘佳佳,李平.有氧运动对提高乳腺癌康复期患者生命质量的 Meta 分析[J].中华护理杂志,2017,52(03):300-306.

[7] 邵志敏,沈镇宙,郭小毛.肿瘤医学[M].上海:复旦大学出版社,2019.

[8] 邵志敏,沈镇宙,徐兵河.乳腺肿瘤学[M].上海:复旦大学出版社,2013.

[9] 王正珍,徐骏华主编.运动处方[M].2版.北京:高等教育出版社,2018.

[10] 王正珍主编.运动处方概要[M].北京:北京体育大学出版社,2018.

[11] 杨敏,丁艳妮,徐静,等.运动干预在乳腺癌化疗患者癌因性疲乏中的应用效果[J].临床医学研究与实践,2020,5(31):161-163.

[12] 于馨.有氧运动对乳腺癌放疗患者癌因性疲乏的干预效果观察[J].中国医药指南,2020,18(30):95-96.

[13] 曾成姚.乳腺癌术后康复期心理问题分析及护理对策[J].北方药学,2014,11(06):157-158.

[14] 赵慧慧,周春兰,吴艳妮,等.乳腺癌相关淋巴水肿患者运动指导方案的证据总结[J].中华护理杂志,2020,55(05):779-785.

[15] 郑莹.中国乳腺癌患者生活方式指南[J].中华外科杂志,2017,55(02):81-85.

[16] 中国临床肿瘤学会指南工作委员会.中国临床肿瘤学会(CSCO)乳腺癌诊疗指南2021[M].北京:人民卫生出版社,2021.

[17] ANDÒ S, GELSOMINO L, PANZA S, et al. Obesity, leptin and breast cancer: epidemiological evidence and proposed mechanisms [J]. Cancers (Basel), 2019,11(1):62.

[18] ARINAGA Y, PILLER N, SATO F, et al. The 10-min holistic self-care for patients with breast cancer-related lymphedema: pilot randomized controlled study [J]. Tohoku J Exp Med, 2019,247(2):139-147.

[19] BERNTSEN S, AARONSON N K, BUFFART L, et al. Design of a randomized controlled trial of physical training and cancer (Phys-Can) — the impact of exercise intensity on cancer related fatigue, quality of life and disease outcome [J]. BMC Cancer, 2017,17(1):218.

[20] BOLAM K A, MIJWEL S, RUNDQVIST H, et al. Two-year follow-up of the OptiTrain randomised controlled exercise trial [J]. Breast Cancer Res Treat, 2019,175(3):637-648.

[21] BOYAGES J, KALFA S, XU Y, et al. Worse and worse off: the impact of lymphedema on work and career after breast cancer [J]. Springerplus, 2016,5:657.

[22] BROOKMAN-MAY S D, CAMPI R, HENRÍQUEZ J D S, et al. Latest evidence on the impact of smoking, sports, and sexual activity as modifiable lifestyle risk factors for prostate cancer incidence, recurrence, and progression: a systematic review of the literature by the European Association of Urology Section of Oncological Urology (ESOU) [J]. Eur Urol Focus, 2019,5(5):756-787.

[23] BROWN J C, TROXEL A B, KY B, et al. Dose-response effects of aerobic exercise among colon

cancer survivors: a randomized phase II trial [J]. Clin Colorectal Cancer, 2018,17(1):32 - 40.

[24] CAMPBELL K L, WINTERS-STONE K, WISKEMANN J, et al. Exercise guidelines for cancer survivors: consensus statement from international multidisciplinary roundtable [J]. Med Sci Sports Exerc, 2019,51(11):2375 - 2390.

[25] CAVALHERI V, BURTIN C, FORMICO V R, et al. Exercise training undertaken by people within 12 months of lung resection for non-small cell lung cancer [J]. Cochrane Database Syst Rev, 2019,6(6):CD009955.

[26] DETHLEFSEN C, HANSEN L S, LILLELUND C, et al. Exercise-induced catecholamines activate the hippo tumor suppressor pathway to reduce risks of breast cancer development [J]. Cancer Res, 2017,77(18):4894 - 4904.

[27] DETHLEFSEN C, LILLELUND C, MIDTGAARD J, et al. Exercise regulates breast cancer cell viability: systemic training adaptations versus acute exercise responses [J]. Breast Cancer Res Treat, 2016,159(3):469 - 479.

[28] HART N H, GALVÃO D A, NEWTON R U. Exercise medicine for advanced prostate cancer [J]. Curr Opin Support Palliat Care, 2017,11(3):247 - 257.

[29] HIMBERT C, DELPHAN M, SCHERER D, et al. Signals from the adipose microenvironment and the obesity-cancer link: a systematic review [J]. Cancer Prev Res (Phila), 2017,10(9):494 - 506.

[30] JIRALERSPONG S, GOODWIN P J. Obesity and breast cancer prognosis: evidence, challenges, and opportunities [J]. J Clin Oncol, 2016,34(35):4203 - 4216.

[31] KWAN M L, COHN J C, ARMER J M, et al. Exercise in patients with lymphedema: a systematic review of the contemporary literature [J]. J Cancer Surviv, 2011,5(4):320 - 336.

[32] LUAN X, TIAN X, ZHANG H, et al. Exercise as a prescription for patients with various diseases [J]. J Sport Health Sci, 2019,8(5):422 - 441.

[33] MENESES-ECHAVEZ J F, CORREA-BAUTISTA J E, GONZALEZ-JIMENEZ E, et al. The effect of exercise training on mediators of inflammation in breast cancer survivors: a systematic review with meta-analysis [J]. Cancer Epidemiol Biomarkers Prev, 2016,25(7):1009 - 1017.

[34] PATEL A V, FRIEDENREICH C M, MOORE S C, et al. American College of Sports Medicine roundtable report on physical activity, sedentary behavior, and cancer prevention and control [J]. Med Sci Sports Exerc, 2019,51(11):2391 - 2402.

[35] PICON-RUIZ M, MORATA-TARIFA C, VALLE-GOFFIN J J, et al. Obesity and adverse breast cancer risk and outcome: mechanistic insights and strategies for intervention [J]. CA Cancer J Clin, 2017,67(5):378 - 397.

[36] POPE Z C, ZENG N, ZHANG R, et al. Effectiveness of combined smartwatch and social media intervention on breast cancer survivor health outcomes: a 10-week pilot randomized trial [J]. J Clin Med, 2018,7(6):140.

[37] RUTKOWSKA A, JASTRZEBSKI DARIUSZ, RUTKOWSKI S, et al. Exercise training in patients with non-small cell lung cancer during in-hospital chemotherapy treatment. A randomized controlled trial [J]. J Cardiopulm Rehabil Prev, 2019,39(2):127 - 133.

[38] SALERNO E A, CULAKOVA E, KLECKNER A S, et al. Physical activity patterns and relationships with cognitive function in patients with breast cancer before, during, and after chemotherapy in a prospective, nationwide study [J]. J Clin Oncol, 2021,39(29):3283 - 3292.

[39] SCHMITZ K H, CAMPBELL A M, STUIVER M M, et al. Exercise is medicine in oncology: engaging clinicians to help patients move through cancer [J]. CA Cancer J Clin, 2019,69(6):468 - 484.

[40] SCHMITZ K H, COURNEYA K S, MATTHEWS C, et al. American College of Sports Medicine roundt able on exercise guidelines for cancer survivors. Med Sci Sports Exerc, 2010, 42(7): 1409 - 1426.
[41] SHAO Y, ZHONG D S. Manual lymphatic drainage for breast cancer-related lymphoedema [J]. Eur J Cancer Care (Engl), 2017,26(5).
[42] SPEED-ANDREWS A E, MCGOWAN E L, RHODES R E, et al. Correlates of strength exercise in colorectal cancer survivors [J]. Am J Health Behav, 2013,37(2):162 - 170.
[43] SPEI M E, SAMOLI E, BRAVI F, et al. Physical activity in breast cancer survivors: a systematic review and meta-analysis on overall and breast cancer survival [J]. Breast, 2019,44:144 - 152.
[44] STEFFENS D, BECKENKAMP P R, HANCOCK M, et al. Preoperative exercise halves the postoperative complication rate in patients with lung cancer: a systematic review of the effect of exercise on complications, length of stay and quality of life in patients with cancer [J]. Br J Sports Med, 2018,52(5):344.
[45] SUNG H, FERLAY J, SIEGEL R L, et al. Global cancer statistics 2020: GLOBOCAN estimates of incidence and mortality worldwide for 36 cancers in 185 countries [J]. CA Cancer J Clin, 2021, 71(3):209 - 249.
[46] SWAIN D P, WYNNE J L, WILSON P B. Aerobic recovery after radical prostatectomy: a case study [J]. Med Sci Sports Exerc, 2020,52(2):296 - 302.
[47] TARADAJ J, HALSKI T, ROSINCZUK J, et al. The influence of kinesiology taping on the volume of lymphoedema and manual dexterity of the upper limb in women after breast cancer treatment [J]. Eur J Cancer Care (Engl), 2016,25(4):647 - 660.
[48] ZHOU C, MO M, WANG Z, et al. A short-term effect of wearable technology-based lifestyle intervention on body composition in stage Ⅰ-Ⅲ postoperative breast cancer survivors [J]. Front Oncol, 2020,10:563566.

第九章　血液系统疾病的运动处方

第一节

贫　　血

贫血是临床实践中最常见的问题之一。对于贫血病因单一且其他方面健康的个体，评估可能较简单，但在许多情况下，病因并非显而易见，可能有多种因素。

一、贫血概述

贫血是指人体外周血红细胞容量减少，低于正常范围下限，不能运输足够的氧至组织而产生的综合征。由于红细胞容量测定较复杂，临床上常以血红蛋白(Hb)浓度来代替。我国血液病专家认为在我国海平面地区，成年男性 Hb＜120 g/L，成年女性(非妊娠)Hb＜110 g/L，孕妇 Hb＜100 g/L 即为贫血。

应注意，婴儿、儿童及妊娠妇女的 Hb 浓度较成人或其他人群低，久居高原地区居民的 Hb 正常值较海平面居民为高。另外，在妊娠、低蛋白血症、充血性心力衰竭、脾大及巨球蛋白血症时，血浆容量增加，此时即使红细胞容量正常，但因血液被稀释，Hb 浓度降低，容易被误诊为贫血；在脱水或失血等循环血容量减少时，由于血液浓缩，Hb 浓度增高，即使红细胞容量减少，有贫血也不容易表现出来，容易漏诊。

基于不同的临床特点，贫血有不同的分类(表 3－9－1、表 3－9－2)。

表 3－9－1　贫血的细胞学分类

类型	MCV(fl)	MCHC(%)	常见疾病
大细胞性贫血	＞100	32～35	巨幼细胞贫血、伴网织红细胞大量增生的溶血性贫血、骨髓增生异常综合征、肝病

（续表）

类型	MCV(fl)	MCHC(%)	常见疾病
正常细胞性贫血	80～100	32～35	再生障碍性贫血、纯红细胞再生障碍性贫血、溶血性贫血、骨髓病性贫血、急性失血性贫血
小细胞低色素性贫血	<80	<32	缺铁性贫血、铁粒幼细胞性贫血、珠蛋白生成障碍性贫血

MCV：红细胞平均体积；MCHC：平均红细胞血红蛋白浓度

表 3-9-2　贫血的严重程度划分

血红蛋白浓度	贫血严重程度
<30 g/L	极重度
30～59 g/L	重度
60～90 g/L	中度
>90 g/L	轻度

》【临床表现和体征】

贫血最常见的全身症状为乏力，临床表现与以下 5 个因素有关：贫血的病因，贫血导致血液携氧能力下降的程度，贫血时血容量下降的程度，发生贫血的速度和血液、循环、呼吸等系统对贫血的代偿和耐受能力。贫血的主要临床表现包括：①神经系统，表现为头昏、耳鸣、记忆减退、注意力不集中等；②皮肤、黏膜，表现为苍白；③呼吸系统，表现为呼吸加快加深；④循环系统，表现为活动后心悸；⑤消化系统，表现为消化不良；⑥泌尿系统，表现为尿胆原尿、含铁血黄素尿；⑦内分泌系统，表现为腺体功能改变；⑧生殖系统，表现为性激素分泌异常；⑨免疫系统，表现为抵御病原微生物感染过程中的调理素作用减低；⑩血液系统，表现为外周血的血细胞量、形态和生化成分异常，骨髓中有核细胞的增生度不同。

》【诊断标准和鉴别诊断】

分析从采集病史、体格检查和实验室检查获得的有关贫血的临床资料，通常可以查明贫血的发病机制或病因，做出贫血的疾病诊断。

》【实验室及辅助检查】

1. 血常规　根据红细胞参数（MCV、MCH 及 MCHC）可对贫血进行红细胞形态分类；网织红细胞计数间接反映骨髓红系增生及代偿情况；外周血涂片可观察红细胞、白细胞、血小板数量或形态改变，以及有无疟原虫和异常细胞等。

2. 骨髓检查　骨髓细胞涂片反映骨髓细胞的增生程度、细胞成分、比例和形态变化；骨髓活检反映骨髓造血组织的结构、增生程度、细胞成分和形态变化。

3. 发病机制检查　缺铁性贫血的铁代谢及引起缺铁的原发病检查；巨幼细胞贫血的血清叶酸和维生素 B_{12} 水平测定及导致此类造血原料缺乏的原发病检查；失血性贫血的原发病检查；溶血性贫血时游离血红蛋白升高、结合珠蛋白降低、血钾升高、间接胆红素升高等。

二、运动与贫血

【运动治疗贫血的机制】

缺乏运动会引起肌肉力量、平衡能力、身体柔韧性下降，长期的疾病状态也可导致患者精神紧张、焦虑。目前运动改善患者贫血状态的研究尚有争议，但适当运动可以改善因肌肉力量下降、平衡能力减退引起的摔倒风险，可增加患者身体柔韧性，定期锻炼可以改善睡眠、减轻压力和焦虑以及降低患抑郁症的风险，从而改善贫血患者生活质量。

【运动适应证与禁忌证】

1. 适应证　包括：①轻度和中度贫血患者；②不合并明显呼吸困难、心悸、头晕等症状患者。

2. 禁忌证　包括：①重度贫血，多器官功能衰竭，恶病质状态，高热，严重水、电解质紊乱；②运动负荷试验中出现严重心律不齐、心电图 ST 段异常、心绞痛发作及血压急剧升高或降低，以及其他运动负荷禁忌证；③合并其他严重血液系统疾病，如严重凝血功能障碍等；④伴有运动器官损伤，如关节炎、肌肉疼痛等。

【运动风险评估】

1. 筛查

(1) 一般状态评估：包括可纠正贫血病因的评估（如进食不良、失血、消化不良、运动过量等）、其他并发症评估、治疗效果评估、日常生活习惯和生命体征评估。

(2) 营养风险筛查：可使用微型营养评估（mini-nutritional assessment，MNA）量表（表 3－9－3）进行营养不良指数评分。24～30 分提示营养状态正常，17～23.5 分提示存在营养不足风险，<17 分提示存在营养不足。将筛查数字相加，如果得分≤11 分，继续进行评估以获得营养不良指数（geriatric nutritional risk index，GNRI）得分，它的判断依据血清白蛋白和当前与过去的体重差值。GNRI 可以用于预测与体重丢失和低 BMI 相关疾病和功能减退导致的营养不足风险。

GNRI＝1.489×白蛋白（g/L）＋41.7×（体重/理想体重）

营养相关风险分 4 级：高风险，GNRI<82；中风险，GNRI＝82～92；低风险，GNRI＝92～98；无风险，GNRI>98。

计算理想体重（IBW）

女性：IBW（kg）＝身高（cm）－100－［身高（cm）－150］/2

男性：IBW（kg）＝身高（cm）－100－［身高（cm）－150］/4

表 3-9-3　微型营养评估(MNA)量表

筛查

A. 在过去3个月因食欲减退、消化问题、咀嚼或吞咽困难使进食量减少吗?(　　)
0=进食量明显减少
1=进食量中等程度减少
2=进食量没有减少

B. 过去3个月,体重下降情况(　　)
0=体重下降>3 kg
1=不知道
2=体重下降1～3 kg
3=体重未下降

C. 活动能力(　　)
0=卧床或坐轮椅
1=能够下床/下轮椅,但不能到处走动
2=可以到处走动

D. 过去3个月是否有过心理应激或急性病(　　)
0=有　2=无

E. 神经心理问题(　　)
0=严重痴呆或抑郁
1=中等程度痴呆
2=没有心理问题

F. 体重指数(BMI)(　　)
0=BMI <19 kg/m^2
1=BMI 19～20 kg/m^2
2=BMI 21～23 kg/m^2
3=BMI >23 kg/m^2

筛查得分(最高分14分)　(　　)
12～14分　营养状态正常
8～11分　存在营养不良风险
0～7分　营养不足

如果要获得深入的评估信息,继续回答问题G～R

评估

G. 独立生活(　　)
1=是　0=否

H. 每天服用3种以上药物(　　)
0=是　1=否

I. 是否有压力性疼痛或皮肤溃疡(　　)
0=是　1=否

J. 每天食用几顿正餐(　　)
0=1餐
1=2餐
2=3餐

K. 某些蛋白质摄入量的标志(　　)
—每天至少1份奶制品(牛奶、酸奶、奶酪)
是□　否□
—每周2份或更多豆类或蛋类　是□　否□
—每天食用肉、鱼或家禽　是□　否□
0.0=0或1是
0.5=2是
1.0=3是

L. 每天摄入多少水分(水、果汁、茶、咖啡)(　　)
0.0=<3杯
0.5=3～5杯
1.0=>5杯

M. 每天食用2份以上水果和蔬菜?(　　)
0=否　1=是

N. 进食方式(　　)
0=无人帮助不能进食
1=自主进食但有些困难
2=自主进食

O. 营养状况的自我评估(　　)
0=营养不良
1=营养状态不确定
2=自我感觉没有营养问题

P. 与同龄人相比,如何看待自我状态(　　)
0.0=不好
0.5=不知道
1.0=还好
2.0=较好

Q. 上臂围(cm)(　　)
0.0=<21
0.5=21～22
1.0=>22

R. 小腿围(cm)(　　)
0=<31
1=>31

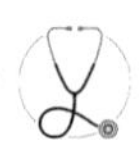

（续表）

	筛查得分	（　）
	评估得分（最高 16 分）	（　）
	总评分（最高 30 分）	（　）

2. 评估

（1）体力活动水平评估：可使用 IPAIQ 国际体力活动量表进行评估。

（2）体适能评估

1）关节活动度：左、右肩关节，左、右肩胛骨，髋关节活动度。

2）肌力：上、下肢肌力，左、右手握力强度。

3）平衡检查：单足站立时间；动态平衡可评估 3 m 往返时间。

4）运动协调性检查：评估足尖足后跟走（20 步）、指鼻试验。

5）步态检查：起步、抬腿高度、步伐连续性、躯干稳定性。

6）呼吸功能评定：是否耸肩、胸廓活动度、肋骨开合度。

（3）心肺运动功能评估

1）运动负荷试验：患者可以行症状限制性心肺运动试验。如果出现乏力、心悸、头晕、黑矇等情况应及时终止运动。根据心肺运动试验，可获得患者无氧阈（AT）时的心率和耗氧量、呼吸商（RER）、峰值 VE/VCO_2、峰值分钟通气量占预期值的百分比、峰值摄氧量、峰值代谢当量、运动过程中血压和心率反应。但是，与正常人相比，贫血患者的运动参数有显著异常，对 UO_2peak 影响较大，贫血患者更早转变为无氧代谢，对早期运动的适应反应更差。

2）6 min 步行试验（6 MWT）：要求患者在 6 min 内快速步行，最终得到 6 min 患者所走的距离、心率、血压、心电图的改变及呼吸和体力疲劳情况变化，能反映次极量心肺运动耐力。

3）4 m 步行试验：对于不能耐受运动负荷试验或 6 MWT 的患者，可选择本试验。要求患者站在起点处，在听到“预备-开始”的口令后，以个人能够做到的尽可能快速度，自起点走至终点，评测者用秒表记录受测者直线 4 m 步行时间，记录时间精确到 0.1 s。测试共进行 3 次，两次之间间隔休息 1 min。记录 3 次测试时间，取最短者。

三、贫血运动处方的制订及实施

【运动处方的制订原则】

运动处方需要根据患者年龄、性别、疾病的严重程度、有无并发症、运动习惯和爱好、生活方式等情况制订个性化运动处方。在执行运动处方前，应积极纠正贫血和营养不良，鼓励通过运动加强和维持心肺耐力、加强关节活动度、改善平衡和运动协调性，构建高效呼吸模式，进行呼吸训练。

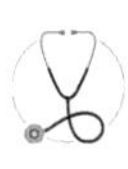

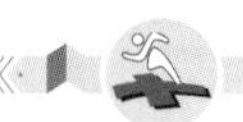

》【运动处方要素】

有氧运动每周 3～5 d。力量训练、平衡性训练、柔韧性运动每周 2～3 d，至少间隔 1 d。主要以自我感知劳累程度分级法进行运动：多采用 Borg 主观疲劳程度分级量表（见表 2-1-1），通常建议患者的运动强度在 RPE 11～13 分。

有氧运动以行走为主，从每天 5 min 开始，可逐渐增加至每天 40 min，前后各 10 min 热身和整理运动未包括在内。力量训练可以从克服自身体重训练如提踵训练开始，初始每天 5 次，逐渐增加至每天 50 次。柔韧性运动选择一些肢体的静态拉伸为主。建议每天行深呼吸训练，从每次 10 个呼吸、每天 2 次，逐渐增加至每次 30 个呼吸、每天 2 次。

》【运动注意事项】

（1）根据评估情况选择适当的运动形式。

（2）在运动时，心率应该控制在较静息心率增加 20 次/分范围内。

（3）在执行运动计划时，应遵医嘱服药，积极纠正严重贫血。

》【运动治疗期间的监控与安全防护】

养成良好的运动习惯，运动前后测量血压，运动过程中监测心率。运动强度一定要按医嘱执行，循序渐进增加运动量，如有不适应及时停止运动。

》【运动处方的效果评估】

周期性体适能测试和运动负荷试验是评估运动处方效果、调节运动处方量的主要方法。症状限制情况下的运动量增加及平衡性、柔韧性的提高都提示体适能的改善。

》【运动与药物配合的原则】

患者在治疗中应积极寻找病因，纠正贫血。对症治疗可以减轻重度血细胞减少对患者的致命影响，包括改善营养结构，增加蛋白质摄入，缺铁性贫血补铁治疗，巨幼细胞性贫血补充叶酸或维生素 B_{12}。对因治疗是针对贫血发病机制的治疗，如积极纠正因失血导致的贫血、胃肠道疾病导致的铁吸收障碍，自身免疫性溶血性贫血采用糖皮质激素治疗或脾切除术；造血干细胞异常性贫血采用造血干细胞移植等。

》【运动处方案例】

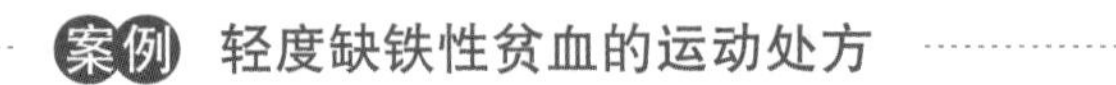

案例　轻度缺铁性贫血的运动处方

李某某，女，34 岁。诊断为轻度缺铁性贫血。目前口服铁剂纠正贫血。体适能测试：心肺耐力、下肢肌肉耐力、肌肉力量和柔韧性下降。运动处方目标：①培养运动习惯，增加日常运动时间；②提高肌肉力量及身体柔韧性，提高综合身体素质。

<table>
<tr><th colspan="4">运动处方</th></tr>
<tr><th colspan="4">基本信息</th></tr>
<tr><td>姓名:李某某</td><td>性别:女</td><td>年龄:34 岁</td><td>电话:×××-××××-××××</td></tr>
<tr><td colspan="4">临床诊断:轻度缺铁性贫血</td></tr>
<tr><td colspan="4">临床用药:硫酸亚铁缓释片,0.45 g,2 次/天,口服</td></tr>
<tr><th colspan="4">运动前健康筛查</th></tr>
<tr><td>体力活动水平</td><td colspan="3">□规律运动(每周>3 次或每周≥150 min、连续>3 个月的体育运动)
☑体力活动不足</td></tr>
<tr><td rowspan="5">临床情况</td><td colspan="3">身高:162 cm 体重:45 kg BMI:17.15 kg/m² 体脂率:18.3%</td></tr>
<tr><td colspan="3">慢性疾病史:无</td></tr>
<tr><td colspan="3">血液指标 空腹血糖:3.9 mmol/L 糖化血红蛋白 4.1%
红细胞计数:3.5×10¹²/L 血红蛋白:95g/L</td></tr>
<tr><td colspan="3">血压:96/60 mmHg 心率:78 次/分</td></tr>
<tr><td colspan="3">吸烟:□是 ☑否 □已经戒烟</td></tr>
<tr><th colspan="4">体适能测试</th></tr>
<tr><td>心肺运动试验</td><td colspan="3">VO_2max 20.22 mL/(kg · min),AT 时心率 96 次/分</td></tr>
<tr><td>6 min 步行距离</td><td colspan="3">452 m</td></tr>
<tr><td>肌肉力量</td><td colspan="3">左手握力 47.16 lb(弱);右手握力 49.28 lb(弱)</td></tr>
<tr><td>关节活动度</td><td colspan="3">肩关节、肩胛骨活动度正常;髋关节活动度:-3 cm</td></tr>
<tr><td>步态检查</td><td colspan="3">起步、抬腿高度、步伐连续性、躯干稳定性正常</td></tr>
<tr><td>平衡能力</td><td colspan="3">单足站立时间:左腿 60 s,右腿 56 s
3 m 往返时间:4.35 s
足尖足跟走(20 步):平稳完成</td></tr>
<tr><th colspan="4">运动方案</th></tr>
<tr><td rowspan="6">有氧运动</td><td colspan="3">方式:步行</td></tr>
<tr><td colspan="3">频率:每周 3 次</td></tr>
<tr><td colspan="3">强度:运动时 RPE 11~13 分</td></tr>
<tr><td colspan="3">时间:从每天 5 min 开始,每天增加 5 min,直到增至每天 30 min</td></tr>
<tr><td colspan="3">每周运动量:从 25 min 开始,直到增至 200 min</td></tr>
<tr><td colspan="3">注意事项:运动心率>96 次/分时减速</td></tr>
<tr><td rowspan="3">力量运动</td><td colspan="3">方式:
深呼吸训练:每天早晚各 1 次,每次 10 个呼吸,逐渐增加为每次 30 个呼吸,呼吸频率为 10 次/分,呼吸秒数比为 1:2。
提踵训练:5 次/组,早晚各 1 组,每周每组可增加 5 次,直到增至每组 40 次</td></tr>
<tr><td colspan="3">频率:每周 2~3 d(隔日训练)</td></tr>
<tr><td colspan="3">强度:从克服自身体重开始,逐渐增加到小器械训练</td></tr>
</table>

（续表）

	时间:每天10次开始,逐渐增加到每天50次
	每周运动量:从70次提踵开始,逐渐增加到350次
	注意事项:循序渐进,每个动作保持慢速并且符合动作标准,避免动作过快,避免撞击性运动
柔韧性运动	方式:上肢、下肢静态拉伸
	频率:每周3～5 d
	强度:低强度
	时间:每次5 min
	每周运动量:15～25 min
	注意事项:每次适度拉伸,逐渐延长每个动作保持静止的时间;在运动前后或其他时间完成
医生	签字
日期	年　　月　　日

（丁荣晶　曾石秀）

第二节

淋　巴　瘤

一、淋巴瘤概述

淋巴瘤(lymphoma)是一组异质性的血液系统恶性肿瘤,起源于淋巴结和淋巴组织,特点为无痛性、进行性淋巴结肿大和肿块。2006年我国淋巴瘤发病率为6.43/10万,随年龄而增加,男性多于女性。淋巴瘤亚型众多,除惰性淋巴瘤外,一般发展迅速。

根据组织病理学特征,淋巴瘤分为霍奇金淋巴瘤(Hodgkin lymphoma, HL)和非霍奇金淋巴瘤(non-Hodgkin lymphoma, NHL)两大类,其中NHL占85%,又可分为B细胞、T细胞和NK细胞淋巴瘤,最常见的是弥漫性大B细胞淋巴瘤。淋巴瘤发病机制不明确,可能与病毒感染和免疫功能异常有关,另外HL具有遗传易感性。

》【临床表现和体征】

淋巴瘤共同的临床表现为无痛性、进行性淋巴结肿大和局部肿块,可累及全身任何部位,其中淋巴结、扁桃体、脾和骨髓最常累及,表现为不同结外组织的压迫症状,常伴发热、盗汗、瘙痒、消瘦等全身表现。HL 通常从原发部位向邻近淋巴结依次转移，而 NHL 常见跳跃性转移。

【诊断标准和鉴别诊断】

淋巴瘤的确诊依赖于肿大的淋巴结或受累结外器官的病理活检。HL 的典型病理特征是在不同类型反应性炎症细胞和不同程度纤维化的背景下找到 R－S 细胞，呈“镜影”状，可见多叶或多核，核染色质粗细不等，核仁大而明显。NHL 常利用细胞遗传学、分子生物学和单克隆抗体等技术进行分型，结合临床表现和病理学确立诊断。如 t(8;14)与 MYC 基因的重排对诊断 Burkitt 淋巴瘤有重要意义，套细胞淋巴瘤有 t(11;14)伴 CyclinD 的过度表达，滤泡性淋巴瘤 $CD10^+$、bcl－6^+、bcl－2^+ 伴 t(14,18)。

淋巴瘤确诊后，根据淋巴结累及的范围，依据 Ann Arbor 分期系统，分为Ⅰ、Ⅱ、Ⅲ和Ⅳ期。

淋巴瘤需与结核病、败血症、结缔组织病、坏死性淋巴结炎和其他恶性肿瘤等相鉴别，须尽早进行病理组织形态学检查以确立诊断。

【疗效标准】

淋巴瘤经过化疗或放疗后，疗效分以下几种。

1. *完全缓解*(complete response, CR) 无临床、影像学或其他淋巴瘤证据，肿瘤消失达 1 个月以上。

2. *部分缓解*(partial response, PR) 肿瘤 2 个最大直径的乘积缩小≥50%，其他病灶无增大，维持 1 个月以上。

3. *疾病稳定*(stable disease, SD) 肿瘤 2 个最大直径的乘积缩小＜50%，或大小无明显变化。

4. *疾病进展*(progressive disease, PD) 肿瘤增大＞25%或有新病灶出现。

二、运动与淋巴瘤

淋巴瘤是起源于单个突变的淋巴细胞的异质性肿瘤疾病，病因不明，但与人类 T 细胞白血病/淋巴瘤病毒Ⅰ型、EB 病毒等病毒感染和有机氯、杀虫剂等职业或工业因素相关，此外它具有一定的遗传易感性。适宜的运动可提高淋巴瘤患者的身体素质，改善心理状态，有助于疾病康复。化疗期间，由于药物毒副作用，患者以休息为主；缓解期可在专业医师指导下，从较小的运动量开始，选用合适的运动项目和运动强度，如散步、太极拳、慢跑等有氧运动，达到缓解症状、减少化疗副作用、促进恢复的目的。

【运动在淋巴瘤治疗中的作用】

有氧运动可增强心肺功能，改善血液循环和组织摄氧能力，增强患者活动耐力，降低化疗不适带来的抑郁、焦虑等负面情绪。淋巴瘤为恶性消耗性疾病，患者通过运动可增强机体的自我调节功能，改善能量和激素代谢，提高机体免疫能力，预防肌肉萎缩，提高生活质量。

癌因性疲乏（cancer-related fatigue, CRF）是一种痛苦的、持续的、主观的、躯体或情感或认知方面的疲乏感或疲惫感，与近期的活动量不符，与癌症或者癌症的治疗有关，并且妨碍日常功能。淋巴瘤患者常表现为CRF，疲劳导致进一步的体适能下降，形成恶性循环。研究表明，对淋巴瘤患者进行有氧运动训练干预是可行和安全的，且对促进心肺健康、缓解疲劳和整体身体机能产生积极影响。此外，适当的有氧运动还可增加肌源性IL-6的释放，降低IL-1β、TNF-α水平，改善炎症因子的释放，增强巨噬细胞、NK细胞功能，对癌症预防起到积极作用。运动改善疲劳，提高睡眠质量和认知功能，缓解患者焦虑、抑郁等不良情绪，提高自信心、生活满意度和整体生活质量，有助于淋巴瘤患者的心理健康和恢复，在长期治疗和管理中具有积极作用。

》【运动适应证与禁忌证】

1. 适应证

（1）病情稳定，没有进展，无感染，血常规等基本恢复正常。建议中性粒细胞＞1.0×10^9/L，无发热；血红蛋白＞70 g/L；血小板计数＞30×10^9/L，无出血倾向。

（2）心、肺、肝、肾等重要器官损伤稳定后，按发生损害的器官制订相应的运动处方。

2. 禁忌证

（1）疾病进展期、化疗期间和化疗后骨髓抑制状态。粒细胞缺乏（中性粒细胞＜0.5×10^9/L）、严重贫血（血红蛋白＜60 g/L）或有出血倾向（血小板计数＜20×10^9/L）。有活动性出血时应绝对卧床休息。

（2）骨骼受累有骨折风险者。

（3）合并有其他脏器功能严重受损的患者，如心力衰竭、肺部感染等，应遵循心血管疾病和肺疾病患者的运动禁忌证。

》【运动处方的评估与测试】

1. 淋巴瘤运动风险评估　在淋巴瘤运动处方之前，应当充分了解患者的病史、治疗状况、健康状况和运动禁忌证，尤其关注是否有骨骼受累表现，如骨痛、腰椎、胸椎受累及的表现，评估心肺功能、骨折风险，避免运动造成损伤，影响治疗效果。

（1）外周血常规检测：血红蛋白＞90 g/L者，可考虑轻至中等以上强度运动。中性粒细胞＞1.0×10^9/L，无感染、发热，可以进行轻至中等强度运动。血小板计数＜20×10^9/L并伴明显出血倾向的患者采取制动休息，禁止运动。血小板计数（20～50）$\times10^9$/L可以进行轻度运动，＞50×10^9/L可以进行中度以上强度运动。

（2）若使用过蒽环类心脏毒性药物，需进行心功能检查，如心电图、超声心动图、心肌酶谱、肌钙蛋白等。

（3）影像学检查：可通过CT、MRI、PET-CT等影像学检查进行纵隔及肺、腹腔、盆腔脏器和淋巴结检查，以及评估疾病是否有进展，骨骼受累情况和骨折风险。

(4) 评估合并症：肝功能、肾功能、肺功能，以及心血管疾病（包括心功能不全、心肌病等）、脑转移、跌倒的风险等。

(5) 骨折风险评估

1) 双能X线吸收法检测骨密度：诊断是否有骨质疏松，预测骨折风险。

2) 骨折风险评估工具(the fracture risk assessment tool, FRAX)：结合患者性别、年龄、身高、体重和多种临床危险因素（既往脆性骨折史、父母髋部骨折史、应用肾上腺皮质激素史、吸烟及饮酒史、类风湿疾病史、继发性骨质疏松史），预测未来骨折风险。

2. 身体素质评估

(1) 6 MWT：根据标准测试方法测定6 min的步行距离。

(2) 30 s坐立测试(30 STS)：受试者坐在有笔直靠背、无扶手的椅子（座高约46 cm）中间，双足平放于地板上，保持背部挺直，双臂交叉于胸前，起身形成完全站立的姿势，再恢复到完全坐姿状态，重复进行，测试30 s内起立-坐下的次数。

(3) 其他评估：肌肉耐力和力量、平衡与协调性等的评估参考见本书第二篇。

3. 疲劳、心理状态评估

(1) 疲劳程度评估：修订版Piper疲乏量表(revised Piper fatigue scale, RPFS)，测试疲乏情感、行为和(或)严重程度、感觉、认知和(或)情绪，分值越高，疲乏症状越严重。也可用慢性疾病治疗功能评估-疲劳量表(FACIT-F)。

(2) 焦虑程度评估：采用焦虑自评量表(self-rating anxiety scale, SAS)。

(3) 抑郁程度评估：采用抑郁自评量表(self-rating depression scale, SDS)。

三、淋巴瘤运动处方的制订及实施

【运动处方的制订原则】

制订个性化淋巴瘤运动处方要遵循以下5个基本原则。

1. 安全性　淋巴瘤患者运动须严格遵循禁忌证，充分评估病情，在全程化疗过程中避免不恰当的运动形式或强度带来的运动伤害，预防感染，避免病情加重。白细胞、血小板、血红蛋白低于安全范围时建议卧床静养，停止运动。淋巴瘤患者在化疗期间不适宜做剧烈运动，应做一些强度较低的体育锻炼。

2. 科学性　根据患者的身体素质强弱设计不同运动方式和运动强度的运动处方。淋巴瘤患者应以有氧训练为主，如快走、游泳等；以室内为主，自行车等室外运动应注意避免交叉感染。严格遵循禁忌证，对无禁忌证患者，可根据具体情况安排低至中等强度有氧运动。为了保持效果，需要选择有益且有趣的项目交叉进行，提高趣味性，增强患者的依从性。

3. 个性化　淋巴瘤亚型众多，有惰性淋巴瘤与非惰性淋巴瘤，进展快慢与生存期均不相同。应在专科医生指导下，建立针对个人病情和配合治疗情况的安全有效的运动处方，并考虑病情变化及时调整。

4. 阶段性　疾病进展期机体抵抗力低下，表现为发热、盗汗、消瘦等症状，应以休息为主，积极诊治，随化疗效果改善可进行低强度活动，如散步、健身操等。化疗后达到完全缓解后，应根据身体恢复情况和时间逐渐增加运动量，以不疲劳为宜，循序渐进，逐渐产生有利于机体的适应性反应。疾病稳定期患者可进行中等强度有氧训练，增强身体耐力和心肺功能。自体造血干细胞移植后1～3个月内进行低强度运动；3个月以后如果恢复良好，可以进行中等强度运动；1年以后运动量可以接近正常人群。

5. 医生指导　对于淋巴瘤患者而言，在制订运动处方之前必须由运动医学或血液科医生等专业人员对患者进行效益、风险评估，了解其现病史、治疗及主要并发症，调查患者个人生活习惯、饮食营养状态、日常生活热量消耗分析，判断是否适合运动治疗；并进一步通过运动耐力测试和运动试验结果制订运动处方。

【运动处方要素】

参考美国运动医学学会（ACSM）针对恶性肿瘤患者的运动指导，结合淋巴瘤患者自身疾病特点，制订出以下运动处方（表3-9-4）。该运动处方主要针对疾病缓解、化疗间歇期血常规基本正常、无严重合并症的患者。对于正在化疗期间、PD患者，不推荐运动。对于疾病PR或SD的患者，可以进行散步等轻度的运动，不推荐中等和高强度运动。

表3-9-4　淋巴瘤患者运动处方

运动处方	有氧运动	力量运动	神经-肌肉运动	柔韧性运动
运动频率	每周≥2次（3～5 d）	每周≥2次（2～3 d）	每周≥2次	每周≥2次，建议每天适度锻炼
运动强度	低到中等强度	从低强度开始，待适应后小幅度增加	低到中等强度	在可以忍受的情况下在关节活动范围内活动
运动时间	每周150 min低强度或75 min中等强度运动，或两者结合的等量运动	8～10个动作，每个动作重复8～12次，每次持续≥20 min	每次≥20 min	每个动作持续10～30 s，重复2～4次；每次运动持续≤10 min
运动类型	走路、骑自行车、游泳等节律性运动	用器械、弹力带及身体负重完成的局部到全身的力量运动	太极拳、瑜伽等中国传统运动项目	力性、动力性，以及神经肌肉本体感受性拉伸运动

淋巴瘤患者在全部化疗结束后，疾病缓解状态下，可参照“三、五、七”标准进行中等强度有氧运动：每天中速步行3 km，30 min以上；每周运动5次；运动强度以运动后身体表面出微汗，心率+年龄达到170为宜。力量练习须遵循医生指导，避免劳累与病情加重。

【运动注意事项】

（1）严格遵循淋巴瘤患者运动禁忌证，评估运动风险。根据治疗的不同阶段、不同疗效，制订不同的运动处方。化疗期间不建议剧烈运动，以室内散步为主。化疗后恢复期，如果可以耐受，没有出现症状加重或不良反应，运动处方与健康人群一样。对于病情比较复杂、有并发症的患者应在医生指导下进行健身运动。

(2) 以有氧运动、柔韧性训练、平衡性训练为主，循序渐进增加运动强度，以无疲劳感为宜，尽量选择较为洁净区域的室内运动，预防着凉和交叉感染。

(3) 注意定期复查血常规，使用蒽环类心肌毒性药物者需定期检查心功能，并降低运动强度。发生骨转移的患者需要调整运动处方，如减少撞击性运动、降低强度和减少运动量。

(4) 运动时间适宜：已完成治疗的患者在不加重症状或副作用的情况下，可以逐渐增加运动时间。有氧运动的频率逐渐增加到每周 3～5 d。

(5) 与健康成人相比，淋巴瘤患者需要延缓运动进度。如果运动进度导致疲劳或其他不良反应增加，需要降低到患者可以耐受的水平。在运动时，心率应该控制在最佳心率范围内。

(6) 在执行运动计划时，需遵医嘱服药。在化疗间歇期可以进行柔韧性练习。重点关注因手术、皮质类固醇使用和(或)放疗导致活动度下降的关节。

(7) 每天几次短时间的运动比一次较长时间的运动可能更有益，尤其是在化疗期间更是如此。患者要权衡进行体力活动和缺乏体力活动造成的风险。当然，若在运动中出现异常情况(如头晕、恶心、胸痛)，应及时终止运动。

(8) 90％以上患者都经历过肿瘤相关的疲劳。在接受化疗和放疗的患者中疲劳很常见，可能会影响或限制运动能力。在一些病例中，治疗结束后的疲劳会持续数月或者数年。无论如何，淋巴瘤患者应避免体力活动不足的状态，即使在治疗过程中也是如此。

(9) 体内留置导管、中心静脉置管或食物输送管的患者和接受放疗后的患者都应避免游泳运动。

(10) 患者接受化疗期间可能会反复出现呕吐和疲劳，因此需要调整运动处方，如根据症状期周期性地降低运动强度和(或)减少运动时间。

》【运动期间的监控与安全防护】

淋巴瘤亚型多、病情复杂、发展快、难治愈，治疗方式以化疗为主，患者症状多样，常表现为虚弱乏力、抵抗力低下，且常有结外器官受累。因此，应在做好评估和防护的前提下参与体育活动，注意贫血、出血、感染、严重虚弱情况下避免运动，根据自身情况有不适应时降低活动强度，有严重并发症时立刻停止，积极就医。

》【运动处方效果评估】

运动在整体治疗策略中起到增强机体耐力、免疫力，改善患者睡眠、疼痛及焦虑、抑郁等不良情绪的作用。

(1) 体适能是指人们拥有或获得的、与完成身体活动的能力相关的一组要素或特征，既是身体活动的基础，也是身体活动健康效应的目的。健康相关的体适能成分包括心血管耐受性、身体组成、肌肉力量、肌肉耐力、柔韧性等，技术相关的体适能成分则包括灵活性、协调性、平衡性、力量、反应时间、速度等。周期性体适能测试是评估运动处方效果、调节运动处方剂量的主要方法。经常运动能提高运动能力、肌肉力量，改善体适能。

VO_2max 水平是体适能改善的重要评价标准之一，维持并促进 VO_2max 的提升能够改善心血管系统功能以及运动时的血流动力学反应，是评估运动效果的重要因素。在医生的指导下，进行周期性运动负荷测试是检验和评估运动处方效果的重要内容。

（2）可采用焦虑抑郁量表（SCL－90）或医院焦虑抑郁量表（HAD）评估患者心理状态是否改善，也可让患者通过 SAS、SDS 进行自评。

（3）通过 RPFS、FACIT－F 评估运动处方对癌因性疲乏的改善效果。

（4）睡眠与认知功能是检验运动处方效果的重要内容，可进行理查兹-坎贝尔睡眠量表（RCSQ）和简易智能精神状态量表（MMSE）等测试，评估运动对患者睡眠和认知的改善。

（5）疼痛量表用于评估患者疼痛情况的改善。

》【运动处方案例】

案例　弥漫性大 B 细胞淋巴瘤缓解期的运动处方

李某某，男，48 岁。诊断为弥漫性大 B 细胞淋巴瘤。目前通过化疗达到 CR 状态，每月巩固化疗。无运动习惯，日常体力活动不足。体质测试结果：体重正常，心肺功能与肌肉力量较差。

运动处方目标：提高机体免疫力，增强心肺耐力、肌肉力量，提高生活质量。

注意事项：坚持每周保持适度运动量，坚持力量训练，防跌倒。

<table>
<tr><th colspan="4">运动处方</th></tr>
<tr><th colspan="4">基本信息</th></tr>
<tr><td>姓名：李某某</td><td>性别：男</td><td>年龄：48 岁</td><td>电话：×××-××××-××××</td></tr>
<tr><td colspan="4">临床诊断：弥漫大 B 细胞淋巴瘤（CR 期）</td></tr>
<tr><td colspan="4">临床用药：具体不详</td></tr>
<tr><th colspan="4">运动前健康筛查</th></tr>
<tr><td>体力活动水平</td><td colspan="3">□规律运动（每周＞3 次或≥150 min、连续≥3 个月的体育运动）
☑体力活动不足</td></tr>
<tr><td rowspan="5">临床情况</td><td colspan="3">身高：174 cm　体重：77 kg　BMI：25.4 kg/m²</td></tr>
<tr><td colspan="3">慢性疾病史：无</td></tr>
<tr><td colspan="3">血液指标　血红蛋白：110 g/L
中性粒细胞计数：2.0×10⁹/L，无感染、发热
血小板计数：150×10⁹/L</td></tr>
<tr><td colspan="3">骨髓浸润和骨质破坏：无</td></tr>
<tr><td colspan="3">并发症：无</td></tr>
</table>

（续表）

体适能测试	
心肺耐力	VO_2 max 15 mL/(kg·min)
6 min 步行距离	398 m
肌肉力量	握力:2 分
平衡能力	5 次坐站测试:7 s
运动方案	
运动计划	
第 1 周	有氧运动:快走 30 min,每周 3 次 力量训练:腰背部肌肉力量训练,每周 3 次,与有氧运动隔日进行 拉伸运动:有氧运动或力量训练后均进行 15 min 拉伸
第 2 周	有氧运动:骑车或快走 35 min,每周 3～4 次 力量训练:腰背部、下肢肌肉力量训练,每周 3 次,与有氧运动隔日进行 拉伸运动:运动后 15 min 拉伸
第 3 周	有氧运动:慢跑 40 min,每周 3～4 次 力量训练:核心及腰背部肌肉力量训练,每周 3 次,与有氧运动隔日进行 拉伸运动:有氧运动或力量训练后均进行 15 min 拉伸
第 4 周	有氧运动:慢跑 45 min,每周 3～4 次 力量训练:核心及腰背部肌肉力量训练,每周 3 次,与有氧运动隔日进行 拉伸运动:有氧运动或力量训练后均进行 15 min 拉伸
运动方式	
有氧运动	快走、慢跑、骑车等
力量运动	腰背肌力量训练,每个肌群锻炼 3 组,每组 8 次
注意事项	做好运动前后的拉伸;运动时间为下午或晚餐后休息 1 h 后再运动;从快走开始循序渐进
医生	签字:
日期	年　　月　　日

（王晓蕊　王小钦）

第三节

白　血　病

一、白血病概述

白血病（leukemia）是一组造血干祖细胞恶性克隆性疾病，在我国发病率为

2.76/10 万。骨髓中大量异常原始、幼稚细胞增殖失控，抑制正常造血并浸润肝、脾、淋巴结等组织器官，临床表现为贫血、出血、感染和髓外浸润等症状。

白血病常按病程缓急及细胞分化程度分为急性白血病和慢性白血病两大类。本节主要介绍急性白血病。按细胞形态和细胞化学特征，急性白血病分成急性淋巴细胞白血病（acute lymphoblastic leukemia，ALL）和急性髓系白血病（acute myeloid leukemia，AML）两类。

》【临床表现和体征】

半数以上急性白血病患者以发热起病，继发感染时常为高热。约 2/3 的患者就诊时已有中度贫血，进行性加重。白血病患者且常表现为出血，如皮肤瘀点、瘀斑、鼻出血、牙龈出血、月经量过多等。白血病细胞常增殖浸润其他组织器官，其中常见的髓外浸润部位为中枢神经系统，轻者可无症状或仅有轻微头痛，严重时呈典型脑膜炎表现，如呕吐、颈项强直，甚至昏迷。白血病细胞浸润还可引起淋巴结和肝、脾大，浸润口腔黏膜可引起齿龈肿胀等；累及骨骼时常引起骨痛及胸骨下端压痛；还可浸润肺、心肌、胃肠道、泌尿生殖系统等多种组织器官。

》【诊断标准和鉴别诊断】

根据血常规、骨髓象、免疫表型、细胞遗传学、基因突变等可以确诊急性白血病。并可以根据 FAB 和 WHO 分型系统进行分型：FAB 分型系统将 AML 分为 M0～M7 共 8 个类型，ALL 分为 L1～L3 共 3 个类型；WHO 分型系统根据形态学、染色体、基因异常进行更细致的分型。需与反应性白细胞增多、骨髓增生异常综合征等进行鉴别。

》【治疗和疗效标准】

不论 AML 或 ALL，诊断后均应及时化疗，获得缓解后尽量进行异基因造血干细胞移植，才能获得比较好的疗效。化疗分为 2 个阶段，第 1 阶段为诱导化疗，获得缓解后进入第 2 阶段，巩固阶段。化疗的效果根据骨髓涂片原始细胞比例和血常规，分为完全缓解（CR）、部分缓解（PR）和未缓解（NR）。部分患者缓解后会出现复发。

二、运动与白血病

白血病是造血干祖细胞异常增殖引起的造血系统恶性肿瘤。适宜强度的运动在改善机体免疫力和身体机能，提高患者生命质量，促进功能恢复，降低病死率方面有重要作用，运动是疾病管理的一部分。患者在治疗过程中应避免体力活动不足的状态，同时也要考虑疾病带来的运动安全性威胁。在治疗过程中，需要根据病情进展情况，在配合治疗方案的情况下以轻到中等强度的体力活动为主，缓解症状、减少危害、促进恢复。

》【运动在白血病防治中的作用】

白血病的发病机制不明确，可能与病毒感染、遗传、放射、化学毒物或药物接触等相关，免疫功能的降低则容易发生白血病。机体免疫系统有杀灭癌细胞从而起到防御保护作用，通过运动刺激免疫系统可能有助于癌症预防、治疗和康复。定期适度运动促进炎症因子的释放，如 IL－2，增强细胞毒性 T 细胞和 NK 细胞的相互作用，通过刺激肿瘤细胞与细胞外蛋白的黏附，阻碍肿瘤生长和转移，并增加骨髓细胞对氧化应激的敏感性而抑制其凋亡。适度运动可能减缓人体抗氧化剂的丢失，对清除氧自由基起到积极作用。运动也有益于患者的心理健康，通过定期运动能减轻癌因性疲乏，降低化疗不适带来的抑郁、焦虑等负面情绪，提高生活满意度和健康相关的生活质量，有助于白血病患者的心理健康和恢复，在长期治疗和管理中具有积极作用。白血病诱导化疗可引起心肺功能下降，睡眠质量低下，引起周围神经病变(如平衡损伤、感觉功能障碍)、认知功能下降、恶心、疼痛、心脏毒性等一系列不良反应。运动可改善患者睡眠质量和认知功能，减轻虚弱不适，改善心肺功能，对预防和治疗其他内分泌、代谢性疾病有积极作用。此外，运动可提高患者自信心和独立性，增强耐力，促进整体身体机能的恢复。

在急性白血病诱导化疗中，为防止耐药常采用对白血病细胞敏感且大剂量的药物，在短时间内杀伤大量肿瘤细胞达到 CR。此阶段全血细胞下降，贫血、粒细胞缺乏和血小板低于正常，患者运动强度受限，应暂停运动，待血常规恢复后再考虑轻到中等强度体育活动，且仍要注意骨折风险(尤其骨破坏患者)和预防感染。化疗药物的不良反应，如周围神经损伤、肝功能损害、心脏毒性、小脑共济失调等，会对运动方式和强度产生一定的影响，应在医生指导下共同制订适宜的、个性化的运动处方，以达到提高力量和抵抗力，保持耐力，改善患者心理状态，对白血病长期治疗进行综合管理的目的。

》【运动适应证与禁忌证】

1. 适应证

(1) 急性白血病达到 CR 后的化疗间歇期，血常规基本恢复正常：建议中性粒细胞 $>1.0\times10^9/L$，无发热；血红蛋白 $>70\ g/L$；血小板计数 $>30\times10^9/L$，无出血倾向。

(2) 无严重的心、肺、脑、肝、肾等重要器官的功能受损。

2. 禁忌证

(1) 化疗期间、化疗后骨髓抑制期间或造血干细胞移植后严重免疫抑制状态。严重贫血($Hb<60\ g/L$)、粒细胞缺乏($<0.5\times10^9/L$)或血小板计数 $<20\times10^9/L$，有出血倾向。

(2) 骨骼转移且有骨折风险者。

(3) 有严重合并症，如肝衰竭、肾衰竭、心肺衰竭、感染发热等。

》【运动处方评估与测试】

在白血病健康相关体适能评估或制订运动处方之前，应当充分了解患者的病史、治疗史、健康状况和运动禁忌证，尤其关注是否有骨质疏松或骨质破坏表现，以及化疗后并发症，避免运动造成损伤，影响治疗效果。此外，应着重关注患者心肺功能，以及患者睡眠、疼痛和心理状态，综合评估患者运动风险，根据病情严重程度和治疗阶段，在多学科医师指导下制订安全、个性化的运动处方。

1. 白血病相关评估

(1) 外周血常规检测：Hb＞90 g/L 者，可考虑轻到中等以上强度运动。Hb 70～90 g/L，只适宜轻度运动。中性粒细胞计数＞1.0×10^9/L，无感染发热，可以进行轻到中等强度运动。血小板计数＜20×10^9/L 并伴明显出血倾向的患者采取制动休息，禁止运动。血小板计数(20～50)$\times10^9$/L 可以进行轻度运动，＞50×10^9/L 可以进行中度以上强度运动。

(2) 骨髓检查：达到 CR 或 PR 标准患者适宜运动，如果为 NR 或复发患者，不适宜运动。

(3) 使用蒽环类心脏毒性药物的患者，需进行心功能检查，如心电图、超声心动图、心肌酶谱、肌钙蛋白等。

(4) 评估合并症：肝功能、肾功能、心血管疾病(包括心功能不全、心肌病等)风险、肺功能、脑转移、跌倒的风险等。

(5) 心理状态评估：使用焦虑自评量表(SAS)和抑郁自评量表(SDS)进行评估。

(6) 癌因性疲乏程度评估：使用修订版 Piper 疲乏量表(RPFS)、慢性疾病治疗功能评估-疲劳量表(FACIT-F)进行评估。

(7) 睡眠与认知功能：使用理查兹-坎贝尔睡眠量表(RCSQ)和简易智能精神状态量表(MMSE)进行评估。

2. 运动能力评估

(1) 6 min 步行试验(6 MWT)：适用于对白血病患者的心肺耐力、步行耐力评估。

(2) 身体机能测试：30s 坐立测试(30 STS)、台阶试验及爬楼梯试验。

(3) 肌肉力量和耐力测试：握力、纵跳及仰卧卷腹。

三、白血病运动处方的制订及实施

》【运动处方的制订原则】

制订个性化白血病运动处方要遵循以下 5 个基本原则。

1. 安全性　急性白血病患者常表现为虚弱、乏力、免疫力低下，如运动强度过大不利于疾病的恢复，而且带来病情恶化或感染等不良影响。运动须严格遵循禁忌证，最好在医师指导下进行；宜进行低强度体力活动，当白细胞、血小板、血红蛋白低于安全范围时建议卧床静养，不适合做运动。

2. 科学有效　不同患者的身体素质不同，因此需要设计不同运动方式和运动强度的运动处方。对于无禁忌证的急性白血病患者应以低强度运动为主，如快走、太极拳、瑜伽、八段锦、平衡性练习等，运动环境应洁净通风，避免交叉感染。为保持效果，可选择多种运动项目交叉进行，提高趣味性，并长期坚持运动，以达到改善体适能的效果。

3. 个性化　基于患者不同的病情阶段、急慢性程度、药物使用、体适能、运动习惯、喜好等制订个性化的运动处方，结合患者家庭环境、经济状况、社会支持等方面具体情况具体分析。以个人感觉运动后不太疲劳为宜。

4. 阶段性　病情急性进展时机体抵抗力低下，全血细胞减少，出血、感染风险高，应以药物治疗为主，卧床休息，避免运动带来疾病加重。诊疗期间应遵医嘱调整运动处方，住院化疗期间可进行床旁低强度活动，如拉伸、关节活动等。化疗达到 CR 后，在不加重症状和不良反应的情况下，可逐渐增加运动时间或频率，以不疲劳为宜，自我感知运动强度由弱逐渐增强，逐步适应，不可急于求成。回家休养至下次入院化疗前可进行中等强度的有氧运动，增加机体耐力，保证安全性的前提下参与体力活动。

5. 专业人员指导　运动处方的制订是多学科共同评估的结果，应有专业医生保障这个脆弱群体的运动安全，确定运动性不良事件的风险等级和运动医务监督水平，配合治疗，定期复查，评估其合并症与治疗效果，灵活调整运动处方。

》【运动处方要素】

参考美国运动医学学会（ACSM）针对恶性肿瘤患者的运动指导，结合急性白血病患者自身疾病特点，制订出以下运动处方（表 3－9－5）。主要适用于白血病化疗间歇期，血常规恢复到基本正常的患者。化疗期间、骨髓抑制期间不适用，只适合散步等极轻微的运动。白血病患者以低到中等强度运动为主，即最大摄氧量百分比（$\%VO_2max$）<40%，最大心率百分比（%HRmax）为 40%～60%，自我感知运动强度为较轻，代谢当量（MET）为 2.0～2.9 METs。中等强度运动 $\%VO_2max$ 为 40%～59%，%HRmax 为 60%～70%，自我感知运动强度为稍累，3.0～5.9 METs。急性白血病患者在诱导期和巩固期不宜进行高强度运动。

表 3－9－5　急性白血病患者运动处方

运动处方	有氧运动	力量运动	神经-肌肉运动	柔韧性运动
运动频率	每周≥2 次	每周 2～3 次	每周≥2 次	每周≥2 次，建议每天适度锻炼
运动强度	低强度为主	低强度	低强度	在可以忍受的情况下在关节活动范围内活动
运动时间	每周 120～150 min 低强度运动	8～10 个动作，每个动作重复 4～6 次，每次运动持续≥20 min	每次≥20 min	每个动作持续 10～30 s，重复 2～4 次；每次运动持续时间≤10 min
运动类型	散步、慢走、游泳等节律性运动	用器械、弹力带及身体负重完成的局部到全身的力量运动	太极拳、瑜伽等中国传统运动项目	静力性、动力性及本体感受性的神经肌肉拉伸运动

》【运动注意事项】

(1) 根据不同治疗阶段和疗效,急性白血病患者应在医生监督下进行健身运动。如诱导化疗期间不宜运动;化疗间歇期血常规基本正常后可以低强度运动;全部化疗结束后,处于 CR 的患者可以进行中等强度的运动。异基因造血干细胞移植后前 3 个月,适宜室内散步等低强度运动。3 个月后如果没有严重并发症,可以逐渐增加运动量,但也以中等强度运动量为佳。2～3 年后运动量可以接近正常人。

(2) 注意饮食,提高营养。白血病患者运动期间应增加优质蛋白、维生素等摄入,进食热量高、易消化的食物,少食多餐,保证营养需求,提高机体抵抗力。

(3) 运动环境适宜。应选择洁净通风、温暖舒适的区域进行运动,注意皮肤清洁,避免去人多拥挤或空气质量差的环境;室内运动应定期消毒,预防交叉感染;关注天气变化,防止着凉。

(4) 有体内留置导管、中心静脉置管或食物输送管的患者和接受放疗后的患者都应避免进行游泳运动,运动期间避免导管堵塞、折曲或脱落。

(5) 注意定期复查血常规,使用蒽环类心肌毒性药物者应定期检查心功能,并减轻运动强度;发生骨转移的患者需要调整运动处方(如减少撞击性运动、降低强度和减少运动量)。

(6) 每天几次短时间的运动比一次较长时间的运动可能更有益,患者化疗期间若出现头晕、恶心、胸痛等症状时,应及时终止运动。

》【运动处方效果评估】

周期性体适能测试是检验和评估运动处方效果的重要内容,如心血管耐受性、身体组成、肌肉力量、肌肉耐力、柔韧性等健康相关的体适能和灵活性、协调性、平衡性、力量、反应时间、速度等技术相关的体适能。此外,可通过疼痛量表评估疼痛情况是否改善;焦虑抑郁量表(SCL－90)或医院焦虑抑郁量表(HAD)评估患者心理状态,也可通过 SAS、SDS 进行自评;RPFS 疲乏量表、FACIT－F 评估疲劳情况;评估运动参与率、依从性;评估睡眠与认知功能。

》【运动处方案例】

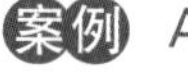

AML 巩固化疗间期的运动处方

王某某,男,65 岁。诊断为 AML－M4 型。目前通过 2 个疗程的化疗达到 CR 状态,每月巩固化疗。无运动习惯,日常体力活动不足。体质测试结果:体重正常,心肺功能较差,肌肉力量和耐力较差,柔韧性差。

运动处方目标:增加每周活动量,增强心肺功能,改善综合体质,提高机体免疫力。

注意事项:运动过程中的卫生、保暖;在医生的指导监督下,保持每周运动量和运动强度。

AML 患者巩固化疗间期运动处方

<table>
<tr><th colspan="4">运动处方</th></tr>
<tr><th colspan="4">基本信息</th></tr>
<tr><td>姓名:王某某</td><td>性别:男</td><td>年龄:65 岁</td><td>电话:×××-××××-××××</td></tr>
<tr><td colspan="4">临床诊断:AML - M4 型</td></tr>
<tr><td colspan="4">临床用药:具体不详</td></tr>
<tr><td>体力活动水平</td><td colspan="3">□规律运动(每周>3 次或≥150 min、连续≥3 个月的体育运动)
☑体力活动不足</td></tr>
<tr><th colspan="4">运动前健康筛查</th></tr>
<tr><td rowspan="5">临床情况</td><td colspan="3">身高:175 cm　体重:70 kg　BMI:22.9 kg/m^2</td></tr>
<tr><td colspan="3">慢性疾病史:高血压(控制良好)</td></tr>
<tr><td colspan="3">血液指标　血红蛋白:100 g/L
中性粒细胞计数:3.0×10^9/L,无感染、发热
血小板计数:170×10^9/L</td></tr>
<tr><td colspan="3">骨髓浸润和骨质破坏:无</td></tr>
<tr><td colspan="3">并发症:轻度药物性肝损</td></tr>
<tr><th colspan="4">体适能测试</th></tr>
<tr><td>心肺耐力</td><td colspan="3">VO_2max 12.5 mL/(kg · min)</td></tr>
<tr><td>6 min 步行距离</td><td colspan="3">360 m</td></tr>
<tr><td>肌肉力量</td><td colspan="3">握力:2 分</td></tr>
<tr><td>平衡能力</td><td colspan="3">5 次坐站测试:8 s</td></tr>
<tr><th colspan="4">运动方案</th></tr>
<tr><td colspan="4">运动计划</td></tr>
<tr><td>第 1 周</td><td colspan="3">有氧运动:快走 20 min,每周 3 次
神经肌肉运动:太极拳、八段锦等 20 min,每周 3 次
拉伸运动:有氧运动或神经肌肉运动后均进行 15 min 拉伸</td></tr>
<tr><td>第 2 周</td><td colspan="3">有氧运动:骑自行车或快走 25 min,每周 3～4 次
神经肌肉运动:太极拳、八段锦等 20 min,每周 3～4 次
拉伸运动:运动后 15 min 拉伸</td></tr>
<tr><td>第 3 周</td><td colspan="3">有氧运动:慢跑 20 min,每周 3～4 次
神经肌肉运动:太极拳、八段锦等 30 min,每周 3 次
拉伸运动:有氧运动或力量训练后均进行 15 min 拉伸</td></tr>
<tr><td>第 4 周</td><td colspan="3">有氧运动:慢跑 25 min,每周 3～4 次
神经肌肉运动:太极拳、八段锦等 30 min,每周 3～4 次
拉伸运动:有氧运动或力量训练后均进行 15 min 拉伸</td></tr>
</table>

（续表）

运动方式	
有氧运动	快走、慢跑、骑自行车等
神经肌肉运动	太极拳、八段锦等
拉伸运动	有氧运动或力量训练后拉伸
注意事项	做好运动前后的拉伸；运动时间为下午或晚餐后休息 1 h 后再运动；从快走开始循序渐进
医生	签字：
日期	年　月　日

（王晓蕊　王小钦）

第四节

多发性骨髓瘤

一、多发性骨髓瘤概述

多发性骨髓瘤（multiple myeloma，MM）是一种浆细胞恶性增殖性疾病，由克隆性浆细胞过度增殖所引起，特征是骨髓被恶性浆细胞取代，骨质破坏和单克隆免疫球蛋白（M 蛋白）大量生成。MM 病因不明，发病机制复杂，遗传学不稳定，临床表现多样。发病率逐年增加，在欧美国家发病率为（2～5）/10 万，约占所有恶性肿瘤的 1%。MM 在血液系统肿瘤中占 10%～15%，已超过急性白血病，仅次于非霍奇金淋巴瘤，位于第 2 位；生存期差别较大；治疗方式以化疗为主，迄今为止无法治愈。

》【临床表现和体征】

多数 MM 患者起病隐匿，表现主要与骨髓瘤细胞增生和 M 蛋白血症有关。骨质破坏很常见，一般累及脊柱、头颅、骨盆、肋骨和长骨近端。骨痛为主要症状，早期较轻，可为游走性或间歇性；后期较剧烈，活动、负重时加重，休息后减轻。骨骼破坏处易引起病理性骨折，常见胸腰椎压缩性骨折和肋骨骨折。

贫血的发生与骨髓瘤细胞浸润抑制造血、肾功能不全等相关，多为轻、中度贫血。急性细菌感染可为 MM 首发表现、治疗并发症和主要死因，肺炎最多见，其次为尿路感染和败血症，常较顽固而不易控制。肾脏损害可为首发症状，如蛋白尿、血尿、管型尿和急、慢性肾衰竭，并成为仅次于感染的第二大死因。鼻出血、牙龈出血和皮肤紫癜多见，与血小板功能低下、凝血障碍和浸润血管壁有关。

部分患者有高黏滞血症。表现为头昏、目眩、耳鸣、眼花、手足麻木，严重者发生突然意识障碍、充血性心力衰竭、呼吸困难。血清中大量M蛋白是高黏滞综合征的主要原因，常见M蛋白为IgG、IgA两类。视网膜、脑、肾最易受累。

其他还有高尿酸血症和高钙血症、神经系统损害、淀粉样变性等表现。

【诊断标准和鉴别诊断】

1. 诊断标准 活动性MM的诊断标准需要同时符合下面2项。

(1) 骨髓克隆性浆细胞比例≥10%或组织活检证实存在(骨或髓外)浆细胞瘤。

(2) 存在以下任何1条骨髓瘤相关的靶器官损害表现或异常检测指标：①血清钙超过正常值上限0.25 mmol/L，或>2.75 mmol/L。②肌酐清除率<40 mL/min或血清肌酐>177 μmol/L。③血红蛋白(Hb)低于正常值下限20 g/L以上，或<100 g/L。④X线、CT或PET/CT检查显示1处或多处溶骨性骨骼损害。⑤骨髓克隆性浆细胞比例≥60%。⑥血清受累/非受累游离轻链(FLC)≥100(受累FLC须≥100 mg/L)。⑦MRI检出>1处局灶性骨骼损害(至少直径>5 mm)。

2. 鉴别诊断 MM须与反应性浆细胞增多症、意义未明的单克隆免疫球蛋白病、B细胞非霍奇金淋巴瘤(包括Waldenström巨球蛋白血症)、系统性淀粉样变性等出现M蛋白的疾病相鉴别。

【治疗和疗效标准】

活动性MM应及时化疗，化疗后尽量进行自体造血干细胞移植。根据免疫固定电泳和游离轻链的数量，可以把治疗效果分为：完全缓解(CR)、非常好的部分缓解(VGPR)、部分缓解(PR)、微小缓解、疾病稳定(SD)和进展(PD)。

二、运动与多发性骨髓瘤

约75%的MM患者有骨痛，可有半年以上的复发性、渐进性背痛史，早期无显著症状，后期疼痛剧烈，活动、负重时加重，伴有肌肉萎缩，关节僵硬。患者常有多发性骨质破坏、骨质缺损，特别是颅骨、四肢长骨，多表现为活动功能受限、疲乏虚弱、运动功能和生活质量显著下降。个性化的运动处方能有效缓解患者疲劳症状，改善运动能力、睡眠质量，减轻心理负担，提升患者生活质量。

【运动在MM防治中的作用】

规律运动对预防癌症起有效作用，其机制有纠正代谢异常，降低血浆胰岛素并增强胰岛素敏感性和糖代谢；具有抗炎作用，降低炎症因子如IL-6、IL-1β和TNF-α水平；影响性激素水平等。癌症及其相关治疗可引起睡眠质量低下，心肺功能下降，引起周围神经病变如平衡损伤、感觉功能障碍、认知功能下降、恶心、疼痛、心脏毒性等一系列不利影响。运动被证实可以改善疲劳，增强肌肉力量，提高生活质量，减轻患者焦虑情绪。运动在血液系统肿瘤预防和治疗中的作用虽研究较少，但长期结果表明血液系统肿瘤患者进行合适的运动干预是安全的、切实可行的。

多发性骨髓瘤骨病（myeloma bone disease，MBD）是MM患者的常见并发症，临床表现为高钙血症、病理性骨折、骨质疏松、溶骨性破坏等，发生率高，经济负担重，其发生与疾病本身和治疗副作用相关。输血、化疗药物、抗生素的使用和自体造血干细胞移植等导致患者缺乏体力活动，疲乏程度增加，肌肉萎缩，耐力下降，伴有慢性疼痛，生活质量低下。研究表明，一定强度的有氧运动可改善MM患者疲劳和睡眠质量，增强肌肉力量和氧储备，降低跌倒风险，改善活动能力，提高患者自信心和独立性，减轻焦虑、抑郁等负面情绪，提高生活质量。

此外，MBD易造成患者对运动的恐惧心理，在制订运动处方前应充分评估患者病情和骨折相关事件发生风险，结合物理和康复治疗，避免疾病加重。

》【运动适应证与禁忌证】

1. 适应证

（1）病情稳定，无感染，血常规等基本恢复正常：建议中性粒细胞＞1.0×10^9/L，无发热；Hb＞70 g/L；血小板计数＞30×10^9/L，无出血倾向。

（2）无严重骨质疏松、骨质破坏及病理性骨折。

2. 禁忌证

（1）化疗期间及化疗后骨髓抑制状态。粒细胞缺乏（中性粒细胞＜0.5×10^9/L）、严重贫血（Hb＜60 g/L）或有出血倾向，血小板计数＜20×10^9/L。有活动性出血时应绝对卧床休息。

（2）全身广泛骨质破坏，存在胸腰椎、肋骨、四肢长骨等病理性骨折。

（3）充血性心力衰竭、严重心律失常等。

（4）感染未受控制。

》【运动处方的评估与测试】

在MM健康相关体适能评估或制订运动处方之前，应当充分了解患者的病史、健康状况和运动禁忌证，尤其关注是否有病理性骨折、心功能不全、肾病综合征及髓外浸润表现，避免运动造成损伤，影响治疗效果。

1. 外周血检测

（1）Hb＞70 g/L者，可考虑低强度运动；＞90 g/L可以进行低到中等强度运动。

（2）白细胞和中性粒细胞：建议中性粒细胞＞1.0×10^9/L，无感染发热。

（3）血小板计数＜20×10^9/L并伴明显出血倾向的患者采取制动休息，禁止运动。血小板计数＞30×10^9/L可以进行低强度运动，＞50×10^9/L可以进行中等轻度运动。

2. 影像学检查　可通过CT、MRI、PET/CT等影像学手段进行全身骨检查及纵隔、肺、腹腔、盆腔脏器和淋巴结检查，确定是否有病理性骨折，以及评估骨折风险与髓外浸润情况。

3. 骨折风险评估

(1) 双能X线吸收法检测骨密度：诊断是否有骨质疏松，预测骨折风险。

(2) 骨折风险评估工具：结合患者性别、年龄、身高、体重和多种临床危险因素（既往脆性骨折史、父母髋部骨折史、应用肾上腺皮质激素史、吸烟及饮酒史、类风湿疾病史、继发性骨质疏松史），预测未来骨折风险。

(3) 全身低剂量CT、MRI、PET/CT等影像学手段：可用于骨折风险评估。

4. 疲劳程度评估　修订版Piper疲乏量表（RPFS），测试疲乏情感、行为和（或）严重程度、感觉、认知和（或）情绪，分值越高，疲乏症状越严重。还可用慢性疾病治疗功能评估-疲劳量表（FACIT-F）。

5. 生活质量评估　采用健康相关生活质量（FACT－G）量表。

6. 焦虑程度评估　采用焦虑自评量表（SAS）；抑郁程度采用抑郁自评量表（SDS）。

7. 骨痛评估　采用癌症治疗评估量表，如骨痛量表（FACT－BP）。

【运动测试】

1. 心肺耐力　采用功率自行车心肺运动测试或者6MWT测试。

2. 肌肉力量和耐力　采用握力、纵跳、仰卧卷腹、5次坐站测试等。

3. 平衡功能　采用闭眼单足站立测试。

4. 柔韧性　采用坐位体前屈、关节活动度测试。

三、多发性骨髓瘤运动处方的制订及实施

【运动处方的制订原则】

制订个性化MM运动处方要遵循以下5个基本原则。

1. 安全性　MM患者运动须严格遵循禁忌证，白细胞、血小板、血红蛋白低于安全范围时建议卧床静养，有病理性骨折、全身多处骨质破坏、肾衰竭、充血性心力衰竭等应停止运动。总体而言MM患者不适宜做剧烈的运动，应做一些强度较低的体育锻炼，且应充分评估骨折风险，最好在医生的指导下进行，避免疾病加重和并发症的发生。如脊柱压缩性骨折的患者应避免扭转、过度前屈动作，上肢骨折应避免推、拉和举重物活动。

2. 科学性　MM患者应以低强度运动为主，每周5～7 d，每次＜30 min，包括力量、灵活性、本体感受训练等。如患者有溶骨性破坏和其他合并症，应综合考虑病情，酌情调整运动强度和运动方式，避免造成运动损伤。

3. 个性化　因MM患者个体情况差异大，应根据患者是否有病理性骨折、骨折部位及肾脏损害等制订个性化运动处方。运动强度可根据患者每天健康状况的波动单独调节。

4. 阶段性　充分考虑患者疾病发展与治疗情况，住院化疗期间建议进行低强度床旁运动，如散步、拉伸等；化疗后达到缓解后可逐渐增加运动量，如无骨折破坏，可逐步增加

至中等强度有氧运动，增加机体耐力。适宜活动以不疲劳为宜，循序渐进，逐渐产生有利于机体的适应性反应。自体造血干细胞移植后1～3个月以低强度运动为主，3个月后可以进行中等强度运动；由于容易合并MBD，所以不推荐患者进行高强度运动。

5. 全面性　MM患者病情复杂，症状多样，须综合考虑患者年龄、合并症、基础疾病、家庭环境、社会支持等多方面因素，全面落实处方的同时定期监测评估，复查患者生理状态，及时调整或停止运动处方的实施。期间要观察患者自信心与情绪变化，以及是否出现焦虑、抑郁问题，注重人文关怀，提高运动参与率。

》【运动处方要素】

参考美国运动医学学会（ACSM）针对恶性肿瘤患者的运动指导，结合MM患者自身疾病特点，制订出以下运动处方（表3-9-6），主要针对无骨质破坏、化疗后缓解的患者。有骨质破坏者，只适宜散步等轻度运动。化疗间歇期血常规基本正常者，可以进行低到中等强度的运动。化疗期间在病房内可进行低强度活动，如关节放松活动、直腿抬高、卷腹、臀桥等；化疗后期可循序渐进，逐步增加活动强度。应根据病情严重程度，在多学科医生指导下制订安全、个性化的运动处方。

表3-9-6　MM患者运动处方

运动处方	有氧运动	力量运动	神经肌肉运动	柔韧性运动
运动频率	每周≥2次	每周≥2次	每周≥2次	每周≥2次，建议每天适度锻炼
运动强度	低强度（无骨质破坏者可逐渐增加至中等强度）	低强度（无骨质破坏者可进行中等强度）	低至中等强度	在可以忍受的情况下在关节活动范围内活动
运动时间	每周100～150 min低强度或75 min中等强度运动，或两者结合的等量运动	8～10个动作，每个动作重复8～12次，每次≥20 min	每次≥20 min	每个动作持续10～30 s，重复2～4次；每次≤10 min
运动类型	慢跑、快走、蹬车等节律性运动	用器械、弹力带及身体负重完成的局部到全身的力量运动	太极拳、瑜伽等中国传统运动项目	静力性、动力性及神经肌肉本体感受性拉伸运动

骨髓瘤患者在维持期治疗中建议以低强度运动为主，运动时长每次30～40 min，每周3～5 d。%VO_2max＜40%，%HRmax 40%～60%，自我感知运动强度为较轻，2.0～2.9 METs。适宜的运动项目有步行、自行车、太极拳、八段锦等。由于大部分骨髓瘤患者伴有骨病，在影像学检查中表现为不同程度的骨病变，易发生病理性骨折，因此骨髓瘤患者运动应多加防范骨相关事件发生，定期复查CT，避免劳累。

》【合并症人群的运动干预及注意事项】

MM合并症人群的运动干预及注意事项见表3-9-7。

表 3-9-7　MM 合并症人群的运动干预及注意事项

合并症	运动干预及注意事项
高钙血症	降低运动强度，严重者停止运动，控制高钙血症后逐渐恢复运动
肾功能不全	根据疾病的进展和严重程度，在医师指导下，适当调整运动负荷，以低强度运动为主，适度中等强度运动
贫血	Hb>90 g/L 者，可考虑轻至中等以上强度运动；Hb 60～90 g/L 者，可考虑低强度运动；Hb<60 g/L 者，以卧床休息为主
白细胞和血小板减少	严重减少时（中性粒细胞<0.5×10^9/L，血小板计数<20×10^9/L），以休息为主；轻度减少时，可以进行轻度运动
骨骼破坏	仅有颅骨骨质破坏的患者以低强度运动为主；胸腰椎压缩性骨折和肋骨等病理性骨折患者限制运动；全身多处骨质疏松患者轻度运动，防止骨折
周围神经病变	减轻肢体负重项目强度
高黏滞血症	建议低至中等强度活动，避免快速、大幅度、高难度运动，如投掷、倒立等
淀粉样变性	严重肝、脾大及严重水肿时卧床休息；如果有心脏累及，注意心功能，预防充血性心力衰竭、心律失常等，仅适宜轻度运动
髓外浸润	以低强度运动为主，密切监测病情，配合治疗
PICC 导管	避免游泳等形式的运动，防止感染，保护导管
服用来那度胺药物	轻或中等运动，预防血栓发生，不适宜绝对卧床

Hb：血红蛋白；PICC：外周中心静脉导管

》【运动期间的监控与安全防护】

MM 病情复杂，临床表现多样，迄今无法治愈。治疗方式以化疗为主，患者常表现出癌因性疲乏，身体机能下降，呼吸困难，健康相关生命质量指数（HRQoL）低。运动在整体治疗策略中应起到增强机体耐力、免疫力，改善患者焦虑、抑郁等不良情绪的积极作用，因此应在做好评估和防护的前提下参与体育活动。注意在贫血、出血、感染、严重虚弱情况下避免运动，根据患者自身情况有不适应时减轻活动强度，严重并发症时立刻停止，积极就医。在整个病程中，需要不断监测，观察病情变化，随时调整运动方式和强度。例如，疾病进展、出现骨质破坏，则要停止器械、拉伸运动，改为散步等安全的轻度运动。运动过程中监测患者生命体征，观察是否出现不利迹象，如胸痛、头晕、呼吸困难、血压下降等。注意环境卫生，选择通风清洁的场所，室内运动房间要定期消毒，防止交叉感染。运动期间除关注患者生理变化外，还应监测其心理状态，提高患者自我效能感，改善焦虑、抑郁等不良情绪。

》【运动处方效果评估】

（1）进行周期性运动耐力测试，重点评估步行耐力、肌肉力量和耐力。

（2）MM 患者常伴慢性骨痛，可通过询问患者自我感受和使用疼痛量表评估疼痛情况是否改善，评价运动处方效果。

(3) 使用焦虑抑郁量表(SCL－90)或医院焦虑抑郁量表(HAD)评估患者心理状态是否改善，也可通过SAS、SDS进行自评。

(4) 通过RPFS、FACIT－F评估运动处方对癌因性疲乏的改善效果。

》【运动处方案例】

案例　MM缓解后的运动处方

朱某某，男，60岁。诊断为MM。Durie-Salmon(DS)分期Ⅲ期B亚型。目前通过化疗达到CR状态，每月巩固化疗。无运动习惯，日常体力活动不足。体质测试结果：体重正常，心肺功能良好，肌肉力量较差，柔韧性差。

运动处方目标：增强心肺耐力，提高肌肉力量和耐力，改善运动能力；通过运动改善睡眠及疲劳感。

注意事项：每4周评估1次运动量，评估上肢、躯干、下肢的肌肉力量和耐力，以及步行能力。

运动处方			
基本信息			
姓名：朱某某	性别：男	年龄：60岁	电话：×××-××××-××××
临床诊断：MM(DS分期Ⅲ期B亚型)			
临床用药：具体不详			
体力活动水平	□规律运动(每周>3次或≥150 min、连续≥3个月的体育运动) ☑体力活动不足		
运动前健康筛查			
临床情况	身高：172 cm　体重：72 kg　BMI：24.3 kg/m^2		
	慢性疾病史：无		
	血液指标　白细胞计数：4.5×10^9/L　血红蛋白：120 g/L 血小板计数：250×10^9/L　血清钙：2.3 mmol/L		
	骨骼X线：颅骨溶骨性骨质破坏		
	肾功能：正常，肌酐清除率>40 mL/min		
体适能测试			
6 min步行距离	412 m		
肌肉力量	握力：2分		
平衡能力	5次坐站测试：5 s		

（续表）

运动方案	
运动计划	
第 1 周	有氧运动：慢走 30 min，每周 3～4 次 神经肌肉运动：每周 2 次，每次 20 min，与有氧运动隔日进行 拉伸运动：有氧运动或神经肌肉运动后均进行 15 min 拉伸
第 2 周	有氧运动：骑自行车或快走 30 min，每周 3～4 次 神经肌肉运动：每周 2 次，每次 20 min，与有氧运动隔日进行 拉伸运动：运动后 15 min 拉伸
第 3 周	有氧运动：慢跑 35 min，每周 3～4 次 神经肌肉运动：每周 2 次，每次 20 min，与有氧运动隔日进行 拉伸运动：有氧运动或神经肌肉运动后均进行 15 min 拉伸
第 4 周	有氧运动：慢跑 35 min，每周 3～4 次 神经肌肉运动：每周 2 次，每次 20 min，与有氧运动隔日进行 拉伸运动：有氧运动或神经肌肉运动后均进行 15 min 拉伸
运动方式	
有氧运动	快走、慢跑、骑自行车等
神经肌肉运动	太极拳、八段锦等
注意事项	做好运动前后的拉伸；运动时间为下午或晚餐后休息 1 h 后再运动；从快走开始循序渐进
医生	签字：
日期	年 月 日

（王晓蕊 王小钦）

本章主要参考文献

[1] 冯连世主编. 运动处方[M]. 北京：高等教育出版社，2020.

[2] 林果为，王吉耀，葛均波主编. 实用内科学[M]. 15 版. 北京：人民卫生出版社，2017.

[3] CAMPBELL K L, WINTERS-STONE K M, WISKEMANN J, et al. Exercise guidelines for cancer survivors: consensus statement from international multidisciplinary roundtable [J]. Med Sci Sports Exerc, 2019. 51(11):2375－2390.

[4] POWELL A W, ALSAIED T, NISS O, et al. Abnormal submaximal cardiopulmonary exercise parameters predict impaired peak exercise performance in sickle cell anemia patients [J]. Pediatr Blood Cancer, 2019,66(6):e27703.

[5] RASCH S, LUND T, ASMUSSEN J T, et al. Multiple myeloma associated bone disease [J]. Cancers (Basel), 2020,12(8):2113.

第十章　精神与心理疾病的运动处方

第一节

抑郁症和焦虑症

一、抑郁症和焦虑症概述

》【定义】

抑郁障碍(depressive disorder)是指各种原因引起的以显著而持久的心境低落为主要临床特征的一类心境障碍。抑郁发作的主要临床表现包括核心症状、心理症状群及其他相关症状。情绪低落、兴趣减退及快感缺失为最主要的核心症状,在核心症状的基础上还会伴有认知、行为或者躯体表现。部分患者可有注意力难以集中、反应迟钝、行为活动减少等。患者表现出的心境低落往往与其处境不相称,终日郁郁寡欢,程度严重者则感到痛不欲生、度日如年,甚至发生抑郁性木僵;部分患者会出现明显的焦虑和躯体症状,包括头痛等躯体任何部位的疼痛,心慌、胸闷、恶心、视物模糊,严重者可以出现幻觉、妄想等精神病性症状。部分患者存在自伤、自杀行为,甚至因此死亡。恶劣心境是慢性抑郁障碍中最常见的一种,在慢性疾病患者中更常见。抑郁症(depressive disorder)是抑郁障碍最常见的类型,表现为单次发作或反复发作,具有较高的复发风险。发作期存在明显的认知、情感及躯体症状,通常所说的抑郁症包括抑郁发作和复发性抑郁障碍。

焦虑障碍(anxiety disorder)是一组以过分恐惧、忧虑和相关的行为异常为主要表现的精神障碍。焦虑症属于一种神经疾病,伴有自主神经系统症状和运动性不安。焦虑症发作常可伴有失眠、早醒、恐惧、害怕、忧虑、头晕、胸闷、尿频、尿急、全身发抖、月经不调、烦躁、坐卧不安,害怕某些特定的环境等症状表现。患者的焦虑情绪并非由于实际的威胁所导致，主要因其紧张、恐惧的程度与现实处境不相适，且患者为此感觉痛苦，自知力仍存在。焦虑症通常持续6个月或以上，表现为过度的担忧、恐惧、紧张并伴有疲劳、易怒、睡眠和饮食障碍等，在女性中更为常见。

》【流行病学调查】

Andrade等的一项调查报告显示，不同国家和地区的抑郁障碍患病率有较大差异，通过采用世界卫生组织（WHO）复合式国际诊断访谈（CIDI）调查了来自10个国家（包括美洲、欧洲和亚洲）的37 000名成人，发现大多数国家抑郁障碍的终身患病率为8%～12%，且不同国家及不同地域之间的差异十分显著，其中美国为16.9%，日本仅为3%左右。在我国，抑郁症的患病率为2.1%，是在精神疾病中最普遍、致死率最高的疾病之一，每年约有20万人因抑郁症自杀。根据WHO的调查显示，到目前为止全球有3.5亿人患抑郁症，每年自杀死亡人数高达100万，且患病率逐年上升，呈现低龄化、高死亡率的特征。抑郁症已成为全球性公共卫生问题。根据2001—2005年对我国4个省市进行的流行病学调查资料显示，抑郁症的月患病率为2.06%。2013—2015年的流行病学调查研究结果显示，我国抑郁症终身患病率为3.4%，抑郁障碍患病率高、疾病负担重，但其治疗率低，在许多国家仅有不到10%的患者接受了有效治疗。

目前焦虑症全球患病率为7.3%～28.0%，在我国其终身患病率为7.6%，WHO将焦虑症列为全球残疾的第六大因素。而且随着生活压力的增加，焦虑症的患病率还在不断攀升，严重影响患者的躯体、心理及社会功能，增加了全社会的疾病总负担。

》【临床表现】

1. 抑郁症的临床表现　抑郁发作的主要临床表现包括以情绪低落、兴趣减退、快感缺失为主的核心症状，在此基础上常还伴有其他认知、躯体及行为表现，例如注意力不集中、睡眠障碍、行为活动减少等。

2. 焦虑症的临床表现

（1）惊恐发作：是一类急性严重焦虑发作，患者在发作时常有明显的心血管和呼吸系统症状，如胸闷、气短、头晕、出汗、四肢发麻、震颤、胃肠不适等，严重时有濒死感或情绪失控、发疯或死亡。发作时意识清晰，有时候能回忆发作的经过，患者可同时伴有抑郁症状。

（2）广泛性焦虑：表现为无明确对象和具体内容的焦虑和紧张不安（自由浮动式焦虑），或对现实生活中的某些问题过分担心和烦恼；常伴有自主神经症状，如呼吸急促、面部潮红或苍白；常伴有失眠、注意力集中困难；运动性不安，表现出坐立难安、紧张、搓手顿足等。

3. 抑郁和焦虑的重叠　早在1990年就有研究表明，几乎所有抑郁患者特别是达到障碍程度的患者，都会有焦虑。该研究结果在2002年再一次被证明，但不是每一个焦虑症患者都有抑郁。

抑郁和焦虑特有或共有的症状如下。

(1) 纯粹的焦虑症状：不安、紧张、急躁、颤抖、过度担忧、梦魇等。

(2) 纯粹的抑郁症状：无助、兴趣的丧失、乐趣的缺乏、自杀的想法等。

(3) 两者共有的症状：总是往最坏的方向考虑事情、担忧、注意力难以集中、易激惹、高警戒状态、睡眠不佳、哭泣、罪恶感、疲劳、记忆力差、失眠、价值空虚感、绝望等。

》【诊断标准】

目前我国使用的抑郁发作和焦虑障碍的诊断标准有美国《精神障碍诊断统计手册》第4版(DSM-4)和第5版(DSM-5)、WHO制定的《国际疾病与分类》第9次(ICD-9)和第10次(ICD-10)修订版，以及《中国精神障碍分类与诊断标准(第3版)》(CCMD-3)。

1. DSM-5抑郁发作诊断标准

(1) 在同一个2周时期内，出现5个以上的下列症状，表现出与先前功能相比不同的变化，其中至少1项是心境抑郁或丧失兴趣和愉快感(注：不包括那些能够明确归因于其他躯体疾病的症状)。

1) 几乎每天大部分时间都心境抑郁，既可以是主观的报告(如感到悲伤、空虚、无望)，也可以是他人的观察(如流泪)(注：儿童和青少年可能表现为心境易激惹)。

2) 几乎每天或每天的大部分时间，对于所有或几乎所有活动的兴趣或乐趣都明显减少(既可以是主观体验，也可以是他人观察所见)。

3) 在未节食的情况下，体重明显减轻，或体重增加(如1个月内体重变化超过原体重的5%)，或几乎每天食欲都减退或增加(注：儿童则可表现为未达到应增体重)。

4) 几乎每天都失眠或睡眠过多。

5) 几乎每天都精神运动兴奋或抑制(由他人观察所见，而不仅仅是主观体验到的坐立不安或迟钝)。

6) 几乎每天都疲劳或精力不足。

7) 几乎每天都感到自己毫无价值，或过分、不恰当地感到内疚(可以达到妄想的程度，并不仅仅是因为患病而自责或内疚)。

8) 几乎每天都存在思考或注意力集中的能力减退或犹豫不决(既可以是主观体验，也可以是他人观察所见)。

9) 反复出现死亡的想法(而不仅仅是恐惧死亡)，反复出现没有特定计划的自杀意念，或有某种自杀未遂，或有某种实施自杀的特定计划。

(2) 这些症状引起有临床意义上的痛苦，或导致社交、职业或其他重要功能方面的损害。

(3) 这些症状不能归因于某种物质的生理效应或其他躯体疾病。

(4) 这种抑郁症发作的出现不能用分裂情感障碍、精神分裂症、精神分裂症样障碍、妄想障碍或其他特定的或未特定的精神分裂症谱系以及其他精神病性障碍更好地解释。

(5) 从无狂躁发作，或轻狂躁发作。

2. ICD－10 抑郁发作诊断标准

(1) 症状标准

症状 1：①心境低落；②兴趣和愉快感丧失；③劳累感增加和活动减少的精力降低(稍做事情即感到明显的倦怠)。

症状 2：①集中注意力的能力降低；②自我评价和自信降低；③自罪观念和无价值感(即使在轻度发作中也有)；④认为前途暗淡悲观；⑤睡眠障碍；⑥食欲下降。

(2) 严重程度

1) 轻度：至少具备症状 1 和症状 2 中各 2 项。

2) 中度：至少具备症状 1 的 2 项和症状 2 中的 3 项(最好 4 项)。

3) 重度：至少具备症状 1 中的所有 3 项和至少症状 2 中的 4 项。

4) 判断标准：①发作需要持续至少 2 周；②患者既往生活中，不存在足以符合轻躁狂或狂躁发作标准的轻躁狂或躁狂发作；③患者的工作、社交和生活功能受到影响；④不是由精神活性物质或器质性精神障碍所致。

3. 焦虑障碍的 CCMD－3 诊断标准

(1) 惊恐障碍

1) 症状标准：①符合神经症的诊断标准；②惊恐发作需符合以下 4 项：a. 发作无明显诱因、无相关的特定情境，以致发作不可预测；b. 在发作间歇期，除害怕再发作外，无明显症状；c. 发作时表现强烈的恐惧、焦虑及明显的自主神经症状，并常有人格解体、现实解体、濒死恐惧或失控感等痛苦体验；d. 发作突然开始，迅速达到高峰，发作时意识清醒，事后能回忆。

2) 严重标准：患者因难以忍受又无法解脱而感到痛苦。

3) 病程标准：在 1 个月内至少有 3 次惊恐发作，或在首次发作后继发害怕再发作的焦虑持续 1 个月。

4) 排除标准：排除其他精神障碍，如恐惧症、抑郁症，或躯体形式障碍等继发的惊恐发作；排除躯体疾病，如癫痫、心脏病发作、甲状腺功能亢进症或自发性低血糖等。

(2) 广泛性焦虑

1) 症状标准：①符合神经症的诊断标准；②以持续的原发性焦虑症状为主并符合下列 2 项：a. 经常或持续的无明确对象和固定内容的恐惧或提心吊胆；b. 伴自主神经症状或运动性不安。

2) 严重标准：社会功能受损，患者因难以忍受又无法摆脱而感到痛苦。

3) 病程标准：符合症状标准至少 6 个月。

4) 排除标准：①排除甲状腺功能亢进症、高血压病、冠心病等躯体疾病的继发性焦虑；②排除兴奋性药物过量、催眠镇静药物或抗焦虑药的戒断反应，强迫症、恐惧症、疑病症、神经衰弱、躁狂症、抑郁症或分裂症等伴发的焦虑。

二、运动与抑郁症和焦虑症

》【生物学机制】

1. 激素调节　抑郁症患者血浆中的去甲肾上腺素浓度及5-羟色胺浓度显著低于健康人群。运动过程中，去甲肾上腺素和5-羟色胺在血浆中的浓度有所升高，从而调节应激反应，提高身体应对压力的能力，缓解精神紧张，给情绪状态带来积极的转变。

运动过程中，内源性阿片肽的浓度显著增加，可产生欣快感，增加对疼痛的耐受力，可以改变食欲，降低焦虑、紧张的情绪，因此能够很好地缓解抑郁症状。

运动过程中肾上腺素的代谢增加使储存在肝、脾等脏器中的血液大量进入循环中，使脑组织、心肌组织等重要脏器的血液灌注良好，营养供应充沛，从而有利于缓解焦虑情绪。

2. 免疫调节　神经免疫功能与抑郁症的发生有很大关系，精神压力可导致炎症因子释放，激活外周免疫功能从而导致免疫功能紊乱，炎症的增加会引起行为改变，其中包括抑郁症状。通过运动干预，可以对与抑郁症有关的细胞因子起到调节作用。免疫抑制剂类药物如西罗莫司、干扰素等，可对抑郁症状起到缓解作用。

3. 大脑可塑性的改变　神经营养因子是神经可塑性的标志物，参与大脑的可塑性调节和认知功能的改变。运动可以明显提高中枢神经及外周神经系统脑源性神经营养因子的表达水平，从而起到抗抑郁作用。运动还可重建大脑神经网络，并可激活相关脑区域的功能，促进适应性行为变化。

》【心理学机制】

1. 运动能有效缓解抑郁症患者的认知症状　当患者在认知激活的初始阶段发现运动的益处时，会增加他们的运动动机，激活相关脑区域的功能，参与重建大脑结构，促进适应性行为发生变化，进而可改善注意力、工作记忆、语言流畅性、视觉空间能力和执行功能。

2. 运动可改善情绪状况　运动不仅能够促进新陈代谢，并可疏泄负性情绪，缓解抑郁症状。患者在运动过程中，可将注意力从负性情绪中转移，减少不愉快情绪的体验，逐步减轻不良情绪的影响，进而改善心境低落、快感缺失与兴趣减退等核心症状。运动可以在获得正反馈后增强自我价值感和自尊心，增强自我效能感、自信心，提高睡眠质量和生活满意度。

》【不同运动方式的影响】

1. 有氧运动　研究表明，有氧运动具有良好的抗抑郁作用，可以增加单胺类神经递质的产生，增加5-羟色胺和去甲肾上腺素，降低皮质醇水平，增加内啡肽的分泌，激活大脑中神经营养因子，从而减轻抑郁症状。总体来讲，中高强度有氧运动的抗抑郁效果优于低强度有氧运动，长期坚持也要比短期更有效。由于运动形式、个体差异及评价方法不同，不同类型的个体需区别对待。

2. *力量运动*　力量运动在传统运动处方中，主要用于运动系统、神经系统等肌肉、神经麻痹或关节功能障碍的患者，以恢复肌肉力量和肢体活动功能为主。定期进行力量训练不仅可以提高肌肉力量、耐力与爆发力，增强关节的柔韧性，改善身体组成成分，也改善血糖水平和胰岛素敏感性，降低血压，减少心血管疾病危险因素；还可增加骨量与骨强度，有效缓解骨质流失。力量运动与有氧运动皆可影响神经递质的分泌，促进新陈代谢，减轻不良情绪，显著改善抑郁症的症状。

3. *身心运动*　瑜伽、太极拳等身心运动通过缓慢的肌肉运动，配合深呼吸或冥想的方式促使身体心理与外部环境的整合，缓解抑郁情绪，改善机体的健康状况。进行瑜伽练习可以促进大脑中的抑制性神经递质 4-氨基丁酸的分泌，在大脑皮质、海马、丘脑、基底节和小脑中起重要的调节作用，并对机体的多种功能有改善作用。身心运动的抗抑郁效果明显优于常规护理、放松训练。太极拳可通过有节奏的运动改善已缺失的神经肌肉功能，从心理和生理方面缓解抑郁症状。

三、抑郁症和焦虑症运动处方的制订及实施

》【运动处方的评估与测试】

1. *医学检查*　包括疾病史、症状、体征、心率、血压、用药史、过敏史、家族史、运动史及运动习惯。

2. *实验室筛查*　包括血常规、尿常规、血脂及血糖。

3. *体适能测评及运动能力评估测试*　包括心肺耐力检查、体重指数（或体脂率）、主要肌群的力量和等级、身体柔韧性测试评价等。

4. *相关风险评估*　包括筛查不适宜运动的绝对禁忌证及相对禁忌证。同时患有轻、中度高血压并伴有心血管疾病危险因素者（如冠心病、心力衰竭、脑卒中），或有自杀倾向者，应在医生指导下运动，并观察运动中各种指标的变化，再确定运动方案。开始运动时应缓慢进行，与患者沟通后，再逐步增加运动强度。

》【康复目标的确立】

制订运动处方时，康复目标的确立有重要的指导作用，需要与患者沟通近期目标与远期目标。

1. *近期目标*　近期目标是指目前进行康复的具体目的与任务，是制订运动处方时选择运动项目与制订方案的依据。在康复的不同阶段需根据患者的实际情况进行调整并与患者进行可行性沟通。例如，针对早醒患者，可通过进行每天 30 min 的运动后，延长睡眠时间 30 min。

2. *远期目标*　根据对患者的评估结果及预期，结合患者的康复期待，最终实现治疗目标。如恢复正常生活能力并回归家庭，恢复工作能力并回归社会等。

》【运动处方的制订原则】

1. 个体化原则　制订运动处方前应充分了解患者各项指标及体适能测试的评估结果，综合判断其健康状况，再根据治疗目标，有针对性地为患者量身制订。

2. 自觉自愿原则　运动处方的具体内容需要与患者充分沟通，征得患者同意。在实施过程中帮助患者建立信心，避免不适宜性和不良情绪。

3. 安全有效原则　安全是制订运动处方的前提，可循序渐进地提高身体机能并改善症状，以较短的时间、适宜的运动负荷获得最佳效果，并增加体适能，达到治疗疾病的目的。同时应避免运动伤病的发生率。

》【运动处方要素】

1. 运动方式　运动方式是指所采用的运动形式，包括有氧运动、力量运动、柔韧性与平衡性运动等。抑郁障碍常使用的有氧运动方式为步行、球类运动、慢跑、跳绳、骑自行车与游泳。力量运动方式为结合器械的抗阻运动及哑铃、弹力带辅助运动等。柔韧性与平衡性运动中，近年来舞蹈、太极拳与瑜伽的运动处方也开始使用。上述运动方式与心理治疗及药物治疗结合效果更佳。

2. 运动时间　研究显示，每天锻炼 60 min 以上可有效降低抑郁风险。在有氧运动中，美国运动医学学会（ACSM）推荐的健康成人适用的有氧运动时间为：①每天至少应累计进行 30 min（每周≥150 min）的中等强度运动；②每天至少应进行 20 min（每周≥75 min）的较高强度运动或中等强度与较高强度结合的运动。

长期运动处方的效果优于短期运动处方，研究表明在第 8～10 周效果较为突出。推荐使用长期运动处方，至少 9 周以上，每周 3～4 d，运动时间持续 60 min 的有氧运动。

3. 运动频率　ACSM 为健康成人推荐的运动频率：每周进行 5 d 中等强度有氧运动，或每周至少进行 3 d 较大强度有氧运动，或每周进行 3～5 d 中等和较大强度的结合运动。

研究指出，运动频率为每周 3～4 d、为期 9 周的有氧运动，可以有效降低患抑郁症的风险。高运动频率对症状的改善优于低运动频率。通常有氧运动处方的运动频率略高于抗阻运动。在制订运动处方时，推荐选用较高的运动频率，并针对具体需要解决的症状，采取循序渐进的运动方式。

4. 运动强度　根据 ACSM 推荐的有氧运动强度：①健康成人需进行中等（40%～60%HRR 或 VO_2R）或较大（60%～90%HRR 或 VO_2R）强度的有氧运动；②推荐体适能较差的患者进行较低强度（30%～40%HRR 或 VO_2R）或中等强度（40%～60%HRR 或 VO_2R）的有氧运动。

推荐使用中等强度或中高强度的运动处方。虽然高强度有氧运动效果优于低强度有氧运动，但不宜坚持，目前低强度运动效果有待更多探究。也可选择高强度运动与中强度运动结合的运动处方，在这个过程中需要根据适用的患者群体、运动的完成情况及可持续性等因人而异。

》【运动注意事项】

1. 有氧运动的注意事项　包括：①注意运动的禁忌证；②当出现运动中应停止的体征时及时停止；③注意监测各项运动指标；④与患者充分沟通，明确运动康复的目的，不应引起患者严重不良情绪。

2. 力量运动的注意事项　包括：①力量练习前应做充分的准备活动；②力量练习时不应引起患者严重的不良情绪及疼痛；③运动时保持正确体式，以免受伤；④有较严重疾病的患者需在医师监督下进行；⑤定时检修器械以确保安全。

3. 身心运动的注意事项　包括：①运动的难度与幅度需量力而行；②时刻观察患者的情绪状态；③注意使用正确的呼吸方式与频率。

》【运动中的监督】

为确保运动处方实施的安全性，在运动过程中需进行必要的监督。健康状况良好的患者可在自我监督的情况下运动；重症期患者及患有心血管系统疾病、呼吸系统疾病、慢性疾病、临床症状不稳定的患者需要在医务人员监督下运动。

1. 自我监督　适用于健康素质良好的患者，运动过程中需观察自己的健康状态及身体机能状态，包括：主观感觉（运动心情、排汗量、是否有不良感觉等）与客观指标（呼吸频率、脉搏、心率等），必要时可佩戴智能穿戴设备。

2. 医务监督　重症期患者及较严重疾病患者在运动过程中需遵医嘱，在医务人员监督下运动，并进行指标动态监测。

》【运动处方的调整】

在实施运动处方过程中，需要根据患者的适应情况及症状的改善情况对处方进行实时调整。

1. 观测期　运动处方在最初的实施阶段需设定一段时间的观测期，便于患者适应，通过监测指标来确定患者的接受度与耐受情况。

2. 调整期　根据患者的实际实施情况对运动处方的内容进行1次或多次调整，并继续观测患者的主观与客观指标，直至达到患者可适应状态。

3. 固定期　本阶段运动处方相对固定，也可进行处方的微调，以达到患者的最佳运动状态。

》【运动处方案例】

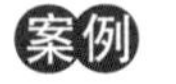案例　抑郁/焦虑症的运动处方

王某某，女，58岁。首次诊断为右额叶低级别胶质瘤，并接受手术切除治疗。因复发接受再次切除，放疗后转化为Ⅲ级间变性少突胶质细胞瘤。在肿瘤恢复期经医院焦虑和抑郁量表（HADS）诊断为焦虑及抑郁状态，症状较重。有心理治疗史。

运动处方目标：①培养运动习惯，增加日常运动时间；②提高心肺耐力和综合身体素质，改善体成分；③改善焦虑、抑郁症状。

注意事项：从低运动强度开始，根据身体适应情况逐步增加到中等运动强度，调整运动方式，每3周重新评估运动处方的执行情况，定期评估焦虑、抑郁症状的变化。

<table>
<tr><th colspan="4">运动处方</th></tr>
<tr><th colspan="4">基本信息</th></tr>
<tr><td>姓名：王某某</td><td>性别：女</td><td>年龄：58 岁</td><td>电话：×××-××××-××××</td></tr>
<tr><td colspan="4">临床诊断：胶质瘤术后抑郁/焦虑症</td></tr>
<tr><td colspan="4">临床用药：甲状腺素、拉莫三嗪、舍曲林、钙片和拉坦前列素（具体不详）</td></tr>
<tr><th colspan="4">运动前健康筛查</th></tr>
<tr><td>体力活动水平</td><td colspan="3">规律运动（每周＞3 次或每周≥150 min、连续＞3 个月的体育运动）
☑体力活动不足</td></tr>
<tr><td rowspan="4">临床情况</td><td colspan="3">身高：163 cm　体重：66.4 kg　BMI：25.0 kg/m²　体脂率：37.94％</td></tr>
<tr><td colspan="3">血液指标：正常</td></tr>
<tr><td colspan="3">血压：126/76 mmHg　心率：65 次/分</td></tr>
<tr><td colspan="3">吸烟：□是　☑否　□已经戒烟</td></tr>
<tr><th colspan="4">体适能测试</th></tr>
<tr><td>最大摄氧量</td><td colspan="3">20 mL/(kg・min)，6.1 METs</td></tr>
<tr><td>6 min 步行距离</td><td colspan="3">450 m</td></tr>
<tr><td>肌肉力量</td><td colspan="3">握力：2 分</td></tr>
<tr><td>柔韧性</td><td colspan="3">坐位体前屈：2 分</td></tr>
<tr><td>平衡能力</td><td colspan="3">闭眼单足站立：4 s</td></tr>
<tr><th colspan="4">运动方案</th></tr>
<tr><td rowspan="6">有氧运动</td><td colspan="3">方式：健步走</td></tr>
<tr><td colspan="3">频率：每周≥3 次</td></tr>
<tr><td colspan="3">强度：中等强度（60％～75％ HRmax）</td></tr>
<tr><td colspan="3">时间：每次 30～60 min</td></tr>
<tr><td colspan="3">每周运动量：150 min</td></tr>
<tr><td colspan="3">注意事项：无</td></tr>
<tr><td rowspan="2">力量运动</td><td colspan="3">方式：胸压、腿压、侧下拉、膝关节伸展、膝关节屈曲、坐排、侧肩抬高、向上加强和二头肌弯曲等</td></tr>
<tr><td colspan="3">频率：每周 1～2 次</td></tr>
</table>

（续表）

	强度：中等强度(50%～70% 1RM)
	时间：每次 15～30 min
	每周运动量：30～60 min
	注意事项：运动时不要憋气，餐后及下午进行运动
柔韧性运动	方式：舞蹈、瑜伽
	频率：每周 5～7 d
	强度：低强度
	时间：每次 10～30 min
	每周运动量：不限
	注意事项：上述运动方式与心理治疗及药物治疗结合效果更佳
医生	签字：
日期	年　　月　　日

（张晓颖）

第二节　精神分裂症

一、精神分裂症概述

精神分裂症是一组病因未明的严重精神障碍性疾病之一，多起病于青壮年，具有认知、思维、情感、行为等多方面精神活动的显著异常，并导致明显的职业和社会功能损害。精神分裂症属于临床常见精神疾病，病程长，治疗难度大，对患者的生理、心理健康均存在严重威胁。运动已作为精神分裂症有效的主要辅助治疗手段，能够有效地改善患者的阳性和阴性症状以及增强个体体适能，在长期的精神分裂症治疗和康复中发挥着重要的作用。

我国 1993 年全国流行病学调查资料显示，精神分裂症的终身患病率为 6.55‰，与 1982 年流行病学调查结果 5.69‰相比差别不大。在确诊精神病的患者中大多数为精神分裂症患者。精神分裂症患者合并物质滥用的终身患病率为 30%～50%，为普通人群的 3 倍。

》【临床表现】

大多数精神分裂症患者初次发病年龄在青春期至30岁，起病多隐匿，急性起病者较少。精神分裂症的临床表现错综复杂，除意识障碍、智力障碍不常见外，可出现各种精神症状。

精神分裂症的特征性一级症状有评论性幻听、争论或议论性幻听、思维化声（也称为思维鸣响）、思维被广播、思维被夺、思维插入及被动体验。但这些不是精神分裂症独有的症状，所以需要与许多情感性精神障碍或器质性精神障碍相关症状区别开来。此外，最常见的阳性症状包括妄想、联想散漫、幻觉行为、兴奋、夸大、猜疑/被害及敌对性；阴性症状包括情感迟钝、情感退缩、情感交流障碍、被动/淡漠社会退缩、抽象思维障碍、交流缺乏自主性和流畅性及刻板思维。

DSM-5描述精神分裂症主要存在妄想、幻觉、言语紊乱、行为运动紊乱、阴性症状等精神病性症状。精神分裂症也可分为两个阶段，最常见的前驱期症状表现包括：①情绪改变，焦虑、抑郁、情绪不稳定、易激惹等；②认知功能改变，古怪或异常的观念，生活、学习、工作能力下降等；③感知改变，对自我和外界的感知改变；④行为改变，敏感多疑、社会活动退缩、兴趣下降或丧失；⑤躯体症状，多种躯体不适感，如头痛、睡眠和食欲改变、乏力等。

由于这种变化较缓慢，可能持续数月甚至数年，或者由于这些变化不明显，未给予特别的关注和干预，多是在回溯病史时才发现。

精神症状表现包括：①最突出的感知觉障碍是幻觉，以言语性幻听最为常见。②思维障碍是最主要、最本质的症状，临床表现往往多种多样，因此导致患者认知、情感、意志和行为等精神活动的不协调与脱离现实，即所谓"精神分裂症"。③情感障碍在精神分裂症中的发生率极高，主要表现为情感淡漠及不协调。抑郁、焦虑、恐惧等负面情感在精神分裂症患者中也不少见，有时因这些症状导致诊断困难。④精神分裂症常见意志减退和缺乏。患者的活动减少，缺乏主动性，行为变得孤僻、懒散、被动、退缩，有些患者甚至连续数小时不语不动。⑤其他精神症状，如自知力障碍、人格缺陷、强迫症状及生物学症状。

》【诊断标准】

目前我国使用精神分裂症的诊断标准有DSM-4和-5、ICH-9和-10及CCMD-3。在诊断标准的症状存在的时间要求中，ICD-10、CCMD-3规定1个月，DSM-4则是6个月。

》【鉴别诊断】

精神分裂症诊断可分为典型精神分裂症，不典型、不明确精神分裂症，以及处于疾病的早期精神症状尚未充分发展阶段。多种精神障碍的症状均可以在精神分裂症的不同阶段、不同类型中表现，所以，在诊断精神分裂症时必须考虑与强迫症、抑郁发作、躁狂发作、创伤后应急障碍、妄想障碍、精神活性物质所致精神障碍、躯体疾病所致精神障碍、脑器质性精神障碍及人格障碍等疾病相鉴别。

二、运动与精神分裂症

美国运动医学学会（ACSM）、美国疾病控制和预防中心（CDC）建议每个成人最好进行每周多天（最好是7d）、每天≥30 min的中等强度体力活动以获得健康收益。国内外大量文献得出结论，任何形式的运动，包括有氧运动、力量运动、混合运动及日常身体活动在精神分裂症的治疗中作为辅助或主要的治疗手段都获得明显的效果，因而在精神分裂症治疗中加入运动处方非常有必要。

》【运动对精神分裂症的主要影响】

运动已被提议作为精神分裂症辅助或主要的治疗选择，也被证实可以改善精神分裂症患者的积极和消极症状、生活质量、认知和海马可塑性，并增加其大脑中的海马体积。也有研究表明，运动可以减少精神分裂症负面症状，如肥胖等。据文献报道，慢性精神分裂症用运动治疗3个月后，参与研究的患者的意志力明显提高，思维贫乏和治疗依从性明显改善，被动、消极及敌对情绪明显减弱。也有文献提及运动治疗可以提高患者的积极性，消除患者的行为退缩等精神症状，消除抑郁、焦虑情绪和冲动暴力行为。

运动治疗对人体的影响主要表现在两方面，即对身体和精神方面的影响，具体如下。

1. *对身体方面的影响*　包括：①提高心肺功能的储备量；②增加肌肉的收缩力，从而提升个体的体适能；③塑造体型，减少肥胖；④预防高糖、高脂及代谢综合征等。

2. *对精神方面的影响*　包括：①运动消除患者的抑郁、焦虑等不良情绪。有氧运动时大脑产生特定的生化反应，脑组织的内啡肽合成增加。内啡肽有“天然止痛药”之称，使人心情轻松愉悦，克服畏难情绪。②运动能缓解由于应激、紧张情绪所导致的精神疾病复发。③运动提高患者的意志力，帮助患者树立信心和克服困难的决心，锻炼患者的意志力。④减少精神病患者的冲动暴力行为。⑤改善患者的退缩行为、孤独感和自卑。

》【运动治疗精神分裂症的机制】

精神分裂症病情严重者可能出现自杀、自残、情绪失控等严重后果，严重威胁患者的生命健康和生活质量。运动作为非药物治疗，可转移患者的注意力，减轻病态体验，将其情绪调节至最佳状态，进而提高其生活质量，最终促进社会功能的恢复。通过运动可以很大程度消除精神分裂症患者的不良情绪，减少一些过激的行为，有效缓解病情。运动提升患者治疗的耐受性，预防代谢综合征，改善生活质量，从而能够很好地减轻患者的很多负面情绪。研究表明，运动可促使机体释放脑肽、内啡肽等激素，从而减轻患者的疼痛，促进其心情愉悦，提高其社会适应及应对能力。

与普通人群相比，患有严重精神疾病的人更可能久坐不动，因此，他们更有可能患上与不活动相关的慢性疾病。缺乏运动是肥胖、代谢综合征和心血管疾病最常见的危险因素之一。研究表明，运动干预对超重和肥胖的严重精神疾病患者是有效的。运动治疗属于非药物治疗,有别于体育训练,是患者利用器械、徒手或自身力量,通过主动或被动运动等方法,改善全身或局部的运动功能、感觉功能等,从而调整机体功能状态。运动可以防止患者长期服药导致的体重增加及一系列肥胖症状,促进患者康复并且提高生活质量。运动治疗与药物治疗不同之处是无不良反应,后续效应好,不像药物那样一旦停药就有病情复发的可能。运动治疗也可以提高患者躯体活动的协调性和灵活性,从而促进疾病康复,减少疾病复发。

》【运动适应证与禁忌证】

1. 适应证　包括:①病程不低于2年且符合慢性精神分裂症临床诊断标准;②年龄18～59岁;③经2名具有5年以上工作经验的精神科医生同时复核诊断;④患者接受稳定的药物治疗;⑤能自由活动和正常沟通交流;⑥患者签署知情同意书自愿参与运动治疗。

2. 禁忌证　包括:①已接受过专门的运动治疗;②骨折等不宜运动者;③心、肝、肾等重要器官严重疾病或功能衰竭者;④合并恶性肿瘤患者、妊娠妇女、酒精或药物依赖者;⑤兴奋躁动、自伤或不合作者;⑥合并脑器质性疾病或躯体疾病;⑦近期接受过电击治疗;⑧非自愿参与治疗。

三、精神分裂症运动处方的制订及实施

》【运动处方的评估与测试】

1. 筛查　使用ACSM的筛查流程,并在有资质的运动或医疗保健专业人员的帮助下,确定在开始运动计划之前是否需要医学体检。其中包括禁忌证中提到的各类患者,由于合并疾病会导致不可控因素增加,因此该类患者应在专业医生、护士指导下慎重考虑使用运动处方。

2. 评估　精神分裂症患者实施运动处方之前,需全面了解其身体健康水平、疾病状况。评估内容包括:疾病史、运动史、运动习惯、体格检查和体适能测评,根据这些情况可以评估患者执行运动任务的能力。

运动测试必须在专业临床医生监督下进行,确保患者的安全。运动测试前必须要评估患者的整体健康情况、心肺和心血管功能状态、年龄、既往健康情况、病情、有无运动的禁忌证等,然后根据患者当前状态制订运动方式、运动量、注意的事项等。运动测试中特别要关注的是患者的运动习惯,有研究表明习惯性偏好运动的效果更好,且能够让患者更快速地进入运动状态。评估通过测定握力、坐位体前屈、闭眼单足站立、俯卧撑、5 min跑、12 min跑和纵跳等指标来反映患者身体情况。

》【运动处方的制订原则】

运动处方必须遵守FITT-VP原则:频率、时间、强度、时间、方式、总量和进程。值得

注意的是，尽管针对不同症状给出一样的运动处方，但治疗目标和效果是不同的。除了以上注意事项，还需要遵循以下基本原则来制订个性化精神分裂症运动处方。

1. 安全性　必要时可做心率、血压、摄氧量、心电图的监测，避免运动时出现心率加快导致的心律失常。运动能力方面要注意做好相应年龄的防护，例如老年人容易因骨质疏松而发生骨折等安全问题。

2. 个性化　根据患者日常生活习惯、偏好运动及身体情况制订运动处方。

3. 全面性　良好的饮食习惯搭配运动处方会事半功倍。

4. 循序渐进　由易到难，给身体一个适应的过程。根据开始阶段、适应阶段和维持阶段的不同特点，有计划地增加运动量，循序渐进，逐渐产生有利于机体的适应性反应。

5. 专业人员指导　必须在制订运动处方之前有一定的评估，由运动医学或心血管医生等专业人员对患者进行效益、风险评估。

【运动处方要素】

目前运动指南中运动处方的基本内容有：有氧运动、力量训练、柔韧性训练和神经肌肉练习。运动前要做热身，运动后要做整理活动，逐渐增加运动量和强度等。

1. 有氧运动

运动频率：至少每周 5 次。

运动强度：中到高强度。

运动时间：≥45 min，可以延长至 60 min。

运动类型：所有能提高体适能的有氧运动方式。

运动量：每周≥150 min。

2. 力量运动

运动频率：每周 2～3 次。

运动强度：从低强度到中强度逐渐增加。

运动时间：每个主要肌群进行 2～4 组，每组重复 8～12 次。

运动类型：可用弹力带、器械等工具和设备完成力量运动。

3. 柔韧性训练

运动频率：每周 2～3 次。

运动强度：柔韧性训练需要拉伸到适度不舒适为止。

平衡训练：低到中等强度。

运动时间：每个动作持续 10～30 s，重复 2～4 次；每次运动≤10 min。

运动类型：动力性、神经肌肉本体感受性拉伸运动。

4. 平衡性训练

运动频率：每周 2～3 次。

运动强度：从低到中等强度。

运动时间：每个动作持续 10～20 s，重复 2～3 次；每次运动≤10 min。

运动类型：单足深蹲感受臀肌和大腿后侧肌肉发力。

5. 身心运动

运动频率：每天 1 次。

运动强度：低强度。

运动时间：每天 30 min。

运动类型：冥想、瑜伽等。

【不同阶段的运动处方】

1. 急性期运动处方　主要以集体活动为主。此期患者常静坐不能、焦虑情绪会与激越状态相混淆，可根据患者情况安排适量的运动强度。

(1) 运动处方目标：减少药物引起的不良反应，增加活动量，从而转移或分散注意力，增强体质，改善睡眠，加强药物吸收。

(2) 运动处方内容：根据患者的病情严重程度、身体机能水平、活动能力制订合适的运动方式和强度（表 3－10－1）。在医生和专业运动医师监护下进行，为提高患者的依从性，难度不能太大，主要以有氧运动＋身心运动为主，其他运动方式为辅，每周至少 5 次。运动强度从低到中强度逐渐增加，运动时间≥30 min，可以适当延长至 45 min。

表 3－10－1　精神分裂症急性期运动处方项目

项目	名称	频率及时长
	椅子站立训练	每周≥5 次，每次≥6 min
	手臂弯曲训练	每周≥5 次，每次≥6 min
	跨步走训练	每周≥5 次，每次≥6 min
	坐位体前屈	每周≥5 次，每次≥6 min
	背后触碰伸展	每周≥5 次，每次≥6 min

(3) 注意事项：精神分裂症急性期经常伴有激越/攻击行为，在医院治疗的患者应协助其做好自身防护，且进行运动实行过程中的病情监护，出现不良反应时可给予相应的干预。

(4) 运动处方执行情况监督：由医生和运动处方师确保运动干预达成率。

2. 巩固期和维持期运动处方　当患者病情稳定后，运动方式、运动强度和量可以循序渐进优化。此阶段患者表达减少、情感淡漠、情感平淡和缺乏活力。

(1) 运动处方目标:减少长期服用药物和久坐行为引起的肥胖,增加活动量,从而减脂、减重。改善抑郁情绪,提高睡眠质量。

(2) 运动处方内容:根据患者病情的严重程度、身体机能水平、活动能力制订合适的运动方式和强度(表 3-10-2)。可选减脂的有氧运动方式,运动量每周≥150 min,主要以力量运动为主,其他运动为辅。运动强度从低强度到高强度逐渐增加,运动时间≥30 min,且尽量安排居家运动,也可适当增加其他运动。

表 3-10-2 精神分裂症巩固期和维持期运动处方项目

项目	名称	频率及时长
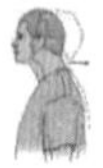	柔韧性练习	每周≥5 次,每次≥5 min
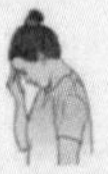	抗阻式颈部屈曲	每周≥5 次,每次≥5 min
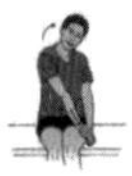	侧向颈部拉伸	每周≥5 次,每次 5~8 min
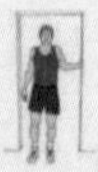	肩部内旋拉伸	每周≥5 次,每次 5~8 min
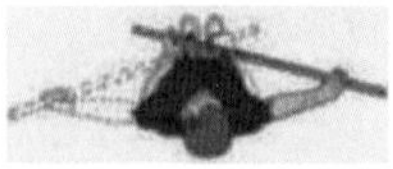	仰卧式推杆	每周≥5 次,每次 5~8 min
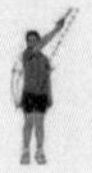	抗阻式肩部斜向伸展	每周≥5 次,每次 5~8 min
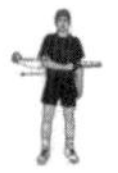	抗阻式肩外旋	每周≥5 次,每次 5~8 min
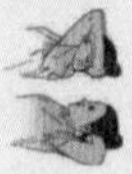	仰卧肩胛骨夹缩	每周≥5 次,每次 30 组
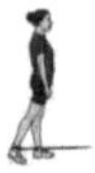	脚部力量训练	每周≥5 次,每次 50 组
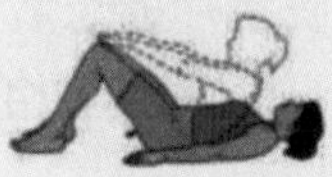	腹部训练	每周≥5 次,每次 15 组
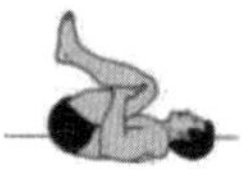	腿部训练	每周≥5 次,每次 25 组

（3）注意事项：精神分裂症巩固和维持期容易受环境影响，在运动处方居家实行过程中，运动医师要对病情及时督促监护，出现不良反应（如心率过快）时可给予相应的干预，并鼓励患者总结或者表达每次运动后的感想。

（4）运动处方执行情况监督：由医生和运动处方师确保运动干预达成率，要加强与患者的沟通，及时监督患者运动。

3. *康复期运动处方*　此阶段患者可以增大运动强度，且尽量参与到团体运动中，加强社交，达到融入社会的目标。

（1）运动处方目标：增强个体体适能，改善情绪，增加社交团体活动，恢复正常生活。

（2）运动处方内容：根据患者的病情严重程度、身体机能水平、活动能力制订合适的运动方式、强度（表 3-10-3）。这个阶段可进行强度稍微大一些的器械相关的抗阻复合训练运动。

表 3-10-3　精神分裂症康复期运动处方项目

项目	名称	频率及时长
	腿举	每周≥5 次，每次≥20 组
	卧推	每周≥5 次，每次≥10 组
	绳肌弯曲	每周≥5 次，每次≥10 组
	坐式滑轮下拉	每周≥5 次，每次≥15 组
	腿外展-内收	每周≥5 次，每次≥30 组
	坐式划船	每周≥5 次，每次≥30 组
	健身球上腹部卷曲和转体	每周≥5 次，每次≥20 组

（3）注意事项：多鼓励患者参加室外团体运动。

（4）运动处方执行情况监督：由医生和运动处方师确保运动干预达成率，告知运动时尽量结伴而行。

》【运动注意事项】

（1）常规监测运动、体重、心血管功能等。

（2）运动中应对患者呼吸、脉搏、血压、心率监控，出现不适症状及时停止运动。

(3) 在非医疗区进行的运动，处方的运动强度不宜过大，避免出现不可控的运动损伤。

(4) 在医疗区域进行运动时必须配备相应的急救措施，若出现运动事故及时救援。

(5) 随时观察患者的情绪状态，若当天运动前情绪异常，运动及时停止。

(6) 根据运动形式选择运动适宜时间。

(7) 保证运动处方的正常进行。

(8) 运动处方进行期间，继续服用药物。

【运动处方实施期间的监控与安全防护】

精神分裂症患者的情绪是运动处方是否能够顺利进行且有效帮助到患者的关键。因此，在条件允许的情况下，对运动处方进行前、中及后都应对患者的情绪进行实时监控。当出现情绪过激或者情绪低落时，医生应当即判断运动是否进行，必要时请求心理干预。

对于少动导致肥胖的精神分裂症患者，初期运动处方进行时，一次性运动可能会让患者一时无法承受，这时可适当拆分运动处方目标(当天运动时间)，这样会让患者身心都比较容易接受，有利于提高运动的依从性和安全性。以循序渐进为原则，持之以恒，及时调整运动的时间、内容、难度等，保证良好的运动方案贯穿于治疗的整个过程。对于兴奋躁动的患者安排单独活动，注意评估运动场地的环境安全，特别是阴性精神分裂症患者对周围环境的变化较为敏感。对伴有明显抑郁、退缩等的患者安排参加集体运动，以提高其运动兴趣和活跃其情绪。

【运动处方的效果评估】

选用 NOSIE、生活质量评价量表(SF－36)对运动处方干预后的效果进行评估。

1. *采用 NOSIE－30 评定患者行为障碍*　该量表适用于成年慢性精神病患者的评估，尤其是对慢性精神分裂症患者行为方面的直接观察。分为 0～4 分的 5 级评分法：0 分、1 分、2 分、3 分、4 分对应的是“无”“有时候有”“较长时间”“经常发生”“几乎总是如此”。共 30 个项目，其中总积极因素(社会兴趣、社会能力、个人整洁等之和)的得分越高，病情恢复越好；总消极因素(激惹、抑郁、退缩、精神病性等之和)得分越低，病情越轻。NOSIE 总分＝128＋总积极因素得分－总消极因素得分。总分越低，病情越严重；总分越高，病情越轻。

2. *SF－36*　从生理功能、躯体疼痛、总体健康、精力、社会功能、情感职能、精神健康等 8 个维度来评定患者的生活质量水平。将患者的答题卡输入模版，得出各个维度的标准分，标准分(0～100 分)越高，健康状况越好，即生活质量越高。

【运动与药物配合的原则】

考虑到抗精神病药可能的不良反应，在开始接受药物治疗前，应评估患者基线的代谢指标，包括体重指数、腰围、心率、血压及运动障碍的征象。如服药期间不良反应过重影响到运动处方的实施，应待病情稳定后再继续实施运动处方。如运动处方的实施导致精神

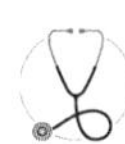

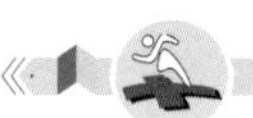

分裂症患者病情加重，如情绪过激或者抑郁低落，这时应第一时间先暂停后再调整，若还是不见有改善，应当立即停止运动处方的进行。

》【运动处方案例】

案例　Ⅱ型精神分裂症的运动处方

田某某，男，23岁。诊断为Ⅱ型精神分裂症，目前主要服用药物控制。体适能测试结果：上下肢肌肉耐力、肌肉力量及柔韧性和平衡性均差，体脂率高。

运动处方目标：转移注意力，锻炼意志力，释放抑郁、焦虑情绪，提高睡眠质量；增加身体活动量，增强个体体适能，促进血液循环与肌肉力量，从而加速药物和营养吸收。增加热量的消耗，减脂、减重。

注意事项：应遵循由少到多、由易到难的原则。先从低强度运动开始，根据身体习惯性适应情况逐步增加到中等运动强度，逐渐调整运动方式，每4周重新评估运动处方的执行情况，评估体适能和情绪变化。

运动处方			
基本信息			
姓名：田某某	性别：男	年龄：23岁	电话：×××-××××-××××
临床诊断：Ⅱ型精神分裂症			
临床用药：利培酮、氨磺必利、氯氮平和奥氮平(具体不详)			
运动前健康筛查			
体力活动水平	□规律运动(每周≥3次或每周≥150 min、连续>3个月的体育运动) ☑体力活动不足		
临床情况	身高：175 cm　体重：92 kg　BMI：30.04 kg/m^2　体脂率：25.14%		
	慢性疾病史：无		
	血液指标：正常		
	血压：118/82 mmHg　心率：73次/分		
	吸烟：□是　□否　☑已经戒烟		
体适能测试			
最大摄氧量	32 mL/(kg·min)，9.1 METs		
6 min步行距离	502 m		
肌肉力量	握力：3分		
柔韧性	坐位体前屈：3分		
平衡能力	闭眼单足站立：5 s		

（续表）

运动方案	
有氧运动	方式：骑功率自行车
	频率：每周 5 次
	强度：中等强度
	时间：每次≥45 min
	每周运动量：>225 min
	注意事项：可多次运动累积达到 45 min，但每次运动应持续≥10 min；在监督下运动
身心运动	方式：音乐冥想 10 min，瑜伽、身体舒展练习 20 min
	频率：每晚睡前进行
	强度：低强度
	时间：每天 30 min
	每周运动量：210 min
	注意事项：保持心态平和
医生	签字：
日期	年　　月　　日

（张晓颖）

第三节　戒　　毒

一、戒毒的概述

》【戒毒的背景】

毒品是威胁公共卫生和破坏社会生产力的全球性问题。吸毒者不仅自身健康受到极大伤害，还给家庭带来毁灭性打击，甚至引发一系列严重的社会问题，因此寻找科学有效的戒毒方法极其重要。目前国际上治疗药物成瘾最常用的方法是逐渐减少替代药物用量和对症治疗；对强制戒毒人员进行心理康复干预治疗，帮助其改变不良嗜好，消除心理障碍，逐渐恢复健康的心理状态；通过生物反馈的行为矫治方式，帮助强制戒毒人员减少复吸行为，重塑健康行为模式，逐步实现毒瘾的心理戒断，达到治疗目的。但上述治疗方法应用范围有限、复吸率高、效果不稳定。

》【运动干预戒毒的现状】

近年来的研究发现，在上述治疗方法的基础上，辅以科学、合理的运动方式，可增强戒毒人员的体质，预防疾病，改善心理状态，减少毒瘾，促进康复，起到戒毒健身的功效，并增强戒毒效果。目前运动处方已成为戒毒人员脱毒康复的一种新兴疗法，国内相关专家经多次研讨后已达成戒毒人员运动处方专家共识，以供相关戒毒管理人员、运动处方师和康复师参考应用。

二、运动与戒毒

》【运动训练促进戒毒的机制】

1. *促进戒毒人员的神经系统功能调节*　运动训练与吸食毒品均会诱导大脑结构与功能的变化，运动训练可强化大脑功能，而吸食毒品则会弱化记忆与认知控制系统，通过运动训练可改善吸毒者因吸毒而致衰弱的大脑记忆和认知控制系统。毒品成瘾性的关键因素是通过中脑边缘多巴胺奖赏系统产生，导致毒品依赖；为维持一定的欣快感，吸毒者会进一步依赖毒品以弥补多巴胺释放的减少。运动训练可通过调节中脑边缘多巴胺奖赏系统，恢复大脑多巴胺稳态，有助于缓解戒断症状，包括精神、认知缺陷及记忆障碍。规律的运动处方训练还可改善吸毒成瘾者的纹状体多巴胺 D_2/D_3 受体缺陷。

2. *促进戒毒人员的心理康复*　吸食毒品会使吸毒者产生抑郁、焦虑、依赖、沮丧、绝望等多种负面情绪，导致吸毒者自我控制、判断、决策、记忆及行为方式受到消极影响；而运动训练可提升吸毒者的幸福感、自信及自尊等，进而缓解吸毒者的负面情绪。吸食毒品会增强大脑的奖赏系统活性，刺激这一系统使吸毒者产生愉悦兴奋和欣快感，强化和鼓励吸毒者重复那些能够产生欣快感的行为活动，对毒品的摄入需求增加，对毒品产生强烈依赖，进而对吸毒者生理、心理及社会功能造成严重危害。运动训练可提升与优化大脑认知控制功能，增强吸毒者抵御毒品诱惑的能力，从而使吸毒者少吸或者戒断毒品。

3. *提升戒毒人员的心肺功能及免疫力*　运动训练可提高心肌收缩力，增强心脏射血功能，从而改善戒毒人员的心肺功能。心肺耐力是预测发生心血管疾病风险的指标，提高心肺耐力可降低心血管疾病的风险。有规律的运动可提高血清免疫球蛋白 IgA、IgM、IgG 含量，增强机体免疫功能。

4. *改善戒毒人员的内分泌系统紊乱*　运动训练提高去甲肾上腺素和内啡肽水平，从而能够缓解压力、改善情绪。有氧运动训练能够刺激垂体分泌内啡肽，从而产生生理镇静作用，有效缓解毒品依赖者的戒断症状。中等强度运动能够通过有效介入“下丘脑-垂体-肾上腺皮质轴-皮质醇介导”这一路径，上调去甲肾上腺素合成速率和机体交感神经兴奋水平，实现对药物渴求心理及强制觅药冲动的抑制。

三、戒毒运动处方的制订及实施

》【戒毒运动处方的概念】

运动处方是为不同年龄、不同体质及健康水平个体制订的健康促进及慢性疾病防治运动锻炼方案。戒毒人员运动处方是根据戒毒人员体质特点、运动水平、有无合并症或并发症，在进行运动风险评估的基础上，按照系统规范的教学指导、以日常运动训练为重点、以科学监测为依据，以合理运动训练强度及多种运动方式为主要内容，以运动训练为主要形式的综合治疗方案。

》【运动处方的制订原则】

运动处方核心内容为 FITT－VP 原则，包括频率、强度、时间、方式、总量及进程。制订运动处方时应遵循因人而异、有效、安全、全面的原则，针对戒毒人员开具运动处方还应遵循个体化、系统性、循序渐进、医务监督以及安全防护原则。

1. 个体化　针对每位戒毒人员的年龄、体质水平、成瘾状况和健康状况及是否并发有高血压、骨质疏松症、肥胖等个体特征，制订个体化运动处方。

2. 系统性　在制订戒毒人员运动处方时，应结合戒毒人员生理脱毒期、教育适应期、康复巩固期、回归指导期 4 个不同时期特点，制订一整套完善的系统性运动训练方案。

3. 循序渐进　进行运动训练时，运动强度、持续时间应根据每位戒毒人员的康复阶段、体适能水平、健康状况等方面的改善情况逐步增加。

4. 医务监督　根据戒毒人员健康检查、医学评价及运动测试结果，由体适能康复训练师和医务人员等专业人员全程监督戒毒人员运动训练。监督内容包括：戒毒人员的运动训练量、运动训练后的身体反应及各项生理指标。

5. 安全防护　在制订运动训练计划、运动训练项目及实施运动训练时，应注重安全，避免运动损伤，做好安全防护措施，定期开展运动安全教育。

》【运动处方目标】

科学指导并监督强制戒毒人员运动训练，增强戒毒人员体质、预防疾病、改善心理状态；逐步实现毒瘾的心理戒断，增强吸毒者抵御毒品诱惑的能力；促进戒毒人员减少毒瘾，最终摆脱毒品；促使戒毒人员全面康复，重塑健康行为模式，进而达到抵抗复吸的目的。

》【运动前健康筛查】

戒毒人员在进行健康相关体适能测试前要进行健康筛查。需采取相应措施保证戒毒人员的安全。测试安静心率、血压和身高、体重及身体成分，检查心血管、肺、代谢及肾脏疾病相关指标，并填写体力活动准备问卷 2014(PAR－Q＋)(见图 2－1－2)。

》【运动测试】

1. 运动测试方式(图 3－10－1)

(1) 平衡能力测试:闭眼单足站立测试。

(2) 肌肉力量测试: ①等长肌力测试方法,采用握力计、背力计等测量握力、背力、臂力、腿部力量等; ②最大等张力量测试方法,卧推、负重蹲起; ③肌肉耐力测试方法,以 70% 1RM 重量重复练习,并记录练习次数,也可采用仰卧起坐测试; ④肌肉功率测试方法,立定跳远、纵跳摸高、小球掷远。

(3) 心肺耐力测试:测试方式有电动跑台测试、台阶试验、功率自行车测试及场地测试。

(4) 柔韧性测试:坐位体前屈测试。

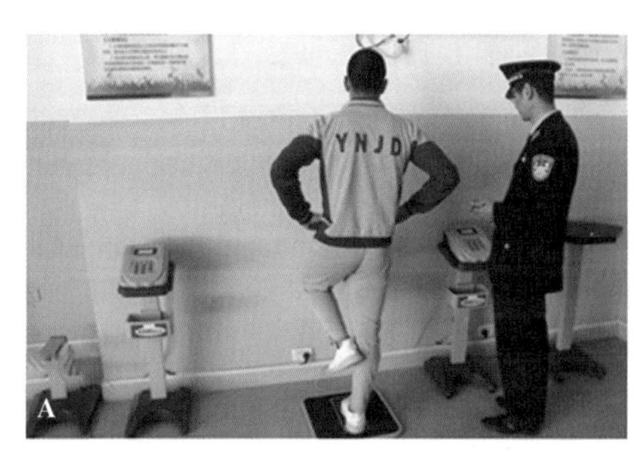

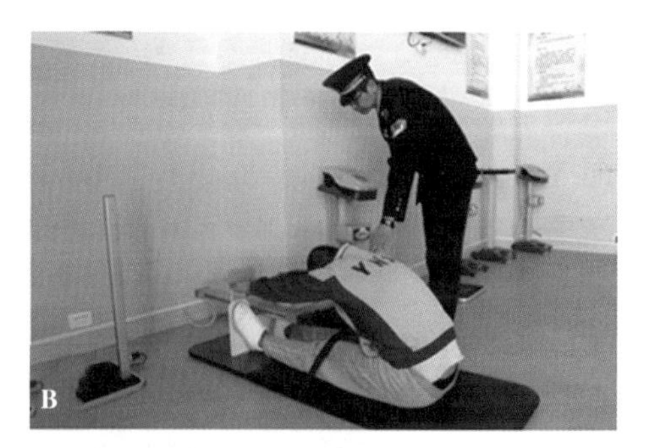

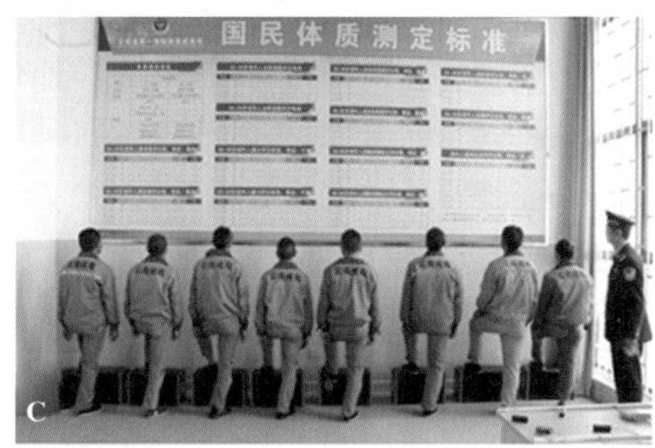

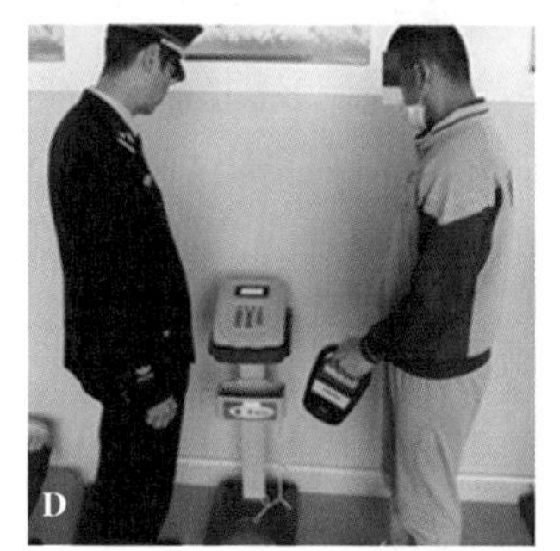

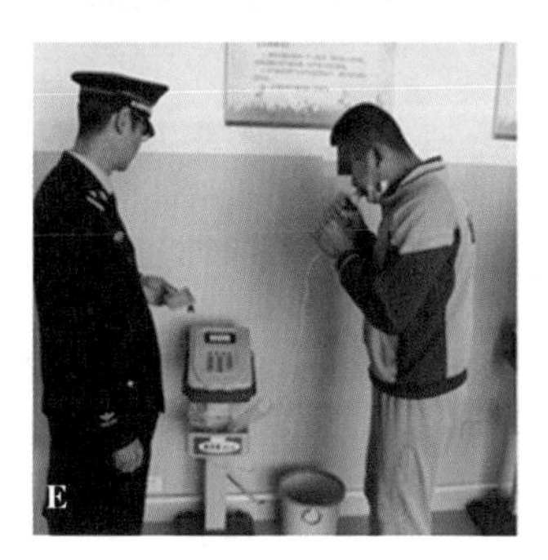

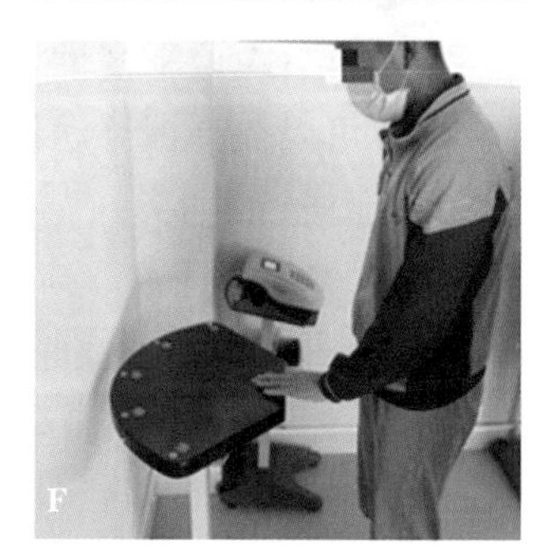

图 3－10－1　运动测试方式

A. 闭眼单足站立测试;B. 坐位体前屈测试;C. 台阶试验;D. 握力测试;E. 肺活量测试;F. 反应时测试。

2. 运动测试指标　包括：心率、血压、血氧饱和度、心电图、心肺耐力功能（肺活量及最大摄氧量检测）、肌肉力量、平衡能力、柔韧性等。通过相关运动测试指标评估受试者是否存在肺通气或换气功能障碍性疾病、体内氧代谢的情况，是否伴有心律失常、心室心房肥大、心肌梗死、心肌缺血等疾病，以及身体运动功能。

3. 运动测试评价　根据运动测试结果，对每位参与运动的戒毒人员的运动能力及水平进行评价。

4. 运动测试医务监督　戒毒人员在进行运动测试时，应当在能处理运动测试高危个体紧急情况的健康管理专业人员、护士或内科医生监督下完成。

》【运动方式选择】

戒毒人员运动处方常见的运动方式包括有氧运动、力量训练、柔韧性训练及平衡性训练4种，制订运动处方时应结合这些运动方式综合应用，还可辅以游戏类运动及传统体育项目。

1. 有氧运动　目前普遍认为，有氧运动可显著促进和改善戒毒人员的康复效果。有氧运动是通过有氧代谢提供能量的耐久性运动，如慢跑、室内功率自行车、篮球、乒乓球、跳绳等。有氧运动能改善运动者的心肺功能、代谢和内分泌等系统的功能。有氧运动会刺激垂体分泌内啡肽，从而产生生理镇静作用，有效缓解戒断症状。有氧运动还可改善吸毒成瘾者的焦虑情绪，改善其身心状态，有利于药物依赖康复。有氧运动可根据运动强度分为低强度运动、中强度运动和高强度运动，其中多以中强度运动干预来戒毒。

2. 力量训练　力量训练是指肌肉克服外来阻力进行的主动运动，如举重、负重蹲起和引体向上等。此类运动可改善肌肉力量和耐力及身体成分，进而改善身体形态和功能。

3. 柔韧性训练　柔韧性训练是一种保健运动，有助于放松肌肉，减轻运动伤害和疲劳，可增强身体的柔韧度，增强新陈代谢。柔韧性训练包括瑜伽、太极拳、医疗体操和康复操等。此类运动能有效地释放精神压力，在消除精神疲劳的同时，减轻机体的疲劳程度。瑜伽运动可减轻戒毒者对毒品的依赖程度，运动者表现出更加积极的生活态度，自信心显著增强。

4. 平衡性训练　平衡能力是人体在静止、运动或者受到外界干扰时能够自动调节以维持稳定性的能力。平衡性训练首先从相对稳定的体位开始，逐步过渡到不稳定的体位，从静态平衡到自动动态平衡，再到他动动态平衡。常用的平衡性训练方式包括：坐位平衡性训练，如端坐位和长坐位；跪位平衡性训练，如单膝跪和双膝跪；以及站立和行走中的平衡性训练。平衡性训练可以提高训练动作完成的舒适度，增强动作协调性，增强四肢的灵活性，减少扭伤等运动损伤的发生。

5. 游戏类运动及传统体育项目　体育游戏以其竞争性缓解戒毒人员的心理焦虑，改善人际沟通能力，以其娱乐性缓解不良情绪，使戒毒人员性格逐渐变得开朗，促进戒毒人员心理健康发展；合作类体育游戏可提高戒毒人员的团结协作精神，减少心理上的自卑感，对增强人与人之间的信任与被信任及认同感有明显效果，对提高社会适应能力有积极作用；语言表达类游戏可提高戒毒人员的语言表达能力及与他人进行沟通的能力，对戒毒人员的人际交往能力有一定的提升作用。此外，很多传统体育项目（如太极拳、八段锦）等可作为脱毒治疗后稽延性戒断症状的辅助治疗，对改善戒毒人员心理健康具有显著作用，可增强其自信心、自尊心及与他人沟通配合的能力。

》【运动强度】

由于毒品危害巨大，戒毒人员的呼吸系统、神经系统及心血管系统均受到不同程度的损害，制订运动处方时要密切关注这3个系统的损伤情况，运动强度不宜过大，应循序渐进，逐步增加运动强度。尤其需要关注吸毒成瘾者的健康水平和体质情况，康复过程中实施运动干预应提前对其身体状况进行合理评估，并在运动过程中密切监控心率变化，运动结束后及时反馈运动训练的干预效果。有氧运动时机体的能量代谢以有氧代谢为主，运动强度一般为60%～80%HRmax。

》【运动持续时间及运动频率】

运动持续时间是指一段时间内进行运动训练的总时间，即每次、每天或每周运动训练的时间。运动频率指每周执行运动训练计划的次数，其在运动促进健康/体适能中有着重要作用。推荐戒毒人员每周至少进行3次，且每次持续时间为30～40 min的运动训练。

》【不同时期的运动处方】

根据2018年司法部印发的《关于建立全国统一的司法行政戒毒工作基本模式的意见》，遵循戒毒工作的规律，实行分期分区矫治，结合戒毒人员的特点分为4个戒毒阶段，即生理脱毒期、教育适应期、康复巩固期及回归指导期，并根据4个阶段的情况分别制订相应的运动处方。

1. *生理脱毒期运动处方* 本期戒毒人员通过体适能康复训练可减轻戒毒痛苦，缓解或消除戒毒初期的生理、心理不适症状；增强免疫力，减少并发症，平稳度过生理脱毒期，逐步恢复身体机能，并培养良好的运动习惯。本期运动处方的原则应以适应性运动为主要运动形式，以有氧运动为主要内容，开展体适能消耗少、运动强度低的体适能康复训练。具体运动处方如下。

(1) 运动方式：慢走、健身气功、医疗体操等。

(2) 运动频率：每周3次。

(3) 运动强度：50%～60% HRmax，主观疲劳程度(RPE)(见表2-1-1)11分。

(4) 运动时间：每次30 min。

(5) 注意事项：过度疲劳的戒毒人员应该从低强度和间歇运动开始，加强医务监督。

2. *教育适应期运动处方* 本期戒毒人员通过体适能康复训练恢复体适能，掌握相关运动技能，培养团队意识，养成良好生活习惯，调整身心状态。运动处方的原则应以轻量运动为主要运动形式，开展体适能消耗较少、运动强度较低的体适能康复训练。

(1) 有氧运动训练

运动方式：快走、慢跑、功率自行车等。

运动频率：每周3次。

运动强度：50%～75% HRmax/RPE 11～13分。

运动时间：每次 15～30 min。

(2) 力量训练

运动方式：俯卧撑、仰卧起坐和深蹲、器械抗阻训练等。

运动频率：每周 3 次。

运动强度：50%～60% 1 RM/RPE 12 分，1～3 组，6～8 次/组，组间休息 1～2 min。

运动时间：每次 15～30 min。

训练部位：上肢、下肢及躯干肌群。

(3) 柔韧性训练

运动方式：静态拉伸、广播体操等。

运动频率：每周 3 次。

运动强度：RPE 11 分，关节及韧带拉紧感或轻微不适感。

运动时间：每个动作持续 10～15 s，每次 5～10 min。

训练部位：上肢、下肢、躯干及关节。

(4) 平衡性训练

运动方式：踢毽子、走直线。

运动频率：每周 3 次。

运动强度：RPE 10～12 分。

运动时间：每次 15～30 min。

注意事项：过度疲劳的戒毒人员应该从低强度和间歇运动开始。

3. *康复巩固期运动处方*　本期戒毒人员通过体适能康复训练，改善体质，增强大脑功能，培养合作精神，磨炼意志力，改善情绪状态，提高拒毒能力，实现身心康复。本期运动处方宜开展针对性强、体适能消耗大、运动强度中等的体适能康复训练。

(1) 有氧运动训练

运动方式：跑步、球类运动、健美操、功率自行车训练等。

运动频率：每周 3 次。

运动强度：60%～70% HRmax/RPE 12 分。

运动时间：每次 30 min。

(2) 力量训练

运动方式：器械抗阻训练、划船器训练、反向卷腹等。

运动频率：每周 3 次。

运动强度：50%～60% 1 RM/RPE 13 分，1～3 组，8～12 次/组，组间休息 1 min。

运动时间：每次 15～30 min。

训练部位：上肢、下肢及躯干肌群。

(3) 柔韧性训练

运动方式：瑜伽、太极拳、八段锦等。

运动频率：每周 3 次。

运动强度：RPE 12 分，关节及韧带拉紧感或轻微不适感。

运动时间：每个动作持续 10～15 s，每次 5～10 min。

训练部位：上肢、下肢、躯干及关节。

(4) 平衡性训练

运动方式：踢毽子、跳绳等。

运动频率：每周 3 次。

运动强度：RPE 12～14 分。

运动时间：每次 15～30 min。

注意事项：注意运动防护，运动前热身及运动后整理运动，预防运动损伤。

4. 回归指导期运动处方　本期通过运动处方培养戒毒人员良好的体适能康复训练习惯，巩固体适能康复训练效果，为回归社会成为身心康复的社会人打下良好基础。在康复巩固期运动处方的基础上，可根据个体情况增加运动训练的强度。同时，可加入自主性运动和群体性运动等体适能消耗较大、运动强度中等的康复训练，如球类、操类、舞蹈类及竞技性运动项目，从而提高戒毒人员的沟通能力、团结协作精神、社会适应能力，对回归社会具有积极作用。

(1) 有氧运动训练

运动方式：跑步、球类、操类、舞蹈类、功率自行车等。

运动频率：每周 3 次。

运动强度：60%～70% HRmax/RPE 12～14 分。

运动时间：每次 30 min。

(2) 力量训练

运动方式：器械抗阻训练、划船器训练、反向卷腹、自重深蹲、站姿提踵等。

运动频率：每周 3 次。

运动强度：60%～70% 1 RM/RPE 12～14 分；1～3 组，10～12 次/组，组间休息 1 min。

运动时间：每次 15～30 min。

训练部位：上肢、下肢及躯干肌群。

(3) 柔韧性训练

运动方式：静态拉伸、瑜伽、太极拳、八段锦等。

运动频率：每周 3 次。

运动强度：RPE 13 分，关节及韧带拉紧感或轻微不适感。

运动时间：每个动作持续 10～15 s，每次 5～10 min。

训练部位：上肢、下肢、躯干及关节。

(4) 平衡性训练

运动方式：踢毽子、跳绳、抛接球等。

运动频率：每周 3 次。

运动强度：RPE 12～14 分。

运动时间：每次 15～30 min。

注意事项：注意运动防护，运动前热身和运动后整理运动，预防运动损伤。

【运动处方制订的注意事项】

包括：①在实施运动处方前，须进行健康检查和体质测试，排除运动禁忌证，按健康分组原则进行针对性的运动训练。②对于体质差、伴有慢性疾病及并发症的戒毒人员，运动训练应个体化实施，采用合适的训练项目，避免运动损伤。③女性戒毒人员月经期适当减小运动量，避免做剧烈及高强度运动，月经不正常者应及时停止训练。④渐进性运动训练必须遵循个体化、特制的、可承受、有兴趣的运动方式。在进行力量训练（如器械训练）时，体适能康复训练师和医务人员等专业人员应全程监督。⑤制订早期运动训练方案时，抗阻运动之前应先进行有氧运动。⑥如果戒毒人员患有慢性疾病，无法达到推荐的最小运动量，应尽可能地做些可以耐受的体力活动并避免久坐少动状态。

【运动处方案例】

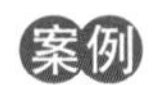 回归指导期戒毒人员的运动处方

周某某，男，23 岁。诊断为海洛因毒品依赖，肥胖症。目前戒断海洛因，运动控制体重。体适能测试：心肺耐力、下肢肌肉耐力、肌肉力量及柔韧性均差。

运动处方目标：①培养运动习惯，增加日常运动时间；②提高心肺耐力和综合身体素质，改善身体成分；③控制体重并巩固戒毒效果及持久性。

注意事项：从低运动强度开始，根据身体适应情况逐步增加到中等运动强度，调整运动方式，每 4 周重新评估运动处方的执行情况，定期评估体重及身体成分的变化。

运动处方			
基本信息			
姓名：周某某	性别：男	年龄：23 岁	电话：×××-××××-××××
临床诊断：海洛因毒品依赖，肥胖症			
临床用药：不详			
运动前健康筛查			
体力活动水平	□规律运动（每周>3 次或每周≥150 min、连续>3 个月的体育运动） ☑体力活动不足		
临床情况	身高：188 cm　体重：109.4 kg　BMI：30.95 kg/m^2　体脂率：31.6%		
	血液指标　空腹血糖：5.2 mmol/L　糖化血红蛋白：4.2% 总胆固醇：5.7 mmol/L　低密度脂蛋白：4.3 mmol/L 高密度脂蛋白：0.7 mmol/L　甘油三酯：1.9 mmol/L		
	血压：128/76 mmHg　心率：89 次/分		
	吸烟：☑是　□否　□已经戒烟		

（续表）

体适能测试	
最大摄氧量	27.3 mL/(kg·min)，7.8 METs
6 min 步行距离	510 m
肌肉力量	握力：35.3 分
柔韧性	坐位体前屈：3 分
平衡能力	闭眼单足站立：59 s
运动方案	
有氧运动	方式：慢跑、篮球、跳绳等
	频率：每周≥3 次
	强度：中等强度（60%～79% HRmax）
	时间：每次 30～60 min
	每周运动量：150～300 min
	注意事项：①下午或餐后进行运动训练；②在运动减肥期间，要科学地控制饮食，在饮食上要控制脂肪、糖类食物和总进食量，但应注意保证均衡膳食，防止营养不良、代谢紊乱等不良反应的发生；③应于 3～6 月内至少减重 3%～10%
力量运动	方式：哑铃、俯卧撑等
	频率：每周 2～3 次
	强度：中等强度（60%～70% 1 RM），并逐渐递增至最大强度
	时间：每周 2～3 d（隔日训练）
	每周运动量：60～90 min
	注意事项：运动时不要憋气，餐后及下午进行运动
柔韧性运动	方式：坐位体前屈、侧压腿、康复操等
	频率：每周 5～7 d
	强度：低强度
	时间：静态拉伸维持 10～30 s，3 组；康复操，每次 10 min
	每周运动量：60～90 min
	注意事项：①每次适度拉伸，逐渐延长每个动作保持静止的时间；在运动前后或其他时间完成。②请注意运动时是否有胸痛、胸闷、气急、心慌、眩晕、恶心、腹痛等不适，如有应立即停止运动，必要时与医生联系。
医生	签字：
日期	年　　月　　日

（李彦林　杨贤光）

本章主要参考文献

[1] 陈欣，宋云奎，周丘，等. 云南省强戒人员复吸因素分析与对策研究[J]. 犯罪与改造研究，2019，6：15－21.

[2] 郭璇，张会. 运动治疗和心理护理对慢性精神分裂症患者的康复效果[J]. 慢性病学杂志. 2021(10)：1593－1596.

[3] 国家禁毒委员会办公室. 2020年中国毒情形势报告[R]. 北京：国家禁毒委员会办公室，2021.

[4] 李彦林，宋恩. 戒毒人员运动处方专家共识[J]. 中国运动医学杂志，2020，39(11)：837－844.

[5] 刘婷. 运动治疗联合认知功能训练对慢性精神分裂症患者认知功能和行为障碍情况的影响[J]. 慢性病学杂志，2021(08)：1277－1279.

[6] 陆林主编. 沈渔邨精神病学[M]. 6版. 北京：人民卫生出版社，2017.

[7] 美国运动医学学会. ACSM运动测试与运动处方指南[M]. 王正珍，主译. 10版. 北京：北京体育大学出版社，2019.

[8] 磨丽莉，潘巧淑，周芳珍，等. 运动治疗联合心理干预对慢性精神分裂症患者社会功能和治疗依从性的影响[J]. 内科，2019(05)：591－593.

[9] 潘巧淑，磨丽莉，周芳珍. 运动治疗及心理护理在精神分裂症康复中的应用[J]. 医学理论与实践，2018(16)：2397－2399.

[10] 田新华. 运动治疗联合心理护理对慢性精神分裂症患者的护理效果及生活质量的影响[J]. 中国医学创新，2020(24)：100－104.

[11] 汪霞. 运动治疗慢性精神分裂症的临床疗效[J]. 实用心脑肺血管病杂志，2012(01)：80－81.

[12] 魏霞，张继聪，张美英. 慢性精神分裂症采用运动治疗的疗效[J]. 实用临床护理学电子杂志，2017(44)：139.

[13] 严敏铃，曾冬梅. 运动治疗联合心理护理对慢性精神分裂症患者睡眠和生命质量的影响[J]. 世界睡眠医学杂志，2020(08)：1471－1472.

[14] 杨建芳. 运动治疗联合心理护理对慢性精神分裂症患者睡眠和生命质量的影响[J]. 心理月刊，2021(05)：181－182.

[15] 杨素芳. 慢性精神分裂症患者应用运动联合心理护理的效果[J]. 当代护士(上旬刊)，2021(02)：108－110.

[16] 约翰·C. 格里芬. 运动处方指南[M]. 张冰，王雄，译. 3版. 北京：人民邮电出版社，2020.

[17] 张艳，潘奇，高志勤. 运动治疗及心理治疗在精神分裂症康复中的应用[J]. 心理月刊，2018(08)：52.

[18] 周建华，许曲. 运动治疗联合心理护理对慢性精神分裂症患者的康复和生活质量的影响[J]. 中国实用医药，2020(33)：203－204.

[19] 朱紫颖，何卓玲，王丹，等. 运动治疗联合心理护理对慢性精神分裂症病人康复和生活质量的影响[J]. 中国实用医药，2020(12)：179－181.

[20] 祝莉，王正珍，朱为模. 健康中国视域中的运动处方库构建[J]. 体育科学，2020，40(01)：4－15.

[21] 祝志隽. 心理护理联合运动治疗对慢性精神分裂症患者康复的影响[J]. 中国医药指南，2020(07)：218.

[22] FIRTH J, SOLMI M, WOOTTON R E, et al. A meta-review of "lifestyle psychiatry": the role of exercise, smoking, diet and sleep in the prevention and treatment of mental disorders [J]. World Psychiatry, 2020, 19(3): 360－380.

[23] KANDOLA A, ASHDOWN-FRANKS G, HENDRIKSE J, et al. Physical activity and depression: towards understanding the antidepressant mechanisms of physical activity [J]. Neurosci Biobehav Rev, 2019, 107: 525－539.

[24] MARTLAND R, KORMAN N, FIRTH J, et al. Cab high-intensity interval training improve

mental health outcomes in the general population and those with physical illnesses? A systematic review and meta-analysis [J]. Br J Sports Med, 2022,56(5):279－291.

[25] NOORDSY D L, BURGESS J D, HARDY K V, et al. Therapeutic potential of physical exercise in early psychosis [J]. Am J Psychiatry, 2018,175(3):209－214.

[26] OSBORN D, BURTON A, HUNTER R, et al. Clinical and cost-effectiveness of an intervention for reducing cholesterol and cardiovascular risk for people with severe mental illness in English primary care: a cluster randomised controlled trial [J]. Lancet Psychiatry, 2018,5(2):145－154.

[27] RYU J, JUNG J H, KIM J, et al. Outdoor cycling improves clinical symptoms, cognition and objectively measured physical activity in patients with schizophrenia: a randomized controlled trial [J]. J Psychiatr Res, 2020,120:144－153.

[28] SAEED S A, CUNNINGHAM K, BLOCH R M. Depression and anxiety disorders: benefits of exercise, yoga, and meditation [J]. Am Fam Physician, 2019,99(10):620－627.

[29] SCHUCH F B, STUBBS B. The role of exercise in preventing and treating depression [J]. Curr Sports Med Rep, 2019,18(8):299－304.

[30] STUBBS B, VANCAMPFORT D, HALLGREN M, et al. EPA guidance on physical activity as a treatment for severe mental illness: a meta-review of the evidence and Position Statement from the European Psychiatric Association (EPA), supported by the International Organization of Physical Therapists in Mental Health (IOPTMH) [J]. Eur Psychiatry, 2018,54:124－144.

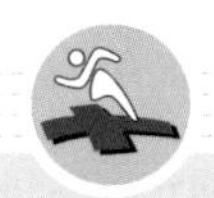

第十一章　特殊人群的运动处方

第一节

老年肌少症

随着我国人口老龄化加剧，肌少症已成为重要的公共健康问题。肌少症不仅导致身体活动能力低下，也增加了老年人心肺和代谢性疾病的发生风险，甚至损害认知功能；它还常与骨质疏松症相伴出现，大大增加老年人跌倒和骨折的风险，成为老年人致残、致死的重要原因之一。

一、老年肌少症概述

肌少症(sarcopenia)又称为肌力流失，是与增龄相关的进行性、广泛性肌肉含量减少和(或)肌肉力量下降及肌肉生理功能减退，从而导致老年人功能状态以及生活质量下降的一种老年综合征，肌肉量减少是其关键特征。研究表明，50岁以后，人体肌肉质量每年减少1%～2%；与40岁人群相比，70岁人群的骨骼肌体积和肌力减少30%～35%。全球肌少症的患病率为6%～12%，65岁及以上老年人的患病率为14%～33%；亚洲老年人群肌少症的患病率为5.5%～25.7%。我国社区老年人肌少症的患病率为8.9%～38.8%，且随着年龄的增加患病率显著上升。

肌少症是环境和遗传因素共同作用的复杂疾病，随着年龄的增加，人体生理的进食、消化、吸收、代谢等功能下降，蛋白质、维生素、钙等摄入不足，加之肠道对营养物质吸收不充分，脂肪组织增加，肌肉质量降低。此外，吸烟、运动减少、久坐、长期卧床等也是导致肌少症的常见原因。除了运动减少及营养因素外，神经-肌肉功能减弱、激素水平变化、促炎性反应细胞因子释放、肌细胞凋亡及遗传也与肌少症的发生、发展相关。

》【临床表现和体征】

肌少症缺乏特异性的临床表现，患者因肌肉萎缩、体重下降、力量减退而表现为虚弱、容易跌倒、行走困难、步态缓慢、四肢纤细和无力等，合并骨量减少可有骨质疏松相关临床表现，累及呼吸肌时可出现吞咽困难和呼吸功能障碍等。

》【分型】

肌少症主要分为原发性肌少症和继发性肌少症。原发性肌少症又称为年龄相关性肌少症，是指与增龄相关，而没有其他原因引起的肌肉量减少、肌肉力量下降和(或)躯体功能减退的肌少症。继发性肌少症是指除年龄因素外，存在其他可导致肌肉力量减少的病因，如长期制动、卧床所致的肌肉失用、骨骼肌去神经支配、严重营养不良、肿瘤恶病质、内分泌代谢性疾病及基因遗传等因素导致的肌少症。本节肌少症的运动疗法主要针对老年原发性肌少症。

》【诊断标准】

2018 年老年肌少症欧洲工作组诊断标准在 2010 年的基础上更新，诊断标准为：①肌力低(握力，男性<28 kg，女性<18 kg)；②肌肉数量或质量低(双能 X 线吸收法：男性<7.0 kg/m^2，女性<5.4 kg/m^2；或生物电阻抗分析：男性<7.0 kg/m^2，女性<5.7 kg/m^2)；③机体功能低(6 min 步速试验<1.0 m/s 或 5 次起坐时间>12 s 或简易体适能测试量≤9 分)(表 3-11-1)。

表 3-11-1　简易体适能测量表

测试项目	评分标准	得分
双足并拢站立(保持 10 s)	坚持 10 s，记 1 分 未坚持 10 s，记 0 分 未进行该动作，记 0 分	如坚持<10 s，请记录坚持的时间：
半串联站立(保持 10 s)	坚持 10 s，记 1 分 未坚持 10 s，记 0 分 未进行该动作，记 0 分	如坚持<10 s，请记录坚持的时间：
串联站立(保持 10 s)	坚持 10 s，记 2 分 坚持 3～9.99 s，记 1 分 坚持<3 s，记 0 分 未进行该动作，记 0 分	如坚持<10 s，请记录坚持的时间：
步行速度(4 m)	>8.7 s，记 1 分 6.21 s≤步速≤8.7 s，记 2 分 4.82 s≤步速≤6.20 s，记 3 分 步速<4.82 s，记 4 分	如坚持<10 s，请记录坚持的时间：
坐站试验	不能完成或完成 5 次时间>60 s，记 0 分 16.7 s≤时间≤60 s，记 1 分 13.7 s≤时间≤16.69 s，记 2 分 11.2 s≤时间≤13.69 s，记 3 分 时间≤11.19 s，记 4 分	
总分		

注：半串联站立是以一足跟着地，并触碰另一足的大足趾；串联站立是以一足在前，足跟着地，并触碰另一足的所有足趾；坐站试验是指双足着地，双手交叉抱于胸前，保持该姿势起立。

》【治疗和管理目标】

祛除诱因是防治肌少症的前提，香烟、酒精的摄入和患多种慢性疾病与肌少症的发生密切相关。因此，建议肌少症患者戒烟、戒酒、改变久坐少动等不良生活方式，同时治疗与肌少症相关的基础疾病。应给予肌少症患者积极营养干预，并在此基础上进行以力量训练为主，联合有氧、拉伸和平衡的运动处方，从整体上改善患者的心肺功能，提升运动能力，降低跌倒风险，改善其生活质量。

二、运动与老年肌少症

运动是获得、保持和增加肌肉量、肌肉力量最为有效的手段之一。老年人应长期进行个体化运动，通过肌肉收缩，对骨骼产生应力刺激，增加骨密度和骨强度。

》【运动防治老年肌少症的机制】

1. *力量运动*　力量运动是发展成人肌肉耐力、肌肉力量和肌肉爆发力最有效的运动方式，系目前防治肌少症的主要方法。力量运动能增加骨骼肌纤维的数量和横截面积，同时减少肌肉蛋白质的降解，维持骨骼肌质量，对防止肌肉含量减少、肌力下降有重要作用。此外，力量运动还能增加快缩肌肉纤维的数量和大小，改善肌肉和肌肉蛋白质合成中的葡萄糖代谢，有效提升肌肉力量。研究显示，经过3～6个月系统的力量训练，可使肌肉力量提升40%～150%，全身肌肉增加1～3 kg或肌纤维面积增加10%～30%，减轻甚至逆转由衰老引起的肌肉量流失和肌力下降。因此，力量运动是老年肌少症患者运动处方的重要组成部分。

2. *有氧运动*　有氧运动可以减少身体脂肪比例，减轻机体的慢性低度炎症，降低代谢性疾病的发生风险；有氧运动还可以通过增强骨骼肌线粒体的合成和代谢，优化骨骼肌质量及其功能，并为肌肉的收缩和代谢供能，改善肌肉代谢，提升整体肌肉的协调能力。对于老年肌少症患者，有氧运动可作为补偿机制阻止肌肉流失，增强肌肉耐力水平。

》【运动治疗老年肌少症的基本原则】

老年肌少症患者的运动干预是以力量运动为重点，结合其他多项运动方式的综合性措施。运动处方需要根据患者的年龄、性别、疾病严重程度、有无并发症、运动习惯和爱好、生活方式等情况予以制订，注重提高患者长期规律运动的依从性。

1. *个体化原则*　每个人的身体素质和身体状况存在差异，制订老年肌少症患者运动处方时需结合其运动背景与体力水平，设定运动目标，并根据训练效果和患者反馈，及时调整运动方案。合并慢性基础疾病的老年人应在病情控制稳定后，制订个体化的运动处方。

2. *循序渐进原则*　老年肌少症患者进行运动时应遵循循序渐进原则，有规律地增加训练负荷，从低强度、低运动量的训练开始，在肌肉产生适应性后，逐渐增加运动强度或运动量。该原则可有效避免过度运动导致的肌肉损伤,也有助于提高患者的依从性。

3. 规律性原则　规律运动对于维持肌肉量有重要作用。当停止运动或中断训练或逐日减少运动量,均可导致肌肉量流失和肌力减退,因此老年肌少症患者应保持规律的运动习惯。

4. 超负荷原则　足够的负荷能刺激肌肉肥大,引发超量恢复机制,从而起到改善肌力的作用。因此,老年肌少症患者在进行力量运动中,可根据自身情况,在安全的条件下,进行增强肌力训练,其强度应超过日常活动的负荷量,包括负荷的强度、速度和频率。需注意的是,老年肌少症患者力量运动中的超负荷训练是一个渐进的过程,运动负荷的增加不可过快或者过大,以防因过度训练而出现肌肉酸痛、无力等,甚至引起运动损伤。

》【运动适应证和禁忌证】

1. 适应证　老年肌少症患者应养成规律运动的习惯,在无严重合并症的情况下,均应通过运动疗法达到增强体质、预防和控制疾病的目的。

2. 禁忌证　包括:①合并严重高血压(安静状态下,收缩压≥180 mmHg 或舒张压≥110 mmHg)的老年肌少症患者。②合并室性心动过速等严重心律失常的老年肌少症患者。③合并空腹血糖>16.7 mmol/L 或反复出现低血糖或血糖波动较大的老年肌少症患者。④伴发急性感染、严重心脑血管疾病、运动器官损伤等。

三、老年肌少症运动处方的制订及实施

》【运动处方评估与测试】

老年肌少症患者运动处方的制订需根据运动风险、运动能力的评估结果,并在全面了解患者身体健康水平和疾病的基础上完成。

1. 一般评估内容　包括:①疾病史;②运动史、运动习惯;③体格检查;④营养评估;⑤体力活动水平评估(见表 3-2-3)。

2. 运动风险测评与危险分层　包括心血管功能和跌倒风险的筛查与评估。

3. 健康体适能测评　评估指标主要有心肺运动能力、肌肉量、肌肉力量和身体机能等。

(1) 有氧能力:可选择心肺运动试验、台阶试验、6 min 步行试验(6 MWT)等方式评估患者的心肺耐力,并通过监测患者运动中血压、心脏、疲劳程度和呼吸困难水平等指标,来评估其运动风险。

(2) 肌肉力量:指 1 个或多个肌肉群所能产生的最大力量。握力是一种简单经济的肌力评估方法。握力与其他部位肌肉的力量呈中度相关性,因此可用来替代其他复杂的肌力测试,例如臂力和腿部力量。下肢肌力可用等速肌力测试仪精确测定。5 次起坐试验可作为替代测定下肢力量的简便方法,主要测定股四头肌肌群力量,该方法简单易行,

可在临床中广泛使用。

(3) 肌肉量：肌肉量指人体骨骼肌的总数量，包括全身骨骼肌量、四肢骨骼肌量或具体肌群和身体部位的肌肉横截面积。可通过MRI、CT、双能X线吸收法和生物电阻抗分析来评估，其中MRI和CT是无创测量肌肉数量/质量的“金标准”，双能X线吸收法是目前被广泛使用测量四肢骨骼肌的“金标准”，是一种常用的肌量测定方法，而生物电阻抗分析可用于估算全身或四肢骨骼肌量。

(4) 躯体功能：躯体功能是指客观评估运动相关的全身功能，不仅包括肌肉，也包括中枢和周围神经功能、平衡能力等。可通过多种方法来评估机体功能，包括步速、简易机体功能评估和计时起走测试。

步速是一种快速、安全和高度可靠的测试，广泛用于临床。步速可预测与肌少症相关的不良结局，包括残疾、认知受损、跌倒和死亡。常用的步速测量为4 m日常步速测试。老年肌少症欧洲工作组建议将步速≤0.8 m/s作为重度肌少症的标准。

简易机体功能评估是一个组合测试，包括步速、平衡和坐起测试。总分为12分，如果分数≤8分，为机体功能差。

计时起走测试是指测试者从椅子上站起，走至3 m标志处，转身走回坐下。>14s说明具有跌倒的风险，提示存在平衡和步行障碍；同时对患者在测试过程中的步态及可能会摔倒的危险性评分，>3分则提示存在跌倒风险。

》【运动处方要素】

老年肌少症患者整体运动能力降低，应采用多种运动模式的组合如力量训练、有氧训练联合平衡训练，以达到有效提升老年肌少症患者的整体运动水平。此外，力量运动是增加肌肉力量和质量的最有效方法，也是治疗老年肌少症的主要方法。老年肌少症患者的运动处方应重点关注力量训练，如体适能评估结果显示心肺、平衡等功能下降，也应加入相应训练。2019年亚洲肌少症工作组指出，对于肌少症人群，建议运动干预3个月以上，可作为其运动干预时程的参考。

1. 力量运动

运动频率：每周训练2～3次，同一肌群的练习时间至少间隔48 h。可采用分化训练，即将身体“分化”成几个部分，每次对不同肌群分别进行训练。

运动强度：应从低强度运动逐渐增加至中高强度，可从40%～60% 1 RM为起始，逐步进展到70%～85%1 RM。主观疲劳程度(RPE)量表评分从3～5分进展到6～8分。

运动方式：力量运动应包含多关节练习、复合动作练习，即能调动多个肌群参与的运动，对身体主要大肌肉群如胸部、肩部、上背部、腰部、腹部、臀部和下肢进行训练。可进行卧推、下拉、臀屈伸、卧蹬和深蹲等练习，同时还应包括单关节练习，如屈肘、伸膝和提踵等。美国运动医学学会(ACSM)建议，在一次训练程序中，多关节运动应该在单关节运动之前进行，较大的肌肉群应该在较小的肌肉群之前进行训练。力量训练可借助自身体重进行训练，如徒手俯卧撑、仰卧起坐，或通过一些阻力训练设备增加负荷，如弹力带、杠铃、拉力器、壶铃和实心球来提供阻力负荷。

运动组数、重复和休息：一般每个动作训练 1～3 组，每组动作 8～12 次重复，组间休息 60～120 s，两个动作间休息 3～5 min。

2. 有氧运动

运动频率：每周 3～5 d。

运动强度：从低强度逐渐增加至中高强度。

运动时间：≥30 min，可以延长至 90 min。

运动类型：可动员全身肌群的持续性运动，如健步走、快走、慢跑、骑车、游泳等。

运动量：每周 150 min 以上。

【运动注意事项】

（1）预防受伤最重要的是注意运动负荷增长的渐进性与动作的正确性。总体来说抗阻训练方式是安全的，但是老年人的肌肉刚度大，而结缔组织的弹性小，容易发生某些运动损伤，如肱二头肌肌腱炎、髌股关节炎、股四头肌肌腱炎与撕裂等。因此，老年肌少症患者在运动前后需注意做好热身和整理活动，同时增加柔韧性或平衡性训练，减少运动损伤的发生。

（2）老年肌少症患者在运动处方的初始阶段，进行有氧运动前，应先通过力量训练增加肌肉力量或肌肉耐力。

（3）老年肌少症患者，尤其是合并心脑血管疾病或关节疾病者，在参加力量运动时，应结合自身情况，充分评估训练频率、训练持续时间等训练参数，制订个体化运动处方，在保证安全的前提下维持和提升健康体适能。建议从低强度、短时间开始，循序渐进，逐渐增加运动强度、运动时间和练习组数等。

（4）在运动时还应注意呼吸调节，采用恰当的呼吸方法（如向心阶段呼气、离心阶段吸气等），避免在力量训练中有屏气动作，防止血压显著升高，危害健康。

（5）老年肌少症患者在参与力量训练前应咨询专业医务人员，在训练中需要接受专业人员如物理治疗师、运动康复师的指导和监督；并根据运动效果和运动中发生的不良反应，及时调整运动计划。

【运动处方案例】

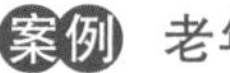
案例　老年肌少症的运动处方

钟某，男，72 岁。诊断为老年肌少症。既往有高血压病 2 级，服用降压药物，血压控制在 130/80 mmHg 以下。平时无规律运动习惯，偶有散步等运动。体适能测试结果：体重正常，肌肉量及肌力降低，心肺耐力和身体柔韧性、平衡能力较差。

运动处方目标：①增加身体活动量，养成科学运动习惯；②增加肌肉量和肌力，改善和提高心肺耐力；③维持并适当增加整体运动能力及其他体质健康水平，预防跌倒。

注意事项：①从低强度、短时间开始，根据身体适应情况逐渐增加运动强度至中等至高强度，并延长运动时间；②做好运动前热身和运动后拉伸，以减少肌肉酸痛，避免运动损伤；③如运动时出现胸部、颈部、肩部或手臂疼痛感，或出现头晕、肌肉抽搐、胸闷等症状，应马上停止运动，必要时就医。

<table>
<tr><th colspan="4">运动处方</th></tr>
<tr><th colspan="4">基本信息</th></tr>
<tr><td>姓名：钟某</td><td>性别：男</td><td>年龄：72 岁</td><td>电话：×××-××××-××××</td></tr>
<tr><td colspan="4">临床诊断：老年肌少症，高血压病 2 级</td></tr>
<tr><td colspan="4">临床用药：氨氯地平片 5 mg，1 次/天，口服</td></tr>
<tr><td>体力活动水平</td><td colspan="3">□规律运动(每周≥3 次或每周≥150 min、连续>3 个月的体育运动)
☑体力活动不足</td></tr>
<tr><td rowspan="5">临床情况</td><td colspan="3">身高：175 cm　　体重：62 kg　　BMI：20.24 kg/m^2</td></tr>
<tr><td colspan="3">慢性疾病史：高血压病 8 年(血压控制可)</td></tr>
<tr><td colspan="3">血液指标：正常</td></tr>
<tr><td colspan="3">血压：128/78 mmHg　　心率：76 次/分</td></tr>
<tr><td colspan="3">吸烟：□是　　□否　　☑已经戒烟</td></tr>
<tr><th colspan="4">体适能测试</th></tr>
<tr><td>最大摄氧量</td><td colspan="3">19 mL/(kg · min)</td></tr>
<tr><td>6 min 步速试验</td><td colspan="3">0.8 m/s</td></tr>
<tr><td>肌肉力量</td><td colspan="3">握力：20 kg；5 次起坐时间：11 s</td></tr>
<tr><td>肌肉量</td><td colspan="3">双能 X 线吸收法：6.0 kg/m^2；生物电阻抗分析：6.2 kg/m^2</td></tr>
<tr><td>柔韧性</td><td colspan="3">坐位体前屈：3 分</td></tr>
<tr><td>平衡能力</td><td colspan="3">闭眼单足站立：6 s</td></tr>
<tr><td>简易体能测试</td><td colspan="3">得分：12 分</td></tr>
<tr><th colspan="4">运动方案</th></tr>
<tr><td rowspan="5">力量运动</td><td colspan="3">方式：自体重、弹力带、哑铃辅助训练上肢、下肢及腹背肌群</td></tr>
<tr><td colspan="3">频率：每周 3 次，逐渐增加至 5 次</td></tr>
<tr><td colspan="3">强度：初始低强度，逐渐增加至中等强度</td></tr>
<tr><td colspan="3">训练量：每个动作 1～3 组，每组 8～12 次重复，组间休息 60 s，动作间休息 3～5 min</td></tr>
<tr><td colspan="3">时间：每次 15 min</td></tr>
</table>

（续表）

	每周运动量：45～75 min
	注意事项：①运动时避免憋气，注意调整呼吸；②在身体可承受范围内分次锻炼；③如运动时出现胸部、颈部、肩部或手臂疼痛感，或出现头晕、肌肉抽搐、胸闷等症状，应马上停止运动，必要时就医
有氧运动	方式：快走、慢跑、舞蹈等
	频率：每周 3～5 次
	强度：从低强度开始训练，逐步增加至中等强度，1～3 个月适应后进行中等强度运动训练，控制心率在 89～118 次/分
	时间：每次 30 min
	每周运动量：>150 min
	注意事项：从低强度、短时间开始，根据耐受性逐渐增加运动强度，延长运动时间；做好运动前热身和运动后拉伸，以减少肌肉酸痛，避免运动损伤
平衡性运动	方式：单腿支撑平衡练习、平衡垫练习等，或者练习太极拳
	频率：每周 2～3 次
	强度：低等
	时间：5～10 min
	每周运动量：15～30 min
	注意事项：循序渐进增加训练量及难度，训练时保证稳固的支撑（椅子、柱子或人力辅助），避免摔倒
医生	签字：
日期	年　　月　　日

（周　敏　龚　迪　刘　茹）

第二节

儿童青少年自闭症

自闭症谱系障碍（autistic spectrum disorder，ASD），简称自闭症，是一组社会互动、语言交流及兴趣行为等表现异常的神经发育性障碍。在我国，ASD 也被称为孤独症。ASD 作为一组复杂的神经发育障碍在近年发病率持续上升。2021 年联合国官网发布的最新数据表明，ASD 发病率为 1/160。我国儿童中 ASD 的总患病率为 24.5/10000。

一、儿童青少年自闭症概述

》【临床表现和体征】

1. 社交沟通和互动技能　儿童青少年ASD患儿在社交沟通上常表现为避免或不保持眼神接触；在9个月大时对名字没有反应，不表现出高兴、悲伤、生气和惊讶等面部表情；不能在12个月大时玩简单的互动游戏，很少或根本不用手势（如不挥手告别）；不与他人分享兴趣爱好（如不能在15个月大时向人展示其喜欢的东西）；在18个月大时不指向或看向他人指的东西；在24个月大时不能注意到别人受伤或悲伤，在30个月大时在游戏中不假装（如不假装“喂娃娃”），对同龄人不感兴趣；在36个月或更大时，难以理解他人的感受或谈论自己的感受；在60个月大时无法轮流玩游戏等。

2. 重复性强迫行为或兴趣　儿童青少年ASD患儿排列玩具或其他物品，当顺序改变时会感到不安；一遍又一遍地重复单词或短语（如模仿）；每次都用同样的方式玩玩具；专注于物体的部件（如轮子）；微小的变化会让其心烦；有强迫性兴趣；必须遵循一定的程序；拍手，摇晃身体，或者打转；对事物的声音、气味、味道、外观或感觉有不寻常的反应。

3. 其他特征　儿童青少年ASD患儿还可以表现为语言技能、运动技能发育延迟；认知或学习技能延迟；过度活跃、冲动和（或）疏忽行为；癫痫或癫痫发作障碍；不寻常的饮食和睡眠习惯；胃肠问题（如便秘）；不寻常的情绪或情绪反应；焦虑、紧张或过度忧虑；没有恐惧或者比预期的更恐惧等。

》【实验室及辅助检查】

可根据临床表现有针对性地选择实验室检查，包括电生理检查（如脑电图、诱发电位）、影像学检查（如头颅CT或MRI）、遗传学检查（如染色体核型分析、脆性X染色体检查）、代谢性疾病筛查等。

》【诊断标准】

《美国精神障碍诊断与统计手册》（DSM－5）中ASD诊断标准为：①涉及多方面的社会沟通和社会互动的持续缺陷；②限制重复的行为、兴趣或活动；③发病于发育早期；④临床上，在社交、职业或其他重要领域当前功能的严重损害；⑤无法用智力残疾或整体发育迟缓来更好地解释。

》【鉴别诊断】

儿童青少年ASD还应与下列疾病相鉴别：①发育迟缓或智力障碍；②胎儿酒精谱系障碍；③遗传性综合征；④听力障碍；⑤精神健康障碍；⑥心理症状；⑦感觉障碍；⑧言语或语言障碍。

【治疗和管理目标】

ASD症状的表现和严重程度差异很大，家庭所采取的治疗包括一系列行为、心理社会、教育、医疗和补充方法，这些方法因儿童的年龄和发育状况而异。

ASD治疗的目标是改善患儿的社交沟通和社交互动的核心缺陷，并将受限行为的影响降至最低，其首要目标是帮助患儿发展更高的功能技能和独立性。对某些个体来说，ASD的核心症状(沟通和社会互动障碍，受限/重复行为和兴趣)可能会随着干预和成熟而改善；然而，核心缺陷通常转化为不同的发展表现，并在整个生命周期中持续存在。

ASD没有治愈方法，很多时候治疗仅针对伴发的合并症或复杂的症状。因此，针对儿童青少年ASD患儿的个性化目标是治疗和管理的重点。

二、运动与儿童青少年自闭症

【运动改善儿童青少年ASD症状的机制】

1. *改善神经系统炎症*　尽管ASD的发病机制还不完全清楚，但公认的是遗传、表观遗传学、环境因素和免疫系统功能障碍的结合在其发展中发挥重要作用。有研究表明，ASD是由于免疫系统激活相关的低级别慢性炎症反应引起的中枢神经系统紊乱所致。ASD个体在几个大脑区域的小胶质细胞激活、密度和促炎细胞因子增加。最近的研究数据表明，运动可以缓解炎症，从而改善相关的代谢紊乱。

2. *改善执行功能*　据报道，长期和短期运动干预对一般人群的执行功能都有积极影响。儿童和青少年的体育活动参与在他们长大后的体育活动、感知自我能力、执行功能和学术成就方面产生了积极的效果。针对这些技能的干预可能促进患儿的终身身心健康。研究显示，通过2周、每周5 d的综合运动方案，ASD青少年执行功能的所有领域都得到了改善，其中整体执行组合、注意力转移和计划/组织能力改善最显著。与低参与者相比，高参与者显著减轻了体重，改善了工作记忆和情绪调节。其他研究显示，长期运动干预似乎对儿童青少年ASD患儿的整体执行功能有有益的影响，特别是在认知灵活性和抑制控制方面。

3. *改善刻板行为*　有研究报道，体育锻炼可以减少ASD患儿的不良适应刻板运动行为。如能保持较高的运动强度，可预测治疗效果。

4. *改善情绪*　在ASD患儿中，情绪调节和行为问题经常被报道。有研究显示，仅通过12周的慢跑运动干预，ASD患儿父母填写的情绪调节检查表和儿童行为检查表即可发现ASD患儿在情绪调节和行为问题方面有显著改善。

5. *改善健康*　ASD患儿有肥胖的风险，通常有睡眠障碍，还表现为身体活动水平和耐受性欠佳、运动技能差和身体健康状况差。高强度的运动已被证明可以改善ASD患儿的这些问题。同时考虑到心理和身体健康的双向关系，运动计划应以游戏为基础，提供娱乐和参与性，以“全人概念”改善ASD患儿的健康状况。

》【运动适应证与禁忌证】

1. 适应证 有运动能力和意愿的 ASD 患儿都应考虑运动计划。
2. 禁忌证 如合并其他严重疾病，需参考疾病相关的运动禁忌证来安排。

三、儿童青少年自闭症运动处方的制订及实施

》【运动处方的制订原则】

当与 ASD 患儿一起开始一个运动训练计划时，应该将愉快的和适合发展的活动纳入运动训练中。患儿可能很难进行诸如跳跃、拉、推等运动，所以在制订运动计划之前应该评估患儿的初始能力。锻炼应该循序渐进，并随着时间的推移加入更难的活动。医生应根据患儿的配合程度进行指导练习，采取因人而异的训练方法。

ASD 行为干预已被证实需要高度结构化的安排，制订运动处方时也需要考虑这点，即确定计划后，计划实施的时间、地点、人物和程序需要结构化。

》【运动处方的评估与测试】

大部分 ASD 患儿的运动能力落后于其生理年龄的平均水平。主要表现在：动作协调性差、平衡控制不佳、精细动作控制不佳等。其中动作协调性差是核心特征，表现为步态异常、踉跄步、脚尖或脚后跟走路、肢体双侧协调性差等。

专业人士可通过国外常用的儿童自闭症运动评估量表和国内特殊儿童运动能力评估量表来进行运动处方的评估工作。常用的评估量表如下。

1. 英国"儿童运动评估-2"(MABC-2) 可评估 3～16 岁儿童青少年的运动能力，评估包括 3 个年龄范围，各 8 个任务，针对手的灵巧度、球类技巧和静态/动态平衡，同时观察知觉-运动方面、情绪方面和动机方面儿童青少年的困难表现。

2. 美国"大运动发展测试-2"(TGMD-2) 可评估 3～10 岁儿童的运动能力，是一种可以被运动生理学家、普通和特殊教育者、心理学家和物理治疗师使用的常见大肌肉运动技能的标准参照标准，评估包括运动和物体控制两个方面，涵盖 12 项技能。

3. 上海"特殊儿童运动能力评估量表" 由头颈躯干运动、下肢运动、上肢运动和整体运动 4 个分量表组成，其中头颈躯干运动分量表 9 项测题，下肢运动分量表 11 项测题，上肢运动 16 项测题，整体运动分量表 12 项测题，共 48 项测题。基础版量表由中轴线运动、下肢运动和上肢运动 3 个维度构成，共 25 项。

》【运动处方要素】

1. 运动类型 可以选择有氧运动、力量运动、柔韧性及灵活性运动。

有氧运动：骑车、游泳、慢跑、步行/跑步间歇训练。

力量运动：10 岁以下儿童可选择体操和跳跃、攀爬、投掷等活动；10 岁以上儿童可选

择自由负重、松紧带、身体阻力等进行上肢、下肢、躯干的强化训练。

柔韧性及灵活性运动：瑜伽、水上运动、运动游戏等。

2. 运动频率　有氧运动可安排每周 3～5 d；力量运动和灵活性运动可安排每周 1～2 d。

3. 运动强度　有氧运动可安排中高强度；力量运动可安排每分钟 10～15 次。

4. 运动时间　有氧运动可安排每次 20～60 min；力量运动可安排每组 6～15 次，进阶后 2～3 组，每组 8～12 次，休息 2～3 min，每组之间逐渐减少休息。

》【运动注意事项】

1. 运动保护　通过评估 ASD 患儿的初始运动状态，对患儿的运动预期应有充分的准备，做好某些动作的运动保护。

2. 减少刺激　因 ASD 患儿对于感官刺激高度敏感，应尽量减少环境感官刺激，房间、服装和音乐应尽可能保持中性。密切关注 ASD 患儿的情绪和接受程度，如有明显情绪波动应及时调整运动方案。

3. 增加沟通　对于 ASD 患儿来说，口头交流要简单易懂，这一点很重要。对话应该是情感中立的，不使用术语、讽刺和修辞。这样做可以最大限度地减少挫折和分心，并降低情绪爆发的可能性。轻松的沟通将增加患儿的学习能力。

》【运动处方的效果评估】

1. 直接运动效果评估　使用 MABC－2、TGMD－2 和“特殊儿童运动能力评估量表”评估阶段性效果，可进行前后数值对比。

2. 执行功能评估　使用执行功能行为评定量表(BRIEF)评估执行功能。BRIEF 旨在评估范围广泛的儿童青少年的能力，适用于有学习障碍和注意力障碍、创伤性脑损伤、铅接触、广泛性发育障碍、抑郁症及其他发育、神经、精神和医学疾病的儿童；包括 8 种临床量表(抑制、转移、情绪控制、初始化、工作记忆、计划/组织、材料组织、监控)和 2 种效度量表(不一致性和消极性)，让临床医生对被评估的儿童或青少年的行为有全面了解。

3. 情绪调节能力评估　年幼 ASD 患儿的情绪调节测量通常依赖于直接观察和行为编码。行为编码系统被应用于 ASD 儿童的样本，以描述他们对情绪调节任务的反应(面部/身体消极、顺从、消极/非消极发声、应对策略)。然而，考虑到非典型的非语言沟通和不同的语言能力，ASD 儿童观察性情绪调节评估的挑战是能否正确编码表达的情绪反应。青少年 ASD 患儿如具备基本沟通能力，可用自我报告的方式评估。

4. 健康评估　通过身高、体重、腰臀比来了解 ASD 患儿的超重或肥胖情况。对于血压、血糖、血脂的医学监测也有助于评估运动效果。

5. 睡眠评估　儿童睡眠习惯问卷(CSHQ)是一项全面的儿童睡眠障碍筛查。CSHQ 基于儿童国际睡眠障碍分类，可评估 4～10 岁儿童的睡眠问题。CSHQ 是目前 ASD 患儿最广泛使用的标准化睡眠评估工具。CSHQ 根据 45 个项目得出总分，根据 33 个项目得出个人量表得分，得分越高，表明睡眠障碍越严重。33 项量表包括 8 个分量表：①就寝阻力；②睡眠开始延迟；③睡眠时间；④睡眠焦虑；⑤夜间醒来；⑥异态睡眠；⑦睡眠呼吸障碍；⑧白天嗜睡。改良版 Simonds and Parraga 睡眠问卷(MSPSQ)是 5～18 岁儿童青少年睡眠障碍的筛查工具，也被用于改良版 ASD 和其他发育迟缓儿童的睡眠障碍和治疗结果评估。MSPSQ 由 51 个项目组成，分为两部分：第一部分以睡眠数量和质量为目标；第二部分以特定的睡眠障碍为目标。其中的 Likert 量表上评分的 36 个项目涉及 6 个常见的睡眠问题类别：抗拒就寝/挣扎，睡眠开始延迟，睡眠异常，睡眠呼吸紊乱，睡眠焦虑和白天嗜睡。

》【运动与药物配合的原则】

目前，还没有治疗 ASD 的药物。但在某些情况下，药物治疗将用于控制高能量水平、抑郁、癫痫发作和无法集中注意力等症状。一类处方药物被称为选择性血清素再摄取抑制剂(SSRI)。从本质上讲，这种药物能增加大脑中的血清素，从而对抗抑郁，但也有一些不良反应，如体重增加、睡眠问题和食欲改变。另一类药物是抗精神病药物，可以减少攻击和自残行为。

当 ASD 患儿使用上述处方药时，需要临床医生按精神类药物使用时的注意事项来安排运动计划。比如，当出现严重头晕或疲劳时，应降低运动强度和频率，减少运动复杂程度，以维持基本运动需求为主来设计运动方案。

》【运动处方案例】

案例　儿童青少年自闭症的运动处方

陈某某，男，6 岁。诊断为 ASD。MABC－2 评估：平衡能力差，精细动作一般，大动作差。体适能测试：不配合。

运动处方目标：①预防肥胖风险；②提高运动耐受能力；③促进大脑发育，增加抗挫折能力；④改善生活质量。

<table>
<tr><th colspan="4">运动处方</th></tr>
<tr><th colspan="4">基本信息</th></tr>
<tr><td>姓名：陈某某</td><td>性别：男</td><td>年龄：6 岁</td><td>联系人电话：×××-××××-××××</td></tr>
<tr><td colspan="4">临床诊断：ASD</td></tr>
<tr><td colspan="4">临床用药：无</td></tr>
<tr><th colspan="4">运动前健康筛查</th></tr>
<tr><td>运动前评估</td><td colspan="3">MABC－2 评估：平衡能力差、精细动作一般、大动作差</td></tr>
<tr><td>执行力情况</td><td colspan="3">BRIEF：与同龄人相比，行为管理指数异常、元认知功能指数异常，其中抑制、启动、计划、组织和监控能力异常，工作记忆、转换、情感控制临界异常</td></tr>
</table>

（续表）

体适能测试	
6 min 步行测试	不配合
肢体肌肉测力	不配合
憋气	0 s
运动方案	
运动类型	有氧运动：游泳
频率	每周 3 次
强度	中等强度
时间	每次 20～30 min
注意事项	防溺水，观察情绪变化
医生	签字：
日期	年 月 日

（璩铮铮）

第三节

孕　产　期

孕产期是女性一生中特殊的生理时期，因其周期长、生理功能变化大，制订科学合理的运动处方至关重要。根据妊娠期和产褥期不同的生理变化特点，针对性进行适宜运动，有助于改善妊娠安全，促进妊娠健康。

一、孕产期概述

孕产期是女性特殊的生理时期，包括妊娠期和产褥期。

妊娠期是指胚胎和胎儿在母体内发育成长的时期，全过程约为 280 d。在胎盘分泌的激素和母体神经内分泌调控的共同作用下，孕妇机体各系统发生一系列生理变化，以适应胎儿生长发育需求并做好分娩准备。

产褥期是指胎盘娩出至产妇除乳腺外全身器官恢复至正常非孕状态，通常为 6 周。产褥期母体生理变化涉及全身各个系统，使产后机体生理功能恢复至非孕期状态。

》【孕产期母体的变化】

1. 妊娠期　妊娠不同时期母体各系统变化差异大。变化最大的器官是子宫，其体积增大、血流量增大，另外心血管系统、呼吸系统、骨骼系统等也产生了一系列影响。

(1) 心血管系统：妊娠期心脏血流量和血流速度增加，进而心率增快、心输出量增大，至妊娠32～34周血容量达到高峰，较非孕期增加40%～45%，并持续至分娩期和产后2～4 d。妊娠晚期仰卧位时增大的子宫压迫下腔静脉，回心血量减少、心输出量减少，造成血压下降，易发生仰卧位低血压。

(2) 呼吸系统：增大的子宫使膈肌升高、活动幅度减小，在保持肺活量无明显变化的同时，通气量每分钟增加约40%，潮气量增加约30%，肺泡换气量增加约65%，残气量减少约20%。

(3) 骨骼系统：妊娠晚期孕妇重心前移，头部和肩部后仰，腰部前挺。妊娠期骨质变化不大，但钙和维生素D生理需要量增加。胎盘分泌的松弛素可能影响骨盆韧带及椎骨关节韧带，引起腰骶部及肢体疼痛不适，以及耻骨联合松弛疼痛。

2. *产褥期*　产褥期是母体恢复至非孕期状态变化最大的时期，也是女性产后康复的关键时期。母体的变化涉及各个系统，以生殖系统最为显著。

(1) 生殖系统：在胎盘娩出后子宫恢复至非孕状态的过程，称为子宫复旧，一般需6周。主要生理变化是子宫体肌纤维修复、内膜再生、血管变化及宫颈管复原。分娩过程中的盆底肌肉和筋膜组织撕裂松弛也在产褥期得以恢复至非孕状态。

(2) 心血管系统：分娩后子宫胎盘血液循环终止，血液从子宫涌入母体体循环，加之大量潴留的组织间液回吸收，在产后3 d内母体循环血量增加15%～25%。

(3) 腹壁变化：腹壁皮肤受增大的子宫影响，腹部明显松弛，部分弹力纤维断裂，腹壁紧张度和分离的腹直肌可在产后6～8周恢复，但部分产妇产后仍可能出现不同程度的腹直肌分离。

【临床表现和体征】

1. *妊娠期*　临床上分为3个时期：末次月经至第13周末为妊娠早期，第14～27周末为妊娠中期，第28周至分娩为妊娠晚期。

(1) 妊娠早期：是胚胎形成、胎儿器官发育的关键时期。主要表现为停经、早孕反应、尿频、乳房变化。

(2) 妊娠中期：是胎儿生长、各器官发育的关键时期。主要表现为子宫增大、可感觉到胎动。

(3) 妊娠晚期：是胎儿生长、各器官成熟的关键时期。主要表现为子宫增大显著、胎动增强。

2. *产褥期*　临床表现为一系列生理变化，主要表现如下。

(1) 生命体征：体温可在产后24 h内轻度增高，产后3～4 d可出现泌乳热。脉搏多在60～70次/分，一般略慢。呼吸多在14～16次/分，因膈肌下降变为胸腹式呼吸，呼吸深慢。血压多维持在正常水平，较孕期变化不大。

(2) 子宫：产后子宫每天下降1～2 cm，至产后第10天子宫回到骨盆腔内。因子宫收缩复旧引起的宫缩痛多在产后1～2 d出现，持续2～3 d。

（3）恶露：分娩后随着子宫复旧、蜕膜脱落，血液、坏死蜕膜等组织经阴道排出，称为恶露。一般持续 4～6 周，量为 250～500 ml。

（4）褥汗：分娩后皮肤排泄功能旺盛，排出大量汗液，称为褥汗，以夜间睡眠和初醒时最为明显。一般持续 1 周。

二、运动与孕产期

【运动影响孕产期的机制】

1. *妊娠期*　女性机体各系统发生解剖学和生理学的变化，如血容量增加、外周循环阻力降低、肺储备能力下降、关节负担加重等。妊娠期运动可通过加强机体肌肉力量、缓解疼痛、减轻关节水肿，进而增强分娩时体力、促进阴道分娩、减少剖宫产风险。其次，合理规律运动有利于孕妇体重控制，减少体重增长过快及胰岛素抵抗，降低妊娠期糖尿病、妊娠相关高血压疾病等并发症发生风险，从而改善母儿预后，保障母婴安全和健康。此外，妊娠期运动亦对改善孕妇情绪、减少抑郁、焦虑具有积极作用。

2. *产褥期*　该期是产妇各系统恢复至非孕状态的重要时期。早期适度运动有利于改善产后机体水、钠潴留，恢复孕前体重和体能。并且，有助于消除产后女性角色转换带来的不良情绪，促进健康积极的心理状态。

【运动方式对孕产妇的主要影响】

1. *有氧运动*　有氧运动是妊娠期和产褥期主要的运动形式，有利于促进葡萄糖的转运、吸收和利用，减少胰岛素抵抗，控制体重，降低血压，改善心肺适能。可每周进行 5 次中等强度运动，每次至少运动 30 min。有氧运动不限形式，包括快走、游泳、步行式自行车等。

2. *力量运动*　力量运动是妊娠期和产褥期可接受的运动形式，可以提高肌肉力量，提高基础代谢率、骨密度，减少胰岛素抵抗，控制血糖，降低血压，改善心肺功能。可与有氧运动混合训练，运动强度中等，每次训练 5～10 个动作（包括上肢、下肢、躯干核心肌群动作），每个动作 10～15 次，1～4 次循环重复。力量训练可以采用器械、哑铃或者弹力带负重等方式完成。妊娠中期是力量运动比较适宜的时期。

3. *有氧和力量混合运动*　有氧和力量混合运动是孕产妇运动的理想形式，有利于体重控制、力量训练。有研究报道，妊娠期有氧和力量混合运动较单独的有氧运动，更有利于改善妊娠期糖尿病、高血压等不良妊娠结局风险。有氧和力量混合运动可以每周进行 3～5 次。

4. *柔韧性运动*　柔韧性训练是孕产妇运动的辅助形式。海格尔呼吸、盆底训练等有助于改善孕产妇柔韧性，有利于阴道分娩、产后盆底功能恢复。柔韧性运动主要是瑜伽、普拉提等形式，训练次数以每周 3～5 次为宜。

【运动适应证和禁忌证】

1. *适应证*　对于无运动禁忌证的孕产妇，均建议在妊娠期和产褥期进行规律运动。

2. 禁忌证

(1) 绝对禁忌证：包括严重心脏或呼吸系统疾病、重度子痫前期、子痫、未控制的高血压、先兆早产、宫颈功能不全、前置胎盘、胎膜早破、重度贫血等。

(2) 相对禁忌证：包括轻中度心脏或呼吸系统疾病、甲状腺疾病、1 型糖尿病、胎儿生长受限、多胎妊娠(3 胎及以上)、复发性流产史、早产史、严重肥胖、营养不良或极低体重(BMI＜12 kg/m^2)，以及癫痫且症状控制不佳等。需接受产科、运动医学科等专科医生详细的专业评估，综合考虑运动利弊后，决定能否进行妊娠期运动，并给予运动形式、频率、强度等具体建议。

若孕产妇运动时出现以下情况，应停止运动，及时就医评估：阴道出血、规律并有痛觉的宫缩、胎膜早破、呼吸困难、头晕、头痛、胸痛、肌肉无力影响平衡等。

三、孕产期运动处方的制订及实施

》【运动处方的评估与测试】

1. 运动风险和运动能力评估与测试　在对孕产妇实施运动处方之前，需要全面了解其身体健康水平及疾病状况。评估内容包括：①孕产史；②疾病史；③运动史、运动习惯；④体格检查；⑤产科辅助检查；⑥体适能测评。

2. 孕产期的相关风险评估　孕产妇是高血压、糖尿病、血栓性疾病的高危人群。除了妊娠相关并发症的影响，孕产妇可能面临心血管疾病、骨骼肌肉损伤等风险。结合妊娠期和产褥期不同阶段，综合评估孕产妇健康水平、运动风险、运动能力后，根据孕产期不同阶段和目标制订个性化的运动处方，在医生的指导和监督下，提高孕产妇对运动处方的依从性和运动效果。

》【运动处方要素】

1. 有氧运动

运动频率：每周 3～5 次。

运动强度：低到中等强度。

运动时间：≥30 min，可以延长至 60 min。

运动类型：任何动员全身核心肌群、持续升高心率的运动(如快走)。

2. 力量运动

运动频率：每周 3 次。

运动强度：低到中等强度。

运动时间：8～10 个动作，每个动作重复 8～15 次，1～3 组，每次运动直至疲劳。

运动类型：用弹力带、器械等工具和设备完成力量运动。

3. 有氧＋力量运动

运动频率：每周≥2 次。

运动强度：低到中等强度。

运动时间：每周总运动量≥150 min。

运动类型：一次性完成有氧和力量运动（顺序可以颠倒）。

4. 柔韧性训练

运动频率：柔韧性训练，每周2～3次；平衡性训练，每周2～3次。

运动强度：柔韧性训练，拉伸到适度不舒适为止。

运动时间：每个动作持续10～30 s，重复2～4次；每次运动的持续10～20 min。

运动类型：静力性、动力性、神经肌肉本体感受性拉伸运动。

》【孕产期相关指标的运动干预】

1. 体重控制　孕产期规律运动有利于体重控制、增加肌肉力量、改善身体成分。

2. 血糖和血压控制　有氧结合力量运动有利于减少妊娠期糖尿病、高血压发生风险。

3. 心肺耐力　妊娠期和产褥期心肺功能和血液循环变化大，有氧运动有利于提高孕产妇的心肺耐力。

》【孕产期不同阶段的运动处方】

1. 妊娠期

(1) 运动处方目标：①养成运动习惯，减少久坐行为，按运动处方坚持锻炼；②控制体重、血糖、血压，减少心血管及代谢性疾病风险；③提高心肺耐力、肌肉力量和耐力。

(2) 运动处方要素

运动频率：每周3～5次。

运动时间：可以从每次10 min开始，逐渐增加到每次30～60 min。

运动强度：从低强度逐渐过渡到中等强度。

运动方式：步行、快步走、步行式自行车、哑铃或者弹力带等器械力量训练。

(3) 注意事项：①为了保障运动安全性，运动前后需要测量心率、血压、血糖，确保在安全范围。在运动期间，可佩戴血氧饱和度仪，关注心率、血氧饱和度的变化，并且可以采用可穿戴设备进行自我安全管理。当孕妇出现不适时，应立即停止运动。②养成记录运动日记的习惯：记录运动前后的心率、血压指标，运动时间和强度，运动中的最高心率，保证安全的同时不断调整和优化运动方案。③运动处方执行情况的监督：由产科或运动医学科医生确保达成率。

2. 产褥期

(1) 运动处方目标：①养成运动习惯，减少“坐月子”，按运动处方坚持锻炼；②控制体重、血压、血糖，促进盆底功能修复；③提高心肺耐力、肌肉力量和耐力。

(2) 运动处方原则：参考“妊娠期运动处方”内容，在医生的指导下制订个性化运动处方。

(3) 注意事项：参考“妊娠期运动处方”内容。

》【运动安全教育】

1. 养成良好的运动和卫生习惯

(1) 日常习惯：①养成记录运动处方、体重、心率、呼吸、血压、血糖的习惯；②穿宽松合适的运动健身服装，有条件者可配备可穿戴式自我监测设备。

(2) 运动前的预防：①运动时携带适当的含糖食品；②存在禁忌证者避免剧烈运动。

(3) 运动期间的自我保护：①适当补充水分，避免高温或高湿度的环境；②运动中发生异常反应，应立即停止运动，请求帮助。

(4) 运动后的整理活动：每次运动后，需要安排一定时间的整理活动。

2. 了解低血糖反应 低血糖反应是指血糖<3.9 mmol/L，主要表现为心率加快、大汗淋漓、焦虑、震颤、头晕、虚弱无力、头痛、烦躁、饥饿、视物模糊或视力下降等。

建议：①养成测量血糖的习惯，了解自身血糖在运动前后的波动情况；②携带适当的含糖食品，如出现低血糖症状时及时摄入能快速消化的含糖食品。

3. 根据不同孕期生理特征调整运动处方 在妊娠早期，由于妊娠反应或者妊娠剧吐，可能限制孕妇运动，可在症状严重时适当减少或暂停运动，待症状缓解后逐步增加运动量和强度，同时注意避免因妊娠剧吐引起的脱水。

在妊娠中晚期，由于孕激素水平增加，常伴有腰部、四肢关节疼痛，可根据症状的严重程度选择合适的腰托、护膝等运动保护器具。如疼痛明显，需至专科医生处就诊评估，调整运动方案。

4. 存在妊娠并发症或相对禁忌证时的注意事项

(1) 妊娠前无规律运动习惯的孕产妇，孕产期运动应由低强度开始循序渐进。

(2) 肥胖的备孕者应尽早建立运动习惯，并由低强度、短时间开始，循序渐进。

(3) 若存在运动相对禁忌时，产科、运动医学科等多学科医生需综合考虑运动利弊后，决定能否进行妊娠期运动，针对性制订运动处方，并且进行有效评估。

》【运动处方案例】

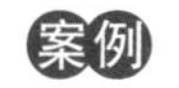 妊娠期健康女性的运动处方

李某某，女，28岁。公司财务，久坐工作的生活方式。诊断为孕1产0，妊娠12周。孕前无运动习惯，日常体力活动不足。体适能测试结果：心肺耐力差，肌肉力量达标，柔韧性差，体脂率高。

运动处方目标：①养成运动习惯，减少久坐行为，增加身体活动，减脂控重；②增强心肺耐力；③提高肌肉力量。

注意事项：①因既往无运动习惯，从低强度、短时间运动开始，逐渐增加至中等强度和延长运动时间；②运动前后分别做5～10 min热身活动和整理活动，避免对腹部造成损伤和不稳定姿态的运动；③每2～4周回访，评估运动处方执行情况，评估心肺耐力，解决运动中的问题，鼓励坚持运动，减少运动损伤风险。

<table>
<tr><th colspan="4">运动处方</th></tr>
<tr><th colspan="4">基本信息</th></tr>
<tr><td>姓名:李某某</td><td>性别:女</td><td>年龄:28 岁</td><td>电话:×××-××××-××××</td></tr>
<tr><td colspan="4">临床诊断:孕 1 产 0,妊娠 12 周</td></tr>
<tr><td colspan="4">临床用药:无</td></tr>
<tr><th colspan="4">运动前健康筛查</th></tr>
<tr><td>体力活动水平</td><td colspan="3">□规律运动(每周>3 次或每周≥150 min、连续>3 个月的体育运动)
☑体力活动不足</td></tr>
<tr><td rowspan="6">临床情况</td><td colspan="3">身高:160 cm　体重:65 kg　BMI:25.39 kg/m²　体脂率:28.6%</td></tr>
<tr><td colspan="3">慢性疾病史:无</td></tr>
<tr><td colspan="3">血液指标:正常</td></tr>
<tr><td colspan="3">血压:115/69 mmHg　心率:71 次/分</td></tr>
<tr><td colspan="3">吸烟:□是　☑否</td></tr>
<tr><td colspan="3">饮酒:□是　☑否</td></tr>
<tr><th colspan="4">体适能测试</th></tr>
<tr><td>最大摄氧量</td><td colspan="3">28 mL/(kg · min), 8 METs</td></tr>
<tr><td>6 min 步行距离</td><td colspan="3">520 m</td></tr>
<tr><td>肌肉力量</td><td colspan="3">握力:3 分</td></tr>
<tr><td>柔韧性</td><td colspan="3">坐位体前屈:2 分</td></tr>
<tr><th colspan="4">运动方案</th></tr>
<tr><td rowspan="6">有氧运动</td><td colspan="3">方式:快走、慢跑、步行式自行车等</td></tr>
<tr><td colspan="3">频率:每周 5 次</td></tr>
<tr><td colspan="3">强度:低至中等强度(心率 109~129 次/分)</td></tr>
<tr><td colspan="3">时间:每次>30 min</td></tr>
<tr><td colspan="3">每周运动量:≥150 min</td></tr>
<tr><td colspan="3">注意事项:从轻强度、短时间运动开始,保持一次性运动时间达标</td></tr>
<tr><td rowspan="6">力量运动</td><td colspan="3">方式:器械力量训练,5~10 个动作(包括上肢、下肢、躯干核心肌群的动作),每个动作 10~15 次,每套动作循环 1~4 次</td></tr>
<tr><td colspan="3">频率:每周 3 次</td></tr>
<tr><td colspan="3">强度:低至中等强度(心率 109~129 次/分)</td></tr>
<tr><td colspan="3">时间:每次 10~20 min</td></tr>
<tr><td colspan="3">每周运动量:30~60 min</td></tr>
<tr><td colspan="3">注意事项:加强四肢和核心肌肉力量</td></tr>
</table>

（续表）

柔韧性运动	方式：瑜伽、普拉提等
	频率：每周 2～3 次
	强度：低至中等强度（心率 109～129 次/分）
	时间：每次 20～30 min
	每周运动量：30～90 min
	注意事项：每个动作保持时间 5 s 以上，逐渐延长保持时间
医生	签字：
日期	年　月　日

（周琮洁　李笑天）

第四节
更　年　期

一、更年期概述

【定义及现状】

更年期是 45～55 岁女性从中年过渡到老年的重要时期，该阶段女性因卵巢功能逐渐衰退或丧失，雌激素水平下降引起以自主神经功能紊乱、代谢障碍为主的一系列症状。更年期女性由于神经系统、身体免疫系统以及性腺的变化，导致身体机能产生巨大变化，从而引起生理和心理发生较大转变。更年期女性易出现更年期相关的不适和疾病，如代谢紊乱、骨质疏松、动脉硬化等，严重者影响工作和生活质量。

运动作为非药物干预手段，在缓解与改善更年期女性症状中的作用越来越受到重视。运动，不限于形式，皆有益于缓解更年期女性相关症状，提高生活质量。应鼓励更年期女性参与多种体育运动，根据不同治疗目标选择适宜的组合方式，结合药物和营养等多种干预手段，增强干预效果。

【对女性的影响】

更年期对女性的健康影响大概可以分为 3 个时期：近期、中期和远期。

1. 近期影响　因雌激素突然缺乏，引起身体不适和情绪变化，包括盗汗、发热、心悸、易怒、失眠等。部分人会出现异常疼痛，如关节疼痛、喉咙不适等。

2. 中期影响　因雌激素长期缺乏引起身体的一系列变化，如胶原蛋白大量丢失、皱纹产生、肥胖、泌尿生殖器官萎缩等。

3. *远期影响* 产生更严重的危害，如骨质疏松、骨折、关节变形、高血压、冠心病等。

》【临床表现】

主要表现为月经紊乱、新陈代谢功能下降、性腺功能衰退、面色潮红、失眠多梦、焦虑恐惧、忧郁多疑、易烦易怒、心悸胸闷等症状，即更年期综合征(menopause symptom，MPS)，在绝经期女性中的发生率约为90%。它是多数女性在绝经期会出现的相关症状，主要特征是卵巢功能持续衰退、雌激素水平逐渐下降，呈现出较明显的身体机能下降的特点。

1. *生理方面* 更年期是女性自生育旺盛的性成熟期逐渐过渡到老年期的一个转折时期，大脑、下丘脑、肾上腺及自主神经系统的功能失调会引发一系列的症状，主要表现为睡眠障碍、心悸、头痛、头晕、易疲劳等，也有些更年期女性出现记忆力减退或注意力不集中等。同时由于性激素消退或因血管收缩等导致盗汗、潮热、心悸等，均可导致睡眠障碍，主要表现为入睡困难、睡眠中断、早醒等。研究发现，超过81%的更年期女性存在睡眠障碍，而睡眠作为日常生活必不可少的组成部分，其紊乱将影响机体身心健康。

激素水平失衡使女性血胆固醇水平升高，出现月经不调，临床表现为月经周期不规律、出血量过多或过少，直至月经停止，且罹患妇科肿瘤的风险明显增加。更年期女性多见月经不调、尿失禁、盆腔器官脱垂、妇科肿瘤、阴道炎及盆腔炎等妇科疾病。

2. *心理方面* MPS是由于雌激素分泌下降导致自主神经功能紊乱而出现的一系列症状。由此导致的心理上的变化因人而异，部分女性会出现紧张、焦虑、恐惧、忧伤、抑郁、多虑、敏感、情绪不稳定等症状，严重者出现情绪障碍，进一步促进生理变化的症状，形成恶性循环。更年期女性常同时出现焦虑和抑郁的情况，主要表现为失眠多梦、情绪低落、心烦意乱、紧张不安等症状，严重者甚至会出现自杀的情况。

3. *社会行为方面* 更年期女性机体的调节能力减退、抵抗力下降，导致她们的体力、精力和社会适应性都相对下降，有些女性的MPS会持续近2年左右，在这期间的行为表现为神经过敏、少言寡语、离群自闭、特立独行、厌恶社交、对家人情绪变化大、对工作缺乏信心等。

4. *其他方面* 更年期相关症状还表现在皮肤胀痛感，手足冰冷，手指有蚂蚁叮咬的感觉，指(趾)、腿部容易发生抽筋现象。与此同时，MPS较严重的患者还会出现记忆力减退、感觉异常、大小便失禁等状况。

综上可知，由于神经系统、免疫系统及性腺的变化，使该时期女性的生理、心理以及身体机能都发生了较大的变化。MPS运动处方的制订和实施的目的是为了使患者的症状减缓或改善，使机体性能有所提高。大量研究证实，运动对改善和缓解女性MPS有积极作用，但运动引起的风险也不容忽视，因此必须对更年期女性做好健康筛查和运动风险评估，并在运动处方中纳入注意事项和安全防范措施。

》【诊断标准】

MPS的诊断主要依靠患者的自觉症状。血、尿卵泡刺激素(follicle-stimulating

hormone，FSH)及黄体生成素(luteinizing hormone，LH)明显升高，雌激素(estrogen，E)水平降低(低于卵泡早期的水平)。当FSH/LH>1时，提示卵巢储备功能下降；FSH>10 IU/L提示卵巢功能开始下降；E_2<20 pg/mL提示卵巢功能明显下降。

诊断要点：经期脱落>2次，1次无月经间隔>60 d；无月经<3年；血FSH水平≥25 U/L；出现相关症状：心血管系统症状、神经精神症状、泌尿生殖系统症状，以及其他症状，如感觉异常、疲倦乏力及肌肉关节痛等。各种症状的组合及严重程度存在个体差异；超声或影像学检查排除子宫、卵巢的器质性病变。

本病因症状缺乏特异性，因此在确诊前需先与心血管系统疾病、精神神经病、泌尿生殖系统的器质性病变相鉴别，以免误诊。

》【更年期的综合管理和控制目标】

更年期的综合管理和控制目标包括合理饮食、运动锻炼、心理指导、药物治疗等方面。

1. 合理饮食　给予更年期妇女营养指导，如饮食要定时定量、均衡，避免摄入油炸、油煎食物，少食动物脂肪、胆固醇(<300 mg/d)；限盐(<6 g/d)，控糖(包括含糖饮料)(≤50 g/d)，少油(25～30 g/d)，限酒(酒精量≤15 g/d)，足量饮水(1 500～1 700 mL/d)；饮食结构要多样化，粗细搭配，增加多种水果、蔬菜摄入，选择全谷物或高纤维食物等碳水化合物。

更年期妇女应补充足够的维生素D，推荐摄入维生素D 400 U(10 μg)/d，必要时可补充外源性维生素D。

2. 运动锻炼　更年期妇女应每周至少坚持150 min中等强度的有氧运动，如快走、慢跑、骑车、游泳、跳舞等；每周至少进行2～3次力量运动，运动前需咨询专业人士，确定运动方式及强度，并根据情况进行调整。

指导更年期妇女维持适宜身体质量，BMI 18.5～23.9 kg/m^2为正常，腰围应<80 cm。

3. 心理卫生指导　更年期妇女出现心理变化时，建议及时向朋友或亲人倾诉烦恼。健康管理团队要运用医学及心理知识对患者进行有效指导，必要时转诊让患者接受心理医生的精神支持和疏导。

4. 药物治疗　根据不同情况和病症严重程度采取药物治疗MPS，并配合开展保健治疗等方法。通常采用的药物治疗方法是激素替代疗法。但长期服用激素类药物，可引发生殖系统增殖性病变、心脑血管并发症等严重威胁生命健康的不良结果。因此对服药时限有明确的要求，并需要按照医嘱要求定期服药。

二、运动与更年期

》【运动改善更年期症状的机制】

1. 更年期妇科症状与运动　有研究对MPS患者进行了长达6个月的有氧锻炼、力量锻炼和健身气功锻炼，并测定体内激素水平、自由基代谢相关酶和心理健康等相关指标的变化情况，结果发现，中等强度有氧运动和力量运动都有助于增加患者的血清 E_2 水平，降低血清 FSH 水平，提高机体自由基代谢水平。身心健康的绝经女性经过 6 个月的体育舞蹈干预后，E_2、睾酮测量值比锻炼前提高，因此长期进行体育舞蹈锻炼可以改善卵巢功能，促进机体内分泌系统的平衡。不同月经周期的 45～60 岁有典型更年期症状的患者在长时间运动（如健身操、慢跑、网球等）后，血浆中内啡肽类物质如 β-内啡肽、甲状旁腺素、雌激素水平明显升高。

压力性尿失禁患者在发病初期，通过盆底肌肉训练能改善症状。同时雌激素水平降低，阴道干涩缺乏润滑可能会导致性功能障碍，对这种情况进行治疗可以改善女性及其性伴侣的生活质量。

更年期盆底功能障碍导致妇女的生活质量下降，盆底肌群训练（pelvic floor muscle-training，PFMT）可以增强骨盆肌肉并预防性功能障碍，改善盆底功能障碍并提高生活质量。凯格尔训练是通过有意识地收缩阴道、尿道和肛门周围的肌肉，达到锻炼盆底肌肉的目的，对于该群体来说，盆底肌康复治疗可增强盆底肌力，改善其急迫性尿失禁等症状。

2. *更年期心理健康与运动* 抑郁症状与雌激素水平下降引起的更年期症状有较多重叠，使得更年期情绪敏感女性更容易遭受抑郁症的侵害。无论是独立使用还是辅助治疗，运动都被认为是治疗抑郁症较好的方法。运动可以改善人体心理状态，有效减轻焦虑。运动的人与不运动的人相比，精神状况不佳的天数显著较少，该效果在抑郁症患者中更为明显。所有运动类型都能显著降低心理焦虑，其中团体运动、骑自行车、有氧运动和力量运动有较好的效果。中等强度有氧运动和力量运动有助于改善更年期女性体内雌激素和自由基代谢水平，缓解心理焦虑、抑郁等更年期不适症状。

3. *更年期肥胖与运动* 更年期雌激素缺乏会引起瘦素敏感性降低及神经肽 Y（neuropeptide Y，NPY）过量产生，从而引起更多的脂肪储积及更高的肥胖发生率。热量的摄入多于消耗，是肥胖的根本成因。运动在控制体重中的良好作用已得到广泛认可，合理的更年期运动能有效抑制由于雌激素水平下降而引起的更年期体重增加，有氧运动、力量训练对更年期女性体重控制及体质提升有较好的效果。与运动相比，单纯的饮食控制降低体重会造成骨密度损失。绝经后妇女，尤其是骨质疏松症妇女，实行低热量饮食控制体重时须慎重。另外，肥胖会增加糖尿病、血脂异常和高血压的发生概率。体内脂肪量增加与慢性疾病如心血管疾病、妇科癌症、2 型糖尿病的发生和更高的死亡率相关。由于雌激素水平降低，更年期女性心血管疾病风险增加，绝经后血脂异常的患病率高于绝经前女性。较高的体力活动量与较低的血糖相关，运动干预能够有效改善围绝经期妇女的血清性激素水平与自由基、血脂水平，促进心血管功能的改善。中高强度的运动训练、功能训练能促进更年期女性自主神经对心脏的调节，有氧训练、力量训练可以帮助控制高血压。

4. *更年期骨质疏松与运动* 合理的更年期运动能有效抑制由于雌激素水平下降导致的肌肉量减少和Ⅱ型快肌肌肉纤维量降低，力量训练、冲击训练、平衡性训练等多种模式的运动训练相结合对预防骨质疏松及骨折有较好的效果。因此，科学合理的运动对更年期女性骨质疏松、骨折发生率的降低及运动能力的提升有较好的效果。

【不同运动方式对更年期的主要影响】

适当的运动可调节新陈代谢与激素水平，降低心血管风险因素，减缓骨质流失，改善脂肪代谢和身体成份，提高更年期女性的健康水平和生活质量。

1. *有氧运动*　有氧运动是更年期症状运动干预的主要手段。更年期女性卵巢功能衰退，雌激素分泌减少，减弱了对下丘脑-垂体的负反馈调节，导致FSH和LH升高。血清FSH和LH升高、E2降低是卵巢功能衰退的标志。有氧运动通过改善内环境，平衡分泌机制，有效改善更年期妇女的激素水平。美国运动医学学会（ACSM）建议更年期妇女进行每天20～60 min有氧运动，强度为40%～85% VO_2max，每周消耗700～2 000 kcal，以提高有氧能力并改善身体成分。

2. *力量运动*　力量训练有助于增加肌肉质量和代谢率，提高身体机能并通过增加骨骼质量来降低骨质疏松的风险。力量训练对防止绝经女性骨量丢失、增加骨矿物质密度有积极作用，其作用优于有氧运动。力量训练对更年期妇女提高肌肉力量、降低空腹血糖浓度、缓解骨质疏松等发挥积极作用，但受训练类型（如抗阻器械、自由重量或弹性带）、训练强度、训练量和训练时间的影响，其治疗更年期肥胖和血脂异常的效果尚存争议，已成为目前探讨的热点。

3. *身心运动*　身心运动包括瑜伽和冥想、普拉提、太极拳、气功、渐进式肌肉放松等多种形式，强调身、心的协调与统一。身心运动将人作为一个整体来看待，通常可有效地治疗多个症状群，已成为一个独立的研究方向。身心运动有助于减少更年期症状和记忆丧失等认知障碍，可在不使用药物的情况下改善自我依赖，且不存在副作用或药物相互作用的风险；能克服更年期的情绪波动、易怒、焦虑甚至激素波动带来的绝望和悲伤，全面减少更年期症状和肌肉骨骼疼痛，改善情绪和睡眠。

【运动适应证与禁忌证】

1. *适应证*　更年期女性需要减少久坐时间，增加活动量，养成规律运动的习惯，在没有严重的并发症影响运动及血压、血糖、血脂等各项指标稳定的情况下，可以积极参与低到中等强度运动。必要情况下联合激素治疗对健康超重更年期女性的躯体功能、情感角色功能、生命力等进行改善。

2. *禁忌证*　包括：①情绪极度不稳定；②大小便失禁；③安静状态收缩压>180 mmHg，或舒张压>110 mmHg；④伴有运动器官损伤，如关节炎、肌肉疼痛；⑤有糖尿病酮症酸中毒等急性代谢并发症，合并急性感染、增生型视网膜病变、严重肾病；⑥严重心脑血管疾病，包括不稳定型心绞痛、严重心律失常、短暂性脑缺血发作。

三、更年期运动处方的制订及实施

【运动处方评估与测试】

1. *运动风险和运动能力评估与测试*　运动处方的制订需要根据运动风险、运动能力评估结果，以及全面了解疾病和身体健康水平的基础上完成。评估内容包括：①疾病史；②运动史、运动习惯；③体格检查；④运动风险测评与危险分层；⑤健康体适能测评。以上评估内容可参考本书第二篇。

2. 妇科相关的测试、检查

（1）宫颈细胞学检查：采集宫颈外口鳞-柱状上皮细胞交接部（移行带）和宫颈管内细胞，并对其进行检查和评价。包括宫颈细胞学涂片检查和宫颈液基细胞学（TCT）检查。

（2）人乳头瘤病毒（HPV）检测：绝大多数宫颈癌是由高危 HPV 感染造成的，HPV 检测是宫颈癌及癌前病变的筛查方法之一。可同时进行低危和高危型 HPV 检测。

3. 情绪相关检查、评估　包括：①焦虑自评量表；②抑郁自评量表；③改良 Kupperman 评分量表。

4. 骨密度、骨关节活动度等问题　包括：①双能 X 线骨密度仪（DEXA）是诊断骨质疏松症的“金标准”，髋部、腰椎及全身的 BMI 均可测定；②国际骨质疏松基金会（NOF）骨质疏松症 1 min 测试题评估。

【运动模块】

运动处方主要包括运动频率、运动强度、运动时间、运动方式、运动总量和进程等。更年期女性运动推荐每周 3～5 次、每次 30～60 min、每周总量 150 min 的中等强度运动，并包括每周 2 次力量运动。进程需根据运动者水平循序渐进安排调整。

根据更年期女性运动相关问题，综合梳理出更年期运动目标、运动方式、运动强度等模块（表 3-11-2）。运动强度方面，以最大心率（HRmax）百分比作为参考，低强度为 57%～63% HRmax，中等强度为 64%～76% HRmax，高强度为 77%～95% HRmax。

表 3-11-2　更年期女性运动相关问题的运动模块

运动相关问题	运动目标	推荐运动方式	推荐运动强度
肥胖、潮热出汗、睡眠障碍等	• 增加体力活动 • 增加能量消耗	有氧运动、力量运动	中等强度
骨质疏松	• 适宜的运动刺激使骨骼产生相应的超量恢复 • 全方位刺激	• 冲击运动（2 倍自身体重） • 力量运动（8～12 RM）	中等强度、高强度
骨折	• 提升骨质水平 • 提高运动能力	• 身体运动功能训练 • 力量、平衡、灵敏等身体素质训练	中等强度
抑郁、焦虑	• 增加体力活动 • 增加交互机会	• 团体运动、骑自行车、有氧运动、力量运动 • 基于正念的运动	中等强度
骨关节肌肉疼痛	• 增加体力活动 • 改善运动功能	• 身体运动功能训练 • 力量训练	中等强度
盆底功能障碍	• 提升盆底小肌群肌肉控制 • 增加盆底小肌群力量	• 身体运动功能训练 • 盆底肌群训练	低强度

针对更年期肥胖、潮热、出汗、睡眠障碍等症状，运动主要目标是增加体力活动及能量消耗，推荐中等强度的有氧运动及力量运动。针对骨质疏松，运动主要目标是全方位刺激骨骼，使骨骼产生“超量恢复”机制，减少骨质流失，促进骨质健康，推荐中高强度的力量运动及冲击运动。针对骨折，运动主要在提升骨质水平的基础上，提高运动能力，推荐运动素质的全方面综合发展，运动强度中等；针对抑郁、焦虑，运动主要目标是增加体力活动、交互机会等，推荐中等强度的正念运动、团体运动等。针对骨关节肌肉疼痛，运动主要目标是增加体力活动，改善身体运动功能，推荐中等强度的身体运动功能训练及力量训练。针对盆底功能障碍，运动主要目标是激活盆底小肌群，改善运动功能，推荐低强度的身体运动功能训练及盆底肌群训练。针对同时出现多种症状的更年期女性，在运动频率、运动强度、运动时间、运动方式、运动总量和进程的基础上，合理综合运动方式，整合运动时间，优先矫正主要更年期症状。

》【运动注意事项】

更年期女性在选择适合自己的运动处方时要注意以下几点。

(1) 保持心理平衡，讲究精神卫生，消除对更年期的精神顾虑。

(2) 科学健身必须与身体各方面综合治理、协调一致，才能产生效果，如饮食营养、生活方式、医务监督、环境卫生、体育卫生等。

(3) 结合运动前热身、运动后整理活动：运动开始前先进行 5～10 min 慢走、关节活动操(HR 83～98 次/分)。根据处方目的，选择有针对性的热身内容和方式，克服女性更年期常见的身体倦怠、离群自闭状态，激发运动热情、做好锻炼的身体准备，避免运动损伤。整理活动：有氧运动后 5～10 min 的呼吸调整与拉伸，力量运动后拉伸锻炼部位。

(4) 体育锻炼要循序渐进、持之以恒，只有长期坚持体育锻炼才可达到良好的健身效果。

(5) 力量练习时要小负荷、多次数，侧重于维持肌力平衡和保持身姿挺拔，同时有助于防治中老年女性骨质疏松症。

》【运动处方案例】

案例　更年期肥胖女性的运动处方

张某，女，45 岁。诊断为更年期综合征、肥胖。目前通过生活方式调理改善症状。体适能测试结果：心肺耐力、肌肉力量及柔韧性差，体脂率高。

运动处方目标：与患者沟通后，患者希望在运动康复的第 1 阶段开始瑜伽结合力量训练，以增加身体活动量，降低体重，改善柔韧性，增强肌肉力量。

注意事项：从低运动强度开始，根据身体适应情况逐步增加到中等运动强度，调整运动方式，每 4 周 1 次重新评估运动处方，评估心肺耐力水平。

<table>
<tr><th colspan="4">运动处方</th></tr>
<tr><th colspan="4">基本信息</th></tr>
<tr><td>姓名:张某</td><td>性别:女</td><td>年龄:45 岁</td><td>电话:×××-××××-××××</td></tr>
<tr><td colspan="4">临床诊断:更年期综合征,肥胖</td></tr>
<tr><td colspan="4">临床用药:无</td></tr>
<tr><th colspan="4">运动前健康筛查</th></tr>
<tr><td>体力活动水平</td><td colspan="3">□规律运动(每周>3 次或每周≥150 min、连续>3 个月的体育运动)
☑体力活动不足</td></tr>
<tr><td rowspan="5">临床情况</td><td colspan="3">身高:160 cm　体重:72.5 kg　BMI:28.32 kg/m²　体脂率:28.9%</td></tr>
<tr><td colspan="3">慢性疾病史:无</td></tr>
<tr><td colspan="3">血液指标:正常</td></tr>
<tr><td colspan="3">血压:132/73 mmHg　心率:72 次/分</td></tr>
<tr><td colspan="3">吸烟:□是　☑否　□已经戒烟</td></tr>
<tr><th colspan="4">体适能测试</th></tr>
<tr><td>最大摄氧量</td><td colspan="3">23.5 mL/(kg・min)</td></tr>
<tr><td>6 min 步行距离</td><td colspan="3">435 m</td></tr>
<tr><td>肌肉力量</td><td colspan="3">握力:3 分</td></tr>
<tr><td>柔韧性</td><td colspan="3">坐位体前屈:2 分</td></tr>
<tr><td>平衡能力</td><td colspan="3">闭眼单足站立:7 s</td></tr>
<tr><th colspan="4">运动方案</th></tr>
<tr><td rowspan="6">力量运动</td><td colspan="3">方式:上下肢及躯干力量动作训练,3～4 组,每组 10～12 次,组间休息 30～60 s。每次 30～40 min;伸展运动 8～10 s,左右交换为 1 组,10 次/组,每组间歇 5～8 s,共 3 组</td></tr>
<tr><td colspan="3">频率:每周 2 次</td></tr>
<tr><td colspan="3">强度:中等强度,HR 114～133 次/分,RPE 14～15</td></tr>
<tr><td colspan="3">时间:每次 30 min</td></tr>
<tr><td colspan="3">每周运动量:60 min</td></tr>
<tr><td colspan="3">注意事项:加强下肢力量</td></tr>
<tr><td rowspan="6">身心运动</td><td colspan="3">方式:瑜伽</td></tr>
<tr><td colspan="3">频率:每周 2 次</td></tr>
<tr><td colspan="3">强度:低到中等强度</td></tr>
<tr><td colspan="3">时间:每次 30～60 min</td></tr>
<tr><td colspan="3">每周运动量:60～120 min</td></tr>
<tr><td colspan="3">注意事项:运动前热身,避免运动损伤</td></tr>
<tr><td>医生</td><td colspan="3">签字:</td></tr>
<tr><td>日期</td><td colspan="3">年　月　日</td></tr>
</table>

(汪敏加)

本章主要参考文献

[1] 冯连世主编. 运动处方[M]. 北京：高等教育出版社，2020.

[2] 国家中医药管理局. 中医病证诊断疗效标准[M]. 南京：南京大学出版社，1994.

[3] 何慧，周冬梅，郑翠，等. 盆底肌训练联合胫神经电刺激对老年女性急迫性尿失禁的治疗作用[J]. 实用老年医学，2019，33(12)：1172－1175.

[4] 黄红梅，陈锦红. 步行锻炼对更年期焦虑症患者生活质量的影响[J]. 体育科学研究，2010，14(04)：95－98.

[5] 李淑芳主编. 老年及特殊人群健康运动处方[M]. 沈阳：辽宁科学技术出版社，2020.

[6] 刘娟，丁清清，周白瑜，等. 中国老年人肌少症诊疗专家共识(2021)[J]. 中华老年医学杂志，2021，40(08)：943－952.

[7] 陆艳双. 综合保健方案在更年期妇女保健中的实施[J]. 数理医药学杂志，2017，30(3)：445－446.

[8] 寿津，张迪，谢渭根. 睡眠质量和抑郁情绪对更年期女性生活质量的影响[J]. 中国妇幼保健，2021，36(17)：3902－3905.

[9] 宋丽军. 探讨常见妇科病的治疗和预防保健措施[J]. 中国医药指南，2013，11(10)：526.

[10] 苏爱婵. 护理干预对更年期子宫功能失调性出血患者服药依从性及治疗效果的影响研究[J]. 中外医学研究，2020，18(13)：116－118.

[11] 孙艳格，张李松. 更年期妇女健康管理专家共识(基层版)[J]. 中国全科医学，2021，24(11)：1317－1324.

[12] 王东梅. 中年妇女常见妇科疾病治疗和预防保健措施[J]. 实用妇科内分泌杂志，2016，3(6)：135－136.

[13] 王临虹，魏丽惠. 妇女常见病筛查技术指南[M]. 北京：人民卫生出版社，2013.

[14] 王文龙，米靖，陆一帆，等. 运动干预女性更年期症状研究进展[J]. 中国运动医学杂志，2021，40(2)：8.

[15] 王正珍，徐峻华主编. 运动处方[M]. 2 版. 北京：高等教育出版社，2018.

[16] 谢慧. 体育锻炼、心理干预联合应用对妇女更年期保健的影响分析[J]. 中国社区医师，2021，837(03)：173－174.

[17] 谢幸，苟文丽主编. 妇产科学[M]. 8 版. 北京：人民卫生出版社，2013.

[18] 邢晓燕，许淑颜，许丽俐. 更年期女性常见妇科疾病的临床分析及保健措施的研究[J]. 中医临床研究，2020，12(24)：123－125.

[19] 章碧琼，任达华，阮棉芳，等. 抗阻运动与肌肉减少症的防治[J]. 浙江体育科学，2021，43(01)：87－94.

[20] 赵燕飞，胡晓玲. 运动疗法对围绝经期妇女血清性激素的变化及自由基、血脂水平的影响[J]. 中国卫生检验杂志，2019，29(08)：980－982.

[21] 中国医师协会全科医师分会，北京妇产学会社区与基层分会. 更年期妇女健康管理专家共识(基层版)[J]. 中国全科医学，2021，24(11)：1317－1324.

[22] 周丽娜，李文惠. 更年期女性肌肉减少症的研究进展[J]. 中国妇幼保健，2017，32(08)：1825－1828.

[23] 周龙峰，荣湘江，郑睿敏. 更年期女性运动健康需求与运动处方研究进展[J]. 中国康复医学杂志，2021，36(09)：1184－1189.

[24] 周先进，李程秀，周兰，等. 体育舞蹈对绝经女性激素、血脂、免疫及骨密度相关指标的影响[J]. 辽宁体育科技，2012，34(2)：34－36.

[25] BAUER J，MORLEY J E，SCHOLS A M W J，et al. Sarcopenia：a time for action. An SCWD position paper [J]. J Cachexia Sarcopenia Muscle，2019，10(5)：956－961.

[26] HOKE M，OMAR N B，AMBURGY J W，et al. Impact of exercise on bone mineral density，fall prevention，and vertebral fragility fractures in postmenopausal osteoporotic women [J]. J Clin

Neurosci, 2020,76:261-263.

[27] HU X, YU W, YANG L, et al. Inverse association between physical activity and blood glucose is independent of sex. menopause status and first-degree family history of diabetes [J]. J Diabetes Investig, 2019,10(6):1502-1509.

[28] HURST C, ROBINSON S M, WITHAM M D, et al. Resistance exercise as a treatment for sarcopenia: prescription and delivery [J]. Age Ageing, 2022,51(2):afac003.

[29] IZQUIERDO M, MERCHANT R A, MORLEY J E, et al. International Exercise Recommendations in Older Adults (ICFSR): expert consensus guidelines [J]. J Nutr Health Aging, 2021,25: 824-853.

[30] LIANG X, LI R, WONG S H S, et al. The effects of exercise interventions on executive functions in children and adolescents with autism spectrum disorder: a systematic review and meta-analysis [J]. Sports Med, 2022,52(1):75-88.

[31] MARZETTI E, CALVANI R, TOSATO M, et al. Physical activity and exercise as countermeasures to physical frailty and sarcopenia [J]. Aging Clin Exp Res, 2017,29(1):35-42.

[32] MONTELEONE P, MASCAGNI G, GIANNINI A, et al. Symptoms of menopause-global prevalence, physiology and implications [J]. Nat Rev Endocrinol, 2018,14(4):199-215.

[33] ORI J C, HUGHES E M, MISTRY D G, et al. Comparison of linear and nonlinear HRV dynamics across exercise intensities after menopause [J]. J Aging Phys Act, 2020, 28(1): 149-154.

[34] SEIMON R V, WILD-TAYLOR A L, KEATING S E. et al. Effect of weight loss via severe vs moderate energy restriction on lean mass and body composition among postmenopausal women with obesity: the TEMPO diet randomized clinical trial [J]. JAMA Netw Open, 2019,2(10):c1913733.

[35] SHIMOJO G L, DA SILVA DIAS D, MALFITANO C, et al. Combined aerobic and resistance exercise training improve hypertension associated with menopause [J]. Front Physiol, 2018, 9:1471.

[36] SHOREY S, ANG L, LAU Y. Eicacy of mind-body therapies and exercise-based interventions on menopausal-related outcomes among Asian perimenopause women: a systematic review, meta-analysis, and synthesis without a meta-analysis [J]. J Adv Nurs, 2020,76(5):1098-1110.

[37] SIMKIN-SILVERMAN L R, WING R R, BORAZ M A, et al. Lifestyle intervention can prevent weight gain during menopause: results from a 5-year randomized clinical trial! [J] Ann Bchav Med, 2003,26(3):212-220.

[38] TEH E J, VIJAYAKUMAR R, TAN T X J, et al. Effects of physical exercise interventions on stereotyped motor behaviours in children with asd: a meta-analysis [J]. J Autism Dev Disord, 2022,52(7):2934-2957.

[39] TOSCANO C V A, BARROS L, LIMA A B, et al. Neuroinflammation in autism spectrum disorders: exercise as a "pharmacological" tool [J]. Neurosci Biobehav Rev, 2021,129:63-74.

[40] YU J, RAWTAER I, FAM J, et al. Sleep correlates of depression and anxiety in an elderly Asian population [J]. Psychogeriatrics, 2016,16(3):191-195.

[41] YUSUF S, HAWKEN S, OUNPUU S, et al. Obesity and the risk of myocardial infarction in 27,000 participants from 52 countries: a case-control study [J]. Lancet, 2005,366,1640-1649.

图书在版编目(CIP)数据

临床实用运动处方/陈世益主编. —上海：复旦大学出版社，2023.9
ISBN 978-7-309-16459-6

Ⅰ. ①临… Ⅱ. ①陈… Ⅲ. ①运动疗法 Ⅳ. ①R454

中国版本图书馆 CIP 数据核字(2022)第 194547 号

临床实用运动处方
陈世益 主编
责任编辑/肖 芬

复旦大学出版社有限公司出版发行
上海市国权路 579 号 邮编：200433
网址：fupnet@fudanpress.com http://www.fudanpress.com
门市零售：86-21-65102580 团体订购：86-21-65104505
出版部电话：86-21-65642845
上海丽佳制版印刷有限公司

开本 787 毫米×1092 毫米 1/16 印张 38.5 字数 866 千字
2023 年 9 月第 1 版
2023 年 9 月第 1 版第 1 次印刷

ISBN 978-7-309-16459-6/R · 1981
定价：280.00 元